高级卫生专业技术资格考试用书

心血管内科学晋升题库

（副主任医师/主任医师）

主　编　李世军
副主编　杨　健　党　蔚　王　力
编　委（按姓氏笔画为序）
卢亚琳　卡地艳·艾尔肯
李亚文　朱　玉　陈　晨
张钧博　徐红梅　靳新阳

中国健康传媒集团
中国医药科技出版社

内容提要

高级卫生专业技术资格考试是申报评审卫生高级专业技术职务资格的必经程序与重要参考依据之一，为了更好地帮助拟晋升副高级和正高级卫生职称考试人员备考刷题与巩固自测，编者根据各学科的《高级卫生专业技术资格考试大纲》（副高级、正高级）各章节中“熟练掌握”“掌握”级考点分布，同时深入研析近年考试命题规律与应考策略，甄选高度仿真试题，编撰这套《高级卫生专业技术资格考试用书“晋升题库”》系列，配有全部参考答案和难题、易错题精粹解析（覆盖率达 80%），是拟晋升副高级和正高级卫生职称考试人员随学随练、夯基检验的备考制胜题库。

图书在版编目（CIP）数据

心血管内科学晋升题库/李世军主编. —北京：中国医药科技出版社，2024.4

高级卫生专业技术资格考试用书

ISBN 978-7-5214-4588-6

Ⅰ.①心… Ⅱ.①李… Ⅲ.①心脏血管疾病-诊疗-资格考试-习题集 Ⅳ.①R54-44

中国国家版本馆 CIP 数据核字（2024）第 085250 号

美术编辑 陈君杞

责任编辑 张欢润

版式设计 友全图文

出版 **中国健康传媒集团** | 中国医药科技出版社

地址 北京市海淀区文慧园北路甲 22 号

邮编 100082

电话 发行：010-62227427 邮购：010-62236938

网址 www.cmstp.com

规格 889×1194mm $^{1}/_{16}$

印张 26 $^{3}/_{4}$

字数 941 千字

版次 2024 年 4 月第 1 版

印次 2024 年 4 月第 1 次印刷

印刷 北京京华铭诚工贸有限公司

经销 全国各地新华书店

书号 ISBN 978-7-5214-4588-6

定价 188.00 元

获取新书信息、投稿、为图书纠错，请扫码联系我们。

编写说明

根据人力资源和社会保障部、国家卫健委《关于深化卫生事业单位人事制度改革的实施意见》和《关于加强卫生专业技术职务评聘工作的通知》，高级卫生专业技术资格采取考试和评审结合的办法取得。高级卫生专业技术资格考试是申报评审卫生高级专业技术职务资格的必经程序与重要参考依据之一，总分数450～500分，没有合格分数线，排名前60%为合格，其中的40%为优秀，考试成绩当年有效。为了更好地帮助拟晋升副高级和正高级卫生职称考试人员备考刷题与巩固自测，我们组织了从事临床诊疗实践工作多年，在各学科领域内具有较高知名度的专家及教授，根据各学科的《高级卫生专业技术资格考试大纲》（副高级、正高级）各章节中“熟练掌握”“掌握”级考点分布，同时深入研析近年考试命题规律与应考策略，甄选高度仿真试题，编撰这套《高级卫生专业技术资格考试用书》“晋升题库”系列，全面覆盖所有人机对话考试题型（副高级：单选题＋多选题＋共用题干单选题＋案例分析题；正高级：多选题＋案例分析题），配有全部参考答案和难题、易错题精粹解析（覆盖率达80%）。

本“晋升题库”系列实用性强、针对性准，与《高级卫生专业技术资格考试用书》“拿分考点随身记”系列配合使用，是拟晋升副高级和正高级卫生职称考试人员随学随练、夯基检验的备考制胜题库。

由于编者经验和学识有限，书中难免出现不足之处，恳请广大读者与专家批评指正，以便我们不断改正和完善。

编者

目录

第四篇　心血管疾病特殊治疗技术

题型说明

一、单选题：每道试题由 1 个题干和 5 个备选答案组成，题干在前，选项在后。选项 A、B、C、D、E 中只有 1 个为正确答案，其余均为干扰选项。

例：关于心脏结构的叙述，下列错误的是

A. 由心肌组成的中空器官

B. 由房间隔、室间隔分为互不相通的左右两半

C. 主要有左心房、左心室、右心房和右心室 4 个心腔

D. 同侧心房和心室借房室口相通

E. 心室接受静脉血，心房发出动脉血

正确答案：E

解析：心主要由心肌组成，心腔被房间隔和室间隔分为互不相通的左右两半，每半又分为心房和心室，故心有左心房、左心室、右心房和右心室 4 个腔室。同侧心房和心室之间借房室口相通。心房接受静脉血，心室发出动脉血，因此选项 E 错误，其余各项均正确。

二、多选题：每道试题由 1 个题干和 5 个备选答案组成，题干在前，选项在后。选项 A、B、C、D、E 中至少有 2 个正确答案。

例：关于形态右心房的解剖标志，下列叙述正确的是

A. 右心耳外观呈钝而较规则的三角形或梯形，基部开口宽大

B. 右心耳内面的梳状肌扩展至房室前庭全周

C. 右心耳外观呈狭长而不规则的指状或钩状，基部开口窄小

D. 心耳内的梳状肌未扩展到房室前庭，因而有光滑的右房后下壁

E. 心耳内的梳状肌延至右心耳内面则交错排列，许多呈蜂窝状

正确答案：ABE

解析：右心房占据心的右上部，壁较薄，右心房的前壁向前内侧呈锥形突出。从右侧遮盖主动脉根部，称为右心耳。右心房内面可见有许多平行肌隆起，称为梳状肌，它们延至右心耳内面交错呈网状。右心耳外观呈钝而较规则的三角形或梯形，基部开口宽大；右心耳内面的梳状肌扩展至房室前庭全周，选项 A、B、E 正确，选项 C、D 错误。

三、共用题干单选题：以叙述一个以单一患者或家庭为中心的临床情景，提出 2～6 个相互独立的问题，问题可随病情的发展逐步增加部分新信息，每个问题只有 1 个正确答案，以考查临床综合能力。答题过程是不可逆的，即进入下一问后不能再返回修改所有前面的答案。

例：（1～2 题共用题干）

患者，男性，45 岁，主诉时常有剧烈胸痛，一般持续 20 分钟左右，伴有恶心、呕吐和呼吸困难，含硝酸甘油不能完全缓解。

1. 为明确患者是否为心肌梗死，应做的标志物检测是

A. 髓过氧化物酶　　B. 肌酸激酶同工酶

C. 肌钙蛋白　　D. 肌红蛋白

E. 缺血修饰白蛋白

正确答案：C

解析：临床实践证明，心肌肌钙蛋白（cTn）是目前临床敏感性和特异性最好的心肌损伤标志物，已经成为心肌组织损伤（如心肌梗死）最重要的诊断依据。

2. 若患者心肌发生坏死后，则在血液中可以检测到 cTnI 和 cTnT 的时间是

A. 3 小时　　B. 2～6 小时

C. 4～10 小时　　D. 4～12 小时

E. 6～12 小时

正确答案：D

解析：心肌发生坏死后 4～12 小时，在血液中就可以检测到 cTnI 和 cTnT，24～48 小时达到峰值。

四、案例分析题：每道案例分析题至少 3 个提问。其中正确答案有 1 个或多个，根据选项重要程度不同而得分权重不同。选对得分，选错扣分，扣至本问得分为 0。案例分析题的答题过程是不可逆的，即进入下一问后不能再返回修改所有前面的答案。

例：（1～3 题共用题干）

患者，女性，59 岁。因反复晕厥、抽搐入院。20 小时前因无明显诱因突发晕厥，伴有肢体抽搐，持续时间约 10 分钟自行缓解，清醒后感心悸、乏力。此后又发作 1 次，性质同前，发作间歇清醒，家族史有类似病史。查体：体温 36.5℃，脉搏 78 次/分，呼吸 22 次/分，血压 130/90mmHg。其他无明显阳性体征。

1. 为明确诊断，患者应进行的紧急检查项目有

A. 血常规　　B. 血生化

C. 心电图　　D. 颅脑 CT

E. 超声心动图

正确答案：ABCD

解析：为明确诊断患者应进行的紧急检查项目有血常规、血生化、心电图和颅脑 CT。严重贫血可导致心悸、乏力及晕厥，严重电解质异常，尤其是高钾或低钾可导致恶性心律失常，出现心悸及晕厥。心电图可发现 QT 间期异常、心室预激、缺血等。颅脑 CT 可发现颅内占位、出血等引起意识丧失的疾病。

2. 患者心电图显示：窦性心律，长 QT 间期（0.48～0.64 秒），U 波明显（V_2～V_6 导联，U 波振幅达 0.2～0.9mV）。心脏彩色超声+心功能、颈动脉彩色超声检查均无特殊。患者诊断为长 QT 间期综合征。导致此病发生的基因是

A. ApoCⅡ基因　　B. LQT5 基因
C. SCN5A 基因　　D. KVLQT－1 基因
E. HERG 基因

正确答案：BCDE

解析：长 QT 间期综合征（LQTS）已经确定的致病基因有 KVLOT－1 基因、HERG 基因、SCN5A 基因。此外，还有一个影响钾离子通道结构和功能的致病基因尚未最后确定，暂称为 LQT5。

3. 对长 QT 间期综合征的基因治疗在探索阶段，要实施基因治疗应具备的条件是

A. 选择、分离出治疗疾病的特异性基因
B. 选择、获得足够数量携带目的基因的载体和/或细胞
C. 通过有效的基因转移途径将目的基因高效转染靶细胞、导入患者个体中
D. 目的基因在体内能产生足够量的产物，稳定表达、治疗疾病
E. 安全、不产生不良反应
F. 细胞易于从体内取出，在体外能够用常规细胞培养法大量增殖

正确答案：ABCDE

解析：实施基因治疗应具备：①选择、分离出治疗疾病的特异性基因。②选择、获得足够数量携带目的基因的载体和/或细胞。③通过有效的基因转移途径将目的基因高效转染靶细胞、导入患者个体中。④目的基因在体内能产生足够量的产物，稳定表达、治疗疾病。⑤安全、不产生有害的副作用。选项 F 属于基因治疗选择靶细胞的原则。

第一篇 心血管疾病基础知识

第一章 心血管系统解剖学

一、单选题

1. 关于心脏结构的叙述，下列错误的是

A. 由心肌组成的中空器官

B. 由房间隔、室间隔分为互不相通的左右两半

C. 主要有左心房、左心室、右心房和右心室 4 个心腔

D. 同侧心房和心室借房室口相通

E. 心室接受静脉血，心房发出动脉血

2. 下列选项中，不属于体循环静脉系的是

A. 上腔静脉系　B. 下腔静脉系

C. 肺静脉系　D. 肝门静脉系

E. 心静脉系

3. 窦房结和房室结的血液供应通常来自

A. 左冠状动脉主干

B. 左冠状动脉旋支

C. 对角支

D. 前降支

E. 右冠状动脉

4. 关于心房的叙述，下列错误的是

A. 右心房前部为腔静脉窦，后部为固有心房

B. 右心房外面以界沟为界分为前、后两部

C. 左心房是心脏 4 腔中最靠后的部分

D. 右心房腔静脉窦内壁光滑，内有上、下腔静脉口和冠状窦口

E. 右心房腔面，与界沟相对应的纵行肌隆起为界嵴

5. 主动脉瓣的瓣叶主要包括

A. 左瓣、前瓣和后瓣　B. 前瓣、后瓣

C. 左瓣、右瓣　D. 右瓣、前瓣和后瓣

E. 左瓣、右瓣和后瓣

6. 下列选项中，哪项不是动脉段的解剖形态

A. 主动脉　B. 肺动脉

C. 降动脉　D. 单一动脉干

E. 共同动脉干

7. 关于心的静脉，下列叙述正确的是

A. 深静脉以回流入左心室居多

B. 左心室的大部分静脉汇成心浅静脉

C. 心浅静脉主要注入左心房

D. 心的大部分静脉经冠状窦回流

E. 心的全部静脉经冠状窦回流

8. 关于心脏形态、位置的叙述，下列错误的是

A. 心底朝向右后上方

B. 心的前面位于胸骨和肋骨的后面

C. 心尖指向左前下方

D. 心的下面是由心室构成，呈垂直位

E. 心表面有四条沟，可作为四个心腔的表面分界

9. 关于心表面沟的叙述，下列错误的是

A. 前室间沟为左、右心室前部表面分界

B. 后房间沟、后室间沟与冠状沟交汇区称房室交点

C. 近心底处有完整的环形浅沟称冠状沟

D. 后室间沟为左、右心室下部表面分界

E. 冠状沟将右上方的心房和左下方的心室分开

10. 关于心室解剖的叙述，下列错误的是

A. 心室解剖学上由流入道部、流出道部和肌梁部共同构成

B. 残余心腔由小梁囊和（或）输出腔组成

C. 流入道部为心室的必备部分，流出道部为心室的非必备部分

D. 流出道部为病理状况下形态学变化最多的部分

E. 流入道部、肌梁部和流出道部三部分缺一不可，否则就成为残余心腔

11. 在到达左心房的 5 个手术途径中，常用于二尖瓣闭式扩张分离术或心内探查的途径是

A. 左心耳　B. 房间隔

C. 房间沟　D. 左壁（外壁）

E. 左心房上壁

12. 关于心壁的构成，下列叙述错误的是

A. 最内层为心内膜

B. 心内膜和大血管的内膜相互延续

C. 房间隔只有1层心内膜
D. 心内膜双层折叠可形成心瓣膜
E. 心内膜还与上、下腔静脉及肺静脉的内膜相续

13. 构成心左缘的是
A. 左心室　　B. 右心室
C. 左心房　　D. 右心房
E. 左心室和左心房

二、多选题

1. 关于形态右心房的解剖标志，下列叙述正确的是
A. 右心耳外观呈钝而较规则的三角形或梯形，基部开口宽大
B. 右心耳内面的梳状肌扩展至房室前庭全周
C. 右心耳外观呈狭长而不规则的指状或钩状，基部开口窄小
D. 心耳内的梳状肌未扩展到房室前庭，因而有光滑的右房后下壁
E. 心耳内的梳状肌延至右心耳内面交错排列，许多呈蜂窝状

2. 右心室的心室形态特征表现为
A. 流入道是二尖瓣　　B. 肌小梁粗大
C. 流入道是三尖瓣　　D. 肌小梁细小
E. 流出道是有肌性圆锥分隔的半月瓣和房室瓣

3. 左心室的心室形态特征表现为
A. 肌小梁细小　　B. 流入道是三尖瓣
C. 肌小梁粗大　　D. 流入道是二尖瓣
E. 流出道有半月瓣和房室瓣纤维延续

4. 关于心房左异构的叙述，下列正确的是
A. 两心耳均为左心耳形态
B. 肝、胃位置居中，多脾
C. 两肺均为3叶
D. 肝、胃位置居中，无脾
E. 两肺均为2叶

5. 关于心包的叙述，下列错误的是
A. 后壁与左心房后壁间为心包横窦
B. 与膈中心腱之间有一疏松结缔组织间隙
C. 前壁直接与第4~6肋软骨前部及胸骨下半相邻
D. 后壁与食管、胸主动脉毗邻
E. 纤维心包和浆膜心包间为心包腔

6. 关于心脏传导系统的叙述，下列正确的是
A. 包括窦房结、结间束、房室结、希氏束、左右束支以及浦肯野纤维网
B. 心脏传导系统接受迷走和交感神经支配
C. 结间束连接窦房结与房室结，分成前、中与后结间束
D. 窦房结是心脏正常窦性心律的起搏点
E. 希氏束又称房室束，起自窦房结前端

7. 心脏传导系统的传导障碍主要包括
A. 传导减慢　　B. 传导阻滞
C. 递减性传导　　D. 双向阻滞
E. 不均匀传导

答案和精选解析

一、单选题

1. E　心主要由心肌组成，心腔被房间隔和室间隔分为互不相通的左右两半，每半又分为心房和心室，故心有左心房、左心室、右心房和右心室4个腔室。同侧心房和心室之间借房室口相通。心房接受静脉血，心室发出动脉血，因此选项E错误，其余各项均正确。

2. C　体循环的静脉包括上腔静脉系、下腔静脉系（包括肝门静脉系）和心静脉系，是汇集体循环系静脉血返回心脏的管道。

3. E　窦房结和房室结的血液供应通常来自右冠状动脉，少部分来自左冠状动脉旋支。

4. A　右心房位于心的右上部，壁薄腔大，稍呈四方形，可分为前、后两部，前部为固有心房，由原始心房衍变而来；后部为腔静脉窦，内壁光滑，内有上、下腔静脉口和冠状窦，由胚胎时静脉窦的右角发育而成，因此选项A错误。前部和后部之间以位于上、下腔静脉口前缘间、上下纵行于右心房表面的界沟分界。在腔面，与界沟相对应的纵行肌隆起为界嵴。固有心房内面有从界嵴向前发出的平行肌隆起，叫作梳状肌。左心房位于右心房的左后方，是心脏4腔中最靠后的部分。其余各项均正确。

5. E　左心室出口为主动脉瓣，有3个半月形瓣叶，即为后瓣、右瓣和左瓣。

6. C　动脉段包括4种解剖形态：即主动脉、肺动脉、共同动脉干和单一动脉干。不包括降动脉，选项C错误。

7. D　心的静脉可以分为浅静脉和深静脉两个系统。浅静脉起于心肌各部，在心外膜下汇合成网、干，最后大部分静脉血经冠状窦汇集入右心房，选项B、C、E错误。深静脉也起于心肌层，直接汇入心腔，以回流入右心房者居多，选项A错误。

8. D　心近似前后略扁的倒置圆锥形，可分为一尖、一底、两面、三缘、四沟。心尖由左心室构成，朝向左前下方，位于第5肋间隙的锁骨中线内侧1~2cm。心底大部分由左心房、小部分由右心房构成，朝向右后上方，被出入心的大血管根部和心包反折缘所固定。心的前面

位于胸骨和肋骨的后面，也称胸肋面。3/4 由右心房和右心室构成，1/4 由左心耳和左心室构成，位置相当于第 3 ~6 肋软骨水平。心的下面由心室构成，其中 2/3 由左心室构成，1/3 由右心室构成，几乎呈水平位，坐落在横膈上，也称为膈面，选项 D 错误。心的下缘介于膈面与胸肋面，主要由右心室前壁的边缘构成，也称锐缘。心表面有四条沟可作为四个心腔的表面分界。心房和心室间有冠状沟分隔，左、右心房有房间隔分隔，前、后室间沟分别在心室的胸肋面和膈面将左、右心室分隔。前、后室间沟在心尖右侧的会合处稍凹陷，称为心尖切迹。后房间沟、后室间沟与冠状沟的相交处称为房室交点，是左、右心房与左、右心室在心后面相互接近之处，其深面有重要的血管和神经等结构，是心表面的一个重要标志。

9. C　心脏表面有三个浅沟，可作为心脏分界的表面标志。在心底附近有环形的冠状沟，分隔右上方的心房和左下方的心室，选项 C 错误。心室的前、后面各有一条纵沟，分别称为前室间沟和后室间沟，是左、右心室表面分界的标志。后房间沟、后室间沟与冠状沟的相交处称房室交点。

10. E　正常心室解剖学上由三个部分共同构成，即流入道部、肌梁部和流出道部。①流入道部是心室的必备部分，缺乏则不能成为形态和功能上完整的心室，称为残余心腔。残余心腔由小梁囊和（或）输出腔组成。②肌梁部是区别左右心室分化的标识部分。③流出道部不属于心室的非必需部分，但它是病理状况下形态学变化最多的部分，选项 E 错误。

11. A　到达左心房有 5 个手术途径，分别为左心耳、左壁（外壁）、房间沟、房间隔和左心房上壁。其中，常用于二尖瓣闭式扩张分离术或心内探查的是左心耳，选项 A 正确。

12. C　心壁由心内膜、心肌层和心外膜组成，构成心壁的主要部分为心肌层。心内膜光滑、透明，是被覆于心腔内面的一层滑润的膜，其与大血管的内膜相互延续，心瓣膜也是由心内膜向心腔折叠而成，选项 C 错误。各房室口和动脉口均有纤维组织构成纤维环，各纤维环间的纤维密集区由致密结缔组织构成，称为纤维三角。

13. A　心的下缘介于膈面与胸肋面，主要由右心室前壁的边缘构成，也称锐缘。左缘也称钝缘，介于胸肋面与肺面之间，绝大部分由左心室构成，选项 A 正确。右缘由右心房构成，不明显。

二、多选题

1. ABE　右心房占据心的右上部，壁较薄，右心房的前壁向前内侧呈锥形突出。从右侧遮盖主动脉根部，称为右心耳。右心房内面可见有许多平行肌隆起，称为梳状肌，它们延至右心耳内面交错呈网状。右心耳外观呈钝而较规则的三角形或梯形，基部开口宽大；右心耳内面的梳状肌扩展至房室前庭全周，选项 A、B、E 正确，选项 C、D 错误。

2. BCE　心室形态右心室的特征是：肌小梁粗大，流入道是三尖瓣，流出道是有肌性圆锥分隔的半月瓣和房室瓣，选项 B、C、E 正确。选项 A、D 为左心室的心室形态特征表现。

3. ADE　心室形态左心室的特征是：肌小梁细小，流入道是二尖瓣，流出道有半月瓣和房室瓣纤维延续，选项 A、D、E 正确。选项 B、C 属于右心室的心室形态特征。

4. ABE　心房异构即心房不定位，包括两种情况：①右异构，两心耳均为右心耳形态，通常情况下，与之对应的胸腹器官位置：两肺均为 3 叶，肝、胃位置居中，无脾；②左异构，两心耳均为左心耳形态。通常情况与之对应的胸腹器官位置：两肺均为 2 叶，肝、胃位置居中，多脾，选项 A、B、E 正确。

5. ABCE　心包是包裹心脏及大血管根部的囊状结构，由内、外两层构成。外层为纤维心包，由致密结缔组织构成，上方附着于大血管的根部并与血管外膜相续；下方附着于膈的中心腱；前方与胸骨体间有胸骨心包上、下韧带，以固定心包，选项 B、C 错误。内层为浆膜心包，可分为脏、壁两层。壁层衬于纤维心包的内面，脏层附于心肌层外面，即心外膜。脏、壁两层在大血管根部相互移行。两层之间的腔隙为心包腔，内含少量浆液，心脏搏动时起润滑作用，选项 E 错误。心包腔在某些部位腔隙较大，称心包窦。如位于左、右肺静脉根部及下腔静脉的左侧与心包后壁间的心包斜窦，位于升主动脉和肺动脉后方与上腔静脉和左心房前壁间的心包横窦。心的两侧为纵隔胸膜，后方邻食管和胸主动脉，下方贴膈，上方连有出入心的大血管，选项 D 正确。

6. ABCD　心脏的传导系统由负责正常冲动的形成与传导的特殊心肌细胞构成，包括窦房结、结间束、房室结、希氏束、左右束支以及浦肯野纤维网。窦房结是心脏正常窦性心律的起搏点。结间束连接窦房结与房室结，分成前、中与后结间束。前结间束始于窦房结前缘。心脏传导系统接受迷走和交感神经支配。

7. ABCE　心脏传导系统本身的病变或外来因素的影响均可引起冲动传播过程中出现传导缓慢或传导中断，与许多心律失常的产生密切相关。其中，传导障碍包括传导减慢、传导阻滞、递减性传导、单向阻滞、单向传导和不均匀传导。

第二章　心血管系统生理学

一、单选题

1. 在心动周期中，左室内压升高速率最快的时期是在

A. 快速射血期　　B. 减慢射血期
C. 快速充盈期　　D. 心房收缩期
E. 等容收缩期

2. 自律性最高，对心脏兴奋起主导作用，是心脏兴奋的正常开始部位，为心正常起搏点的细胞是

A. 房室交界细胞　　B. 浦肯野细胞
C. 心房肌细胞　　D. 窦房结细胞
E. 心室肌细胞

3. 血液与组织液之间主要的交换方式是

A. 扩散　　B. 滤过
C. 重吸收　　D. 吞饮
E. 分泌

4. 心动周期中，心室血液充盈主要是由于

A. 血液依赖吸引力而回流
B. 骨骼肌的挤压作用加速静脉回流
C. 心房收缩的挤压作用
D. 心室舒张的抽吸作用
E. 胸内负压促进静脉回流

5. 下列选项中，与心排血量无关的因素是

A. 心率　　B. 心肌收缩力
C. 心脏前负荷　　D. 大动脉血压
E. 心房大小

6. 参与内、外源性凝血系统共同激活因子是

A. Ⅻ因子　　B. Ⅹ因子
C. Ⅷ因子　　D. Ⅲ因子
E. Ⅳ因子

7. 内源性凝血的始动因子是

A. 血小板破裂　　B. 因子Ⅻ
C. 凝血因子Ⅳ　　D. 凝血酶的形成
E. 因子Ⅶ

8. 心肌不会产生强直收缩的原因是

A. 心肌呈“全或无”收缩
B. 心肌肌浆网不发达，Ca^{2+}贮存少
C. 心肌有自律性，会产生自动节律性收缩
D. 心肌的有效不应期特别长
E. 心肌的动作电位短

9. 一个心动周期中，相当于房室瓣开始关闭至开始开放的时程是

A. 心室收缩期和等容舒张期之和
B. 心室舒张期和等容收缩期之和
C. 心室舒张期
D. 房缩期和心室收缩之和
E. 心房舒张期和心室收缩期之和

10. 心室肌的前负荷可以用下列哪一项间接表示

A. 心室舒张末期容积或压力
B. 心室收缩期容积或压力
C. 动脉压
D. 心房容积
E. 心室容积

11. 当心率超过 180 次/分时，心输出量减少主要是因为

A. 等容收缩期缩短　　B. 快速射血期缩短
C. 减慢射血期缩短　　D. 快速充盈期缩短
E. 等容舒张期缩短

12. 心动周期中冠状动脉血流量急剧减少是在

A. 等容收缩期早期　　B. 等容舒张期早期
C. 等容收缩期后期　　D. 等容舒张期后期
E. 快速射血期

13. 主动脉瓣关闭发生于

A. 快速充盈期开始时　　B. 快速射血期开始时
C. 等容舒张期开始时　　D. 等容收缩期开始时
E. 减慢充盈期开始时

14. 射血分数等于

A. 心室舒张末期容积（ml）/搏出量（ml）×100%
B. 心室收缩末期容积（ml）/搏出量（ml）×100%
C. 搏出量（ml）/心室收缩末期容积（ml）×100%
D. 搏出量（ml）/心室舒张末期容积（ml）×100%
E. 搏出量（ml）×心室舒张末期容积（ml）×100%

15. 心脏指数等于

A. 每搏量×体表面积　　B. 每搏量/体表面积
C. 心输出量×体表面积　　D. 心输出量/体表面积
E. 每搏量/心输出量

16. 心肌的特性不包括

A. 舒张性　　B. 兴奋性
C. 自律性　　D. 传导性

E. 收缩性

17. 心肌中无传导性的细胞是

A. 窦房结细胞　　B. 房结区细胞
C. 心室肌细胞　　D. 心房肌细胞
E. 房室束细胞

18. 心室肌细胞动作电位持续时间长的主要原因是

A. 0 期除极时程长　　B. 1 期复极时程长
C. 2 期复极时程长　　D. 3 期复极时程长
E. 4 期复极时程长

19. 心肌兴奋性周期性变化不包括

A. 绝对不应期　　B. 低常期
C. 局部反应期　　D. 相对不应期
E. 超常期

20. 兴奋在心脏内传导速度最慢的部位是

A. 心室肌　　B. 优势传导通路
C. 房室交界　　D. 心房肌
E. 房室束、浦肯野纤维网

21. 心室肌有效不应期的长短主要取决于

A. 动作电位 0 期除极速度
B. 动作电位传导速度
C. 动作电位 2 期时程
D. 钠泵功能
E. 阈电位水平高低

22. 左冠脉血流量达最高峰是在

A. 等容舒张期　　B. 等容收缩期
C. 舒张晚期　　D. 快速射血期
E. 舒张早期

23. 心肌细胞内 Ca^{2+} 降低的机制与下列哪一项因素无关

A. 肌质网摄取 Ca^{2+} 增多　　B. 酸中毒
C. 肌质网释放 Ca^{2+} 减少　　D. 细胞膜钙通道障碍
E. 钙泵功能障碍

24. 心肌自律性高低主要取决于

A. 0 期除极的速度　　B. 阈电位水平
C. 4 期自动除极的速度　　D. 动作电位的幅度
E. 最大复极电位水平

25. 下列传导速度最慢的是

A. 窦房结　　B. 心房肌
C. 心室肌　　D. 浦氏纤维
E. 房室结

26. 心脏中无自律性的细胞是

A. 窦房结细胞　　B. 结间束细胞
C. 冠状窦口附近细胞　　D. 浦肯野系统
E. 心室肌细胞

27. 心功能不全时，下列哪一项不是其代偿的方式

A. 交感神经兴奋　　B. 心肌肥厚
C. 血管紧张素分泌增加　　D. 心腔扩大
E. 迷走神经兴奋

28. 迷走神经传出纤维的冲动可看作是

A. 控制系统　　B. 反馈信息
C. 控制信息　　D. 受控系统
E. 双向调节

29. 正常心脏自律性的基本起搏点在

A. 窦房结　　B. 结间束
C. 房室结　　D. 希氏束
E. 左右束支

30. 房室延搁的生理意义是

A. 使心室肌不会产生强直收缩
B. 使心房和心室不同时收缩
C. 增强心肌收缩力
D. 使心室肌动作电位幅度增加
E. 增强心肌舒张力

31. 心肌细胞超常期内兴奋性高于正常，因为

A. 刺激阈值低于正常
B. 兴奋传导速度高于正常
C. 动作电位幅度大于正常
D. 自律性高于正常
E. 不应期低于正常

32. 给予心室一个额外刺激不会引起反应的时期是

A. 心房收缩期
B. 心室收缩期
C. 心室舒张期
D. 整个心室收缩和心室舒张期
E. 心房舒张期

33. 正常窦房结传来的冲动落在了期前兴奋的哪个时期，可导致心室在期前收缩后出现代偿间歇

A. 有效不应期　　B. 绝对不应期
C. 相对不应期　　D. 超常期
E. 收缩期

34. 动脉血压形成的因素中，对舒张压影响最大的因素是

A. 每搏输出量
B. 心率
C. 循环血量和血管系统容量的比例
D. 主动脉和大动脉的弹性贮器作用
E. 外周阻力

35. 影响静脉回心血量的因素不包括

A. 大动脉弹性　　B. 体循环平均充盈压

C. 呼吸运动　　D. 心脏收缩力量
E. 体位改变

36. 关于影响动脉血压的因素，下列叙述错误的是
A. 搏出量增加，收缩压明显升高
B. 心率加快，收缩压明显升高
C. 大动脉硬化，收缩压明显升高
D. 外周阻力增加，舒张压明显
E. 血量减少，平均动脉血压降低

37. 引起脑血管舒张的主要因素是
A. 血液 CO_2 分压升高　　B. 交感神经兴奋
C. 血液 O_2 分压升高　　D. 迷走神经兴奋
E. 血液 H^+ 浓度降低

38. 下列各项中，可以使血液凝固加快的主要因素是
A. 血小板破裂　　B. 血管紧张素增加
C. 肾素分泌增加　　D. 嗜酸性粒细胞增多
E. 血小板第3因子参与

39. 脉搏波传导速度（PWV）是反映动脉僵硬度的早期指标，有较广泛的临床价值。可视为大动脉僵硬度增加、血管功能异常的 PWV 为
A. PWV >8m/s　　B. PWV >10m/s
C. PWV <12m/s　　D. PWV >12m/s
E. PWV >15m/s

40. 影响毛细血管内、外水分移动的主要因素为
A. 中心静脉压
B. 脉压
C. 血浆和组织间的胶体渗透压
D. 细胞外晶体渗透压
E. 细胞外胶体渗透压

41. 引起肾素分泌的原因不包括
A. 肾血流灌注减少时肾素分泌
B. 血 Na^+ 浓度降低时肾素分泌
C. 肾血流灌注增加时肾素分泌
D. 肾交感神经兴奋时肾素分泌
E. 肾上腺素、去甲肾上腺素分泌增加时肾素分泌

42. 动脉壁上的压力感受器感受动脉血压变化，使相应的传入神经产生动作电位。在此过程中，压力感受器可看作
A. 控制信息　　B. 受控系统
C. 控制系统　　D. 反馈信息
E. 双向调节

二、多选题

1. 关于心动周期中，压力、容积的变化，下列叙述正确的是
A. 等容收缩期，动脉压最低
B. 等容收缩期，心室容积最大
C. 等容舒张期，动脉压最高
D. 等容舒张期，心室容积最小
E. 快速射血期，动脉压最小

2. 下列哪些治疗措施可以减轻心脏负荷
A. 硝酸酯制剂　　B. 利尿
C. 休息　　D. 控制钠盐摄入
E. 维持窦性心律

3. 关于神经调节，下列叙述正确的是
A. 反应速度慢　　B. 参与维持机体的稳态
C. 作用范围广　　D. 反应迅速而准确
E. 持续时间短

4. 无自律性的心肌细胞是
A. 窦房结细胞　　B. 冠状窦口附近细胞
C. 心室肌细胞　　D. 心房肌细胞
E. 浦肯野纤维末梢细胞

5. 决定和影响传导速度的生理因素有
A. 0期除极化速度　　B. 0期除极化幅度
C. 细胞直径　　D. 缝隙连接
E. 邻近部位处在有效不应期

6. 心室肌细胞一次兴奋过程中，其兴奋性的周期性变化包括
A. 相对不应期　　B. 有效不应期
C. 超常期　　D. 低常期
E. 绝对不应期

7. 下列因素中，能够影响心肌细胞兴奋性的是
A. 静息电位水平
B. 阈电位水平
C. 快钠通道的状态
D. 动作电位0期除极的速度和幅度
E. 细胞的直径

8. 心交感神经兴奋时，下列叙述正确的是
A. 细胞内 cAMP 浓度升高
B. 其节后纤维末梢释放 ACh
C. 抑制心肌细胞膜上钙通道开放
D. I_f电流增强
E. 心肌收缩和舒张均加强

9. 关于单纯扩散的叙述，下列正确的是
A. 顺浓度差转运　　B. 依靠膜载体转运
C. 不耗能　　D. 通过膜通道转运
E. 借助膜上泵的作用

10. 关于 Na^+ 泵的作用，下列叙述正确的是

A. 将 Na^+ 转运至细胞内

B. 将细胞外的 K^+ 转运至细胞内

C. 将 K^+ 转运至细胞外

D. 将细胞内 Na^+ 转运至细胞外

E. 将 Na^+ 和 K^+ 同时转运至细胞外

11. 细胞膜对物质主动转运的特点是

A. 逆浓度梯度转运　　B. 消耗能量

C. 有特异性　　D. 借助泵

E. 由 ATP 供能

12. 影响血液与组织液扩散的因素有

A. 水溶性　　B. 面积

C. 浓度差　　D. 通透性

E. 脂溶性

13. 关于组织液的生成，下列叙述正确的是

A. 小动脉收缩时，组织液生成减少

B. 血浆胶体渗透压降低时，组织液生成增多

C. 静脉压升高时，组织液生成增多

D. 血浆晶体渗透压降低时，组织液生成减少

E. 毛细血管通透性加大时，组织液生成减少

14. 影响静脉回心血量的因素是

A. 大动脉弹性　　B. 体循环平均充盈压

C. 外周阻力　　D. 肌肉泵的作用

E. 呼吸运动

15. 引起中心静脉压升高的情况是

A. 大量静脉输液　　B. 心脏功能衰弱

C. 搏出量增加　　D. 大失血

E. 静脉扩张

16. 影响动脉血压的因素有

A. 骨骼肌的挤压作用　　B. 搏出量

C. 体位改变　　D. 大动脉的弹性

E. 总外周阻力

17. 当心交感神经兴奋性增加时，下列叙述正确的是

A. 心缩期缩短

B. 收缩期室内压上升速率加大

C. 抑制心肌细胞膜上钙通道开放

D. 室内压峰值增高

E. 心舒张早期室内压下降速率加大

18. 血管升压素的合成部位主要在

A. 腺垂体　　B. 神经垂体

C. 肾上腺　　D. 下丘脑室旁核

E. 下丘脑视上核

19. 刺激心迷走神经，会导致

A. 窦房结自律性减慢　　B. 房室传导速度减慢

C. 心房肌收缩力减弱　　D. 心室肌收缩力减弱

E. 心室肌自律性增强

20. 刺激肾素分泌的因素有

A. 入球小动脉牵张程度下降

B. 远曲小管起始部的钠离子减少

C. 迷走神经兴奋

D. 交感神经兴奋

E. 血钾升高

答案和精选解析

一、单选题

1. E　在等容收缩期时，左室内压力进一步升高，当超过主动脉压时，主动脉瓣开放。此期左室内压升高速率最快。因此，选项 E 正确。在快速射血期，左室内压最高。在快速射血期后，即减慢射血期，心室内血液量减少，心室肌收缩也减弱，室内压自峰值逐渐下降，射血速度减慢，主动脉压也随之逐渐下降。

2. D　通常，窦房结细胞自律性最高，对心脏兴奋起主导作用，是心脏兴奋的正常开始部位，为心正常起搏点。

3. A　血液与组织液之间的物质交换方式有扩散、滤过、重吸收和吞饮。其中，扩散为主要的交换方式。

4. D　心动周期中，心室血液充盈主要是由于心室舒张的抽吸作用。心室舒张时，室内压逐渐下降，当室内压低于房内压时，房室瓣开放，心室进入充盈期。

5. E　影响心排血量的因素主要有：①前负荷的影响。在很大范围内，心脏搏出量和每搏功随前负荷增加而增加。心脏前负荷取决于心室舒张末期容积（或压力）；②心肌收缩能力的影响。心肌不依赖于负荷而能改变其力学活动的内在特性，称为心肌收缩能力或收缩性。心肌收缩能力与搏出量或每搏功成正比。当心肌收缩能力增强时，搏出量和每搏功增加；③后负荷的影响。大动脉血压相当于后负荷。当其他因素不变，后负荷增加时，射血阻力增加，致使心室等容收缩期延长，射血期缩短，心室肌缩短的速度及幅度降低，射血速度减慢，搏出量减少；④心率。根据心排血量 = 搏出量 × 心率，搏出量不变时，心率加快、心排血量增多。心率过快时，心脏舒张期会明显缩短，心室充盈量不足，搏出量减少，心排血量降低。如果心率过慢时，心排血量也会减少。

6. B　参与内源性凝血的主要有高分子激肽原（HMWK）、前激肽释放酶（Pre－K）、激肽释放酶（Ka）、接触因子（Ⅻ）、血小板因子－3（PF－3）和因子Ⅺ、Ⅸ、Ⅷ等，参与外源性的凝血的主要有组织因子、转化因子（Ⅶ）。第二阶段是内、外源凝血的共同途径，参与这一途径的有凝血致活酶（Ⅹ）、加速因子（Ⅴ）、

PF－3 和凝血酶原－2 等。

7. B　内源性凝血途径的始动因子是因子Ⅻ，外源性凝血途径的始动因子是因子Ⅲ。

8. D　通常情况下，心室肌可以确保心脏搏动的有序工作，不受到过度的刺激。但是如果心室肌存在明显的不应期，则会导致心脏泵血功能停止，进而会使心肌不会再产生强直性收缩。由于骨骼肌动作电位持续的时间不长，且骨骼肌在收缩前就已经完成了一次动作电位。而心肌动作电位与之不同，会持续较长的时间，持续直到心肌舒张早期才会结束，因此心肌的有效不应期会特别长，选项 D 正确。在这个期间内，心肌的刺激不会引起其动作电位加快，所以心肌不会产生强直收缩。

9. A　房室瓣关闭后，心室依次进入等容收缩期、快速射血期、减慢射血期、等容舒张期，其后房室瓣开放，心房和肺静脉血液进入心室。这期间等容收缩期，快速及减慢射血期属于心室收缩期。

10. A　心室的前负荷通常用心室舒张末期压或右房压来表示。

11. D　心率超过 180 次/分时，使心室舒张期明显缩短，进而使快速充盈期缩短，心室充盈量减少，心室前负荷降低，心输出量因而减少。当然减慢充盈期也缩短，但其对心室前负荷的影响不如快速充盈期缩短，因为快速充盈期进入心室的血液是总充盈量的 2/3。

12. A　在左心室等容收缩期，由于心肌收缩的强烈压迫，左冠状动脉血流急剧减少，甚至发生倒流。在左心室射血期，主动脉压升高，冠状动脉血压也随着升高，冠脉血流量增加。到慢速射血期，冠脉血流量又有下降。心肌舒张时，对冠脉血流量突然增加，在舒张期的早期达到高峰，然后逐渐回降。

13. C　射血后，心室肌开始舒张，室内压下降，主动脉内的血液向心室方向反流，推动主动脉瓣关闭。此时室内压仍高于心房内压，房室瓣也处于关闭状态，心动周期处于等容舒张期开始。

14. D　射血分数（EF）=（左心室舒张末期容量－左心室收缩末期容量）/左心室舒张末期容量×100%，左心室收缩末期容量 = 左心室舒张末期容量－心搏出量，选项 D 正确。

15. D　心脏指数 = 心输出量（L/min）/体表面积（m^2）。

16. A　心脏有不同的心肌细胞，心肌的四大特性，即兴奋性、自律性、传导性和收缩性，不包括选项 A 的“舒张性”。

17. A　窦房结细胞心肌无传导性。

18. C　在心肌细胞的动作电位相期间，2 期和 1 期之间有一个小的切迹。2 期的膜电位水平略高于 0mV，持续 100～150 毫秒，是心室肌细胞动作电位时程比较长的主要原因。

19. B　心肌细胞发生兴奋的过程中，兴奋性发生一次周期性变化，分为有效不应期（包括绝对不应期和局部反应期两个阶段）、相对不应期和超常期，不包括选项 B“低常期”。

20. C　心脏内兴奋的传导速度：房室束、浦肯野纤维网（1.5～4.0m/s）> 优势传导通路（1m/s）> 心室肌（0.5m/s）> 心房肌（0.3m/s）> 房室交界（房室结结区 0.02m/s）。因此，选项 C“房室交界”是传导速度最慢的部位。

21. C　在心室肌细胞的一次兴奋过程中，兴奋性发生一系列变化。有效不应期约相当于从动作电位 0 期到复极至－60mV 的时期。该期的大部分时间是被动作电位 2 期占据的。因此，有效不应期的长短主要是由动作电位 2 期的长短决定的。

22. E　心脏舒张时，冠脉血流量突然增加，在舒张期的早期达到高峰，然后逐渐回降。

23. D　心肌细胞内钙的释放主要来源于肌质网，同时，细胞内钙的摄取，肌质网也占相当比例。酸中毒可使钙离子内流减少。细胞膜上的钙泵与 Na^+-Ca^{2+} 交换蛋白相互协同，共同维持心肌在静息状态下的低钙浓度。选项 D“细胞膜钙通道障碍”与心肌细胞内 Ca^{2+} 降低的机制无关。

24. C　自律细胞的自动兴奋是 4 期膜自动除极，使膜电位从最大复极电位达到阈电位而引起的。4 期自动除极速度增快，自律性增高。所以，心肌自律性高低主要取决于 4 期自动除极的速度。

25. E　心肌细胞中传导速度最慢的是房室交界区的细胞。房室交界区传导速度最慢，延搁时间约为 0.05～0.1 秒，这种时间的延搁有利于心室活动稍迟于心房，有利于心房血流入心室，使心室在收缩期有足够的时间充盈。

26. E　自律细胞在动作电位 4 期能够自动除极。而心室肌细胞在动作电位 4 期稳定于静息电位水平，不能自动除极，不具备自律性。

27. E　心衰时交感神经兴奋，对心脏有正性变时、正性变力、正性传导的作用，可以代偿性地增加心排血量。迷走神经对心脏的作用是负性变时、负性变力、负性传导的作用，减少心排血量，在心衰时不被兴奋，不是心功能不全的代偿机制，故答案为选项 E。

28. C　心血管系统受自主神经系统控制，是自主神经系统的受控系统；迷走中枢兴奋时，迷走神经传出纤维的冲动增加，从而使效应器的活动改变，因此迷走神经传出纤维的冲动应看作是控制信息。

29. A　正常心脏自律性的基本起搏点在窦房结，自律性的产生源于窦房结细胞的 4 期自动去极化。

30. B　房室延搁的生理意义使心房和心室的收缩不会同时进行，而是先后有序，心室才能保证泵出营养丰富的动脉血，心房回收有代谢废物的静脉血。

31. A　超常期是指随着复极的继续，在膜电位由 -80mV 恢复到 -90mV 的时间内，膜电位值虽低于静息电位，但钠通道已大部分恢复到静息状态的时期，此期膜电位水平比其他各期都更接近于阈电位水平，如在此期内给予一个阈下刺激，即可引起一次新的动作电位。此时，膜电位水平低于静息电位水平，钠通道开放的速率和数量均低于静息电位水平，故新生的动作电位的0期去极化速度和幅度都低于正常，兴奋传导速度也低于正常。新生动作电位的基础膜电位绝对值要比正常动作电位的静息电位绝对值小，与阈电位之间的差距相应缩短，引起兴奋所需的刺激阈值低于正常，同时去极化达到阈电位水平的时间缩短，自动节律性高于正常。

32. B　在心室收缩期和舒张早期，因为还在有效不应期，给予刺激不会引起反应。中晚期刺激会产生期前收缩和代偿间歇。

33. A　如果窦房结传来的冲动提前，落在有效不应期以内，则不会引起兴奋和收缩，在这一次期前收缩后往往会出现一段较长时间的心室舒张期，称代偿间歇。

34. E　动脉血压形成的影响因素主要有：①每搏输出量：主要影响收缩压。②心率：主要影响舒张压。③外周阻力：主要影响舒张压（是影响舒张压的最重要因素）。④主动脉和大动脉的弹性贮器作用：减小脉压。⑤循环血量和血管系统容量的比例：影响平均充盈压。因此，选项 E“外周阻力”最符合题意。

35. A　静脉回心血量的影响因素主要有：①体循环平均充盈压的改变（血量或血管容积改变）：其他因素不变时，体循环平均充盈压越高，静脉回流量越多。②心脏收缩力量：心脏收缩力量越强，静脉回流量越多。③体位改变（重力作用）：由卧位突然改为直立位时，静脉回流量减少。④骨骼肌的挤压作用（肌肉泵）：骨骼肌交替收缩与舒张促进静脉回流。⑤呼吸运动对静脉回流量的影响：呼吸运动增强则静脉回流量增多。影响静脉回流量的因素不包括选项 A“大动脉弹性”。

36. B　影响动脉血压的因素主要有：①心脏搏出量。如果每搏量增大，心缩期射入主动脉的血量便会增多，使动脉管壁产生的张力增加，在收缩期时收缩压升高明显。②心率。如果心率加快，心舒张期由大动脉流至外周的血量就会减少，因此心舒张期末主动脉内存留的血量增多，舒张压就升高，因此选项 B 叙述错误。③外周阻力。如果总外周阻力加大，则心舒张期内血液向外周的流速减慢，心舒张期末存留在主动脉中的血量增多，故舒张压升高。④主动脉和大动脉的弹性贮器作用。主动脉和大动脉顺应性降低时，如老年人的动脉管壁硬化，大动脉的弹性贮器作用减弱，心室射血时动脉血管壁可扩张性小，导致收缩压升高；心室舒张时由于弹性回位小，导致舒张压降低，因此脉压增大。⑤循环血量和循环系统容积的比值。失血后，循环血量减少，此时如果循环系统的容积改变不大，则体循环平均充盈压必然降低，使动脉血压降低；输血、输液则相反。

37. A　血液 CO_2 分压升高是使脑血管舒张、血管阻力下降、脑血流量增加的最主要的因素。

38. E

39. D　脉搏波传导速度（PWV）目前多采用颈动脉 - 股动脉。PWV 是反映动脉僵硬度的早期指标，有较广泛的临床价值。当颈动脉 - 股动脉 PWV > 12m/s，视为大动脉僵硬度增加、血管功能异常，选项 D 正确。

40. C　毛细血管壁通透性高，允许除蛋白质外的其他小分子物质自由进出，在血管内、外不形成晶体渗透压差，因此晶体渗透压不会影响血管内外水的交流。而血浆蛋白通常不能通过毛细血管壁，能够在血管内外形成胶体渗透压差，因此血浆胶体渗透压虽很小，但对于维持血管内、外的水平衡和维持正常血容量极为重要，选项 C 正确。

41. C　引起肾素分泌的原因有：（1）肾血流灌注减少时肾素分泌：①动脉血压下降导致入球小动脉牵张感受器的刺激减弱；②流经致密斑的 Na^+ 下降（或肾小球滤过率下降）；③肾动脉狭窄时。（2）血 Na^+ 浓度降低时肾素分泌。（3）肾交感神经兴奋时肾素分泌。（4）肾上腺素、去甲肾上腺素分泌增加时肾素分泌。

42. D　反馈控制系统是一个闭环系统，其控制部分不断接受受控部分的影响，即受控部分不断有反馈信息返回给控制部分。这种控制系统具有自动控制的能力。动脉壁上的压力感受器感受动脉血压变化，使相应的传入神经产生动作电位可看作反馈信息，因此选项 D 正确。

二、多选题

1. BCDE　选项 A、B，等容收缩期，心室肌强烈收缩，但室内压升高程度尚不足以推开主动脉瓣和肺动脉瓣，心室的容积不变，室内压急剧升高，由于心室尚未向外射血，故动脉压最低。选项 C、D，等容舒张期，心室肌开始舒张，室内压下降，主动脉内的血液向心室方向反流，推动主动脉瓣关闭，此时室内压仍高于心房压，房室瓣仍处于关闭状态，故心室容积不变，但由于之前心室射血入动脉，因此动脉压并未达到最高；心室容积最小出现在心室舒张末期之前，即心室开始舒张时。选项 E，快速射血期，心室肌继续收缩，室内压持续升高，当室内压超过主动脉压时，动脉瓣被推开，心室血液射入主动脉，此时心室容积明显缩小，室内压和主动脉压都不断升高，因此动脉压并非最小。

2. ABCD　扩张冠脉、利尿、休息、镇静、吸氧均可以减轻心脏负荷。

3. BDE　神经调节反应速度快，作用范围小；体液调节反应速度慢，作用范围广，选项A、C叙述错误。

4. CD　心肌细胞分为两大类：一类是工作细胞，包括心房肌和心室肌，有收缩性、兴奋性（兴奋后有效不应期长）和传导性，没有自律性；另一类是组成特殊传导系统的心肌细胞，主要包括P细胞和浦肯野细胞，有兴奋性、自律性和传导性，但没有收缩性。

5. AB　决定和影响传导速度的因素主要有：①结构因素：细胞直径、缝隙连接。②生理因素：0期除极化速度和幅度（膜反应性）。③邻近未兴奋部位的兴奋性：如邻近部位处在有效不应期。

6. ABC　心肌细胞在受到刺激而发生兴奋的过程中，其兴奋性会发生周期性变化，即经过有效不应期、相对不应期和超常期，而后恢复到正常，选项A、B、C正确。

7. ABC　影响心肌兴奋性的因素有：①静息电位或最大复极电位的水平；②阈电位的水平；③引起0期去极化的离子通道性状。选项A、B、C正确。

8. ADE　心交感神经兴奋时，末梢释放的去甲肾上腺素与心肌细胞膜上的肾上腺素能β受体结合，可导致心率加快，传导加速，心肌收缩力加强。其机制是：①增加慢通道的通透性，促进Ca^{2+}内流。②使快反应自律细胞4期以Na^{+}为主的内流加快，故自律性加快。③使复极化K^{+}外流增快，从而使复极过程加速、复极相缩短，不应期相应缩短。④可促使三磷酸腺苷（ATP）转变为环磷酸腺苷（cAMP），后者促进糖原分解，提供心肌活动所需要的能量。

9. AC　单纯扩散不需要依靠膜通道、载体和泵的作用，选项B、D、E错误，选项A、C正确。

10. BD　钠离子泵存在于动、植物细胞质膜上，它有大小两个亚基，大亚基催化ATP水解，小亚基是一个糖蛋白。大亚基以亲Na^{+}态结合Na^{+}后，触发水解ATP。每水解一个ATP释放的能量输送3个Na^{+}到胞外，同时摄取2个K^{+}入胞，造成跨膜梯度和电位差，这对神经冲动传导尤其重要，$Na^{+}-K^{+}$泵造成的膜电位差约占整个神经膜电压的80%。

11. ABCD　主动转运的特点是必须借助于载体、逆浓度差或电位差转运并需要能量。由ATP直接供能或与释放能量的过程耦联，选项E不是细胞膜对物质主动转运的特点。

12. BCDE　扩散是血液与组织液之间主要的物质交换方式，影响因素有浓度差、通透性、面积、脂溶性，选项B、C、D、E均正确。

13. ABC　毛细血管血压与组织液的生成呈正相关，血浆胶体渗透压与组织液的生成呈负相关，局部静脉回流或淋巴回流受阻，导致局部水肿。当毛细血管壁的通透性增大时，部分血浆蛋白由血浆中滤出至组织液，导致血浆胶体渗透压下降，组织液胶体渗透压升高，两种共同使组织液生成的有效滤过压增大，滤过增多，导致水肿，选项D、E叙述错误。

14. BDE　单位时间内的静脉回心血量取决于外周静脉压和中心静脉压的差，以及静脉对血流的阻力，因此凡能影响外周静脉压、中心静脉压以及静脉阻力的因素，都能影响静脉回心血量。

15. AB　中心静脉压正常值为4～12mmHg。中心静脉压的大小取决于心脏射血能力和静脉回心血量之间的相互关系。若心脏射血能力强，能将回心的血液及时射到动脉内，中心静脉压则降低。反之，由于心力衰竭等原因造成的射血能力下降则会导致中心静脉压变高。

16. BCDE　影响动脉血压的因素主要有：①每搏输出量：在其他因素不变的情况下，每搏输出量增加，收缩压上升较舒张压明显。反之，每搏输出量减少，主要使收缩压降低。②心率：心率增加时，舒张压升高大于收缩压升高。反之，心率减慢时，舒张压降低大于收缩压降低。③外周阻力：外周阻力加大时，舒张压升高大于收缩压升高。反之，外周阻力减小时，舒张压的降低大于收缩压的降低。④大动脉弹性：大动脉管的弹性贮器作用主要起缓冲血压的作用。当大动脉硬变时，其缓冲作用减弱，收缩压会升高，但舒张压降低。⑤循环血量和血管系统容量的比例：当血管系统容积不变，血量减小时（失血）则体循环平均压下降，动脉血压下降。而量不变而血管系统容积加大时，动脉血压也将下降。

17. ABDE　当心交感神经兴奋性增加时，心缩期缩短、收缩期室内压上升速率加大、室内压峰值增高、心舒张早期室内压下降速率加大，选项A、B、D、E正确。

18. DE　血管升压素来源于下丘脑视上核、室旁核，贮存于神经垂体轴突末梢，选项D、E正确。

19. ABCD　心迷走神经兴奋时节后纤维释放递质乙酰胆碱（ACh），与心肌细胞上的M受体结合，导致心肌兴奋性降低，心率减慢，心肌传导速度减慢，心肌收缩力减弱。

20. ABD　肾素由肾脏球旁器的颗粒细胞经以下刺激分泌：血压下降、肾单位超滤液（原尿）中氯化钠浓度下降、交感神经兴奋。

第三章　心血管疾病分子生物学与基因学

一、单选题

1. 长 QT 间期综合征（LQTS）的染色体中，染色体哪个位点上的 SCN5A 基因突变干扰钠离子通道的正常失活

A. $11p^{15.5}$　　B. $7q^{35-36}$
C. $3p^{21-24}$　　D. $4p^{25-27}$
E. $5p^{18-20}$

2. 关于蛋白质二级结构的叙述，下列正确的是

A. 氨基酸的排列顺序
B. 每一条氨基酸侧链的空间构象
C. 局部主链的空间构象
D. 亚基间相对的空间位置
E. 每一个原子的相对空间位置

3. 检测蛋白质表达水平最常用方法是

A. Southern 印迹　　B. Northern 印迹
C. 聚合酶链反应　　D. Western 印迹
E. RT－PCR 反应

4. DNA 碱基组成有一定的规律，这种组成规律是

A. [A]=[C]，[T]=[G]
B. [A]+[T]=[C]+[G]
C. [A]=[T]，[C]=[G]
D. [A]+[T]/([C]+[G])=1
E. [A]=[G]=[T]=[C]

5. 在 DNA 变性与复性的基础上，结合 DNA 的合成，来高效检测目的 DNA 的质与量的方法是

A. 化学合成　　B. DNA 合成仪合成
C. 基因克隆　　D. 聚合酶链反应
E. 从外周血细胞大量制备

6. 长 QT 间期综合征（LQTS）的致病基因不包括

A. KVLQT－1 基因　　B. HERG 基因
C. SCN5A 基因　　D. LQT4 基因
E. LQT5 基因

7. 遗传病具备的特点不包括下列哪一项

A. 水平传递
B. 垂直传递
C. 与亲代遗传物质的突变（或染色体畸变）有关
D. 必须是生殖细胞或受精卵的遗传物质改变
E. 引起人体不同程度的病理变化或生理变化

8. 关于真核生物 DNA 复制的说法，下列叙述错误的是

A. 引物长度较短　　B. 冈崎片段长度较短
C. 复制速度较慢　　D. 复制起始点只有一个
E. 由 DNA 聚合酶 α 及 δ 催化核内 DNA 合成

9. 关于大肠杆菌 DNA 聚合酶Ⅲ的叙述，下列错误的是

A. 催化 dNTP 连接到 DNA 片段的 5′羟基末端
B. 催化 dNTP 连接到引物链上
C. 需要 4 种不同的 dNTP 为作用物
D. 是由多种亚基组成的不对称二聚体
E. 在 DNA 复制链的延长中起主要作用

10. 在紫外线照射引起 DNA 分子的损伤中最常见形成的二聚体是

A. C－C　　B. C－T
C. T－T　　D. T－U
E. U－C

11. 关于大肠杆菌 DNA 聚合酶的作用，下列叙述正确的是

A. 具有 3′→5′核酸外切酶活性
B. 通常不需要引物
C. 通常需要 4 种不同的三磷酸核苷
D. dUTP 是它的一种作用物
E. 可以将两个 DNA 片段连起来

12. DNA 复制需要：①DNA 聚合酶 Ⅲ；②解链酶；③DNA 聚合酶 Ⅰ；④引物酶；⑤连接酶，它们在复制中的作用顺序是

A. ②→④→①→③→⑤　　B. ④→③→①→②→⑤
C. ④→②→①→③→⑤　　D. ②→③→④→①→⑤
E. ④→③→②→⑤→①

13. 冈崎片段产生的原因是

A. DNA 复制速度太快　　B. 双向复制
C. 有 RNA 引物　　D. 复制与解链方向不同
E. 复制中 DNA 有缠绕打结现象

14. 比较真核生物与原核生物的 DNA 复制，二者的相同之处是

A. 有多个复制起点　　B. 合成方向是 5′→3′
C. 冈崎片段长度短　　D. 引物长度较短
E. DNA 复制的速度较慢

15. 关于 DNA 复制的叙述，下列哪项是错误的

A. DNA 的复制是一种半保留复制

B. DNA 在复制过程中是先解旋后复制

C. DNA 的复制通常发生在细胞分裂间期

D. DNA 复制过程需要解旋酶及细胞代谢产生的能量

E. DNA 复制遵循碱基互补配对原则

16. 心血管疾病的基因治疗策略中，基因治疗最理想的选择和目的的方法是

A. 基因封闭　　B. 基因替代

C. 基因校正或置换　　D. “自杀基因”疗法

E. 非病毒载体介导法

17. 心血管疾病的基因治疗策略不包括

A. 基因封闭　　B. 基因替代

C. 基因校正或置换　　D. “自杀基因”疗法

E. 非病毒载体介导法

18. 心血管疾病的基因治疗方法中，研究最多、比较常用的方法是

A. 生殖细胞基因治疗　　B. 直接体内疗法

C. 体细胞基因治疗　　D. 间接体内疗法

E. 胚胎细胞基因治疗

19. 基因治疗指

A. DNA 印迹法（Southern blotting）

B. 蛋白质印迹法（Western blotting）

C. RNA 印迹法（Northern blotting）

D. 导入了相应外源基因的细胞

E. 聚合酶链反应（PCR）

20. 关于基因治疗选择靶细胞的原则，以下叙述错误的是

A. 细胞易于从体内取出，在体外能够用常规细胞培养法大量增殖

B. 现有的基因转移技术能高效地将目的基因转染到离体细胞

C. 细胞经过体外基因操作后能够存活下来，并能安全回输体内

D. 回输体内后能高效而持久地表达目的基因

E. 细胞安全、不产生有害的副作用

21. 在 DNA 复制中，RNA 引物的功能（作用）是

A. 使 DNA 聚合酶活化并使 DNA 双链解开

B. 提供 5′末端作为合成新 DNA 链的起点

C. 提供 5′末端作为合成新 RNA 链的起点

D. 提供 3′-OH 末端作为合成新 DNA 链的起点

E. 提供 3′-OH 末端作为合成新 RNA 链的起点

22. 原发性 I 型高脂血症是由下列哪一项引起的

A. 脂蛋白脂酶（LPL）基因缺陷

B. α-内收蛋白基因缺陷

C. ApoE 基因突变

D. ACE 基因缺陷

E. 载脂蛋白 CⅡ（Apo-CⅡ）基因缺陷

23. 患者，女性，62 岁。1 周前出现心前区剧烈疼痛、心悸、气促，怀疑急性心肌梗死。为确诊最有帮助的血清酶学检查是

A. 肌酸磷酸激酶（CPK）同工酶

B. 乳酸脱氢酶（LDH）

C. 肌酸磷酸激酶（CPK）

D. 谷草转氨酶（GOT）

E. 肌钙蛋白 T

24. 患儿，男，5 岁。胸闷憋气、神疲乏力，时感心前区疼痛，活动后诸症加重。2 周前曾患流行腮腺炎。查心电图提示：二度Ⅱ型房室传导阻滞。为明确诊断，下列最有意义的实验室检查是

A. 血常规　　B. 血培养

C. 红细胞沉降率　　D. 血肌酶

E. 血病毒分离

二、共用题干单选题

（1～4 题共用题干）

患者，女性，45 岁。2 年来间断性胸闷不适，时有黑矇现象，近 1 周黑矇发作次数增多，伴晕厥 1 次入院治疗。

1. 休息时心电图正常，为进一步明确晕厥的原因，首选的检查是

A. 脑电图　　B. 超声心动图

C. 心脏电生理　　D. Holter 检测

E. 脑 CT

2. 如检查后确诊为病态窦房结综合征，最佳的治疗选择是

A. 同步直流电复律　　B. 异丙肾上腺素

C. 肾上腺皮质激素　　D. 阿托品

E. 起搏器治疗

3. 如果心电图显示为 QT 间期 0.86 秒，T 波宽大，U 波明显，诊断为长 QT 间期综合征，推测其晕厥的原因是

A. 窦性静止 6 秒

B. 非阵发性室性心动过速

C. 房室折返性心动过速

D. 三度房室传导阻滞

E. 尖端扭转型室性心动过速

4. 长 QT 间期综合征属于

A. 常染色体显性遗传疾病

B. X 连锁显性遗传疾病

C. 常染色体隐性遗传疾病

D. X 连锁隐性遗传疾病

E. 非遗传性疾病

三、多选题

1. 下列选项中，属于常染色体显性遗传心血管病的是

A. 马方综合征

B. 家族性嗜铬细胞瘤

C. 先天性肺动静脉瘘

D. 家族性原发性肺动脉高压

E. 家族性心脏脂质沉积症

2. 下列选项中，属于多基因遗传心血管病的有

A. 多发性大动脉炎　B. 室间隔缺损

C. 房间隔缺损　D. 动脉导管未闭

E. 法洛四联症

3. 对血脂水平有较大影响的基因有

A. 脂蛋白脂酶（LPL）基因

B. α－内收蛋白基因

C. 载脂蛋白CⅡ（Apo－CⅡ）基因

D. ACE 基因

E. ApoE 基因

4. RNA 干扰技术可能的机制有

A. dsRNA 的形成

B. siRNA 的形成

C. DNA 反转录为 RNA

D. RNAi 的形成

E. DNA 的复性

5. 核苷酸依据其组成中的碱基种类不同，分别称为

A. 腺嘌呤核苷酸　B. 鸟嘌呤核苷酸

C. 胞嘧啶核苷酸　D. 胸腺嘧啶核苷酸

E. 胸腺嘌呤核苷酸

6. 对血脂水平有较大影响的基因是

A. LPL 基因　B. α－内收蛋白基因

C. ApoCⅡ基因　D. ApoE 基因

E. ACE 基因

7. DNA 聚合酶 I 的作用有

A. 3′→5′外切酶的活性

B. 修复酶的功能

C. 5′→3′外切酶活性

D. 外切酶活性，可以降解 RNA/DNA 杂交体中的 RNA 引物

E. 5′→3′聚合酶活性

8. 关于 DNA 连接酶的叙述，下列正确的是

A. 在双螺旋的互补核苷酸之间形成链间共价键

B. 有的酶可被 ATP 激活，有的酶可被 NAD^+ 激活

C. 由于 DNA 链出现一个缺口（gap），使螺旋解旋后引发 DNA 复制

D. 在双螺旋 DNA 分子中切口（nick）相邻两个片段的 3′－羟基和 5′－磷酸基之间形成 3′→5′磷酸二酯键，而将两个片段连接起来

E. 连接两个 RNA 片段

四、案例分析题

（1～3 题共用题干）

患者，女性，59 岁。因反复晕厥、抽搐入院。20 小时前因无明显诱因突发晕厥，伴有肢体抽搐，持续时间约 10 分钟自行缓解，清醒后感心悸、乏力。此后又发作 1 次，性质同前，发作间歇清醒，家族史有类似病史。查体：体温 36.5℃，脉搏 78 次/分，呼吸 22 次/分，血压 130/90mmHg。其他无明显阳性体征。

1. 为明确诊断，患者应进行的紧急检查项目有

A. 血常规　B. 血生化

C. 心电图　D. 颅脑 CT

E. 超声心动图　F. 颈动脉彩超

2. 患者心电图显示：窦性心律，长 QT 间期（0.48～0.64 秒），U 波明显（V_2～V_6导联，U 波振幅达 0.2～0.9mV）。心脏彩色超声及心功能、颈动脉彩色超声检查均无特殊。患者诊断为长 QT 间期综合征。导致此病发生的基因是

A. ApoCⅡ基因　B. LQT5 基因

C. SCN5A 基因　D. KVLQT－1 基因

E. HERG 基因　F. ACE 基因

3. 对于长 QT 间期综合征的基因治疗还在探索阶段，要实施基因治疗应具备的条件是

A. 选择、分离出治疗疾病的特异性基因

B. 选择、获得足够数量携带目的基因的载体和/或细胞

C. 通过有效的基因转移途径将目的基因高效转染靶细胞、导入患者个体中

D. 目的基因在体内能产生足够量的产物，稳定表达、治疗疾病

E. 安全、不产生不良反应

F. 细胞易于从体内取出，在体外能够用常规细胞培养法大量增殖

（4～8 题共用题干）

患者，女性，29 岁。间断夜间抽搐 5 年、反复晕厥 12 小时入院。发作时有意识丧失和尿失禁。其兄有类似病史，5 岁时夭折，死因不明。查体：血压 100/60mmHg，心率 48 次/分，律不齐，无杂音；神经系统检查无异常。

4. 为明确诊断，应立即进行的检查项目包括

A. 发作时心电图　B. 心电图监护

C. Holter 检测　　D. 脑电图
E. 血清电解质　　F. 胸部 X 线检查

5. 入院后患者反复出现意识丧失、四肢抽搐。心电图示：窦性心动过缓（50 次/分），QT 间期 540 毫秒，多形性室性期前收缩。晕厥发作时呈尖端扭转型室性心动过速。血清电解质，肝、肾功能均正常。此患者应尽快进行的处理包括

A. 吸氧
B. 连续心电图监护
C. 应用普萘洛尔 60mg/d
D. 备好心脏复律除颤器
E. 静脉注射利多卡因
F. 持续抽搐、意识丧失不能缓解，非同步电复律

6. 患者入院后给予吸氧，连续心电图监护。但反复抽搐、意识丧失，最重 1 次持续 19 秒，心前叩击 2 次无效，非同步电复律（300J）后意识恢复。治疗过程静脉注射利多卡因、硫酸镁、苯妥英钠、普罗帕酮无效。应用普萘洛尔 60mg/d 后病情稳定。脑电图正常，心脏彩色超声正常。入院前未服过任何药物。目前患者可以排除的诊断是

A. 癫痫
B. Brugada 综合征
C. 血管迷走性晕厥
D. 癔病性晕厥
E. 原发性长 QT 间期综合征
F. 心源性晕厥

7. 患者诊断为原发性长 QT 间期综合征，其主要诊断依据是

A. 青年人、有猝死家族史
B. 未服过任何药物、血清电解质正常
C. 普萘洛尔治疗有效
D. 脑电图正常
E. 晕厥发作时呈尖端扭转型室性心动过速
F. 心电图 QT 间期 540 毫秒，多形性室性期前收缩

8. 治疗原发性长 QT 间期综合征，可选用的治疗措施是

A. 避免剧烈运动、精神紧张及情绪激动
B. 大剂量 β 受体拮抗剂
C. 高危者植入 ICD
D. 口服胺碘酮
E. 室性心律失常者，射频消融治疗
F. 左侧交感神经切除术

答案和精选解析

一、单选题

1. C　长 QT 间期综合征（LQTS）的染色体异常存在于 $11p^{15.5}$（长 QT 间期综合征 Ⅰ 型）、$7q^{35-36}$（Ⅱ 型）、$3p^{21-24}$（Ⅲ型）和 $4p^{25-27}$（Ⅳ型）。由于 4 个位点的基因突变使心肌细胞的电压启闭型钾离子通道结构发生不同的缺陷，导致动作电位延长，复极化过程延迟。染色体 $3p^{21-24}$ 位点上的 SCN5A 基因突变干扰钠离子通道的正常失活，选项 C 正确。

2. C　局部主链的空间构象称为蛋白质二级结构，选项 C 正确。选项 A“氨基酸的排列顺序”为一级结构，选项 D“亚基间相对的空间位置”为四级结构，选项 B“每一条氨基酸侧链的空间构象”、选项 E“每一个原子的相对空间位置”指三级结构。

3. D　Western 印迹是检测蛋白质表达水平最常用方法之一，选项 D 正确。Southern 印迹用于 DNA 的检测，Northern 印迹用于 RNA 的检测。反转录聚合酶链反应（RT – PCR）可以用于检测 RNA 的转录，不可以用于检测蛋白质表达水平。

4. C　DNA 碱基组成有一定的规律，即 DNA 分子中 A 的摩尔数与 T 相等，C 与 G 相等，按摩尔含量计算，DNA 分子中 A = T，G = C，[A] + [G] = [T] + [C]。

5. D　聚合酶链反应是指在 DNA 变性与复性的基础上，结合 DNA 的合成，来高效检测目的 DNA 的质与量。

6. D　长 QT 间期综合征（LQTS）已经确定的致病基因有 KVLQT – 1 基因、HERG 基因、SCN5A 基因。还有一个影响钾离子通道结构和功能的致病基因尚未最后确定，暂称为 LQT5。“LQT4 基因”不属于长 QT 间期综合征（LQTS）的致病基因，选项 D 错误。

7. A　遗传病是指生殖细胞或受精卵的遗传物质（染色体和基因）发生突变（或畸变）所引起的疾病，通常具备以下特点：①垂直传递。②与亲代的遗传物质的突变（或染色体畸变）有关。③必须是生殖细胞或受精卵的遗传物质改变。④引起人体不同程度的病理变化或生理变化。

8. D　真核生物有多个复制起始位点，而原核生物只有一个起始位点，选项 D 叙述错误。

9. A　DNA 聚合酶Ⅲ是由 10 种亚基组成的不对称异源二聚体。由于 DNA 和引物的合成方向都是 5′→3′，所以 DNA 聚合酶Ⅲ的作用是催化 dNTP 连接到 3′ – OH 端，并不是 5 末端，选项 A 错误。

10. C　紫外线照射使 DNA 分子碱基之间形成二聚体，T – T 是 UV 对 DNA 分子损伤的主要方式。此外，也可产生 C – C 及 C – T 二聚体。

11. A　大肠杆菌 DNA 聚合酶主要有 3 种作用：①5′→3′的聚合作用。但不是复制染色体而是修补 DNA，填补 DNA 上的空隙或是切除 RNA 引物后留下的空隙。②3′→5′的外切酶活性。消除在聚合作用中掺入的错误核苷酸。③5′→3′外切酶活性。切除受损伤的 DNA，它在切口平移

中应用。

12. A　DNA 复制过程是：①单链 DNA 结合蛋白，有保护单链免受降解等的作用。②解旋酶的参与，使复制叉处双螺旋松开。③在引物酶作用下，引物 RNA 合成。④由于 DNA 聚合酶Ⅲ的作用，冈崎片段形成。⑤通过 DNA 聚合酶Ⅰ的作用，引物 RNA 被除去，同时间隙被填补。⑥连接酶的作用，使不连续的短链连接成为 DNA 新链。⑦由于拓扑异构酶的参与，有利于复制叉前沿的 DNA 双螺旋打开。因此，有关酶的作用顺序应为：解链酶、引物酶、DNA 聚合酶Ⅲ、DNA 聚合酶Ⅰ、连接酶。

13. D　DNA 双链是反向平行的，而新链的合成方向是 5′→3′，故 DNA 复制时，一条链的合成方向与模板解链方向相同，可连续合成，此为前导链，另一条链的合成方向与模板解链方向相反，只能先合成小的 DNA 片段，即冈崎片段，再将片段连接，此为随后链。这种前导链连续合成，随后链不连续合成的方式为半不连续合成。

14. B　真核生物 DNA 复制与原核生物基本相同，但真核生物更复杂。真核生物复制起始点多，多复制子；而原核生物复制起始点只有一个，单复制子。真核生物 DNA 聚合酶聚合 DNA 速度慢，约为 100dNTP/s；而细菌中为 1000dNTP/s。真核生物引物 RNA 短，约为 10 个核苷酸；而原核生物有十几至几十个核苷酸。真核生物的冈崎片段短，长度只有 100 ~ 200 核苷酸；而原核生物约 1000 ~ 2 000 核苷酸。真核生物与原核生物的合成方向均为 5′→3′。故选项 B 符合。

15. B　DNA 复制的方式是半保留复制，选项 A 正确；DNA 的复制过程是边解旋边复制，选项 B 错误；DNA 的复制通常发生在有丝分裂间期或减数第一次分裂间期，选项 C 正确；DNA 复制过程需要解旋酶、DNA 聚合酶、原料、模板及细胞代谢产生的能量，选项 D 正确；DNA 复制过程中，遵循碱基互补配对原则，选项 E 正确。

16. C　心血管疾病的基因治疗策略主要包括基因校正或置换、基因替代、基因封闭、“自杀基因”疗法。基因校正或置换是基因治疗最理想的选择和目的。

17. E　选项 E 不属于心血管疾病的基因治疗策略，属于心血管疾病的基因转移方法。

18. D　依据靶细胞的类型可将基因治疗分为生殖细胞或体细胞基因治疗。依据基因导入人体的方式可将基因治疗分为直接体内疗法和间接体内疗法两种。间接体内疗法又称二步法、回体转移法，是研究最多、比较常用的方法，效果较易控制，但是操作繁琐，技术难度大。

19. D　基因治疗是指将外源正常基因导入靶细胞，以纠正或补偿缺陷和异常基因引起的疾病，以达到治疗目的。

20. E　基因治疗选择靶细胞的主要原则：①细胞易于从体内取出，在体外能够用常规细胞培养法大量增殖。②现有的基因转移技术能高效地将目的基因转染到离体细胞。③细胞经过体外基因操作后能够存活下来，并能安全回输体内。④回输体内后能高效而持久地表达目的基因。选项 E 不属于选择靶细胞的原则。

21. D　在 DNA 复制中 RNA 引物的功能（作用）是提供 3′-OH 末端作为合成新 DNA 链的起点，选项 D 正确，选项 B、C、E 错误。原核生物 DNA 的解链过程是由 DnaA、DnaB、DnaC 三种蛋白质共同参与完成；真核生物 DNA 的解链过程和 DNA pol Ⅲ中的 δ 亚基有关，具有解螺旋酶的活性，和 RNA 引物无关，选项 A 错误。

22. A　家族性脂蛋白脂酶（LPL）缺陷引起原发性Ⅰ型高脂血症，为常染色体隐性遗传疾病，选项 A 正确。ApoE 基因上的突变引起家族性Ⅲ型高脂血症。

23. E　肌钙蛋白 I（cTnI）或肌钙蛋白 T（cTnT）是更具有心脏特异性的标志物。在急性心肌梗死（AMI）症状发生后 2 ~ 4 小时开始升高，10 ~ 24 小时达到峰值，肌钙蛋白超过正常上限结合心肌缺血证据即可诊断 AMI。

24. D　根据胸闷憋气、神疲乏力，时感心前区疼痛，活动后诸症加重以及心电图提示二度Ⅱ型房室传导阻滞，患儿可诊断为小儿病毒性心肌炎。最有意义的实验室检查是血肌酶检查。

二、共用题干单选题

1. D　Holter 检测又称动态心电图（AECG），是指连续记录 24 小时或更长时间的心电图，是临床上广泛应用的无创心血管疾病检测方法之一。Holter 检测的最大特点是通过分析连续、长时间、全信息的心电记录，可获得多种心电数据，为临床诊治和科学研究服务。休息时心电图正常，为进一步明确晕厥的原因，首选的检查是 Holter 检测。

2. E　如检查后确诊为病态窦房结综合征，治疗的最佳选择是植入人工起搏器。病态窦房结综合征是临床上最为常见的植入起搏器的适应证，植入起搏器前，应仔细评价心律失常与症状的关系。

3. E　心电图诊断为长 QT 间期综合征，此类病变最易引起的心律失常表现为尖端扭转型室性心动过速，临床可出现晕厥等症状。

4. A　长 QT 间期综合征属于常染色体显性遗传心血管病。

三、多选题

1. ABCD　常染色体显性遗传心血管病有马方综合征、家族性嗜铬细胞瘤、先天性肺动静脉瘘、家族性原发性肺动脉高压、雷诺综合征、肥厚型心肌病、扩张型心肌病、家族性高脂血症、家族性心律失常、罗马诺-沃德（Romano-Ward）综合征。

2. BCDE　多基因遗传心血管病包括：①室间隔缺损。②房间隔缺损。③动脉导管未闭。④主动脉口狭窄。

⑤主动脉缩窄。⑥单纯肺动脉口狭窄。⑦法洛四联症。⑧埃布斯坦（Ebstein）畸形。⑨冠状动脉心脏病。⑩高血压病。⑪心内膜弹力纤维增生症。⑫多基因性高胆固醇血症。

3. ACE　对血脂水平有较大影响的基因有脂蛋白脂酶（LPL）基因、载脂蛋白CⅡ（Apo－CⅡ）基因和ApoE基因等。

4. ABD　目前认为RNA干扰技术可能机制分为3步：①dsRNA的形成；②siRNA的形成；③RNAi的形成，选项A、B、D正确。

5. ABCD　脱氧核糖核苷分子中的糖分子与磷酸分子结合，构成脱氧核糖核苷酸，核苷酸依据其组成中的碱基种类不同，分别称为腺嘌呤核苷酸（A）、鸟嘌呤核苷酸（G）、胞嘧啶核苷酸（C）和胸腺嘧啶核苷酸（T）。

6. ACD　α－内收蛋白基因与大动脉弹性相关，ACE基因是决定人体有氧耐力素质的重要因素，与血脂水平关系不大，选项B、E错误。

7. ABCDE　DNA聚合酶Ⅰ的作用：①通过核苷酸聚合反应，使DNA链沿5′→3′方向延长（DNA聚合酶活性）；②催化由3′端水解DNA链（3′→5′核酸外切酶活性，用于切除错配的碱基）；③催化由5′端水解DNA链（5′→3′核酸外切酶活性，用于切除引物）；④催化由3′端使DNA链发生焦磷酸解；⑤催化无机焦磷酸盐与脱氧核糖核苷酸三磷酸之间的焦磷酸基的交换。

8. BD　DNA连接酶分为两大类：一类是利用ATP的能量催化两个核苷酸链之间形成磷酸二酯键的依赖ATP的DNA连接酶；另一类是利用烟酰胺腺嘌呤二核苷酸（NAD^+）的能量催化两个核苷酸链之间形成磷酸二酯键的依赖NAD^+的DNA连接酶。连接DNA链3′－OH末端和另一DNA链的5′－P末端，使二者生成磷酸二酯键，从而把两段相邻的DNA链连成完整的链。连接酶的催化作用需要消耗ATP。

四、案例分析题

1. ABCD　为明确诊断患者应进行的紧急检查项目有血常规、血生化、心电图和颅脑CT。严重贫血可导致心悸、乏力及晕厥，严重电解质异常，尤其是高钾或低钾可导致恶性心律失常，出现心悸及晕厥。心电图可发现QT间期异常、心室预激、缺血等。颅脑CT可发现颅内占位、出血等引起意识丧失的疾病。

2. BCDE　长QT间期综合征（LQTS）已经确定的致病基因有KVLOT－1基因、HERG基因、SCN5A基因。此外，还有一个影响钾离子通道结构和功能的致病基因尚未最后确定，暂称为LQT5。

3. ABCDE　实施基因治疗应具备：①选择、分离出治疗疾病的特异性基因。②选择、获得足够数量携带目的基因的载体和/或细胞。③通过有效的基因转移途径将目的基因高效转染靶细胞、导入患者个体中。④目的基因在体内能产生足够量的产物，稳定表达、治疗疾病。⑤安全、不产生有害的副作用。选项F属于基因治疗选择靶细胞的原则。

4. ABCE　患者为青年女性，并有猝死家族史，神经系统查体阴性，应首先考虑心源性晕厥，需完善发作时心电图、心电图监护、Holter检测等检查，同时查血清电解质以明确是否由电解质异常诱发恶性心律失常。

5. ABCDF　心电图示QT间期540毫秒，多形性室性期前收缩，晕厥发作时呈尖端扭转型室性心动过速提示该病为长QT间期综合征，需要给予吸氧及心电监护，普萘洛尔治疗有效，需备好除颤器，以便严重室性心动过速发作时予以电复律。

6. ABCD　根据上述信息汇总，诊断首先考虑长QT间期综合征、心源性晕厥，因此可以排除选项A、B、C、D。

7. ABCEF　长QT间期综合征的诊断包括：①病史。凡出现发作性晕厥和猝死者均应怀疑为长QT间期综合征，尤其是由运动、情绪激动诱发的晕厥更提示可能存在长QT间期综合征。病史中询问发病年龄，发病前的诱因，对有否运动情绪激动，或使用奎尼丁、丙吡胺等抗心律失常药物，或房室传导阻滞等心脏病史等方面应详细了解。②心电图检查。主要的诊断依据：男性QTc≥0.47秒，女性QTc≥0.48秒可做出独立的诊断。若QTc介于0.41～0.46秒，应进一步结合病史及其他诊断指标。

8. ABCF　原发性长QT间期综合征的治疗措施是：①避免剧烈体力活动及精神刺激，以免诱发Tdp发作。②β受体拮抗剂：β受体拮抗剂是药物治疗的首选，预防晕厥发作的有效率75%～80%。最常用的是普萘洛尔。③外科治疗：20%～25%的长QT间期综合征患者在接受全剂量β受体拮抗剂后仍有晕厥发作，则可行外科治疗，行左侧星状神经节切除术或左侧交感神经切除术，不仅可缩短QT间期，而且可消除Tdp，显著提高心室颤动（室颤）阈值。④人工心脏起搏治疗：有报道人工心脏起搏对部分长QT间期综合征有效，尤其对那些在Tdp发作前后有明显心动过缓或长间歇者最有效。现发现对中间型长QT间期综合征者用β受体拮抗剂和用人工心脏起搏的效果好。

第四章　心血管疾病常用药物

一、单选题

1. 治疗高血压合并心绞痛的首选药物是

A. 氨氯地平　B. 卡托普利　C. 哌唑嗪　D. 美托洛尔　E. 吲达帕胺

2. 降压作用缓慢，适用于轻中度高血压，降压同时使心率减慢的药物是

A. 氨氯地平　B. 氢氯噻嗪　C. 厄贝沙坦　D. 美托洛尔　E. 培哚普利

3. 降压作用明显，对血糖、血脂代谢无不良影响．但易引起体位性低血压的药物是

A. 硝苯地平　B. 依那普利　C. 特拉唑嗪　D. 美托洛尔　E. 氢氯噻嗪

4. 顽固性高血压联合用药的原则是

A. 首先用 2 种不同类药物，如无效需加用第 3 种药

B. 第 1 ~3 天用第 1 种药，第 4 天应加用第 2 种药

C. 同类药物的 2 种药物合用可以增效

D. 为了有效，不论何种高血压，首先考虑 2 种药合用

E. 当第 1 种药物效果不满意时，可加用第 2 种药

5. 甲亢性高血压属于可治愈的高血压，其根本在于根治甲亢，抗甲亢治疗应首选

A. 钙通道阻滞剂

B. 血管紧张素转换酶抑制剂

C. 利尿剂

D. 血管紧张素受体拮抗剂

E. β 受体拮抗剂

6. β 受体拮抗剂治疗高血压的作用机制是

A. 直接扩张小动脉、减少外周阻力

B. 减慢心率，降低心排血量

C. 阻滞钙离子进入平滑肌细胞，使外周血管扩张

D. 抑制肾小管对水钠的重吸收，使心排血量下降

E. 以上都正确

7. 治疗高血压长期使用噻嗪类利尿剂可引起

A. 低钾、低钠、高镁血症

B. 低钠、低钙、低尿素血症

C. 低钠、低钙、高尿素血症

D. 低钠、高钾、低镁血症

E. 低钠、低钾、低镁血症

8. 高血压患者，伴变异型心绞痛，不能使用的药物是

A. 利尿剂　B. β 受体拮抗剂　C. 钙离子通道阻滞药　D. ACEI　E. α_1 受体阻断药

9. 高血压合并下列哪种疾病时，最适合用 β 受体拮抗剂治疗

A. 高血压伴支气管哮喘

B. 高血压伴肥厚梗阻型心肌病

C. 高血压伴心动过缓

D. 高血压伴急性左心衰

E. 高血压伴心电图二度房室阻滞

10. 高血压危象患者不建议使用下列哪种药物

A. 硝酸甘油　B. 硝苯地平　C. 卡托普利　D. 尼卡地平　E. 硝普钠

11. 在联合降压治疗方案中，3 种不同降压机制的药物联合必须包含

A. ACEI　B. 利尿剂　C. α 受体阻断剂　D. 钙通道阻滞剂　E. β 受体拮抗剂

12. 高血压病早期强化药物治疗对于延缓左心室肥厚的进展、改善心脏功能、减少死亡率极为重要。目前常用的药物中临床证据最多的是

A. 利尿剂

B. α 受体阻断剂

C. β 受体拮抗剂

D. 血管紧张素Ⅱ受体拮抗剂（ARB）

E. 血管紧张素转换酶抑制剂（ACEI）

13. 治疗戈登（Gordon）综合征最有效的药物是

A. 保钾利尿剂　B. 钠离子通道阻断药　C. 性激素　D. 类固醇　E. 噻嗪类利尿剂

14. 关于高血压病单药治疗优先选择的原则，下列叙述错误的是

A. 1 级高血压水平进行单药治疗，2 级高血压水平进行联合治疗

B. 低危、中危患者可先进行单药治疗，高危、极高危患者进行联合治疗
C. >55 岁患者首先选用 ARB 或利尿剂
D. ≤55 岁患者首先选用 ARB 或 ACEI
E. 单药的优先选择需要根据其特殊的适应证

15. 近年来，在原发性高血压治疗中常用的卡托普利属于
A. 血管紧张素转换酶抑制剂
B. 多巴胺类
C. 血管紧张素Ⅱ受体拮抗剂
D. 磷酸二酯酶抑制剂
E. β 受体拮抗剂

16. 在降压治疗的同时，尚可降低血尿酸水平的药物是
A. 吲达帕胺　B. 培哚普利
C. 地尔硫䓬　D. 氯沙坦
E. 阿替洛尔

17. 下列药物中，降压作用最迅速，可使心率增快的是
A. 卡维地洛尔　B. 硝苯地平
C. 美托洛尔　D. 卡托普利
E. 维拉帕米

18. 在抗心肌缺血药中，β 受体阻滞剂的绝对禁忌证不包括
A. 严重窦性心动过缓　B. 高度房室传导阻滞
C. 病态窦房结综合征　D. 支气管痉挛
E. 严重不稳定左心衰竭

19. 阵发性室上性心动过速患者的最佳治疗措施是
A. 静脉注射腺苷　B. 静脉注射利多卡因
C. 静脉滴注氯化钾　D. 静脉注射毛花苷 C
E. 静脉注射普萘洛尔

20. 阵发性室上性心动过速伴心力衰竭时首选治疗是
A. β 受体拮抗剂　B. 维拉帕米
C. 普罗帕酮　D. 地高辛
E. 胺碘酮

21. 预激综合征伴房颤时，为控制心室率可选用
A. 洋地黄　B. 美托洛尔
C. 地尔硫䓬　D. 胺碘酮
E. 维拉帕米

22. 下列药物在治疗量时，不能降低窦性心律的是
A. 美托洛尔　B. 胺碘酮
C. 奎尼丁　D. 普罗帕酮
E. 维拉帕米

23. 治疗快速心房颤动，使心室率减慢应首选
A. 洋地黄　B. 奎尼丁
C. 利多卡因　D. 苯妥英钠
E. 普鲁卡因胺

24. 心房颤动发作 >48 小时或发作时间不明者，应在复律前 3 周与复律后 4 周口服华法林，调整剂量控制 INR 值在
A. 1.0 ~ 2.0　B. 1.8 ~ 2.5
C. 2.0 ~ 3.0　D. 3.0 ~ 3.5
E. 3.5 ~ 4.0

25. 急性高钾血症引起的顽固性心室颤动，为对抗高血钾的心脏毒性，可给予
A. 10% 葡萄糖酸钙 10ml 静推
B. 肾上腺素 1mg 静推
C. 胺碘酮 300mg 静推
D. 阿托品 1mg 静推
E. 异丙肾上腺素 2 ~ 10μg/min

26. 利多卡因属于哪类抗心律失常药
A. Ⅰa 类
B. Ⅰb 类
C. Ⅲ类延长动作电位时程药
D. Ⅲ类 β 受体阻滞剂
E. Ⅳ类钙通道阻滞剂

27. 缩短动作电位时程的抗心律失常药是
A. 利多卡因　B. 多非利特
C. 胺碘酮　D. 普萘洛尔
E. 普罗帕酮

28. 静脉注射腺苷治疗阵发性室上性心动过速时，禁用的情况是
A. 高血压　B. 低钾血症
C. 心力衰竭　D. 病窦综合征
E. 冠心病心绞痛

29. 患者自觉心悸不适，心电图示频发房性期前收缩，HR 95 次/分。可选用的治疗药物是
A. 美西律　B. 美托洛尔
C. 地西泮　D. 地高辛
E. 利多卡因

30. 治疗房性心动过速无效的药物是
A. 洋地黄　B. 普罗帕酮
C. 胺碘酮　D. 利多卡因
E. 美托洛尔

31. 心肌梗死 24 小时内合并心力衰竭、频发室性期前收缩，用药宜首选
A. 洋地黄　B. 普罗帕酮
C. 胺碘酮　D. 利多卡因
E. 美托洛尔

32. 窦性心动过缓时出现黑矇、晕厥等心脑供血不足的症状可使用的治疗药物为
A. 胺碘酮　B. 洋地黄
C. 多巴胺　D. 维拉帕米
E. 阿托品

33. 对情绪激动或焦虑所致的症状性窦速和慢性心衰所致的窦速均有效的治疗药物是
A. 血管紧张素转换酶抑制剂
B. 血管紧张素受体拮抗剂
C. 钙通道阻滞剂
D. 利尿剂
E. β 受体拮抗剂

34. 对于迷走神经性心房颤动患者宜采用的治疗药物为
A. 丙吡胺　B. 普罗帕酮
C. 维拉帕米　D. 地尔硫䓬
E. 洋地黄

35. 阵发性心房颤动症状明显、心室率快，首选治疗是应用
A. 口服胺碘酮　B. 静脉注射毛花苷 C
C. 同步直流电复律　D. 暂不予治疗
E. 奎尼丁转复

36. 心功能不全并发心房扑动最好的治疗是应用
A. 利多卡因　B. 奎尼丁
C. 地西泮　D. 快速洋地黄制剂
E. 普萘洛尔

37. 风湿性心脏病二尖瓣狭窄合并心房颤动长期的抗凝选择是
A. 阿司匹林　B. 阿司匹林联合氯吡格雷
C. 低分子肝素　D. 华法林
E. 肝素

38. 急性心肌梗死伴频发室性期前收缩呈二联律应首选的治疗药物是
A. 美托洛尔　B. 胺碘酮
C. 普罗帕酮　D. 利多卡因
E. 奎尼丁

39. 血流动力学稳定的室性心动过速且有心功能不全的患者首先使用的药物为
A. 毛花苷 C　B. 普鲁卡因胺
C. 索他洛尔　D. 利多卡因
E. 胺碘酮

40. 最常用的非选择性醛固酮受体拮抗药是
A. 氢氯噻嗪　B. 依普利酮
C. 螺内酯　D. 呋塞米
E. 氨苯蝶啶

41. 治疗心力衰竭的基本用药不包括
A. 利尿剂　B. 血管扩张药
C. 洋地黄制剂　D. 钙通道阻滞剂
E. 血管紧张素转换酶抑制剂

42. 急性心肌梗死合并急性左心衰竭时，不宜应用的药物是
A. 硝酸甘油　B. 硝普钠
C. 吗啡　D. β 受体拮抗剂
E. 呋塞米

43. 依普利酮是选择性醛固酮受体拮抗药，它只作用于
A. 盐皮质激素受体　B. 雌激素受体
C. 孕酮受体　D. 雄激素受体
E. 糖皮质激素受体

44. 对于有气短、呼吸困难、焦虑和胸痛的急性心衰患者，早期应给予
A. 吗啡　B. 哌替啶
C. 氯丙嗪　D. 地西泮
E. 异丙嗪

45. 血管紧张素转换酶抑制剂（ACEI）治疗心力衰竭的主要作用机制是
A. 抑制交感神经兴奋　B. 利尿
C. 降低血压　D. 增强心脏收缩力
E. 改善延缓心室重构

46. 洋地黄的适应证为
A. 预激综合征合并心房颤动
B. 肥厚性梗阻型心肌病
C. 心衰，快速心房颤动
D. 高度房室传导阻滞
E. 急性心肌梗死

47. 洋地黄治疗中出现室性期前收缩二联律，首选的治疗是
A. 毛花苷 C　B. 体外同步直流电复律
C. 维拉帕米　D. 利多卡因
E. 苯妥英钠

48. 关于洋地黄疗效的说法，下列哪项错误
A. 明显减少住院机率　B. 增加心排血量
C. 提高生存率　D. 明显改善症状
E. 提高运动耐量

49. 洋地黄制剂最适用于下列哪一种心力衰竭
A. 心力衰竭伴快速房颤
B. 二尖瓣狭窄伴肺淤血
C. 主动脉瓣狭窄伴肺淤血

D. 肺源性心脏病伴有心功能不全
E. 心包积液伴体循环淤血

50. 洋地黄制剂的禁忌证不包括
A. 单纯性左心室舒张功能障碍性心力衰竭
B. 一度房室传导阻滞
C. 窦性心律的单纯二尖瓣狭窄
D. 旁道下传的预激综合征合并快速型室上性心动过速
E. 病态窦房结综合征，尤其是在老年患者，又无起搏器保护者

51. 洋地黄中毒可引起的临床表现中不包括
A. 食欲减退，恶心、呕吐
B. 头痛、抑郁、无力、视力模糊、黄视或绿视
C. 心房颤动合并加速性交界区心律失常
D. 窦性心动过速伴 QRS 波增宽
E. 房性心动过速伴房室传导阻滞

52. 下列哪一项不是洋地黄中毒的表现
A. 恶心　B. 视力模糊
C. 黄视或绿视　D. 多源性室早
E. 心电图 ST 段呈鱼钩样改变

53. 适用于所有慢性左心衰分级的药物是
A. ACEI　B. 利尿剂
C. 螺内酯　D. β 受体拮抗剂
E. 钙通道阻滞剂

54. 在治疗急性心力衰竭时，下列药物中不可以使用的是
A. 呋塞米　B. 布美他尼
C. 托拉塞米　D. 美托拉宗
E. 普萘洛尔

55. 改善急性左心衰竭症状最有效的药物是
A. 血管紧张素转换酶抑制剂
B. 洋地黄
C. 钙通道阻滞剂
D. β 受体拮抗剂
E. 利尿剂

56. 使用洋地黄后心电图出现 ST－T 鱼钩样改变，提示
A. 洋地黄中毒　B. 立即停药
C. 已达到洋地黄化　D. 洋地黄效应
E. 合并有低钾血症

57. 硝酸酯类药物治疗心功能不全的主要机制为
A. 减低心肌耗氧　B. 减慢心率
C. 改善心肌供血　D. 降低心脏的前、后负荷
E. 增强心肌收缩力

58. 应用 β 受体阻滞剂可以明显改善心力衰竭患者的预后，其禁忌证不包括
A. 显著窦性心动过缓
B. 二度及以上房室传导阻滞（未安装起搏器）
C. NYHA Ⅳ级的心力衰竭患者
D. 支气管哮喘急性发作
E. 严重的周围血管疾病

59. 治疗单纯性舒张性心力衰竭，禁用的药物是
A. 洋地黄　B. ACE 抑制剂
C. 利尿剂　D. β 受体拮抗剂
E. 钙通道阻滞剂

60. 可以改善慢性心功能不全预后的药物是
A. 地高辛　B. 米力农
C. 呋塞米　D. β 受体拮抗剂
E. 多巴酚丁胺

61. 强心苷类正性肌力药物的使用禁忌证不包括
A. 预激伴心房颤动　B. 肥厚性梗阻型心肌病
C. 一度房室传导阻滞　D. 室性心动过速
E. 急性心肌梗死伴有进行性心肌缺血的证据

62. 利尿剂治疗心功能不全的机制不包括
A. 排钠排水，减轻水肿
B. 提高心肌收缩力，增加心输血量
C. 减轻心脏前负荷
D. 减轻肺淤血
E. 减少血容量及回心血量

63. 冠心病一级预防常用的抗血小板药物是
A. 阿司匹林
B. 氯吡格雷
C. 血小板 GP Ⅱb/Ⅲa 受体阻断药
D. 西洛他唑
E. 双嘧达莫

64. 在心肌梗死后心脏性猝死的一级预防中，常用的抗血小板药物是
A. 阿司匹林　B. 氯吡格雷
C. 双嘧达莫　D. 西洛他唑
E. 血小板 GPⅡb/Ⅲa 受体阻断药

65. 在抗血小板治疗药物中，噻氯匹定最严重的不良反应是
A. 白细胞减少　B. 血小板减少
C. 心率降低　D. 心功能变化
E. 中性粒细胞减少

66. 非 ST 段抬高型急性冠状动脉综合征使用的抗凝药物不包括
A. 阿司匹林　B. 普通肝素

C. 低分子肝素　　D. 磺达肝癸钠
E. 比伐卢定

67. 华法林是何种维生素的拮抗药，可以抑制凝血因子Ⅱ、Ⅶ、Ⅸ、Ⅹ
A. 维生素 A　　B. 维生素 B
C. 维生素 C　　D. 维生素 K
E. 维生素 PP

68. 肺动脉栓塞长期抗凝治疗的主要口服药物是
A. 磺达肝癸钠　　B. 阿司匹林
C. 华法林　　D. 普通肝素
E. 阿加曲班

69. 在深静脉血栓形成的溶栓治疗中，最为常用的药物是
A. 阿替普酶　　B. 链激酶
C. 尿激酶　　D. 瑞替普酶
E. 替奈普酶

70. 血管收缩剂与洋地黄类合用时，说法正确的是
A. 可致异位心律，增加潜在不良反应的发生
B. 可使末梢血管极度收缩，易引起组织坏死溃疡
C. 易发生心律失常
D. 易引起严重高血压、心动过缓
E. 两者作用均加强

71. 血管收缩剂与麦角制剂（如麦角胺、麦角新碱或缩宫素）合用时，下列叙述正确的是
A. 易引起严重高血压、心动过缓
B. 易引起组织坏死溃疡
C. 易发生心律失常
D. 易引起心动过速
E. 两者作用均加强

72. 关于胺碘酮的药理特点及不良反应，说法错误的是
A. 可引起肺间质样改变
B. 可导致 QT 间期缩短
C. 可导致甲状腺功能异常
D. 可导致肝功能异常
E. 在体内代谢完全所需要时间较长

73. 心绞痛发作时最好的治疗药物是
A. 阿托品　　B. 去痛片
C. 洋地黄　　D. 哌替啶
E. 硝酸甘油

74. 急性心肌梗死时，缓解疼痛最有效的药物是
A. 硝酸甘油　　B. 去痛片
C. 吗啡　　D. 硝酸异山梨酯
E. 安痛定

75. 急性房颤患者，心室率过快或伴有心功能不全治疗时首选的药物是
A. 维拉帕米　　B. 利多卡因
C. 美托洛尔　　D. 地高辛
E. 奎尼丁

76. 下列选项中，属于血管紧张素转换酶抑制剂的抗高血压药物是
A. 硝苯地平　　B. 硝普钠
C. 依那普利　　D. 美托洛尔
E. 哌唑嗪

77. 对高血压合并糖尿病伴有微量蛋白尿的患者，首选的降压药是
A. β－受体阻断剂
B. α－受体阻断剂
C. 血管紧张素转换酶抑制剂
D. 噻嗪类利尿剂
E. 钙通道阻滞剂

78. 高血压伴冠状动脉粥样硬化心脏病患者，如没有用药禁忌证，拟长期服用阿司匹林作为二级预防，最佳剂量范围是
A. 25～50mg/d　　B. 25～75mg/d
C. 75～100mg/d　　D. 150～300mg/d
E. 300～500mg/d

79. 下列关于洋地黄类药物的叙述，错误的是
A. 对右心衰患者作用有限
B. 对 EF＜40% 的心衰患者，可改善症状减少住院率
C. 对 EF＞40% 的心衰患者无明显效果
D. 胺碘酮、阿司匹林等心血管常用药物可降低地高辛的排泄而导致中毒
E. 可延长患者的生存时间，降低死亡率

80. 可引起脚踝部水肿的抗高血压药物是
A. 硝酸甘油　　B. 甲基多巴
C. 普萘洛尔　　D. 硝苯地平
E. 利血平

81. 能防止甚至逆转血管壁增厚和心肌肥大的抗高血压药是
A. 利尿降压药
B. α 受体激动药
C. 钙离子通道阻滞药
D. 血管紧张素转换酶抑制剂
E. α 受体拮抗剂

82. 卡托普利常见的不良反应是
A. 多毛，多汗
B. 刺激性干咳，上呼吸道症状
C. 低血钾，低血压

D. 阳痿，性欲减退
E. 反射性心率加快

83. 属于延长动作电位时程的抗心律失常药物是
A. 奎尼丁　B. 氟卡尼
C. 普罗帕酮　D. 胺碘酮
E. 维拉帕米

84. 患者，女性，63 岁。高血压 1 级，伴有心动过速和轻度充血性心力衰竭症状，有气喘和痛风史。患者首选的治疗药物为
A. α 受体阻断剂
B. β 受体拮抗剂
C. 血管紧张素转换酶抑制剂
D. 中枢抗交感神经药
E. 血管扩张药

85. 患者，男性，69 岁。原发性高血压 30 年，肾功能不全 3 年，现出现尿少，水肿，血钾为 5.6mmol/L，不能应用的降压药是
A. CCB　B. α 受体拮抗剂
C. β 受体拮抗剂　D. 利尿剂
E. ACEI

86. 高血压患者，女性，64 岁。突然心悸、气促，咳粉红色泡沫样痰。查体：BP 200/126mmHg，HR 146 次/分。可选用的药物有
A. 胍乙啶、酚妥拉明、毛花苷 C
B. 毒毛花苷 K、硝普钠、普萘洛尔
C. 毛花苷 C、硝酸甘油、异丙肾上腺素
D. 硝普钠、毛花苷 C、呋塞米
E. 硝酸甘油、毛花苷 C、多巴胺

87. 患者，女性，45 岁。诊断高血压病 1 个月，应用降压药物治疗 2 周后，血压得到控制。出现双下肢踝部水肿，由下列何种药物引起的可能性大
A. 利血平　B. 卡托普利
C. 美托洛尔　D. 甲基多巴
E. 氨氯地平

88. 患者，女性，64 岁。既往有高血压病史 10 余年。突发心悸、气促、咳粉红色泡沫痰。入院查体：BP 200/120mmHg，HR 140 次/分，心律齐，两下肺可闻及湿啰音。对于该患者的治疗，错误的是
A. 吸氧　B. 应用吗啡
C. 应用呋塞米　D. 应用硝普钠
E. 应用普萘洛尔

89. 患者，女性，55 岁。10 年高血压病史。急起气促，端坐，躁动不安，双肺满布湿啰音。下列治疗措施中，能迅速缓解症状以及躁动状态的治疗为
A. 吗啡　B. 吸氧
C. 呋塞米　D. 毛花苷 C
E. 氨茶碱

90. 患者，男性，45 岁。发现高血压病 2 年，近日血压 180/110mmHg，心率 115 次/分，血浆肾素增高。对于该患者，首选的治疗药物为
A. 硝苯地平　B. 地西泮
C. 硝酸甘油　D. 美托洛尔
E. 氢氯噻嗪

91. 患者，男性，55 岁。BP 170/110mmHg。心脏超声示：左心室扩大，血肌酐 88μmol/L，尿蛋白（++）。对于该患者，应选的降压药物是
A. α 受体拮抗剂
B. β 受体拮抗剂
C. 血管紧张素转换酶抑制剂
D. 利尿剂
E. 钙通道阻滞剂

92. 患者，男性，55 岁。发现高血压 3 年，血压最高 150/100mmHg，血尿酸 500μmol/L。对于该患者，最适合的降压药是
A. 氢氯噻嗪　B. 卡托普利
C. 地尔硫䓬　D. 氯沙坦
E. 厄贝沙坦

93. 患者，女性，28 岁，孕妇。患有高血压病 3 年，即将于 2 周内分娩。对于该患者，此时不宜使用的降压药为
A. 美托洛尔　B. 尼群地平
C. 氢氯噻嗪　D. 甲基多巴
E. 吲达帕胺

94. 患者，男性，35 岁。诊断为嗜铬细胞瘤所致继发性高血压，拟手术治疗。对于该患者，术前准备降压首选
A. α 受体拮抗剂
B. β 受体拮抗剂
C. 钙通道阻滞剂
D. 血管紧张素转化酶抑制剂
E. 利尿剂

95. 患者，女性，56 岁。诊断高血压病 2 个月，使用降压药物治疗 3 周后，出现双下肢踝部水肿。最有可能导致此现象的药物是
A. 培哚普利　B. 美托洛尔
C. 硝苯地平　D. 替米沙坦
E. 维拉帕米

96. 患者，男性，76 岁。今日突发呼吸困难，不能平卧，双肺满布湿啰音，心脏听诊闻及奔马律，BP 210/

110mmHg。对于该患者，最应选用的药物是

A. 硝苯地平　　B. 培哚普利
C. 美托洛尔　　D. 硝普钠
E. 氢氯噻嗪

97. 患者，女性，62岁。有6年高血压病史，近日来突发呼吸困难，出现头痛、恶心、呕吐的症状，不能平卧，双肺满布湿啰音，测血压为240/120mmHg。对于该患者，宜选用的治疗药物为

A. 硝酸甘油　　B. 硝普钠
C. 硝苯地平　　D. 哌唑嗪
E. 卡托普利

98. 患者，男性，29岁。活动后胸闷、气短，有夜间阵发性呼吸困难、黑矇，UCG：心室腔不大，室壁尤其是室间隔增厚。对于该患者，治疗时不应选用的药物是

A. 地高辛　　B. 美托洛尔
C. 维拉帕米　　D. 氢氯噻嗪
E. 地尔硫䓬

99. 患者，男性，45岁。预激综合征患者，突然心悸、头晕。查体：BP 100/80mmHg，HR 168次/分，节律不规则，S_1强弱不等。ECG：房颤。对于该患者的治疗，下列哪种药物禁止使用

A. 普鲁卡因胺　　B. 美托洛尔
C. 胺碘酮　　D. 奎尼丁
E. 毛花苷C

100. 患者，男性，62岁。1周前患广泛前壁心肌梗死，左心功能不全，未接受冠脉介入治疗。4小时前突发心动过速，心电图示房颤，心室率156次/分。对于该患者，应首选的治疗药物是

A. 地尔硫䓬　　B. 美托洛尔
C. 普罗帕酮　　D. 胺碘酮
E. 维拉帕米

101. 患者，男性，26岁。对奎尼丁过敏，房颤复律后适宜选用的预防复发的药物是

A. 普萘洛尔　　B. 维拉帕米
C. 胺碘酮　　D. 地高辛
E. 普鲁卡因胺

102. 患者，女性，26岁。风湿性心脏病二尖瓣狭窄合并心房颤动，有活动性气短。查体：心界增大，心率130次/分，心律绝对不齐，双下肢水肿。ECG示快速心房颤动，最佳的治疗是

A. 阿替洛尔　　B. 口服地高辛
C. 静脉注射毛花苷C　　D. 口服胺碘酮
E. 静脉注射美托洛尔

103. 患者，男性，51岁。阵发性心房颤动，长期规范化服用抗凝药物，再发房颤，心室率120次/分，为转复窦性心律。对于该患者，治疗首选的药物是

A. 洋地黄　　B. 胺碘酮
C. 普萘洛尔　　D. 苯妥英钠
E. 利多卡因

104. 患者，女性，73岁。既往有风湿性心脏病二尖瓣狭窄，心悸半月余就诊。查体：心律不齐，脉搏短促。心电图提示：心房颤动，HR 135次/分。该患者不应采取的治疗措施是

A. 华法林抗凝
B. 地高辛控制心室率
C. β受体拮抗剂控制心室率
D. 规范抗凝治疗后予普罗帕酮抗心律失常
E. 规范抗凝治疗后予胺碘酮抗心律失常

105. 患者，男性，41岁。阵发性心房颤动2年，1个月发作2次，症状明显，有夜间阵发性呼吸困难，抗心律失常药物应选择

A. 口服阿替洛尔　　B. 口服索他洛尔
C. 口服华法林　　D. 口服胺碘酮
E. 口服普罗帕酮

106. 患者，女性，48岁。诊断风湿性心脏病、二尖瓣狭窄伴关闭不全5年，夜里出现心悸伴呼吸困难，不能平卧，BP 100/80mmHg，P101次/分，心律不齐，第一心音强弱不等，HR 136次/分。应给予

A. 硫酸阿托品1mg静推　B. 普罗帕酮70mg静推
C. 毛花苷C 0.4mg静推　D. 利多卡因75mg静推
E. 腺苷6mg静推

107. 患者，女性，45岁。阵发性心房颤动3年，每年发作2～3次，无器质性心脏病，目前的药物治疗选择

A. 口服阿替洛尔　　B. 口服地高辛
C. 口服阿司匹林　　D. 口服胺碘酮
E. 口服普罗帕酮

108. 患者，男性，32岁。频发房性期前收缩，自觉心悸不适，心率90次/分。可选用的治疗药物为

A. 美西律　　B. 普萘洛尔
C. 地西泮　　D. 地高辛
E. 奎尼丁

109. 患者，男性，25岁。突发心悸5分钟来诊，血压100/70mmHg，心电图示阵发性室上性心动过速，心率176次/分，患者应首选的治疗方法为

A. 腺苷6mg静脉注射
B. 硫酸阿托品1mg静脉注射
C. 普罗帕酮10mg静脉注射
D. 胺碘酮15mg静脉注射

E. 利多卡因 25mg 静脉注射

110. 患者，男性，40 岁。因患原发性扩张型心肌病入院，治疗后病情好转，1 小时前突感心悸，胸闷、头晕。查体：心率 180 次/分，血压 110/70mmHg。心电图示阵发性室上性心动过速。治疗应首选的药物为

A. 毛花苷 C　B. 利多卡因

C. 维拉帕米　D. 胺碘酮

E. 肾上腺素

111. 患者，男性，30 岁。每天服用地高辛 0.25mg，共 2 周。出现下列何种情况应停药

A. 血钾降低

B. 心率 40 次/分，心尖区闻及大炮音

C. 心尖区收缩期杂音增强

D. 血肌酐升高

E. 房颤心率由 120 次/分降为 80 次/分

112. 患者，女性，73 岁。患有高血压病 3 年，血压 165/95mmHg，伴 2 型糖尿病。首选降压药物是

A. 利尿剂　B. β－受体阻滞剂

C. ACEI 类　D. 心痛定

E. 利血平

113. 患者，女性，43 岁。风湿性心脏病 3 年，慢性左心衰 2 个月，应用地高辛及氢氯噻嗪治疗 5 天，气促加重。心电图示：室性期前收缩二联律；血清钾浓度 3.2mmol/L。下列治疗中，错误的是

A. 停用地高辛　B. 补钾

C. 加用利多卡因　D. 加用血管扩张药

E. 加用呋塞米

114. 患者，男性，75 岁。风湿性心脏病，心力衰竭，服用地高辛及氢氯噻嗪等药物治疗。心电图示：室性期前收缩二联律，心率 120 次/分。血钾 2.78mmol/L，地高辛浓度未测，下列处理最合适的是

A. 吸氧　B. 普萘洛尔

C. 雷米普利　D. 氯化钾

E. 利多卡因

115. 患者，男性，40 岁。因风心病并心力衰竭口服地高辛治疗，心电图检查为阵发性室上性心动过速伴 2∶1 房室传导阻滞，心室率为 100 次/分。诊断为洋地黄过量。除停用地高辛外，应选用哪一种药物治疗

A. 静脉注射苯妥英钠　B. 静脉注射普罗帕酮

C. 静脉注射 25% 硫酸镁　D. 静脉注射维拉帕米

E. 静脉注射氯化钾

116. 患者，女性，46 岁，风湿性心脏病病史 11 年，并发持续性房颤 5 年，5 天前因受寒病情加重，并发心力衰竭，口服地高辛治疗，治疗期间为防止洋地黄中毒，应注意避免发生的情况是

A. 高钠血症　B. 高钾血症

C. 低钙血症　D. 低钠血症

E. 低钾血症

117. 患者，女性，71 岁，突发心悸、咳粉红色泡沫样痰来诊。查体：血压 190/80mmHg，双侧中下肺满布湿啰音，心率 150 次/分，律不齐，第一心音强弱不等。既往高血压病史 20 年，血压控制不理想。下列治疗方案最佳的是

A. 毛花苷 C、硝酸甘油、艾司洛尔

B. 硝普钠、呋塞米、毛花苷 C

C. 吗啡、呋塞米、毛花苷 C

D. 硝酸甘油、艾司洛尔、多巴胺

E. 硝普钠、酚妥拉明、肾上腺素

118. 患者，女性，30 岁，风湿性心脏病，二尖瓣狭窄并关闭不全 7 年。近半年心悸、气短、下肢水肿。每天服地高辛 0.25mg，停服氢氯噻嗪已经 2 个月。心电图提示：室性早搏、二联律。首选下列哪一种治疗措施

A. 利多卡因

B. 钾盐

C. 停用地高辛，给钾盐和苯妥英钠

D. 减慢心律

E. 心得安

119. 患者，女性，76 岁。以反复胸闷伴心悸 5 年为主诉就诊。患者此次发生心悸，持续 6 小时不缓解，伴有呼吸困难、心慌、胸闷、乏力，不能平卧，咳嗽，咳少量泡沫样痰。查体：脉搏短绌，第一心音强弱不等，心律绝对不齐，BP 110/86mmHg，HR 130 次/分。首选的治疗为

A. 毛花苷 C 加速尿静推　B. 维拉帕米静注

C. 心律平静推　D. 硝酸甘油静滴

E. 氨茶碱静注

120. 患者，女性，75 岁。因发热、咳嗽伴心悸、呼吸困难入院。查体：血压 135/80mmHg，心界扩大，心率 150 次/分，律不齐。两肺底湿啰音，以右侧为甚。心电图显示：P 波消失，RR 间期绝对不等，QRS 间期 0.08 秒。给予毛花苷 C 静注。该药用于治疗的主要药理作用是

A. 降低窦房结自律性

B. 延长窦房传导性

C. 降低房室交界区自律性

D. 延长浦氏纤维传导性

E. 延长房室交界区传导性

121. 慢性心力衰竭患者左心室扩大，EF 36%，经过心力衰竭的常规药物治疗，症状有心慌乏力，心电图提示窦性心律，心室率86次/分。最适宜的治疗是

A. 增加ACEI剂量　B. 美托洛尔加量
C. 加用胺碘酮　D. 加用伊伐布雷定
E. 加用地尔硫䓬

122. 患者，女性，50岁。突然发生呼吸困难，满肺哮鸣音，HR 146次/分，杂音听不清，既往史不详。应选的处理是

A. 麻黄碱　B. 异丙基肾上腺素
C. 肾上腺素　D. 氨茶碱
E. 洛贝林

123. 患者，女性，54岁。反复心悸气促已有10余年，3小时前心悸加重，不能平卧。既往有风湿性心脏病二尖瓣狭窄及关闭不全病史10余年，查体：心界向左下扩大，HR 180次/分，心律不齐，第一心音强弱不等，P 68次/分，心尖区闻及Ⅱ级收缩期杂音及舒张中晚期杂音，颈静脉怒张，肝－颈静脉回流征阳性，下肢水肿。首选的治疗措施是

A. 普萘洛尔静脉注射　B. 地高辛口服
C. 毛花苷C静脉注射　D. 间羟胺静脉注射
E. 吗啡皮下注射

124. 患者，女性，25岁。风湿性心脏病，心功能Ⅲ级。长期服用地高辛，0.25mg，每天1次，自觉尚好，今来复诊。心电图示窦性心律，HR 80次/分，PR间期0.20秒，ST段呈鱼钩形下移。对此患者的处理应为

A. 停用地高辛，观察
B. 继续服用地高辛0.25mg，1次/天，维持
C. 加大地高辛用量
D. 加服氯化钾
E. 改用苯妥英钠

125. 患者，男性，61岁。因糖尿病、不稳定型心绞痛反复发作而住院治疗。患者平素未服用抗血小板药物。此时使用的最佳治疗药物是

A. 阿司匹林
B. 氯吡格雷
C. 阿司匹林、氯吡格雷
D. 阿司匹林、氯吡格雷、替罗非班
E. 阿司匹林、氯吡格雷、肝素

126. 患者，女性，57岁，患有2型糖尿病史，因头疼、头晕就诊，体征和实验室检查，餐前血糖7.8mmoL/L，餐后血糖11.2mmoL/L，糖化血红蛋白8.8%，血压166/96mmHg，24小时蛋白尿>1g，推荐在降糖的基础上，合并选用

A. 二甲双胍　B. 氢氯噻嗪
C. 特拉唑嗪　D. 赖诺普利
E. 氯吡格雷

127. 患者，女性，70岁。患有高血压病3年，血压165/95mmHg，伴有2型糖尿病。首选降压药物是

A. 利尿剂　B. β－受体阻滞剂
C. ACEI类　D. 利血平
E. 心痛定

128. 患者，男性，71岁，突感心悸1天，心率140/分钟，节律不整，心电图示“房颤”。治疗首选

A. 缓释异搏定　B. 心得安
C. 西地兰　D. 利多卡因
E. 速尿

二、共用题干单选题

（1～4题共用题干）

患者，男性，50岁。因头晕2年就诊，门诊查HR 70次/分，BP 165/85mmHg，余未发现异常，以高血压收住院。

1. 该患者住院后，其检查结果为：心电图二度Ⅰ型房室传导阻滞，血钾5.5mmol/L，血肌酐600μmol/L。最合适的降压药物组合是

A. 阿替洛尔＋维拉帕米　B. 地尔硫䓬＋氢氯噻嗪
C. 硝苯地平＋卡托普利　D. 阿替洛尔＋卡托普利
E. 硝苯地平＋氢氯噻嗪

2. 为了对该患者进行心血管危险分层，对分层无意义的是

A. 糖尿病肾病　B. 吸烟
C. 血脂　D. 血糖
E. 饮食习惯

3. 该患者诊断为高血压，按照高血压分级，该患者应为

A. 高血压1级，低危　B. 高血压2级，中危
C. 高血压3级，高危　D. 高血压2级，高危
E. 高血压2级，很高危

4. 对排除继发性高血压无意义的检查是

A. 心电图　B. 肾功能
C. 肾上腺B超　D. 双肾动脉B超
E. 24小时尿17－羟和17－酮类固醇

（5～7题共用题干）

患者，男性，76岁。20年前测血压最高值170/105mmHg，未服用过降压药物治疗，近3年来感觉体力逐渐下降，出现劳累后气促，休息后可缓解，偶有双下肢水肿。半小时前搬重物后突然出现头痛，视物模糊，心

悸气短，不能平卧，大汗，自服硝苯地平无缓解来诊。既往否认糖尿病、冠心病病史。查体：P 130 次/分，BP 260/130mmHg，R 36 次/分。端坐位，皮肤湿冷，口唇发绀，颈静脉无怒张，双肺下野密集水泡音，呼气末可闻及哮鸣音。心界向左下扩大，心律齐，心尖部可闻及 2/6 级收缩期吹风样杂音，可闻及室性奔马律。腹软，双下肢无水肿。辅助检查：头颅 CT 未见明显异常，尿常规 RBC（+++），右肾血流量较左侧明显减低，右肾大小为 5.6cm×8.5cm，左肾大小为 10.8cm×7cm。

5. 该患者诊断为

A. 冠心病，心功能不全
B. 扩心病，心功能不全
C. 高血压，心功能不全
D. 嗜铬细胞瘤，急性左心衰竭
E. 肾动脉狭窄，急性左心衰竭

6. 对该疾病诊断的金标准是

A. 肾上腺增强 CT　　B. 肾血管彩超
C. 肾血管造影　　D. 心脏超声
E. 血浆肾素，血管紧张素，醛固酮测定

7. 对该疾病相对禁忌使用的药物是

A. α 受体拮抗剂　　B. β 受体拮抗剂
C. 利尿剂　　D. 钙通道阻滞剂
E. ACEI 类

（8～10 题共用题干）

患者，女性，55 岁。糖尿病史 10 年，平素血压 160/105mmHg，血脂中总胆固醇 5.7mmol/L，LDL－C（低密度脂蛋白胆固醇）3.8mmol/L，尿蛋白 1.5g/天，无糖尿病家族史。

8. 最适合该患者的降压药物是

A. 氢氯噻嗪　　B. 酒石酸美托洛尔
C. 比索洛尔　　D. 利舍平
E. 氯沙坦

9. 此患者的血压应当控制在

A. ＜140/90mmHg　　B. ＜130/85mmHg
C. ＜130/80mmHg　　D. ＜125/75mmHg
E. 舒张压不能过低

10. 此患者的 LDL－C 应当控制在

A. ＜4.0mmol/L　　B. ＜3.4mmol/L
C. ＜3.6mmol/L　　D. ＜2.6mmol/L
E. ＜1.8mmol/L

（11～12 题共用题干）

患者，男性，36 岁。慢性心房颤动，患者应用洋地黄过程中，心室率突然转为绝对规整，55 次/分。

11. 该患者可能发生的是

A. 心房颤动已转变为窦性心律
B. 洋地黄中毒
C. 为继续使用洋地黄的指征
D. 已达洋地黄化
E. 已转复为心房扑动伴 2∶1 传导

12. 此患者最有效的治疗措施是

A. 利多卡因　　B. 阿托品
C. 苯妥英钠　　D. 普萘洛尔
E. 呋塞米

（13～16 题共用题干）

患者，男性，54 岁，扩张型心肌病，NYHA 分级Ⅲ级，LVEF 28%。

13. 下列治疗药物中，最佳组合是

A. ACEI＋利尿剂
B. ACEI＋利尿剂＋地高辛＋倍他乐克（Betaloc）平片
C. ACEI＋利尿剂＋地高辛＋倍他乐克（Betaloc）缓释片
D. ARB＋利尿剂＋地高辛
E. ARB＋地高辛

14. 若患者常规治疗疗效不佳，拟加用螺内酯，其目的是

A. 在常规治疗的基础上加用螺内酯，仅降低心力衰竭的住院率，不改善 NYHA 分级
B. 在常规治疗的基础上加用螺内酯，并不能降低病死率和致残率
C. 在常规治疗的基础上加用螺内酯可以降低重症心力衰竭患者的病死率和住院率
D. 在常规治疗的基础上加用螺内酯，不仅降低心力衰竭的住院率，还可以改善 NYHA 分级
E. 螺内酯获益的人群是没有进行心力衰竭常规治疗的患者

15. 下列药物中，应当尽早应用的是

A. 钙通道阻滞剂　　B. 心律平
C. 辅酶 Q10　　D. 维生素 E
E. ACEI

16. 经过上述治疗，患者仍有胸闷、气短等心力衰竭症状，BNP 2138pg/ml；心电图示：窦性心律，ST－T 改变，心室率 80 次/分。该患者可以选择的治疗措施中，不包括下列哪一项

A. 加大倍他乐克（Betaloc）缓释片剂量至患者可耐受的最大剂量
B. 加大 ACEI 药物剂量至患者可耐受的最大剂量
C. 停用 ACEI，换用 ARB
D. 停用 ACEI，换用 ARNI
E. 加用伊伐布雷定

（17～18 题共用题干）

患者，男性，64 岁。高血压 10 年，呼吸困难 1 周，不能平卧 2 天来诊。查体：神清，端坐位，BP 155/100mmHg，两肺可闻及干、湿啰音，心界向左下扩大，心尖部 3 级收缩期杂音，下肢凹陷性水肿，心电图示心房纤颤，心室率 142 次/分。

17. 控制该患者的心衰伴有房颤急性期，应选择

A. 维拉帕米缓慢静脉注射

B. 利多卡因缓慢静脉注射

C. 毛花苷 C 缓慢静脉注射

D. 普萘洛尔缓慢静脉注射

E. 美西律缓慢静脉注射

18. 该患者病情平稳后一直应用地高辛及呋塞米，1 天前腹泻后出现心慌，心电图示频发室性期前收缩，HR 58 次/分。除需监测电解质外，可采取的措施为

A. 地高辛剂量加倍　　B. 应用硝酸甘油

C. 应用利多卡因　　D. 应用阿托品

E. 应用临时起搏器

（19～20 题共用题干）

患者，男性，72 岁。因冠心病左心衰竭入院，使用洋地黄后出现频发室性期前收缩呈二联律。

19. 该心律失常发生的原因首先考虑

A. 心肌缺血　　B. 窦房结功能障碍

C. 电解质紊乱　　D. 洋地黄中毒

E. 心功能不全

20. 针对该情况首选的抗心律失常药物是

A. 丙吡胺　　B. 普鲁卡因胺

C. 奎尼丁　　D. 苯妥英钠

E. 维拉帕米

（21～23 题共用题干）

患者，男性，76 岁。患高血压病 25 年，糖尿病 15 年，3 年前因前壁心肌梗死行冠脉支架植入术。近 1 年来活动后心悸、胸闷、腹胀、尿少，双下肢水肿。查体：BP 160/90mmHg，右侧少量胸腔积液，双肺可闻及少许湿啰音，心脏扩大，心房颤动，HR 103 次/分，下肢水肿（++），尿蛋白（+），血肌酐 380μmol/L，血糖 7.9mmol/L。

21. 该患者宜首选的利尿剂是

A. 氢氯噻嗪　　B. 氯噻酮

C. 呋塞米　　D. 螺内酯

E. 氨苯蝶啶

22. 对此患者应慎用的药物是

A. 洋地黄　　B. 哌唑嗪

C. 硝酸甘油　　D. 卡托普利

E. 氨氯地平

23. 对于该患者，房颤的治疗原则是

A. 无须处理，先观察

B. 控制心室率

C. 即可采取复律

D. 先改善心功能，后行复律术治疗

E. 首先改善肾功能，后控制心室率

（24～26 题共用题干）

患者，女性，70 岁。患糖尿病 10 年，平时口服降糖药，血糖控制理想。反复胸闷、胸痛 3 年，多于情绪激动和劳累时发作，近 1 周来发作频繁。查冠状动脉造影提示：3 支病变，左主干正常，前降支中远段狭窄长病变，最狭窄处 95%，对角支中段狭窄 90%，回旋支中远段狭窄 80%～90%，右冠状动脉中段次全闭，狭窄 80%～95%。心脏超声提示：EF 47%。

24. 该患者应首选的治疗手段是

A. 急诊 PCI　　B. 内科保守治疗

C. 急诊 CABG　　D. 不予特殊治疗

E. 药物控制心绞痛，积极术前准备后即行 CABG

25. 术前应停用的口服药物是

A. β 受体拮抗剂　　B. 钙离子通道阻滞药

C. ACEI 类药　　D. 硝酸酯类药

E. 抗血小板类药

26. CABG 术中不需要重点监测的项目是

A. 心电图（ECG）

B. 中心静脉压（CVP）

C. 呼气末正压通气（PEEP）

D. 激活凝血酶时间（ACT）

E. 经食管心脏超声心动图（TEE）

（27～29 题共用题干）

患者，男性，44 岁，近日感觉头痛、头晕、心悸、眼花、耳鸣、失眠、乏力等症状，血压为 160/100mmHg。

27. 根据患者的临床表现，可诊断为

A. 心律失常　　B. 冠心病

C. 高血压　　D. 心力衰竭

E. 低血压

28. 根据诊断结果，可选用的治疗药物是

A. 呋塞米　　B. 卡托普利

C. 硝酸甘油　　D. 维拉帕米

E. 普罗帕酮

29. 医生建议服用卡托普利，该治疗药物属于

A. ARB 类药　　B. ACEI 类药

C. 利尿剂　　D. β 受体拮抗剂

E. 钙通道阻滞剂

（30～32 题共用题干）

患者，女性，44 岁，患有高血压 5 年，血压最高达 160/110mmHg。近两年服用珍菊降压片 1 粒/次，3 次/日；吲达帕胺 2.5mg/次，1 次/日。半年前发现双下肢乏力并反复痛风来医院就诊。检查发现：血钾 3.0mmol/L；尿酸 870μmol/L。建议患者停用珍菊降压片，加用贝那普利 10mg/次，1 次/日。两周后患者血压降至 135/85mmHg，血钾 3.8mmol/L，痛风未再发作。

30. 建议患者停用珍菊降压片的原因是珍菊降压片中含有

A. 氢氯噻嗪　　B. 比索洛尔

C. 吲达帕胺　　D. 卡托普利

E. 可乐定

31. 贝那普利属于

A. 血管紧张素转换酶抑制剂

B. 钙通道阻滞剂

C. 利尿剂

D. 醛固酮受体拮抗剂

E. 血管紧张素Ⅱ受体拮抗剂

32. 换药初期，患者最可能发现的不良反应是

A. 支气管痉挛　　B. 血钾降低

C. 血尿酸升高　　D. 直立性低血压

E. 持续性干咳

三、多选题

1. ACEI 的肾脏保护作用主要表现为

A. 扩张出球小动脉　　B. 降低肾小球内高压

C. 减少尿蛋白　　D. 抑制细胞因子

E. 减少细胞外基质蓄积

2. β 受体阻滞剂治疗心绞痛的机制主要包括

A. 减弱心肌收缩力以降低氧耗

B. 降低心脏前负荷以降低氧耗

C. 减慢心率以降低氧耗

D. 扩张冠状动脉

E. 降低血压，降低心肌后负荷

3. β 受体拮抗剂对心血管的作用机制包括

A. 增加心肌耗氧量

B. 抗心律失常作用

C. 改善左室重构

D. 改善心肌能量代谢

E. 通过阻断肾小球旁细胞的 β 受体，抑制 RAS 系统

4. 下列药物中，属于 RAAS 和交感神经抑制为主的降压药物的是

A. 利尿剂

B. 钙通道阻滞剂

C. 血管紧张素转换酶抑制剂

D. 血管紧张素受体拮抗剂

E. β 受体拮抗剂

5. 高血压患者存在慢性心力衰竭的症状和体征，窦性心律，心率 85 次/分，超声心动图显示高血压心脏病改变，左心房增大，EF50%，选用最合适的药物有

A. 地高辛　　B. ACEI

C. 利尿剂的缓释片　　D. 单硝酸异山梨醇

E. β 受体拮抗剂

6. 下列常用的固定复方制剂中，属于传统的固定复方制剂的是

A. 降压 0 号　　B. 复方降压片

C. 复方罗布麻片　　D. 氯沙坦

E. 缬沙坦

7. 高血压患者出现复发性房颤，可以使用的降压药物是

A. CCB　　B. ACEI

C. ARB　　D. 抗醛固酮制剂

E. 利尿剂

8. β 受体拮抗剂治疗高血压的禁忌证是

A. 高血压伴急性心衰

B. 高血压伴支气管哮喘

C. 高血压伴房室传导阻滞

D. 高血压伴病态窦房结综合征

E. 高血压伴梗阻性肥厚型心脏病

9. 关于普萘洛尔的应用，下列叙述正确的是

A. 久用不可突然停药　　B. 窦性心动过速禁用

C. 支气管哮喘禁用　　D. 严重心功能不全禁用

E. 重度房室传导阻滞禁用

10. 在高血压治疗中，下列药物适合联用的是

A. 利尿剂与 β 受体拮抗剂联用

B. 利尿剂与 ACEI 类联用

C. β 受体拮抗剂与二氢吡啶类钙通道阻滞剂联用

D. β 受体拮抗剂与非二氢吡啶类钙通道阻滞剂联用

E. 钙通道阻滞剂与 ACEI 类联用

11. 可以升高血压的药物是

A. 甘草　　B. 口服避孕药

D. 非甾体抗炎药　　C. 类固醇

E. 可卡因

12. 下列药物中，属于容量依赖性为主的降压药物的是

A. 利尿剂

B. 钙通道阻滞剂

C. 血管紧张素转换酶抑制剂

D. 血管紧张素受体拮抗剂

E. β 受体拮抗剂

13. 我国临床主要推荐的应用优化联合治疗方案有
A. ACEI/ARB+二氢吡啶类（CCB）
B. ARB/ACEI+噻嗪类利尿剂
C. 二氢吡啶类 CCB+噻嗪类利尿剂
D. 二氢吡啶类 CCB+β受体拮抗剂
E. 利尿剂+β受体拮抗剂

14. 在治疗量内降低窦性心律的药物是
A. 奎尼丁 B. 胺碘酮
C. 美托洛尔 D. 普罗帕酮
E. 维拉帕米

15. 用于控制房颤心室率的药物包括
A. Ⅰa类抗心律失常药物
B. β受体拮抗剂
C. Ⅰc类抗心律失常药物
D. 非二氢吡啶类钙离子通道阻滞药
E. 洋地黄类药物

16. 用于治疗急性心肌梗死早期出现的室性期前收缩的药物有
A. 美西律 B. 普罗帕酮
C. 利多卡因 D. 胺碘酮
E. 莫雷西嗪

17. 对转复房扑和预防复发有一定的成功率的药物有
A. 胺碘酮 B. 索他洛尔
C. 奎尼丁 D. 普罗帕酮
E. 多非利特

18. 可用于治疗室性心动过速的是
A. 毛花苷C B. 直流电复律
C. 利多卡因 D. 胺碘酮
E. 索他洛尔

19. 下列药物中，可以引起室性心动过速的是
A. 洋地黄 B. 奎尼丁
C. 罂粟碱 D. 二环抗抑郁药
E. 普罗帕酮

20. 关于抗缓慢性心律失常药物治疗的叙述，正确的是
A. 阻滞部位较低者可以静脉注射阿托品（0.5～2.0mg）
B. 阿－斯综合征发作者应及早给予临时性或永久性心脏起搏治疗
C. 阿－斯综合征发作者应给予异丙肾上腺素（1～4μg/min）静脉滴注
D. 一度和二度Ⅰ型房室传导阻滞一般无须应用抗心律失常药物
E. 二度Ⅱ型与三度房室传导阻滞如心室率不慢、无症状者可不急诊处理

21. 下列药物中，可延长旁路不应期的是
A. 普鲁卡因 B. 普罗帕酮
C. 胺碘酮 D. 伊布利特
E. 钙通道阻滞剂

22. 下列选项中，可以用于减慢房室结传导的药物是
A. 洋地黄 B. Ⅰa类抗心律失常药物
C. 钙通道阻滞剂 D. Ⅰc类抗心律失常药物
E. β受体拮抗剂

23. 心房颤动患者合并下列哪些情况需要服用华法林
A. CHF/LV 功能障碍 B. 年龄≥75岁
C. 卒中/TIA/栓塞史 D. 血管疾病
E. 年龄60～65岁

24. 下列哪些抗心律失常药物可以引起心室有效不应期延长
A. 美西律 B. 索他洛尔
C. 胺碘酮 D. 利多卡因
E. 丙吡胺

25. 血流动力学稳定的室性心动过速可以选用的药物是
A. 毛花苷C B. 腺苷
C. 索他洛尔 D. 利多卡因
E. 胺碘酮

26. 洋地黄类药物中毒易发生在
A. 治疗剂量和中毒剂量接近时
B. 高血钾时
C. 心肌严重受损时
D. 严重缺氧或肝肾功能减退时
E. 老年人使用时

27. 收缩压>110mmHg 的急性心衰患者推荐静脉应用
A. 硝普钠 B. 硝酸甘油
C. 哌唑嗪 D. 卡托普利
E. 硝苯地平

28. ACEI 的绝对禁忌证有
A. 双侧肾动脉狭窄 B. 血管神经性水肿
C. 无尿性肾衰竭 D. 妊娠妇女
E. 血肌酐>225μmol/L

29. 治疗慢性心力衰竭时，应当避免使用的药物是
A. 非甾体抗炎药 B. COX－2抑制药
C. 甲状腺激素 D. Ⅰ类抗心律失常药物
E. β受体拮抗剂

30. 下列选项中，适合应用血管扩张药的是
A. 急性冠状动脉综合征患者
B. 二尖瓣狭窄引起急性肺水肿
C. 收缩压>110mmHg 的急性心力衰竭

D. 高血压心脏病伴左心衰竭
E. 收缩压在 90～110mmHg 的急性心力衰竭

31. 慢性心力衰竭患者使用 β 受体拮抗剂治疗的机制是
A. 正性肌力作用　B. 减少心室重构
C. 减少水钠潴留　D. 抑制交感神经系统
E. 抑制肾素－血管紧张素－醛固酮系统

32. 可以导致慢性心力衰竭患者血压显著下降的药物，不包括
A. 洋地黄　B. 利尿剂
C. 螺内酯　D. β 受体拮抗剂
E. 血管紧张素转换酶抑制剂

33. 常用的治疗慢性心力衰竭的 β 受体拮抗剂有
A. 美托洛尔　B. 比索洛尔
C. 卡维地洛　D. 氢氯噻嗪
E. 维拉帕米

34. 与 β 受体拮抗剂相比，盐酸伊伐布雷定的特点有
A. 不影响性欲
B. 不引起呼吸道收缩或痉挛
C. 不引起心动过缓
D. 可以出现闪光现象
E. 可引起心动过缓

35. 慢性心力衰竭的常规治疗包括
A. 利尿剂　B. β 受体拮抗剂
C. COX－2 阻断药　D. 非甾体抗炎药
E. 血管紧张素转换酶抑制剂

36. 洋地黄制剂的禁忌证是
A. 急性心肌梗死
B. 已出现洋地黄中毒表现者
C. 窦性心律的单纯二尖瓣狭窄
D. 二度或高度房室传导阻滞
E. 单纯性左心室舒张功能障碍性心力衰竭

37. 关于洋地黄的叙述，正确的是
A. 缩短并消失动作电位的时相
B. 增加时相幅度
C. 降低急性心衰患者充盈压
D. 轻微增加急性心衰患者心排血量
E. 仅用于心室率快的心房颤动患者

38. 洋地黄治疗心功能不全时，在下列哪些情况下宜采用小剂量
A. 急性心肌炎　B. 肺源性心脏病
C. 严重终末期心力衰竭　D. 急性心肌梗死
E. 肾功能减退

39. 在治疗急性左心衰竭时，可以使用的药物是
A. 呋塞米　B. 吗啡
C. 地西泮　D. 氨茶碱
E. 普萘洛尔

40. 对于无收缩功能障碍的舒张性心力衰竭，主要的治疗措施包括
A. β 受体阻滞剂　B. 钙离子通道阻滞剂
C. 维持窦性心律　D. ACEI 类药物
E. 正性肌力药物

41. 洋地黄中毒的原因主要有
A. 过量应用　B. 水电解质紊乱
C. 肾功能不全　D. 药物相互作用
E. 心肌缺血、缺氧

42. 洋地黄中毒常见的心律失常有
A. 室速　B. 房性期前收缩
C. 房颤　D. 窦性停搏
E. 室性期前收缩

43. 适合治疗心源性哮喘的药物是
A. 麻黄碱　B. 吗啡
C. 肾上腺素　D. 氨茶碱
E. 地塞米松

44. 关于 ACE 抑制剂的叙述，错误的是
A. 肾功能不全者无需停药
B. 可以改善心室重塑
C. 对血钾无明显影响
D. 不会降低死亡率
E. 早期肾功能损害者适用

45. 洋地黄的药理作用是
A. 正性肌力正性心率作用
B. 正性肌力负性心率作用
C. 负性肌力负性心率作用
D. 负性肌力正性心率作用
E. 电生理作用

46. 下列哪些因素可以诱发洋地黄中毒
A. 静脉内注射钙剂
B. 长期服用噻嗪类利尿剂
C. 同时服用利血平
D. 同时服用硝酸酯类药物
E. 同时静脉注射胺碘酮

47. 下列哪些情况宜应用洋地黄治疗
A. 预激综合征合并心房颤动
B. 冠心病合并心房颤动
C. 风心病心衰合并心房颤动
D. 扩张型心肌病合并心衰

E. 心肌炎

48. 关于高血压伴肾脏疾病的治疗，可以作为初始选择药物的是

A. ACEI 类药或 ARB 类药

B. CCB 类药

C. α 受体拮抗剂

D. β 受体拮抗剂

E. 利尿剂

49. 硝苯地平适用于哪些高血压的治疗

A. 合并周围血管病　　B. 老年人收缩期高血压

C. 合并快速性心律失常　　D. 合并心衰

E. 合并冠心病

50. 下列哪些措施可以改善心衰患者的长期预后

A. 地高辛　　B. 螺内酯

C. ACEI　　D. 多巴胺

E. β 受体阻滞剂

51. 下列哪些情况的心力衰竭比较适合应用血管扩张剂

A. 急性心肌梗死出现左心衰竭

B. 二尖瓣狭窄引起急性肺水肿

C. 主动脉瓣狭窄出现心力衰竭

D. 高血压心脏病伴左心衰竭

E. 心力衰竭用洋地黄后疗效满意

52. 适合于慢性收缩性心力衰竭的药物有

A. β 受体阻滞剂　　B. 钙离子拮抗剂

C. 利尿剂　　D. ACEI 类药物

E. ARB 类药物

53. 下列关于利尿剂的叙述，正确的是

A. 利尿剂应当用于有体液潴留证据的患者以及大多数曾有体液潴留史的患者

B. 利尿剂不宜单独使用，应当与 ACEI 和 β 受体阻滞剂联合应用

C. 利尿剂缓解心力衰竭症状较其他药物迅速

D. 呋塞米作用于肾小管远端，而噻嗪类和保钾利尿剂作用于 Henle 袢

E. 利尿剂可降低死亡率

54. 慢性心力衰竭患者，增加 β 受体阻滞剂的剂量后出现症状加重，需要调整哪一种药物

A. 血管紧张素转换酶抑制剂

B. 安体舒通

C. β 受体阻滞剂

D. 利尿剂

E. 洋地黄

55. 下列选项中，哪些是减轻心脏前负荷的措施

A. 利尿剂　　B. 扩张静脉药

C. 扩张动脉药　　D. 强心药

E. 轮流扎四肢

56. 洋地黄中毒表现有

A. 恶心，呕吐　　B. 心律失常

C. 肢体麻木　　D. 复视

E. 黄视

57. 应用小剂量多巴胺表现为

A. 心率加快　　B. 血管扩张

C. 血压明显升高　　D. 外周阻力降低

E. 心肌收缩力增强

58. 舒张性心力衰竭的治疗措施是

A. 洋地黄　　B. 利尿剂

C. ACEI 抑制剂　　D. β 受体阻滞剂

E. 钙通道拮抗剂

59. 慢性心力衰竭药物治疗常用药物

A. 利尿剂　　B. 钙离子拮抗剂

C. ACEI 抑制剂　　D. 洋地黄

E. 抗心律失常药

60. 下列利尿剂中，属于排钾利尿剂的是

A. 氨苯蝶啶　　B. 阿米洛利

C. 螺内酯　　D. 氢氯噻嗪

E. 呋塞米

61. 下列药物中，作用于肾远曲小管的药物是

A. 氢氯噻嗪　　B. 速尿

C. 氨苯蝶啶　　D. 安体舒通

E. 阿米洛利

62. 利尿剂常见的不良反应是

A. 脂代谢异常　　B. 肝、肾功能损伤

C. 糖代谢异常　　D. 消化道反应

E. 电解质紊乱

63. 关于新型抗血小板药物替格瑞洛的特点，下列叙述正确的有

A. 属于环戊基三唑嘧啶类抗血小板药物

B. 与 P2Y12 受体的结合是可逆的

C. 证实替格瑞洛能降低 ACS 患者临床复合终点事件的大规模临床实验是 CURRENT 研究

D. 临床研究结果显示，与氯吡格雷比较，替格瑞洛的总体主要出血事件不增加

E. 需要经过肝代谢转化，该过程依赖细胞色素 P450（CYP450）同工酶

64. 目前常用的抗血小板治疗药物中，属于 ADP 抑制药的

A. 阿司匹林　　B. 噻氯匹定
C. 氯吡格雷　　D. 替罗非班
E. 依替巴肽

65. 目前常用的抗血小板治疗药物中，属于糖蛋白Ⅱb/Ⅲa 受体拮抗药的有

A. 阿司匹林　　B. 噻氯匹定
C. 阿昔单抗　　D. 替罗非班
E. 依替巴肽

66. 溶栓药物的作用不包括

A. 抑制血小板聚集　　B. 降解纤维蛋白原
C. 溶解血栓中所有成分　　D. 降解纤维蛋白凝块
E. 可能激活凝血系统或者血小板

67. 下列药物中，可以用于急性肢体缺血的经导管溶栓治疗药物是

A. 尿激酶　　B. 链激酶
C. 瑞替普酶　　D. 阿替普酶
E. 前列腺素 E

68. 血管扩张剂酚妥拉明的应用范围是

A. 诊断嗜铬细胞瘤
B. 治疗嗜铬细胞瘤所致的高血压发作
C. 治疗左心衰竭
D. 治疗去甲肾上腺素静脉给药外溢
E. 治疗心源性或感染性休克

四、案例分析题

（1～5 题共用题干）

患者，男性，61 岁。冠心病心绞痛伴左心衰竭入院，应用洋地黄后出现频发多源性室性期前收缩。

1. 患者心律失常发生原因应首先考虑是

A. 心肌缺血　　B. 并发急性心肌梗死
C. 电解质紊乱　　D. 心力衰竭
E. 洋地黄过量或中毒　　F. 心绞痛

2. 根据病情应选用的最合适的药物是

A. 普鲁卡因胺　　B. 丙吡胺
C. 美托洛尔　　D. 普罗帕酮
E. 苯妥英钠　　F. 维拉帕米

3. 停用洋地黄 10 天后，双肺底湿啰音增多，频发多源室性期前收缩再发，治疗应首选

A. 静脉注射利多卡因　　B. 静脉注射普罗帕酮
C. 静脉注射胺碘酮　　D. 静脉注射普鲁卡因胺
E. 静脉注射维拉帕米　　F. 静脉注射培哚普利

4. 经过治疗后，患者仍有心绞痛发作，不能平卧，食欲差，加用噻嗪类利尿剂 5 天，1 小时前心电示波发现阵发室性心动过速，其病情变化应考虑的原因不包括

A. 心肌缺血加重　　B. 抗心律失常药物副作用
C. 低蛋白血症　　D. 心衰加重
E. 电解质紊乱　　F. 洋地黄中毒

5. 根据上述病情最重要的检查应选择

A. 查血清钾浓度　　B. 做全导心电图
C. 查血糖及尿酮体　　D. 做超声心动图
E. 查心肌酶谱　　F. 查心肌核素

（6～9 题共用题干）

患者，男性，70 岁，因胸闷、憋气 1 年余，加重伴咳黄痰 1 周入院。查体：BP 130/80mmHg，P 100 次/分，双肺呼吸音粗，右下肺可闻及湿啰音，心率 100 次/分，律齐，未闻及杂音，双下肢轻度水肿。

6. 该患者诊断应考虑以下哪些疾病

A. 冠心病心力衰竭　　B. 急性心肌梗死
C. 肺心病　　D. 肺栓塞
E. 慢性阻塞性肺病　　F. 支气管扩张
G. 肺癌

7. 该患者进一步应做哪些检查

A. 血常规　　B. ECG
C. 胸片　　D. 血气分析
E. 胸部 CT　　F. 冠脉造影
G. 心脏彩超

8. 如果心电图示：$V_1 \sim V_4$ 出现病理性 Q 波；血常规示：WBC $10.7 \times 10^9/L$；胸片示：心脏扩大，肺淤血；心脏彩超示：左室舒张末期内径增大。则该患者治疗应选用

A. 阿司匹林　　B. 强心剂
C. 利尿剂　　D. ACEI 或 ARB 类
E. 他汀类　　F. 硝酸酯类
G. β 受体阻滞剂　　H. 抗生素

9. 该患者心衰二级预防用药具有循证医学证据的为

A. 强心剂　　B. 硝酸酯类
C. 阿司匹林　　D. ACEI 或 ARB 类
E. 利尿剂　　F. 他汀类
G. β 受体阻滞剂　　H. 钙离子拮抗剂
I. 抗凝剂

答案和精选解析

一、单选题

1. D　β 受体拮抗剂美托洛尔对心肌有保护作用，可降低心肌耗氧量以减少心绞痛发作和增加运动耐量。

2. D　β 受体拮抗剂可以减少心输出量，抑制肾素释放和交感活性而降低血压。由于拮抗心肌 β_1 受体后，心率减慢，因此 β 受体拮抗剂在降压同时使心率减慢。

3. C　特拉唑嗪为 α_1 受体拮抗剂，可引起明显的体位性低血压，特别容易发生在开始服药时。

4. E　顽固性高血压联合用药的原则是：如果使用一种药物无法有效控制患者血压，则可以选择使用两种或两种以上的药物配合进行降压。

5. E　甲亢性高血压属于可治愈的高血压，其根本在于根治甲亢，抗甲亢治疗首选 β 受体拮抗剂，不但降压效果佳，同时可控制心率。

6. B　β 受体拮抗剂的降压机制有：①阻断心脏 β 受体，抑制心肌收缩力及减慢心率，减少心排血量。②阻断肾小球球旁细胞 β 受体，抑制肾素分泌。③阻断突触前膜 β 受体，抑制正反馈的调节，减少去甲肾上腺素的释放。④阻断中枢 β 受体，降低外周交感神经活性。⑤增加前列环素的合成。

7. E　噻嗪类降压药作用于髓袢升支的皮质段和远曲小管起始部，可抑制 Na^+、Cl^- 吸收，增加 K^+ 和 Mg^{2+} 的排泄，而导致低钾、低钠、低镁血症。

8. B　变异型心绞痛是冠状动脉痉挛所致。β 受体拮抗剂会使 α 受体相对兴奋，诱发冠状动脉痉挛，故高血压患者伴变异型心绞痛时禁用 β 受体拮抗剂。钙通道阻滞剂为变异型心绞痛的首选药物。

9. B　β 受体拮抗剂使心肌收缩减弱，减轻流出道梗阻，减少心肌氧耗，增加舒张期心室扩张，且能减慢心率，增加心排血量。故高血压伴肥厚梗阻型心肌病最适合用 β 受体拮抗剂治疗。

10. B　高血压危象患者不建议采用硝苯地平进行口含，因为有大约 50% 的病例出现不同程度的副作用，如剧烈头痛、心动过速、低血压、晕倒、诱发心绞痛等，且作用时间短，剂量不易掌握，治疗后血压不易稳定，因此目前已不再推荐使用。高血压危象患者可以口含硝酸甘油、卡托普利，也可以静脉点滴尼卡地平、硝普钠。

11. B　2 级以上高血压和/或伴有多种心血管危险因素、靶器官损害和临床疾患的高危人群，往往初始治疗就需要采用两种以上的小剂量降压药物联合。联合治疗应采用不同降压机制的药物。我国临床主要推荐应用优化联合治疗方案：ACEI/ARB + 二氢吡啶类 CCB；ARB/ACEI + 噻嗪类利尿剂；三氢吡啶类 CCB + 噻嗪类利尿剂；二氢吡啶类 CCB + β 受体拮抗剂。次要推荐使用的联合治疗方案：利尿剂 + β 受体拮抗剂；α 受体阻断剂 + β 受体拮抗剂；二氢吡啶类 CCB + 保钾利尿剂；噻嗪类利尿剂 + 保钾利尿剂。三种或以上降压药合理的联合治疗方案，除有禁忌证外应包含利尿剂。

12. D　早期强化药物治疗对于延缓左心室肥厚的进展、改善心脏功能、减少死亡率极为重要。目前常用的药物包括 ACEI、ARB、β 受体阻断药。其中 ARB 的临床证据最多。

13. E　Gordon 综合征的治疗措施是：①避免高盐和钾饮食。②噻嗪类利尿剂是治疗本病最有效的药物。③必要时加用其他降血压药物。

14. C　高血压病单药治疗优先选择的原则是：①1 级高血压水平进行单药治疗，2 级高血压水平进行联合治疗（JNC7 指南）。②低危、中危患者可先进行单药治疗，高危、极高危患者进行联合治疗（中国指南、ESH - ESC 欧洲指南）。③ >55 岁患者首先选用 CCB 或利尿剂，≤55 岁患者首先选用 ARB 或 ACEI（英国指南）。单药的优先选择还需根据其特殊的强适应证，不同的药物在不同疾病状态下有优先的选择，而优先选择的理由来源于循证医学证据。

15. A　在原发性高血压治疗中常用的卡托普利属于血管紧张素转换酶抑制剂。

16. D　氯沙坦不仅能有效降压，而且能降低血尿酸水平，改善左室功能。

17. B　降压作用迅速，可使心率增快的药物是钙通道阻滞剂，硝苯地平和维拉帕米均属于钙通道阻滞剂。硝苯地平片口服后吸收迅速、完全。口服后 10 分钟即可测出其血药浓度，约 30 分钟后达血药峰浓度，嚼碎服或舌下含服达峰时间提前。维拉帕米口服吸收完全约 30 分钟起效，维持 5 ~ 8 小时。T_{max} 30 ~ 45 分钟。

18. D　β 受体阻滞剂的绝对禁忌证主要包括：严重窦性心动过缓、高度房室传导阻滞、病态窦房结综合征、严重不稳定左心衰竭。β 受体阻滞剂的相对禁忌证主要包括：哮喘、支气管痉挛、抑郁、周围血管疾病。

19. D　洋地黄制剂是阵发性室上性心动过速的首选药物之一，尤其适用于伴有心功能不全的患者。常见的洋地黄制剂有地高辛、毛花苷 C 等。

20. D　单纯阵发性室上性心动过速治疗药物首选维拉帕米，合并心力衰竭时治疗首选洋地黄类药物，选项 D 正确。

21. D　预激综合征伴房颤易发生室速、室颤，应改用胺碘酮治疗，选项 D 正确。

22. C　奎尼丁在治疗量应用时一般不降低窦性心律，甚至可出现反射性心率加快，选项 C 正确。胺碘酮、美托洛尔、普罗帕酮、维拉帕米等在使用治疗量时都可对窦性心律有不同程度的影响，以美托洛尔、维拉帕米最为明显。

23. A　快速心房颤动宜首选洋地黄，它可减慢心率，抑制窦房结和房室传导，反射性提高迷走神经活性，使窦性心率减慢，舒张期延长，静脉回流、增加，在增加心排血量的同时，降低静脉压。此外，洋地黄还可减慢房室传导，因而可减慢室上性快速性心律失常的心室率。因此，选项 A 正确。

24. C　房颤发作 >48 小时或发作时间不明者，应遵循“前三后四”的抗凝方案，即复律前 3 周与复律后 4 周口服华法林，调整剂量控制 INR 值在 2.0 ~ 3.0。

25. A　急性严重的高钾血症的治疗原则包括：①对抗钾对心肌的毒性；②降低血钾。可使心肌细胞静息电位降低而阈电位不变，使二者差距减小，从而使心肌细胞兴奋性增加。钙离子可能使心肌细胞膜静息电位与阈电位差距拉大，可使心肌兴奋性趋于稳定。紧急措施为立即静脉推注 10% 葡萄糖酸钙 10ml，于 5 ~ 10 分钟注完，如果需要，可在 1 ~ 2 分钟后再静注 1 次，可迅速消除室性心律不齐。

26. B　Ⅰb 类抗心律失常药可轻度阻滞钠通道，轻度降低动作电位 0 相上升速率，降低自律性，促进 K^+ 外流，缩短或不累影响动作电位时程，相对延长有效不应期。本类药有利多卡因、苯妥英钠。

27. A　目前临床常用的抗心律失常药物分类依据 Vaughan Williams 分类法，该法将药物抗心律失常作用的电生理效应作为分类依据，分为四大类，其中Ⅰ类再分为三个亚类：①Ⅰa 类药物减慢动作电位 0 相上升速度（V_{max}），延长动作电位时程，奎尼丁、普鲁卡因胺、丙吡胺等属此类；②Ⅰb 类药物不减慢 V_{max}，缩短动作电位时程，美西律、苯妥英钠与利多卡因等属此类；③Ⅰc 类药物减慢 V_{max}，减慢传导与轻微延长动作电位时程，氟卡尼、恩卡尼、普罗帕酮等属此类。

28. D　腺苷对窦房结和房室结均有明显抑制作用，对经房室交界区折返的阵发性室上性心动过速有效。该药半衰期很短，仅有 30 秒，故若无效，3 ~ 5 分钟后可重复静脉注射。为防止严重窦性静止、房室传导阻滞，可与阿托品联合静脉推注。老年人及病窦综合征者禁用。

29. B　心电图示频发房性期前收缩，属于心律失常的一种。出现频发房性期前收缩后，患者无症状，或仅有轻微的心悸，多见于焦虑、紧张等情况，休息或调整情绪后，症状就会缓解。如果持续不缓解，可以对症使用抗心律失常药物，如 β 受体拮抗剂美托洛尔。

30. D　利多卡因是一种局部麻醉药物，通常用于治疗室性心律失常，对房性心动过速的治疗效果有限。洋地黄（选项 A）、普罗帕酮（选项 B）、胺碘酮（选项 C）和美托洛尔（选项 E）都可以应用于房性心动过速的治疗中。

31. D　急性心肌梗死，一旦发现室性期前收缩或室速，立即用利多卡因 50 ~ 100mg 静脉注射，每 5 ~ 10 分钟重复 1 次，至期前收缩消失或总量已达 300mg，继以 1 ~ 3mg/min 的速度静脉滴注维持（100mg 加入 5% 葡萄糖液 100ml，滴注 1 ~ 3mg/min）。如室性心律失常反复可用胺碘酮治疗。

32. E　窦性心动过缓出现黑矇、晕厥等心脑供血不足的症状时，可给予药物治疗，如阿托品（0.3 ~ 0.6mg，3 ~ 4 次/日）、氨茶碱（0.1g，3 次/日）或异丙肾上腺素（0.5 ~ 2.0mg 加入 500ml 液体中，浓度 1 ~ 4μg/ml，起始 1 ~ 2μg/分钟，并根据心率调整滴速），但长期应用效果不确定。

33. E　β 受体拮抗剂对于情绪激动或焦虑所致的症状性窦速十分有效，用于治疗急性心肌梗死（AMI）后的窦速可改善预后，也可用于慢性心衰所致的窦速，以改善症状和预后。

34. A　对于迷走神经性心房颤动，抗迷走神经性药物（如丙吡胺）较为有效，此类患者不宜使用普罗帕酮，因此选项 A 正确。

35. B　阵发性心房颤动发作，对于症状明显、心室率快的患者，宜选用 β 受体拮抗剂、维拉帕米或洋地黄制剂。毛花苷 C 是洋地黄制剂，在心房颤动伴快速心室率时静脉注射毛花苷 C，可以减慢心室率，因此选项 B 正确。

36. D　洋地黄因缩短心房的有效不应期，可使心房扑动变为心房颤动，更容易增加隐匿性传导而减慢心室率，故心功能不全并发心房扑动时最好的治疗是应用快速洋地黄制剂。

37. D　华法林是风湿性心脏病二尖瓣狭窄合并心房颤动的长期的抗凝选择。

38. D　急性心肌梗死后最常见的心律失常为室性心律失常，包括室性期前收缩、室性心动过速，两者容易演变为心室颤动。因此，一旦出现上述心律失常，应立即使用抗心律失常药物，首选利多卡因静脉注射。

39. E　血流动力学稳定的室性心动过速可首先应用胺碘酮、普鲁卡因胺、索他洛尔。利多卡因终止室性心动过速相对疗效不好，作为次选药放在其他药物之后。有心功能不全的患者首先考虑胺碘酮，也可以直接使用电转复。因此，选项 E 正确。

40. C　螺内酯是非选择性醛固酮受体拮抗药，是最常用的醛固酮受体拮抗药，选项 C 正确。依普利酮是选择性醛固酮受体拮抗药。氢氯噻嗪、呋塞米、氨苯蝶啶均属于利尿剂。

41. D　钙通道阻滞剂具有负性肌力作用，一般不列为常规治疗心力衰竭的药物，因此答案为选项 D。

42. D　硝酸甘油、硝普钠、吗啡、呋塞米均可在抢救急性心肌梗死合并急性左心衰竭时使用。β 受体拮抗剂在急性左心衰时不宜使用，当心功能恢复后，应用 β 受体拮抗剂对患者是有益的。

43. A　依普利酮是选择性醛固酮受体拮抗药，只作用于盐皮质激素受体，而不作用于雄激素和孕酮受体。

44. A　对有气短、呼吸困难、焦虑和胸痛的急性心衰患者早期应给予吗啡。静脉给予吗啡 2.5 ~ 5mg，可重复使用，要监测呼吸情况。因此，选项 A 正确。

45. E　血管紧张素转换酶抑制剂（ACEI）是第一个被证实能够改变慢性心力衰竭自然进程的药物。应用血管紧张素转换酶抑制剂治疗心力衰竭的目的在于逆转或延缓心室重构，降低心衰病死率和心衰住院率。

46. C　洋地黄的适应证主要有：①急性或慢性充血性心力衰竭。②阵发性室上性心动过速。③心房颤动尤其是快速心房颤动。④心房扑动。

47. D　对于洋地黄中毒致快速性心律失常的治疗，可用苯妥英钠或利多卡因，但首选治疗药物为利多卡因。利多卡因适用于急性心肌梗死、外科手术、洋地黄中毒及心脏导管等所致的急性室性心律失常，包括室性期前收缩、室性心动过速及室颤。

48. C　大规模的临床试验证明洋地黄对慢性充血性心力衰竭有增加心排血量、提高运动耐量等作用，但是不改变患者的预后，无法提高生存率。

49. A　心力衰竭伴有心房颤动，特别是快速心房颤动时，洋地黄制剂可列为首选药物，选项A正确。风湿性心脏病单纯二尖瓣狭窄伴肺水肿患者因增加右心室收缩功能可能加重肺水肿程度而禁用，选项B错误；存在流出道梗阻如肥厚型心肌病、主动脉瓣狭窄的患者，增加心肌收缩性可能使原有的血流动力学障碍更为加重，故禁用洋地黄，选项C错误；肺源性心脏病常伴低氧血症，易发生洋地黄中毒，应慎用，选项D错误；心包积液伴体循环淤血考虑心脏压塞，应首选心包穿刺引流解除心包压塞，选项E错误。

50. B　洋地黄制剂的禁忌证主要有：①旁道下传的预激综合征合并快速型室上性心动过速、心房扑动、心房颤动。②已出现洋地黄中毒表现者。③窦性心律的单纯二尖瓣狭窄。④二度或高度房室传导阻滞。⑤病态窦房结综合征，尤其是在老年患者，又无起搏器保护者。⑥单纯性左心室舒张功能障碍性心力衰竭。一度房室传导阻滞可以使用洋地黄制剂。

51. D　胃肠道反应通常为洋地黄中毒的最早期表现，表现为恶心、呕吐、食欲下降，其中首先出现的多为食欲下降，有时可有腹泻。神经系统症状可有头晕、头痛、倦怠、神志改变、精神异常、黄视、绿视等。心脏毒性反应主要是心律失常，包括冲动形成和传导的异常。洋地黄引起心律失常的机制：①缩短心房肌、心室肌的有效不应期，加快其动作电位4相舒张期自动除极化速度，导致心房、心室肌异位兴奋性增加，特别是室性异位兴奋性增加，可出现频发室性早搏，室性二联律、三联律，多源性室性早搏，室性心动过速（室速）及室颤等。②增高迷走神经张力，同时可以直接抑制房室结传导，并可增加窦房结与房室结对迷走神经及乙酰胆碱的反应性，因而可出现窦性停搏、窦房传导阻滞、高度甚至于完全性房室传导阻滞。

52. E　心电图上常有ST－T呈鱼钩样改变，称为洋地黄化，这是由于洋地黄类药物缩短了动作电位1、2、3时相所引起的，而不是洋地黄中毒的表现。

53. A　ACEI是肾素－血管紧张素系统（RAS）抑制药，RAS抑制药在心力衰竭发生发展中有重要作用，因此ACEI能用于心力衰竭各个时期。

54. E　普萘洛尔又名心得安，是最早应用于临床的β受体拮抗剂。它可以用于高血压、心绞痛、甲亢、心律失常的治疗。但用药时由于β受体被阻断，使α受体相对占优势，严重时导致支气管痉挛、呼吸困难，外周循环障碍，因此禁用于心功能不全、外周血管功能不良者。

55. E　改善急性左心衰竭症状最有效的药物是利尿剂。利尿剂是治疗心力衰竭最常用的药物，通过排钠、排水，缓解肺淤血症状，对减轻水肿有十分显著的效果。

56. C　心电图出现ST－T鱼钩样改变表明已达到洋地黄化，并不一定是洋地黄中毒。

57. D　硝酸酯类药物能够释放一氧化氮（NO），NO通过激活鸟苷酸环化酶增加细胞内的环鸟苷酸（cGMP）含量、降低Ca^{2+}浓度等途径产生各种药理作用。其治疗心功能不全的作用机制如下：①小剂量扩张静脉系统，减轻心脏前负荷，降低心肌耗氧量。②中等剂量扩张传输动脉、冠状动脉，缓解冠状动脉痉挛，增加血流量和侧支循环。③大剂量扩张阻力小动脉，降低血压，减轻心脏后负荷。④当冠状动脉狭窄>90%时，通过扩张侧支增加缺血区血流量。⑤抑制血管平滑肌的增生与肥厚，延缓心室肥厚及心室腔扩张，改善心室结构。所以，硝酸酯类药物治疗心功能不全的主要机制为降低心脏的前、后负荷。

58. C　β受体阻滞剂的使用是有禁忌的，主要有：①二度Ⅱ型及以上的房室传导阻滞，不包括束支传导阻滞；②支气管哮喘；③急性心衰发作者，尤其伴血压偏低，心源性休克的前期。不包括选项C“NYHA Ⅳ级的心力衰竭患者”。

59. A　治疗单纯性舒张性心衰禁用洋地黄。洋地黄能使肌浆游离Ca^{2+}浓度增高，增强心肌收缩力，但在舒张期胞浆Ca^{2+}增加不仅不利于心肌收缩，反而使顺应性下降和耗能增加而影响舒张功能。所以洋地黄对于舒张性心衰治疗不利，只有在全心衰或舒张功能不全合并快速房颤时，才适当选用洋地黄与改善舒张功能药物。

60. D　目前认为，在临床上所有有心功能不全且病情稳定的患者均应使用β受体拮抗剂，除非有禁忌或不能耐受。应用本类药物的主要目的并不在于短时间内缓解症状，而是长期应用达到延缓病变进展减少复发和降低猝死率的目的。

61. C　强心苷类正性肌力药物的禁忌证包括：预激伴心房颤动或扑动、二度或三度房室传导阻滞无起搏器保护者、室性心动过速、室颤、梗阻性肥厚型心肌病、重度二尖瓣狭窄、急性心肌梗死尤其是伴有进行性心肌缺血证据的患者等。

62. B　利尿剂是心力衰竭治疗的基石，通过排钠排水可以减少血容量，减轻心脏前负荷，缓解肺淤血症状，减轻水肿。但是它并不能提高心肌收缩力，不能使心输血量增加。

63. A　**64. A**

65. E　噻氯匹定是抗血小板治疗药物，其最严重的不良反应是中性粒细胞减少，多见于连续治疗2周以上的患者，易出现血小板减少和出血时间延长，亦可引起血栓性血小板减少性紫癜。

66. A　抗凝治疗用于中危和高危的非ST段抬高型急性冠脉综合征。常用的抗凝药有低分子肝素、磺达肝癸钠、普通肝素、比伐卢定。阿司匹林用于非ST段抬高型急性冠脉综合征的抗血小板治疗。

67. D　华法林是一种维生素K的拮抗药，可以抑制凝血因子Ⅱ、Ⅶ、Ⅸ、Ⅹ。

68. C　维生素K拮抗药如华法林，是肺动脉栓塞长期抗凝治疗的主要口服药物，需监测凝血功能的INR。治疗剂量范围窄，个体差异大，药效易受多种食物和药物影响。

69. C　深静脉血栓形成的溶栓治疗药物中，尿激酶最为常用，对急性期血栓起效快，溶栓效果好，过敏反应少；常见的不良反应是出血。

70. C　血管收缩剂与洋地黄类合用易发生心律失常。

71. A　血管收缩剂与麦角制剂（如麦角胺、麦角新碱或缩宫素）合用，可加强血管收缩作用，易引起严重高血压、心动过缓。

72. B　胺碘酮属于延长动作电位时程的抗心律失常药，可以导致心电图QT间期延长，使用过程中应注意监测血钾，并注意与其他可能导致QT间期延长的药物合用可能有诱发尖端扭转型室性心动过速的风险。

73. E　较重的心绞痛发作，可以使用作用较快的硝酸酯制剂，如硝酸甘油、硝酸异山梨酯等。

74. C　急性心肌梗死时缓解疼痛一般采用哌替啶50～100mg肌注或吗啡5～10mg皮下注射。

75. D　急性房颤患者，心室率过快或伴有心功能不全者，可静脉注射毛花苷C将心室率控制在100次/分以下，随后给予地高辛口服维持。

76. C　常用的血管紧张素转换酶抑制剂有卡托普利、依那普利、苯那普利、福辛普利等。

77. C　ACEI类药物对于高血压患者具有良好的靶器官保护和心血管终点事件预防作用。ACEI单用降压作用明确，对糖脂代谢无不良影响。限盐或加用利尿剂可增加ACEI的降压效应。尤其适用于伴慢性心力衰竭、心肌梗死后伴心功能不全、糖尿病肾病、非糖尿病肾病、代谢综合征、蛋白尿或微量白蛋白尿患者。

78. C　高血压合并动脉粥样硬化性心血管疾病（ASCVD）患者，可长期应用小剂量阿司匹林（75～100mg/d）进行二级预防。

79. E　应用洋地黄类药物不能降低死亡率，选项E叙述错误，其余各项均正确。

80. D　硝苯地平属于二氢吡啶类钙通道阻滞剂，其常见不良反应包括：反射性交感神经激活导致心跳加快、面部潮红、脚踝部水肿及牙龈增生等。

81. D　血管紧张素转换酶抑制剂如卡托普利，通过抑制ACE，减低循环系统和血管组织RAS活性，减少AngⅡ的生成和升高缓激肽水平，而在防止与逆转心肌肥厚和在血管壁增厚方面产生作用，对缺血心肌具有保护作用。

82. B　ACEI类最常见不良反应为干咳，多见于用药初期，症状较轻者可坚持服药，不能耐受者可改用ARB类。其他不良反应有低血压、皮疹。严重不良反应为血管神经性水肿。长期应用有可能导致血钾升高，应定期监测血钾和血肌酐水平。

83. D　抗心律失常的药物按作用机制分为Ⅰ、Ⅱ、Ⅲ、Ⅳ类，其中Ⅲ类是钾通道阻滞剂，也是延长动作电位时程的药物，代表药物有胺碘酮。

84. C　心衰首选血管紧张素转换酶抑制剂和β受体拮抗剂，但患者有气喘和痛风史，为β受体拮抗剂应用的禁忌证，选项C正确。

85. E　高钾血症、妊娠妇女和双侧肾动脉狭窄患者禁用ACEI。

86. D　根据患者突然心悸、气促，咳粉红色泡沫痰，可诊断为急性左心衰。急性左心衰时可选用利尿剂（首选呋塞米静注）、血管扩张剂（血压200/126mmHg，应该用硝普钠降压）、洋地黄等药物治疗。

87. E　二氢吡啶类钙通道阻滞剂（氨氯地平）治疗高血压常见的不良反应是下肢和踝部的水肿，其机制与血管平滑肌扩张有关。

88. E　普萘洛尔为β受体拮抗剂，具有负性变时变力的作用，减弱心肌收缩力，在急性心衰时可能会加重心衰。

89. A　患者表现为急起气促，端坐，躁动不安，双肺满布湿啰音，符合急性左心衰竭的表现。急性左心衰竭时，交感神经过度兴奋，使氧耗增加、心脏做功需求加大；吗啡为阿片类受体激动剂，可促进内源性组织胺释放而导致外周血管扩张、血压下降。因此吗啡纠正烦躁、减轻呼吸困难作用最迅速。

90. D　β受体拮抗剂主要用于轻中度高血压，尤其是静息时心率较快的中青年患者或合并心绞痛者。可选的药物有美托洛尔、阿替洛尔、比索洛尔。硝苯地平能引起血浆肾素活性升高，不可使用。

91. C　ACEI可以抑制肾素－血管紧张素－醛固酮系统，扩张外周血管而降压。其扩张肾出球小动脉大于扩张入球小动脉，可以减轻肾小球囊内压，减少蛋白尿，延缓肾功能恶化。同时还可以改善和延缓心室重塑。

92. D　氯沙坦在降压同时可以降低尿酸，预防痛风。

93. B　尼群地平、哌唑嗪、卡托普利、依那普利、硝普钠、利血平等降压药能透过胎盘屏障影响胎儿。此类药多数具有消化道反应以及头痛、眩晕、心悸等，孕妇尤其是产前妇女应慎用。

94. A　嗜铬细胞瘤释放儿茶酚胺类导致血压升高，术前准备首选α受体拮抗剂，选项A正确。

95. C　硝苯地平为二氢吡啶类钙通道阻滞剂，可以扩张外周血管，导致足踝部水肿，选项C正确。

96. D　根据患者临床表现判断为急性左心衰伴高血压，硝普钠可扩张动静脉，降压并减轻心脏负荷。

97. B　患者急性发病，突发呼吸困难，有高血压病史且发病时高血压达3级，结合患者呼吸困难、不能平卧、双肺满布湿啰音的表现，考虑为急进性高血压引起急性左心衰竭，治疗应立即降压，首选硝普钠。硝普钠为强有力的、快速的、直接血管扩张药，常用于心衰、高血压危象的治疗。

98. A　患者可能为梗阻性肥厚型心肌病，洋地黄类药物会加重流出道梗阻，治疗时不应选用。

99. E

100. D　该患者1周前心肌梗死病史，选项中药物除胺碘酮外均可能加重心功能不全，故选用胺碘酮。

101. C　房颤复律后预防复发的药物有奎尼丁、普罗帕酮、索他洛尔、胺碘酮等，在药物选择时应考虑到患者的基础心脏病。冠心病患者首选胺碘酮和索他洛尔，高血压病而没有左心室肥厚者首选普罗帕酮，胺碘酮为二线用药，当有明显的左心室肥厚时胺碘酮则成为一线药物；心衰患者用胺碘酮和多非特是安全的。综上，在患者对奎尼丁过敏及未知患者基础疾病时，用胺碘酮是安全的。

102. C　该患者为风湿性心脏病二尖瓣狭窄合并心房颤动，根据题目所述，可知该患者心率快，活动性气短及双下肢水肿，提示合并心功能不全。治疗应以控制心率为主。该患者目前心率较快，静脉应用毛花苷C较口服地高辛更为合适。因房颤发作时间不明且合并心功能不全，β受体拮抗剂与Ⅲ类抗心律失常药物显然不适宜应用。

103. B　阵发性房颤的治疗，首先应尽量使房颤转复为正常窦性心律，可以考虑应用相关药物转复，临床常用胺碘酮，维拉帕米或者普罗帕酮等来转复。不能转复的情况下，要降低房颤心室率，如应用β受体阻滞剂控制心率过快，同时要评估患者本身血栓栓塞风险，对于存在高危风险者应坚持长期抗凝治疗，可以选择口服华法林或者利伐沙班或者达比加群酯等。

104. D　器质性心脏病患者应禁止使用普罗帕酮。

105. D　心房颤动合并心力衰竭时首选胺碘酮控制心室率，必要时可有选择地应用洋地黄控制心室率。禁止应用Ⅰc类抗心律失常药物（普罗帕酮）。

106. C　由心律绝对不齐、心音强弱不等和脉搏短绌可知患者为二尖瓣疾病伴发快速房颤，治疗应首选洋地黄，选项C正确。

107. E　此患者为45岁女性，无器质性心脏病，且为阵发性房颤，应行抗心律失常药物治疗。普罗帕酮是无器质性心脏病患者Ⅰa类推荐用药，普罗帕酮和胺碘酮推荐应用于不同的心脏病病史房颤患者，胺碘酮适用于合并器质性心脏病的病患且不良反应明显。阿司匹林对房颤患者预防栓塞作用无效。阿替洛尔及地高辛为控制心率的药物，该患者不适合。

108. B　普萘洛尔是β受体拮抗剂，临床上用于治疗多种原因所致的心律失常，如房性及室性期前收缩（效果较好）、窦性及室上性心动过速、心房颤动等，但室性心动过速者慎用。

109. A　该患者为室上性心动过速，首选的治疗方法为腺苷6～12mg静脉注射，起效快，半衰期短，不良反应持续时间短。腺苷无效可选用钙通道阻滞剂。

110. D　对于扩张型心肌病合并室上性心动过速，胺碘酮治疗相对合适，无禁忌证。钙通道阻滞剂不适合射血分数（EF）值小于30%的患者。Ⅰb类药物对于缺血性心肌病合并室性心动过速更为有效，本患者不适合。肾上腺素为抢救心源性猝死的心肺复苏药物。洋地黄类药物也有阻断房室结传导并终止AVNRT、AVRT等作用，本患者室上性心动过速类型未明确，不适合。

111. B　心率40次/分，心尖区闻及大炮音提示房颤合并三度房室传导阻滞，为洋地黄过量的表现，应停药。

112. C　高血压合并糖尿病首选ACEI类或者ARB类抗高血压药，因ACEI或ARB对肾脏有保护作用，因此能有效减轻和延缓糖尿病肾病的进展，选项C正确。

113. E　患者应用地高辛及氢氯噻嗪治疗5天，出现气促加重。心电图示室性期前收缩二联律，考虑为洋地黄中毒。处理措施：①立即停药。②补充钾及镁盐。③快速性心律失常的治疗，可用苯妥英钠或利多卡因。④缓慢性心律失常的治疗，用血管扩张药治疗心衰。⑤特异性地高辛抗体的应用。心力衰竭患者长期服用呋塞米容易发生低血钾。

114. D　发生洋地黄中毒时，在停药基础上，对于快速性心律失常者，如血钾浓度低则可以静脉补钾，如血钾不低可用利多卡因或苯妥英钠。

115. A　地高辛引起的室性心动过速，大多是洋地黄中毒所致，首先应停用地高辛，随后可以通过补钾、补镁来纠正室性心动过速。细胞外K^+可阻滞洋地黄与Na^+-K^+泵的结合，苯妥英钠能与洋地黄竞争性结合Na^+-K^+泵，可以用来治疗洋地黄中毒。

116. E　低血钾、肾功能不全以及与其他药物的相互作用都是引起洋地黄中毒的因素。因此服用地高辛期间，为防止洋地黄中毒，应注意避免低钾血症。

117. B　患者双中下肺满布湿啰音主要见于肺淤血，多由左心衰竭所致，需要积极治疗造成左心衰的原发病，给予镇静、高流量吸氧以减轻症状，应用呋塞米、毛花苷 C、硝普钠等药物治疗心衰，监测血压、血氧等。

118. C　地高辛引起室性心动过速，大多因洋地黄中毒所致，首先应停用地高辛，通过补钾、补镁及静脉注射苯妥英钠来纠正室性心动过速，选项 C 正确。

119. A　患者出现了心动过速导致的心力衰竭伴房颤发作，故应控制心室率，并作利尿处理，减轻心脏负荷。

120. E　毛花苷 C 可以增加心肌收缩力和速度，由于 Na^+ 交换抑制，除反射性兴奋迷走神经外，还涉及交感和副交感神经对心脏的间接作用，使房室和窦房结传导速率减慢，从而增加心室的敏感性。

121. D　伊伐布雷定适用于窦性心律且心率≥75 次/分、伴有心脏收缩功能障碍的 NYHAⅡ ~ Ⅳ级慢性心力衰竭的患者，与标准治疗包括 β 受体拮抗剂联合用药，或用于 β 受体拮抗剂禁忌或不能耐药时。

122. D　氨茶碱对支气管平滑肌的松弛作用是最强的，可使支气管扩张，肺活量增加，作用较为持久，尤其是对痉挛状态的支气管效果显著，另外氨茶碱还有扩张冠状动脉，增加心肌供血，加强心脏收缩力的作用。

123. C　患者心力衰竭伴有快心室率房颤，应当应用毛花苷 C 静脉注射，增强心肌收缩力，快速控制心室率，增加心输出量。

124. B　该患者应用地高辛强心治疗，心衰症状控制，心电图示 HR 80 次/分，PR 间期 0.20 秒，ST 段呈鱼钩形下移，提示出现洋地黄化，不是药物中毒或过量表现，说明该剂量的洋地黄作用较好，应继续使用。

125. E　目前对于不稳定型心绞痛患者和接受介入治疗的患者多主张强化血小板治疗，即二联抗血小板治疗，在常规服用阿司匹林的基础上立即给予氯吡格雷治疗至少 1 个月，亦可延长至 9 个月。低分子肝素与阿司匹林联合使用疗效优于单用阿司匹林。因此，此使用的最佳治疗药物是阿司匹林、氯吡格雷、肝素。

126. D　高血压合并糖尿病为避免肾和心血管的损害，ACEI 或 ARB 能有效减轻和延缓糖尿病肾病的进展，可作为首选。

127. C

128. C　患者为老年男性，突发快速心室率的心房颤动，治疗原则应是尽快降低心室率。利多卡因、速尿对转复房颤心律及减慢心室率无效。异搏定（钙通道阻滞剂）对心房颤动减慢心室率是有效的，但选择缓释剂型是错误的。心得安是可选的药物，但一般需采用静脉注射的方式，目前临床已很少应用。西地兰（洋地黄制剂）仍是目前临床最常作为治疗心房颤动及减慢心室率的药物。

二、共用题干单选题

1. E　患者高血压，高血钾，需要加用利尿剂降压，选择 CCB 类药物 + 噻嗪类。

2. E　饮食习惯对心血管危险分层无意义。

3. B　根据血压升高水平（1、2、3 级）、其他心血管危险因素、糖尿病、靶器官损害以及并发症情况，高血压患者心血管危险分层标准如下：

其他危险因素和病史	高血压		
	1 级	2 级	3 级
无	低危	中危	高危
1 ~ 2 个其他危险因素	中危	中危	很高危
≥3 个其他危险因素或靶器官损害	高危	高危	很高危
临床合并症或合并糖尿病	很高危	很高危	很高危

由上述可知，该患者为高血压 2 级，中危。

4. A　为了排除继发性高血压，需要做一些特殊的检查，如测定肾素、醛固酮、皮质激素和儿茶酚胺等水平；肾、肾上腺、肾动脉超声或 CT 或磁共振等等。心电图检查对于排除继发性高血压无意义。

5. E　根据患者 BP 260/130mmHg，端坐位，皮肤湿冷，口唇发绀，呼气末可闻及哮鸣音。心界向左下扩大，心律整齐，心尖部可闻及 2/6 级收缩期吹风样杂音，可闻及室性奔马律，考虑诊断为急性左心衰竭。检查见右侧肾血流量较左侧明显减低，左肾大小为 10.8cm × 7cm，考虑诊断为肾动脉狭窄。

6. C　肾动脉狭窄的患者首选的检查方法为肾血管造影。

7. E　考虑患者慢性心衰急性发作，诱因是高血压危象；患者因常年高血压未控制导致高血压肾损伤，肾血流量下降，故不适合应用 ACEI 类药物降压，会进一步降低肾血流量。

8. E　ARB 类药物可以降低高血压患者心血管事件风险；降低糖尿病或肾病患者的蛋白尿及微量白蛋白尿。ARB 类常用药包括氯沙坦、缬沙坦、厄贝沙坦、替米沙坦等。

9. D　伴糖尿病的患者应把血压降至 130/80mmHg 以下，合并肾功能损害，尿蛋白超过 1g/24h 者，要将血压降到 125/75mmHg 以下。

10. D　该患者存在高血压及高脂血症，易并发冠心病等危症，LDL - C 应该控制在 2.6mmol/L 以下。

11. B　洋地黄中毒的临床表现：①心外表现，主要为胃肠道症状和神经精神症状，如厌食、恶心、呕吐、疲乏、失眠、视物模糊、黄视等。②心脏表现，主要为心力衰竭的加重和出现各种类型的心律失常。快速房性心律失常又伴有传导阻滞，是洋地黄中毒的特征性表现。因此，患者可能发生了洋地黄中毒。

12. B　严重缓慢性心律失常，如窦性心动过缓（窦缓）、窦房传导阻滞、窦性停搏、高度或完全性房室传导阻滞，可给予阿托品，必要时可予临时心脏起搏治疗。

13. C 心功能不全最佳治疗应包括 ACEI 或 ARB，利尿剂，地高辛及长效 β 受体阻滞剂，倍他乐克（Betaloc）为一选择性 $β_1$ 受体阻滞剂，具有良好的降压作用，因此选项 C 正确。

14. C 患者常规治疗疗效不佳，需在常规治疗的基础上加用螺内酯可降低重症心力衰竭患者的病死率和住院率。

15. E ACEI 通过抑制 ACE 减少血管紧张素Ⅱ（ATⅡ）生成而抑制 RAAS；通过抑制缓激肽降解而增强缓激肽活性及缓激肽介导的前列腺素生成，发挥扩血管作用，改善血流动力学；通过降低心衰患者神经 - 体液代偿机制的不利影响，改善心室重塑。ACEI 是证实能降低心力衰竭患者病死率的第一类药物，也是循证医学证据最多的药物，是治疗心力衰竭的基石和首选药物，因此应尽早应用。

16. C 慢性心力衰竭患者，肾上腺素能受体通路持续、过度激活对心脏有害。人体衰竭的心脏去甲肾上腺素浓度足以造成心肌细胞损伤，并且慢性肾上腺素能系统激活可介导心肌重构，而 $β_1$ 受体信号转导的致病性明显大于 $β_2$、$α_1$ 受体。这是应用 β 受体阻滞剂治疗慢性心力衰竭的根本基础。所有病情稳定并无禁忌证的心功能不全患者一经诊断均应立即以小剂量起始应用 β 受体阻滞剂，逐渐增加达最大耐受剂量并长期维持，选项 A 正确。ACEI 用于治疗心力衰竭时，以小剂量起始，如能耐受则逐渐加量，开始用药后 1 ~2 周内监测肾功能与血钾，后定期复查，长期维持终身用药，选项 B 正确。在治疗心力衰竭时，应当优先选择 ACEI 类药物，当患者不能耐受 ACEI 类药物时，可以用 ARB 类药物代替。对于服用 ACEI 类药物的心力衰竭患者，在使用 β 受体阻滞剂前不推荐使用 ARB，考虑到 ACEI 在心衰患者中的应用优势，故不常换用 ARB，因此选项 C“停用 ACEI，换用 ARB”是错误的。ARNI 类药物是一种血管紧张素受体脑啡肽酶抑制剂药，临床上广泛应用的有沙库巴曲缬沙坦钠片，主要是用于改善心功能、慢性心力衰竭等，有利于降低心血管死亡和心力衰竭住院的风险。在 ARNI 可获取的情形下，应优先、直接启动 ARNI 治疗，对于正在服用 ACEI 的患者，需 ACEI 停用 36 小时后，方可换用 ARNI 治疗，选项 D 正确。伊伐布雷定只用于窦性心律有症状的心衰患者，可以降低死亡率和心衰再住院率，选项 E 正确。

17. C 根据患者症状考虑急性左心衰，合并快速心房颤动，首选洋地黄类药物。

18. C 患者腹泻后出现频发室性期前收缩，需考虑电解质紊乱，除需监测电解质外，可用利多卡因控制室性期前收缩。

19. D 患者存在心衰，使用洋地黄后频发室性期前收缩，考虑洋地黄中毒。

20. D 苯妥英钠是治疗洋地黄中毒引起各种快速性心律失常最安全和最有效的药物，作用迅速，对室性期前收缩和快速心律失常有效，也可用于伴传导阻滞的室上性和室性心律失常。

21. C 根据题干可知患者为心肌梗死后慢性心力衰竭，血肌酐 380μmol/L 提示患者处于肾功能失代偿期，首选利尿剂为呋塞米。

22. D 对于肾功能损害的心衰患者，应慎用 ACEI 类药物，因其会进一步减少肾脏灌注。

23. B 对于房颤伴心衰的患者，减慢心室率对于其改善症状有益。

24. E 冠状动脉多支血管病变，尤其是合并糖尿病的患者治疗首选冠状动脉旁路手术（CABG）。该患者应首选的治疗手段是药物控制心绞痛，积极术前准备后即行 CABG。

25. E 抗血小板药物会抑制血小板激活，这种抑制作用是不可逆的过程。一般情况下术前需要停药 1 周。

26. E CABG 术中需要重点监测心电图（ECG）、中心静脉压（CVP）呼吸末正压通气（PEEP）、激活凝血时间（ACT）项目，不需要重点监测经试管心脏超声心动图（TEE）。

27. C 根据题干可知，患者血压为 160/100mmHg，应诊断为高血压。

28. B 选项 A 呋塞米为利尿剂；选项 B 卡托普利为 ACEI 类药，可用于抗高血压；选项 C 硝酸甘油为硝酸酯类药，可用于抗心绞痛；选项 D 维拉帕米为钙通道阻滞剂，可用于抗心律失常；选项 E 普罗帕酮可用于抗心律失常。

29. B

30. A 珍菊降压片含有可乐定、氢氯噻嗪成分，而吲达帕胺与氢氯噻嗪同为噻嗪类利尿剂，降压机制一致，同时使用会显著增加低血钾和高尿酸等不良反应的发生，因此不宜同时使用。

31. A 贝那普利属于血管紧张素转换酶抑制剂（ACEI）类药物。

32. E ACEI 最常见不良反应为持续性干咳，多见于用药初期，症状较轻者可坚持服药，不能耐受者可改用 ARB。其他不良反应有低血压、皮疹，偶见血管神经性水肿及味觉障碍。

三、多选题

1. ABCDE ACEI 可以通过降低系统血压和肾内血压，改善肾小球滤过膜的通透性，减少蛋白尿的排出、抑制肾组织细胞的硬化过程，包括系膜细胞、内皮细胞和小管上皮细胞以及间质成纤维细胞增殖，抑制趋化因子、炎症因子和促纤维因子分泌，从而抑制肾组织炎症反应和硬化。

2. ACE　阻滞心脏 β_1 受体而表现为负性变时、负性变力、负性传导作用而使心率减慢。心肌收缩力减弱，心排血量下降，血压略降而导致心肌氧耗量降低，延缓窦房结和房室结的传导，抑制心肌细胞的自律性，使有效不应期相对延长而消除因自律性增高和折返激动所致的室上性和室性快速性心律失常，由于可以延长房室结传导时间而可以表现为心电图的 P－R 间期延长。

3. BCDE　β 受体拮抗剂对心血管的作用机制：①抗高血压作用；②抗缺血作用；③通过阻断肾小球旁细胞的 β 受体，抑制 RAS 系统；④改善左室重构；⑤改善心肌能量代谢；⑥抗心律失常作用等。

4. CDE　降压药物分为两类：一类是容量依赖性为主的降压药物，如利尿剂、钙通道阻滞剂（CCB）；另一类为 RAAS 和交感神经抑制为主的降压药物，如血管紧张素转换酶抑制剂（ACEI）、血管紧张素受体拮抗剂（ARB）、β 受体拮抗剂。

5. BCE　利尿剂是改善心衰患者液体潴留体征的基础用药，患者存在慢性心衰的症状和体征，应行利尿治疗，选项 C 正确。患者须行改善心室重构的药物治疗，ACEI、β 受体拮抗剂可以选用，选项 B、E 正确。该患者为窦性心律、EF50%，无地高辛应用指征，选项 A 错误。患者无心功能急性失代偿表现，无硝酸酯使用指征，选项 D 错误，且因患者超声提示高血压心脏病改变（左室肥厚），应注意有无梗阻，存在梗阻患者应用地高辛及硝酸酯可能导致梗阻加重。

6. ABC　常用的固定复方制剂如下。①传统的固定复方制剂：降压 0 号，复方降压片，珍菊降压片，复方罗布麻片。②新型固定复方制剂：氯沙坦/氢氯噻嗪，缬沙坦/氢氯噻嗪，厄贝沙坦/氢氯噻嗪。

7. BC　高血压合并房颤的降压药物，一般选择 β 受体阻滞剂或 ARB 类、ACEI 类药物来进行降压。

8. ABCD　β 受体拮抗剂会增加气道阻力，诱发或加重支气管哮喘，所以高血压伴支气管哮喘患者不宜使用 β 受体拮抗剂。急性心力衰竭、病态窦房结综合征、房室传导阻滞患者也禁用 β 受体拮抗剂。

9. ACDE　普萘洛尔是一种非选择性肾上腺素受体阻滞剂。一般来说，使用普萘洛尔突然停药可能会引起反跳现象，使原来的病情加重，故应逐渐减量，缓慢停药。因此，不建议使用普萘洛尔时突然停药，选项 A 正确。普萘洛尔在临床上可以用于治疗多种原因所致的心律失常、甲亢引起的窦性心动过速，选项 B 错误。心功能不全患者应用普萘洛尔会引起急性心力衰竭，可诱发支气管痉挛、心动过缓、房室传导阻滞等，选项 D 正确。普萘洛尔禁用于窦性心动过缓、重度房室传导阻滞、心源性休克、低血压症患者，选项 E 正确。普萘洛尔可以引起支气管痉挛及鼻黏膜微细血管收缩，禁用于哮喘及过敏性鼻炎患者，选项 C 正确。

10. ABCE　β 受体拮抗剂与非二氢吡啶类钙通道阻滞剂对心脏收缩及传导有叠加抑制作用，不适合联用，需特别警惕。老年人、已有心动过缓或左室功能不良患者，禁忌联用。

11. ABCDE　可升高血压的药物有甘草、口服避孕药、类固醇、非甾体抗炎药、可卡因、安非他明、促红细胞生成素和环孢素等。

12. AB　降压药物分为两类：一类是以容量依赖性为主的降压药物，如利尿剂、钙通道阻滞剂（CCB），另一类是以 RAAS 和交感神经抑制为主的降压药物，如血管紧张素转换酶抑制剂（ACEI）、血管紧张素受体拮抗剂（ARB）、β 受体拮抗剂。

13. ABCD　2 级以上高血压和/或伴有多种心血管危险因素、靶器官损害和临床疾患的高危人群，往往初始治疗就需要采用两种以上的小剂量降压药物联合。联合治疗应采用不同降压机制的药物。我国临床主要推荐应用优化联合治疗方案：ACE/ARB + 二氢吡啶类 CCB；ARB/ACEI + 噻嗪类利尿剂；二氢吡啶类 CCB + 噻嗪类利尿剂；二氢吡啶类 CCB + β 受体拮抗剂。

14. BCDE　胺碘酮、美托洛尔、普罗帕酮、维拉帕米等在使用治疗量时都可对窦性心律有不同程度的影响，以美托洛尔、维拉帕米最为明显。

15. BDE　用于控制房颤心室率的药物包括 β 受体拮抗剂、非二氢吡啶类钙通道阻滞剂（维拉帕米和地尔硫䓬）以及洋地黄类药物。它们作用于房室结，延长房室结不应期，增加隐匿传导。

16. CD　急性心肌梗死早期出现的室性期前收缩可静脉使用利多卡因、胺碘酮。

17. ACD　Ⅰa 类（如奎尼丁）或Ⅰc 类（如普罗帕酮）药物对转复房扑和预防复发有一定的成功率。但如单独使用，可能由于减慢心房率和对抗迷走神经作用，使房室传导阻滞消失而形成 1∶1 传导，反而导致心室率加快。因而应用Ⅰ类药物前，应以洋地黄、钙通道阻滞剂或 β 受体拮抗剂减慢心室率。Ⅲ类药物也能有效转复房扑，口服胺碘酮（200mg/d，5 天/周）对预防房扑复发有良效。

18. BCDE　抗心律失常药物是目前治疗室性心动过速的主要措施。用于预防室性心动过速复发或长期给药时，宜用Ⅲ类抗心律失常药物如胺碘酮、索他洛尔等。室性心动过速患者有血流动力学障碍时应立即给予直流电复律。如果患者心功能正常，也可应用索他洛尔或利多卡因静脉注射。毛花苷 C 可引起房颤，故不宜用于室性心动过速的治疗。

19. ABCD　室性心动过速的病因主要有：①心血管疾病：包括原发性心肌病、冠心病、心肌炎、二尖瓣脱垂综合征、高血压心脏病、心脏瓣膜病、先天性心脏病，另外，其他各种原因引起的心脏病如心包炎、心脏肿瘤等均可发生室性心动过速（VT，简称室速）。②药物和毒物作用：许多室速是药物或毒物引起的，如洋地黄类药物，抗心律失常药物尤其是Ⅰ类和Ⅲ类抗心律失常药物如奎尼丁，拟交感胺药物，罂粟碱，二环抗抑郁药，锑剂，青霉素过敏等，均可诱发室速。③电解质紊乱和酸碱平衡失调：低钾血症、高钾血症、低镁血症及酸中毒等常常成为室速的原因，即使无明显器质性心脏病的患者也常常诱发室速，在有器质性心脏病的患者更易发生室速。④其他：长 QT 间期综合征、Brugada 征等是室速的常见症状，是心脏性猝死的高危病因。⑤特发性室性心动过速。

20. BCDE 抗缓慢性心律失常药物治疗：一度和二度Ⅰ型房室传导阻滞一般无须应用抗心律失常药物。二度Ⅱ型与三度房室传导阻滞（完全性房室传导阻滞）如心室率不慢、无症状者可不急诊处理；如心室率过慢，伴有血流动力学障碍，甚至有阿－斯综合征发作者，应给予异丙肾上腺素（1～4μg/min）静脉滴注，维持心室律，并及早给予临时性或永久性心脏起搏治疗。阿托品（0.5～2.0mg）静脉注射仅适用于阻滞位于房室结者，对阻滞部位较低者无效。

21. ABCD 抗心律失常药Ⅰa（普鲁卡因）、Ⅰc（普罗帕酮）或Ⅲ类（胺碘酮、伊布利特）等药物均为可延长旁路不应期的药物。洋地黄、钙通道阻滞剂和β受体拮抗剂等不能阻断旁道传导，甚至可加速旁道传导，不主张应用。

22. ACE 洋地黄、钙通道阻滞剂和β受体拮抗剂等是通常用于减慢房室结传导的药物。

23. ABCD 华法林及新型口服抗凝药（NOAC，如达比加群酯）均可用于房颤的抗凝治疗。具体方案的选择视评估的血栓风险而定。CHA_2DS_2－VASc 评分是目前验证最好且最具临床实用性的模式。CHA_2DS_2－VASc 积分 0 分的患者无须抗凝，CHA_2DS_2－VASc 积分≥1 分的患者推荐使用华法林或新型口服抗凝药。

CHA_2DS_2－VASc 评分

危险因素	CHA_2DS_2－VASc
CHF/LV 功能障碍（C）	1
高血压（H）	1
年龄≥75 岁（A）	2
糖尿病（D）	1
卒中/TIA/栓塞史（S）	2
血管疾病（V）	1
年龄 65～74（A）	1
性别（女性）（Sc）	1
总积分	9

24. BCE 索他洛尔、胺碘酮、丙吡胺可以延长动作电位时间，因此可以引起心室有效不应期延长，选项 B、C、E 正确。

25. CDE 索他洛尔是一种广谱强效的抗心律失常药物，能够增加窦性周期时间，减慢窦性节律，抑制房室传导，延长心房和房室交接区的不应期，有效发挥其抗心律失常的作用，对于血流动力学较稳定且无器质性病变的室性心动过速患者，可以使用索他洛尔进行治疗，选项 C 正确。血流动力学较稳定且无器质性病变的室性心动过速患者，可以给予静脉注射利多卡因，同时静脉持续滴注，选项 D 正确。室性心动过速患者如无显著的血流动力学障碍，静脉注射普罗帕酮也十分有效，但不宜用于心肌梗死或心力衰竭的患者，其他药物治疗无效时，可以选用胺碘酮静脉注射或改用直流电复律，选项 E 正确。毛花苷 C 属于洋地黄类，用于控制心功能不全合并快速型房扑或房颤的心室率，选项 A 错误。腺苷为室上性心动过速的首选，选项 B 错误。

26. ACDE 洋地黄类药物中毒更易发生在老年人使用时，易发生在治疗剂量和中毒剂量接近时；心肌严重受损如急性心肌梗死、急性心肌炎时；低血钾、严重缺氧、肝肾功能受损时。所以，选项 B 错误。

27. AB 收缩压＞110mmHg 的急性心衰患者推荐静脉应用硝酸甘油和硝普钠。收缩压在 90～110mmHg 的患者要慎用。

28. BCD 应用 ACEI 可有致命性不良反应，如血管神经性水肿、无尿性肾衰竭或妊娠妇女，属于绝对禁忌证。下列情况需要慎用 ACEI：双侧肾动脉狭窄，血肌酐＞265μmol/L，高钾血症（＞5.5mol/L）和低钾血症。

29. ABCD 治疗慢性心力衰竭时，下列药物可加重心衰症状，应尽量避免使用。①非甾体抗炎药和 COX－2 抑制药：可以引起钠潴留、外周血管收缩，减弱利尿剂和 ACEI 的疗效，并增加其毒性，选项 A、B 正确。②糖皮质激素，生长激素或甲状腺激素等激素疗法，选项 C 正确。③Ⅰ类抗心律失常药物，选项 D 正确。④大多数钙通道阻滞剂（CCB），包括地尔硫䓬、维拉帕米、短效二氢吡啶类制剂。β受体拮抗剂属于治疗慢性心力衰竭的常用药物，选项 E 错误。

30. BCD 二尖瓣狭窄引起急性肺水肿、收缩压＞110mmHg 的急性心衰、高血压心脏病伴左心衰竭适合应用血管扩张药治疗，选项 B、C、D 正确。收缩压在 90～110mmHg 的急性心衰患者应慎用血管扩张药，选项 E 错误。由于血管扩张药可以引起低血压，因此急性冠状动脉综合征患者应慎用，选项 A 错误。

31. BDE β受体拮抗剂抑制交感神经系统，从而抑制肾素－血管紧张素－醛固酮系统，减少心室重构，选项 B、D、E 正确。β受体拮抗剂可以加重水钠潴留，并且有负性肌力作用，选项 A、C 错误。

32. AC 任何负性肌力或负性传导作用的药物，都可以导致慢性心力衰竭患者血压下降。在应用利尿剂后出现循环血量、血容量明显减少，患者可表现为血压明显下降β受体拮抗剂具有负性传导作用，可导致患者血压显著下降。血管紧张素转换酶抑制剂也会导致患者血压显著下降。洋地黄和螺内酯对血压影响不大。

33. ABC　常用的治疗慢性心力衰竭的β受体拮抗剂有：①选择性 β_1 受体阻断药，美托洛尔、比索洛尔。②兼有 β_1、β_2 和 α_1 受体阻断作用的制剂，卡维地洛。氢氯噻嗪属于利尿剂。维拉帕米属于钙离子通道阻滞药。

34. ABDE　盐酸伊伐布雷定是一种窦房结 I_f 电流选择特异性抑制剂。与β受体拮抗剂相比，具有不影响性欲，不引起呼吸道收缩或痉挛等不良反应或反跳现象的特点，选项A、B正确。伊伐布雷定最常见的不良反应为闪光现象（光幻视）和心动过缓，为剂量依赖性，与伊伐布雷定的药理学作用有关，选项C错误，选项D、E正确。

35. ABE　慢性心力衰竭的常规治疗包括利尿剂、β受体拮抗剂和血管紧张素转换酶抑制剂，选项A、B、E正确。非甾体抗炎药和COX－2抑制药，可引起钠潴留、外周血管收缩，减弱利尿剂和ACEI的疗效，并增加其毒性，在治疗过程中应尽量避免使用，选项C、D错误。

36. BCDE　洋地黄制剂的禁忌证主要包括：①旁道下传的预激综合征合并快速型室上性心动过速、心房扑动、心房颤动。②已出现洋地黄中毒表现者。③窦性心律的单纯二尖瓣狭窄。④二度或高度房室传导阻滞。⑤病态窦房结综合征，尤其是对于老年患者，又无起搏器保护者。⑥单纯性左心室舒张功能障碍性心力衰竭。一度房室传导阻滞可以使用洋地黄制剂。

37. ACDE　洋地黄类药物的主要适应证是房颤伴快速心室率（>110次/分）的急性心衰患者，可轻度增加心排血量、降低左心室充盈压和改善症状、缩短并消失动作电位的时相。

38. ABCDE　急性心肌炎、急性心肌梗死应用洋地黄容易诱发心律失常，选项A、D正确；肺源性心脏病缺氧容易导致洋地黄中毒，选项B正确；肾功能减退则容易导致洋地黄在体内蓄积中毒，选项E正确。严重终末期心力衰竭往往心脏扩大明显，对洋地黄敏感易中毒，选项C正确。

39. ABCD　在治疗急性左心衰竭时，可以使用呋塞米、吗啡、地西泮、氨茶碱，选项A、B、C、D正确。普萘洛尔会加重心力衰竭，故在治疗急性左心衰竭时不宜使用，选项E错误。

40. ABCD　无收缩功能障碍的心力衰竭禁用正性肌力药物，选项E错误，其余各项均正确。

41. ABCDE　过量应用，心肌缺血、缺氧，水电解质紊乱，药物相互作用，肾功能不全，低体重，甲减等均易引起洋地黄中毒。

42. BCE　洋地黄中毒常见心律失常包括室性早搏，多表现为二联律，房早、房颤及非阵发性交界区心动过速，房室传导阻滞等。

43. BDE　肾上腺素使血压升高，心率加快，加重心衰，选项C错误；麻黄碱主要应用于各种原因鼻塞、鼻充血等，选项A错误。

44. ACD　ACE抑制剂可以降低死亡率，改善心室重塑，肾功能损害早期可以应用，血肌酐明显升高（>265μmol/L）或高血钾（>5.5mmol/L）时慎用或停用。

45. BE　洋地黄药物通过抑制 Na^+-K^+-ATP 酶发挥药理作用，增强心肌收缩力，电生理作用抑制心脏传导系统，迷走神经兴奋作用等。

46. ABCE　注射钙剂，服用噻嗪类利尿剂、利血平及应用胺碘酮、维拉帕米等，可减慢洋地黄代谢，引起洋地黄中毒。

47. BCD　预激综合征合并心房颤动禁用洋地黄类药物，心肌炎所致心衰使用洋地黄治疗效果差，不建议应用，故选项A、E不宜应用洋地黄进行治疗。

48. ABCDE　降压药物：ACEI类药、ARB类药、CCB类药、α受体拮抗剂、β受体拮抗剂、利尿剂均可以作为慢性肾脏病（CKD）患者的初始选择药物。

49. ABE　钙通道阻滞剂是以二氢吡啶类钙通道阻滞剂为基础的降压治疗方案可显著降低高血压患者脑卒中风险。此类药物可与其他4类药联合应用，尤其适用于老年高血压、单纯收缩期高血压、伴稳定型心绞痛、冠状动脉或颈动脉粥样硬化及周围血管病患者。常见不良反应包括反射性交感神经激活导致心跳加快、面部潮红、脚踝部水肿、牙龈增生等。二氢吡啶类CCB没有绝对禁忌证，但患者应慎用，如必须使用，则应慎重选择特定制剂，如氨氯地平等长效药物。急性冠脉综合征患者一般不推荐使用短效硝苯地平。临床上常用的非二氢吡啶类钙通道阻滞剂主要包括维拉帕米和地尔硫草两种药物，也可用于降压治疗，常见不良反应包括抑制心脏收缩功能和传导功能，有时也会出现牙龈增生。2～3度房室传导阻滞、心力衰竭患者禁止使用。因此，在使用非二氢吡啶类CCB前应详细询问病史，并进行心电图检查。

50. BCE　RAAS阻滞剂及β受体阻滞剂均能改善预后，延缓心衰进展，降低死亡率及住院率。

51. AD　慢性心力衰竭患者不常规推荐应用血管扩张药物，对存在心脏流出道或瓣膜狭窄的患者禁用。

52. ACDE　钙离子拮抗剂抑制心肌收缩和传导功能，不推荐钙离子拮抗剂治疗慢性心衰。

53. ABC　呋塞米作用于髓袢升支粗段，而噻嗪类和保钾利尿剂作用于肾远曲小管。利尿剂可以明显改善症状，并不能降低死亡率。

54. CDE　增加β受体阻滞剂的剂量后出现症状加

重，可加用利尿剂或洋地黄类药物，或β受体阻滞剂减量，缓慢加量，直至患者耐受。

55. ABE　利尿剂、扩张静脉药及轮流扎四肢可以减轻心脏前负荷。

56. ABDE　肢体麻木不是洋地黄中毒的表现。

57. BD　多巴胺是去甲肾上腺素前体，小剂量可激动多巴胺受体，降低外周阻力，扩张肾血管、冠脉和脑血管，选项B、D正确。中剂量多巴胺可增加心肌收缩力，扩张血管，改善心力衰竭血流动力学。大剂量多巴胺则有缩血管作用，增加左心室后负荷，心率加快明显。

58. BCDE　利尿剂是舒张性心力衰竭治疗中改善症状的基石，可缓解肺淤血和外周水肿症状，但不宜过度，以免前负荷过度降低而致低血压，选项B正确。血管紧张素转换酶抑制剂通过降低心衰患者神经－体液代偿机制的不利影响，改善心室重塑，选项C正确。β受体阻滞剂可以抑制交感神经激活对心力衰竭代偿的不利作用，选项D正确。钙通道拮抗剂可以降低心肌细胞内的钙离子浓度，改善心肌主动舒张的功能，选项E正确。在无收缩功能障碍的情况下，禁用正性肌力药物（如洋地黄），选项A错误。

59. ACD　慢性心力衰竭药物治疗常用药物利尿剂、ACEI抑制剂或ARB抑制剂、醛固酮受体拮抗剂、β受体拮抗剂、洋地黄等。

60. DE　氨苯蝶啶、阿米洛利及螺内酯属于保钾利尿剂，氢氯噻嗪、呋塞米属于排钾利尿剂。

61. ACDE　噻嗪类利尿剂及保钾利尿剂均作用于肾远曲小管的利尿剂，选项A、C、D、E正确。

62. ACE　利尿剂常见不良反应是电解质紊乱及糖脂代谢紊乱，选项A、C、E正确。

63. ABD　替格瑞洛属于环戊基三唑嘧啶类抗血小板药物，与P2Y12受体的结合是可逆的；口服后迅速吸收。中位半衰期约为1.5小时。由于替格瑞洛为非前体药物，直接作用于P2Y12受体，无须经肝脏代谢激活，证实替格瑞洛能降低ACS患者临床复合终点事件的大规模临床实验是PLATO研究。

64. BC　噻氯匹定及氯吡格雷属于ADP抑制药，选项B、C正确。

65. CDE　目前临床常用的抗血小板药物主要有四类，其中阿昔单抗、替罗非班和依替巴肽属于糖蛋白Ⅱb/Ⅲa（GPⅡb/Ⅲa）受体拮抗药，因此选项C、D、E正确；阿司匹林属于抑制血小板花生四烯酸代谢药物；噻氯匹定属于特异性抑制ADP活化血小板药物。

66. AC　溶栓药物可直接作用于内源性纤维蛋白溶解系统，能催化裂解纤溶酶原成纤溶酶，后者不仅能降解纤维蛋白凝块，亦能降解血循环中的纤维蛋白原、凝血因子Ⅴ和凝血因子Ⅷ等，抑制凝血系统，从而发挥溶栓作用。

67. ABCD　14天内的急性肢体缺血经导管溶栓治疗是有效、有益的，且较手术治疗风险低。尿激酶、链激酶、阿替普酶、瑞替普酶、替奈普酶等可用于急性肢体缺血的经导管溶栓治疗，选项A、B、C、D正确。选项E“前列腺素E”不属于经导管溶栓治疗药物。

68. ABCD　血管扩张剂酚妥拉明的应用范围为：①诊断嗜铬细胞瘤；②治疗嗜铬细胞瘤所致的高血压发作（包括手术切除时出现的高血压）；③治疗左心衰竭；④治疗去甲肾上腺素静脉给药外溢，防止皮肤坏死。因此，选项A、B、C、D正确。

四、案例分析题

1. E　患者心律失常发生原因应首先考虑是洋地黄过量或中毒。洋地黄中毒可以出现各种心律失常，如频发性及多源性室性期前收缩、室性心动过速（特别是双向性室性心动过速）甚至室颤。

2. E　苯妥英钠是治疗洋地黄中毒引起各种快速性心律失常最安全和最有效的首选药物，作用迅速，对室性期前收缩和快速心律失常有效，也可用于伴传导阻滞的室上性和室性心律失常，因此选项E正确。

3. C　对于冠心病心肌缺血相关室性心律失常，如无长QT间期、低钾等药物治疗禁忌，胺碘酮静脉注射为首选方法。

4. C

5. A　患者因加用噻嗪类利尿剂，引起低钾血症，出现阵发室性心动过速。故最重要的检查应选择查血清钾浓度。

6. ACE　患者为老年男性，喘憋1年，有咳嗽、咳痰，目前有心衰表现，故应考虑冠心病心力衰竭、肺心病及慢性阻塞性肺病。

7. ABCG　患者考虑为冠心病心力衰竭、肺心病及慢性阻塞性肺病，建议通过胸片、心电图或者是心脏彩超以及血常规等检查来诊断病情。

8. ABCDEFH　β受体阻滞剂可以改善心衰预后。但既往未应用的患者，应在病情稳定后开始应用。

9. DG　ACEI或ARB类药物是治疗心衰的基石，长期应用β受体阻滞剂可改善预后，降低死亡率。

第二篇　心血管疾病常用临床检查技术

第一章　心血管检验

一、单选题

1. 临床上确定患者存在急性心肌损害最有价值的指标是

A. LDH　B. 肌红蛋白

C. AST　D. CPK－MB

E. cTnT

2. 最常检测心肌坏死的心脏标志物为

A. Mb　B. cTnT 或 cTnI

C. CK－MB　D. Mb、cTnT 或 cTnI

E. Mb、cTnT 或 cTnI 以及 CK－MB

3. 乳酸脱氢酶（LDH）属糖酵解酶，催化丙酮酸与乳酸之间的氧化还原反应，广泛存在于各种组织细胞的胞质中，在下列何处最为丰富

A. 心肌　B. 肝

C. 脾　D. 胰

E. 肺

4. 下列关于 cTnI 的叙述，错误的是

A. cTnI 是诊断 AMI 的敏感而特异的标志物

B. cTnI 是 AMI 诊断的早期指标

C. AMI 发病后 3～8 小时，血清 cTnI 开始升高

D. 可以取代 LD 同工酶，用于检测晚期 AMI 患者

E. 胸痛发作后 cTnI 长时间增高

5. 通常急性心肌梗死发病后，血清 cTnT 开始升高的时间是

A. 2～5 小时　B. 3～8 小时

C. 5～8 小时　D. 5～10 小时

E. 10 小时～5 天

6. cTnT 和 cTnI 用于 AMI 的诊断意义接近，二者的差别为

A. cTnT 上升的幅度比 cTnI 高，维持时间略长

B. cTnT 上升的幅度比 cTnI 低，维持时间略长

C. cTnT 上升的幅度比 cTnI 高，维持时间略短

D. cTnT 上升的幅度比 cTnI 低，维持时间略短

E. cTnI 的特异性低于 cTnT

7. 患者，男性，52 岁，既往有冠心病病史，因胸痛发作持续 10 小时就诊。诊断为急性心肌梗死，下列不利于急性心肌梗死诊断的实验室检查是

A. CK－MB 增高

B. SMB（血清肌红蛋白）增高

C. CK 增高

D. CK－BB 增高

E. LDH 增高

8. 患者，女性，56 岁，因 2 小时前上楼时突发胸骨后疼痛伴汗出，持续不缓解入院，该患者既往无心脏疾病史。结果可能阳性的检查是

A. 肌钙蛋白　B. 肌酸激酶同工酶

C. 肌红蛋白　D. 乳酸脱氢酶

E. 谷草转氨酶

二、共用题干单选题

（1～2 题共用题干）

患者，男性，45 岁，主诉时常有剧烈胸痛，一般持续 20 分钟左右，伴有恶心、呕吐和呼吸困难，含硝酸甘油不能完全缓解。

1. 为明确患者是否为心肌梗死，应做的标志物检测是

A. 髓过氧化物酶　B. 肌酸激酶同工酶

C. 肌钙蛋白　D. 肌红蛋白

E. 缺血修饰白蛋白

2. 若患者心肌发生坏死后，则在血液中可以检测到 cTnI 和 cTnT 的时间是

A. 3 小时　B. 2～6 小时

C. 4～10 小时　D. 4～12 小时

E. 6～12 小时

三、多选题

1. 心脏肌钙蛋白复合物中，目前应用于临床的有

A. 肌钙蛋白 C（TnC）　B. 肌钙蛋白 T（TnT）

C. 肌钙蛋白 I（TnI）　D. 肌钙蛋白 A（TnA）

E. 肌钙蛋白 D（TnD）

2. 关于 cTnI 的临床意义，下列叙述正确的是

A. cTnI 在病毒性心肌炎中有较高的阳性率

B. cTnI 升高与心肌损伤的严重程度呈正相关

C. cTnI 可用于监测心肌梗死溶栓治疗效果

D. 血清 cTnI 不增高时，可以排除 AMI 或微小梗死

E. 可用于心肌损伤与骨骼肌损伤的鉴别诊断

3. cTnT 可用于

A. 诊断和监测 AMI

B. 评价溶栓治疗效果

C. 评价不稳定型心绞痛的预后

D. 心肌损伤与骨骼肌损伤的鉴别诊断

E. 心脏移植后的慢性或亚急性移植排斥反应监测

四、案例分析题

（1～4 题共用题干）

患者，男性，62 岁，半年来反复劳累后胸骨后疼痛。2 小时前由于胸骨后压榨样疼痛就诊。曾在外院诊断为冠心病、心绞痛，间断服用阿司匹林、异山梨酯等治疗。患者描述：今日早餐后突感胸骨后压榨样疼痛，伴周身大汗、呼吸困难，含服硝酸甘油不缓解，疼痛持续 2 小时。有吸烟史 20 余年，3 年前开始血压增高，血压波动范围在（140～150）/（90～100）mmHg，间断服用氨氯地平治疗，血压一般可降至正常范围。无糖尿病史。查体：脉搏 110 次/分，血压 160/100mmHg；痛苦面容，口唇轻度发绀；双侧呼吸音清，无干、湿啰音；心界不大，心率 110 次/分，律齐，各瓣膜听诊区无杂音；腹部查体未见明显阳性体征；双下肢无水肿，四肢脉搏搏动正常。

1. 为明确诊断，对该患者需要紧急检查的项目包括

A. 心电图　　B. 血常规

C. 血、尿淀粉酶　　D. 血清心肌酶

E. 心脏彩色超声　　F. 血气分析

2. 心电图示：窦性心动过速，胸前 V_1～V_6 导联 ST 段弓背向上型抬高 0.2～0.4mV。心肌酶：CK、CK－MB 均正常，TnT 0.20ng/ml。该患者入院后，主治医师根据其病情特点及体表心电图检查结果考虑诊断为：①冠心病，广泛前壁 AMI。②原发性高血压。对于该患者诊断为 AMI 的主要依据有

A. 缺血症状

B. 心率 110 次/分，血压 160/100mmHg。痛苦面容，口唇轻度发绀

C. 心电图示：窦性心动过速，胸前 V_1～V_6 导联 ST 段弓背向上型抬高 0.2～0.4mV

D. TnT 0.20ng/ml

E. 有原发性高血压史 3 年，血压波动范围在（140～150）/（90～100）mmHg

F. 有吸烟史 20 余年

3. 因预测从就诊到球囊扩张治疗相比就诊到开始溶栓治疗时间要延迟 1 小时以上，所以对该患者进行了尿激酶溶栓治疗。下列项目可作为溶栓再通依据的是

A. V_1～V_6 导联抬高的 ST 段在治疗后 2 小时内降低 > 50%

B. V_1～V_6 导联出现 Q 波

C. 溶栓治疗后，2 小时内胸痛症状稍缓解

D. 溶栓治疗后，2 小时内出现加速性室性自主心律

E. 冠状动脉造影证实梗死相关血管再通，TIMI 3 级

F. 心肌坏死标志物的峰值前移，血清 CK－MB 峰值提前到发病 20 小时内

4. 患者出现呼吸困难，不能平卧，双肺满布湿啰音，心率为 95 次/分，继而血压下降到（80～90）/（40～50）mmHg，对其应用大量升压药后效果不佳。此时应采取的措施是

A. 植入临时起搏

B. 植入主动脉内球囊反搏

C. 行补救性 PCI

D. 必要时静脉注射毛花苷 C 强心

E. 药物保守治疗

F. 预防性应用抗心律失常药物

答案和精选解析

一、单选题

1. E　近年来，cTn（包括 cTnI 和 cTnT）的临床检测越来越受到重视。临床实践证明，心肌肌钙蛋白（cTn）是目前临床敏感性和特异性最好的心肌损伤标志物，已经成为心肌组织损伤（如心肌梗死）最重要的诊断依据，选项 E 正确。

2. E　最常检测心肌坏死的心脏标志物为 Mb、cTnT 或 cTnI 以及 CK－MB，就诊时检测这些心脏标志物的敏感性可能很低，连续检测可以使心肌坏死的诊断率大大提高，选项 E 正确。

3. A　乳酸脱氢酶（LDH）属糖酵解酶，催化丙酮酸与乳酸之间的氧化还原反应，广泛存在于各种组织细胞的胞质中，以心肌、骨骼肌、肾脏含量最为丰富，其次为肝、脾、胰、肺等，肿瘤组织、血液中均可检出，选项 A 正确。

4. B　cTnI 是诊断 AMI 的敏感而特异的标志物，但不是 AMI 诊断的早期指标，选项 A 正确，选项 B 错误。AMI 发病后 3～8 小时，血清 cTnI 开始升高（通常 > 0.5μg/L），达峰值时间为 12～24 小时，升高幅度为 20～50 倍，恢复至参考范围时间为 5～10 天，选项 C 正确。由于在胸痛发作后 cTnI 长时间增高，其可以取代 LD 同工酶，用于检测晚期 AMI 患者，选项 D、E 正确。

5. B　急性心肌梗死发病后 3～8 小时，血清 cTnT 开

始升高（一般 > 0.1μg/L），达峰值时间为 10 ~ 24 小时，升高幅度为 30 ~ 200 倍，恢复至正常时间为 7 ~ 14 天，阳性结果结合临床可诊断心肌梗死；阴性结果（不增高）应当在 2 小时后复查，如果在胸痛后 8 小时复查仍然为阴性，心肌损伤基本可以排除。

6. A　cTnT 和 cTnI 在用于 AMI 的诊断意义接近，但略有差别。cTnT 上升的幅度比 cTnI 高，维持时间略长，选项 A 正确；cTnI 的特异性高于 cTnT。

7. D　CK 具有 3 种同工酶，即 CK - MM、CK - MB、CK - BB。在骨骼肌中主要含 CK - MM，脑和肾主要含 CK - BB，而心肌中主要含 CK - MB。因此，在心肌梗死患者中 CK 增高（特别是 CK - MB 增高）对诊断很有价值。SMB 在心肌梗死时也升高，但特异性差。在诊断急性心肌梗死时，乳酸脱氢酶（LDH）于发病后 12 ~ 24 小时达高峰，并可持续升高达 10 天。

8. C　急性心肌梗死发病后出现最早的指标是肌红蛋白，肌钙蛋白在发病后 3 ~ 4 小时升高，CK - MB 在发病后3 ~ 8 小时升高，谷草转氨酶发病后 6 ~ 8 小时升高，乳酸脱氢酶发病后 8 ~ 18 小时升高。

二、共用题干单选题

1. C　临床实践证明，心肌肌钙蛋白（cTn）是目前临床敏感性和特异性最好的心肌损伤标志物，已经成为心肌组织损伤（如心肌梗死）最重要的诊断依据。

2. D　在心肌发生坏死后 4 ~ 12 小时，血液中就可以检测到 cTnI 和 cTnT，在 24 ~ 48 小时达到峰值。

三、多选题

1. BC　心脏肌钙蛋白复合物包括肌钙蛋白 T（TnT）、肌钙蛋白 I（TnI）和肌钙蛋白 C（TnC）三个亚单位，目前只有 TnT 和 TnI 应用于临床。

2. ABCDE　cTnI 在病毒性心肌炎有较高的阳性率，大约 40% ~ 50%，重症可达 100%，并且 cTnI 升高与心肌损伤的严重程度呈正相关，选项 A、B 正确。cTnI 可用于监测心肌梗死溶栓治疗效果，开始溶栓治疗后，如再灌注成功，90 分钟 cTnI 达最大值，选项 C 正确。大约 1/3 的不稳定型患心绞痛者有血清 cTnI 升高，提示有小范围的心肌梗死。经过反复测定，血清 cTnI 不增高时，可以排除 AMI 或微小梗死，选项 D 正确。cTnI 可用于心肌损伤与骨骼肌损伤的鉴别诊断，前者血清 cTnI 增高，后者不增高，选项 E 正确。

3. ABC　心肌钙蛋白 T（cTnT）的作用包括：①诊断和监测 AMI，评价溶栓治疗效果；②评价不稳定型心绞痛的预后。

四、案例分析题

1. AD　为明确诊断，对该患者需要紧急检查的项目包括心电图和血清心肌酶。心电图为诊断心肌梗死必备依据之一，有其特征性改变和动态改变，故临床只要疑为心肌梗死的胸痛患者就必须尽快记录 12 导联或 18 导联（加做 $V_{7\sim9}$ 和 $V_3R \sim V_5R$）心电图。血清心肌酶谱检查为临床最常用的鉴别手段。通常急性心肌梗死有典型的心肌酶谱动态变化，而心绞痛患者大部分心肌酶谱属正常，或仅有轻微改变。因此，心肌酶谱对于心肌梗死与心绞痛的鉴别是尤为重要的。

2. ACD　WHO 的 AMI 诊断标准：根据典型的临床表现，特征性的 ECG 改变血清心肌标志物水平动态改变。3 项中具备 2 项，尤其是后 2 项即可确诊。

3. ADE　溶栓再通的判断指标：（1）直接指征：CAG 提示梗死相关血管血流 TIMI 2 ~ 3 级；（2）间接指征：①ECG 抬高的 ST 段 2 小时内回落 > 50%；②胸痛 2 小时内突然减轻或基本消失；③2 小时内出现再灌注心律失常；④血清 CK - MB 峰值提前出现在发病 14 小时内。具备 2 项或 2 项以上考虑再通，但②③组合不能被判定再通。

4. BCD　该患者已明确诊断为急性心肌梗死，须改善心肌缺血，主动脉内球囊反搏（IABP）可有效增加心肌血供和减少耗氧量，使冠心病患者受益最大。PCI 是公认的目前最安全、有效的恢复心肌再灌注的手段。患者目前伴有心力衰竭，必要时应静脉注射毛花苷 C 进行强心治疗。

第二章　心血管疾病的体格检查

一、单选题

1. 下列选项中，不符合心脏压塞体格检查的是

A. 奇脉　　B. 心包摩擦音

C. 高血压　　D. 心动过速

E. "x"波下降支显著，"y"波下降支减小或消失

2. 下列选项中，不会出现奇脉的疾病是

A. 缩窄性心包炎　　B. 急性哮喘发作

C. 慢性肺疾病　　D. 心脏压塞

E. 冠心病

3. 极量负荷量最大心率的粗略计算法为

A. 200－年龄　　B. 210－年龄

C. 220－年龄　　D. 240－年龄

E. 195－年龄

4. 关于健康人的血压波动规律，下列叙述错误的是

A. 血压波动呈"长柄勺"型

B. 夜间血压波动范围大于日间

C. 凌晨2：00～3：00处于血压低谷，清晨起床后血压开始急剧上升

D. 双峰分别为8：00～9：00及17：00～18：00

E. 正常人血压波动规律呈双峰一谷

5. 双峰脉最常见的原因为

A. 动静脉瘘　　B. 动脉导管未闭

C. 梗阻性肥厚型心肌病　　D. 心包积液

E. 严重的主动脉瓣关闭不全伴或不伴主动脉狭窄

6. 关于测量颈静脉脉搏的基本原则，不包括下列哪一项

A. 观察颈静脉时颈内静脉优于颈外静脉，右侧优于左侧

B. 调整头和躯干的位置，直到可以清楚地观察到静脉搏动，一般约为45°

C. 同时测量压力和波形

D. 观察颈静脉时颈外静脉优于颈内静脉，左侧优于右侧

E. 正常人的颈静脉脉搏吸气时下降

7. 主动脉瓣重度反流引起高排血量的脉搏异常体征，不包括下列哪一项

A. Corrigan脉　　B. Traube征

C. Hill征　　D. Duroziez征

E. Musset征

8. 通常上肢血压较下肢血压低

A. 20～40mmHg　　B. 10～30mmHg

C. 40～50mmHg　　D. 30～50mmHg

E. 40～60mmHg

9. 动脉导管未闭时出现的周围血管体征，不包括下列哪一项

A. 毛细血管搏动征　　B. 股动脉枪击音

C. 奇脉　　D. 水冲脉

E. 脉压增大

10. 法洛四联症患儿喜蹲踞的原因是

A. 静脉回心血量增加　　B. 肺动脉压增高

C. 左向右分流减少　　D. 静脉回心血量减少

E. 肺动脉压减轻

11. 桡动脉搏动易摸认的部位是

A. 肱桡肌腱的外侧　　B. 桡骨茎突近端1cm处

C. 掌长肌腱的内侧　　D. 拇长伸肌腱的外侧

E. 腕部桡侧腕屈肌肌腱和掌长肌肌腱之间

12. 下列选项中，提示主动脉瓣关闭不全的脉搏为

A. 交替脉　　B. 奇脉

C. 水冲脉　　D. 短细脉

E. 脱落脉

13. 下列体征中，在鉴别右心衰竭与缩窄型心包炎时最可靠的是

A. 肝大　　B. 下肢水肿

C. 奇脉　　D. 颈静脉怒张

E. 腹腔积液

14. 高血压患者心尖搏动的位置为

A. 向左下移位　　B. 向右上移位

C. 向右下移位　　D. 向左上移位

E. 向右移位

15. 通常情况下，只可在儿童或青少年中听到的心音是

A. 第一心音　　B. 第二心音

C. 第三心音　　D. 第四心音

E. 额外心音

16. 主动脉瓣第1听诊区是在

A. 胸骨右缘第2肋间处

B. 胸骨左缘第3～4肋间处

C. 胸骨左缘第2肋间处

D. 心尖区

E. 胸骨体下端近剑突稍偏右或稍偏左处

17. 用鼓型听诊器在胸骨左缘和右缘的第2肋间听诊最为清晰的心音是

A. 第一心音　B. 第二心音

C. 第三心音　D. 第四心音

E. 第五心音

18. 仰卧位和左侧卧位听诊最清晰的心音为

A. 第一心音　B. 第二心音

C. 第三心音　D. 第四心音

E. 第五心音

19. 下列体格检查中，可以区别主动脉狭窄（AS）和肥厚型心肌病（HCM）的是

A. 站立时，AS的杂音减弱，HCM的杂音减弱

B. 室性期前收缩后，HCM及AS的杂音减弱

C. 应用硝酸甘油后AS杂音减弱，HCM的杂音增强

D. Valsava动作时，AS和HCM的杂音减弱

E. 站立时，AS的杂音减弱，HCM的杂音增强

20. 吸气时可能增强、坐位或立位时可减弱或消失的心音为

A. 第一心音　B. 第二心音

C. 第三心音　D. 第四心音

E. 第五心音

21. 第二心音分裂听诊最明显的听诊区是

A. 主动脉瓣第一听诊区　B. 主动脉瓣第二听诊区

C. 二尖瓣区　D. 三尖瓣区

E. 肺动脉瓣区

22. 胸骨左缘第2肋间闻及响亮的连续性机器声样杂音，最可能的诊断是

A. 室间隔缺损　B. 动脉导管未闭

C. 房间隔缺损　D. 法洛四联症

E. 主动脉瓣关闭不全

23. 对于大型室间隔缺损，下列心脏检查结果中，不符合的是

A. 主动脉瓣第二心音亢进

B. 心脏搏动弥散

C. 胸骨左缘第3、4肋间有响亮而粗糙的全收缩期杂音

D. 触诊时有震颤

E. 舒张期隆隆样杂音

24. 房间隔缺损杂音产生的原理为

A. 血流通过房间隔缺口　B. 肺动脉瓣相对狭窄

C. 主动脉瓣相对狭窄　D. 二尖瓣关闭不全

E. 三尖瓣关闭不全

25. 房间隔缺损的肺动脉瓣区第二心音为

A. 反常分裂　B. 亢进

C. 减弱　D. 不分裂

E. 固定分裂

26. 房间隔缺损听诊特点为

A. 胸骨左缘第3、4肋间可听到3～4/6级粗糙的全收缩期杂音，有震颤

B. 胸骨左缘第2、3肋间可听到2～3/6级收缩期杂音，P_2亢进和固定分裂，无震颤

C. 胸骨左缘第2肋间可听到粗糙响亮的连续性机器样杂音，有震颤

D. 肺动脉瓣区可听到2～3/6级收缩期杂音，P_2亢进，有震颤

E. 胸骨左缘第3、4肋间可听到2～3/6级喷射性收缩期杂音

27. 室间隔缺损的杂音特点为

A. 胸骨左缘2、3肋间3/6级以上收缩期杂音

B. 胸骨左缘2、3肋间3/6级以上舒张期杂音

C. 胸骨左缘3、4肋间3/6级以上收缩期杂音

D. 胸骨左缘3、4肋间3/6级以上双期杂音

E. 胸骨右缘3、4肋间3/6级以上收缩期杂音

28. 股动脉枪击音产生的机制为

A. 室间隔缺损　B. 房间隔缺损

C. 心房水平右向左分流　D. 脉压增大引起

E. 不明原因

29. 第一心音形成的机制主要为

A. 二尖瓣及三尖瓣的关闭

B. 室间隔缺损

C. 房间隔缺损

D. 肺动脉瓣及主动脉瓣关闭

E. 血管杂音

30. 风湿性心脏病患者胸骨右缘第2肋间可触及收缩期震颤，可听到喷射性收缩期杂音。该患者心瓣膜可能存在的问题是

A. 二尖瓣狭窄　B. 主动脉瓣关闭不全

C. 主动脉瓣狭窄　D. 二尖瓣关闭不全

E. 肺动脉瓣狭窄

31. 查体时闻及心尖区有舒张期隆隆样杂音可能是

A. 主动脉瓣狭窄　B. 二尖瓣关闭不全

C. 二尖瓣狭窄　D. 主动脉瓣关闭不全

E. 肺动脉瓣狭窄

32. 查体时，胸骨左缘3、4肋间可听到响亮而粗糙的收

缩期杂音，有震颤。应考虑为

A. 主动脉瓣狭窄　B. 动脉导管未闭
C. 房间隔缺损　D. 二尖瓣狭窄
E. 室间隔缺损

33. 水冲脉者，毛细血管搏动征阳性，股动脉可闻及枪击音，其心脏杂音为

A. 心尖部收缩期杂音
B. 胸骨左缘第3肋间舒张期杂音
C. 胸骨左缘第3肋间收缩期杂音
D. 胸骨右缘第2肋间收缩期杂音
E. 胸骨左缘第2肋间舒张期杂音

34. 心包摩擦音最明显的听诊部位是

A. 剑突下　B. 心底部
C. 心尖区　D. 胸骨下段
E. 胸骨左缘第3、4肋间

35. 风湿性二尖瓣狭窄心脏病最典型的体征为

A. 胸骨右缘第2肋间舒张期叹气样杂音
B. 心尖部收缩期吹风样杂音
C. 心尖部舒张期隆隆样杂音
D. 胸骨左缘第2肋间舒张期隆隆样杂音
E. 胸骨左缘第3肋间舒张期叹气样杂音

36. 二尖瓣狭窄者心尖区可听到舒张期隆隆样杂音，该杂音的特点不包括

A. 舒张中、晚期出现
B. 杂音呈递增型
C. 呼吸末及活动后杂音更为明显
D. 向颈部传导
E. 左侧卧位明显

37. 关于主动脉瓣狭窄杂音特点，下列叙述正确的是

A. 胸骨右缘1～2肋间收缩期粗糙喷射性杂音
B. 胸骨左缘3肋间叹气样舒张期杂音
C. 左室衰竭或心输出量减少时杂音增强
D. 主动脉瓣区第二心音增强
E. 伴主动脉瓣关闭不全时杂音减弱

38. 房间隔缺损，听诊可在胸骨左缘第2、3肋间闻及收缩期吹风样杂音，下列可闻及的异常心音是

A. 第二心音反常性分裂　B. 第二心音生理性分裂
C. 第一心音强弱不等　D. 心室律绝对不齐
E. 第二心音固定性分裂

39. 第一心音的心音分裂不会出现在

A. 右束支传导阻滞　B. 左心室起搏
C. 左心室预激　D. Ebstein 畸形
E. 左束支传导阻滞

40. 患儿，男，6岁，查体：水冲脉。经超声可发现的先天性心血管病是

A. 室间隔缺损　B. 肺动脉狭窄
C. 动脉导管未闭　D. 房间隔缺损
E. 主动脉缩窄

41. 患儿，女，13岁，体型瘦弱，无发绀，胸骨左缘第2肋间闻及3/6级粗糙连续性杂音，肺动脉瓣区第二心音亢进。X线检查：肺动脉段凸出，心影轻度扩大，可能诊断为

A. 房间隔缺损　B. 室间隔缺损
C. 肺动脉瓣狭窄　D. 动脉导管未闭
E. 主动脉瓣狭窄

42. 患者，女性，57岁，超声提示二尖瓣前叶关闭不全，其杂音的传导为

A. 向左腋下、左肩胛下区传导
B. 向颈部传导局限
C. 不传导
D. 向胸骨上窝传导
E. 向心尖部传导

43. 患者，男性，30岁，5年前诊断为风湿性心脏病，二尖瓣关闭不全。该患者心脏听诊不会出现的体征为

A. 心尖部第一心音亢进
B. 心尖部第三心音
C. 心尖部短促的舒张中期杂音
D. 心尖部收缩期杂音向左腋下传导
E. 心尖部收缩期杂音向胸骨左缘及心底部传导

44. 患者，男性，30岁，患有风湿性心脏病，重度二尖瓣狭窄伴肺动脉重度高压，相对性肺动脉瓣关闭不全。该患者肺动脉瓣区可闻及

A. 收缩中期喀喇音　B. 第三心音
C. 二尖瓣开放拍击音　D. Graham－Steell 杂音
E. Austin－Flint 杂音

45. 患者，男性，24岁，因呼吸困难就诊，听诊：主动脉瓣听诊区可闻及舒张期叹气样杂音。该患者查体不会出现

A. Kussmaul 征　B. 水冲脉
C. 枪击音　D. Duroziez 双重杂音
E. 颈动脉搏动

46. 患者，女性，64岁。20年前开始有胸闷、心悸、乏力症状，心脏超声提示心脏瓣膜病，二尖瓣关闭不全。该患者查体可出现

A. 心尖区舒张中晚期隆隆样杂音
B. 胸骨右缘第2肋间3级以上喷射性收缩期杂音
C. 心尖区全收缩期吹风样杂音

D. 胸骨左缘功能性收缩期杂音

E. 胸骨左缘第 3 肋间舒张早期哈气样杂音

47. 患者，女性，56 岁，头晕，乏力，心悸。查体：抬举样心尖搏动，胸骨右缘第 2 肋间 3/6 级收缩期粗糙喷射样杂音，向颈部传导。该患者最可能诊断为

A. 主动脉瓣关闭不全　B. 二尖瓣狭窄

C. 肺动脉瓣狭窄　D. 主动脉瓣狭窄

E. 二尖瓣关闭不全

二、共用题干单选题

（1～3 题共用题干）

患者，女性，52 岁，因“先天性心脏病、心房纤维颤动、左侧肢体偏瘫”入院。

1. 该患者常见的脉搏是

A. 洪脉　B. 速脉

C. 细脉　D. 缓脉

E. 丝脉

2. 此脉搏属于

A. 频率异常　B. 强弱异常

C. 节律异常　D. 波形异常

E. 动脉壁弹性异常

3. 为其测量心率、脉率的正确方法是

A. 先测心率，再测右侧脉率

B. 先测左侧脉率，再测心率

C. 一人听心率，一人测脉率，同时测 1 分钟

D. 一人听心率，一人测右侧脉率，同时测 1 分钟

E. 一人听心率，一人测左侧脉率，同时测 1 分钟

（4～5 题共用题干）

患者，男性，28 岁，2 年前开始心悸、胸闷气短，2 个月前开始加重。查体：心界向左下扩大，心率 110 次/分，律齐，奔马律，S_1 减弱，A_2 音消失，胸骨左缘第 3 肋间可听见高调递减型舒张期哈气样杂音，向心尖部传导。心尖部可听见舒张早中期低调的隆隆样杂音、水冲脉。

4. 该患者的 X 线表现为

A. 梨形心　B. 球形心

C. 普大心　D. 靴形心

E. 双房影

5. 该患者的瓣膜损害为

A. 主动脉瓣狭窄并二尖瓣狭窄

B. 肺动脉瓣关闭不全

C. 主动脉瓣关闭不全

D. 主动脉瓣关闭不全并二尖瓣狭窄

E. 肺动脉瓣关闭不全并二尖瓣狭窄

（6～8 题共用题干）

患儿，男，1 岁，常患肺炎，体重不达标，吃奶或哭闹时口唇发绀。查体：发育营养欠佳，胸骨左缘第 2、3 肋间可听见 2～3/6 级收缩期杂音，P_2亢进。

6. 该患儿最可能诊断为

A. 房间隔缺损　B. 动脉导管未闭

C. 肺动脉瓣狭窄　D. 室间隔缺损

E. 法洛四联症

7. 该患儿手术时机为

A. 3 岁以后　B. 紧急手术

C. 择期手术　D. 学龄前期

E. 学龄期后

8. 其心脏杂音产生的机制是

A. 血流通过缺损处　B. 主动脉瓣相对狭窄

C. 肺动脉瓣相对狭窄　D. 三尖瓣相对狭窄

E. 二尖瓣相对狭窄

三、多选题

1. 交替脉的特点包括

A. 动脉收缩时上升支产生首个波峰

B. 触诊为节律规整而强弱交替的脉搏

C. 反映心肌功能不全

D. 通过升支、波峰和波形描述

E. 由于前、后负荷及心肌收缩力改变的失代偿表现

2. 双峰脉高动力循环状态可见于

A. 梗阻性肥厚型心肌病

B. 动静脉瘘

C. 右冠状动脉窦－右心房的分流

D. 动脉导管未闭

E. 主动脉瓣重度狭窄

3. 迟微脉的特点不包括

A. 升支上升缓慢和波幅低平

B. 最常见于主动脉瓣狭窄

C. 只表现在升支波上

D. 可以观察到两个明显的波

E. 第 2 个波峰出现在舒张期

4. 正常脉搏的特点包括

A. 通过升支、波峰和波形描述

B. 由叩击波和潮汐波组成

C. 分为 0～4 级

D. 动脉扩张时上升支产生首个波峰

E. 当舒张期主动脉瓣关闭时，下降支会产生第 2 个波峰

5. 关于肱－股动脉脉搏延迟征的表现，下列正确的是

A. 肱动脉和股动脉的脉搏波几乎同时出现
B. 肱动脉的脉搏波出现早于股动脉的脉搏波
C. 血管狭窄导致血流受阻时，股动脉脉搏可能延迟出现
D. 处于仰卧位时，上肢血压低于下肢血压
E. 处于仰卧位时，下肢血压低于上肢血压

6. 下列选项中，可以导致双上肢血压、脉搏不等（收缩压>10mmHg）的是
A. 动脉硬化、栓塞及动脉炎引起的主动脉、无名动脉和锁骨下动脉阻塞
B. 锁骨下动脉盗血综合征
C. 胸腔出口综合征
D. 颈肋综合征或前斜角肌综合征
E. 瓣上型主动脉口狭窄或主动脉夹层

7. 颈静脉脉搏的病理表现包括
A. 三尖瓣狭窄
B. 完全性心脏阻滞或房室分离
C. 心房颤动
D. 重度三尖瓣反流（TR）或房间隔缺损
E. 限制型心肌病

8. 心脏压塞时的表现不包括
A. 动脉血压升高　B. 奇脉
C. 脉压增大　D. 肝颈静脉回流征阳性
E. 窦性心动过缓

9. 查体见颈动脉明显搏动，可能诊断为
A. 重度主动脉瓣关闭不全　B. 肺动脉狭窄
C. 甲亢　D. 高热
E. 重度贫血

10. 查体时脉搏在吸气时消失，不可能是何种脉搏
A. 交替脉　B. 奇脉
C. 短细脉　D. 无脉
E. 水冲脉

11. 关于心尖搏动的叙述，下列错误的是
A. 正常成人心尖搏动位于第5肋间，左锁骨中线外侧0.5~1.0cm处
B. 肥胖者心尖搏动位置较低
C. 二尖瓣狭窄时右心室增大，心尖搏动向右移位
D. 消瘦者心脏呈垂悬位，心尖搏动下移至第6肋间
E. 视诊可准确判断心尖搏动的位置

12. 分裂在吸气和呼气时均存在，但不固定，P_2延迟见于
A. 右心功能不全　B. 肺动脉高压
C. 右束支传导阻滞　D. 肺动脉瓣狭窄
E. 重度二尖瓣反流

13. 第一心音强度的影响因素有
A. 二尖瓣反流时是否关闭
B. 心室收缩开始时二尖瓣瓣叶的位置
C. 二尖瓣结构是否受损
D. 左室压力搏动上升的速度
E. 心脏和听诊器间存在的组织、空气和液体的量

14. 分裂在吸气和呼气时均存在，但不固定。A_2提前见于
A. 重度二尖瓣反流　B. 肺动脉扩张
C. 室间隔缺损　D. 左室预激
E. 右束支传导阻滞

15. 第一心音增强可见于
A. PR间期缩短
B. 完全性房室传导阻滞
C. 二尖瓣狭窄
D. 心动过速或心室收缩力加强
E. PR间期变长

16. 第二心音分裂中的固定分裂可见于
A. 左心功能不全　B. 房间隔缺损
C. 室间隔缺损　D. 肺动脉狭窄
E. 右心衰竭

17. 关于主动脉瓣狭窄的收缩期心脏杂音的叙述，下列正确的是
A. 利用鼓型听诊器在在胸骨右缘第1~2肋间或胸骨左缘听诊最清楚
B. 呈递增、递减性质粗糙音
C. 老年患者可能向心尖部传导，有时可超过心尖部
D. 与血流及早高峰相关
E. 主动脉瓣狭窄杂音可在做Valsalva动作时减弱，室性期前收缩后增强

18. 下列选项中，可以出现二尖瓣区舒张期隆隆样杂音的疾病是
A. 左房黏液瘤　B. 主动脉瓣狭窄
C. 二尖瓣狭窄　D. 房间隔缺损
E. 肺动脉瓣狭窄

19. 动脉导管未闭听诊可闻及
A. 连续性杂音　B. 递增型杂音
C. 递减型杂音　D. 伴有震颤
E. 占据整个收缩期与舒张期

20. 查体心前区隆起可见于
A. 法洛四联征
B. 肺动脉瓣狭窄
C. 儿童期的风湿性心脏病二尖瓣狭窄
D. 原发性高血压
E. 主动脉弓动脉瘤

21. Austin - Flint 杂音的特点为

A. 相对二尖瓣狭窄所致

B. 常伴有心房颤动

C. 柔和、无震颤

D. 见于风湿性心瓣膜病的二尖瓣狭窄

E. 粗糙、常伴震颤

22. 患者，女性，22 岁，诉心悸、烦躁，近期体重下降。查体：双眼球略凸出，心率 110 次/分，可听见心尖区柔和的 2/6 级收缩期杂音。该患者可能为

A. 贫血　　B. 室间隔缺损

C. 生理性杂音　　D. 甲亢

E. 房间隔缺损

四、案例分析题

（1～3 题共用题干）

患儿，女，12 岁。体检发现心脏杂音 10 年。查体：双肺无干、湿啰音，心前区饱满，胸骨左缘第 3、4 肋间可听到收缩期杂音，可触及震颤。

1. 根据患者体征，分析杂音至少为

A. 1/6 级　　B. 2/6 级

C. 3/6 级　　D. 4/6 级

E. 5/6 级　　F. 6/6 级

2. 该患者应选择哪些辅助检查

A. 心电图　　B. 电生理检查

C. 胸片　　D. 心肌核素检查

E. 超声心动图　　F. 心脏核磁共振

3. 该患者最可能的诊断为

A. 动脉导管未闭　　B. 肺动脉瓣狭窄

C. 室间隔缺损　　D. 房间隔缺损

E. 主动脉瓣狭窄　　F. 二尖瓣狭窄

答案和精选解析

一、单选题

1. C　心脏压塞的体格检查表现为：①颈静脉压升高；②低血压（贝克三联征：颈静脉压升高、心音遥远和低血压），选项 C 错误；③心动过速，选项 D 正确；④奇脉，选项 A 正确；⑤“x”波下降支显著，“y”波下降支减小或消失，选项 E 正确；⑥可有心包摩擦音，选项 B 正确。

2. E　奇脉是指平静吸气时脉搏明显减弱或消失，为心包腔受压导致舒张充盈受限所致，其病因包括心脏压塞，慢性肺疾病、急性哮喘发作，大块肺栓塞，右室梗死，心功能衰竭，张力性气胸，妊娠，肥胖以及少见的缩窄性心包炎。冠心病不会出现奇脉，因此选项 E 符合题意。

3. C　极量负荷量指的是心率达到人体的生理极限的负荷量，通常多采用统计所得的各年龄组的预计最大心率为指标。最大心率的粗略计算法为 220 - 年龄数。

4. B　健康人血压波动呈“长柄勺”型，凌晨 2：00～3：00 时处于血压低谷，清晨起床后血压开始急剧上升，在 8：00～9：00 时达第一峰值，下午 17：00～18：00 时可略高些，此为第二峰值，从 18：00 时开始缓慢下降，呈双峰一谷，选项 A、C、D、E 均正确。收缩压波动范围大于舒张压，日间血压波动范围大于夜间，选项 B 错误。

5. E　双峰脉最常见的原因为严重的主动脉瓣关闭不全（AR、重搏脉）伴或不伴主动脉狭窄（AS），也可见于梗阻性肥厚型心肌病（HOCM、双峰脉，“尖顶 - 穹隆状”脉），高动力循环状态（如动脉导管未闭、动静脉瘘）。

6. D　测量颈静脉脉搏的基本原则是：①应同时测量压力和波形；②调整头和躯干的位置，直到可以清楚地观察到静脉搏动，一般约为 45°；③观察颈静脉时颈内静脉优于颈外静脉，右侧优于左侧；④正常人的颈静脉脉搏吸气时下降。

7. E　主动脉瓣重度反流引起高排血量的脉搏异常体征：（1）Hill 征：①股动脉收缩压明显高于肱动脉（>40mmHg）；②提示慢性重度主动脉瓣关闭不全的可靠体征；③由流向主动脉远端的叠加波形成。（2）Traube 征：听诊器胸件放到股动脉上，可听到“放枪声”。（3）Corrigan 脉：①水冲脉；②由心脏的高排低阻导致洪大的上升支和下降支。（4）Duroziez 征：股动脉的收缩/舒张双期杂音，最具有预测性。

8. A　通常下肢血压比上肢血压高约 20～40mmHg，若下肢血压低于或等于上肢血压，提示相应部位动脉存在狭窄或者阻塞，例如股动脉、主动脉硬化或者狭窄。上、下肢压差产生的原因是股动脉管径较肱动脉径宽，下肢血流量较上肢血流量多，下肢血压较上肢血压要高 20～40mmHg。

9. C　周围血管征是指由于脉压增大而导致周围动脉和毛细血管搏动增强的一组体征，如水冲脉、明显颈动脉搏动、点头运动、毛细血管搏动（脉压增大时可出现）、枪击音和双重杂音等。奇脉见于心包压塞或心包缩窄，选项 C 符合题意。

10. A　法洛四联症患儿喜欢蹲踞是因为可以暂时缓解缺氧症状，由于蹲踞时下肢屈曲，增加体循环阻力，使右向左分流减少，从而增加肺血量。此外，下肢屈曲使静脉回心血量减少，减轻心脏负荷使动脉血氧饱和度升高，选项 A 正确。

11. B　桡动脉搏动最强、走行直的部位在桡骨茎突近端 1cm 处，此部位为桡动脉搏动易摸认的部位，选项 B

正确。

12. C　主动脉关闭不全时可出现周围血管征，包括水冲脉、点头征、股动脉枪击音、毛细血管搏动征等，选项C正确。交替脉见于高血压心脏病、急性心肌梗死和主动脉瓣关闭不全导致的心力衰竭等，奇脉常见于心包压塞或心包缩窄，短绌脉常见于房颤，脱落脉常见于二度房室传导阻滞。

13. C　奇脉是指吸气时脉搏显著减弱或消失，系左心室搏出量减少所致。当存在心脏压塞或心包缩窄时，吸气时一方面因右心舒张受限，回心血量减少而影响右心排血量，右心室排入肺循环的血量相应减少；另一方面肺循环受吸气时胸腔负压的影响，肺血管扩张，使肺静脉回流入左心房血量减少，因而左室排血也减少。这些因素形成吸气时脉搏减弱，甚至不能触及，因此又称为“吸停脉”。

14. A　高血压患者由于左室后负荷增加，可导致左室增大，左室增大可使心尖搏动区向左下移动。

15. C　儿童或青少年心脏发育未完善，在心室舒张早期，快速充盈期血流冲击心室壁及乳头肌腱索产生的振动较成人大，故儿童及青少年可闻及第三心音，而成人则听不到。成人一旦出现通常是病理性的，大多来自左心室，可见于任何年龄的心衰患者。

16. A　主动脉瓣第1听诊区位于胸骨右缘第2肋间处，选项A正确；主动脉瓣第2听诊区位于胸骨左缘第3、4肋间处。

17. B　第二心音用鼓型听诊器在胸骨左缘和右缘的第2肋间听诊最为清晰，选项B正确。

18. C　心尖区听诊最清晰的心音为第一心音。心底部听诊最清晰的心音为第二心音。仰卧位和左侧卧位听诊最清晰的心音为第三心音，选项C正确。高抬下肢可增强，坐位或立位可减弱或消失的心音为第三心音。

19. E　收缩力和血管阻力的血流动力学改变所引起的杂音变化有助于肥厚型心肌病（HCM）与主动脉狭窄（AS）鉴别。站立时，AS的杂音减弱，HCM的杂音增强，选项A错误，选项E正确；Valsalva（用力时）HCM的杂音增强，AS的杂音减弱或不变，选项D错误；硝酸酯类药物可以使HCM及AS的杂音增强，选项C错误；室性期前收缩后，HCM及AS的杂音增强，选项B错误。

20. C　第三心音音调低钝而重浊；持续时间短（约为0.04秒）而强度弱，在心尖部及其内上方听诊较清楚；侧卧位或仰卧位较清楚，吸气时可能增强，抬高下肢可增强，坐位或立位时减弱至消失；通常在呼吸末较清楚。一般只在儿童和青少年中听到。

21. E　第二心音分裂在临床上较常见，肺动脉瓣区听诊最明显，选项E正确。

22. B　动脉导管未闭最突出的体征是在胸骨左缘第2肋间闻及响亮的连续性机器声样杂音，可伴随震颤。

23. A　室间隔缺损的体征有：心前区隆起，心界向左下扩大，心脏搏动弥散，选项B正确。心脏听诊可闻及在胸骨左缘第3、4肋间有响亮而粗糙的全收缩期杂音，伴有震颤，肺动脉瓣区第2心音增强，选项C、D正确。随着肺动脉压力的增高，收缩期杂音减弱而肺动脉瓣区第2心音亢进，选项A错误。巨大缺损者，有时可因左心室扩大而二尖瓣环相对较小产生轻而短促的舒张期隆隆样杂音，选项E正确。

24. B　房间隔缺损时右心室排血量增多，导致肺动脉瓣相对狭窄，选项B正确。

25. E　由于房间隔缺损时存在左房向右房血液分流，抵消呼吸对右心回心血流的影响，因此S_2分裂时距较为固定。

26. B　房间隔缺损听诊时，在胸骨左缘第2、3肋间可听到2～3级收缩期杂音，较粗糙，肺动脉瓣区第二心音亢进并固定宽分裂是房间隔缺损的标志，选项B正确。

27. C　室间隔缺损时，心脏听诊可闻及在胸骨左缘第3、4肋间有响亮而粗糙的全收缩期杂音，伴有震颤，肺动脉瓣区第2心音增强，选项C正确。随着肺动脉压力的增高，收缩期杂音减弱而肺动脉瓣区第2心音亢进。巨大缺损者，有时可因左心室扩大而二尖瓣环相对较小产生轻而短促的舒张期隆隆样杂音。

28. D　枪击音是一种脉压增大时的周围血管征象，选项D正确，主要见于主动脉瓣重度关闭不全、甲状腺功能亢进、严重贫血和动脉导管未闭。

29. A　第一心音形成的主要机制目前多认为是二尖瓣及三尖瓣的关闭，瓣叶紧张产生振动所致，选项A正确。

30. C　主动脉瓣狭窄时，胸骨右缘第2肋间可闻及粗糙、响亮的喷射性收缩期杂音，常伴有收缩期震颤，选项C正确。

31. C　二尖瓣狭窄时，杂音位于心尖部附近，左侧卧位最清晰，用钟型听诊器可闻及舒张期递增型低调隆隆样杂音，收缩期前增强，选项C正确。

32. E　室间隔缺损时，胸骨左缘3、4肋间可闻及响亮而粗糙的收缩期杂音，有时伴有震颤，选项E正确。

33. B　水冲脉、毛细血管搏动征、枪击音为周围血管征，最常见的疾病是主动脉瓣关闭不全。主动脉瓣关闭不全的典型杂音是主动脉瓣区舒张期杂音。由于主动脉瓣关闭不全的杂音可能会向心尖部传导，因此听诊部位在胸骨左缘的第3肋间，即主动脉瓣的第2听诊区最为清楚，选项B正确。

34. E　心包摩擦音是急性心包炎的体征，急性心包炎最具诊断价值的体征为心包摩擦音，杂音为高调搔抓样，多位于心前区，以胸骨左缘第3、4肋间，胸骨下沿，剑突区较为明显，选项 E 正确。

35. C　风湿性心脏病二尖瓣狭窄的体征是心尖部出现舒张期的隆隆样杂音，在运动后或呼气时症状更为明显，选项 C 正确。

36. D　二尖瓣狭窄心尖部可听到舒张中、晚期隆隆样杂音，选项 A 正确，杂音呈递增型，选项 B 正确，左侧卧位明显、呼吸末及活动后杂音更为明显，选项 C、E 正确，杂音不传导，选项 D 错误。

37. A　主动脉瓣狭窄于主动脉瓣第一听诊区可及收缩期粗糙喷射性杂音，主要为递增或递减型，向颈部传导，主动脉瓣区 S_2 减弱，呼气时可闻及 S_2 分裂，心尖区有时可闻及 S_4，左室衰竭或心输出量减少时杂音减弱，伴动脉瓣关闭不全时杂音增强。

38. E　房间隔缺损心脏听诊可闻及第二心音固定分裂，选项 E 正确；而第一心音强弱不等、心律绝对不齐是房颤体征。

39. E　第一心音的心音分裂出现在右束支传导阻滞（通常是 S_2 分裂）、左心室起搏、预激或 Ebstein 畸形，选项 A、B、C、D 正确。左束支传导阻滞是 S_1 逆分裂的原因，选项 E 错误。

40. C　动脉导管未闭会导致脉压差增大，脉压差增大时会出现水冲脉、枪击音等血管征。

41. D　该患儿最可能诊断为动脉导管未闭。动脉导管未闭典型的体征是胸骨左缘第 2 肋间闻及响亮的连续性机器样杂音，伴有震颤。肺动脉瓣区第 2 心音亢进，但常常被响亮的杂音所掩盖。结合 X 线检查，该患儿最可能诊断为动脉导管未闭。

42. A　二尖瓣关闭不全最重要的体征是心尖区收缩期杂音，杂音在 S_1 后立即发生，持续于整个收缩期，可伴有收缩期震颤。前叶损害为主者，杂音向左腋下或左肩胛下传导；后叶损害为主者，杂音向心底部传导。

43. A　二尖瓣关闭不全时，心室舒张期过度充盈，使二尖瓣漂浮，第一心音减弱，选项 A 符合题意。由于左心室射血期缩短，主动脉瓣关闭提前，导致第二心音分裂；严重反流可出现低调第三心音，选项 B 不符合题意。严重反流时，由于舒张期大量血液通过二尖瓣口，导致相对性二尖瓣狭窄，故心尖区可听到短促的舒张中期隆隆样杂音，选项 C 不符合题意。二尖瓣关闭不全的典型杂音为心尖区全收缩期吹风样杂音，前叶损害为主者，杂音向左腋下或左肩胛下传导；后叶损害为主者，杂音向心底部传导，选项 D、E 不符合题意。

44. D　二尖瓣狭窄合并严重肺动脉高压时，由于肺动脉及其瓣环的扩张，导致相对性肺动脉瓣关闭不全，因此在胸骨左缘第 2 肋间可听到递减型高调叹气样舒张早期杂音，即 Graham－Steell 杂音，选项 D 正确。

45. A　该患者主动脉瓣听诊区可听到舒张期叹气样杂音，考虑为主动脉瓣关闭不全。水冲脉、枪击音和 Duroziez 双重杂音为主动脉瓣关闭不全者可出现的周围血管征；颈动脉搏动为正常人都会出现的体征；Kussmaul 征是缩窄性心包炎者吸气时周围静脉回流增多，而已缩窄的心包使心室失去适应性扩张的能力，因此静脉压反而增高，形成了吸气时颈静脉更明显扩张的现象，选项 A 符合题意。

46. C　二尖瓣关闭不全最重要的体征是心尖区收缩期杂音，杂音在 S_1 后立即发生，持续于整个收缩期，多向左腋传导，吸气时减弱，反流量小时音调高，瓣膜增厚者杂音粗糙，可伴有收缩期震颤，选项 C 符合题意。

47. D　该患者最可能诊断为主动脉瓣狭窄。主动脉瓣狭窄性杂音特点：杂音响亮、粗糙，呈递增、递减型，在胸骨右缘第 1～2 肋间或胸骨左缘听诊最清楚，可向颈动脉，特别是右侧颈动脉传导，10% 主动脉瓣狭窄患者，收缩期杂音最响部位在心尖部，老年患者或者合并有肺气肿的患者易于发生这种情况。

二、共用题干单选题

1. C　在同一单位时间内脉率少于心率，称绌脉或脉搏短绌。听诊时心律完全不规则，心率快慢不一，心音强弱不等。常见于心房纤维颤动的患者。

2. C　绌脉一般是指脉搏短绌，多见于心房纤维颤动，属于心律异常，选项 C 正确。

3. C　绌脉的测量：如发现患者有绌脉，应由两名护士同时测量，一人听心率，另一人测脉率，由听心率者发出“起”或“停”口令，计数 1 分钟，两人同时在单位时间测心率与脉率，如脉率低于心率即为绌脉。

4. D　结合患者症状以及体征，考虑主动脉关闭不全引起左心室增大，X 线表现为靴形心，选项 D 正确。

5. C　该患者存在典型的舒张期杂音伴周围血管征，考虑为主动脉瓣关闭不全。选项 C 正确。

6. A　该患儿体格瘦小、常患肺炎，在胸骨左缘第 2、3 肋间可听到 2～3 级收缩期杂音，肺动脉瓣区第二心音亢进，最可能诊断为房间隔缺损，选项 A 正确。

7. B　该患儿体重低且有发绀，需紧急手术。

8. C　房间隔缺损会导致肺循环的血流量增加，而肺动脉瓣相对狭窄，在心脏收缩血流通过狭窄的瓣膜口就会出现在胸骨左缘第 2、3 肋间收缩期吹风样的杂音。

三、多选题

1. BC　交替脉是节律规则而强弱交替的脉搏，可反映心肌功能不全，见于高血压心脏病、急性心肌梗死和主动脉瓣关闭不全导致的心力衰竭等。

2. BD　双峰脉最常见的原因为严重的主动脉瓣关闭不全（AR、重搏脉）伴或不伴主动脉狭窄（AS），也可见于梗阻性肥厚型心肌病（HOCM、双峰脉、“尖顶－穹窿状”脉），高动力循环状态（如动脉导管未闭、动静脉瘘）。

3. DE 迟微脉的特点主要有：①升支上升缓慢和波幅低平；②最常见于主动脉瓣狭窄，但伴颈动脉硬化的老年人即使存在严重的主动脉瓣狭窄也可能不出现；③只表现在升支波上。选项 A、B、C 属于迟微脉的特点，选项 D 属于升支波脉的特点，选项 E 属于复脉的特点。

4. ABCE 正常脉搏的特点主要有：①通过升支、波峰和波形描述；②由叩击波和潮汐波组成；③分为 0 ~ 4 级；④正常脉压为 30 ~ 40mmHg；⑤动脉收缩时上升支产生首个波峰；⑥当舒张期主动脉瓣关闭时，下降支会产生第 2 个波峰称为重搏波。

5. ACE 肱 - 股动脉脉搏延迟征的表现主要有：①肱动脉和股动脉的脉搏波几乎同时出现（股动脉稍早）；②血管狭窄导致血流受阻时，股动脉脉搏可能延迟出现；③处于仰卧位时，下肢血压低于上肢血压。因此，选项 A、C、E 正确。

6. ABCDE 双上肢血压、脉搏不等（收缩压 > 10mmHg）主要由动脉硬化、栓塞及动脉炎引起的主动脉、无名动脉和锁骨下动脉阻塞所致；也见于颈肋综合征或前斜角肌综合征、胸腔出口综合征、锁骨下动脉盗血综合征、瓣上型主动脉口狭窄或主动脉夹层。

7. ABCDE 颈静脉脉搏的病理状态及表现：心房颤动、完全性心脏阻滞或房室分离、三尖瓣狭窄、重度三尖瓣反流（TR）或房间隔缺损、缩窄性心包炎、限制型心肌病、心脏压塞、下腔静脉（SVC）阻塞。

8. ACE 心包压塞时会出现心率增快、血压下降、静脉压升高，静脉压明显升高时可出现肝颈静脉回流征阳性、肝大、腹水等体循环淤血症状；动脉收缩压下降、脉压减小可出现奇脉。

9. ACDE 重度主动脉瓣关闭不全、甲亢、高热、重度贫血均可见颈动脉搏动增强，选项 A、C、D、E 正确。

10. ACDE 脉搏在吸气时消失为奇脉，其余各项均不会在吸气时消失。

11. ABCE 正常人心尖搏动位于第 5 肋间左锁骨中线内侧 0.5 ~ 1.0cm 处，肥胖者、小儿或妊娠时，膈肌位置较高，使心脏横位，心尖搏动向上外移，消瘦体型者心脏垂位，心尖搏动移向内下，可达第 6 肋间；二尖瓣狭窄可导致右心室增大，心尖搏动向左移位。心尖搏动有时强度较弱、范围弥散，视诊不易发现准确搏动位置，可通过触诊进一步明确。

12. ABCD 通常分裂为正常分裂时距的延长，贯穿于整个呼吸周期，分裂在吸气和呼气时均存在，但不固定，原因是 P_2 延迟，见于右束支传导阻滞（RBBB）、肺动脉高压、右心功能不全、肺动脉瓣狭窄、肺动脉扩张。

13. BCDE 第一心音强度的影响因素是：①心室收缩开始时二尖瓣瓣叶的位置；②左室压力搏动上升的速度；③二尖瓣结构是否受损；④心脏和听诊器间存在的组织、空气和液体的量。

14. ACD 分裂在吸气和呼气时均存在，但不固定。A_2 提前见于重度二尖瓣反流、室间隔缺损（VSD）、左室预激（WPW）。

15. ABCD 第一心音增强可见于：①二尖瓣狭窄时，此时较强的第一心音常提示该瓣膜是柔软可活动的；②完全性房室传导阻滞时，出现房室分离现象。当心房和心室同时收缩时，第一心音强度明显增加，称为“大炮音”；③PR 间期缩短、心动过速或心室收缩力加强时，S_1 可增强。PR 间期变长见于第一心音减弱。

16. BDE 由于右心容量在吸气和呼气时变化微小，第二心音分裂中的固定分裂在分裂时不受呼吸影响，可见于房间隔缺损、肺动脉狭窄、右心衰竭。左心功能不全在反常分裂中可见；室间隔缺损在通常分裂中可见。

17. ABE 主动脉瓣狭窄的收缩期心脏杂音：利用鼓型听诊器在胸骨右侧或左侧第 2 肋间最清楚，选项 A 正确，杂音呈递增、递减性质粗糙音，选项 B 正确，老年患者为一高调乐音；向颈部和颈动脉传导，有时老年患者可向心尖部传导，但不会超过心尖部，选项 C 错误；与血流量相关，可能不反映狭窄的严重度，选项 D 错误。射血时间延长提示重度主动脉瓣狭窄（期限延长高峰延迟）；主动脉瓣狭窄杂音可在做 Valsalva 动作时减弱，室性期前收缩后增强，选项 E 正确。

18. AC 左房恶性黏液瘤生长迅速，由于瘤体大小、活动度不同，可以引起不同程度的血流机械性阻碍和影响房室瓣功能。左房舒张期瘤体阻塞二尖瓣口，而出现隆隆样杂音，酷似二尖瓣狭窄，选项 A 正确。主动脉瓣狭窄听诊可在胸骨右缘第 2 肋间闻及低调、粗糙的喷射性收缩期杂音，选项 B 错误。二尖瓣狭窄可闻及心尖区舒张中晚期低调、隆隆样杂音，常常伴有舒张期震颤，选项 C 正确。房间隔缺损在胸骨左缘第 2、3 肋间可听到 2 ~ 3 级收缩期杂音，较粗糙，肺动脉瓣区第二心音亢进并固定宽分裂，选项 D 错误。肺动脉瓣狭窄可在肺动脉瓣区闻及响亮、粗糙、吹风样收缩期杂音，肺动脉瓣区第二心音（P_2）减弱伴分裂，吸气后更加明显，选项 E 错误。

19. ADE 动脉导管未闭的患者在查体时，可看到胸骨左缘上方有一个连续性的机器样杂音，占据整个收缩期与舒张期，常伴有震颤，杂音向左侧锁骨下颈部和背部传导，选项 A、D、E 正确。当肺血管阻力增高时，杂音的舒张期可能减弱或者消失。

20. ABC 先天性心脏病造成心脏肥大，在儿童生长发育完成前可影响胸廓正常发育导致心前区局部隆起，法洛四联症、肺动脉瓣狭窄、儿童期风湿性心脏病二尖瓣狭窄均可造成右心室肥大；主动脉弓动脉瘤或升主动脉扩张也可导致胸廓局部隆起，但常位于胸骨右缘第二肋间附近。

21. AC　Austin－Flint 杂音是指在严重的主动脉瓣关闭不全的时候，反流很明显的患者常在心尖区闻及柔和低调的隆隆样舒张期杂音，选项 C 正确。Austin－Flint 杂音见于中重度主动脉瓣关闭不全患者，为主动脉瓣大量反流时冲击二尖瓣前叶，使其振动移位，引起相对二尖瓣狭窄所致，选项 A 正确，选项 D 错误；不一定伴有房颤，选项 B、E 错误。

22. CD　该患者心悸、心率快，烦躁、体重下降，双眼球略凸出，符合甲亢临床表现，因此心尖区的柔和收缩期杂音应首先考虑为甲亢引起的生理性杂音，选项 C、D 正确。

四、案例分析题

1. C　心脏杂音的分级（Levine 6 级分法）：1 级：极轻，需要仔细听才能发现的心脏杂音；2 级：较轻，不太响亮；3 级：中度，较响亮且粗糙；4 级：响亮粗糙传导；5 级：很响亮，粗糙传导广泛；6 级：极响亮，震耳，听诊器离开胸壁仍然可以听到。该患者可听到明显心脏杂音，杂音至少为 3/6 级以上。

2. ACE　室间隔缺损查体心前区饱满，提示心脏已扩大，应完善心电图、胸片，特别是超声心动图检查，选项 A、C、E 正确。

3. C　该患者幼年时发现心脏杂音，提示有先天性心脏病，查体：胸骨左缘骨左缘第 3、4 肋间可听到收缩期杂音，可触及震颤，符合室间隔缺损杂音的特点，选项 C 正确。

第三章　心血管影像学

一、单选题

1. 下列 X 线征象中，可以作为左心房增大可靠证据的是

A. 食道受压移位　B. 肺动脉段凸出
C. 双重阴影和双弧影　D. 鹿角征和 Kerley 线
E. 蝴蝶征

2. 下列先天性心脏病中，出现肺缺血的是

A. 房间隔缺损　B. 室间隔缺损
C. 动脉导管未闭　D. 艾森曼格氏综合征
E. 法洛四联症

3. 左心房增大早期 X 线征象为

A. 双重阴影　B. 左心缘四弓征
C. 食道受压、移位　D. 气管分叉受压抬高
E. 右心缘双弧征

4. 对临床怀疑冠心病者，可用于冠状动脉病变诊断的是

A. 心脏 X 线平片　B. MRI 检查
C. CT 检查　D. 超声心动图
E. 核医学

5. 用于冠状动脉钙化积分测量的心脏影像诊断学方法为

A. 心血管造影　B. 超声心动图
C. 心脏 X 线平片　D. 心脏 CT 检查
E. 心脏 MRI 检查

6. 对于冠心病评价来说，与 MRI 相比，CT 具有的优势是

A. 心肌灌注的评价
B. 心肌活力的评价
C. 心脏各房室形态结构的评价
D. 冠状动脉病变的诊断
E. 心脏功能的评价

7. 诊断主动脉疾病和肺动脉栓塞的一线影像学检查方法为

A. 心血管造影　B. 超声心动图
C. 心脏 X 线平片　D. MRI 检查
E. 多层螺旋 CT

8. 左前斜位心影后缘下部为心脏哪个部位的投影

A. 左心房　B. 左心室
C. 右心房　D. 右心室
E. 肺动脉圆锥

9. 下列诊断冠心病室壁瘤最可靠的检查方法是

A. 胸部 X 线　B. 右心室造影
C. 左心室造影　D. 冠状动脉造影
E. 右心导管

10. 诊断动脉导管未闭进行心血管造影常见的选择部位是

A. 肺动脉　B. 右心室
C. 左心室　D. 肺静脉
E. 主动脉

11. 关于左心室造影的叙述，下列正确的是

A. 可以直接显示心肌
B. 可以观察局部心肌的运动情况
C. 可以直接评估心肌活动
D. 可以评估左心室功能但重复性差
E. 常用于评估心肌活性

12. 左心室造影可以选择的体位是

A. 30°左前斜位　B. 60°右前斜位
C. 30°右前斜位　D. 左侧位
E. 正位

13. 下列选项中，不属于经胸超声心动图检查常规技术的是

A. M 型超声心动图
B. 脉冲多普勒超声心动图
C. 经食管超声心动图
D. 二维超声心动图
E. 连续多普勒超声心动图

14. 新生儿应进行超声心动图检查的情况不包括

A. 染色体畸形或主要心血管畸形
B. 早产儿心肺功能改善不明显
C. 与心脏遗传疾病有关的综合征
D. 爷爷或奶奶患有先天性心脏病
E. 发绀、呼吸窘迫、充血性心力衰竭或动脉搏动异常

15. 下列哪一项不是反映心室收缩功能的参数

A. 左心室或右心室射血分数 心排血量
C. 高峰充盈率　D. 每搏容量
E. 高峰射血率

16. 左心室声学造影的适应证不包括

A. 确定心内膜边界

B. 判断室壁瘤的大小、范围
C. 鉴别心内的附壁血栓
D. 增加负荷超声心动图的敏感性
E. 室间隔缺损轻度的右向左分流的诊断

17. 右室收缩压（RVSP）的计算公式为
A. RVSP（mmHg）=2×(TR 峰值速度)^2 +RAP
B. RVSP（mmHg）=4×(PR 舒张末期速度)^2 +RAP
C. RVSP（mmHg）=4×(TR 峰值速度)^2 +RAP
D. RVSP（mmHg）=3×(TR 峰值速度)^3 +RAP
E. RVSP（mmHg）=3×(PR 舒张末期速度)^3 +RAP

18. 在没有右心室流出道梗阻的前提下，SPAP 等于
A. RAP　　B. RVSP
C. PAEDP　　D. LAP
E. PCWP

19. 反映心室舒张功能的参数不包括
A. 1/3 射血分数　　B. 1/3 充盈分数
C. 高峰充盈率　　D. 高峰充盈率时间
E. 1/3 充盈率

20. 当房颤心室率难以控制，行紧急复律治疗前，应进行
A. 冠状动脉造影　　B. 运动平板试验
C. 经食管超声　　D. 心肌核素检查
E. 心脏磁共振成像

21. 下列关于梗阻性肥厚型心肌病的超声心动图检查的叙述，下列错误的是
A. 常有二尖瓣关闭不全
B. 左心室腔容积常明显增大
C. 超声心动图见 SAM 征
D. 室间隔纺锤样增厚
E. 可呈同心性肥厚

22. 超声心动图检查见降主动脉与肺动脉之间存在一交通支，彩色多普勒可显示连续的左向右分流。最可能诊断为
A. 动静脉漏　　B. 主动脉窦瘤破裂
C. 动脉导管未闭　　D. 永存动脉干
E. 冠状动脉瘘

23. 对于高度怀疑感染性心内膜炎患者，经胸超声心动图未明确显示赘生物，应进一步进行的检查是
A. 心血池扫描显像
B. 心脏 MRI
C. 心脏多排螺旋 CT
D. 经胸实时三维超声心动图
E. 经食管超声心动图

24. 下列符合扩张型心肌病超声描述的是
A. 二尖瓣前叶活动曲线呈“城墙垛样”图形改变
B. 室间隔非对称性肥厚
C. 心室腔扩大以左心室为著并呈弥漫性搏动减弱，二尖瓣开放幅度小
D. 二尖瓣上见团块样回声
E. M 型二尖瓣 CD 段呈吊床样改变

25. 超声心动图检查见室间隔 23mm，左室后壁 14mm，SAM 征阳性，彩色多普勒超声见左室流出道收缩期五彩血流束，二尖瓣口可见收缩期五彩血流束反流至左房，最可能诊断为
A. 室间隔缺损　　B. 梗阻性肥厚型心肌病
C. 扩张型心肌病　　D. 动脉导管未闭
E. 风湿性心脏病，二尖瓣关闭不全

26. 室间隔缺损行超声心动检查时，最可能发现
A. 左室左房扩大　　B. 右心室扩大
C. 右室右房肥大　　D. 室间隔肥厚
E. 升主动脉增宽

27. 听诊心尖区可闻及 3/6 级收缩期和舒张期杂音，进行超声心动检查最可能的表现是
A. 室间隔回声缺失
B. 主动脉瓣狭窄并关闭不全
C. 二尖瓣狭窄并关闭不全
D. 房水平可见左向右分流信号
E. 三尖瓣下移畸形

28. 如需明确先天性心脏病的诊断，应首选的检查为
A. 心脏核磁共振　　B. 胸部 X 线
C. 心电图　　D. 超声心动图
E. 心导管检查

29. 下列关于肥厚型心肌病的超声诊断，说法不正确的是
A. 非对称性室间隔增厚，运动幅度及收缩期增厚率减低
B. 左室后壁厚度正常或稍肥厚，室间隔与左室后壁厚度比值≥1. 3
C. 左室流出道狭窄
D. 二尖瓣前叶可出现收缩期异常前向运动
E. 常伴有主动脉瓣狭窄

30. 成人先天性心脏病超声心动图的适应证，不包括下列哪一项
A. 临床怀疑先天性心脏病者
B. 血流动力学不稳定者
C. 已知有先天性心脏病，但诊断不明确者
D. 已知有先天性心脏病，必须进行肺动脉压随访者
E. 已知有先天性心脏病，心室功能和房室瓣反流需要随访者

31. 心肌灌注显像剂不包括
A. $^{13}N-NH_3$　B. ^{201}Tl
C. $^{18}F-FDG$　D. $^{99m}Tc-MIBI$
E. $^{15}O-H_2O$

32. 心肌灌注显像中异常的图像不包括
A. 固定缺损　B. 部分可逆性缺损
C. 可逆性缺损　D. 反向再分布
E. 固定的“热区”

33. 既往有完全性左束支传导阻滞（LBBB）疑有心肌梗死，下列既能明确诊断又能了解梗死部位和范围的检查是
A. 心电图　B. 心肌酶学检查
C. 核素心肌显像　D. 冠状动脉造影
E. 右心导管

34. 理想的心肌灌注显像剂应具备的条件是
A. 不受其他药物影响
B. 首次通过心肌组织的摄取低
C. 心肌代谢的底物
D. 心肌摄取量和心肌局部血流量成正比
E. 使用$^{99m}Tc-ECDB$显像剂

35. 下列哪一项是使用心肌血流灌注的显像剂
A. $^{99m}Tc-ECDB$　B. $^{99m}Tc-MIBIC$
C. $^{99m}Tc-DTPAD$　D. ^{99m}Tc－硫胶体
E. $^{99m}Td-MIBIC$

36. $^{18}F-FDG$心肌代谢显像常用于
A. 异位兴奋灶的定位诊断
B. 瓣膜心脏病的换瓣分析
C. 冠心病与心肌病的鉴别诊断
D. 糖尿病心肌病的诊断
E. 冠心病选择治疗方案依据

37. $^{99m}Tc-MIBIC$运动负荷心肌灌注显像常在运动高峰时注射，1~2小时后静息状态下采集图像，该图像反映的是
A. 运动和静息两种状态下心肌血流分布
B. 运动高峰时心肌血流分布
C. 静息状态下心肌血流分布
D. 狭窄的冠状动脉
E. 梗死区的活性心肌

38. 下列检查项目中，可以直接评价心肌存活性的检查是
A. 心脏MRI　B. 心脏超声
C. 心电图　D. 心脏CTA
E. 心脏PET

39. 法洛四联征不包括
A. 室间隔缺损　B. 主动脉骑跨
C. 肺动脉瓣狭窄　D. 右心室肥厚
E. 房间隔缺损

40. 心脏X线平片的常规投照体位不包括
A. 后前位　B. 左前斜位
C. 右前斜位　D. 侧位
E. 右后斜位

41. 主动脉窦瘤破裂常见的情形为
A. 右冠状动脉窦瘤破入右室和无冠状动脉窦瘤破入右房
B. 右、无冠状动脉窦瘤破入右房
C. 无冠状动脉窦瘤破入右室和无冠状动脉窦瘤破入左房
D. 左冠状动脉窦瘤破入右室和无冠状动脉窦瘤破入左房
E. 右冠状动脉窦瘤破入右室和无冠状动脉窦瘤破入左房

42. 法洛四联症X线胸片示心影呈靴形，下列选项中，不符合法洛氏四联症表现的是
A. 肺动脉凹陷　B. 肺野血管纤细
C. 肺野血管淤血　D. 可见网状侧支循环影
E. 心腰凹陷

43. 肺部疾病患者的超声心动图指征，不包括下列哪一项
A. 怀疑肺动脉高压者
B. 肺动脉高压者治疗后的随访
C. 心源性与非心源性呼吸困难病因的鉴别
D. 伴有原发性肺疾病的肝硬化者
E. 肺栓塞并怀疑在肺动脉、右心房、右心室有血栓者

44. 心肌灌注显像不可应用于
A. 心肌梗死的诊断
B. 血运重建后的疗效评价
C. 冠心病的诊断、预后判断
D. 心肌炎的辅助诊断
E. 先天性心脏病的血流动力学研究

45. 急性冠脉综合征者超声心动图的适应证不包括
A. 怀疑急性缺血或用标准方法未证实的梗死
B. 左心室功能的评估
C. 下壁梗死伴右心室梗死者
D. 再血管化前，存活心肌的评估
E. 机械并发症和附壁血栓的检测

46. 关于应用IVUS和OCT评价易损斑块，下列叙述错误的是
A. IVUS可评价斑块脂质核心大小

B. OCT 可识别斑块内巨噬细胞
C. IVUS 和 OCT 可评价血管正性重构
D. OCT 可测量斑块纤维帽厚度
E. VH - IVUS 可识别斑块内成分

47. 下列影像结果中，与风湿性二尖瓣狭窄不符合的是
A. X 线示心影呈"靴型心"
B. 超声心动示右室壁增厚
C. 超声心动示瓣叶增厚
D. X 线示心影呈"梨型心"
E. 超声心动图示后叶前向移动

48. 心血管核医学所包含的内容中，心肌显像不包括
A. 心肌灌注显像　B. 心肌代谢显像
C. 心脏神经受体显像　D. 心脏、大血管血池显像
E. 急性心肌梗死显像

49. 患者，女性，49 岁。既往有关节疼痛病史，近 2 周因劳累自感胸闷、心慌和气短，伴头晕、头痛，心脏听诊心率为 110 次/分，二尖瓣听诊区可听见舒张期开瓣音，为明确诊断应首先检查
A. 心电图　B. 心脏磁共振成像
C. 超声心动图　D. 胸部 X 线检查
E. 颅脑 CT

50. 患者，男性，33 岁。有心脏杂音史 2 年，下列对明确风湿性心脏病的诊断最有价值的是
A. 超声心动图示肺动脉瓣少量反流
B. 超声心动图示主动脉瓣回声偏强
C. 超声心动图示三尖瓣少量反流
D. 超声心动图示二尖瓣少量反流
E. 超声心动图示二尖瓣前叶曲线呈城墙样

51. 患者，女性，40 岁，因呼吸困难就诊。诉经常胸闷、胸痛、心悸、气短、头晕等，M 型超声心动图示：二尖瓣前叶活动曲线 EF 斜率减低，后叶随前叶向前运动，形成"城墙样"改变。二维超声示：二尖瓣前叶增厚，回声增强。舒张期前后叶粘连呈气球样改变，二尖瓣口面积明显缩小，为 $0.7cm^2$。根据超声提示最可能诊断为
A. 肥厚型心肌病　B. 先天性二尖瓣畸形
C. 风心病二尖瓣关闭不全　D. 风心病二尖瓣狭窄
E. 冠心病

二、共用题干单选题

（1～3 题共用题干）

患者，女性，38 岁，因阵发性劳力性呼吸困难及阵发性夜间呼吸困难就诊。听诊可闻及奔马律。心脏 X 线片检查示：左心室明显增大。

1. 该患者最可能诊断为
A. 右室流出道狭窄　B. 限制型心肌病
C. 扩张型心肌病　D. 二尖瓣关闭不全
E. 室间隔缺损

2. 该病在 X 线透视下的征象是
A. 两心缘搏动无明显减弱
B. 左心室段搏动区域性减弱
C. 右心房段搏动减弱
D. 心脏搏动快速有力
E. 主动脉结搏动增强

3. 关于该病的超声心动检查，下列叙述错误的是
A. 全心腔扩大（左室为主，呈"球形"）
B. 室壁运动普遍减弱
C. 二尖瓣活动幅度减低，EPSS 增宽
D. 二尖瓣可见连枷样运动
E. 左室腔内可见云雾状回声

（4～6 题共用题干）

患者，男性，50 岁，因突发胸背部剧烈疼痛，伴双下肢无力 1 小时就诊，该患者既往有高血压病史。胸部 X 线平片未见异常；行胸部 CT 平扫示：钙化内膜移位。

4. 该患者应首先考虑为
A. 胸主动脉硬化　B. 胸主动脉破裂
C. 胸主动脉夹层　D. 主动脉壁内血肿
E. 主动脉炎

5. 该患者的进一步检查首选
A. MRI 检查
B. CT 增强扫描，并行血管重建
C. 心肌核素显像
D. IVP 检查肾脏
E. B 超检查

6. 该患者增强 CT 示：原发破口位于左锁骨下动脉以远端，夹层范围局限于胸降主动脉，影像诊断为
A. 主动脉夹层，DeBakey Ⅰ型
B. 主动脉夹层，DeBakey Ⅱ型
C. 主动脉夹层，DeBakey Ⅲ型
D. 真性动脉瘤
E. 主动脉缩窄

（7～9 题共用题干）

患者，男性，35 岁，因头晕，乏力，劳力性呼吸困难就诊。查体：心浊音界向左扩大，胸骨左缘心尖内侧闻及收缩中晚期喷射性杂音。胸部 MRI 检查示左室肥厚，呈非对称性室间隔肥厚。

7. 该患者应首先考虑为
A. 冠状动脉粥样硬化性心脏病
B. 肥厚型心肌病

C. 高血压心脏病
D. 风湿性心脏病二尖瓣关闭不全
E. 限制型心肌病

8. 本病在测量室壁厚度时应以哪一期为准
A. 舒张早期　　B. 收缩晚期
C. 收缩早期　　D. 舒张晚期
E. 全舒张期均可

9. 如需测量左室流出道内径，最佳的测量切面为
A. 体轴冠状面　　B. 体轴矢状面
C. 体轴横断面　　D. 垂直室间隔五腔心层面
E. 平行室间隔心室长轴切面

(10～11 题共用题干)

患者，男性，39 岁，查体听诊发现心前区杂音，随体位改变而变化。心脏 MRI 检查提示为左心室黏液瘤。

10. 左心室黏液瘤临床三联征为
A. 心脏排血受阻、栓塞及非特异性全身症状
B. 心脏排血受阻、栓塞及呼吸困难
C. 心脏舒张受限、栓塞及非特异性全身症状
D. 心脏排血受阻、心脏杂音及非特异性全身症状
E. 心脏排血受阻、栓塞及心悸

11. 左心室黏液瘤 T2W1 常为哪种信号
A. 中等高信号　　B. 中等低信号
C. 等信号　　D. 高信号
E. 低信号

(12～14 题共用题干)

患者，男性，32 岁，咳嗽、咳痰半年，发热伴乏力 20 余天入院。查体：心前区无隆起，心尖搏动位于第 5 肋间左锁骨中线外 1cm，可触及抬举样心尖搏动，胸骨左缘第 2 肋间可闻及震颤，心界位于第 5 肋间左锁骨中线外 1cm，心率 97 次/分，心律齐，心音有力，肺动脉听诊区可听见粗糙的连续性杂音，二尖瓣听诊区可听见 3/6 级收缩期杂音，无心包摩擦音，无水冲脉、奇脉、枪击音。

12. 该患者应首选的实验室检查是
A. 血培养检查　　B. 胸部 X 线检查
C. 心电图检查　　D. 超声心动图
E. 胸部 CT

13. 超声心动图示：降主动脉与肺动脉间存在交通支，血流多普勒显示连续的左向右分流。该患者最可能诊断为
A. 动静脉瘘　　B. 乏氏窦瘤破裂
C. 动脉导管未闭　　D. 房间隔缺损
E. 主动脉狭窄并关闭不全

14. 若血培养阴性，临床高度怀疑感染性心内膜炎，但经胸超声心动图未明确显示赘生物，为明确诊断应进一步检查
A. 心血池扫描显像
B. 心脏磁共振成像
C. 心脏多排 CT
D. 经胸实时三维超声心动图
E. 经食管超声心动图

(15～18 题共用题干)

患者，男性，52 岁，反复发作心前区痛，心电图检查示期前收缩。静息时 ^{99m}Tc－MIBI 心肌灌注断层显像，心肌血流灌注未见明显缺损。

15. 为明确诊断，应进一步做的检查是
A. ^{18}F－FDG PET 显像　　B. 负荷试验心肌灌注显像
C. 心功能测定　　D. 心肌活检
E. 心肌酶谱分析

16. 若负荷试验心肌灌注显像见前壁和前间壁心肌缺损，该患者最可能诊断为
A. 心肌病　　B. 心力衰竭
C. 心肌梗死　　D. 心肌瘢痕组织
E. 冠心病可逆性心肌缺血

17. 若静息和负荷试验心肌灌注显像均为放射性分布缺损，该患者最可能诊断为
A. 心肌梗死　　B. 冠心病可逆性心肌缺血
C. 心肌病　　D. 心力衰竭
E. 心肌炎

18. 若静息和负荷心肌显像提示有固定的分布缺损，冠状动脉造影提示有>90%的狭窄，欲行冠状动脉旁路移植或冠状动脉成形术，还应做的检查是
A. ^{18}F－FDG PET 心肌代谢显像
B. 运动心电图
C. CT 冠状动脉造影
D. ^{201}Tl 负荷心肌显像
E. 核素心血池显像

三、多选题

1. 下列哪些参数有助于评价心力衰竭和严重的收缩功能减低患者合理治疗后心室大小的变化
A. 收缩末期容积（ESV）　　B. 舒张末期容积（EDV）
C. 高峰射血率（PER）　　D. 心排血量（CO）
E. 高峰充盈率（PFR）

2. 心脏 X 线平片投照体位常采用的组合方式有
A. 后前位和左、右前斜位
B. 左前斜位和右前斜位
C. 左侧位和左、右前斜位
D. 后前位和左侧位
E. 左侧位和右前斜位

3. 心脏 X 线平片检查要求为

A. 立位吸气下屏气摄片

B. X 线球管焦点至胶片距离为 1.8 ~ 2.0m

C. 心影放大率≤5%

D. 心影放大率≥5%

E. X 线球管焦点至胶片距离 > 2m

4. 心脏 X 线平片的显影异常改变有

A. 早期显影或短路显影　B. 延迟显影

C. 不显影　D. 再显影

E. 反向显影

5. 对于房间隔缺损患者，胸部 X 线检查可有哪些改变

A. 右房增大　B. 右室增大

C. 左室增大　D. 肺动脉段突出

E. 肺血管影增加

6. 法洛三联症包括

A. 右心室肥厚　B. 室间隔缺损

C. 肺动脉狭窄　D. 房间隔缺损

E. 左心室肥大

7. 冠状动脉 CT 检查可以用于评价

A. 冠状动脉血流类型　B. 冠状动脉狭窄

C. 冠状动脉血流速度　D. 冠状动脉起源异常

E. 冠状动脉扩张

8. 对于先心病诊断，MSCT 的应用范围包括

A. 分析心室肌小梁形态结构以确定左心室或右心室

B. 分析心房 - 心室 - 大血管连接关系异常以及位置和排列关系

C. 分析主动脉发育异常及其分支血管畸形

D. 分析肺动脉发育不良、肺血管畸形以及肺侧支血管的来源和供血情况

E. 分析肺静脉或体静脉与左心房或右心房连接关系异常

9. 亚急性心内膜炎赘生物常发生于

A. 二尖瓣关闭不全瓣叶心房面

B. 主动脉瓣关闭不全瓣叶心室面

C. 室间隔缺损间隔右心室

D. 二尖瓣关闭不全反流瓣叶心室面

E. 室间隔缺损间隔左心室

10. 心脏 MRI 检查的特点为

A. 无电离辐射

B. 心脏瓣膜反流的显示

C. 无需应用碘对比剂

D. 心脏和大血管形态学评价

E. 心脏瓣膜狭窄跨瓣压差的评价

11. 与心脏 CT 相比，心脏 MRI 检查的优点是

A. 心脏大血管血流动力学的评价

B. 心室 - 大血管连接关系的评价

C. 心脏和大血管形态学评价

D. 心脏瓣膜血流动力学的评价

E. 心房 - 心室连接关系的评价

12. 心脏 MRI 检查心脏的优点是

A. 心内血液和心脏结构之间良好对比

B. 可分辨心肌、心内膜、心包和心包外脂肪

C. 动态观察心肌运动

D. 无损检查十分安全

E. 能观察软组织成像

13. 下列影像学检查中，有助于诊断主动脉瓣关闭不全的是

A. 冠脉 CT　B. 多普勒超声检查

C. 胸部正位 X 线片　D. 逆行主动脉造影

E. 经食道心脏超声

14. 超声心动图的临床价值包括

A. 确定病变的部位、病因及其严重程度

B. 确定血流动力学变化

C. 了解并发症

D. 了解继发性改变

E. 评价心脏大小和功能

15. 超声心动图可以明确诊断导致昏厥的心脏结构异常疾病是

A. 急性心肌梗死　B. 主动脉窦瘤破裂

C. 主动脉夹层　D. 肥厚型心肌病

E. 左心房黏液瘤

16. 下列关于感染性心内膜炎中赘生物的叙述，正确的是

A. 经胸超声检查可诊断出 40% ~ 63% 的赘生物

B. 经食管超声检查可诊断出 90% ~ 100% 赘生物

C. 赘生物 10mm 时，易发生动脉栓塞

D. 未发现赘生物，可排除感染性心内膜炎

E. 常发生于二尖瓣关闭不全反流瓣叶心室面

17. 下列关于超声心动检查诊断瓣膜疾病的叙述，正确的是

A. 二尖瓣中度狭窄时，瓣口面积 > 1.5cm²

B. 二尖瓣重度狭窄时，瓣口面积 < 1.0cm²

C. 主动脉瓣重度狭窄时，平均跨瓣压差 > 50mmHg

D. 主动脉瓣重度狭窄时，最大跨瓣压差 < 70mmHg

E. 主动脉瓣轻度狭窄时，平均跨瓣压差 > 25mmHg

18. 完全性心内膜垫缺失的超声检查可见

A. 二尖瓣裂　B. 室间隔膜部缺失

C. 原发孔型房间隔缺损　D. 三尖瓣裂

E. 主动脉瓣二叶化畸形

19. 介入治疗术中需超声心动图监测的是

A. 经导管房间隔缺损封堵术
B. 肺动静脉瘘栓塞术
C. 球囊房间隔造口术
D. 经导管室间隔缺损封堵术
E. 动脉导管未闭封堵术

20. 提示患者心功能障碍，预后较差的心肌灌注显像是

A. 负荷后肺摄取增加　　B. 反向再分布
C. 可逆性缺损　　D. 呈局限性固定缺损
E. 负荷后伴有暂时性左室扩张

21. 高危冠心病者的心肌灌注影像特征包括

A. 负荷后心肌显像剂肺摄取增加
B. 心肌见固定的灌注缺损
C. 出现多发性可逆性缺损或较大范围（>20%）的不可逆性灌注缺损
D. 负荷后左心室立即呈暂时性扩大或右心室暂时性显影
E. 左主干可逆性灌注缺损

四、案例分析题

（1~2 题共用题干）

患者，男性，36 岁。因反复胸闷、气短伴咳嗽 20 余天入院。查体：体温 36.7℃，脉搏 120 次/分，呼吸 19 次/分，血压 120/70mmHg，神志清楚，端坐体位，查体合作，问答切题，言语断续不连贯。眼睑无水肿，有明显口唇发绀，气管不偏，颈静脉怒张，肝颈静脉回流征（+），吸气三凹征不明显，左肺呼吸音清，右下肺呼吸音低，双肺无干、湿啰音，心尖搏动位于左侧第 5 肋间锁骨中线外侧 1.5cm 处，心界叩诊向左扩大，心率 120 次/分，心律不齐，可闻及期前收缩，7 个/分，二尖瓣及三尖瓣可听见收缩期吹风样 3/6 级杂音，其余各瓣膜听诊区无杂音，无心包摩擦音。

1. 为明确诊断需要紧急检查的项目有

A. 血常规　　B. 动脉血气分析
C. 胸部 X 线检查　　D. DIC 全项
E. 肺功能检查　　F. 超声心动图

2. 超声心动图示：全心扩大，左心功能减退，中度二尖瓣及三尖瓣关闭不全，轻度肺动脉高压。心肌核素扫描：左心室扩大，心肌多节段缺血改变伴运动幅度减低。应用螺内酯 40mg，每天 1 次；葡醛内酯 100mg，每天 3 次；非洛地平缓释片 5mg，1 次/日；地高辛 0.25mg，隔日 1 次；美托洛尔 37.5mg，每天 2 次；头孢呋辛 500mg，每天 2 次；呋塞米 40mg，每天 1 次。治疗 1 周后，患者无明显胸闷、气短，夜间可以平卧，无夜间阵发性呼吸困难，肺部感染治愈，心功能为Ⅱ级，超声心动图射血分数由入院时的 29% 提高至 40%，心尖部变薄，运动消失，余室壁运动代偿性增强。可能导致心脏扩大的原因有

A. 肺部感染继发心力衰竭
B. 肺动脉栓塞
C. 扩张型心肌病
D. 心肌炎
E. 冠心病合并全心衰竭
F. 风湿性心脏病二尖瓣狭窄

（3~4 题共用题干）

患者，女性，74 岁，患者阵发性心房颤动病史 3 年，服用“胺碘酮”，近半年来发作较前频繁，每月都会发作，此次因心悸发作持续 3 天就诊。既往有原发性高血压史 8 年，短暂性脑缺血发作病史 1 年。查体：血压 160/100mmHg，双肺未闻及干、湿啰音，心界不大，心率 130 次/分，心律绝对不齐，未及杂音。

3. 该患者症状明显，心室率难以控制，如即刻行复律治疗应进一步完善的检查是

A. 心肌核素检查　　B. 经食管超声
C. 冠状动脉造影　　D. 运动平板试验
E. 心脏磁共振成像　　F. 右心导管

4. 经食管超声检查发现心耳血栓，服用华法林（INR 2.0~3.0）治疗后复查血栓未溶解，可以选择

A. 外科切除左心耳，行消融治疗
B. 停用华法林
C. 将华法林治疗目标 INR 调整为 3.0~3.5
D. 电复律
E. 尿激酶溶栓
F. 联合应用华法林、阿司匹林、氯吡格雷

（5~8 题共用题干）

患者为产妇，36 岁。因“停经 32 周，呼吸困难伴咳嗽 1 周，加重伴不能平卧 1 天”，就诊。该患者否认高血压、糖尿病病史。查体：体温 36.8℃，呼吸 18 次/分，脉搏 110 次/分，血压 210/120mmHg；身高 164cm，体重 84kg；半卧位，双侧颈静脉充盈；双肺呼吸音粗，双肺底可听见散在湿啰音；心界不大，心率 120 次/分，律齐，各瓣膜听诊区无杂音及额外心音；双下肢水肿。实验室检查：Hb 90g/L，RBC 5.4×10^{12}/L，HCT 30%；尿蛋白（++）；NT-proBNP 3100pg/ml；SCr 87μmol/L，BUN 7.0mmol/L，白蛋白 28g/L，GPT 60U/L。心电图示窦性心动过速。心脏彩色超声示左心室射血分数为 58%，左心室收缩末期内径 35mm，左心室舒张末期内径 48mm。

5. 该患者最可能诊断为

A. 妊娠高血压综合征

B. 先兆子痫
C. 高血压3级（极高危险组）
D. 急性左心功能不全
E. 肾病综合征
F. 舒张性心功能不全

6. 如该患者存在舒张性心功能不全，支持该诊断的症状、体征以及辅助检查有
A. 呼吸困难伴咳嗽、不能平卧等症状
B. 颈静脉充盈，双肺底可听见湿啰音，双下肢水肿
C. 超声心动图示左心室舒张末期内径48mm，左心室射血分数为58%
D. 超声心动图示 E/A > 1，TDI 示 e′ < a′
E. 超声心动图示 E/e′ > 15
F. NT - proBNP 2800pg/ml

7. 该患者出现视物模糊，眼底动静脉比为1∶2，有视网膜水肿。根据病情发展和诊治需要应酌情进行影像学检查，除心脏彩色超声外还应检查
A. 心脏核磁检查
B. 头颅CT
C. 心肌核素显像
D. 超声检查肝、胆、胰、脾、肾等脏器
E. 胸部X线
F. 超声检查胎儿发育、脐动脉、子宫动脉等血流指数

8. 该患者的整体治疗方案应包括
A. 积极控制血压
B. 静脉应用硝酸酯类药物，降压同时纠正心力衰竭
C. 补充清蛋白
D. 呋塞米静脉泵入
E. 给予洋地黄类药物纠正心力衰竭
F. 缓解全身小动脉痉挛，应用硫酸镁
G. 适时终止妊娠

（9～10题共用题干）

患者，男性，75岁。因急性心肌梗死收入院，心电图示 V_1～V_5 导联ST段弓背向上抬高0.2～0.4mV，入院第2天心尖部出现2/6～3/6级粗糙的收缩期杂音，间断伴喀喇音，结合超声心动检查，提示心脏乳头肌断裂。

9. 除听诊可闻及心尖部收缩期杂音，伴喀喇音外，下列符合乳头肌功能不全诊断的特征为
A. 心尖区吹风样收缩期杂音，第一心音不减弱
B. 心尖区2/6级舒张期，胸骨左缘3、4肋间舒张期哈气样杂音
C. 胸骨左缘3、4肋间收缩期喷射样杂音
D. 第四心音奔马律
E. 第三心音奔马律
F. 第一心音亢进

10. 下列选项中，符合急性心肌梗死心源性休克诊断的有
A. 收缩压 < 80mmHg 或原有高血压患者血压下降30%以上
B. 尿量 < 20ml/h
C. 神志模糊、脉搏细速、皮肤湿冷
D. 肺动脉楔压 < 8mmHg
E. CI < 2.2L/(min · m^2)
F. 肺动脉楔压 > 18mmHg

（11～13题共用题干）

患者，女性，26岁，体检时发现胸骨左缘第2肋间3/6级连续机械样杂音，平时一般体力活动无不适。

11. 对该患者应首选的检查是
A. X线胸片　　B. 心血池显像
C. 超声心动图　　D. 心电图
E. 冠脉CT　　F. 平板运动实验

12. 超声检查示：动脉导管未闭，少许分流。下列处置措施中，错误的是
A. 给予营养心肌药物
B. 立即行手术
C. 进一步检查心脏ECT
D. 定期随访，待分流增多时，必要时行手术或介入治疗
E. 定期随访，不需处置，以后动脉导管可能自行关闭
F. 介入治疗

13. 动脉导管未闭行导管封堵术的禁忌证是
A. 右向左分流　　B. 左向右分流
C. 心力衰竭　　D. 合并感染
E. 合并心律失常　　F. 下肢水肿

答案和精选解析

一、单选题

1. C　左心房增大在心脏X线表现为后前位上，即心脏左侧上方左心耳凸出，心脏底部双重密度影即双心房影，选项C正确。右前斜位时，因为左心房与食道是比邻关系，往后凸时心脏压迫食管，食管变形后移。左前斜位时可以使左侧的主支气管向上顶抬高。

2. E　法洛四联症是指肺动脉口狭窄、室间隔缺损、主动脉骑跨和右心室肥大等联合心脏畸形，X线表现主要为双肺缺血，选项E正确。

3. C　左心房增大的主要X线表现之一是食管受压、移位，选项C正确。轻度右房增大，食管的前壁有浅压迹。中度增大时，心后间隙变窄，食管受压并向后移位。

重度增大时食管明显向后移位，并与脊柱阴影重叠。

4. C　静脉注射造影剂后行增强 CT 检查，可以评价冠状动脉病变，选项 C 正确。

5. D　心脏多层螺旋 CT 主要用于心脏解剖结构评价和冠状动脉及中心和外周血管成像，有时也用于冠状动脉钙化积分和心脏功能的定量评价，选项 E 正确。

6. D　对于冠心病评价来说，CT 与 MRI 相比具有的优势为 CT 可以进行冠状动脉病变的诊断，选项 D 正确。

7. E　目前，多层螺旋 CT 是诊断主动脉疾病和肺动脉栓塞的一线影像学检查方法，选项 E 正确。

8. B　左前斜位心后缘上为左心房，下为左心室，选项 B 正确。

9. C　室壁瘤大多发生在左心室，称为左室室壁瘤，最可靠的检查方法是左心室造影，选项 C 正确。

10. E　动脉导管主要连接肺动脉总干与降主动脉，是胎儿期血液循环的主要渠道。诊断动脉导管未闭进行心血管造影常见的选择部位为主动脉，选项 E 正确。

11. B　左心室造影不能直接显示心肌，但能观察局部心肌的运动情况，根据心肌收缩、舒张运动来间接评估心肌活性，选项 A、C 错误，选项 B 正确。该技术可精确评估左心室功能且重复性强，选项 D 错误，但并不常用于评估心肌活性，选项 E 错误，常用于心肌血运重建术后的疗效观察。

12. C　左心室造影可选择 30°右前斜位或 60°左前斜位，选项 C 正确。

13. C　经胸超声心动图检查常规技术包括 M 型超声心动图、多普勒超声心动图（包括脉冲多普勒和连续多普勒）和二维超声心动图，选项 C 错误。

14. D　当新生儿存在以下情况时，应进行超声心动图检查：①发绀、呼吸窘迫、充血性心力衰竭或动脉搏动异常；②染色体畸形或主要心血管畸形；③早产儿心肺功能改善不明显；④与心脏遗传疾病有关的综合征；⑤心脏杂音和心脏体征异常；⑥一级亲属（父母、兄弟、姐妹）患有先天性心脏病，或胎儿心脏超声心动图怀疑患有先天性心脏病。选项 D 不属于一级亲属。

15. C　反映心室收缩功能的参数：左心室或右心室射血分数（EF），心排血量（CO）、每搏容量（SV）、高峰射血率（PER）、1/3 射血分数（1/3EF）等。选项 C “高峰充盈率（PFR）” 属于反映心室舒张功能的参数。

16. E　左心室声学造影适应证主要有：①确定心内膜边界；②判断室壁瘤的大小、范围；③鉴别心内的附壁血栓；④增加负荷超声心动图的敏感性（美国超声心动图学会建议负荷超声心动图在非造影剂影像条件下，≥2 个连续心肌节段显示不清者，可进行左室声学造影）；⑤选择性心肌声学造影有助于指导肥厚梗阻型心肌病的介入治疗。选项 E 为右心室声学造影的适应证。

17. C　右室收缩压（RVSP）的计算公式：RVSP (mmHg) = 4 ×（TR 峰值速度）^{2} + RAP。肺动脉舒张末期压力（PAEDP）的计算公式：PAEDP（mmHg）= 4 ×（PR 舒张末期速度）^{2} + RAP。

18. B　在没有右心室流出道梗阻的前提下，肺动脉收缩压（SPAP）与右心室收缩压（SRVP）近似相等，即 SPAP = RVSP，选项 B 正确。

19. A　反映心室舒张功能的参数包括高峰充盈率（PFR）、高峰充盈率时间（TPFR）、1/3 充盈率（1/3FR）和 1/3 充盈分数（1/3FF）等。选项 A 属于反映心室收缩功能的参数。

20. C　对于房颤患者，如果需要紧急复律治疗，应进行经食管超声心动图检查排除左房内血栓或血流淤滞。

21. B　梗阻性肥厚型心肌病的特征为心室肌肥厚，典型者在左心室，以室间隔增厚为主，偶尔可呈同心性肥厚，左心室腔容积正常或减小，选项 B 错误，选项 D、E 正确。肥厚型心肌病合并二尖瓣关闭不全，多为梗阻性肥厚型心肌病所致，选项 A 正确。SAM 征是梗阻性肥厚型心肌病的特征性改变，对梗阻性肥厚型心肌病具有重要的诊断意义，选项 C 正确。

22. C　动脉导管未闭超声的表现一般包括：①左心房、左心室的容积会有一定程度的增大，肺动脉会增宽；②如存在肺动脉高压，右心室可能会增大，同时通过超声检查可看到主动脉和肺动脉分叉间存在异常的管道交通；③彩色多普勒可显示降主动脉是肺动脉的高束双期的一个血液分流。

23. E　经胸超声心动图及经食管超声心动图对感染性心内膜炎诊断的敏感性分别为 40% ~ 63% 和 90% ~ 100%，主要诊断依据为赘生物、脓肿及新出现的人工瓣膜瓣周漏。如经胸超声心动图未明确显示赘生物，应进一步选用经食管超声心动图检查，选项 E 正确。

24. C　超声心动图是诊断及评估扩张型心肌病最常用的重要检查手段，主要表现为：①心脏扩大：早期心脏轻度扩大，后期各心腔明显扩大，以左心室为著，常常合并二尖瓣和三尖瓣反流、肺动脉高压；②左心室壁运动减弱：室壁运动普遍减弱、室壁相对变薄，可合并右心室壁运动减弱；③左心室收缩功能下降：LVEF < 45%，左心室短轴缩短率（LVFS）< 25%；合并右心室收缩功能下降时，三尖瓣环位移距离（TAPSE）< 1.7cm、右心室面积变化分数（FACS）< 35%；④附壁血栓大多发生于左心室心尖部。

25. B　梗阻性肥厚型心肌病超声心动图可见室间隔非对称性肥厚，室间隔显著肥厚≥15mm，室间隔运动减低；二尖瓣前叶在收缩期前移（SAM 征），是左心室流出道发生功能性梗阻的标志；左心室腔缩小，流出道狭窄；左心室舒张功能障碍，包括顺应性减低，快速充盈时间延长，等容舒张时间延长。肥厚性梗阻型心肌病彩色多普勒于收缩期 LVOT 出现五彩镶嵌的花色血流信号，选项 B 正确。

26. B　房间隔缺损行二维超声心动图检查可见房间隔连续性中断，可探及回声脱失。其他继发性改变包括右心室扩大、肺动脉增宽等，选项 B 正确。

27. C　二尖瓣关闭不全最重要的体征是心尖区收缩期杂音，二尖瓣狭窄的杂音出现在舒张期，心尖区可闻及3/6级收缩期和舒张期杂音超声心动检查最可能的表现是二尖瓣狭窄并关闭不全，选项 C 正确。

28. D　超声心动图具有无创性、方便等优点，是目前诊断先天性心脏病的最佳方法之一。

29. E　肥厚型心肌病室间隔增厚，左室后壁厚度正常或稍肥厚，室间隔与左室后壁厚度比值≥1.3，室间隔运动幅度及收缩期增厚率减低，室间隔多呈纺锤形肥厚，可致左室流出道狭窄，收缩期由于左室流出道高速血流虹吸作用二尖瓣前叶移向间隔部，二尖瓣关闭不全。主动脉瓣无形态学异常，无狭窄。

30. B　成人先天性心脏病超声心动图的适应证是：①临床怀疑先天性心脏病者；②已知有先天性心脏病，临床特征有变化者；③已知有先天性心脏病，但诊断不明确者；④已知有先天性心脏病，心室功能和房室瓣反流需要随访者；⑤已知有先天性心脏病，必须进行肺动脉压随访者；⑥手术修补后随访；⑦瓣膜成形术或换瓣后患者的随访。选项 B 属于严重外伤者的超声心动图适应证。

31. C　心肌灌注显像剂即核素标记化合物，包括^{201}Tl、^{99m}Tc－MIBI、^{13}N－NH_3、^{15}O－H_2O、^{82}Rb 等，不包括^{18}F－FDG。

32. E　根据放射性分布缺损的类型不同，心肌灌注显像在临床上一般分为可逆性缺损、部分可逆性缺损、固定缺损、反向再分布和其他异常表现（如负荷后肺摄取增加、暂时性左室扩张等）。心肌灌注显像中异常的图像不包括固定的“热区”。

33. C　核素心肌显像对急性心肌梗死的诊断，灵敏度高达98%以上，通常在心肌梗死后6小时，几乎均表现为灌注异常。其定位诊断心肌梗死的灵敏度高于心电图，特别在老年人心肌梗死症状和心电图改变都不典型时，急性心肌梗死合并左束支传导阻滞和心室肥厚，心电图分析有困难时，肺心病患者出现Q波时，特别有助于诊断和排除心肌梗死。此外，心肌灌注显像剂特别适用于对急性心肌梗死患者的濒危心肌情况进行准确的评价，反映了濒危心肌范围以及程度。因此，选项 C 正确。

34. D　正常或有功能的心肌细胞可选择性摄取某些显像药物，摄取量与该部位冠状动脉灌注血流量成正比，也与局部心肌细胞的功能或活性密切相关，选项 D 正确。

35. B　心肌灌注显像是通过注入造影剂，然后通过影像学检查反映出心肌的活性和损伤。需要把造影的造影剂从静脉中注入检查者体内，造影剂常使用的是核素^{99m}Tc－MIBIC，选项 B 正确。

36. E　^{18}F－FDG 心肌代谢显像是用^{18}F－FDG 测定心肌组织的糖代谢来评估患者的心肌活力，常用于冠心病选择治疗方案依据，选项 E 正确。

37. B　^{99m}Tc－MIBIC 运动负荷心肌灌注显像常在运动高峰时注射，1～2小时后静息状态下采集图像，该图像反映的是运动高峰时心肌血流分布，选项 B 正确。

38. E　PET－CT 诊断冠心病的优势主要是解剖诊断和功能诊断相互结合，能够进行冠状动脉的解剖诊断，心肌缺血的诊断，心脏微血管异常的诊断，可以评价心肌的存活性，并指导冠心病的治疗，选项 E 正确。

39. E　法洛四联症包括室间隔缺损、主动脉骑跨、肺动脉狭窄和右心室肥厚4种心内畸形。

40. E　心脏 X 线平片的常规投照体位：①后前位：观察心脏大血管疾病的基本体位，除了能够显示心脏和人血管整体形态、大小和位置外，还可以了解胸部包括双肺尤其肺循环的改变。②左前斜位（常规60°）：观察胸主动脉和分析左、右房室增大的重要体位。③右前斜位（常规45°）：食管服钡摄片，主要用于观察左房增大对食管的压移情况，也有助于观察肺动脉段突出和右室漏斗部增大等征象。④侧位：通常采用左侧位食管服钡摄片，兼有左、右斜位的作用，还可用于测量心脏和胸廓前后径。

41. A　主动脉窦瘤破裂常见的情形包括右冠状动脉窦瘤破入右室和无冠状动脉窦瘤破入右房，很少发生于左冠状动脉窦，选项 A 正确。

42. C　法洛四联症肺动脉瓣狭窄，X 线胸片肺动脉凹陷、肺血管纤细、狭窄后可见网状侧支循环影、心腰部凹陷，不包括肺血管淤血。

43. D　肺部疾病患者的超声心动图指征是：①怀疑肺动脉高压者；②肺栓塞并怀疑在肺动脉、右心房、右心室有血栓者；③肺动脉高压者治疗后的随访；④心源性与非心源性呼吸困难病因的鉴别；⑤肺部疾病伴有心脏受累者。因此，肺部疾病患者的超声心动图指征不包括伴有原发性肺疾病的肝硬化者。

44. E　心肌灌注显像是以放射性核素标记的心肌灌注显像剂在心肌组织上的分布而成像的，反映了注射显像剂即刻的心肌血流灌注状况。灌注心肌血流量多，心肌摄取显像剂多，反之则摄取减少。只有保持了完整的细胞膜，存活的心肌细胞才能摄取灌注显像剂。此外，缺血心肌对显像剂的清除比正常心肌慢。根据不同征象就能诊断心肌缺血、梗死，进行冠心病的诊断、预后判断，血运重建后的疗效评价及心肌炎的辅助诊断。但心肌灌注显像不能进行血流动力学观察，选项 E 符合题意。

45. D 急性冠脉综合征者超声心动图的适应证：①怀疑急性缺血或用标准方法未证实的梗死；②左心室功能的评估；③下壁梗死伴右心室梗死者；④机械并发症和附壁血栓的检测；⑤缺血的定位和严重程度的评估。再血管化前，存活心肌的评估属于慢性缺血性心脏病者超声心动图的适应证。

46. C 血管正性重构，即血管外弹力膜面积的增加，OCT 虽然分辨率高，但穿透力较差，不能很好地评价血管正性重构。

47. A 风湿性二尖瓣狭窄超声可见瓣叶增厚，交界粘连，腱索挛缩，后叶前向移动。可导致左房压力增高，左房增大，肺静脉压力升高，继之肺动脉压力增高，右室壁增厚，右室增大，X 线示心影呈“梨型心”，选项 A 错误。

48. D 心血管核医学所包含的内容可分为两方面：①心肌显像：包括心肌灌注显像、心肌代谢显像、急性心肌梗死显像和心脏神经受体显像等；②心脏、大血管血池显像及心室功能测定等。目前最常用的是心肌灌注显像和心肌代谢显像。

49. C 二尖瓣开瓣音为二尖瓣狭窄听诊的特征性改变，该患者可诊断为二尖瓣狭窄。超声心动图检查是确诊二尖瓣狭窄的首选无创性检查，可为二尖瓣狭窄的诊断和功能评估提供定性和定量的客观依据，选项 C 正确。

50. E 风湿性心脏病最常累及二尖瓣，导致二尖瓣狭窄。超声检查发现“城墙样”改变为二尖瓣狭窄的特征性改变，选项 E 正确。

51. D 超声心动图对诊断二尖瓣狭窄具有极高的价值，M 型超声心动图可以显示二尖瓣瓣叶回声增强，前叶曲线呈城墙样改变，EF 斜率降低，前后叶同向运动。二维超声心电图可见二尖瓣增厚、粘连，开放活动受限，瓣口面积缩小，左心房和右心增大。

二、共用题干单选题

1. C 扩张型心肌病大部分患者心脏呈中至高度增大，一般各房室均可增大，但以左室增大最为显著。结合患者的临床症状，最可能诊断为扩张型心肌病，选项 C 正确。

2. B 扩张型心肌病在 X 线透视下主要改变为两心缘搏动普遍减弱，左心室段搏动区域性减弱，右心房段正常或运动增强。

3. D 扩张型心肌病超声心动可表现为全心腔扩大（左室为主，呈“球形”），室壁运动普遍减弱，二尖瓣活动幅度减低，EPSS 增宽，左室腔内可见云雾状回声。二尖瓣连枷样运动见于二尖瓣脱垂影像表现，因此选项 D 符合题意。

4. C 主动脉夹层表现为剧烈胸痛，放射至背、肋、腹、腰和下肢，双上肢血压和脉搏可有明显差别，胸部 CT 平扫显示钙化内膜移位，考虑为主动脉夹层，选项 C 正确。

5. B 如怀疑患有主动脉夹层，应进行主动脉的增强 CT 进行确诊，主动脉增强 CT 的原理是在患者的血管内注入造影剂，使造影剂随血液循环流至主动脉，这时进行主动脉全程 CT 扫描，在 CT 的影像上，由于主动脉内有造影剂的填充，他可以清晰地显示出来，与其他的血管有明显的区别，这时，若在主动脉管腔内发现内膜的破口，并可看到内膜从主动脉的血管管壁与外膜进行撕脱开，基本可确诊主动脉夹层。

6. C DeBakey 分型为：① Ⅰ 型：原发破口位于升主动脉或主动脉弓，夹层累及大部或全部胸升主动脉、主动脉弓、胸降主动脉、腹主动脉；② Ⅱ 型：原发破口位于升主动脉，夹层累及升主动脉，少数可累及主动脉弓；③Ⅲ型：原发破口位于左锁骨下动脉以远端，夹层范围局限于胸降主动脉为Ⅲa 型，向下同时累及腹主动脉为Ⅲb 型。

7. B 该患者 MRI 检查示左室肥厚，呈非对称性室间隔肥厚，首先考虑为肥厚型心肌病，选项 B 正确。

8. D 测量室壁厚度以舒张晚期为准，选项 D 正确。

9. D 对于左室流出道内径测量，应以收缩末期垂直于室间隔五腔心切面测量最佳，选项 D 正确。

10. A 心脏排血受阻、栓塞及非特异性全身症状为黏液瘤的临床三联征。通常瘤体的纤维成分较多，以心脏排血受阻为主要表现；若以黏液成分为主，呈息肉状生长的肿瘤则容易引起体、肺循环的栓塞。

11. D T1W1 左心室黏液瘤为等或略高信号；亚急性血栓及脂肪瘤为高信号；囊肿和淋巴管瘤为低信号。心室黏液瘤在 T2W1 上通常为高信号，选项 D 正确。

12. D 根据患者的症状，应首选的实验室检查是超声心动图，选项 D 正确。

13. C 该患者最可能诊断为动脉导管未闭。动脉导管未闭超声心动图检查可见：左心房、左心室增大，肺动脉增宽；若存在肺动脉高压，右心室也可增大，在主动脉与肺动脉分叉间可见异常的管道交通；彩色多普勒可显示降主动脉至肺动脉的高速双期分流；连续多普勒可测得双期连续高速血流频谱。

14. E 经食管超声心动图是经胸超声心动图的补充，常用于经胸超声心动图成像效果较差的患者，如肥胖、胸廓畸形、肺气肿、机械通气状态下的患者。对中度或高概率的感染性心内膜炎患者进行诊断和处理，可选用经食管超声心动图。

15. B 为了明确诊断应进一步做的检查是负荷试验心肌灌注显像。心肌灌注显像为早期诊断冠心病心肌缺血简便、准确、无创伤性的方法，其灵敏度和特异性可以达到 90% 以上，选项 B 正确。

16. E　心肌缺血的典型表现为负荷试验心肌灌注影像出现显像剂分布稀疏或缺损，而静息或再分布影像呈正常或明显充填，提示为可逆性心肌缺血，选项 E 正确。

17. A　部分可逆性缺损在负荷试验显像中呈放射性缺损，而静息或再分布显像时心肌缺损区明显缩小或显像剂摄取有增加，但未完全恢复到正常，提示存在部分心肌可逆性缺血或心肌梗死伴有缺血。

18. A　PET 心肌显像可以显示心肌坏死/存活分布的情况，选项 A 正确。

三、多选题

1. AB　反映心室容量负荷的参数包括收缩末期容积（ESV）和舒张末期容积（EDV），有助于评价心力衰竭和严重的收缩功能减低患者合理治疗后心室大小的变化，选项 A、B 正确。

2. AD　心脏 X 线平片检查常采用下列两种组合方式：①后前位和左、右前斜位。②后前位和左侧位。因此，选项 A、D 正确。

3. ABC　心脏 X 线平片检查要求立位吸气下屏气摄片，X 线球管焦点到胶片距离为 1.8～2.0m，心影放大率不超过 5%，选项 A、B、C 正确。

4. ABCDE　心脏 X 线平片的显影异常改变有早期显影或短路显影、延迟显影、不显影、再显影和反向显影等。

5. ABDE　房间隔缺损 X 线表现根据病程长短、缺损大小而有所不同，当缺损较小时，心脏大小可以完全正常；当缺损较大且病程较长时，患者可以出现心悸、气促等临床表现，此时 X 线表现可见心影增大，主要是右心房、右心室增大，其中以右心房增大为其特征性表现；当患者出现活动后发绀时，可见肺动脉段突出明显，肺门血管扩张，常常伴有“舞蹈现象”。

6. ACD　法洛氏三联症是指肺动脉狭窄，伴有卵圆孔未闭或房间隔缺损和右心室肥厚三者的综合征，选项 A、C、D 正确。

7. BDE　冠状动脉 CT 检查可用于评价冠状动脉狭窄、冠状动脉起源异常及冠状动脉扩张，选项 B、D、E 正确；不能动态显示和定量评价冠状动脉血流，不容易区分局限性重度狭窄（狭窄程度 90%～99%）与完全闭塞，选项 A、C 错误。

8. ABCD　对于先心病诊断而言，MSCT 可准确评价心脏各房室和大血管大小、形态，结构（如房间隔、室间隔和心脏瓣膜等异常）、位置改变以及相互关系，可为临床提供丰富的诊断信息，主要用于心脏复杂畸形诊断与鉴别：①分析心室肌小梁形态结构以确定左或右心室；②分析心房－心室－大血管连接关系异常（如大动脉错位为主动脉、肺动脉与左、右心室异位连接）以及位置和排列关系；③分析肺静脉或体静脉与左心房或右心房连接关系异常（如肺静脉异位引流入右心房）；④分析肺动脉发育不良、肺血管畸形以及体肺侧支血管的来源和供血情况；⑤分析主动脉发育异常（主动脉缩窄或闭锁以及侧支循环情况）及其分支血管畸形；⑥分析冠状动脉变异和畸形；⑦分析肝、脾和胃腔位置以及肺和支气管形态，有助于内脏和心房位置判断。

9. ABC　亚急性心内膜炎赘生物位于湍流的下游，如二尖瓣关闭不全的瓣叶心房面、主动脉瓣关闭不全的瓣叶心室面和室间隔缺损间隔的右心室，可能与这些部位的压力下降和内膜灌注减少，有利于微生物沉积和生长有关。

10. ABCDE　心脏 MRI 检查无电离辐射、无需应用放射性同位素或碘对比剂，可以显示心脏瓣膜反流的情况，进行心脏和大血管形态学评价、心脏瓣膜狭窄跨瓣压差的评价。

11. AD　心脏 MRI 检查可对心脏血管、瓣膜血流动力学进行评价，心脏 MRI 对血流具有特殊敏感性，能够评价流速、流量，甚至血流方向，选项 A、D 正确。

12. ABCDE　核磁共振（MRI）是无辐射、无损检查，主要用于观察软组织成像。心脏磁共振成像最突出的优点是具有良好的软组织分辨力，对比分辨率高，该优势对于评价心脏的位置、大小、心室壁厚度、心室腔大小、心房和主动脉根部内径、心包结构以及心脏毗邻脏器的关系具有重要的临床诊断意义。

13. BCDE　主动脉造影见造影剂反流，多普勒超声和经食道心脏超声彩色多普勒见反流信号，胸部正位 X 线片见左心室明显增大，升主动脉和主动脉结扩张，呈“主动脉型心脏”。透视下主动脉搏动明显增强，与左心室搏动配合呈“摇椅样”摆动。

14. ABCDE　超声心动图的临床价值包括：①确定病变的部位、病因及其严重程度；②确定血流动力学变化；③了解并发症；④了解继发性改变；⑤评价心脏大小和功能；⑥为将来随访建立参考资料；⑦治疗后的再评估。

15. ABCDE　超声心动图可检出心脏瓣膜或结构异常，如瓣膜狭窄、关闭不全、脱垂，主动脉夹层，主动脉窦瘤破裂，急性心肌梗死，肥厚型心肌病和心房黏液瘤等。

16. ABC　经胸超声心动图及经食管超声心动图对感染性心内膜炎诊断的敏感性分别为 40%～63% 和 90%～100%，选项 A、B 正确，主要诊断依据为赘生物、脓肿及新出现的人工瓣膜瓣周漏。赘生物直径大于 10mm 的患者并发栓塞事件显著增加，选项 C 正确。超声心动图检查未发现赘生物，也不能排除感染性心内膜炎，因为对于非常小的赘生物超声心动图可能检测不到，这时仍应按该病治疗并进一步观察，选项 D 错误。感染性心内膜炎赘生物可发生于二尖瓣关闭不全反流瓣叶心房面，选项 E 错误。

17. BCE　二尖瓣瓣口面积 < 1.0cm^2 为重度狭窄，二尖瓣瓣口面积在 1.0 ~ 1.5cm^2 为中度狭窄，二尖瓣瓣口面积 > 1.5cm^2 为轻度狭窄。主动脉瓣平均跨瓣压差 > 50mmHg 为重度狭窄，主动脉瓣平均跨瓣压差在 25 ~ 50mmHg 为中度狭窄，主动脉瓣平均跨瓣压差 > 25mmHg 为轻度狭窄。

18. ABCD　完全性心内膜垫缺损属于复杂先心病，主要是由于心内膜垫组织融合过程中发育障碍所形成的一组畸形，包括房室瓣下方巨大的室间隔缺损、原发性房间隔缺损以及房室瓣发育异常。

19. ACD　超声心动图监测可在球囊房间隔造口术、经导管房间隔缺损封堵术、经导管室间隔缺损封堵术中发挥重要作用，选项 A、C、D 正确。

20. AE　心肌灌注显像的其他异常表现：①负荷后肺摄取增加：正常肺与心肌摄取比值 < 0.5（^{201}Tl）和 < 0.45（^{99m}Tc－MIBI），摄取比值增高反映运动诱发左室功能障碍；②暂时性左心室扩张：左心室在运动负荷后比静息时明显增大也提示运动诱发心室功能障碍或存在大量危险心肌的标志，其比值与同期的左心室射血分数存在负相关关系。所以，选项 A、E 提示患者心功能障碍，预后较差。

21. ACDE　高危冠心病者的心肌灌注影响特征包括：两支冠脉供血区多发可逆或大范围（ > 20%）的不可逆性灌注缺损，EF < 40%，运动负荷后显像剂肺摄取增加，负荷后左心室暂时或持续性扩大，负荷后右心室暂时性显影，左主干可逆性灌注缺损。

四、案例分析题

1. ABCDF　为明确诊断应紧急检查血常规、动脉血气分析、胸部 X 线、DIC 全项、超声心动图，选项 A、B、C、D、F 正确。该患者吸气三凹征不明显，左肺呼吸音清，右下肺呼吸音低，双肺无干、湿啰音，说明无肺部感染，无需进行肺功能检查，选项 E 不符合题意。

2. ACDE　根据题干可以判断患者有心脏扩大及心力衰竭、扩张型心肌病、心肌炎、冠心病伴全心衰竭。呼吸道感染为诱发心衰加重的最常见诱因。肺动脉栓塞和风湿性心脏病二尖瓣狭窄不符合题干给出的治疗效果及心脏彩超表现。

3. B　房颤患者心室率难以控制，如即刻行复律治疗应行经食道超声心动图检查排除心房血栓，选项 B 最符合题意。

4. AC　经食管超声检查发现心耳血栓，服用华法林（INR 2.0 ~ 3.0）治疗后复查血栓未溶解，可将华法林治疗目标 INR 调整为 3.0 ~ 3.5，或外科切除左心耳，行消融治疗，选项 A、C 正确。

5. ABDF　根据该患者病史体征以及实验室检查，可诊断为妊娠高血压综合征、先兆子痫、急性左心功能不全。心脏超声示左心室射血分数值 58%，结合心衰表现及高血压，考虑舒张性心功能不全。

6. ABCDEF　该患者存在呼吸困难伴咳嗽、不能平卧，颈静脉充盈，双肺底可听见湿啰音，双下肢水肿表现提示为心功能不全症状；超声心动图示左心室舒张末期内径 48mm，左心室射血分数为 58%，E/A > 1，TDI 示 e′ < a′，E/e′ > 15 提示左室舒张性功能不全；NT－proBNP 2800pg/ml 提示心功能不全。

7. DF　子痫根据病情发展和诊治需要应酌情进行影像学检查，除心脏彩色超声外，应超声检查肝、胆、胰、脾、肾等脏器，评估胎儿发育、脐动脉、子宫动脉等血流指数。

8. ABCDEFG　对于该患者，整体的治疗方案应包括：①积极控制血压；②静脉应用硝酸酯类药物，降压同时纠正心力衰竭；③缓解全身小动脉痉挛，应用硫酸镁；④呋塞米静脉泵入；⑤可以适当给予洋地黄类药物纠正心力衰竭；⑥补充清蛋白；⑦适时终止妊娠。

9. ADE　第一心音不减弱，第三、四心音奔马律符合乳头肌功能不全的诊断，选项 A、D、E 正确。

10. ABCEF　收缩压 < 80mmHg 或原有高血压患者血压下降 30% 以上；每小时尿量 < 20ml；神志模糊；脉搏细速、皮肤湿冷；肺动脉楔压 > 18mmHg；CI < 2.2L/（min · m^2）符合心源性休克的表现。

11. C　诊断先天性心脏病最好的检查方法是超声心动图，选项 C 正确。

12. ABCEF　动脉导管未闭，少许分流，临床观察暂时无需手术或介入治疗，需要定期随访，观察分流情况，选项 B 错误。若分流增多，必要时行手术或介入治疗的处置措施，选项 D 正确，选项 E 错误。在这种情况下，给予营养心肌药物和进一步检查心脏 ECT 并不能改变动脉导管未闭的病理生理过程，因此不是正确的处置措施，选项 A、C 错误。

13. A　动脉导管未闭行导管封堵术的禁忌证：①感染性心内膜炎，动脉导管未闭内有赘生物；②严重肺动脉高压，超声心动图检查显示导管处呈右向左分流或双向分流以右向左分流为主者，肺总阻力 > 8U/m^2 单位；③同时伴有需要外科手术矫正的心内畸形者。

第四章　心电图

一、单选题

1. 典型的 AVNRT 心电图显示逆行 P 波在 QRS 波终末部或埋于 QRS 波内，往往 RP′

A. ≤40 毫秒　B. ≤50 毫秒
C. ≤60 毫秒　D. ≤70 毫秒
E. ≤80 毫秒

2. 下列选项中，符合二度Ⅰ型窦房阻滞的心电图特征的是

A. P 波脱漏后出现长 PP 间期，长度等于任何 2 个 PP 间期之和
B. P 波脱漏后出现长 PP 间期，长度等于其前连续 2 个 PP 间期之和
C. 窦性 PP 间期逐渐延长，最后发生房搏脱漏
D. 窦性 PP 间期逐渐缩短，之后出现 1 个长的 PP 间期
E. P 波脱漏后出现长 PP 间期，长度等于任何 2 个短的 PP 间期之和

3. 代表自心房开始除极至心室开始除极的时间是指

A. P 波　B. ST 段
C. QT 间期　D. PR 间期
E. U 波

4. 关于房室旁路参与的房室折返性心动过速的心电图表现，下列说法错误的是

A. QRS 波群形态、时限均正常，可呈束支阻滞型
B. 逆行 P 波位于 QRS 波群之前
C. 心电图可有预激波或正常
D. RP′ < P′R，RP′ > 0.07 秒
E. 节律规整，频率在 150 ~ 250 次/分，多数≥180 次/分

5. QRS 波群的起点至 T 波终点代表心室肌除极和复极全过程所需的时间指的是

A. QT 间期　B. PR 间期
C. P 波　D. ST 段
E. U 波

6. 心外膜下或透壁性心肌缺血的心电图改变为

A. ST 段抬高　B. 病理性 Q 波
C. T 波平行　D. ST 段压低
E. T 波高耸

7. 心肌梗死超急性期的心电图特征为

A. T 波高尖，ST 段抬高，急性损伤阻滞
B. T 波高尖，ST 段延长
C. T 波高尖，ST 段下降，出现异常 Q 波
D. T 波高尖，出现异常 Q 波
E. T 波高尖，QT 间期延长

8. 电轴不确定时的心电轴为

A. > -45°　B. < -45°
C. < -60°　D. -90° ~ +180°
E. < -90°

9. 心内膜下心肌缺血时可表现为 ST 段下移。ST 段下移不包括

A. 水平型　B. 上斜型
C. J 点型　D. 下垂型
E. 鱼钩型

10. 关于非 Q 波型心肌梗死的心电图改变，下列叙述错误的是

A. ST 段压低持续存在
B. ST 段可抬高
C. T 波倒置
D. 起病早期均有高尖 T 波
E. 与病变相应导联上的 R 波电压进行性降低

11. 急性心肌炎的心电图表现不包括

A. 心前区 R 波递增不良　B. 病理性 Q 波
C. QRS 低电压　D. 心脏传导障碍
E. ST - T 改变

12. 急性心肌梗死时通常不出现病理性 Q 波的情况为

A. 心肌梗死的厚度为 5 ~ 7mm
B. 心肌梗死的直径为 20 ~ 25mm
C. 心肌梗死发生于基底部
D. 心肌梗死发生于下壁
E. 心肌梗死发生于前壁

13. 室性逸搏心律常见于

A. 一度房室传导阻滞　B. 窦性传导阻滞
C. 三度房室传导阻滞　D. 二度房室传导阻滞
E. 窦性心动过缓

14. 心肌梗死与心绞痛在心电图上的区别是

A. T 波高尖　B. ST 段抬高
C. ST 段压低　D. T 波低平
E. 病理性 Q 波形成

15. 下列选项中，不符合交界性期前收缩心电图表现的是

A. QRS 波常增宽

B. 可有完全的代偿间隙

C. 早搏的 QRS 波与窦性 QRS 波形态基本相同

D. 早搏的 QRS 波前或后有逆行 P′波

E. P′波可与 QRS 波重叠

16. 室性期前收缩的心电图表现不包括

A. QRS 波群提前出现，其前没有 P 波

B. QRS 波宽大畸形

C. ST－T 呈继发性改变，与 QRS 主波方向相反

D. 往往具有完全的代偿间期

E. QRS 波时限＜0.12 秒

17. 关于阵发性室上性心动过速的心电图诊断，下列叙述错误的是

A. 心室律一般规整

B. 一定伴有器质性心脏病

C. 心室率 150～250 次/分

D. 可通过刺激迷走神经来终止心动过速

E. 起始及终止突然

18. 下壁心肌梗死心电图反映在

A. $V_1 \sim V_3$　　B. Ⅰ、aVL、V_6

C. Ⅱ、Ⅲ、aVF　　D. $V_3 \sim V_5$

E. $V_1 \sim V_6$、Ⅰ、aVL

19. 对确诊低血钾有意义的心电图改变是

A. T 波低平　　B. T 波倒置

C. ST 段降低　　D. QT 间期延长

E. 出现 U 波

20. 急性心肌梗死体表心电图定位中，Ⅱ、Ⅲ、aVF 抬高主要提示心脏心肌梗死的部位在

A. 高侧壁　　B. 下壁

C. 广泛前壁　　D. 前间壁

E. 前侧壁

21. 急性心包炎的心电图特点为

A. ST 段呈弓背水平型抬高

B. ST 段呈弓背向下型抬高

C. ST 段呈弓背向上型抬高

D. ST 段呈弓背向上型压低

E. ST 段呈弓背向下型压低

22. 室性期前收缩宽大畸形的 QRS 波群前为

A. 无窦性 P 波　　B. 有窦性 P 波

C. 有逆行性的 P 波　　D. 有提早出现的 P 波

E. 无相关的 P 波或提早出现的 P 波

23. 二尖瓣型 P 波心电图的特点不包括

A. P 波有明显切迹，双峰距≥0.04 秒

B. PR 间期＞0.20 秒

C. 呈双峰型

D. P 波增宽，时限≥0.11 秒

E. 多表现在Ⅰ、Ⅱ、aVL、$V_4 \sim V_6$ 导联

24. 下列选项中，不会出现电轴轻度左偏的是

A. 右心室肥大　　B. 右心室梗死

C. 左心室肥大　　D. 左束支阻滞

E. 左前分支阻滞

25. 洋地黄效应的心电图表现不包括

A. QT 间期缩短　　B. T 波低平、双向或倒置

C. ST 段下垂型压低　　D. aVR 导联倒置

E. ST－T 呈“鱼钩型”

26. 房室结双径路引起的房室结折返性心动过速的心电图表现不包括

A. 节律规整，频率为 150～210 次/分，平均 170 次/分

B. QRS 波群形态、时限正常，也可呈束支阻滞型

C. 逆行 P 波与 QRS 波群部分重叠

D. 逆行 P 波位于 QRS 波群之后

E. RP′＜P′R，RP′＜0.07 秒

27. 关于右室梗死的体格检查表现，下列错误的是

A. “a” 波增强　　B. Kussmaul 征，低血压

C. S_3，S_4　　D. 三尖瓣收缩期杂音

E. 有肺部啰音

28. 运动终止的绝对指征不包括

A. 出现典型心绞痛　　B. 急性心肌梗死

C. 严重的心律失常　　D. 出现心室内传导阻滞

E. ST 段水平型或下斜型压低≥0.2mV

29. 运动试验的绝对禁忌证不包括

A. 急性心肌梗死或心肌梗死合并室壁瘤

B. 高危不稳定型心绞痛

C. 未控制的有症状的心力衰竭

D. 快速性或缓慢性心律失常

E. 急性主动脉夹层分离

30. 目前应用最广泛的、引起心肌耗氧量最高的试验方法是

A. 直立倾斜试验　　B. 握力计试验

C. 平板运动试验　　D. 踏车运动试验

E. 二级梯运动试验

31. 运动试验的相对禁忌证不包括

A. 左冠状动脉主干狭窄

B. 中、重度狭窄的瓣膜性心脏病

C. 高度房室传导阻滞

D. 急性肺栓塞或肺梗死

E. 肥厚型心肌病或其他原因的心室流出道梗阻

32. 关于心电图运动试验，下列叙述错误的是

A. 方法简便试验、无创相对安全

B. 存在一定比例假阴性和假阳性

C. 无需根据患者年龄及病情设定运动负荷量

D. 心率、血压随运动量增减有适度反应

E. 运动中ST段正常、恢复阶段ST段压低也可为阳性反应

33. 关于心电图运动试验的适应证，下列叙述错误的是

A. 评估冠心病的治疗效果

B. 评估心脏负荷能力

C. 对可疑冠心病患者进行鉴别

D. 对冠心病易患人群做流行病学筛查

E. 评估起搏器功能

34. 下列选项中，出现哪一项不用终止运动试验

A. 疲劳，窦性心动过速

B. 头晕、呕吐、血压下降

C. 室性心动过速

D. 出现典型心绞痛症状

E. 运动后心电图ST段明显压低

35. 关于平板运动试验，下列叙述正确的是

A. 心率无需达到次极量水平

B. 可利用平板的速度及坡度调整运动量

C. 全部采用Bruce方案

D. 运动中出现胸痛必须坚持完成检查

E. 运动试验前必须服用β受体阻滞剂

36. 下列选项中，不适宜行平板运动负荷试验的是

A. 心房颤动

B. 症状和并发症的陈旧性心肌梗死

C. 心绞痛发作时心电图ST段压低超过0.15mV

D. 无频发室性期前收缩

E. 稳定型心绞痛

37. 下列药物中，不能引起运动试验假阳性的是

A. 排钾利尿剂　　B. 抗心绞痛药

C. 洋地黄类药　　D. 雌激素

E. 降压药

38. 下列选项中，不容易出现心电图运动试验假阳性的情况是

A. 女性　　B. 服用洋地黄类药物

C. 低钾血症　　D. 贫血

E. 服用倍他乐克

39. 可造成心电图运动试验假阴性率的情况，不包括下列哪一项

A. 运动不足　　B. 右冠脉单支病变

C. 服用抗心绞痛药物　　D. 陈旧心肌梗死病史

E. 糖尿病

40. 构成动态心电图系统的结构不包括

A. 导联线　　B. 电极

C. 记录器　　D. 活动平板

E. 回放分析系统

41. 心率变异性分析的时域分析指标不包括

A. 心率变异性三角指数

B. SDANN（NN平均值的标准差）

C. SDNN（NN间期标准差）

D. 超低频（ULF）功率

E. r－MSSD（相邻NN间期差值的均方根）

42. 动态心电图的适用范围不包括

A. 晕厥及胸痛的判断

B. 对患者的心律失常进行定量分析与危险评估

C. 评定起搏器功能

D. 急性心肌炎的诊断

E. 流行病学调查

43. 动态心电图的影响因素不包括

A. 体位　　B. 活动

C. 情绪　　D. 睡眠

E. 阅读

44. 下列选项中，不属于动态心电图报告内容的是

A. 基本节律　　B. 心律失常类型及频率

C. 心功能情况　　D. ST段的变化

E. 起搏器的评估

45. 室性心律失常药物治疗有效的标准不包括

A. 短阵性室性心动过速消失≥90%

B. 成对室性期前收缩减少≥80%

C. 室性期前收缩减少≥70%

D. 成对室性期前收缩减少≥50%

E. 连发15次以上的室性心动过速及运动时连发5次以上的室性心动过速完全消失

46. 关于动态心电图的监测指标，下列叙述正确的是

A. 24小时全部心搏数70000

B. 夜间最慢心率35次/分

C. 心房颤动最长R－R间期3秒

D. 24小时室性早搏6500个

E. 运动时心率120次/分

47. 患者，男性，65岁。有高血压病史，今日早晨突发血压下降，出现频发室性期前收缩，心尖区可闻及3级收缩期杂音及喀喇音，下列对及时诊断治疗最有意义

的检查是

A. 胸部 X 线检查　　B. CPK 测定
C. 心脏 B 超　　D. 心电图
E. 心功能测定

48. 患者，女性，66 岁。听诊：心率 75 次/分，律齐。心电图检查不可能出现的改变是

A. 心房扑动 4∶1 传导　　B. 心房颤动
C. 窦性心律　　D. 完全性左束支传导阻滞
E. 非阵发性交界区心动过速

49. 患者，男性，41 岁，近期常感胸痛，与活动关系不大，每次持续时间约 20 分钟，服用硝酸甘油后 5 分钟左右可缓解，发作时心电图示胸前导联普遍的 ST 段抬高 0.2mV 左右，该患者最可能诊断为

A. 急性心肌炎　　B. 变异型心绞痛
C. 急性心肌梗死　　D. 急性心包炎
E. 左束支传导阻滞

50. 患者，男性，56 岁，有高血压病，突发心悸，心电图提示 R－R 间期绝对不等，QRS 波群呈宽大畸形，平均心室率为 140 次/分，其心电图诊断为

A. 房性早搏　　B. 心房扑动 2∶1 传导
C. 房性心动过速　　D. 室性心动过速
E. 预激伴快速心房颤动

51. 患者，女性，21 岁，平时描记心电图为正常心电图，有多年反复发作性心悸，心动过速发作时为窄 QRS 波群心动过速，RP 间期为 0.11 秒。心动过速时最可能的心电图诊断为

A. 显性预激综合征伴室上性心动过速
B. 窦性心动过速
C. 隐匿性预激综合征伴室上性心动过速
D. 阵发性房性心动过速
E. 房室结双径路伴室上性心动过速

52. 患者，男性，55 岁。胸痛持续 10 小时，诊断为急性前侧壁心肌梗死。其病理性 Q 波等心电图特征性改变为

A. V_1、V_2、V_3
B. V_3、V_4、V_5
C. Ⅰ、aVL、V_5、V_6、V_7
D. $V_1 \sim V_5$
E. Ⅱ、Ⅲ、aVF

53. 患者，女性，36 岁，有心肌病，突感心悸、胸闷，伴有头晕，血压 85/50mmHg，心率 160 分/次，心律规则，心尖部第一心音强弱不等，心电图示 P 波频率在 70 次/分，P 波与 QRS 波无固定关系，QRS 波群宽大畸形，可见室性融合波，该患者心电图诊断是

A. 心房扑动　　B. 房室分离
C. 心房颤动伴预激　　D. 室上性心动过速
E. 心室颤动

二、共用题干单选题

（1～3 题共用题干）

患者，女性，29 岁。2 年来阵发心悸，1 天前无明显诱因再次发作，伴有头晕，乏力，胸闷，无胸痛，无黑矇晕厥。查体：血压 96/53mmHg，脉搏 120 次/分，听诊双肺音清，心律齐，未闻及杂音。

1. 应首选的检查是

A. 心电图　　B. 肝胆脾彩超
C. 经食管调搏　　D. 动态心电图
E. 心脏超声

2. 如心电图提示为预激综合征合并室上性心动过速，应立即采取的措施是

A. 胺碘酮静脉推注　　B. 毛花苷
C. 电复律　　D. 美托洛尔口服
E. 维拉帕米静脉推注

3. 对该患者实施的根治方法是

A. 长期口服美托洛尔维持
B. 长期口服普罗帕酮维持
C. 电复律
D. 行射频消融手术治疗
E. 无须给予长期维持治疗，发作心律失常时临时给药

（4～7 题共用题干）

患者，女性，24 岁。主诉 1 周前发热、咽痛，很快症状好转。目前周身乏力、倦怠，活动时憋气，无胸痛症状。曾出现过一次黑矇。查体：心率 45 次/分，心界不大，可闻及大炮音，无杂音，无心包摩擦音。

4. 该患者的心电图可能为

A. ST 段抬高　　B. 右束支传导阻滞
C. 窦性心动过缓　　D. 一度房室传导阻滞
E. 三度房室传导阻滞

5. 该患者最可能诊断为

A. 急性胸膜炎　　B. 急性心包炎
C. 急性心肌梗死　　D. 急性心肌炎
E. 主动脉夹层

6. 该患者可接受的检查不包括

A. 胸部 X 线检查　　B. 超声心动图
C. 心肌核素检查　　D. 冠脉造影检查
E. 心肌活检

7. 该患者可接受的治疗是

A. 冠脉支架术　　B. 心脏移植

C. 安装心脏临时起搏器　D. 冠脉旁路移植术
E. 心脏瓣膜置换术

(8～10题共用题干)

患者，男性，19岁，身高156cm，体重102kg。由于手臂肌肉拉伤住院，常规检查心电图。

8. 患者QRS波群振幅最可能为
A. 正常一样　B. 较正常增高
C. 较正常明显增高　D. 较正常减低
E. 较正常明显减低

9. 该患者QRS波群振幅发生变化最可能的原因是
A. 男性　B. 手臂肌肉拉伤
C. 肥胖　D. 年轻
E. 体型矮小

10. 引起QRS波群振幅减低的原因不包括
A. 胸腔积液　B. 肺气肿
C. 皮下气肿　D. 全身水肿
E. 左室肥厚

(11～13题共用题干)

患者，女性，45岁，有活动后心悸、气短，腹胀史20余年。10天前因病情加重伴下肢水肿入院。临床诊断为风湿性心脏病、二尖瓣狭窄伴关闭不全，右心衰竭。心电图示：P波消失，代之以不规则的频率510次/分的f波，RR间期不规则，心室率146次/分。

11. 心电图诊断为
A. 窦性心律不齐　B. 心房颤动
C. 心房扑动　D. 房性心动过速
E. 交界性心动过速

12. 该患者给予地高辛治疗2周后复查心电图，f波频率为530次/分，RR间期不规则，心室率为86次/分，以R波为主的Ⅰ、Ⅱ、aVF、V_3～V_4导联ST段下斜0.05～0.10mV，ST-T改变呈“鱼钩状”，QT间期0.30秒。该心电图改变符合
A. 洋地黄效应　B. 低钙血症心电图改变
C. 低钾血症心电图改变　D. 洋地黄毒性反应
E. 心肌缺血

13. 该患者应用洋地黄至第28天时，腹胀减轻，下肢水肿消失，f波更为明显，RR间期匀齐，QRS形态呈室上型，心室率为46次/分。心电图可以诊断为
A. 心房颤动、高度房室传导阻滞、交界性逸搏心律
B. 心房颤动、二度房室传导阻滞、交界性逸搏心律
C. 心房扑动、交界性逸搏心律
D. 心房颤动、几乎完全性房室传导阻滞、交界性逸搏心律
E. 心房颤动、三度房室传导阻滞、交界性逸搏心律

三、多选题

1. 电复律并发心肌损伤的心电图表现包括
A. ST段降低　B. 血液中CPK-MB升高
C. T波倒置　D. ST段升高
E. Q波异常

2. 急性心肌梗死超急性期的心电图主要表现为
A. T波对称直立高耸　B. QRS波幅增加
C. 病理性Q波　D. 导联ST段斜形升高
E. 完全性左束支阻滞

3. 左室高电压的传统诊断包括
A. $R_{V5}>2.5mV$
B. $R_{V5}+S_{V1}>2.5mV$（女）
C. $R_{V5}+S_{V1}>3.5mV$（男）
D. $R_{Ⅰ}>1.5mV$ 或 $R_{Ⅰ}+S_{Ⅲ}>2.5mV$
E. $R_{aVL}>1.2mV$ 或 $R_{aVF}>2.0mV$

4. 心肌缺血的诊断标准包括
A. 心率>120/分
B. 2次发作间隔时间≥3.0分钟
C. ST段呈水平或下斜型压低≥1.0mV（1.0mm）
D. ST段呈水平或下斜型压低持续≥1.0分钟
E. 2次发作间隔时间≥5.0分钟

5. 低血钾时，心电图典型的特征性变化有
A. T波平坦或倒置　B. U波显著
C. PR间期延长　D. P波振幅和宽度增加
E. ST段轻度压低

6. 左心室肥厚“逆钟向转位”的过渡区波形出现在
A. V_1导联　B. V_2导联
C. V_3导联　D. V_4导联
E. V_6导联

7. 电轴右偏可见于
A. 右心室肥大　B. 左心室肥大
C. 右束支阻滞　D. 左后分支阻滞
E. 左前分支阻滞

8. PR间期缩短在临床上常见于
A. 交感神经兴奋　B. 室间隔缺损
C. 冠状窦结性心律　D. 心内膜缺血
E. 预激综合征

9. 急性心肌梗死亚急性期的心电图主要表现有
A. 病理性Q波增深增宽
B. 巨大高耸T波
C. R波振幅下降
D. ST段弓背抬高
E. T波倒置逐渐增深再缓慢恢复

10. 心电图表现 P 波数目多于 QRS 波群数目可见于

A. 高度房室传导阻滞　B. 三度房室传导阻滞
C. 二度房室传导阻滞　D. 室内传导阻滞
E. 一度房室传导阻滞

11. 加压单极肢体导联包括

A. aVR 导联　B. aVL 导联
C. aVF 导联　D. V_{4R}导联
E. V_{5R}导联

12. 关于房性心动过速的心电图表现，正确的有

A. P 波形态与窦性相同
B. 频率>100 次/分，最高可达到 250 次/分
C. PR 间期绝对不齐
D. PR 间期正常或延长
E. PP′过快时可出现 2∶1 或 3∶1 传导

13. 病理性 Q 波不会出现在下列哪些疾病中

A. 陈旧性心肌梗死　B. 急性心肌炎
C. 高血压病　D. 房室传导阻滞
E. 急性心包炎

14. 心电图 S-T 段的抬高主要可见于

A. 急性心肌炎　B. 急性心肌梗死
C. 高血压心脏病　D. 急性心包炎
E. 变异型心绞痛

15. 高钾血症可能出现的心电图表现有

A. 窦性心动过缓　B. 交界区逸搏心律
C. 心室颤动　D. 窦性停搏
E. 窦性心动过速

16. 心电图心房率大于心室率可见于

A. 一度房室传导阻滞　B. 二度窦房传导阻滞
C. 三度房室传导阻滞　D. 心房扑动
E. 心房颤动

17. ST 段抬高的情况可见于

A. 急性心肌梗死　B. 变异型心绞痛
C. 早期复极综合征　D. 心脏室壁瘤
E. 急性心包炎

18. 下列心脏病变中，可以引起运动试验假阴性的是

A. 主动脉瓣严重狭窄　B. 单支冠脉病变
C. 陈旧性心肌梗死　D. 二尖瓣脱垂
E. 心肌病、心包炎

19. 目前在国内普遍应用的是模拟常规导联的双极导联，最常用的导联有

A. 同步记录 CM_1导联　B. 同步记录 CM_2导联
C. 同步记录 CM_5导联　D. 同步记录 CM_8导联
E. 同步记录 M_{aVF}导联

20. 心电图检查可发现的异常有

A. 心肌收缩力减弱
B. 心律失常
C. 心脏左、右心室不同步
D. 心肌缺血
E. 心脏的瓣膜异常

21. 右心室肥厚“顺钟向转位”的过渡区波形出现在

A. V_1导联　B. V_2导联
C. V_3导联　D. V_5导联
E. V_6导联

22. 运动试验的适应证包括

A. 评价冠心病的药物治疗、介入治疗效果
B. 评估冠心病患者的心脏负荷能力
C. 对不典型胸痛或可疑冠心病患者进行诊断和鉴别诊断
D. 进行冠心病易患人群流行病学调查筛选试验
E. 心电图显示有预激图形、左束支阻滞、起搏心律者

23. 运动试验可疑阳性标准包括

A. T 波变为倒置或双向
B. 运动中或运动后 ST 段弓背向上型抬高≥0.1mV
C. U 波倒置
D. 运动中收缩压较运动前或前一级运动时下降≥10mmHg
E. 运动中或运动后以 R 波为主的导联 J 点后 80 毫秒处 ST 段水平型或下斜型压低较运动前增加 0.05～0.10mV，持续时间≥1 分钟

24. 目前心电图运动试验的常见方法有

A. 踏车运动试验　B. 双嘧达莫试验
C. 平板运动试验　D. 阶梯试验
E. 阿托品试验

25. 下列可诊断为心电图运动平板试验阳性的有

A. R 波占优势的导联，运动中或运动后 ST 段水平压低 0.1mV，持续 2 分钟
B. 运动时胸前导联 ST 段上斜型压低 0.2mV
C. 运动中血压下降 20mmHg
D. 运动中发作典型心绞痛
E. 运动中发作心房纤颤

26. 关于心电图运动试验与冠脉病变的关系，叙述正确的是

A. 女性的假阳性率高于男性
B. 三支冠脉病变的敏感性高于单支病变
C. 左主干病变的假阳性率最低
D. 单支病变中回旋支的敏感性最高

E. 平板试验对冠脉管径狭窄小于 50% 的病变意义不大

27. 心电图负荷试验检查的指征包括

A. 冠状动脉搭桥及心脏介入治疗前后的评价
B. 对稳定型心绞痛患者进行危险分层
C. 临床上怀疑冠心病，为进一步明确诊断
D. 梗阻性肥厚型心肌病
E. 陈旧性心肌梗死患者对非梗死部位心肌缺血的监测

28. 关于 Holter 记录的双极模拟导联的叙述，下列正确的是

A. M_{aVF}导联反映下壁心肌缺血
B. CM_5导联对心室激动起源或传导异常的观察较好
C. CM_5导联对 QRS 波群和 ST 段变化，尤其 ST 段压低较敏感
D. CM_1导联 P 波清晰，利于识别室上性心律失常或伴室内差异性传导及室性心律失常
E. CM_2导联 P 波清晰，有助于鉴别室上性心律失常与室性心律失常

29. 动态心电图诊断心肌缺血的标准有

A. 心率增加，ST 段出现上斜型压低同样有意义
B. 心率 >120 次/分时，ST 段下移测量点为 J 点后 50 毫秒
C. ST 段水平或下斜型压低≥1.0mv 达到 1 分钟以上
D. 正常心率 ST 段下移测量点为 J 点后 100 毫秒
E. 出现心律失常可考虑心肌缺血表现

30. 动态心电图可用于

A. 观察心率变异　　B. 判断心律失常类型
C. 诊断心肌缺血　　D. 鉴别昏厥原因
E. 诊断病态窦房结综合征

四、案例分析题

(1~5 题共用题干)

患者，男性，70 岁，因 3 小时前突发胸闷、胸痛入院。胸痛位于心前区胸骨后，呈持续性闷痛，伴有大汗，面色苍白，呼吸困难。心电图示窦性心律，心率为 108 次/分，胸前导联广泛 ST 段抬高 0.4mV。

1. 该患者查体可能发现的体征为

A. 心动过速
B. S_1减弱
C. S_2奔马律
D. S_3反常分裂
E. ST 段呈斜直形或弓形抬高
F. Kussmaul 征

2. 急诊应首先给予的处理为

A. 查血常规　　B. 查凝血因子
C. 查心肌酶谱　　D. 吸氧
E. 心包穿刺引流　　F. 抗血小板治疗

3. 该患者可考虑的诊断包括

A. 急性心包炎　　B. 急性肺栓塞
C. 主动脉夹层　　D. 急性心肌梗死
E. 急性心肌炎　　F. 病态窦房结综合征

4. 如患者在入院第 3 天，呼吸困难突然加重，此时体格检查可能出现的体征有

A. Beck 三联征
B. 心尖区可闻及 4/6 级收缩期吹风样杂音
C. 心包摩擦音
D. 静脉压升高
E. 胸骨左缘第 3、4 肋间听见 4/6 级收缩期吹风样杂音
F. 奇脉

5. 此时，应当首先进行的检查项目有

A. 脑钠肽（BNP）　　B. D－二聚体
C. 超声心动图　　D. 血气分析
E. 磁共振成像　　F. 冠状动脉造影

答案和精选解析

一、单选题

1. D　典型的 AVNRT 心电图显示逆行 P 波在 QRS 波终末部或埋于 QRS 波内使 RP≤PR，往往 RP′≤70 毫秒（或 80 毫秒）。

2. D　二度Ⅰ型窦房阻滞的心电图：窦性 PP 间期逐渐缩短，之后出现 1 个长的 PP 间期，此后重复此现象，选项 D 正确。长的 PP 间期小于基本窦性 PP 间期的 2 倍。

3. D　PR 间期代表自心房开始除极至心室开始除极的时间。QT 间期指的是从 QRS 波群的起点至 T 波终点，代表心室肌除极和复极全过程所需的时间。ST 段是自 QRS 波群终点至 T 波起点的线段，为心室除极结束后缓慢复极的一段短暂时间。P 波是由左右心房除极产生，其时限为 0.08~0.11 秒。U 波是在 T 波之后 0.02~0.04 秒出现的圆钝状低平波，方向与 T 波相同。

4. B　房室旁路参与的房室折返性心动过速，心动过速可被期前收缩诱发或终止，心电图表现：①节律规整，频率为 150~250 次/分，多数≥180 次/分；②QRS 波群形态、时限均正常，也可呈束支阻滞型；③逆行 P 波在 QRS 波群之后。④RP′<P′R，RP′>0.07 秒。心电图可有预激波或正常。

5. A　QT 间期指的是从 QRS 波群的起点至 T 波终点代表心室肌除极和复极全过程所需的时间，选项 A 正确。

6. A　心外膜下或透壁心肌缺血时，心电图可表现为

对称性深倒置的T波，ST段抬高，选项A正确。心内膜下心肌缺血时表现为ST段下移，T波高耸。急性心肌梗死心电图表现为病理性Q波。

7. A　超急性期可见于急性心肌梗死的极早期（数分钟或数小时）。急性损伤性阻滞可导致心室激动时间延长，QRS波幅增加，面向损伤面的导联ST段斜形升高，T波对称直立高耸。

8. D　心电轴不确定，指的是心电轴在-90°到-180°之间。正常额面QRS心电轴位于0°~+90°。心电轴0°~-30°为"轻度左偏"，心电轴-30°~-90°为"电轴左偏"，心电轴+90°~+180°为"电轴右偏"。

9. E　心内膜下心肌缺血时，可表现为ST段下移。ST段下移可分为J点型、上斜型、水平型和下垂型。不包括选项E"鱼钩型"。

10. D　非Q波型心肌梗死的心电图表现为：与冠状动脉支配区一致的导联ST段压低或抬高达0.1mV、伴或不伴T波倒置、ST-T变化至少持续24小时、心电图无病理性Q波形成、可有R波电压进行性降低等，因此选项D错误。

11. A　急性心肌炎的心电图表现有：心肌细胞出现弥漫性炎性浸润，心肌细胞变性、溶解和坏死，并累及起搏及传导系统，引起QRS低电压、病理性Q波、ST-T改变、心脏传导障碍和各种心律失常。选项A"心前区R波递增不良"属于扩张型心肌病的心电图表现。

12. C　临床上，约有10%的心肌梗死发生于基底部，该部位的除极化过程发生在心肌除极的终末40毫秒，因此引起QRS波群终末40毫秒部分的改变，通常不出现病理性Q波。

13. C　室性逸搏心律常见于双结病变或发生在束支水平的三度房室传导阻滞。

14. E　心肌梗死和心绞痛心电图的主要区别是心肌梗死会出现ST段改变以及病理性Q波，而心绞痛如果不是在发作时，心电图一般不会有明显的变化，选项E正确。

15. A　交界性期前收缩的心电图表现：①提前出现的QRS波群，形态与窦性QRS形态相同；提前的QRS波群的前、后通常无P波；②如有P波必定是逆行的，出现在QRS波之前，P′R间期<0.12秒，或出现在QRS波后，RP′间期多>0.16秒；③期前收缩后代偿间期可完全或不完全。

16. E　室性期前收缩的心电图表现：①QRS波群提前出现，其前没有P波；提前出现宽大畸形的QRS波，时限≥0.12秒；②ST-T呈继发性改变，与QRS主波方向相反；③大多呈完全性代偿间歇。

17. B　阵发性室上性心动过速简称为室上速，起始和终止常较突然。心电图主要表现为各导联可见一系列快速、规则的QRS-T波群，P波不清楚或无P波，QRS呈室上性，频率为150~250次，常不伴有器质性心脏病，选项B错误。刺激迷走神经可以使发作终止。

18. C　主要反映在肢体导联Ⅱ、Ⅲ、aVF，梗死对侧面的Ⅰ、aVL导联呈相反的变化。

19. E　低血钾心电图表现：轻度为心动过速、房性早搏、室性早搏，T波宽而低，Q-T间期延长，出现U波，选项E正确。

20. B　急性下壁心肌梗死的心电图表现为Ⅱ、Ⅲ、aVF导联ST段抬高，Ⅰ、aVL导联ST段压低。

21. B　急性心包炎的心电图特点：①除aVR和V_1导联外的所有常规导联可能会出现ST段呈弓背向下型抬高，aVR及V_1导联ST段压低，这些改变可在数小时至数日后恢复；②数日后，随着ST段回到基线，逐渐出现T波低平及倒置，此改变可于数周至数个月后恢复正常，也可长期存在；③常有窦性心动过速。积液量较大的情况可以出现QRS电交替。

22. E　室性期前收缩在心电图上的特征表现是提前出现的宽大畸形QRS波，其前无相关P波；ST-T波段与QRS波群主波相反，因此选项E正确。

23. B　二尖瓣型P波心电图表现：P波增宽，其时限≥0.11秒，P波有明显切迹，常呈双峰型，两峰间距≥0.04秒，多表现在Ⅰ、Ⅱ、aVL、V_4~V_6导联。

24. A　心电轴0°~-30°为"轻度左偏"，-30°~-90°为"电轴左偏"，见于：①横位心或横膈高位；②心脏左移；③左心室肥大；④左束支阻滞；⑤左前分支阻滞；⑥右心室梗死等。右心室肥大在"电轴右偏"中可见。

25. D　洋地黄效应是指洋地黄直接作用于心室肌，使动作电位时相缩短以至消失，并减少时相幅度，心电图表现：①ST段下垂型压低；②T波低平、双向或倒置，双向T波初始部分倒置，终末部分直立变窄，ST-T呈"鱼钩型"；③QT间期缩短；选项D"aVR导联倒置"属于正常窦性心律的心电图表现。

26. D　房室结双径路引起的房室结折返性心动过速，可被期前收缩诱发或终止，心电图表现：①节律规整，频率为150~210次/分，平均170次/分；②QRS波群形态、时限正常，也可呈束支阻滞型；③逆行P波与QRS波群部分重叠；④RP′<P′R，RP′<0.07秒。选项D"逆行P波位于QRS波群之后"是房室折返性心动过速的心电图表现。

27. E　右室梗死的体格检查表现：①"a"波增强；②Kussmaul征（由于右室顺应性降低，吸气时颈静脉压增加），低血压；③S_3，S_4；④三尖瓣收缩期杂音（乳头肌功能不全）；⑤无肺部啰音。

28. D　运动终止的绝对指征：①受试者要求；②出现典型心绞痛；③急性心肌梗死；④ST段水平型或下斜

型压低≥0.2mV；⑤无病理性Q波导联，ST段抬高≥0.1mV（V_1及aVR除外）；⑥运动负荷增加出现血压及心率降低，收缩压较基础血压下降超过10mmHg，并伴其他心肌缺血的征象；⑦严重的心律失常（室性心动过速、心室扑动或心室颤动）；⑧明显的症状和体征（如极度体力衰竭、发绀、面色苍白、皮肤湿冷、共济失调、头晕、眼花、黑矇、缺血性跛行等）。选项D“出现心室内传导阻滞”属于运动终止的相对指征。

29. D 运动试验的绝对禁忌证：①急性心肌梗死或心肌梗死合并室壁瘤；②高危不稳定型心绞痛（5天内反复发作）；③未控制的、伴有症状或血流动力学障碍的心律失常；④未控制的有症状的心力衰竭；⑤有症状的严重主动脉狭窄；⑥急性肺栓塞或肺梗死；⑦急性心肌炎或心包炎；⑧急性主动脉夹层分离；⑨任何急性或严重疾病，或运动引起加重的非心源性疾病（如多种感染性疾病、肾功能不全、甲状腺功能亢进症等）；⑩患者拒绝或运动能力障碍者。选项D“快速性或缓慢性心律失常”属于运动试验的相对禁忌证。

30. C 目前应用最广泛的运动试验方法为平板运动试验，平板运动试验是引起心肌耗氧量最高的运动方式。

31. D 运动试验的相对禁忌证：①左冠状动脉主干狭窄；②中、重度狭窄的瓣膜性心脏病；③电解质异常；④严重的高血压（收缩压>200mmHg和/或舒张压>110mmHg）或显著低血压；⑤肥厚型心肌病或其他原因的心室流出道梗阻；⑥快速性或缓慢性心律失常；⑦高度房室传导阻滞；⑧严重贫血；⑨精神或身体异常不能充分进行运动；⑩年老（>70岁）或体弱难以胜任运动负荷者。选项D“急性肺栓塞或肺梗死”属于运动试验的绝对禁忌证。

32. C 运动负荷量分为极量与次极量两档。极量是指心率达到自己的生理极限的负荷量。这种极限运动量通常多采用统计所得的各年龄组的预计最大心率为指标。

33. E 心电图运动负荷试验适应证：①对不典型胸痛或可疑冠心病患者进行鉴别诊断；②评价已知或可疑冠心病患者的严重程度、危险性、心脏负荷能力和预后；③急性心肌梗死出院前预后评估；④评价冠心病的药物或介入手术治疗效果；⑤进行冠心病易患人群流行病学调查筛选试验。

34. A 尽管运动试验通常在患者达到预期目标心率时终止，但还有许多其他需要终止运动试验的指征：①运动负荷进行性增加，但心率减慢或血压下降（收缩压下降超过10mmHg）；②出现严重心律失常（如室性心动过速或进行性传导阻滞）；③出现眩晕、视物模糊、面色苍白或发绀；④出现典型的心绞痛或心电图出现缺血型ST段下移≥0.2mV。

35. B 运动前3天应停用β受体阻滞剂，让受试者在自动调节坡度及速度的活动平板上行走，直至心率达到受试者的预期心率。记录运动前、中、后的心电图变化和血压，根据运动量、临床症状和血流动力学改变做出判断，并按照受试者条件选择运动方案。胸部不适加重或出现心绞痛症状应终止运动试验。

36. C 已有明确心肌缺血改变的证据或有活动性心肌缺血过程，急性心肌梗死，不稳定型心绞痛，心力衰竭，严重的高血压，重度的心脏瓣膜病等，不适宜行运动负荷试验检查。

37. B 引起运动试验假阳性的药物有洋地黄类、排钾利尿剂、降压药、镇静药、雌激素。选项B“抗心绞痛药”属于引起运动试验假阴性的药物。

38. E 女性、服用洋地黄药物、低钾血症、贫血均容易出现假阳性，服用倍他乐克降低心率，不容易出现运动试验阳性反应。

39. E 服用抗心绞痛药物、运动不足、单支病变、陈旧心肌梗死等均可导致运动试验假阴性，而糖尿病对运动试验结果通常没有干扰。

40. D 动态心电图系统包括记录器、电极、导联线和回放分析系统。记录器是核心部分，是通过导联线与受检者相连的、随身携带的心电信息采集和存储设备。构成动态心电图系统的结构不包括选项D“活动平板”。

41. D 心率变异性分析的时域分析指标包括SDNN（NN间期标准差）、SDANN（NN平均值的标准差）、r-MSSD（相邻NN间期差值的均方根）和心率变异性三角指数。选项D“超低频（ULF）功率”属于频域分析指标。

42. D 动态心电图的适用范围：①判断临床症状与心脏电活动的关系（如心悸、胸痛、晕厥等是否与心脏相关）；②对患者的心律失常进行定量分析与危险评估；③对心肌缺血的诊断和评估，是发现无症状性心肌缺血的重要手段；④协助诊断冠心病，鉴别冠心病心绞痛类型，对变异型心绞痛的判断有重要价值；⑤对心肌梗死及其他心脏病的预后评估；⑥评定窦房结功能；⑦评定起搏器功能；⑧对抗心律失常和抗心肌缺血药物的疗效进行评价；⑨对各类型心脏疾病可能出现的恶性心律失常进行预测；⑩医学科学研究和流行病学调查。

43. E 动态心电图受监测过程中受检者的体位、活动、情绪、睡眠等因素影响，不包括选项E“阅读”。

44. C 动态心电图报告内容包括：①监测期间的基本节律、24小时心搏总数、平均心率、最高与最低心率及发生的时间；②各种心律失常的类型，快速性或缓慢性心律失常异常心搏总数、发生频度、持续时间、形态特征，及心律失常与症状、日常活动和昼夜的关系等；③监测导联ST段改变的形态、程度、持续时间和频度、ST段异常改变与心率变化及症状的关系；④对于安装起搏器的患者，报告中还包括起搏器功能的评价和分析。

45. D 患者治疗前后自身对照，达到以下标准才能判定室性心律失常药物治疗有效：①室性期前收缩减少≥70%；②成对室性期前收缩减少≥80%；③短阵性室性心动过速消失≥90%；④连发15次以上的室性心动过速及运动时连发5次以上的室性心动过速完全消失。

46. E 正常人24小时全部心搏数多在80000～140000之间，夜间心率通常不应低于40次/分，房颤时R－R间期不等，如>5秒则考虑安装心脏起搏器；正常人室性早搏24小时一般<800个；运动时心率可增快>100次/分。

47. D 患者突发低血压，且有高血压病史，要考虑心肌梗死的可能，频发室性期前收缩提示前壁心梗，心尖区闻及3级收缩期杂音及喀喇音提示同时伴乳头肌断裂，二尖瓣关闭不全。心脏超声诊断结构变化，不能诊断原因；CPK测定时间太短，未到阳性结果时间窗；胸部X线检查和心功能测定均不适宜。因此，对及时诊断治疗最有意义的检查为心电图。

48. B 心房扑动4∶1传导时心室率大约在75次/分左右，而且节律规整；左束支传导阻滞只要是窦性心律，心率可在60～100次/分之间，同样节律规整；非阵发性交界区心动过速心室率可达到75次/分，而且律齐。只有心房颤动节律绝对不齐。

49. B 该患者最可能诊断为变异型心绞痛。急性心肌炎、急性心包炎、急性心肌梗死均可出现胸痛，但胸痛持续时间长，左束支阻滞不会引起胸痛症状，只有变异型心绞痛可以发作胸痛，持续时间短不会造成心肌坏死，发作时心电图有ST段抬高，选项B正确。

50. E 房性早搏可造成心律不齐，但心室率不会增快；心房扑动2∶1传导心室率大约在150次/分，但节律规整；房性心动过速及室性心动过速心律通常是规整的。只有房颤的心室律绝对不齐，QRS波群呈宽大畸形提示同时存在预激，选项E正确。

51. C 窄QRS波群心动过速泛指各种机制引起的心率>100次/分，QRS波群时限≤0.11秒的心动过速，通常是指阵发性室上性心动过速。部分室上性心动过速者，心电图不表现有心室预激，但电生理检查发现有只能够逆向传导的房室旁道，无前向传导能力，称为隐匿性预激综合征。隐匿性旁路虽在心电图上始终不出现预激图形，但却可引起室上性心动过速。题中患者平时描记心电图为正常心电图，但也可引起室上性心动过速。故其心动过速时最可能的心电图诊断为隐匿性预激综合征伴室上性心动过速，选项C正确。

52. C 针对ST段抬高型心肌梗死，具有以下特征：V_1～V_3对应前间壁；V_3～V_5对应局限前壁；V_5～V_7及Ⅰ、aVL对应前侧壁；V_1～V_5对应广泛前壁；Ⅱ、Ⅲ、aVF导联对应下壁；Ⅰ、aVL对应高侧壁；V_7～V_9对应正后壁。

53. B 患者听诊第一心音强弱不等，但心室律规则，且P波存在，故不考虑房颤诊断；室性融合波提示室性心律，P波频率小于QRS波频率，存在房室分离，选项B正确。

二、共用题干单选题

1. A 脉搏120次/分提示为心动过速，应行心电图检查，明确心动过速的类型。

2. E 当预激综合征合并室上性心动过速时，首先尝试迷走神经刺激，无效时可选用维拉帕米、普萘洛尔等。这些药物选择性作用于房室结，延长房室结传导时间或不应期，对旁道传导性无直接影响。

3. D 导管射频消融术是根治预激综合征的首选方法，其成功率>95%，复发率<5%，严重并发症发生率<1%。

4. E 该患者为青年女性，上呼吸道感染后出现乏力、憋气，甚至黑矇，查体心率缓慢，可闻及大炮音，心电图为完全性房室传导阻滞可能性大。

5. D 根据典型的前驱感染史、相应的临床表现及体征、心电图表现，该患者最可能诊断为急性心肌炎。

6. D 心肌炎患者可接受的检查包括心电图、胸部X线、超声心动图、核素心脏检查和心肌活检，不包括选项D“冠脉造影检查”。

7. C 临时起搏器适应证：①各种原因引起房室传导阻滞，如心肌梗死、急性心肌炎、洋地黄中毒、心脏外伤或外科手术；②室上速、房扑药物治疗无效或禁忌电复律，可用超速抑制；③室性心律失常、心室停搏、心电机械分离或尖端扭转室速；④心脏电复律生理检查；⑤预防性起搏、心脏介入性手术或外科术有病窦。

8. D 患者BMI 41.9kg/m^2，为肥胖人群，心电图QRS波群常可表现为波幅减低，选项D最符合题意。

9. C 过度肥胖可导致QRS波群振幅减低，选项C最符合题意。

10. E QRS波群振幅减低常见于：①临床多见肺气肿、肺淤血、心包积液、胸腔积液、全身水肿、过度肥胖、皮下水肿等；②急性心肌梗死、心肌病、甲状腺功能减退，电解质紊乱、心脏位置改变等；③也可见于少数正常人。

11. B 根据心电图表现可诊断为心房颤动。心房颤动的心电图表现为P波消失，代之以形态不同、大小各异、极不匀齐的颤动波（f波），频率在350～600次/分。因此，选项B最符合题意。

12. A 心电图改变符合洋地黄效应。典型的洋地黄效应是在以R为主导联中ST－T呈“鱼钩样”改变，即ST段下斜形下移，T波倒置，前肢长、后肢短、结束突然，选项A最符合题意。

13. E　房颤患者在应用洋地黄类药物过程中，出现RR间期匀齐，心室率46次/分，考虑洋地黄过量导致的三度房室传导阻滞。该患者QRS形态呈室上型，提示为交界性逸搏心律，而非室性逸搏心律。因此，选项E符合题意。

三、多选题

1. BCD　电复律并发心肌损伤在心电图上表现为ST段升高或T波倒置，血液中CPK-MB升高，多为电击能量较大或反复电击所致。因此，选项B、C、D正确。

2. ABD　急性心肌梗死超急性期：由于急性损伤性阻滞可导致心室激动时间延长，QRS波幅增加，面向损伤面的导联ST段斜形升高，T波对称直立高耸。病理性Q波和完全性左束支阻滞属于急性期心电图表现。

3. ADE　左室高电压的传统诊断：①$R_{V5}>2.5mV$或$R_{V5}+S_{V1}>3.5mV$（女），$>4.0mV$（男）；②$R_{Ⅰ}>1.5mV$或$R_{Ⅰ}+S_{Ⅲ}>2.5mV$；③$R_{aVL}>1.2mV$或$R_{aVF}>2.0mV$。

4. CDE　心肌缺血的诊断标准：①ST段呈水平或下斜型压低≥1.0mV（1.0mm）；②持续时间≥1.0分钟；③2次发作间隔时间≥5.0分钟。

5. AB　低血钾时，心电图的特征性表现：①T波平坦或倒置；②U波显著；③ST段轻度压低；④P波振幅和宽度增加；⑤PR间期延长；⑥QTc间期延长；⑦期前收缩及各种心动过速。T波和U波的振幅变化是其典型的特征性变化，因此选项A、B正确。

6. AB　从心尖部向心底部观察，可设想心脏循其长轴作顺钟向转位或逆钟向转位。正常心电图中左右心室过渡区波形（QRS波群正负波形振幅相当）出现在V_3、V_4导联。如过渡区波形出现在V_5、V_6导联，为“顺钟向转位”，可见于右心室肥厚。如过渡区波形出现在V_1、V_2导联，为“逆钟向转位”，可见于左心室肥厚，因此选项A、B正确。

7. ACD　心电轴+90°～+180°为“电轴右偏”，见于：①垂位心及6个月以下的婴儿；②心脏右移；③右心室肥大；④右束支阻滞；⑤左后分支阻滞；⑥左心室肌萎缩或梗死等。选项B、E在心电轴“轻度左偏”中可见，选项A、C、D正确。

8. ACE　PR间期小于0.12秒称为PR间期缩短，临床上常见于：①激动传导如交感神经亢进、神经血循环衰竭及应用皮质激素时；②传导途径缩短如冠状窦结性心律、低位房性心律及结性心律时；③预激综合征即窦房结发出的激动，部分通过附属旁道下传，预先激动心室；④正常变异；⑤干扰。

9. ACE　急性心肌梗死的亚急性期（稳定演变期）出现于梗死后数周至数月。心电图表现为：①病理性Q波增深增宽或其后R波振幅下降，或保持不变，ST段逐渐下降至基线；②T波倒置逐渐增深再缓慢恢复，或长期保持倒置。

10. ABC　高度房室传导阻滞、三度房室传导阻滞、二度房室传导阻滞均可以使P波部分或完全不能下传心室，导致P波数目多于QRS波群数目。

11. ABC　肢体导联包括标准导联和加压肢体导联。①标准导联为双极肢体导联，包括Ⅰ、Ⅱ、Ⅲ导联；②加压单极肢体导联与单极肢体导联类似，只是在记录某一肢体的电压时，将该处电极与中心电端断开，包括aVR、aVL、aVF导联。选项D、E属于胸导联。

12. BDE　房性心动过速的心电图表现为：①P波形态与窦性不同；②频率>100次/分，最高可达到250次/分；③PR间期正常或延长。PP′过快时，可出现2∶1或3∶1传导。

13. CDE　病理性Q波常见于亚急性或陈旧性心肌梗死、心肌炎、特发性心肌病、左室肥厚、肥厚型心肌病等，不会出现在房室传导阻滞、高血压和心包炎等疾患。

14. BDE　急性心肌梗死及变异型心绞痛均可出现ST段弓背向上抬高，急性心包炎可出现ST段弓背向下抬高。

15. ABCD　高钾血症的心电图可表现为各种心律失常，如窦性心动过缓、交界性逸搏心律、传导阻滞、窦性停搏，严重者出现室性心动过速、心室颤动，而有的呈急性心肌损伤表现。

16. CDE　一度房室传导阻滞时无QRS波脱落，心房率与心室率相同；二度窦房传导阻滞时P波与QRS波共同脱落，心房率与心室率相同；三度房室传导阻滞、心房扑动、心房颤动时心房率明显高于心室率。

17. ABCDE　ST段抬高往往提示有严重的透壁的心肌损伤，比如见于心肌梗死的急性期。另外，ST段抬高还可以见于变异型心绞痛，早期复极综合征，心包炎，室壁瘤形成等心脏症状。

18. BC　引起运动试验假阴性的心脏病变有单支冠脉病变、陈旧性心肌梗死等，选项B、C正确。

19. ACE　目前在国内普遍应用的是模拟常规导联的双极导联，最常用的是同步记录CM_1、CM_5和M_{aVF}三个导联，选项A、C、E正确。

20. BCD　心电图是一种检查心血管疾病的主要手段，可以检查出心脏疾病，可反映心律失常、冠状动脉供血不足、心肌梗死这些疾病，也可以显示左心室和右心室的优势、心房的肥大，因而有助于多种心血管疾病的诊断。心电图对心脏疾病有提示作用，但不能完全查出心脏疾病有哪些心脏瓣膜问题，也不能发现心肌收缩力减弱。

21. DE　正常时，V_3或V_4导联R/S大致相等，为左、右心室过渡区波形。顺钟向转位时，正常在V_3或V_4导联出现的波形转向左心室方向，即出现在V_5、V_6导联上。

逆钟向转位时，正常 V_3或 V_4导联出现的波形转向右心室方向，即出现在 V_1、V_2导联上，顺钟向转位可见于右心室肥厚，而逆钟向转位可见于左心室肥厚。

22. ABCD 运动试验的适应证包括：①对不典型胸痛或可疑冠心病患者进行诊断和鉴别诊断；②评估冠心病患者的心脏负荷能力；③评价冠心病的药物治疗、介入治疗效果；④进行冠心病易患人群流行病学调查筛选试验。心电图显示有预激图形、左束支阻滞、起搏心律的患者不适宜采用该项检查。

23. ACDE 运动试验可疑阳性标准包括：①运动中或运动后以 R 波为主的导联 J 点后 80 毫秒处 ST 段水平型或下斜型压低较运动前增加 0.05～0.1mV，持续时间≥1 分钟；②运动中或运动后以 R 波为主的导联，ST 段上斜型压低在 J 点后 60 毫秒处≥0.15mV 或 ST 段斜率＜1mV/秒（25mm/秒走纸速度），持续≥1 分钟；③U 波倒置；④出现严重的心律失常（如室性心动过速、房室传导阻滞、窦房阻滞、束支传导阻滞等）；⑤T 波变为倒置或双向；⑥运动中收缩压较运动前或前一级运动时下降≥10mmHg。

24. AC 目前，应用于临床的心电图运动负荷试验主要有活动平板试验和踏车运动试验，后者的优点是踏车占地面积较小，运动时躯干动作幅度小，因而可以减少运动时心电图记录的伪差。

25. AD 运动试验阳性标准：①运动中或运动后以 R 波为主的导联 J 点后 80 毫秒处 ST 段水平型或下斜型下移≥0.1mV，持续时间＞1 分钟；②运动中或运动后 ST 段弓背向上型抬高≥0.1mV；③运动中出现典型心绞痛。

26. ABC 运动试验诊断左主干病变的假阳性率仅为 1%，而单支病变的假阳性率可高达 57%；平板试验检测三支病变的敏感性可达到 81%，而单支病变的敏感性仅为 68%。单支病变中前降支敏感性最高，其次为右冠脉，最后是回旋支。女性由于有较高的雌激素水平而且易合并自主神经功能紊乱，因此假阳性率高。心电图运动试验诊断管径狭窄大于 60% 的冠脉病变敏感性为 61%，管径小于 50% 的冠脉病变阳性率低。

27. ABCE 心电图负荷试验检查的指征包括：①临床上怀疑冠心病，为进一步明确诊断；②对稳定型心绞痛患者进行危险分层；③冠状动脉搭桥及心脏介入治疗前后的评价；④陈旧性心肌梗死患者对非梗死部位心肌缺血的监测；因此，选项 A、B、C、E 正确。选项 D“梗阻性肥厚型心肌病”属于心电图负荷试验检查的禁忌证。

28. ABCD 动态心电图（Holter）的导联系统中，目前在国内普遍应用的是模拟常规导联的双极导联，最常用的是同步记录 CM_1、CM_5和 M_{aVF}3 个导联。①CM_1导联 P 波清晰，利于识别室上性心律失常或伴室内差异性传导及室性心律失常；②CM_5导联对 QRS 波群和 ST 段变化，尤其 ST 段压低较敏感，对心室激动起源或传导异常的观察较好，③M_{aVF}导联反映下壁心肌缺血。

29. BC 心电图诊断心肌缺血为 ST 段水平或下斜型下移 1mv 以上达到 1 分钟，但若心率偏快，ST 段的测量要作调整，为 J 点后 50 毫秒。

30. ABCDE 动态心电图可以用于观察心肌缺血、心律失常、诊断病窦综合征，以及观察心率变异和判断昏厥病因。

四、案例分析题

1. AB 症状及心电图提示前壁大面积急性 ST 段抬高型心肌梗死。查体可出现第一心音减弱。心电图提示心率 108 次/分，查体可见心动过速。因此，选项 A、B 正确；选项 E，ST 段抬高属于心电图表现，不属于查体。

2. ABCDF 因患者急性胸痛时间为 3 小时，有急诊静脉溶栓或急诊介入治疗指征，选项 A、B、C、D 是静脉溶栓或急诊介入前检查项目，选项 F“抗血小板治疗”是急性心梗处理中实施项目，故选项 A、B、C、D、F 均属于急诊应首先给予的处理。心包穿刺引流用于大量心包积液患者，急性心梗患者不一定伴有大量心包积液，故选项 E“心包穿刺引流”不属于急性心梗急诊处理。

3. ADE 该患者可考虑的诊断包括急性心肌梗死、急性心包炎和急性心肌炎。

4. ABCEF 如患者在入院第 3 天，呼吸困难突然加重，提示可能出现了室壁穿孔、室间隔穿孔、二尖瓣关闭不全、腱索断裂等机械并发症。体格检查可能出现的体征有心包摩擦音、心尖区可闻及 4/6 级收缩期吹风样杂音、Beck 三联征、胸骨左缘第 3、4 肋间听见 4/6 级收缩期吹风样杂音、奇脉，不包括颈静脉压升高的体征，因此排除选项 D，其余各项均为查体时可能出现的体征。

5. ABCD 此时应首先进行的检查有：①BNP：BNP 水平高低有助于评价心功能情况；②D－二聚体：D－二聚体水平高低有助于评价血栓形成及溶解情况；③超声心动图：有助于评价心功能及机械并发症的情况；④血气分析：有助于分析心功能及是否有呼吸衰竭等情况。

第五章　心导管检查

一、单选题

1. 房间隔缺损造影检查时，导管宜置于哪个部位

A. 上腔静脉　　B. 左上肺静脉主干
C. 右上肺静脉主干　　D. 下腔静脉
E. 右心房

2. 下列心律失常中，右心导管检查不常见的是

A. 房性期前收缩　　B. 室性心动过速
C. 室性期前收缩　　D. 房性心动过速
E. 房室传导阻滞

3. CABG 术中放置漂浮导管的指征不包括

A. EF <40%
B. 近期发生心肌梗死或不稳定型心绞痛
C. 静息状态下 LVEDP >6mmHg
D. 急症手术
E. 左心室壁运动异常

4. 右心导管常见的并发症不包括

A. 心律失常　　B. 气胸
C. 导管打结　　D. 肺动脉破裂
E. 血管内膜撕裂和夹层血肿形成

5. 右心导管检查的目的不包括

A. 测定肺动脉压力和计算肺动脉阻力，判断是否有肺动脉高压以及肺动脉高压的程度和性质，为手术或药物治疗提供依据
B. 协助超声心动图完成先天性心脏病的诊断和鉴别诊断，了解其分流水平、分流量以及心功能状态
C. 测定肺毛细血管楔压，结合左心室压测量等判断心功能状况
D. 测定主动脉压力
E. 先天性心脏病介入治疗术前提供血流动力学依据和术后治疗效果评价

6. 导管检查诊断主动脉狭窄的标准为左心室与主动脉收缩压差大于

A. 5mmHg　　B. 10mmHg
C. 15mmHg　　D. 20mmHg
E. 25mmHg

7. 动脉导管未闭应首选的造影方法是

A. 左心房造影　　B. 右心室造影
C. 左心室造影　　D. 右心房造影
E. 主动脉造影

8. 左心导管术适用于心肌病，尤其是

A. 限制型心肌病　　B. 梗阻性肥厚型心肌病
C. 扩张型心肌病　　D. 药物性心肌病
E. 风湿性心肌炎

9. 左心导管检查的绝对禁忌证是

A. 神志清楚的患者拒绝
B. 出血性疾病或尚在服用抗凝药过程中
C. 严重心功能不全
D. 活动性风湿疾病
E. 严重肝肾功能不全

10. 符合 AHA/ACC C 型病变标准的任意一项，且血管为闭塞的符合 PCI 病变分类中的

A. Ⅰ型病变　　B. Ⅱ型病变
C. Ⅲ型病变　　D. Ⅳ型病变
E. Ⅴ型病变

11. 选择性冠状动脉造影中使用最广泛的心导管为

A. 猪尾导管　　B. Swan - Ganz 导管
C. 普通型端孔心导管　　D. 漂浮导管
E. Judkins 冠脉造影管

12. 下列检查中，为诊断冠状动脉粥样硬化性心脏病“金指标”的是

A. 心腔内心音图检查
B. 心腔内心电图检查
C. 选择性冠状动脉造影术
D. 心腔内电生理检查
E. 心内膜心肌活组织检查

13. 下列选项中，符合冠脉微循环障碍患者冠状动脉造影结果的是

A. 左冠状动脉主干病变
B. 冠状动脉造影正常
C. 3 支血管病变
D. 右冠状动脉主干病变
E. 麦角新试验显示冠状动脉痉挛

14. 诊断心绞痛型冠心病最有价值的检查是

A. 运动负荷试验，心电图水平或下斜型压低 0.1mV 以上，持续 1 分钟
B. 静息时心电图表现房室或束支传导阻滞

C. 心绞痛发作时 ST 段压低 0.1mV 以上
D. 动态心电图检查发现 ST－T 改变和各种心律失常
E. 冠状动脉造影示管腔缩小 70%～75%

15. 首选桡动脉途径冠脉造影的情况不包括
A. 股动脉狭窄、闭塞
B. 肥胖并股动脉搏动较弱
C. 肢静脉严重曲张伴深静脉血栓形成或有肺动脉栓塞史
D. 身材矮小、肥胖的老年女性
E. 髂动脉或腹主动脉严重纡曲、狭窄、闭塞及夹层

16. 选择性冠状动脉造影的适应证不包括
A. 有不典型的心绞痛症状，临床疑诊冠心病
B. Holter 检测、运动试验提示有客观缺血证据而无临床症状
C. 有不典型的胸痛症状需排除冠心病
D. 未控制的充血性心力衰竭或急性左心衰竭
E. 如飞行员的健康检查

17. 下列检查项目中，可确诊冠心病的检查为
A. 常规心电图　B. 动态心电图
C. 平板运动试验　D. 冠脉造影
E. 心脏彩超

18. 诊断冠心病最有价值的侵入性检查是
A. 心腔内心音图检查　B. 心腔内心电图检查
C. 冠状动脉造影　D. 心腔内电生理检查
E. 心内膜心肌活组织检查

19. 严重冠状动脉狭窄指的是冠脉狭窄程度达到
A. 50%以上　B. 70%以上
C. 80%以上　D. 90%以上
E. 95%以上

20. 高危病变（C 型病变）特征不包括
A. 近段极度扭曲
B. 极度成角（>90°）
C. >3 个月的慢性闭塞病变和（或）桥侧支形成
D. 长病变，长度>1cm
E. 无法保护重要的侧支

21. 关于造影剂肾病的防治，下列叙述错误的是
A. 术中减少造影剂用量
B. 术前水化（静脉滴注 0.45%氯化钠溶液）
C. 术前术后监测血肌酐
D. 术后当日注意补液至尿量>800ml
E. 术后常规静脉注射呋塞米 20mg

22. 预防冠状动脉造影时发生心肌梗死的措施不包括
A. 行冠状动脉内溶栓治疗
B. 术前肝素化
C. 及时追加肝素
D. 操作轻柔
E. 尽量减少导丝在体内停留时间

23. 下列哪种情况不推荐行心内膜心肌活检术
A. 心脏肿瘤的诊断
B. 心脏同种异体移植术后观察患者排斥反应的早期征象
C. 心脏显著扩大伴发严重左心功能不全者
D. 各类心肌疾病的病因诊断
E. 急慢性心肌炎的诊断、严重程度判断和监测疗效

24. 心内膜心肌活检术的导管进入途径不包括
A. 经皮穿刺活检　B. 股动脉途径
C. 股静脉途径　D. 颈内静脉途径
E. 肱动脉途径

25. 心内膜心肌活检术的禁忌证不包括
A. 急性心肌梗死、有心室内附壁血栓或室壁瘤形成者
B. 出血性疾病，严重血小板减少症及正在接受抗凝治疗者
C. 心脏明显扩大伴严重左心功能不全者
D. 近期有急性感染者
E. 心脏肿瘤的诊断

26. 左心室导管术的适应证不包括
A. 为左侧心房室旁路的标测定位和消融
B. 确定不应性和恢复时间的离散
C. 确定左心室的激动形态顺序
D. 室上性心动过速和室性心动过速的诱发和终止
E. 右心室起搏（刺激）未能诱发的室性心动过速

27. 心脏电生理检查中，导致股静脉和股动脉穿刺部位出血的原因不包括
A. 较强抗栓治疗　B. 肥胖
C. 局部压迫不够　D. 穿刺和压迫技巧欠佳
E. 局部压迫过紧

28. 患者，男性，58 岁，有高血压史 9 年，间断用药治疗。查体：血压 150/90mmHg（20/12kPa），心率 63 次/分，心电图提示一度房室传导阻滞。连续服用降压药 1 年，患者偶有胸部不适，心电图示多导联 T 波低平，下列哪项检查可确诊冠心病的诊断
A. 普萘洛尔试验　B. 动态心电图
C. 偶测心电图　D. 冠脉造影
E. 心脏彩色超声

29. 患者，男性，45 岁，因怀疑存在先天性心血管疾病行右心导管术，下列可以考虑右向左分流的情况是

A. 右房与腔静脉平均血氧饱和度之差大于9%
B. 外周动脉血氧饱和度为95%
C. 外周动脉血氧饱和度为98%
D. 外周动脉血氧饱和度<96%
E. 外周动脉血氧饱和度<95%

二、共用题干单选题

（1～3题共用题干）

患者，女性，46岁，主诉1年前开始胸痛胸闷，常在劳累后疼痛，表现为压迫感，一般在休息后可好转。

1. 为明确诊断，应进行的检查是
A. 心电图　B. 超声心动图
C. 冠脉造影　D. 胸部X线
E. 心导管检查

2. 对该患者行冠脉造影时，可能出现的并发症不包括
A. 心动过缓　B. 传导阻滞
C. 心室颤动　D. 心肌梗死
E. 静脉痉挛

3. 该患者行冠脉造影时若发生心室颤动，应首先进行的处理是
A. 等待自行恢复　B. 给予急救药物
C. 电除颤　D. 将导管撤出
E. 胸外按压

三、多选题

1. 下列关于心导管检查中出现室性心律失常的叙述，错误的是
A. 如持续不能终止，可从导管内缓慢注入稀释的利多卡因50～100mg
B. 稍后撤导管或调整导管末端的位置，避免碰撞心室壁，常可自行消失
C. 常由导管头碰撞心室壁所致
D. 有室性期前收缩时应立即电复律
E. 有室性期前收缩时应立即终止手术

2. 一个导管室最少需要配置的人员有
A. 技师或护士若干名
B. 住院医师作为助手
C. 经验丰富的主治以上级别的医师
D. 麻醉师
E. 胸外科医师

3. 心导管检查的禁忌证有
A. 急性感染性疾病　B. 未控制的心力衰竭
C. 外周静脉血栓性静脉炎　D. 急性心肌炎
E. 严重肝、肾功能不良

4. 右心导管检查的适应证包括
A. 疑似肺动脉高压患者的确诊检查
B. 检测抗肺动脉高压药物的即时疗效
C. 心力衰竭需测定肺毛细血管楔压以判断心功能情况
D. 心脏移植前、后，判断心功能及全肺阻力情况
E. 协助诊断亚急性感染性心内膜炎

5. 右心导管检查常见的并发症包括
A. 心律失常　B. 静脉痉挛
C. 导管打结　D. 静脉炎和静脉血栓形成
E. 动脉内膜撕裂和夹层血肿形成

6. 在PCI的病变分类中，Ⅱ型病变的表现有
A. 近端极度扭曲
B. 不符合C型病变的标准
C. 退化的静脉桥伴脆弱病变
D. 极度成角，角度>90°
E. 血管为闭塞的

7. 桡动脉途径穿刺的禁忌证有
A. 穿刺侧无桡动脉搏动
B. Allen试验阳性
C. 用6F或7F鞘管不能完成的治疗
D. 锁骨下动脉异常
E. 服用华法林等抗凝药物

8. 关于冠状动脉左主干病变，下列造影投照体位展示清楚的是
A. 左前斜位（LAO45°）
B. 左前斜头位（LAO45°，CRAN25°）
C. 左前斜足位（LAO45°，CAU25°）
D. 右前斜头位（RAO30°，CRAN25°）
E. 右前斜足位（RAO30°，CAU25°）

9. 冠状动脉造影术后常见的并发症有
A. 心动过缓　B. 心动过速
C. 传导阻滞　D. 室性期前收缩
E. 室颤

10. 造影结果分析错误的常见原因包括
A. 超选择性注射
B. 显影不佳
C. 投照体位不全或投照角度不妥
D. 位于血管起始处的完全闭塞性病变
E. 导管刺激引起的冠状动脉痉挛

11. 下列选项中，属于心肌活检术禁忌证的有
A. 心腔内有血栓　B. 不明原因的儿童心肌病
C. 严重肾功能不全　D. 心肌梗死后2周
E. 心脏肿瘤

12. 心肌活检术可并发

A. 栓塞　　B. 三尖瓣损伤
C. 心肌穿孔　　D. 房室传导阻滞
E. 气栓

13. 右心室心肌活检术经皮常规入路有

A. 右侧颈内静脉　　B. 股静脉
C. 大隐静脉　　D. 头静脉
E. 锁骨下静脉

四、案例分析题

（1～6题共用题干）

患者，女性，75岁，因"间断胸痛20余年，加重2个月"就诊。5年前行冠状动脉造影检查示右冠状动脉完全闭塞，前降支弥漫病变，于前降支近中段植入3枚支架。此后患者仍偶有胸痛发作。2个月前，开始出现活动中胸痛，以饱餐后明显，且症状逐渐加重，活动耐量逐渐降低。既往有10余年原发性高血压史，4年糖尿病史。查体：血压140/70mmHg；双肺呼吸音清，无干、湿啰音；心界不大，心律不齐，可听见期前收缩约5次/分；肝、脾肋下未及；双踝部有轻度可凹性水肿。心电图检查：房性期前收缩二联律。

1. 为进一步评估患者病情，应进行哪些检查

A. 肾功能　　B. 冠状动脉造影
C. 超声心动图（UCG）　　D. 冠状动脉CT
E. Holter检测　　F. 心肌损伤标志物

2. 超声心动图检查示：左心室肥厚，舒张功能减低，左心房扩大；LVEF 61%。主要实验室检查结果：CK－MB 0.6ng/ml，cTnI 0.01ng/ml，Scr 133μmol/L。冠状动脉造影检查示：左冠状动脉：前降支中段原支架内狭窄50%～60%，左回旋支近段狭窄70%～80%；右冠状动脉：近段弥漫病变，自中段完全闭塞。该患者适当的治疗策略为

A. 强化药物治疗
B. CABG
C. PCI
D. 左冠状动脉PCI＋强化药物治疗
E. 左冠状动脉PCI＋右冠状动脉CABG
F. 右冠状动脉PCI＋左冠状动脉CABG

3. 若选择PCI，考虑介入治疗的靶血管为

A. 前降支　　B. 左回旋支
C. 右冠状动脉　　D. 前降支＋左回旋支
E. 左回旋支＋右冠状动脉　F. 前降支＋右冠状动脉

4. 介入治疗方法考虑

A. 单纯PTCA　　B. 预扩张后植入BMS
C. 直接植入DES　　D. 预扩张后植入DES
E. 直接植入BMS　　F. 旋磨后植入DES

5. 该患者术后接受了双重抗血小板治疗，术后第3天发现粪便颜色变黑，查粪便隐血阳性，血常规示血红蛋白较术前没有明显变化。目前适当的处理包括

A. 停用阿司匹林　　B. 输血
C. 停用氯吡格雷　　D. 应用抑酸药
E. 应用胃黏膜保护药　　F. 禁食

6. 经过上述处理该患者粪便隐血转为阴性，出院前应常规评估

A. 血脂　　B. 糖化血红蛋白
C. 肾小球滤过率（GFR）　D. 负荷试验
E. 同型半胱氨酸（HCY）　F. 血常规

（7～10题共用题干）

患者，男性，67岁，4小时前因持续性胸痛就诊，既往有高血压、糖尿病史20余年。心电图示广泛前壁心肌梗死；心肌酶CK－MB、CTn增高。

7. 该患者需紧急进行的处理措施有

A. 冠状动脉造影
B. 急诊PCI
C. 急诊溶栓
D. 正性肌力药物、扩血管药物及抗血小板药物治疗
E. 急诊CABG
F. 继续急诊留观

8. 冠状动脉造影显示：左主干、回旋支和右冠状动脉正常，前降支中远端狭窄95%，植入1枚支架，远端TIMI血流2级，24小时后心前区可闻及粗糙全收缩期杂音，急性肺水肿加重。该患者需进一步的检查和治疗有

A. 床旁超声心动图
B. 强心、利尿、维护心功能等药物治疗
C. 放射性核素检查
D. 床旁胸部X线检查
E. 植入IABP
F. 继续观察，无须进行其他检查

9. 超声心动图检查示：左心室前壁、室间隔、心尖段膨出，无收缩，室间隔见回声中断6mm，胸部X线检查示：双肺血增多。目前考虑的诊断有

A. 室间隔穿孔　　B. 心源性休克
C. 急性前壁心肌梗死　　D. 左心室室壁瘤形成
E. 急性二尖瓣关闭不全　F. 心脏压塞

10. 经IABP和大量血管活性药物治疗，急性肺水肿加重，心源性休克无明显改善。该患者目前应采取的治疗方案有

A. 室壁瘤切除术
B. 室间隔穿孔封堵术

C. 冠状动脉旁路移植术
D. 向患者及家属交代手术风险并行术前准备
E. 再次 PCI
F. 积极抗休克治疗的同时行急诊手术治疗

(11～13 题共用题干)

患者，女性，22 岁，1 个月前感冒后出现心悸胸闷，乏力纳减，低热盗汗。查体：心界不大，心音低，心率快，心律不齐。心电图示：室性早搏，短阵室速。

11. 该患者最可能诊断为

A. 急性心肌梗死　　B. 急性心包炎
C. 急性心绞痛　　D. 感染性心内膜炎
E. 急性病毒性心肌炎　　F. 自主神经功能紊乱

12. 为明确诊断应做的检查有

A. 血清肌钙蛋白测定　　B. 心肌活检
C. 超声心动图　　D. 心电图检查
E. 胸部 X 线　　F. 静息心肌显像

13. 心肌活检适应证包括

A. 协助心肌炎的诊断和随访
B. 对心脏移植术后有无排斥反应的判断，指导治疗
C. 确定继发性心肌病的病因
D. 冠心病
E. 风湿性心脏病
F. 心包疾病

答案和精选解析

一、单选题

1. C　房间隔缺损的造影以导管置于右上肺静脉主干为佳，因此选项 C 正确。

2. E　右心导管检查中的心律失常包括室性期前收缩、室性心动过速、房性期前收缩、房性心动过速、房颤及交界性心律等，通常是导管碰撞心内结构所致，若遇频发室性期前收缩或室性心动过速，可以将导管稍后撤或暂停操作，一般可自行消失。

3. C　CABG 术中放置漂浮导管的指征包括：①EF＜40%；②近期发生心肌梗死或不稳定型心绞痛；③静息状态下 LVEDP＞18mmHg；④急症手术；⑤左心室壁运动异常。

4. E　右心导管检查术较为安全，其并发症的发生率较低，主要有气胸、空气栓塞、肺动脉破裂、心律失常、导管打结、局部出血或血肿、感染及肺梗死等。严格按照操作规范进行可以明显减少并发症的发生。选项 E“血管内膜撕裂和夹层血肿形成”见于导管对动脉系统的损伤。

5. D　右心导管检查的目的：①测定肺动脉压力和计算肺动脉阻力，判断是否有肺动脉高压以及肺动脉高压的程度和性质，为手术或药物治疗提供依据；②协助超声心动图完成先天性心脏病的诊断和鉴别诊断，了解其分流水平、分流量以及心功能状态；③测定肺毛细血管楔压，结合左心室压测量等判断心功能状况；④先天性心脏病介入治疗术前提供血流动力学依据和术后治疗效果评价。

6. D　导管检查显示左心室与主动脉收缩压差大于 20mmHg 即可诊断主动脉狭窄，压差与瓣膜狭窄的程度成正比。

7. E　动脉导管未闭通常以升主动脉造影为宜。如介入治疗仅为显示导管形态，则行弓降部造影。婴幼儿、动脉插管有困难或伴重度肺动脉高压尚可或只能做右心室或主肺动脉造影。

8. B　左心导管术是经动脉途径插入导管获得左侧循环系统信息的导管技术，包括选择性和非选择性冠状动脉造影术。左心室造影术及主动脉造影术适用于心肌病，尤其是梗阻性肥厚型心肌病。

9. A　心导管检查的唯一绝对禁忌证是神志清楚的患者拒绝接受该检查，下列均为相对禁忌证：①感染性疾病期间；②未经控制的室性快速心律失常；③电解质紊乱（如严重低钾血症）；④严重心功能不全；⑤严重肝肾功能不全，不宜做心血管造影；⑥活动性风湿疾病；⑦出血性疾病或尚在服用抗凝药过程中。

10. D　PCI 病变分类中，Ⅳ型病变如下：（1）符合 AHA/ACC C 型病变标准的任意一项：①弥漫，长度＞2cm；②近端极度扭曲；③极度成角，角度＞90°；④＞3 个月的慢性闭塞病变和（或）桥侧支形成；⑤退化的静脉桥伴脆弱病变。（2）血管为闭塞的。

11. E　普通型端孔心导管、漂浮导管（Swan－Ganz 导管）、猪尾导管和 Judkins 冠脉造影管均是选择性冠状动脉造影中使用的心导管。其中，Judkins 冠脉造影管是选择性冠状动脉造影中使用最广泛的一种类型，分左、右冠脉造影导管两种，选项 E 正确。

12. C　选择性冠状动脉造影术是用特制的心导管经外周动脉逆行插管到主动脉根部的冠状动脉口，将造影剂注射入冠状动脉内以显示射状动脉的形态及血流情况，来判断是否有冠状动脉形态及功能异常的一种左心导管技术，临床应用较广，是目前诊断冠状动脉粥样硬化性心脏病的“金指标”，选项 C 正确。

13. B　冠脉微循环障碍患者冠状动脉造影（CAG）正常或未发现有意义的狭窄，麦角新碱激发试验阴性。左心室造影未见异常，无心脏扩大或心肌肥厚征象，左心室舒张末压一般正常。

14. E　冠状动脉造影是冠心病诊断的金标准，因此诊断心绞痛型冠心病最有价值的检查是冠状动脉造影示

管腔缩小，选项E正确。

15. D 有以下情况可首选桡动脉途径冠脉造影：①股动脉狭窄、闭塞；②髂动脉或腹主动脉严重纡曲、狭窄、闭塞及夹层；③下肢静脉严重曲张伴深静脉血栓形成或有肺动脉栓塞史；④肥胖并股动脉搏动较弱；⑤降主动脉瘤或腹主动脉瘤，经股动脉途径操作导管有较大风险者；⑥腰部疾病术后不能长时间卧床者；⑦心功能不全或其他原因不能平卧者；⑧术后需远距离搬动、转运，下肢不易固定，致使压迫止血困难。选项D属于经桡动脉途径冠脉造影的相对禁忌证。

16. D 选择性冠状动脉造影的适应证包括：①临床已确诊为冠心病，拟行冠状动脉旁路移植术（习称冠状动脉搭桥术）或经皮冠状动脉介入治疗（PCI）；②有不典型的心绞痛症状，临床疑诊冠心病；③有不典型的胸痛症状需排除冠心病；④Holter检测、运动试验提示有客观缺血证据而无临床症状；⑤不明原因的心脏增大、心功能不全或室性心律失常；⑥冠状动脉搭桥术后或经皮冠状动脉腔内成形术（PTCA）术后再发心绞痛，需除外再狭窄或搭桥血管的病变或新生血管病变；⑦从事特殊职业者（如飞行员或高空作业人员）的健康检查；⑧当急性心肌梗死出现情况或并发症时应考虑急诊冠状动脉造影；⑨不稳定型心绞痛，经常规药物系统治疗仍不能控制症状，宜早期行冠状动脉造影明确病变严重程度，以选择PCI或冠状动脉搭桥术；⑩非冠状动脉病变重大手术前的冠状动脉造影，用以评估手术风险。选项D属于选择性冠状动脉造影的禁忌证。

17. D 选择性冠状动脉造影是目前诊断冠心病的“金标准”，选项D正确。

18. C 冠状动脉造影是判断冠心病最有价值的侵入性检查。冠状动脉造影最主要的目的是确立冠心病的诊断，并与其他疾病相鉴别。只有冠状动脉造影可以直观、准确地观察冠状动脉病变的部位和程度。

19. B 采用经皮股（或肱）动脉穿刺法，将心脏导管分别插入左、右冠状动脉口，注入造影剂，可充分显示冠脉病变血管支数、部位、狭窄程度、长度以及各种形态特征。狭窄≥50%具有病理意义；狭窄在70%～75%及以上属于严重冠状动脉狭窄，会严重影响血液供应，选项B正确。

20. D 高危病变（C型病变）特征包括：①弥漫性，长度>2cm；近段极度扭曲；②极度成角，角度>90°；③>3个月的慢性闭塞病变和（或）桥侧支形成；④无法保护的重要侧支；⑤退化的静脉桥伴脆弱病变。

21. E 术后常规静脉注射呋塞米20mg，不但不能预防造影剂肾病，反而会加重肾脏损害。

22. A 预防冠状动脉造影时发生心肌梗死的措施包括术前肝素化、及时追加肝素、操作轻柔、尽量减少导丝在体内停留时间等。一旦出现心肌梗死，应尽快明确病因并积极治疗，给予冠状动脉内硝酸甘油200～300μg或硝苯地平10mg以解除冠状动脉痉挛，行冠状动脉内溶栓治疗或行急诊介入性治疗及外科手术治疗；如果梗死范围不大，血流动力学稳定，也可在严密观察下保守治疗。

23. C 心内膜心肌活检术的适应证：①各类心肌疾病的病因诊断；②急慢性心肌炎的诊断、严重程度判断和监测疗效；③心脏同种异体移植术后观察患者排斥反应的早期征象；④心脏肿瘤的诊断；⑤其他可能引起心肌病变的全身性疾病。选项C为心内膜心肌活检术的禁忌证。

24. A 右心内膜心肌活检可以选择颈内静脉或股静脉，左心内膜心肌活检可选择肱动脉或股动脉，主要取决于基础疾病及所使用的活检钳。心内膜心肌活检术的导管进入途径不包括经皮穿刺活检，选项A符合题意。

25. E 心内膜心肌活检术的禁忌证包括：①出血性疾病，严重血小板减少症及正在接受抗凝治疗者；②急性心肌梗死、有心室内附壁血栓或室壁瘤形成者，禁忌左心室活检；③心脏明显扩大伴严重左心功能不全者；④近期有急性感染者；⑤不能很好配合的患者；⑥分流缺损是相对禁忌证，应避免做右心室活检，防止引起矛盾性体循环栓塞。选项E属于心内膜心肌活检术的适应证。

26. D 左心室导管术的适应证包括：①确定左心室的激动形态顺序；②少数有或可能有室性心动过速者，右心室起搏（刺激）未能诱发这种心动过速，而用左心室刺激可能诱发；③为确定不应性和恢复时间的离散，需进行左心室标测和刺激；④为左侧心房室旁路的标测定位和消融。

27. E 在心脏电生理检查中，股静脉和股动脉穿刺均可引起出血。常与局部压迫不够有关，肥胖、较强抗栓治疗、穿刺和压迫技巧欠佳时出血风险增加。

28. D 患者偶有胸部不适，心电图示多导联T波低平，提示可能存在冠心病，为明确诊断应进一步行冠脉造影检查，选项D正确。

29. E 当右房与腔静脉平均血氧饱和度之差大于9%时，通常认为心房水平存在左向右分流，选项A错误。正常人外周动脉血氧饱和度为95%～100%，若外周动脉血氧饱和度<95%，在排除肺部疾患导致的血氧交换困难后，通常考虑存在右向左分流，低于90%时，往往出现发绀。因此，选项E最符合题意。

二、共用题干单选题

1. C 该患者劳累后胸痛胸闷，呈压迫感怀疑存在冠心病，冠脉造影（CAG）为有创性检查手段，目前仍然是诊断冠心病的“金标准”，选项C正确。

2. E 冠脉造影时，可能出现的并发症有：①心律失常：包括心动过缓、传导阻滞、室性期前收缩、室速、室颤等；②心肌梗死：发生率为0.1%。③周围动脉栓塞。④死亡。

3. D　心室颤动一旦发生，应立即将导管撤出，胸外按压并立即电除颤，能量为200～400J，如不能转复，可继续除颤并给予其他急救药物，选项D正确。

三、多选题

1. DE　心导管检查中出现室性心律失常非常常见。可以通过调整导管解决，无需电复律及终止手术。

2. ABC　一个导管室最少需要配置的人员包括经验丰富的主治以上级别的医师、住院医师作为助手、技师或护士若干名。

3. ABCDE　心导管检查的相对禁忌证：①感染性疾病（如感染性心内膜炎3个月以内、活动性风湿病、心肌炎活动期）；②外周静脉血栓性静脉炎；③严重出血性疾病；④近期有严重室性心律失常、心脏传导阻滞且未能有效控制者；⑤严重肝肾损害者；⑥显著肺动脉高压合并严重心功能不全或有昏厥发生、二尖瓣狭窄合并急性肺水肿。

4. ABCD　右心导管检查的适应证：①急危重症患者的血流动力学监测；②疑似肺动脉高压患者的确诊检查；③急性肺血管反应性试验；④分流性先天性心脏病合并重度肺动脉高压，术前须判断肺动脉高压的程度和性质者；⑤先天性心脏病（如房间隔缺损、室间隔缺损、动脉导管未闭等）介入治疗前、后的评估；⑥心脏移植前、后，判断心功能及全肺阻力情况；⑦肺动脉高压患者治疗效果评估。

5. ABCD　右心导管检查的并发症有心律失常、静脉痉挛、导管打结、静脉炎和静脉血栓形成。选项E“动脉内膜撕裂和夹层血肿形成”属于左心导管术的并发症。

6. ACD　在PCI的病变分类中，Ⅱ型病变符合AHA/ACC C型病变标准的任意一项：①弥漫，长度>2cm；②近端极度扭曲；③极度成角，角度>90°；④>3个月的慢性闭塞病变和（或）桥侧支形成；⑤退化的静脉桥伴脆弱病变。因此，选项A、C、D符合题意，选项B、E为Ⅲ型病变的表现。

7. ACD　桡动脉途径穿刺的绝对禁忌证包括：①穿刺侧无桡动脉搏动；②Allen试验阴性，提示掌弓侧支循环不良；③穿刺侧存在肾透析用的动静脉瘘管。相对禁忌证：①桡动脉搏动差或细小，尤其是身材矮小的老年妇女；②有大血管异常的病史（如锁骨下动脉异常）；③用6F或7F鞘管不能完成的治疗；④不能用右桡动脉行右位心冠状动脉造影或左内乳动脉的介入治疗，也不能用左桡动脉行右内乳动脉的介入治疗。

8. BCE　左主干投照体位包括左前斜头位、左前斜足位和右前斜足位，选项B、C、E正确。

9. ACDE　冠状动脉造影术后常见的并发症有心动过缓、传导阻滞、室性期前收缩、室性心动过速、室颤等，不包括选项B“心动过速”。

10. ABCDE　造影结果分析错误的常见原因包括：①投照体位不全或投照角度不妥：没有把冠状动脉树的重要血管支完全分开，血管的重叠和缩短影响了病变的显示和判断，特别是血管分叉处的病变；②显影不佳：包括注射压力、剂量和速度的不足，造成血管显影不佳致使判断错误；③超选择性注射：导管插入过深进入分支内行超选择性造影，经验不足的术者将未能显影的血管误认为完全闭塞；④位于血管起始处的完全闭塞性病变：若看不到残干，则容易被误诊；⑤导管刺激引起的冠状动脉痉挛：导管刺激引起的冠状动脉痉挛容易被误诊为狭窄，用痉挛消除试验有助于诊断；⑥心肌桥压迫；⑦冠状动脉起源和分布的先天性异常。

11. ACD　心肌活检术禁忌证包括：①心室之间有异常通道者；②感染性心内膜炎及其近期内有急性感染者；③心肌梗死或左心室有室壁瘤或有附壁血栓者；④出血性疾病或正进行抗凝治疗者；⑤心脏极度扩大或伴中、重度心衰者，严重肾功能不全；⑥某些原因致使患者不能平卧或不能与操作者相配合者。

12. ABCDE　心肌活检术并发症有：①心律失常，以室性心律失常常见，表现为短阵性室性心动过速，与血管钳触及室壁有关，少数可出现束支传导阻滞；②心脏瓣膜及腱索损伤，活检钳通过心脏瓣口时，钳夹瓣叶或腱索，导致损伤，应仔细轻柔操作；③心壁穿孔和心包填塞是最严重的并发症，发生率为0.3%～0.5%，常见于右心室活检且操作过粗糙；④栓塞，左室活检时可出现附壁血栓脱落引起栓塞，左室活检应注意肝素应用。有时也可发生气栓。

13. ABE　右心室心肌活检术经皮常规入路选择右侧颈内静脉和股静脉，有时也选择锁骨下静脉，选项A、B、E正确。

四、案例分析题

1. ABCD　为进一步评估应进行的检查项目有UCG、冠状动脉造影、肾功能、冠状动脉CT。

2. D　该患者冠状动脉造影结果提示新发病变为左回旋支近段狭窄70%～80%，前降支原支架内狭窄50%～60%，可进一步干预左回旋支，原前降支暂不予干预，同时须加强抗血小板为稳定斑块等药物治疗。

3. B　患者左回旋支近段狭窄70%～80%，有靶血管病变，若选择PCI，考虑介入治疗的靶血管为左回旋支，选项B正确。

4. C　患者左回旋支单纯狭窄未见弥漫性改变，可直接植入药物洗脱支架（DES）。

5. ADE　患者粪便隐血阳性，提示消化道出血；血红蛋白没有明显变化且无血便，提示出血不重，可停用阿司匹林，选项A正确。抗血小板治疗有损伤胃黏膜的副作用，故应加用抑酸药，应用胃黏膜保护药，进流食或软食，选项D、E正确。若似有血便或出血加重，应复查血常规进一步停用氯吡格雷，禁食甚至输血。

6. ABC 经过上述处理该患者粪便隐血转为阴性，出院前应常规评估GFR、糖化血红蛋白、血脂，选项A、B、C正确。

7. ABC 心肌梗死患者需紧急进行的处理措施有冠状动脉造影、急诊PCI和急诊溶栓。

8. ABDE 急性心肌梗死后心脏破裂是广泛前壁心肌梗死严重并发症之一，偶可见心室间隔破裂导致穿孔，可闻及胸骨左缘收缩期杂音常伴有震颤，引起急性心衰，进一步检查和治疗以查心脏超声进行明确诊断，床旁胸部X线检查了解胸腔积液，严重时须植入IABP增加冠脉血流，并合用药物治疗心衰。

9. ACD 根据病史及检查考虑为急性前壁心肌梗死、室间隔缺损、左心室室壁瘤形成。超声心动图检查结果不能提示心源性休克，选项B错误。超声心动图未见二尖瓣关闭不全和心脏压塞，选项E、F错误。

10. ABCDF 室间隔穿孔为急性心肌梗死患者严重并发症之一，常伴有循环功能急剧衰竭，治疗棘手，病死率高，预后极差。随着技术提高，目前介入封堵术是其有效的治疗方法之一，进一步冠脉治疗须行CABG，并行室壁瘤切除，但须病情进一步平稳，并向患者及家属交代病情、手术风险，征得同意行术前准备。

11. E 年轻女性，感冒后出现发热，心悸胸闷，心律失常，首先考虑为心肌炎。

12. BCDE 病毒性心肌炎的辅助检查有血液生化检查、病原学检查、心电图、胸部X线、超声心动图、磁共振成像和心内膜心肌活检。诊断主要依据患者的前驱感染症状、心脏相关表现、心肌损伤、心电图异常以及病原学检测结果进行综合分析，并且排除其他疾病后做出诊断；心内膜心肌活检及基因检测可以确诊。

13. ABCF 心肌活检适应证：协助心肌炎的诊断和随访、对心脏移植术后有无排斥反应的判断，指导治疗，确定继发性心肌病的病因，部分心包疾病的诊断也需借助心肌活检。

第六章　心脏电生理检查技术

一、单选题

1. 下列药物中，可影响HV间期的是

A. 普鲁卡因胺　B. 苯妥英钠
C. 阿托品　D. 洋地黄
E. 利多卡因

2. 左心室心内膜激动的形式呈现特定的方式，最早激动的部位在

A. 室间隔中部的下缘　B. 游离壁的基底部上方
C. 心尖部心肌　D. 下后壁的基底部
E. 心室其他部位

3. 正常人群AH的数值范围是

A. 20~40毫秒　B. 40~60毫秒
C. 50~130毫秒　D. 50~150毫秒
E. 100~180毫秒

4. 正常人群HV的数值范围是

A. 25~35毫秒　B. 35~55毫秒
C. 40~65毫秒　D. 55~75毫秒
E. 65~85毫秒

5. 股静脉穿刺的部位位于股三角区何处

A. 股神经和股动脉内侧　B. 股神经内侧
C. 股神经和股动脉之间　D. 股神经和股动脉外侧
E. 股神经外侧

6. 行股静脉穿刺时，如见到有鲜红色的血由针孔喷出应

A. 退出穿刺针，立刻重新穿刺
B. 立刻通知外科处理
C. 送入导丝及鞘管
D. 接上注射器，冲入肝素氯化钠溶液
E. 撤出导管后，用手指压迫穿刺处10~20分钟

7. 通常采用下肢静脉穿刺的方式将记录电极经下腔静脉系统放置于右心房内。右心房内最常用的记录和刺激部位为

A. 右心房侧壁中部
B. 右心房侧壁下部与下腔静脉交界处
C. 右心房后侧壁高部与上腔静脉交界处
D. 冠状静脉窦口
E. 卵圆孔边缘处的房间隔

8. 正常的心房逆向激动最早为

A. 房室结相邻的心房　B. 高位右心房
C. 冠状静脉窦　D. 相邻的右心房
E. 高位左心房

9. 窦性心律时，心房激动的顺序依次是

A. 高位右心房、中位右心房、低位右心房及冠状静脉窦的近、中、远端邻近的心房
B. 中位右心房、低位右心房、高位右心房及冠状静脉窦的近、中、远端邻近的心房
C. 中位右心房、高位右心房、低位右心房及冠状静脉窦的近、中、远端邻近的心房
D. 低位右心房、中位右心房、高位右心房及冠状静脉窦的近、中、远端邻近的心房
E. 冠状静脉窦的近、中、远端邻近的心房，高位右心房、中位右心房、低位右心房

10. 心电生理检查确定的适应证不包括

A. 原因不明的晕厥，且可能为心脏性原因所致
B. 心房扑动而可能进行导管消融治疗
C. 频发的有症状的室上性心动过速，特别在药物治疗无效而拟做导管消融术时
D. 评定抗心律失常器械对心动过速的识别和终止的功能
E. 无症状的束支阻滞

11. 希氏束电图可精确显示其阻滞部位，一度房室传导阻滞的阻滞部位多在

A. 房室交界处　B. 心室内
C. 心房内　D. 窦房结内
E. 希氏束

12. 左室特发性室速的起源部位为

A. 主动脉窦内
B. 左室游离壁
C. 室间隔左室面下部近心尖处
D. 左室流出道
E. 二尖瓣环

13. 特殊类型的阵发性室上性心动过速，PJRT旁路常位于

A. 前间隔　B. 左侧游离壁
C. 后间隔　D. 中间隔
E. 右侧游离壁

14. 左室流出道室速R波移行处在

A. V_1导联　　B. V_2导联
C. V_3导联　　D. V_4导联
E. V_5导联

15. 下列关于股静脉的叙述中，错误的是
A. 股静脉位于股三角内
B. 股三角外侧为缝匠肌
C. 股三角内由内向外依次走行着股神经、股动脉、股静脉和淋巴管
D. 股三角上为腹股韧带
E. 股三角内侧为耻骨肌和内收肌

16. 关于颈内静脉穿刺的特点，下列叙述错误的是
A. 到右房的距离短，途径直
B. 穿刺部位可因年龄，胖瘦而改变
C. 解剖位置固定，变异较少
D. 并发症的发生率比锁骨下静脉途径少
E. 气胸、血胸、臂丛神经，胸导管损伤较少发生

17. 电生理检查所需的仪器设备中，用于资料记录的不包括
A. 电生理记录仪系统　　B. 12 导联心电图仪
C. 程序刺激器　　D. 脉搏血氧计
E. X 线机

18. 希氏束波（电位）与右束支波（电位）的鉴别方法不包括
A. 右束支波的时限长于希氏束波的时限
B. 希氏束波到心室波的时间要长于右束支波到心室波的时间
C. 记录希氏束波的导管位置偏于心房侧，右束支的导管位置偏于心室侧
D. 希氏束起搏方法观察刺激信号到心室波间期的变化
E. 心房起搏方法观察记录的激动波与心室波的间期变化

19. 自律性房性心动过速电生理检查的特点不包括
A. 发作不依赖于房内传导阻滞
B. 心房超速起搏不能终止心动过速
C. 心房程序刺激能诱发心动过速
D. 心房激动顺序与窦性时不同
E. 心动过速的第一个 P 波与随后的 P 波形态一致

20. 患者，女性，47 岁，诊断为预激综合征。对其进行食管心房调搏术的意义不包括
A. 进一步确定预激的类型
B. 检查有无多个旁道
C. 测定旁道不应期
D. 观察某些抗心律失常药物对旁道的作用
E. 明确诊断

21. 患者，男性，36 岁，需采集静脉血标本，因外周静脉穿刺困难欲行股静脉穿刺术，其下列操作方法错误的是
A. 取仰卧位
B. 碘酒、乙醇局部消毒
C. 腹股沟韧带中点下 2 ~ 3cm 股动脉搏动最明显处内侧 0.5 ~ 1.0cm 处作为穿刺点
D. 如穿刺过深应立即拔出针头
E. 针头、注射器有搏动感和/或抽出鲜红色血液应拔出针头

二、共用题干单选题

（1 ~ 2 题共用题干）

患者，男性，66 岁，因头晕、乏力 2 周伴晕厥 2 次就诊。常规心电图示窦性心动过缓。

1. 应首选的检查为
A. 心脏超声　　B. 食管心房调搏
C. 心电向量图　　D. 心室晚电位
E. 动态心电图检查

2. 动态心电图检查示最长 PP 间距为 2.5 秒，疑窦房结功能障碍，为进一步明确诊断，行食管心房调搏检查，发现窦房结恢复时间为 2680 毫秒，患者的最佳治疗方案为
A. 追踪观察　　B. 射频消融术
C. 药物治疗　　D. 安装人工心脏起搏器
E. 康复锻炼

三、多选题

1. 下列关于束支折返性室性心动过速的叙述，正确的有
A. 常见于扩张型心肌病
B. 确诊需要进行心内电生理检查
C. 通常激动沿左束支前传
D. 多数情况下激动可反向传导
E. 一般只需消融右束支即可

2. 心电生理检查时，一般把电极导管分别放置在
A. 右心房侧壁中部　　B. 冠状静脉窦
C. 右心室心尖部　　D. 右心房侧壁上部和下部
E. 希氏束区域

3. 拖带标测中，影响心动过速拖带的因素有
A. 电流强度
B. 刺激部位心肌的不应期
C. 心动过速的周期值
D. 可激动间隙的大小
E. 刺激脉冲从起搏刺激部位至心动过速折返环的距离

4. 电生理检查所需的仪器设备中，可用于急救的有

A. 配有监视器的除颤器 2 台
B. 临时起搏器
C. 运送患者时的监视器
D. 电生理记录仪系统
E. 静脉输液泵

5. 电生理检查有争议的适应证为

A. 持续性室性心动过速
B. 无症状的 WPW 综合征
C. 心肌病
D. 任何室上性心动过速
E. 无症状的窦性心动过缓

6. 电生理检查确定的适应证包括

A. 持续性室性心动过速　B. 原因不明性晕厥
C. 心房颤动　D. 三度房室传导阻滞
E. 无症状性窦性心动过缓

7. 迷走反射的预防措施包括

A. 避免空腹时间过长　B. 补充足够的血容量
C. 应用升压药物多巴胺　D. 静脉注射阿托品 1 ~ 2mg
E. 避免疼痛

8. 下列疾病中，可以进行电生理检查的是

A. 心房颤动　B. 持续性室性心动过速
C. 原因不明性昏厥　D. 无症状性窦性心动过缓
E. 三度房室传导阻滞

9. 临床心电生理检查可用于

A. 明确不明原因的昏厥是否为心源性
B. 测定窦房结功能
C. 测定房室与室内传导阻滞程度
D. 评价抗心律失常药物疗效
E. 确定心动过速起源部位同时行导管消融并治疗

10. 预激综合征行电生理检查可用于

A. 确定旁路位置与数目
B. 评价药物、外科手术等的治疗效果
C. 确定诊断
D. 确定旁路是否参与心动过速发作
E. 了解发作房颤或房扑时最高心室率

11. 下列心动过速中，属于心房程序电刺激诱发和终止的有

A. 紊乱性房性心动过速
B. 折返所致的房性心动过速
C. 阵发性室上性心动过速
D. 自律性升高所致的房性心动过速
E. 非阵发性交界性心动过速

四、案例分析题

（1 ~ 3 题共用题干）

患者，男性，67 岁。3 年来一直反复气喘、心慌，因 2 天前病情加重伴晕厥入院。有吸烟史 30 年，每天 1 盒。查体：血压 150/92mmHg，呼吸 18 次/分。神志清楚，一般情况好，平卧位，颈静脉稍充盈，双肺呼吸音稍粗，无明显啰音，心尖搏动向左下移位。心脏听诊：心率 54 次/分，律齐，心前区可听闻 3/6 级收缩期杂音。腹平软，肝脏、脾脏无明显肿大。双下肢轻度水肿。心电图示：PR 间期 0.21 秒，左束支传导阻滞，部分 ST - T 改变。

1. 为明确病因诊断，需进行的检查有

A. 尿常规　B. 冠状动脉造影
C. 动态心电图　D. 超声心动图
E. 心脏电生理检查　F. 心肌核素

2. 引起患者晕厥的原因最可能是

A. 阵发性室上性心动过速
B. 间歇性完全性房室传导阻滞
C. 窦性心动过缓
D. 室性心动过速
E. 心房颤动
F. 急性心肌梗死

3. 为明确患者晕厥的病因，下列检查项目中，有意义的是

A. 胸部 X 线检查　B. 冠状动脉造影
C. 动态心电图　D. 超声心动图
E. 心脏电生理检查　F. 心肌核素

答案和精选解析

一、单选题

1. A　很多常用的药物，如洋地黄、β 受体阻断药、苯妥英钠、利多卡因和阿托品等，通常不影响 HV 间期。但奎尼丁和普鲁卡因胺延长 HV 间期，而异丙肾上腺素缩短 HV 间期，选项 A 正确。

2. A　左心室心内膜激动的形式呈现特定的方式。室间隔中部的下缘是左心室心内膜的最早激动部位，而游离壁的基底部上方是心内膜第二个最早激动点。然后激动从这些突破点呈放射状向心室其他部位传导，而心尖部心肌较晚激动，下后壁的基底部最后激动。左心室心内膜的最早激动点与第二最早激动点不相邻者占 67%。

3. C　AH 间期指的是自房间隔的下部通过房室结至房室束的传导时间。AH 间期是大致的房室结传导时间。AH 间期的正常值大约是 50 ~ 130 毫秒，选项 C 正确。

4. B　HV 间期指的是自希氏束近段至心室肌的传导时间，也就是冲动在希氏 - 浦肯野系统内的传导时间。HV 间期的正常值是 35 ~ 55 毫秒，选项 B 正确。

5. A 股静脉穿刺的部位位于股三角区，在股神经和股动脉内侧，位于股动脉内侧 0.5cm 处。

6. E 行股静脉穿刺时，如见到有鲜红色的血由针孔喷出，提示穿刺进入了股动脉，应该立即拔出针头，撤出导管后用手指压迫穿刺处 10～20 分钟，选项 E 正确。若局部无明显淤血，可继续行深静脉穿刺。

7. C 通常采用下肢静脉穿刺的方式将记录电极经下腔静脉系统放置于右心房内。右心房后侧壁高部与上腔静脉交界处（窦房结区域）是最常用的记录和刺激部位。其他可辨认并可重复的部位是：①右心房侧壁中部（位于窦房结区域之下 2～3cm 处）；②右心房侧壁下部与下腔静脉交界处；③冠状静脉窦口；④卵圆孔边缘处的房间隔；⑤心房附件（右心耳）；⑥三尖瓣处的房室交界区。

8. A 心室激动（期前收缩或心室刺激）经房室传导系统逆向传导后，可引起心房逆向激动。正常的心房逆向激动最早激动部位为房室结相邻（房室交界区）的心房，呈放射状同步向右心房其他部位与左心房传导。

9. A 窦性心律时，心房激动的顺序依次是高位右心房、中位右心房，低位右心房及冠状静脉窦的近、中、远端邻近的心房，选项 A 正确。

10. E 心电生理检查确定的适应证包括：①持续性室性心动过速或心搏骤停，出现在无急性心肌梗死、抗心律失常药物中毒或电解质紊乱者，尤其基础室性异位搏动的数目太少不足以用心电图监测来评估抗心律失常药功效；②原因不明的晕厥，且可能为心脏性原因所致；③原因不明的宽 QRS 波心动过速；④评定抗心律失常器械对心动过速的识别和终止的功能；⑤有症状的 WPW 综合征，特别是拟进行导管消融术者；⑥频发的有症状的室上性心动过速，特别在药物治疗无效而拟做导管消融术时；⑦二度房室阻滞且阻滞的部位不肯定者；⑧心房扑动而可能进行导管消融治疗。选项 E 不属于心电生理检查的适应证。

11. A 希氏束电图可精确显示其阻滞部位，一度房室传导阻滞的阻滞部位多在房室交界处，选项 A 正确。

12. C 特发性室速经典的起源部位为右室流出道和左室间隔部，分别称之为特发性右室流出道（RVOT）室速和特发性左室心动过速（ILVT）。

13. C PJRT 是具有递减传导特性的隐匿性慢旁路参与的心动过速，该旁路常位于后间隔区，选项 C 正确。

14. B 呈左束支阻滞形态的左室流出道室速：①室速发作时为左束支阻滞的图形；② V_1 导联呈 QS 型，R 波移行处在 V_2 导联。

15. C 股三角内主要结构由外侧向内侧依次为股神经、股动脉、股静脉和淋巴管。

16. B 颈内静脉穿刺的主要优点：①解剖位置固定，变异较少；②穿刺部位不会由于年龄、胖瘦而改变；③到右房的距离短，途径直；④并发症的发生率比锁骨下静脉途径少，如气胸、血胸、臂丛神经，胸导管损伤较少发生，因此采用较多。

17. D 电生理检查所需的仪器设备中，用于资料记录的有：①电生理记录仪系统；②12 导联心电图仪；③程序刺激器；④X 线机；⑤计算机；选项 D“脉搏血氧计”属于用于生命体征监测的设备。

18. A 希氏束波与右束支波的鉴别：①希氏束波时限为 15～25 毫秒，右束支波的时限约为 10 毫秒，希氏束波的时限较右束支波的长。因此，选项 A 的叙述错误。②从希氏束波到心室波（V 波）起始处的时间即 HV 间期，在成年人不应短于 35 毫秒。心脏手术过程中测定的 HV 间期表明，在无心室预激存在的情况下，自希氏束近端除极到心室除极开始的时间为 35～55 毫秒；而右束支电位总是发生在心室激动之前 30 毫秒或不到 30 毫秒。因此，希氏束波到心室波的时间要长于右束支波到心室波的时间，选项 B 正确。③观察记录到希氏束波时电极导管的位置可进行鉴别。即使记录到一个大的希氏束波但伴随的却是小的心房波，必须回撤电极导管以获得伴以较大的心房电图的希氏束波，选项 C 正确。④用心房起搏方法来区别真正的希氏束波与多个组成部分的心房波。真正的希氏束波，当心房起搏频率加快时 AH 间期应当延长而 HV 间期无明显变化，选项 D、E 正确。

19. C 自律性房性心动过速与折返性房性心动过速不同，自律性房性心动过速是由于局部心肌自律性升高造成，发作时并不依赖于由于房内传导不均一造成的折返环的存在，通过超速起搏改变折返环不应期手段并不能终止心动过速的发作，也不依赖于提前出现的房性早搏这一诱发因素，因此心动过速的第一个 P 波与随后的 P 波形态一致，程序刺激人工模拟的房性早搏也不能诱发其发作。此外，房性心动过速时，局部自律性升高的心肌组织为最早激动点，然后激动向四周扩布，因此心房内的激动顺序与正常窦性完全不同。

20. E 对于可疑预激患者，通过诱发预激波（σ 波）或旁道检测可明确诊断。食管心房调搏术对于已明确预激的患者意义为：①进一步确定预激的类型；②检查有无多个旁道；③测定旁道不应期；④观察某些抗心律失常药物对旁道的作用；⑤诱发和（或）终止心动过速，了解心动过速的折返类型。

21. D 行股静脉穿刺时，嘱患者取仰卧位，下肢伸直稍外旋、外展，用碘酒、乙醇局部消毒。在腹股沟韧带中点下 2～3cm 股动脉搏动最明显处内侧 0.5～1.0cm 处作为穿刺点，穿刺时不宜过浅或过深，如过深应逐步退针，并一边抽吸，若抽出暗红色血液立即固定好针头。若针头、注射器有搏动感和/或抽出鲜红色血液，表示已穿入股动脉，应拔出针头，并做好局部按压，另行穿刺，选项 D 正确。

二、共用题干单选题

1. E 老年男性患者，有头晕、乏力及晕厥症状，心电图示窦性心动过缓，就诊时应首选无痛苦、安全性高的动态心电图检查，选项E正确。

2. D　动态心电图检查示最长PP间距为2.5秒，食管心房调搏检查发现窦房结恢复时间为2680毫秒，进一步证实了窦房结功能异常，结合患者有晕厥病史，最佳的治疗方案是安装人工心脏起搏器，选项D正确。

三、多选题

1. ABE　特发性室性心动过速比较多见，一般无器质性心脏病。瘢痕相关性室性心动过速多见于各种器质性心脏病。束支折返性室性心动过速属于特殊类型的室性心动过速，常见于扩张型心肌病，非常少见，选项A正确。通常激动沿右束支前传，左束支逆传，少数情况下激动可反向传导。确诊需要进行心内电生理检查，一般只需消融右束支即可，选项B、E正确。

2. BCDE　心电生理检查时一般把电极导管分别放置在右心房侧壁上部和下部，右心室心尖部，冠状静脉窦和希氏束区域，不包括，选项A“右心房侧壁中部”。

3. BCDE　拖带标测中，心动过速能否被拖带的决定因素：①心动过速的周期值；②可激动间隙的大小；③刺激部位心肌的不应期；④刺激脉冲从起搏刺激部位至心动过速折返环的距离。

4. AB　电生理检查所需的仪器设备中，可用于急救的有：①配有监视器的除颤器2台；②临时起搏器。选项C、E属于电生理检查所需的其他设备。选项D属于电生理检查用于资料记录的设备。因此，正确答案为选项A、B。

5. BCD　电生理检查有争议的适应证：①无症状的WPW综合征；②心肌梗死后；③非持续性室性心动过速；④心肌病；⑤频发室性异位搏动；⑥任何室上性心动过速。选项A为确定的适应证。选项E为非适应证。因此，正确答案为选项B、C、D。

6. AB　心电生理检查确定的适应证：①持续性室性心动过速或心搏骤停，出现在无急性心肌梗死、抗心律失常药物中毒或电解质紊乱者，尤其基础室性异位搏动的数目太少不足以用心电图监测来评估抗心律失常药功效；②原因不明的晕厥，且可能为心脏性原因所致；③原因不明的宽QRS波心动过速；④评定抗心律失常器械对心动过速的识别和终止的功能；⑤有症状的WPW综合征，特别是拟进行导管消融术者；⑥频发的有症状的室上性心动过速，特别在药物治疗无效而拟做导管消融术时；⑦二度房室阻滞且阻滞的部位不肯定者；⑧心房扑动而可能进行导管消融治疗。

7. ABE　迷走反射可发生在心脏电检查中或检查后，可表现为意识模糊、血压低、心率慢，甚至会出现心脏搏动消失，严重者会出现呼吸、心搏骤停。一旦发生迷走神经反射应静脉注射阿托品1～2mg，补充血容量、应用升压药物（如多巴胺）。预防措施如下：①避免空腹时间过长；②补充足够的血容量，空腹时间较长者可在结束检查前快速补充生理盐水500ml；③避免疼痛。选项C、D属于处理措施。

8. BC　电生理检查通过药物，心电刺激等手段，诱发出心律失常，检测心律失常的性质及其在心脏内的具体来源，对持续性室性心动过速，通过电生理检查的激动标测可明确室速的来源，选项B正确；对不明原因的昏厥行电生理检查可排除由快速性心律失常或缓慢性心律失常所致的心源性猝死，选项C正确。

9. ABCDE　无论是快速性致死性心律失常还是缓慢性心律失常均有可能造成昏厥，当昏厥原因不明时，可通过电生理检查，明确是否存在以上心律失常及其与昏厥的关系，选项A正确。电生理检查的适用范围很广，对于缓慢性心律失常，可通过检测窦房恢复时间，房室结文氏传导点等来检测窦房结、房室结传导功能或室内传导阻滞程度，选项B、C正确。此外，还可以通过激动标测，起搏标测，拖带等手段确定快速性心律失常的起源部位，并精准地指导射频消融治疗，选项E正确。电生理检查还可用于评价抗心律失常药物的疗效，选项D正确。

10. ABCDE　预激综合征是由于房室间额外多出一条或多条旁路造成心电图上delta波，房室折返性心动过速等一系列心律失常。这些旁路可为显性或隐性，可有前传和逆传功能，也可仅有前传功能或逆传功能，可位于房室交界区任一部位，因此若确定是否存在旁路，有多少条旁路，每条旁路所在的位置，这些旁路是否参与心动过速的发作，经过药物或外科手术治疗后的效果如何等都需要进行心电生理检查才能明确。有时旁路仅作为一个旁观者，并不参与室上性心动过速的发作，但随患者年龄的增长，高血压病的发生及预激本身的作用，房颤、房扑的发生概率逐渐增加，此时就有发生室颤可能，故通过电生理检查测定旁路的传导功能有助于了解房颤或房扑时最高的心室率。

11. BC　心律失常发生的三大机制分别为自律性升高，触发活动和折返机制，其中只有折返机制导致的心律失常可用程序电刺激诱发和终止。故选项中涉及的心律失常只有折返所致的房性心动过速和阵发性室上性心动过速可用电刺激诱发和终止。

四、案例分析题

1. BCDE　为明确病因诊断，该患者需进行超声心动图、动态心电图、冠状动脉造影和心脏电生理检查，选项B、C、D、E正确。这些检查有助于明确心功能、是否有缺血、心脏传导功能等情况。

2. B　心电图提示PR间期延长及左支传导阻滞，容易发生完全性房室传导阻滞，导致患者晕厥，选项B正确。

3. CE　动态心电图及心脏电生理检查有助于评价房室传导功能以及晕厥的病因，选项C、E正确。

第七章　心脏常用操作技术

一、单选题

1. 预测左室功能不全的指征为

A. 收缩压及舒张压负荷＞20%

B. 收缩压及舒张压负荷＞30%

C. 收缩压及舒张压负荷＞40%

D. 收缩压及舒张压负荷＞50%

E. 收缩压及舒张压负荷＞60%

2. 关于动态血压监测的临床意义，下列叙述错误的是

A. 预测靶器官损害

B. 诊断特殊类型高血压

C. 指导降压治疗和评价药物疗效

D. 疗效指标评定

E. 诊断日常类型高血压

3. 心包穿刺及引流术的适应证不包括

A. 心脏压塞

B. 心脏压塞伴有左心室功能衰竭

C. 虽经特殊治疗，心包积液仍进行性增长或持续不缓解

D. 原因不明的心包积液

E. 积液量少，位于心脏后部，已被分隔的心包积液

4. 心包穿刺及引流术的绝对禁忌证为

A. 肿瘤性心包炎　　B. 化脓性心包炎

C. 心脏压塞　　D. 急性心包炎

E. 主动脉夹层

5. 下列选项中，无需行心包穿刺引流的情况是

A. 已发生或即将发生的心脏压塞

B. 结核性和化脓性心包积液

C. 需要心包腔内注药治疗

D. 未能明确病因的渗出性心包炎

E. 心包积液量少，用其他方法能明确诊断

6. 心包穿刺抽液术的适应证不包括

A. 任何原因引起的严重心脏压塞

B. 心脏压塞伴左心室功能不全

C. 心包炎伴积液需抽液检查确定病因者

D. 积液量少，位于心脏后部

E. 心包腔内给药治疗

7. 心包穿刺及引流术的禁忌证不包括

A. 积液量少，位于心脏后部

B. 癌性心包积液

C. 患者不能配合

D. 主动脉夹层

E. 正在接受抗凝治疗、血小板计数 30×10^9/L

8. 患者，男性，22 岁，急起胸前区疼痛、咳嗽、气促、发热 2 天。为明确病因，下列检查最有意义的是

A. 心包穿刺抽液检查　　B. 血培养

C. 超声心动图　　D. 心电图

E. X 线胸片

9. 患者，女性，24 岁，出现低热、心悸、气促 2 天，呼吸困难突然加重，发绀。查体：血压 80/70mmHg，吸气时脉搏减弱，心界扩大，心音低钝，心率为 120 次/分，颈静脉怒张。该患者首选的治疗是

A. 心包穿刺　　B. 硝酸甘油

C. 哌替啶　　D. 硝普钠

E. 毛花苷 C

二、共用题干单选题

（1～2 题共用题干）

患者，女性，51 岁，主诉失眠、头痛，近 1 周来测血压最高可达 150/90mmHg，可自行将至正常水平。

1. 该患者应完善的检查是

A. 头颅 CT　　B. 平板运动试验

C. 动态心电图　　D. 脑电图

E. 24 小时血压监测

2. 对患者给予的治疗措施，错误的是

A. 立即予降压治疗

B. 戒烟

C. 低盐饮食

D. 镇定安眠，继续观察血压

E. 适度运动、控制体重

（3～5 题共用题干）

患者，男性，51 岁，因 4 小时前胸骨后剧烈疼痛，伴大汗淋漓就诊。查体：血压 80/60mmHg，心率 134 次/分。面色苍白，四肢冰冷。心电图提示急性广泛前壁心肌梗死。

3. 该患者血压低的原因可能是

A. 舒张期充盈不足　　B. 合并右心室梗死

C. 血容量不足　　D. 心源性休克

E. 疼痛性休克

4. 对指导治疗最有帮助的辅助检查为

A. 心电图和血压监测
B. 超声心动图
C. 漂浮导管血流动力学监测
D. 心肌酶谱监测
E. 胸部 X 线检查

5. 对该患者最有效的治疗措施为

A. 尿激酶溶栓　　B. 多巴胺升压
C. 毛花苷 C 强心　　D. 主动脉内球囊反搏术
E. 直接 PTCA 术

三、多选题

1. 动态血压与偶测血压相比，其优点有

A. 去除了偶测血压的偶然性，较为客观真实地反映血压情况
B. 动态血压能够获知更多的血压数据，可实际反映血压在全天内的变化规律
C. 观察有无心肌缺血发作
D. 动态血压能评定药物治疗效果，帮助选择药物，调整剂量与给药时间
E. 对早期无症状的轻高血压或临界高血压者，检出率并没有提升

2. 下列选项中，不符合 24 小时动态血压监测意义的是

A. 协助高血压的诊断和鉴别诊断
B. 动态血压对预测脑卒中有重要意义
C. 有助于鉴别心绞痛和心律失常与血压高低的关系
D. 了解患者血压的昼夜变化规律及动态曲线类型，指导患者预防及治疗用药
E. 只适用于原发性高血压

3. 急性心肌梗死合并泵衰竭者的血流动力学检测指标中，反应左心功能的指标有

A. PVR（肺血管阻力）
B. PCWP（肺毛细血管楔压）
C. CVP（中心静脉压）
D. SVR（体循环阻力）
E. CO（心排血量）

4. 心包穿刺抽液术可能导致的并发症有

A. 心律失常　　B. 血管迷走反射
C. 冠状动脉撕裂　　D. 急性肺水肿
E. 气胸或血气胸

5. 心包穿刺术常使用的部位有

A. 心尖部
B. 左锁骨下
C. 剑突下
D. 心包积液量大时，可采用左肋间隙穿刺
E. 胸骨左缘

6. 心包穿刺及引流术通常选择的途径为

A. 胸骨左缘第 5 肋间，心浊音界内侧 1～2cm，针尖指向后内侧脊柱方向
B. 胸骨剑突与左肋缘夹角处，肋缘下 1.5cm，穿刺针与皮肤呈 30°～40°，指向左肩
C. 胸骨剑突与右肋缘形成角度处
D. 背部左第 7 或第 8 肋间，肩胛骨中线处，患者左臂高举
E. 右第 4 肋间处、心脏浊音界内侧约 1cm 处

四、案例分析题

（1～3 题共用题干）

患者，男性，35 岁，因咳嗽咯痰、气促、盗汗乏力 2 周入院。查体：颈静脉怒张，肝肿大，腹部移动性浊音（+）。胸片检查示：心界稍扩大，心影不规则，正常弧度消失。PPD 试验强（+）。

1. 解除心脏压塞的首选方法为

A. 抗化脓菌药物　　B. 抗结核药物
C. 氢化可的松静脉点滴　　D. 心包穿刺抽液
E. 心包切除术　　F. 吸氧
G. 呼吸机辅助呼吸

2. 穿刺部位通常为

A. 左侧第 4 肋间
B. 左侧第 3 肋间
C. 剑突下与左肋缘相交的夹角处
D. 左侧第五肋间，心浊音界内侧 1～2cm 处
E. 左侧第 2 肋间
F. 剑突下与右肋缘相交的夹角处

3. 为明确诊断，该患者需要进行的检查项目有

A. 胸部 CT 检查　　B. 超声心动图
C. 心电图　　D. 右心导管检查
E. 心内膜活检　　F. 心包穿刺
G. 静脉压测定

答案和精选解析

一、单选题

1. C　血压负荷：①收缩压或舒张压负荷程度 >30% 时，可有显著的心室舒张功能降低；②24 小时血压负荷与左室重量指数呈正相关，与左室充盈率呈负相关；③收缩压及舒张压负荷 >40% 是预测左室功能不全的指征。

2. E　24 小时动态血压监测的临床意义有：①诊断有无高血压，有助于筛选临界高血压及轻度高血压；②诊断

“白大衣高血压”；③预测高血压者有无靶器官损害；④评价高血压者降压治疗的疗效，指导降压药物的合理选择。动态血压监测过程中的仪器噪音虽已得到显著改善，但对患者的日常生活，特别是夜间睡眠仍有影响，从而影响到血压水平。故动态血压监测无法诊断日常类型高血压。

3. E　心包穿刺及引流术的适应证包括：①心脏压塞；②心脏压塞伴有左心室功能衰竭；③需要心包内注入药物；④虽经特殊治疗，心包积液仍进行性增长或持续不缓解；⑤原因不明的心包积液。选项 E 属于心包穿刺及引流术的相对禁忌证。

4. E　主动脉夹层是心血管疾病的灾难性危重急症，若不及时诊治，48 小时内死亡率可高达 50%。主要致死原因为主动脉夹层动脉瘤破裂至胸、腹腔或心包腔。进行性纵隔、腹膜后出血，以及急性心力衰竭或肾衰竭，此时做心包穿刺及引流术不但不能解决心脏压塞症状，反而会导致出血，故主动脉夹层是心包穿刺及引流术的绝对禁忌证。

5. E　心包积液量少，用其他方法可明确诊断或经特异性治疗后可缓解，则无需行心包穿刺。心包穿刺（或置管引流）的适应证有：①对未能明确病因的渗出性心包炎可行诊断性心包穿刺术；抽取心包积液行相关检查；②已发生或即将发生心脏压塞者行心包穿刺引流预防或缓解压塞症状；③结核性和化脓性心包积液行心包穿刺引流预防心包缩窄；④需要心包腔内注药治疗者，如抗生素或化疗药。

6. D　心包穿刺抽液术的适应证有：①心包炎伴积液需抽液检查确定病因者；②任何原因引起的严重心脏压塞；③心脏压塞伴左心室功能不全；④需要心包腔内注入药物，如感染化脓性心包炎、肿瘤性心包炎等；⑤虽然经过特殊治疗，心包积液仍然进行性增加或持续不缓解者，如结核性心包炎、自身免疫疾病。

7. B　心包穿刺及引流术的绝对禁忌证为主动脉夹层。相对禁忌证包括：①患者不能配合，不能保证安全操作；②未纠正的凝血障碍、正在接受抗凝治疗、血小板计数 $<50\times10^9/L$；③积液量少，位于心脏后部，已被分隔的心包积液。因此，选项 A、D、E 符合题意。癌性心包积液可以进行心包穿刺及引流。

8. A　患者出现胸前区疼痛、咳嗽、气促、发热，应进行心包穿刺抽液检查以明确病因，选项 A 正确。

9. A　有下列情况应怀疑心脏压塞：低血压、颈静脉扩张、奇脉、心动过速、呼吸急促、严重呼吸困难。此外，QRS 波群电压较高，电交替和 X 线心脏轮廓增加。一旦确诊心脏压塞，若患者有血流动力学休克，应立即行心包穿刺及引流术以挽救生命，选项 A 正确。

二、共用题干单选题

1. E　该患者仅一次血压升高不能诊断为高血压，行血压监测可明确诊断。与偶测血压相比，ABPM 具有避免偶然性、获取更多血压数据实际反映血压在全天内的变化规律、提高早期无症状轻度高血压或临界高血压患者的检出率等优点。

2. A　该患者有失眠诱因，发现血压轻度升高，应首先改善睡眠，而非药物治疗。

3. D　患者胸骨后剧烈疼痛、伴大汗淋漓、血压下降、心率增快、面色苍白、四肢冰冷。心电图提示急性广泛前壁心肌梗死。考虑为广泛前壁心梗引起心排血量急剧下降，导致心源性休克。

4. C　对指导患者心肌梗死治疗最有帮助的辅助检查为漂流导管血流动力学监测。漂浮导管可测定左室舒张末压增高为休克提供证据。

5. E　患者急性广泛前壁心肌梗死，心排血量急剧下降导致心源性休克，表现为大汗淋漓，血压下降，心率 134 次/分。面色苍白，四肢冰冷；发病 3～6 小时内，再灌注心肌为最理想有效的治疗措施。SHOCK 试验表明，对急性心肌梗死并发心源性休克者，直接 PCI 与药物治疗（包括主动脉内球囊反搏和溶栓治疗）比较，可明显降低 6 个月病死率，因此首选直接 PTCA 术。

三、多选题

1. ABD　动态血压与偶测血压相比能够客观地反应血压情况，避免偶然性。全天 24 小时监测可反应全天血压波动变化；服用降压药物后行血压监测检查观察药物疗效及药物持续时间，有助于进一步调整药物剂量及服用药物的时间。

2. CE　继发性高血压的患者也可用血压监测来指导降压药物的调整，24 小时动态血压监测对心绞痛及心律失常与血压变化无明确意义。

3. BDE　中心静脉压可作为临床上补液速度和补液量的指标；反应左心功能的指标有 PCWP（肺毛细血管楔压）、SVR（体循环阻力）、CO（心排血量）和 LVEF（射血分数），选项 B、D、E 正确。

4. ABCDE　心包穿刺常见并发症及处理：①刺破心脏或冠状动脉撕裂，引起心包积血或填塞加重。应选择积液量多的部位，并尽量使穿刺部位离心包最近，术前超声定位，测量从穿刺部位至心包的距离，以确定进针的深度，同时缓慢进针。②血管迷走反射。使用阿托品多巴胺等缓解。③出现心律失常提示损伤心肌。术中应缓慢进针，注意进针的深度。一旦发生心律失常，应立即后退穿刺针少许。④损伤邻近脏器或组织。

5. AC　心包穿刺术常使用的部位有两个，分别为心尖途径和剑突下途径，选项 A、C 正确。

6. AB　心包穿刺及引流术的穿刺定位包括通常选择和其他穿刺途径。通常选择：（1）心尖途径：胸骨左缘第 5 肋间，心浊音界内侧 1～2cm，针尖向后向内推进指向脊柱，选项 A 正确。进针者需注意避开肋骨下缘，避免损伤肋间动脉；（2）剑突下途径：胸骨剑突与左肋缘夹角处。肋缘下 1.5cm，穿刺针指向左肩与皮肤成 30°～40°，进针途径在胸膜腔外并且能避开心脏表面的大血管和乳内动脉是较佳途径，选项 B 正确。（3）其他穿刺途径有：①右第 4 肋间处、心脏浊音界内侧约 1cm 处；②背部左第 7 或第 8 肋间，肩胛骨中线处，患者左臂高举；③胸骨剑突与右肋缘形成角度处；④剑突的正下方处；⑤左第 4 肋间处，仅在疑为左侧包裹性心包积液时应用；⑥右第 5 肋间，心脏浊音界内侧 1～2cm 处。但均需要超声心动图定位指导下进针，心包积液量大，或常规途径不能达到时根据临床情况选择。

四、案例分析题

1. D　出现心脏压塞症状，必须行心包穿刺抽液。心包穿刺抽液能够迅速降低心包腔内压，维持心室充盈压，选项 D 正确。

2. CD　穿刺部位常选择剑突下与左肋缘相交的夹角处、左侧第 5 肋间，心浊音界内侧 1～2cm 处，选项 C、D 正确。

3. ABCDEFG　为明确诊断，该患者还应进行的检查项目包括右心导管检查、超声心动图、心电图、胸部 CT、心内膜活检、心包穿刺和静脉压测定。

第三篇 心血管疾病

第一章 心血管疾病的常见症状

一、单选题

1. 心绞痛的主要部位是

A. 心尖部 B. 胸骨后方或心前区
C. 剑突下 D. 左肩
E. 前胸部

2. 典型心绞痛的特点是

A. 持续 15 分钟左右 B. 阵发性胸痛
C. 无明显诱因 D. 休息后不能缓解
E. 疼痛剧烈，难以忍受

3. 心绞痛发作的特点不包括

A. 心前区疼痛 B. 劳累后发生
C. 含服硝酸甘油后缓解 D. 疼痛呈压迫性、紧缩性
E. 持续 30 分钟以上

4. 患者突发剧烈胸痛，若要排除急性冠脉综合征，下列检查结果中正常的是

A. CK－MB B. 肌钙蛋白
C. 超声心动图 D. 18 导联心电图
E. 肌红蛋白

5. 呼气性呼吸困难见于

A. 支气管哮喘 B. 心源性哮喘
C. 气管肿瘤 D. 喉头水肿
E. 白喉

6. 夜间阵发性呼吸困难发作的原因不包括

A. 睡眠时迷走神经兴奋性增高
B. 迷走神经兴奋，使冠状动脉收缩，心肌供血不足
C. 仰卧时肺活量减少
D. 卧位时下半身静脉回流量增多
E. 血中酸性代谢产物刺激呼吸中枢

7. 可导致吸气性呼吸困难的是

A. 急性喉炎 B. 支气管哮喘
C. 喘息性慢性支气管炎 D. 慢性阻塞性肺气肿
E. 左心功能不全

8. 中枢性呼吸困难的 Biot 呼吸见于

A. 大脑半球及间脑病变
B. 大脑半球、间脑、中脑、脑桥病变
C. 间脑、中脑下部及脑桥上部病变
D. 中脑下部、脑桥病变
E. 脑桥上部病变

9. 发作性呼吸困难伴有哮鸣音见于

A. 支气管哮喘、心源性哮喘
B. 喉炎、喉癌、气管异物、白喉
C. 大叶性肺炎
D. 急性渗出性胸膜炎
E. 慢性支气管炎、阻塞性肺气肿合并感染

10. 呼吸困难伴发绀见于

A. 心力衰竭、肺气肿、先天性心脏病、肺源性心脏病
B. 肺梗死、急性心肌梗死、大叶性肺炎
C. 肺梗死、肺脓肿、肺结核、肺癌
D. 先天性心脏病、肺脓肿、支气管扩张
E. 肺源性心脏病、急性气道阻塞、二尖瓣狭窄

11. 心源性水肿的临床表现是

A. 夜间阵发性呼吸困难，不能平卧，咳泡沫痰
B. 夜间阵发性呼吸困难，能平卧，咳白黏痰
C. 下垂性双下肢对称性水肿
D. 晨起面部水肿
E. 颈静脉怒张，肝颈回流征阳性

12. 心源性水肿的特点不包括

A. 从足部开始 B. 发展常迅速
C. 比较坚实 D. 移动性较小
E. 伴有心功能不全

13. 下列不属于引起全身性水肿的疾病是

A. 右心衰竭 B. 肾病综合征
C. 肝硬化失代偿期 D. 营养不良性水肿
E. 上腔静脉阻塞综合征

14. 导致急性肺水肿的直接原因是

A. 肺动脉压力升高

B. 左心房压力高
C. 肺静脉压力升高
D. 左心室舒张末期压力升高
E. 右心房压力升高

15. 直立倾斜试验前禁食 4～12 小时，如果为首次试验，至少停用心血管活性药物几个半衰期以上
A. 2 个　　B. 3 个
C. 4 个　　D. 5 个
E. 6 个

16. 铁锈色血痰主要见于
A. 肺炎链球菌大叶性肺炎
B. 肺结核
C. 支气管扩张
D. 二尖瓣狭窄肺淤血
E. 肺炎克雷伯菌肺炎

17. 砖红色胶胨样血痰主要见于
A. 二尖瓣狭窄肺淤血　　B. 肺炎克雷伯菌肺炎
C. 支气管结核　　D. 肺脓肿
E. 肺结核

18. 二尖瓣狭窄肺淤血时，咯血通常为
A. 暗红色　　B. 鲜红色
C. 铁锈色　　D. 砖红色
E. 粉红色

19. 患者，男性，32 岁，胸痛。冠状动脉造影未见明显病变，服非洛地平片疗效好。其胸痛机制最可能是
A. 冠脉痉挛　　B. 心肌梗死
C. 交感神经活性增强　　D. 主动脉瓣狭窄
E. 冠脉循环小动脉病变

20. 患者，女性，28 岁。经常出现短暂性胸前刺痛，部位不定，痛时含硝酸甘油 1～2 秒疼痛即消失，发作时 ECG 无明显 ST 段偏移。最可能的诊断为
A. 心绞痛　　B. 自发性心绞痛
C. 心血管神经症　　D. 变异型心绞痛
E. 稳定型心绞痛

21. 患者，女性，20 岁。1 小时前突发心悸，过去有类似发作史，可自行终止。查体：甲状腺不大，心界不大，心率 180 次/分，律齐，未闻及杂音。为明确诊断应立即进行的检查是
A. 心电图检查　　B. 心脏 X 线检查
C. 心向量图检查　　D. 超声心动图检查
E. T_3、T_4检查

22. 患者，男性，35 岁。反复心悸 10 余年，突发突止。发作时查体：心率 180 次/分，节律规整，心电图示 QRS 波群形态和时限正常。最可能的诊断为
A. 室性心动过速
B. 室性心动过缓
C. 阵发性心房颤动
D. 阵发性心房颤动伴差异性传导
E. 阵发性室上性心动过速

23. 患者，男性，62 岁。突发胸骨后剧痛，晕厥 3 次，HR 40 次/分，律齐，心电图示：P 波与 QRS 波无关，P 波数量多于 QRS 波，QRS 时限 0.14 秒，应采取的最佳措施是
A. 阿托品
B. 麻黄碱
C. 异丙肾上腺素
D. 安装临时人工心脏起搏器
E. 氨茶碱

24. 患者，男性，56 岁。反复黑矇伴晕厥一次，Holter 提示频发室性期前收缩，心脏彩色超声提示二尖瓣脱垂、重度二尖瓣反流。目前首选的治疗方案为
A. 利多卡因静脉滴注　　B. 胺碘酮静脉滴注
C. 艾司洛尔静脉滴注　　D. 普罗帕酮静脉滴注
E. 外科瓣膜置换手术

25. 患者，女性，67 岁。1 天前因反复晕厥伴抽搐入院，既往有 20 年高血压病史。查体：血压 200/60mmHg，心率慢，律齐，心尖部第一心音强弱不等，心底部有 2 级喷射样收缩期杂音。此患者反复晕厥、抽搐的原因可能是
A. 高血压危象
B. 高血压脑病
C. 主动脉瓣狭窄
D. 梗阻性肥厚型心肌病
E. 完全性房室传导阻滞心室率过缓，致阿－斯综合征发作

二、共用题干单选题

（1～3 题共用题干）

患者，男性，46 岁。有高脂血症及吸烟嗜好。突发胸痛 3 小时，伴恶心、呕吐，血压 80/50mmHg，心电图示窦性心律，Ⅱ、Ⅲ、aVF 导联 ST 段抬高，Q 波形成，心率 55 次/分，PR 间期 0.28 秒。

1. 患者最可能的诊断是
A. 急性前壁心肌梗死　　B. 急性心包炎
C. 急性心肌炎　　D. 急性下壁心肌梗死
E. 急性心包填塞

2. 患者出现的心律失常是
A. 一度房室传导阻滞

B. 二度Ⅰ型房室传导阻滞

C. 二度Ⅱ型房室传导阻滞

D. 三度房室传导阻滞

E. 窦性心动过缓

3. 如有条件应该给予的处置是

A. 尿激酶静脉溶栓　　B. 急诊介入治疗

C. 药物保守治疗　　D. 急诊心脏搭桥手术

E. 安装心脏临时起搏器

（4～10题共用题干）

患者，男性，82岁。因“间断胸痛1年半，喘憋1年，加重1个月”就诊。患者1年半前无明显诱因出现左侧胸痛，与活动、情绪、进食无明显关系，多为左胸部点状刺痛，部位不固定，无放射痛，持续数分钟至1～2小时不等，可以自行缓解，未予诊治。1年前“感冒”后出现喘憋，无法平卧就诊，给予利尿、扩血管、强心治疗，给予呼吸机辅助通气，患者症状渐好转，脱离呼吸机。此后患者活动耐量小，轻度活动即出现胸闷、喘憋，休息后好转。1个月前患者因喘憋再次加重，活动受限，有时在静息状态发作胸闷、气短，夜间不能平卧，遂收入院。既往史：发现心尖部病理性杂音50年，慢性阻塞性肺疾病病史30年，血脂异常9年，2型糖尿病病史6年，持续性心房颤动1年半；1年前发现脑卒中，近期间断有头晕症状。查体：T 36℃，P 75次/分，R 30次/分，BP 90/60mmHg；BMI 16.6kg/m^2；意识清楚，半卧位；颈静脉充盈；双肺可闻及多量中小湿啰音；心尖部可触及收缩期震颤，心界向左下扩大，HR 95次/分，律不齐，第1心音强弱不等，左房室瓣区可闻及4/6级收缩期杂音，性质粗糙，向胸骨旁传导，心尖部收缩期杂音向左腋下传导，性质柔和；肝、脾不大，肝颈静脉回流征（-）；双下肢无水肿。

4. 患者入院后，下列检查中最有价值的是

A. B型钠尿肽（BNP）

B. 血气分析

C. 空腹血糖和糖化血红蛋白

D. 超声心动图（UCG）

E. 心电图运动试验

5. 实验室检查：Ccr 29ml/min。ECG：心房颤动，V_3～V_5导联ST段压低0.1～0.2mV，Ⅱ、Ⅲ、aVF导联ST段压低0.1mV伴T波倒置。动态心电图：心房颤动（39～159次/分，平均72次/分），大于2秒的长间歇70个/23h，最长3.8秒（检查过程中无头晕、黑矇症状）。超声心动图：左房室瓣前叶体部裂隙伴中至重度关闭不全，左房室瓣口轻度关闭不全，左心房、左心室扩大，LVEF=50%。患者的临床诊断为

A. 急性心肌梗死　　B. 急性肺栓塞

C. COPD急性加重　　D. 心功能不全

E. 病态窦房结综合征

6. 患者经药物治疗后病情平稳，肺内啰音明显减少。实验室检查：CK-MB 32IU/L，cTnI 3.1ng/ml，BNP 2020pg/ml，D-二聚体0.1mg/L。此时首选检查有

A. 心肌核素显像　　B. 心电图运动试验

C. 肺通气灌注扫描　　D. 肺动脉CT血管成像

E. 冠状动脉造影

7. 静态心肌显像：左心室下壁和后壁心肌梗死或严重缺血。冠状动脉造影：3支血管病变，左主干开口斑块浸润，前降支（LAD）近段狭窄90%，回旋支的高位钝缘支近段闭塞，右冠状动脉自近段闭塞，可见前降支至右冠状动脉Ⅱ～Ⅲ级侧支循环。下一步推荐治疗方案为

A. 冠状动脉3支血管PCI术

B. 冠状动脉旁路移植术（CABG）联合左房室瓣修补术

C. PCI联合左房室瓣修补术

D. 肾动脉旁路移植术

E. 继续药物治疗

8. 对于该患者，手术的非高危因素是

A. 高龄　　B. 男性

C. 2型糖尿病　　D. COPD

E. 肾功能不全

9. 患者及家属拒绝外科手术治疗，进一步治疗方案应选择

A. 阿司匹林联合氯吡格雷治疗

B. 先进行双侧肾动脉支架植入术，根据手术及造影剂使用情况决定进一步治疗方案，必要时择期再行PCI治疗

C. 静脉溶栓治疗

D. 药物治疗肾动脉狭窄，冠状动脉病变行PCI术

E. 患者存在肾功能不全，不考虑行PCI术，应继续药物保守治疗

10. 经上述治疗后，未再发作胸痛，喘憋明显好转，活动耐量明显增加。恢复日常活动后存在心悸症状，心室率快时180次/分。该患者心房颤动的治疗方案选择

A. β受体阻滞药控制心室率，不满意可联用小剂量地高辛，但应监测心率变化

B. 继续阿司匹林和氯吡格雷治疗

C. 停用阿司匹林、氯吡格雷，换用华法林治疗

D. 射频消融治疗

E. β受体阻滞药控制心室率，使心率维持在60次/分

（11～15题共用题干）

患者，男性，62岁。头晕、乏力、心悸数月，近1

周发生 2 次晕厥入院。查体：血压 170/85mmHg，心率 50 次/分，节律规律，心尖区闻及 2/6 级收缩期吹风样杂音。心电图检查为窦性心动过缓。

11. 为进一步明确晕厥的原因，首选的检查方法为

A. 脑 CT　B. 脑电图
C. 超声心动图　D. 食管心房调搏
E. 动态心电图

12. 进一步的检查发现心电图中发生 3 次长间歇，分别为 4.5 秒、4.8 秒、6.0 秒，长间歇内无 P 波存在。该患者发生晕厥的最可能原因为

A. 窦性心动过缓　B. 窦性传导阻滞
C. 窦性停搏　D. 二度房室传导阻滞
E. 三度房室传导阻滞

13. 为防止再次发生晕厥，最佳的治疗措施是

A. 阿托品
B. 异丙肾上腺素
C. 安置 AAI 心脏起搏器
D. 安置 VVI 心脏起搏器
E. 安置 VDD 心脏起搏器

14. 如患者突然伴发快速性心房颤动，心率达 190 次/分，同时伴血压下降，应进行的处理为

A. 毛花苷 C 静脉注射
B. 维拉帕米静脉注射
C. 同步电复律
D. 紧急植入临时心脏起搏器
E. 紧急植入临时心脏起搏器 + 同步电复律

15. 如患者心电图监测发现窦性心动过缓伴一过性二度房室传导阻滞，此时的最佳治疗方案为

A. 阿托品　B. 异丙肾上腺素
C. AAI 心脏起搏器　D. VVI 心脏起搏器
E. DDD 心脏起搏器

（16～17 题共用题干）

患者，女性，83 岁。近 2 年来胸闷不适，时有黑矇现象，近 2 周来黑矇现象增多，伴晕厥一次来诊。

16. 静息时心电图正常，进一步明确昏厥原因，首选检查是

A. 脑电图　B. 动态心电图
C. 脑 CT　D. 超声心动图
E. 心脏电生理检查

17. 如检查后确诊为病态窦房结综合征，最佳治疗是

A. 异丙肾上腺素　B. 电复律
C. 心脏起搏器治疗　D. 阿托品
E. 激素

（18～21 题共用题干）

患者，男性，31 岁。阵发心悸，头痛，发作时面色苍白，测血压可达 190/110mmHg，心率 120 次/分，经急诊治疗后血压下降，症状缓解。此后观察血压正常。

18. 该患者可能的诊断是

A. 嗜铬细胞瘤　B. 原发性醛固酮增多症
C. 脑动脉供血不足　D. 急性心肌缺血
E. 原发性高血压

19. 患者最应完善哪一项检查

A. 甲状腺功能　B. 醛固酮
C. 皮质醇　D. 儿茶酚胺
E. 心肌酶

20. 患者可接受的药物治疗是

A. 钙离子拮抗剂　B. ACEI 类药物
C. 可乐定　D. ARB 类药物
E. 手术切除

21. 对该症的叙述，正确的是

A. 大多数患者可用 CT 检查做出定位诊断
B. 约 90% 的患者病灶位于肾上腺之外
C. 该症的 CT 检查可出现假阴性结果
D. 无法用选择性血管造影的方式做出诊断
E. 使用可乐定后该患者的儿茶酚胺可明显下降

（22～23 题共用题干）

患者，女性，17 岁。突感心悸，出冷汗，无胸痛、无黑矇，心电图示：心率 170 次/分，节律规整，未见明显 P 波，QRS 波时间 0.11 秒。

22. 该患者的心电图诊断可能是

A. 心房扑动　B. 阵发性室上性心动过速
C. 阵发性室性心动过速　D. 窦性心动过速
E. 心房颤动

23. 如患者心悸症状发作频繁，应安排哪一项检查

A. 动态心电图　B. 超声心动图
C. 冠脉 CTA　D. 心脏电生理
E. 冠脉造影

（24～25 题共用题干）

患者，女性，50 岁。发作性心悸、心慌 30 年，加重伴晕厥 1 次入院。查体：BP 150/100mmHg，余未发现明显异常。心电图提示：B 型预激综合征。超声心动图提示：轻度二尖瓣狭窄。

24. 此患者晕厥最可能的原因是

A. 心脏排血受阻（二尖瓣狭窄）
B. 阵发性房室传导阻滞
C. 阵发性室上性心动过速
D. 室性心动过速
E. 心房颤动伴旁道前传

25. 对于此患者，晕厥最佳的治疗方法是

A. 继续观察
B. 口服倍他乐克
C. 口服普罗帕酮
D. 电生理检查准备导管射频消融
E. 安置植入性除颤起搏器（ICD）

(26～27 题共用题干)

患者，女性，19 岁。1 周前曾有咽痛、发热，现出现心悸、胸闷、乏力。查体：神清，精神弱，两肺无干湿啰音，心界无明显扩大，心脏听诊心律不规整。心电图示：窦性心律，86 次/分，PR 间期逐渐延长，有 QRS 波脱落。

26. 该患者心电图诊断可能为
A. 一度房室传导阻滞
B. 二度Ⅰ型房室传导阻滞
C. 二度Ⅱ型房室传导阻滞
D. 三度房室传导阻滞
E. 右束支传导阻滞

27. 该患者出现心律失常的病因是
A. 急性心肌梗死 B. 急性心包炎
C. 急性心肌炎 D. 急性心功能不全
E. 急性心内膜炎

(28～30 题共用题干)

患者，男性，66 岁。因先兆晕厥行颈动脉窦按摩检查。

28. 颈动脉窦按摩的原理是
A. 提高迷走神经张力，减慢窦房冲动发放频率
B. 提高迷走神经张力，缩短房室结传导时间
C. 提高迷走神经张力，缩短房室结不应期
D. 提高交感神经张力，缩短房室结传导时间
E. 提高交感神经张力，减慢窦房冲动发放频率

29. 关于颈动脉窦按摩方法的叙述，下列错误的是
A. 患者取平卧位，尽量伸展颈部，头部转向对侧
B. 轻轻推开胸锁乳突肌，在下颌角处触及颈动脉搏动，先以手指轻触并观察患者反应
C. 如无心律变化，继续以轻柔的按摩手法逐渐增加压力，持续约 5 秒
D. 如心律仍无变化，可双侧同时施行
E. 按摩前应在颈部听诊，如听到颈动脉嗡鸣音应禁止施行

30. 假设此患者发作窄 QRS 波心动过速，对颈动脉窦按摩的反应，下列叙述错误的是
A. 窦性心动过速对颈动脉窦按摩的反应是心率逐渐减慢，停止按摩后恢复至原来水平
B. 房室结参与的折返性心动过速的反应可能为心动过速突然终止
C. 心房扑动的反应是心室率减慢，心房率与心室率可呈（2～4）：1 的比例变化，但心房扑动依然存在
D. 心房颤动的反应是心室率加快，但心房颤动依然存在
E. 房性心动过速的反应是可出现文氏下传，但房性心动过速依然存在

三、多选题

1. 关于精神性胸痛的叙述，下列正确的是
A. 胸痛呈多样性，易变
B. 胸痛常在心尖部或左胸部痛
C. 呈锐痛或针刺样痛
D. 持续时间短暂或呈持续性隐痛，常呈点状或线条状分布
E. 常有局部压痛点

2. 神经疾病引起的胸痛常见于
A. 颈椎
B. 胸椎骨质增生
C. 椎间盘突出
D. 胸脊髓外肿瘤压迫神经后根
E. 肋间神经痛

3. 食管性胸痛常见于
A. 反流性食管炎 B. 食管痉挛
C. 食管癌 D. 胆囊疾病
E. 胰腺疾病

4. 吸气性呼吸困难的特点是
A. 吸气显著困难
B. 由于呼吸肌极度用力，胸腔负压增大，吸气时出现“三凹征”
C. 伴有干咳和吸气性哮喘
D. 伴有哮鸣音
E. 常见于各种原因引起的喉、气管、大支气管的狭窄与梗阻

5. 呼气性呼吸困难的特点是
A. 呼气显著困难
B. 伴有哮鸣音
C. 伴有吸气性哮喘
D. 由于肺组织弹性减弱及小支气管痉挛性狭窄所致
E. 常见于肺气肿、支气管哮喘、喘息性支气管炎

6. 混合性呼吸困难的特点是
A. 呼气、吸气均费力
B. 呼吸频率增快
C. 由肺部病变广泛，呼吸面积减少，影响换气功能

所致

D. 常伴有哮鸣音

E. 常见于重症肺炎、肺纤维化、大块肺不张、大量胸腔积液和自发性气胸

7. 呼吸困难伴喉鸣音见于

A. 喉炎　　B. 喉癌

C. 白喉　　D. 咽后壁脓肿

E. 肺脓肿

8. 呼吸困难伴单侧胸痛见于

A. 大叶性肺炎　　B. 肺梗死

C. 急性渗出性胸膜炎　　D. 肺脓肿

E. 自发性气胸

9. 呼吸困难伴咳嗽、咳脓痰见于

A. 阻塞性肺气肿合并感染　　B. 肺脓肿

C. 慢性支气管炎　　D. 支气管扩张合并感染

E. 急性心包炎

10. 呼吸困难伴意识障碍见于

A. 脑出血　　B. 脑膜炎

C. 糖尿病酮症酸中毒　　D. 肺性脑病

E. 肺癌

11. 呼吸困难伴休克见于

A. 肺梗死　　B. 急性心肌梗死

C. 大叶性肺炎　　D. 羊水栓塞

E. 支气管扩张

12. 心动过速所致心悸见于

A. 窦性心动过速　　B. 阵发性室上性心动过速

C. 室性心动过速　　D. 期前收缩

E. 心房颤动

13. 心律不规则所致心悸见于

A. 高度房室传导阻滞　　B. 期前收缩

C. 心房扑动　　D. 心房颤动

E. 病态窦房结综合征

14. 心悸伴心前区疼痛可见于

A. 心绞痛　　B. 心肌梗死

C. 心肌炎　　D. 心包炎

E. 心脏神经官能症

15. 心悸伴昏厥或抽搐可见于

A. 高度房室传导阻滞

B. 心室纤颤或阵发性心动过速

C. 病态窦房结综合征

D. 感染性心内膜炎

E. 急性心肌梗死

16. 晕厥脑血流量骤减的主要原因有

A. 心排血量突然减少

B. 心脏停搏

C. 血压急骤下降，导致脑灌注压下降

D. 脑血管广泛性闭塞

E. 药物导致的快速或缓慢心律失常

17. 中心性发绀常见原因是

A. 先天性心脏病右向左分流，肺内动静脉瘘

B. 通换气功能障碍

C. 高铁血红蛋白血症

D. 硫化血红蛋白血症

E. 局部受凉

18. 咯血伴胸痛可见于

A. 大叶性肺炎　　B. 肺梗死

C. 肺结核　　D. 支气管癌

E. 支气管扩张

19. 咯血伴杵状指（趾）可见于

A. 支气管扩张　　B. 肺癌

C. 慢性肺脓肿　　D. 发绀型先天性心脏病

E. 肺脓肿

四、案例分析题

（1~3 题共用题干）

患者，男性，67 岁。因“活动后胸痛 1 个月，频发伴大汗 2 天”就诊。患者每于快步行走及上楼梯时出现胸痛，休息后可缓解。近 2 天休息时也有胸痛发作，持续 10 多分钟，伴出汗及胸闷，含服硝酸甘油后胸痛可逐渐缓解。既往有吸烟及饮酒史，有糖尿病病史 5 年，高血压病史 3 年，平素服用药物治疗。查体：P 55 次/分，BP 138/85mmHg；心、肺无异常。胸痛发作时心电图 V_2 ~ V_6 导联 ST 段压低 0.2 ~ 0.3mV，胸痛缓解后心电图正常。

1. 还需要进行的检查及评估包括

A. 肝功能、肾功能　　B. 血脂、血糖

C. 心电图运动试验　　D. 心脏超声

E. 冠状动脉造影　　F. 危险分层

2. 冠状动脉造影提示：LAD 近段狭窄 90%，累及 LAD 开口及 LM 末端，LCX 开口狭窄 50%，RCA 中段节段性狭窄 70%。下一步选择血运重建治疗策略比较合理的方法是

A. 首先应用 IVUS 评估病变情况

B. 应用 SYNTAX 评分系统进行危险分层，再决定治疗策略

C. LCX、LAD 及 LM 病变处分别植入支架

D. 先处理左冠状动脉病变，再处理右冠状动脉病变

E. CABG

F. 药物保守治疗

3. 该患者的 SYNTAX 评分为 24 分，准备行 PCI，以下策略合理的是

A. 应用 Crush 支架技术分别于 LCX、LAD－LM 病变处植入支架

B. LCX 采用“必要性”支架植入术，LAD－LM 支架植入后 IVUS 示 LCX 开口管腔面积 4.6mm^2，LCX 可不植入支架

C. 支架内后扩张和对吻扩张是支架植入后的必要步骤

D. 依据 IVUS 检查结果确定是单个支架还是双支架技术处理该病变

E. 应用 T 支架技术分别于 LCX、LAD－LM 病变处植入支架

F. 应用 IVUS 评价左主干病变是必要的

（4～6 题共用题干）

患者，男性，45 岁。突发胸痛伴出汗 5 小时。有长期吸烟及糖尿病病史，有冠心病家族史。5 小时前，晚餐饮酒后突然出现胸闷，呈阵发性，开始持续数分钟，后逐渐延长至半小时间断缓解，且胸闷渐加重休息不能缓解伴全身出汗。体温：36.3℃；脉搏：114 次/分；呼吸：22 次/分；血压：90/60mmHg；急性痛苦病容，颈静脉无充盈，双肺呼吸音清，心率 114 次/分，律齐，各瓣膜听诊区未闻及杂音，腹软，肝脾肋缘下未触及，双下肢无水肿，四肢温度偏低。未引出病理征。

4. 根据目前的信息，该患者最可能的诊断是

A. 气胸　B. 主动脉夹层

C. 胸膜性胸痛　D. 肺栓塞

E. 急性冠脉综合征　F. 心脏神经症

5. 针对该患者目前的情况，目前应选择的检查为

A. 心电图

B. 血常规、血沉

C. 肝功能、肾功能、电解质、血脂、血糖检测

D. 血心肌坏死标记物检测

E. 运动负荷试验

F. 静息心肌显像

6. 心电图检查提示：$V_{1\sim6}$ST 段明显上抬达 0.2～0.6mV，结合患者临床症状及心电图表现，可迅速诊断为急性广泛前壁 ST 段抬高型心肌梗死。下一步的处理应为

A. 等相关生化检查的结果出来后决定下一步的治疗方案

B. 对症治疗，定时监测心电图的变化

C. 急诊冠脉造影术

D. 扩充血容量抗休克

E. 植入临时心脏起搏器

F. 急诊冠脉搭桥术

（7～12 题共用题干）

患者，男性，65 岁。3 小时前因突发胸痛伴出冷汗入院。既往有高血压、糖尿病史。查体：血压 160/100mmHg，心率 65 次/分，律齐，无杂音；两肺未闻及干、湿啰音。心电图诊断为急性心肌梗死。

7. 该患者应进一步做的检查有

A. 血常规　B. 肌红蛋白测定

C. 血清淀粉酶测定　D. 肌钙蛋白测定

E. 凝血 4 项检查　F. 心肌酶学测定

8. 为解除该患者的胸痛，采用的常用药物有

A. 可待因　B. 哌替啶

C. 罂粟碱　D. 硝酸甘油

E. 美托洛尔　F. 吗啡

9. 该患者入院 24 小时突然意识丧失、抽搐。心电图检查发现动过速发作前 QT 间期延长，心动过速发作时 QRS 波沿着基线上下扭转。此时该患者应诊断为

A. 心房颤动

B. 心室颤动

C. 心室扑动

D. 室上性心动过速

E. 尖端扭转型室性心动过速

F. 预激综合征伴心房颤动

10. 此时该患者应进行的处理措施有

A. 扩血管药　B. 抗凝治疗

C. 电复律　D. 异丙肾上腺素

E. 安装临时起搏器　F. 补充钾盐和镁盐

11. 该患者入院后第 4 天又突发胸痛气促。查体：血压 110/60mmHg，心率 110 次/分，两肺满布湿啰音，心尖部出现响亮收缩期杂音，无震颤。超声心动图见二尖瓣连枷样改变。此时最可能的诊断是

A. 二尖瓣脱垂　B. 乳头肌断裂

C. 乳头肌功能不全　D. 心力衰竭

E. 室间隔孔　F. 二尖瓣关闭不全

12. 该患者此时的紧急处理措施有

A. 主动脉内球囊反搏

B. 急诊冠状动脉造影

C. 急性经皮冠状动脉介入治疗（PCI）

D. 急诊心脏外科手术

E. 应用硝普钠

F. 静脉注射美托洛尔以减慢心室率

（13～16 题共用题干）

患者，男性，35 岁，运动员。反复心悸、胸闷不适 1 年余，常有黑矇现象。近 1 个月来发作晕厥 2 次。

13. 为明确晕厥的原因，问诊的重点包括

A. 症状与体位转换的关系

B. 是否有家族病史

C. 晕厥前是否有胸闷
D. 晕厥发作时是否有抽搐
E. 有无哮喘病史
F. 有无心脑血管疾病相关病史

14. 晕厥的特点为

A. 发作时间长
B. 有意识丧失
C. 可以自行恢复
D. 分为神经反射性晕厥、心源性晕厥以及直立性低血压
E. 发作迅速
F. 可遗留定向力障碍

15. 该患者的心电图表现为 $V_1 \sim V_3$导联 ST 段呈马鞍形抬高，则该患者应该注意的疾病是

A. 肥厚型心肌病　　B. 扩张型心肌病
C. 急性心肌梗死　　D. Brugada 综合征
E. 长 QT 综合征　　F. 短 QT 综合征

16. 如考虑上述诊断，最适合该患者的治疗是

A. 美托洛尔　　B. 胺碘酮
C. 埋藏式心内除颤器　　D. 多巴胺
E. 普鲁卡因胺　　F. 美西律
G. 普罗帕酮

答案和精选解析

一、单选题

1. B　心绞痛的主要部位在胸骨后方或心前区，可放射到左肩、左前臂内侧、咽部、口腔，选项 B 正确。

2. B　典型心绞痛的特点为心前区的阵发性疼痛、憋闷，同时会伴有心慌、出汗等不适的症状，也有部分患者会出现左臂或左手尺侧的放射痛，选项 B 正确。

3. E　典型心绞痛多见于劳累、情绪激动时，疼痛性质为心前区绞痛、闷痛、压榨性疼痛，一旦疼痛可持续数分钟到 30 分钟之间，疼痛也可放射到心前区、胸骨后，经适当休息或含服硝酸甘油后，可有所缓解。极少数心绞痛患者可伴有胸闷、呼吸困难、出汗、恶心等症状，或存在放射性疼痛，如肩颈、左臂、后背和牙痛。

4. D　胸痛急性发作时心肌坏死标记物阴性并不能排除 ACS，需间隔 6 ~ 8 小时后复查。心电图在 ACS 发作时即可有表现。

5. A　呼气性呼吸困难常见于慢性细支气管炎喘息型、支气管哮喘、慢性阻塞性肺气肿、弥漫性泛细支气管炎等。其特点是呼气费力，呼气时间明显延长而缓慢，伴有哮鸣音。

6. E　夜间阵发性呼吸困难主要与以下四方面有关：①睡眠时迷走神经兴奋性增高，冠状动脉收缩，心肌供血不足，心功能较低；②小支气管收缩，肺通气量减少；③仰卧位时，肺活量减少，静脉回流血量增多，导致肺淤血加重；④呼吸中枢敏感性降低，缺氧反应迟钝。

7. A　急性喉炎引起的是上气道梗阻，表现为吸气性呼吸困难，选项 A 正确。支气管异物、毛细支气管炎和哮喘均为呼气性呼吸困难。气胸可为混合性呼吸困难。

8. A　中枢性呼吸困难的 Biot 呼吸的特点是均匀较深的过度呼吸后暂停，后再重复，见于大脑半球及间脑病变，选项 A 正确。

9. A　发作性呼吸困难伴有哮鸣音见于支气管哮喘、心源性哮喘，选项 A 正确；突发严重呼吸困难见于急性喉水肿、气管异物、大块肺栓塞、自发性气胸等。

10. A　呼吸困难伴发绀见于心力衰竭、肺气肿、先天性心脏病、肺源性心脏病、急性气道阻塞、大面积肺梗死，选项 A 正确。

11. C　心源性水肿见于右心功能不全、渗出性或缩窄性心包炎。当心排血量不足时，心脏和大血管充血，血管通透性增加，致血容量降低而导致水钠潴留及水肿。水肿的特点是首先出现在身体下垂部分，即从下肢踝部开始，渐往上发展，可引起全身性水肿和浆膜腔积液，选项 C 正确。

12. B　心源性水肿发展较缓慢，肾源性水肿发展常迅速，选项 B 错误，其余各项均正确。

13. E　全身性水肿包括：①心源性水肿；②肾源性水肿；③肝源性水肿；④营养不良性水肿；⑤其他原因的全身性水肿。选项 E“上腔静脉阻塞综合征”属于引起局部性水肿的疾病。

14. C　肺静脉压力升高，可以直接引起肺水肿，肺动脉压力升高、左心房压力高和左心室舒张末期压力升高间接引起肺水肿，右心房压力升高不引起肺水肿，选项 C 正确。

15. D　直立倾斜试验前禁食 4 ~ 12 小时，如果为首次试验，须停用心血管活性药物 5 个半衰期以上；如果为评价药物疗效，重复试验时应安排在同一时刻，以减少自主神经昼夜变化所致的误差，并且尽量保持药物剂量、持续时间等其他试验条件的一致。

16. A　铁锈色血痰主要见于肺炎链球菌大叶性肺炎、肺吸虫病和肺泡出血。

17. B　砖红色胶胨样血痰主要见于肺炎克雷伯菌肺炎。

18. A　因肺结核、支气管扩张、肺脓肿所致的咯血为鲜红色；铁锈色痰见于肺炎链球菌性肺炎；砖红色胶冻样痰见于肺炎克雷伯杆菌肺炎；左心衰所致咯血为浆液性粉红色泡沫痰。二尖瓣狭窄肺淤血时，咯血通常为暗红色。

19. A　患者冠脉造影阴性，服用钙通道阻滞剂有效，可能为冠脉痉挛所致变异型心绞痛，选项A正确。

20. C　正常情况下，含服硝酸甘油在1～2分钟后开始起作用，而题干“含硝酸甘油1～2秒疼痛即消失”，因此显然不是硝酸甘油的作用。题干中患者“为刺痛，做轻微体力活动可缓解”，故考虑为心脏神经症，选项C正确。

21. A　结合病史，患者有反复性发作史，提示阵发性心动过速的可能，心电图为最有价值的诊断工具，选项A正确。

22. E　中年男性患者，反复心悸、突发突止（突发突止的心悸是阵发性室上性心动过速的典型特点），心率180次/分（阵发性室上性心动过速心率为150～250次/分），节律规整（阵发性室上性心动过速心律绝对规则），心电图示QRS波群形态和时限正常（阵发性室上性心动过速的心电图表现）。综合患者的病史、心电图查体结果。最可能的诊断是阵发性室上性心动过速，选项E正确。室性心动过速心室率通常为100～250次/分，QRS波形态畸形，时限超过0.12秒，选项A错误。室性心动过缓心率一般低于60次/分，选项B错误。阵发性心房颤动P波消失，出现f波，心室率极不规则，选项C错误。阵发性心房颤动伴差异性传导QRS波增宽变形，选项D错误。

23. D　患者心电图提示为三度房室传导阻滞，晕厥为三度房室传导阻滞引起，结合患者年龄及胸痛病史，可能为心肌梗死合并三度房室传导阻滞，宜安装临时起搏器，选项D正确。

24. E　患者黑朦、晕厥症状由二尖瓣脱垂、重度二尖瓣反流所致，应选择外科瓣膜置换首先处理，选项E正确。

25. E　阿－斯综合征是指突然发作的严重的、致命性的缓慢性和快速性心律失常，引起心排出量在短时间内锐减，产生严重脑缺血、神志丧失和晕厥等症状，是一组由心率突然变化而引起急性脑缺血发作的临床综合征。该综合征与体位变化无关，心率突然严重过速或过缓常引起晕厥。

二、共用题干单选题

1. D　患者胸痛、呕吐，心电图为窦性心动过缓，Ⅱ、Ⅲ、aVF导联Q波形成，符合急性下壁心肌梗死诊断，选项D正确。

2. A　该患者心率低于60次/分，窦性心动过缓诊断成立，仅表现为PR间期延长，无QRS波脱落，符合一度房室传导阻滞表现，选项A正确。

3. B　急性下壁心肌梗死首选急诊介入治疗，无介入条件选择静脉溶栓或药物保守治疗。患者仅为一度房室传导阻滞，无需安装心脏临时起搏器。患者血压偏低，应暂缓给予硝酸甘油。

4. A　B型钠尿肽测定是心血管内科鉴别心力衰竭的一项检查，也称为心力衰竭的生物标志物，对呼吸困难患者病因诊断及心功能评估具有重要的意义，选项A正确。

5. D　患者有活动后气短、胸闷、喘憋现象，夜间不能平卧，结合动态心电图、超声心动图提示，可诊断患者为心功能不全，选项D正确。

6. A　对于心功能不全患者，核医学检查对冠心病、心肌病的鉴别意义重大。心肌核素显像指的是用放射性元素检查心肌供血的方法，是一种可靠的、无创的检查方法，目前主要用来检查冠心病，选项A正确。

7. B　多支血管病变合并糖尿病者首选CABG，此患者有3支血管病变合并糖尿病，治疗应首选CABG，次选PCI，因此治疗方案应选择为CABG联合左房室瓣修补术，选项B正确。

8. B　糖尿病、高龄、COPD、肾功能不全等均是增加冠状动脉旁路移植术（CABG）的危险因素，选项B正确。

9. B　如果拒绝外科手术，只能选择介入，本题患者的病情是药物无法进一步解决的，因此应先行双侧肾动脉支架植入术，根据手术及造影剂使用情况决定进一步治疗方案，PCI治疗为次选方案，选项B正确。

10. A　关于房颤，该患者病情重，控制心室率及抗凝即可，应用β受体阻滞药来控制心室率，不满意时可以联用小剂量的地高辛，选项A正确。

11. E　为进一步明确晕厥的原因，首选的检查方法为动态心电图。动态心电图可判断临床症状与心脏电活动的关系，如心悸、胸痛、晕厥等症状是否与心脏相关，选项E正确。

12. C　该患者发生晕厥的最可能原因为窦性停搏。窦性停搏的心电图特点是：①窦性心律中有一段停顿，停顿的PP间期与基本窦性的PP间期无倍数关系，但常超过基本窦性周期的1.5倍。②停顿长的PP间歇内无P波发生，或P波与QRS波群均不出现。③长间歇后可出现房室交界性或室性逸搏，如窦性停搏时间过长，可出现房室交界性或室性逸搏心律。

13. C　为防止再次发生晕厥，最佳的治疗措施是安置AAI心脏起搏器。AAI型心脏起搏器是单腔起搏器，起搏心房，感知心房活动，P波抑制型按需起搏器，是价格较低的生理性起搏器，适用于房室传导功能正常的窦性心动过缓患者，选项C正确。

14. E　快速性心房颤动，室性心动过速伴血压下降应进行的处理为紧急植入临时心脏起搏器＋同步电复律，选项E正确。

15. E　如患者心电图监测发现窦性心动过缓伴一过

性二度房室传导阻滞，此时的最佳治疗方案为DDD心脏起搏器。DDD心脏起搏器能够顺序起搏心房和心室，又能感知心房和心室的自身心律按需工作，使心脏的活动接近生理状态，适用于房室传导阻滞患者，选项E正确，但房性心律失常如房颤及房性心动过速患者不宜使用。

16. B　动态心电图便于了解其晕厥的发生是否与心律失常有关，并明确其发作和日常生活的关系及昼夜分布特征，选项B正确。

17. C　持续或频繁发作心动过缓，且患者已有临床症状，应行起搏器植入，选项C正确。

18. A　患者突发高血压、伴面色苍白，心动过速，恢复后血压正常，考虑诊断为嗜铬细胞瘤，选项A正确。

19. D　患者考虑诊断为嗜铬细胞瘤，应化验儿茶酚胺水平，选项D正确。

20. E　可乐定对嗜铬细胞瘤的儿茶酚胺水平无影响，一般降压药物无明显效果。嗜铬细胞瘤大多为良性，10%为恶性，手术切除效果好。

21. A　大多数人可用CT检查发现病灶，约10%的患者病灶较小或位于肾上腺之外而无法发现。

22. B　心房扑动可见F波；心房颤动可见f波，但节律不规整。窦性心动过速很少达到160次/分以上；室性心动过速一般QRS波宽大变形，时限在0.12秒以上。只有室上性心动过速符合节律规整，无P波，窄QRS波，心室率快等特点。因此，该患者的心电图诊断可能是阵发性室上性心动过速。

23. D　患者如心律失常发作频繁，可行电生理检查及射频消融治疗，选项D正确。

24. E　患者有二尖瓣狭窄合并预激综合征，发作性心悸、心慌伴有晕厥，需考虑房颤伴预激引起的快速型心室率。

25. D　房颤伴预激综合征优先行电生理检查及选择射频消融术进行治疗，选项D正确。

26. B　该患者心电图诊断可能为二度Ⅰ型房室传导阻滞。二度Ⅰ型房室传导阻滞心电图表现为PR间期逐渐延长，直到有QRS波的脱落，即P波后没有跟随QRS波。然后又反复出现PR间隙逐渐延长，直到又一个P波脱落。

27. C　该患者听诊无心包摩擦音，心界不大，不考虑心包炎诊断，有上呼吸道感染诱因，急性心肌炎可能性大，选项C正确。

28. A　颈动脉窦按摩通过提高迷走神经张力，减慢窦房结冲动发放频率和延长房室结传导时间与不应期，可对某些心律失常的及时终止和诊断提供帮助，选项A正确。

29. D　每次按摩不超过5秒，左右两侧按摩的时间间隔应大于15秒，且避免同时做双侧按摩，选项D正确。

30. D　心房颤动时按摩颈动脉窦心室率不会加快。

三、多选题

1. ABCD　精神性胸痛呈多样性，易变，常在心尖部或左胸部痛，呈锐痛或针刺样痛，持续时间短暂或呈持续性隐痛，常呈点状或线条状分布，可伴有心悸、头晕、喜长出气等神经衰弱症状，选项A、B、C、D正确。但需排除器质性疾病后方可确诊。精神性胸痛没有局部压痛点，故选项E错误。

2. ABCDE　神经疾病引起的胸痛常见于颈椎、胸椎骨质增生和椎间盘突出、胸脊髓外肿瘤压迫神经后根、带状疱疹、肋间神经痛等。

3. ABCDE　食管性胸痛的常见病因是上消化道疾病，特别是食管疾病，如反流性食管炎、食管痉挛、食管癌以及胃、胆囊、胰腺疾病均可引起胸痛。

4. ABCE　吸气性呼吸困难的特点是吸气显著困难。严重时，由于呼吸肌极度用力，胸腔负压增大，吸气时胸骨上窝、锁骨上窝和肋间隙明显凹陷，称为“三凹征”；伴有干咳和吸气性哮喘；常见于各种原因引起的喉、气管、大支气管的狭窄与梗阻。

5. ABDE　呼气性呼吸困难的特点是呼气显著困难，时间延长，常伴有哮鸣音，主要是由于肺组织弹性减弱及小支气管痉挛性狭窄所致，常见于肺气肿、支气管哮喘、喘息性支气管炎。

6. ABCE　混合性呼吸困难的特点是呼气、吸气均费力，呼吸频率增快。由肺部病变广泛，呼吸面积减少，影响换气功能所致，常见于重症肺炎、肺纤维化、大块肺不张、大量胸腔积液和自发性气胸等。混合性呼吸困难不伴有哮鸣音，选项D错误。

7. ABC　呼吸困难伴喉鸣音见于喉炎、喉癌、气管异物、白喉等，选项A、B、C正确。

8. ABCE　呼吸困难伴单侧胸痛见于大叶性肺炎、急性渗出性胸膜炎、肺梗死、自发性气胸、急性心肌梗死，并左心衰竭。

9. ABCD　呼吸困难伴咳嗽、咳脓痰见于慢性支气管炎、阻塞性肺气肿合并感染、肺脓肿、支气管扩张合并感染等，后两者脓痰量较多；伴大量浆液性泡沫样痰见于急性左心衰竭和有机磷中毒。

10. ABCD　呼吸困难伴意识障碍见于脑出血、脑膜炎、尿毒症、糖尿病酮症酸中毒、肺性脑病、急性中毒等。

11. ABCD　呼吸困难伴休克见于肺梗死、急性心肌梗死、大叶性肺炎、羊水栓塞。

12. ABC　心动过速所致心悸见于各种原因引起的窦性心动过速、阵发性室上性或室性心动过速等。

13. BCD　心律不规则所致心悸见于期前收缩、心房扑动、心房颤动等。

14. ABCDE 心悸伴心前区疼痛可见于冠状动脉硬化性心脏病（如心绞痛、心肌梗死）、心肌炎、心包炎、心脏神经官能症等。

15. ABC 心悸伴昏厥或抽搐可见于高度房室传导阻滞、心室纤颤或阵发性心动过速、病态窦房结综合征等。

16. ABCD 晕厥脑血流量骤减的主要原因有：①心排血量突然减少或心脏停搏；②血压急骤下降，导致脑灌注压下降；③脑血管广泛性闭塞。

17. ABCD 中心性发绀常见原因：①异常通道：先天性心脏病右向左分流，肺内动静脉瘘；②通换气功能障碍：肺功能严重受损造成动脉血氧饱和度下降或高原地区吸入气中氧分压降低；③动脉血中有异常血红蛋白衍生物，如高铁血红蛋白血症、硫化血红蛋白血症。

18. ABCD 咯血伴胸痛可见于大叶性肺炎、肺梗死、肺结核及支气管癌等。

19. ABCD 咯血伴杵状指（趾）可见于支气管扩张、慢性肺脓肿、肺癌及发绀型先天性心脏病等。

四、案例分析题

1. ABDEF 本题患者症状典型，发作时有心电图典型改变，行平板运动试验来明确诊断，一是无必要，二是风险极大，因此选项C错误，其余各项检查均正确。

2. AB 根据冠状动脉造影提示，LAD、LCX和RCA病变狭窄≥70%、左主干病变狭窄≥50%被归为严重病变，应当先应用血管内超声（IVUS）评估病变形态、病变严重程度，应用SYNTAX评分对患者进行危险分层并指导治疗策略。

3. ABCDEF 3支病变应先评估，后决定是介入还是CABG，SYNTAX评分小于33分，推荐PCI治疗。

4. E 根据患者的病史，患者有胸闷、胸痛临床表现，考虑冠心病的可能性大。

5. ABCD 针对患者目前的情况，此时进行运动负荷试验风险极大，静息心肌显像也不适合本患者，因此选项E、F均错误，其余各项均正确。

6. C 诊断为急性广泛前壁ST段抬高型心肌梗死时，应立即行急诊PCI。

7. ABDEF 急性心肌梗死患者应进一步做的检查有血常规、肌红蛋白测定、肌钙蛋白测定、凝血4项检查以及心肌酶学测定，不需要做血清淀粉酶测定。

8. BDEF 为解除患者的胸痛，采用的常用药物有哌替啶、硝酸甘油、美托洛尔和吗啡。

9. E 该患者应诊断为尖端扭转型室性心动过速。尖端扭转型室性心动过速表现为心动过速发作前QT间期延长，心动过速发作时QRS波沿着基线上下扭转。

10. DEF 先天性或获得性QT延长的尖端扭转型室性心动过速（Tdp）发作时，可考虑使用镁剂，硫酸镁1～2g稀释后5～20分钟静脉注射。如果Tdp发作与心动过缓的长间歇和QT延长有关，如果无禁忌可试用异丙肾上腺素静脉滴注提高心率，或者应用临时起搏器提高心率。预防发作主要应用大剂量β受体拮抗剂治疗。

11. BF 此时最可能的诊断是乳头肌断裂、二尖瓣关闭不全。二尖瓣关闭不全二维超声心动图上可见二尖瓣前后叶反射增强，变厚，瓣口在收缩期关闭对合不佳；腱索断裂时，二尖瓣可呈连枷样改变，在左心室长轴面上可见瓣叶在收缩期呈鹅颈样钩向左心房，舒张期呈挥鞭样漂向左心室。AMI早期，10%～50%的患者发生乳头肌功能不全，心尖区可闻及收缩中晚期喀喇音和吹风样收缩期杂音，杂音较少超过3～4级，第一心音可不减弱或增强。临床症状不多，缺血缓解后可消失。少数患者（3%～4%）可发生乳头肌断裂，突然出现严重的二尖瓣关闭不全及左心功能衰竭、急性肺水肿或心源性休克。下壁心肌梗死引起的后中乳头肌断裂较为多见。

12. ABCDE 乳头肌断裂应尽早使用血管扩张药降低体循环阻力，选项E正确。必要时植入IABP，选项A正确。血流动力学稳定者可先内科治疗，择期手术，选项D正确；病情不稳定或恶化者则应尽快行外科手术，包括瓣膜置换（成形）术和冠状动脉旁路移植术（CABG）。选项F是处理急性心肌梗死的措施，患者此时应紧急处理乳头肌断裂和二尖瓣关闭不全的问题，因此选项F不应选择。患者出现上述不良事件的基础病因是急性心梗，应急诊冠脉造影及急诊PCI术进行治疗，故选项B、C正确。

13. ABCDF 晕厥的发作可能与体位相关，查找病因时要明确晕厥持续时间以及是否有抽搐，是否有心脑血管疾病相关家族史。

14. BCDE 晕厥为一过性全脑组织灌注减低产生的短暂性意识丧失、发作迅速、一过性、自限性并能完全恢复。一般不遗留定向力障碍和逆行性遗忘。

15. D Brugada综合征多发生在30～40岁中年人，临床有反复晕厥病史，心电图表现为V_1～V_3导联ST段呈马鞍形抬高。

16. C 埋藏式心内除颤器是预防Brugada综合征猝死的有效方法。

第二章　心力衰竭

一、单选题

1. 以体循环淤血为表现的是

A. 左心衰竭　B. 右心衰竭
C. 全心衰竭　D. 二尖瓣狭窄
E. 肺动脉高压

2. 临床上最常见的心力衰竭是

A. 右心衰竭　B. 左心衰竭
C. 全心衰竭　D. 左心衰继发右心衰竭
E. 右心衰继发左心衰竭

3. 呼吸困难是左心衰的主要表现之一，随着心力衰竭程度的加重，依次表现为

A. 劳力性呼吸困难、端坐呼吸、夜间阵发性呼吸困难、静息呼吸困难和急性肺水肿
B. 劳力性呼吸困难、夜间阵发性呼吸困难、端坐呼吸、静息呼吸困难和急性肺水肿
C. 夜间阵发性呼吸困难、劳力性呼吸困难、端坐呼吸、静息呼吸困难和急性肺水肿
D. 夜间阵发性呼吸困难、端坐呼吸、劳力性呼吸困难、静息呼吸困难和急性肺水肿
E. 端坐呼吸、劳力性呼吸困难、夜间阵发性呼吸困难、静息呼吸困难和急性肺水肿

4. 心力衰竭早期的代偿机制不包括

A. 弗兰克－斯塔林（Frank－Starling）机制
B. 心率加快
C. 血红蛋白增高
D. 心肌肥厚
E. 神经内分泌激活

5. 下列选项中，哪一项是心力衰竭的基本病因

A. 人口老龄化
B. 急性心肌梗死急性期死亡率降低
C. 随年龄增加心肌细胞数减少
D. 原发性心肌舒缩功能障碍
E. 应用负性肌力作用的抗心律失常药物过多

6. 心力衰竭引起的发绀属于

A. 肺性发绀　B. 混合性发绀
C. 心性混合性发绀　D. 缺血性周围发绀
E. 淤血性周围发绀

7. 左心衰竭时心脏听诊特点是

A. 收缩期喷射音　B. 舒张晚期奔马律
C. 舒张早期奔马律　D. 收缩中期喀喇音
E. 主动脉瓣区第二心音亢进

8. 心力衰竭的特征为

A. β_1和β_2受体密度下调
B. 压力感受器功能完整
C. G蛋白、β_1和β_2受体下调
D. 心肌去甲肾上腺素储备增加
E. 主要是β_1受体密度的下调，β_2受体变化不大

9. 心脏重构的启动阶段指的是

A. 心力衰竭易患阶段　B. 无症状心力衰竭阶段
C. 有症状心力衰竭阶段　D. 顽固性心力衰竭阶段
E. 终末期心力衰竭阶段

10. 当左心衰后并发右心衰时，下列症状中，可以有所缓解的是

A. 阵发性呼吸困难　B. 腹水
C. 食欲缺乏　D. 少尿
E. 肝大

11. 左心衰竭最早出现的症状是

A. 劳力性呼吸困难　B. 心源性哮喘
C. 端坐呼吸　D. 咳粉红色泡沫样痰
E. 夜间阵发性呼吸困难

12. 引起左心衰竭临床症状的主要原因是

A. 肺淤血、肺水肿　B. 左心室扩大
C. 肺动脉压力过高　D. 心肌收缩力降低
E. 体循环静脉压升高

13. 心功能不全时，下列哪一项代偿对改善心功能意义最大

A. 交感神经兴奋　B. 心肌肥厚
C. 血管紧张素分泌增加　D. 心腔扩大
E. 血压增高

14. 下列最能提示右心功能不全的表现是

A. 心尖区2级收缩期杂音
B. 左心室肥大
C. 肝－颈静脉回流征阳性
D. 心尖区舒张期奔马律
E. 黏液性水肿

15. 下列选项中，哪一项不是舒张性心力衰竭特点

A. 心肌肥厚　B. 左室射血分数降低
C. 左室舒张期充盈降低　D. 超声心动图 $E_{峰}<A_{峰}$
E. 心腔大小正常

16. 洋地黄中毒时，适用补充钾及镁盐的情况为
A. 肾衰竭　B. 高血钾
C. 窦房阻滞　D. 窦性停搏
E. 一度房室传导阻滞

17. 下列选项中，哪一项可引起右室压力负荷过重
A. 三尖瓣关闭不全　B. 肺动脉瓣关闭不全
C. 静脉回流量增高　D. 肺动脉高压
E. 严重贫血

18. Killip Ⅲ级是指
A. 肺部可闻及散在的哮鸣音
B. 肺部有啰音，但啰音的范围小于1/2肺野
C. 肺部有啰音，且啰音的范围大于1/2肺野
D. 未闻及肺部啰音和第三心音
E. 血压<70/40mmHg

19. 按照美国纽约心脏病协会（NYHA）心功能分级，心功能Ⅲ级是指
A. 心脏病患者体力活动轻度受限
B. 患有心脏病，但活动量不受限
C. 心脏病患者体力活动明显受限
D. 心脏病患者不能从事任何体力活动
E. 肺水肿，听诊闻及双肺满布湿啰音

20. 射血分数保留心力衰竭（HFpEF）的诊断标准中，左室射血分数（LVEF）应
A. ≥30%　B. ≥40%
C. ≥45%　D. ≥50%
E. ≥55%

21. 引起左室后负荷增高的主要因素是
A. 肺循环高压　B. 体循环高压
C. 回心血量增加　D. 主动脉瓣关闭不全
E. 血细胞比容增大

22. 左心功能不全的主要症状是
A. 高血压　B. 胸痛
C. 呼吸困难　D. 少尿
E. 水肿

23. 体循环淤血最可靠的体征为
A. 静脉压升高　B. 肝脏肿大、压痛
C. 胸、腹腔积液　D. 双下肢水肿
E. 颈静脉曲张

24. 引起左心衰竭的常见原因不包括
A. 高血压病　B. 慢性肺部疾病
C. 心肌梗死　D. 主动脉瓣关闭不全
E. 二尖瓣关闭不全

25. 因可导致心脏压力负荷过重而引起心力衰竭的疾病是
A. 冠心病　B. 慢性贫血
C. 心肌炎　D. 糖尿病心肌病
E. 主动脉瓣狭窄

26. 引起左心室压力负荷增加的疾病是
A. 二尖瓣关闭不全　B. 严重贫血
C. 甲状腺功能亢进　D. 高血压
E. 主动脉瓣关闭不全

27. 充血性心力衰竭的主要表现不包括
A. 心搏出量下降
B. 循环血量增加
C. 中心静脉压升高
D. 左心室舒张末期压力低下
E. 循环时间延长

28. 心力衰竭导致夜间阵发性呼吸困难的发病机制不包括
A. 回心血量增加　B. 迷走神经张力增高
C. 细支气管痉挛　D. 膈肌下降
E. 肺通气阻力增加

29. 左心功能衰竭导致呼吸困难的最主要原因是
A. 肺淤血导致肺气体弥散功能下降
B. 心输血量下降
C. 肺泡弹性减退，肺活量下降
D. 肺泡张力增高
E. 肺动脉压力升高

30. 心脏泵血功能衰竭时发生最早且改变最明显的指标为
A. 射血分数（EF）　B. 心输血量（CO）
C. 心脏指数（CI）　D. 心脏储备功能
E. 心搏指数（SI）

31. 左心室功能曲线反映
A. 搏出量与心输血量
B. 心脏指数与左心室舒张末压
C. 搏出量与心率
D. 心输血量与心室舒张初期容积
E. 心输血量与心室收缩末期压

32. 左心功能不全时心脏听诊的特点是
A. $A_2>P_2$　B. 舒张早期奔马律
C. 舒张晚期奔马律　D. 收缩期喷射样杂音
E. 收缩期喀喇音

33. 急性心力衰竭的发病原因不包括
A. 急性冠脉综合征
B. 急性心肌梗死机械并发症

C. 低钾血症
D. 右心室梗死
E. 围生期心肌病

34. 鉴别心源性哮喘和支气管性哮喘最有意义的指征是前者表现为
A. 端坐呼吸 B. 咳粉红色泡沫痰
C. 喘鸣 D. 夜间呼吸困难
E. 冬春季发病多见

35. 急性心力衰竭的体征表现不包括
A. 双肺布满湿啰音
B. 双肺布满哮鸣音
C. 心尖部闻及舒张期奔马律
D. 心率快，脉搏可呈交替脉
E. 严重者可出现肺源性休克

36. 急性左心衰竭的紧急处理不包括
A. 高流量的氧气吸入 B. 加快静脉补液速度
C. 皮下注射吗啡 D. 静脉注射呋塞米
E. 静脉注射毛花苷 C

37. 对于左心衰竭患者可使症状缓解的措施不包括
A. 坐位 B. 利尿剂
C. 强心药 D. 平卧位
E. 降压

38. 肺源性哮喘的临床表现是
A. 夜间阵发性呼吸困难，不能平卧，咳泡沫痰
B. 夜间阵发性呼吸困难，能平卧，咳白黏痰
C. 下垂性双下肢对称性水肿
D. 晨起面部水肿
E. 颈静脉怒张，肝颈回流征阳性

39. 能最早提示高血压患者的心功能由代偿期进入失代偿阶段的表现是
A. 心尖区第一心音降低
B. 肺动脉瓣第二心音亢进
C. 室性期前收缩
D. 劳力性呼吸困难
E. 夜间阵发性呼吸困难

40. 右心衰竭常见的症状和体征不包括
A. 颈静脉怒张 B. 水肿
C. 肝大压痛 D. 尿少
E. 咳粉红色泡沫痰

41. 左心衰竭夜间阵发性呼吸困难的生理机制不包括
A. 夜间迷走神经张力增加
B. 平卧位回心血量增加
C. 小支气管收缩
D. 肺活量减少
E. 心动过缓

42. 慢性心力衰竭的基础病因不包括
A. 长期心脏压力负荷过重
B. 长期心脏容量负荷过重
C. 心室舒张充盈受限
D. 原发性心肌损害
E. 循环血量不足

43. 左心衰竭时肺部啰音的特点是
A. 固定性局限性肺部湿啰音
B. 两肺满布干、湿啰音
C. 两肺散在干、湿啰音
D. 以哮鸣音为主
E. 湿啰音常出现在双侧肺底，并随体位变化而变化

44. 右心衰竭和肝硬化的主要鉴别点是
A. 肝大 B. 水肿
C. 黄疸 D. 腹水
E. 颈静脉怒张，肝颈回流征（+）

45. 右心衰竭最常见的症状是
A. 少尿 B. 咳嗽、咳痰
C. 心悸、乏力 D. 劳力性呼吸困难
E. 腹胀、食欲缺乏

46. 心力衰竭发生发展的基本机制是
A. 心肌重构 B. 心肌肥厚
C. 压力负荷过重 D. 容量负荷过重
E. 弗兰克－斯塔林（Frank－Starling）机制

47. 右心衰竭引起呼吸困难的原因为
A. 代谢产物减少刺激呼吸中枢
B. 腹水通过膈肌兴奋呼吸中枢
C. 右心房压力升高刺激化学感受器而兴奋呼吸中枢
D. 淤血性肝大等因素使运动受限而减少肺交换面积
E. 胸腔积液通过膈肌兴奋呼吸中枢

48. 慢性心力衰竭左心衰至少中度以上的特征性体征为
A. 伴有粉红色泡沫痰 B. 肝颈静脉反流征阳性
C. 对称性水肿 D. 肝大
E. 肺底满布湿啰音

49. 慢性心力衰竭肾功能不全，当尿蛋白 >1g/d 时，血压目标应控制在
A. <130/80mmHg B. <140/90mmHg
C. <125/75mmHg D. <125/80mmHg
E. <120/80mmHg

50. 关于慢性心力衰竭患者心功能的代偿机制，下列叙述错误的是

A. 迷走神经兴奋　　B. 心室扩大
C. 心肌增厚　　D. 水钠潴留
E. 心钠肽分泌增加

51. 慢性充血性心力衰竭的诱发因素中，最常见的是
A. 环境、气候的急剧变化
B. 妊娠与分娩
C. 过劳与情绪激动
D. 感染
E. 输液过多，过快

52. 对急性肺水肿诊断帮助较大的是
A. 气促、发绀、烦躁不安
B. 肺动脉瓣第二音亢进
C. 心尖区有奔马律
D. 咳粉红色泡沫样痰
E. 肺部有哮鸣音

53. 关于顽固性心力衰竭的治疗，下列叙述错误的是
A. 寻找和治疗导致心衰的诱因
B. 使用血管扩张剂
C. 加大 β 肾上腺素受体拮抗剂
D. 调整洋地黄的种类和用量
E. 增加 ACEI 的用量

54. 右心功能衰竭的临床表现不包括
A. 身体下垂部位水肿　　B. 胸腔积液
C. 肝颈静脉反流征阳性　　D. 肺水肿
E. 颈静脉怒张

55. 心力衰竭时发生心源性肺水肿的最主要机制是
A. 毛细血管滤过压降低　　B. 静脉回流受阻
C. 血浆胶体渗透压降低　　D. 水钠潴留
E. 淋巴回流受阻

56. 理论上鉴别支气管哮喘和心源性哮喘的辅助检查是
A. X 线检查　　B. 超声心动图
C. BNP 测定　　D. 心 - 肺运动试验
E. 心电图

57. 洋地黄治疗心力衰竭的临床意义在于
A. 维持有效的心排血量
B. 减慢心率和延缓传导
C. 增加心率以提高心排血量
D. 改善内脏淤血
E. 减轻心脏前后负荷

58. 右心衰竭最有诊断意义的体征是
A. 心率明显增快
B. 心律显著不齐
C. 颈静脉怒张
D. 肺动脉瓣区舒张期奔马律
E. 动脉瓣区第二心音亢进

59. 患者，男性，52 岁。患有二尖瓣关闭不全 10 年，平时呼吸困难不明显，因情绪激动突然出现呼吸困难不能平卧，血压 160/90mmHg，两肺大量水泡音，考虑急性左心衰，其心衰加重的机制为
A. 后负荷增加　　B. 前负荷增加
C. 心率增快　　D. 机体耗氧增加
E. 心肌耗氧增加

60. 患者，女性，55 岁。1 个月来休息时感心悸、气短，下肢水肿不能平卧，咳白色泡沫痰。查体：血压 150/70mmHg，皮肤黏膜发绀，双肺底少量小水泡音，颈静脉怒张，心尖部及胸骨左缘第 3、4 肋间可闻及舒张期奔马律，肝触诊不满意，双下肢水肿。患者可诊断为
A. 心功能Ⅳ级，全心衰竭
B. 心功能Ⅲ级，左心衰竭
C. 心功能Ⅱ级，右心衰竭
D. 心功能Ⅱ级，左心衰竭
E. 心功能Ⅰ级，右心衰竭

61. 患者，女性，31 岁，主动脉瓣关闭不全，左室扩大，快速走路或上二楼时感心慌气短，超声心动图示左室射血分数 40%。该患者的心功能诊断是
A. 心功能Ⅰ级　　B. 心功能Ⅱ级
C. 心功能Ⅲ级　　D. 心功能Ⅳ级
E. 无症状性心功能不全

62. 患者，男性，65 岁。高血压病史 10 年，2 年前出现上楼后胸闷气短，近 1 周走路时也有上述症状，但休息时没有。该患者心功能是
A. NYHA 分级Ⅱ　　B. NYHA 分级Ⅲ
C. NYHA 分级Ⅳ　　D. Killip 分级Ⅱ
E. Killip 分级Ⅲ

63. 患者，男性，60 岁。无明显诱因于晨起突感胸骨后闷痛，持续 2 小时不缓解，伴胸闷、气短，查体：BP 130/80mmHg，双肺底有细小湿啰音。ECG：ST 段弓背向上抬高，T 波倒置。该患者心功能是
A. NYHA 分级Ⅲ　　B. NYHA 分级Ⅳ
C. Killip 分级Ⅱ　　D. Killip 分级Ⅲ
E. Killip 分级Ⅳ

64. 患者，男性，71 岁，因急性广泛前壁心肌梗死入院。查体：血压 95/50mmHg，高枕卧位，双侧中下肺均可闻及水泡音，心律整齐，心率 108 次/分，可闻 S_3 奔马律，四肢末梢皮温正常。胸片示：心脏不大，主动脉迂曲钙化，两肺门阴影增大、模糊。按 Killip 分

级，该患者心功能应属于

A. Ⅰ级　　B. Ⅱ级
C. Ⅲ级　　D. Ⅳ级
E. Ⅴ级

65. 患者，男性，62 岁。有 15 年慢性咳嗽、咳痰史，合并喘息 5 年，间断双下肢水肿 1 年，近来出现全身水肿。该患者临床诊断首先考虑为

A. 风心病　　B. 甲亢性心脏病
C. 动脉导管未闭　　D. 肺心病合并右心衰
E. 主动脉瓣关闭不全

66. 患者，女性，60 岁。既往风湿性关节炎病史 30 年，劳累后心悸、气促 5 年，近来加重，夜间不能平卧，咳粉红色泡沫样痰。查体：心尖部舒张期隆隆样杂音，肺底可听到细小水泡音，腹胀，双下肢水肿。该患者心功能不全的类型为

A. 左心衰竭　　B. 右心衰竭
C. 全心衰竭　　D. 右心衰竭伴肺部感染
E. 左心衰竭伴肾功能不全

67. 患者，男性，50 岁。高血压心脏病史 10 年，1 天前因上呼吸道感染在门诊静脉滴注抗生素，速度较快，2 小时后出现呼吸困难。患者出现呼吸困难最可能的原因是

A. 肺炎　　B. 肺梗死
C. 急性心包积液　　D. 急性左心衰竭
E. 急性心肌梗死

68. 患者，男性，68 岁，在夜间睡眠时突然出现呼吸困难，不能平卧，被迫坐起，伴咳嗽。既往有高血压病史 20 年，血压控制不佳。该患者呼吸困难最可能的原因为

A. 慢性支气管炎急性发作
B. 急性右心衰竭
C. 急性左心衰竭
D. 肺栓塞
E. 支气管哮喘

69. 患者，男性，54 岁。高血压病史 10 年。因血压未能控制就诊。为了解患者有无早期左心功能不全，应询问哪一项有关病史

A. 心绞痛　　B. 夜间阵发性呼吸困难
C. 下肢水肿　　D. 咳嗽、咳痰
E. 心悸感

70. 患者，男性，61 岁。以往有慢性支气管炎，肺源性心脏病 10 余年，高血压 5 年。突然气急，大汗淋漓 2 小时来诊。体检：口唇紫绀，两肺闻及哮鸣音及湿啰音。血压 24/14kPa（180/105mmHg）。最可能的诊断为

A. 喘息性支气管炎急性发作
B. 急性右心衰竭
C. 严重肺部感染
D. 急性左心衰竭
E. 呼吸衰竭

71. 患者，男性，58 岁。3 小时前突发呼吸困难，端坐呼吸，频繁咳嗽，咳粉红色泡沫状痰。曾有 10 年冠心病及糖尿病史。查体：极度烦躁不安，面色青灰，口唇发绀，心尖区舒张期奔马律。该患者出现的奔马律是

A. 收缩前期奔马律　　B. 舒张晚期奔马律
C. 舒张早期奔马律　　D. 房性奔马律
E. 重叠奔马律

72. 患者，女性，65 岁。有 10 年冠心病史，并有夜间阵发性呼吸困难发作。2 天前因幽门窦癌手术后快速补液 300ml，突发呼吸困难而端坐。查体：心率 132 次/分，两肺底闻及湿啰音。患者最可能诊断为

A. 肺梗死　　B. 自发性气胸
C. 感染性心包炎　　D. 术后肺部感染
E. 急性左心衰竭

73. 患者，女性，60 岁，夜间睡眠时突发呼吸困难，呈现进行性加重，伴有咳嗽、口唇发绀。既往有高血压病史 15 年，未规范性服用药物治疗，该患者出现呼吸困难的原因可能是

A. 肺栓塞　　B. 全心衰竭
C. 左心衰竭　　D. 右心衰竭
E. 支气管哮喘

74. 患者，男性，71 岁。因突发胸闷、气促、烦躁不安入院。查体：血压 198/102mmHg，呼吸 30 次/分，脉搏 140 次/分，肺底有干、湿啰音，心律齐。最可能诊断为

A. 右心衰竭　　B. 左心衰竭
C. 全心衰竭　　D. 呼吸衰竭
E. 高血压脑病

75. 患者，男性，76 岁，急性肺水肿入院。查体：血压 150/60mmHg，心率 120 次/分，给予患者吸氧、利尿、强心、扩血管等治疗后症状逐渐减轻。吸氧时在湿化瓶中加入少量乙醇，其目的是

A. 增加心肌氧供　　B. 增加气体交换面积
C. 降低肺泡表面张力　　D. 扩张肺泡毛细血管床
E. 增加迷走神经兴奋性

76. 患者，男性，19 岁。病毒性心肌炎导致全心衰竭，服用地高辛 0.25mg/d，1 周后检查心电图出现洋地黄中

毒。其诊断的主要依据是

A. ST－T“鱼钩样”下移

B. 出现 U 波

C. QT 间期缩短

D. PP 间期延长

E. 房速伴 2∶1 传导阻滞

77. 患者，女性，69 岁。风湿性心脏病、二尖瓣狭窄病史 30 年，查体：肝－颈静脉回流征阳性。随着病情加重，下列将减轻的临床表现是

A. 肝大压痛

B. 下肢水肿

C. 颈静脉曲张

D. 心尖区舒张期隆隆样杂音

E. 呼吸困难

78. 患者，女性，30 岁，心悸气促 10 年，3 小时前心悸加重，不能平卧。检查：心界向左下扩大，心率 180 次/分，心律失常，脉搏 130 次/分，心尖区闻及二级收缩期杂音及舒张中晚期杂音，颈静脉怒张，肝肋下 5cm，有触痛，肝颈静脉回流征阳性，下肢水肿，对于此例，下例药物中应首选

A. 普萘洛尔静脉注射　　B. 地高辛口服

C. 毛花苷 C 静脉注射　　D. 间羟胺静脉注射

E. 吗啡皮下注射

二、共用题干单选题

（1～4 题共用题干）

患者，女性，35 岁。5 年来劳累后心悸、气短、食欲缺乏、水肿，2 周来上呼吸道感染后症状加重。检查：BP 120/70mmHg，心尖区闻及舒张期隆隆样杂音，HR 120 次/分，心律不齐，心音强弱不等，颈静脉怒张，双肺底闻及湿啰音，肝肋下 3cm，压痛（＋），脾未及，下肢水肿（＋），P 80 次/分。

1. 该患者的临床表现为

A. 右心功能不全　　B. 左心功能不全

C. 肝炎　　D. 全心功能不全

E. 肾病综合征

2. 该患者的心律不齐属于

A. 室性心动过速　　B. 心房颤动

C. 室上性心动过速　　D. 心房扑动

E. 频繁期前收缩

3. 对该患者的心律失常治疗，应当首选

A. 静滴利多卡因　　B. 洋地黄减慢心室率

C. 奎尼丁转复　　D. 用胺碘酮转复

E. 电复律

4. 最合适该患者进一步的治疗措施是

A. 扩张小动脉的血管扩张剂，减轻心脏后负荷

B. 补充血浆蛋白增加利尿效果

C. 用维生素 C 增加心肌营养

D. 用甘露醇利尿

E. 应用利尿剂减轻水肿症状与心脏前负荷

（5～10 题共用题干）

患者，男性，53 岁，10 年来劳累后心悸、气短、纳差、水肿，1 周来上感后症状加重。检查：血压 120/70mmHg，心大、心尖区闻及舒张期隆隆样杂音，心率 120 次/分心律不齐，心音强弱不等，颈静脉怒张，双肺底闻及湿性啰音，肝肋下 3cm，压痛（＋），脾未及，下肢水肿（＋），脉率 80 次/分。

5. 该患者的临床表现为

A. 肝炎　　B. 左心功能不全

C. 全心功能不全　　D. 右心功能不全

E. 肺部感染

6. 该患者的心律不齐属于

A. 室上性心动过速　　B. 心房颤动

C. 频发期前收缩　　D. 室性心动过速

E. 心房扑动

7. 对该患者的心律失常治疗应首选

A. 奎尼丁转复　　B. 静滴利多卡因

C. 洋地黄减慢心室率　　D. 用乙胺碘呋酮转复

E. 电复律

8. 该患者进一步采用的治疗措施中，下列哪一项最合适

A. 利尿剂减轻水肿症状与心脏前负荷

B. 补充血浆蛋白增加利尿效果

C. 用甘露醇利尿

D. 扩张小动脉的血管扩张剂，减轻心脏后负荷

E. 用维生素 C 增加心肌营养

9. 很多治疗心衰的药物均会降低房颤的发生率，不包括下列哪项

A. ACEI　　B. β 受体阻滞剂

C. MRA　　D. ARB

E. 伊伐布雷定

10. 对于房颤伴心衰的患者，下列哪一种药物是禁忌的

A. MRA　　B. β 受体阻滞剂

C. 胺碘酮　　D. 决奈达隆

E. 地高辛

（11～16 题共用题干）

患者，女性，70 岁。高血压 20 余年，冠心病、糖尿病病史 10 余年，乙肝病史 30 年。半个月前着凉后出现胸闷，气短，偶有咳嗽，咳白痰，夜间明显，双下肢逐渐水肿，尿少，1 周来偶有夜间憋醒，气短加重来诊。查

体：BP 170/80mmHg，P 96 次/分，唇微绀，颈静脉怒张，双肺底可闻及小水泡音，心律齐，未及杂音，腹部膨隆，肝肋下 2cm，脾未触及，移动浊音阳性。双下肢重度水肿。血常规 WBC 13.5×10^9/L，N 88%。

11. 该患者的诊断为

A. 慢性支气管炎急性发作，肺心病
B. 肝硬化，腹水
C. 慢性肾功能不全
D. 冠心病，心功能不全，肺炎
E. 慢性营养不良性水肿

12. 下列指标中，哪一项指标不能反映左心功能不全

A. LVEF 40%
B. CI 2.7L/(min·m^2)
C. 脑钠肽（BNP）升高
D. 肺小动脉楔压（PCWP）16mmHg
E. 中心静脉压（CVP）16cmH_2O

13. 治疗上不应立即使用的药物是

A. ACEI　B. β受体拮抗剂
C. 利尿剂　D. 洋地黄类强心药
E. 抗生素

14. 若该患者 6 分钟步行试验，步行距离为 350 米，心功能分级为

A. Ⅰ级　B. Ⅱ级
C. Ⅲ级　D. Ⅵ级
E. 心功能正常

15. 若患者使用了呋塞米、螺内酯、培哚普利、地高辛等药物后，心力衰竭症状改善不佳，血钠偏低，每日负平衡 400ml。可使用的药物是

A. 伊伐布雷定　B. 托伐普坦
C. 卡维地洛　D. 米力农
E. 托拉塞米

16. 若积极治疗以后，患者血压仍为 165/70mmHg。建议加用的药物是

A. 硝酸甘油　B. 硝普钠
C. 硝苯地平　D. 氨氯地平
E. 贝尼地平

（17～20 题共用题干）

患者，女性，35 岁。原有风湿性心脏病 10 年，经常因心衰住院治疗。平时服用地高辛（0.125mg，2 次/天）和利尿剂，最近觉低热、食欲减退，浑身酸痛伴气急加重就诊，查体：半卧位，颈静脉充盈，心界扩大，HR 120 次/分，房颤。心尖部双期杂音。两肺底少量细湿啰音，肝大，肋下两指。X 线片示右侧少量胸腔积液。

17. 患者考虑有心力衰竭加重，其诱因首先考虑

A. 洋地黄量不足　B. 感染性心内膜炎
C. 风湿活动　D. 呼吸道感染
E. 本身病变恶化

18. 经处理以后，胸腔积液消失，可以平卧，但食欲仍差，有恶心感，为排除是否为洋地黄中毒，应该

A. 心电图检查有否 ST 段有鱼钩样改变
B. 停用洋地黄，观察症状有否消失
C. 血清地高辛浓度测定
D. 尿地高辛浓度测定
E. 加用维拉帕米，中和洋地黄浓度

19. 检查后确认有洋地黄中毒，洋地黄中毒的心电图表现不包括

A. 房性心动过速伴 2∶1 房室传导
B. 频发室性早搏
C. 心房颤动，心室率 48 次/分
D. 左束支传导阻滞
E. 三度房室传导阻滞

20. 假如测定血清钾 3.5mmol/L，心电图检查为室性心动过速的洋地黄中毒患者，此时不宜采用

A. 利多卡因　B. 硫酸镁
C. 静脉滴注氯化钾　D. 苯妥英钠
E. 同步电复律

（21～24 题共用题干）

患者，男性，57 岁。发现高血压 10 年，近 1 个月出现喘憋，夜间憋醒，双肺满布湿啰音。心电图提示陈旧性前壁心肌梗死，胸片示心影增大。

21. 最可能的诊断是

A. 高血压收缩性心力衰竭
B. 冠心病右心衰
C. 冠心病左心衰
D. 高血压舒张性心力衰竭
E. 冠心病全心衰

22. 对于此患者的预后，最有价值的化验是

A. 脑钠肽　B. 血清心肌酶
C. 肾功能　D. 肝功能
E. 血电解质

23. 最有意义的器械检查是

A. 肝、肾 B 超　B. 胸部 CT
C. 超声心动图　D. 心脏核素检查
E. 冠脉造影

24. 缓解症状最迅速的药物是

A. 洋地黄
B. 血管紧张素转换酶抑制剂
C. β受体拮抗剂

D. 利尿剂
E. 阿司匹林

（25～27 题共用题干）

患者，男性，72 岁。反复咳嗽咳痰伴气促 15 年，加重伴下肢水肿 6 天入院，高血压病史 10 年，BP 150/100mmHg。查体：T 38.1℃，口唇发绀，BP 135/85mmHg，双下肺散在湿啰音和哮鸣音，肝肋下 3cm，肝－颈静脉回流征阳性，双下肢水肿，WBC 9.3×10^9/L，N 0.78。

25. 该患者最可能的诊断是
A. 支气管哮喘　B. 右心衰竭
C. 肺结核　D. 支气管扩张
E. COPD

26. 该疾病的发生机制是
A. 淋巴回流障碍　B. 水钠潴留
C. 体循环淤血　D. 毛细血管通透性增加
E. 继发性醛固酮增多

27. 该患者 ECG 的主要表现不包括
A. 胸前导联顺钟向转位　B. 肺性 P 波
C. V_1 R/S≥1　D. 肢体导联低电压
E. 电轴右偏

（28～30 题共用题干）

患者，男性，54 岁。有 6 年高血压史，胸闷、胸痛间歇发作 2 年。经诊断为"高血压病，冠心病"，给予美托洛尔 12.5mg，1 天 3 次。2 天前突发胸闷、气急，咳泡沫痰。查体端坐体位，心率 110 次/分，双肺底部闻及湿啰音，双下肢无水肿。

28. 患者目前可诊断为
A. 全心衰竭　B. 急性心肌梗死
C. 急性左心衰竭　D. 变异型心绞痛
E. 急性支气管肺炎

29. 目前疾病的诱发因素最可能为
A. 心动过缓　B. 过度疲劳
C. 电解质失衡　D. 急性呼吸道感染
E. 应用抑制心肌收缩力的药物

30. 下列处理措施中，最适合的是
A. 吸氧、氨茶碱、地高辛
B. 坐位、多巴酚丁胺、普萘洛尔
C. 呋塞米、毛花苷 C、硝酸甘油
D. 哌替啶、呋塞米、阿替洛尔
E. 吗啡、地塞米松、氢氯噻嗪

（31～32 题共用题干）

患者，男性，65 岁。高血压史 10 年，冠心病史 3 年。患者傍晚大量饮水后突然出现胸闷气急、咳嗽、咳泡沫样痰。查体：端坐呼吸，P 118 次/分，R 22 次/分，BP 145/90mmHg。无颈静脉怒张，双肺底小水泡音，心律整齐，HR 118 次/分，心尖部 2/6 级收缩期吹风样杂音，A_2亢进。肝脾不大，双下肢无水肿。辅助检查：心电图示窦性心动过速，前壁 T 波低平倒置。

31. 该患者的诊断考虑为
A. 急性心肌梗死
B. 老年性心脏瓣膜病，心功能不全
C. 急性左心衰
D. 冠心病，心绞痛发作
E. 冠心病，心功能不全

32. 该患者本次发病的诱因是
A. 心脏病本身恶化　B. 并发瓣膜病变
C. 二尖瓣腱索断裂　D. 大量饮水致容量过多
E. 乳头肌功能不全

（33～36 题共用题干）

患者，男性，老年。既往冠心病 20 余年，高血压 20 余年，糖尿病 10 余年，近 1 年血压、血糖控制良好，无心绞痛发作。1 周前因胃癌行手术治疗，术后静脉补液，加用胰岛素控制血糖。近 2 日出现气短，夜间憋醒，今日输液期间突发呼吸困难，端坐呼吸。查体：BP 190/110mmHg，HR 128 次/分。神志模糊，口唇发绀，双肺较多干湿啰音，心音强弱不等，心律不齐。双下肢轻度水肿。查 ECG 为快速房颤，心肌缺血。指尖血糖 31mmol/L，心肌酶谱略高，肌钙蛋白正常，D－二聚体正常。

33. 该患者的诊断为
A. 糖尿病高渗昏迷　B. 急性左心衰竭
C. 急性右心衰竭　D. 急性肺梗死
E. 高血压危象

34. 首选的治疗是
A. 给予低分子肝素抗凝
B. 地尔硫䓬静滴降压
C. 更换高级抗生素
D. 吗啡镇静，同时扩张小血管减轻心脏负荷
E. 呋塞米静脉注射利尿

35. 考虑呼吸困难的原因是
A. 血压过高导致急性心功能不全
B. 肺内感染所致气体交换障碍
C. 静脉输液过多过快所致急性左心衰竭
D. 术后长期卧床以致肺梗死
E. 糖尿病高渗昏迷影响中枢神经系统

36. 为明确诊断，并进一步指导治疗，首选检查是
A. 心脏超声　B. 肺 CT
C. 中心静脉压测定　D. 肺小动脉楔压测定

E. 血气分析

（37～41 题共用题干）

患者，女性，47 岁，风湿性心脏病 12 年，超声心动图检查提示：二尖瓣重度狭窄，三尖瓣伴关闭不全。2 个月前曾患感冒，当时发热 1 周。近 1 周来因劳累，经常出现夜间阵发性呼吸困难。目前体温正常，血、尿常规正常。

37. 该患者首先应考虑的诊断是

A. 亚急性细菌性心内膜炎
B. 风湿性心脏病合并肺部感染
C. 风湿性心脏病合并左心衰
D. 风湿性心脏病合并右心衰
E. 急性细菌性心内膜炎

38. 该患者应首选用下列哪一种药物治疗

A. 洋地黄类药物　B. 钙拮抗剂
C. 利尿剂　D. 抗生素
E. β 受体阻滞剂

39. 下列哪一项可增加左心室前负荷而导致左心衰竭

A. 肺动脉瓣狭窄　B. 高血压
C. 二尖瓣关闭不全　D. 肥厚型心肌病
E. 主动脉瓣狭窄

40. 阵发性夜间呼吸困难与下列哪一项发病机制无关

A. 肺血流量减少
B. 平卧时膈肌升高，肺活量减少
C. 静脉回心血量增加
D. 熟睡时呼吸频率减慢
E. 夜间迷走神经兴奋性增加

41. 关于 AHF 的紧急处理，下列叙述错误的是

A. 对于非低氧血症的 AHF，无需常规吸氧
B. 加快静脉补液速度
C. 静脉注射毛花苷 C
D. 静脉注射速尿
E. 皮下注射吗啡

（42～44 题共用题干）

患者，男性，50 岁。患风湿性双瓣膜病变 12 年，近 5 年来经常因心力衰竭住院治疗。本次因心衰再次入院。查体：半卧位，颈静脉怒张，心界扩大，HR 140 次/分，房颤，心尖部可闻及奔马律。二尖瓣及主动脉瓣均闻及双期杂音。左肺底有湿啰音，右肺叩诊浊音，呼吸音消失，肝肋下两指，质软，脾未及，无腹水，下肢稍肿。

42. 该患者右侧胸腔积液产生的机制是

A. 营养不良，血浆蛋白降低
B. 心源性肝硬化
C. 胸膜脏层和壁层静脉回流受阻
D. 钠、水潴留
E. 胸膜缺氧，毛细血管通透性增高

43. 在慢性充血性心力衰竭的诱因中，最常见的是

A. 严重心律失常　B. 妊娠与分娩
C. 肺部感染　D. 过劳和情绪激动
E. 输液过量和过快

44. 该患者肝大和肝病的肝大最主要的鉴别点是

A. 血浆白蛋白正常　B. 转氨酶正常
C. 无黄疸　D. 两对半阴性
E. 静脉压增高

（45～49 题共用题干）

患者，男性，33 岁。劳力性呼吸困难，心悸，气短，少尿，下肢水肿 1 年余，1 周前咽痛、咳嗽、咳黄痰后呼吸困难加重，夜间不能平卧。超声心动图示，左右心室扩张，弥漫性运动不良，左心室射血分数 30%。既往无任何特殊病史。

45. 该患者首先考虑的诊断是

A. 肺部感染　B. 慢性心力衰竭
C. 急性左心衰竭　D. 心包炎
E. 急性右心衰竭

46. 引起上述考虑的原因是

A. 高血压心脏病　B. 心肌梗死
C. 扩张型心肌病　D. 心肌炎
E. 甲亢性心脏病

47. 导致该患者近期病情加重的原因是

A. 感染　B. 过劳
C. 电解质紊乱　D. 心肌炎症
E. 洋地黄中毒

48. 该患者的心功能为

A. Ⅰ级　B. Ⅱ级
C. Ⅲ级　D. Ⅳ级
E. 无症状性

49. 治疗心功能不全时，不应采用

A. 硝普钠　B. 硝酸异山梨酯
C. 呋塞米　D. 抗感染
E. 洋地黄制剂

（50～51 题共用题干）

患者，男性，30 岁，劳力性呼吸困难 5 年，双下肢水肿 1 个月，少尿 1 周住院。查体：BP 120/80mmHg，双肺水泡音，心界向两侧扩大，HR 40 次/分，心尖部可闻及Ⅱ级收缩期吹风样杂音，肝肋下 4cm，腹水征（+），双下肢水肿，心脏超声提示：左右心室均扩大，心肌运动弥漫减弱，左心室射血分数 30%。

50. 患者入院后考虑心力衰竭，其诊断应为

A. 慢性左心衰　B. 慢性右心衰
C. 慢性全心衰　D. 急性右心衰
E. 急性左心衰

51. 根据上述临床表现与辅助检查结果，首先考虑的诊断是

A. 心包积液　B. 扩张型心肌病
C. 肥厚型心肌病　D. 慢性肾炎
E. 肝硬化

三、多选题

1. 下列叙述错误的是

A. 心力衰竭反映心脏的泵血功能障碍
B. 心功能不全者都有心力衰竭
C. 心力衰竭是一种综合征
D. 心功能分为五级
E. 心功能分级是根据患者自觉活动能力划分的

2. 心力衰竭时可能发生的病理生理变化是

A. 心脏的后负荷减轻　B. 心脏的前负荷减轻
C. 心脏的后负荷增加　D. 心脏的前负荷增加
E. 心脏的前、后负荷均增加

3. 心力衰竭的病因有

A. 缺血性心肌损害　B. 高血压
C. 心肌病　D. 心脏瓣膜关闭不全
E. 肺动脉高压

4. 心力衰竭患者首诊的常规检查有

A. 心电图
B. 超声心动图
C. 胸部X线片
D. 血常规、尿常规
E. 血清电解质（钙、镁）、肾功能（BUN、Cr）、空腹血糖、糖化血红蛋白、血脂、肝功能和甲状腺功能

5. 诊断急性心力衰竭的患者需做哪些检查

A. 心电图　B. 胸部X线
C. 肺功能检查　D. 动脉血气分析
E. NT－proBNP

6. 属于心力衰竭患者特征性体征的是

A. 心脏扩大　B. 肺部啰音
C. 颈静脉怒张　D. 低垂性水肿
E. 第三心音奔马律

7. 下列选项中，与右心衰有关的体征是

A. 肝脏大　B. 下肢水肿
C. 三尖瓣区舒张期杂音　D. 颈静脉怒张
E. 双肺哮鸣音

8. 收缩性心衰（HFrEF）的诊断标准有

A. 存在心衰的症状和体征
B. LVEF≥45%
C. LVEF＜45%
D. 左心室舒张末期容积不增加
E. 左心室舒张末期容积增大

9. 心力衰竭时，常会升高的指标有

A. 白细胞介素－6（IL－6）
B. 肿瘤坏死因子－α（TNF－α）
C. 高敏C反应蛋白（hs－CRP）
D. 红细胞分布宽度（RDW）
E. 甲胎蛋白（AFP）

10. 下列哪些检查结果提示患者左心室功能不全

A. LVEF 35%　B. CO 4.6L/分钟
C. CI 2.52/(min·m^2)　D. PCWP 19mmHg
E. NT－proBNP 107pg/ml

11. 一开始即表现为左心衰或右心衰的疾病常见于

A. 肺心病　B. 冠心病
C. 心肌炎　D. 心肌病
E. 甲亢

12. 心力衰竭时，减轻心脏负荷的正确治疗措施为

A. 根据病情适当安排生活、劳动和休息
B. 凡是心力衰竭的患者均应卧床休息
C. 控制钠盐摄入
D. 合理应用利尿剂
E. 合理应用血管扩张药

13. 参与心力衰竭的发生和发展的体液因子有

A. 心钠肽　B. 内皮素
C. 组胺　D. 精氨酸加压素
E. 脑钠肽

14. 无创通气可能的不良反应有

A. 急性左心衰竭　B. 高碳酸血症
C. 焦虑　D. 气胸
E. 抽吸

15. 急性心力衰竭暂缓紧急情况（在医院）的措施有

A. 稳定病情和制定最佳治疗方案
B. 启动改善预后的药物治疗
C. 选择合适患者进行器械治疗
D. 缩短住院日
E. 改善器官灌注和血流动力学

16. 下列哪些表现符合急性左心衰时的呼吸困难

A. 呼吸困难可在睡眠中突然发作
B. 平卧位改为坐位时呼吸困难减轻

C. 即使严重呼吸困难，也从不咳粉红色泡沫痰
D. 初期表现为劳力性呼吸困难
E. 呼吸困难严重时可出现哮鸣音

17. 急性左心衰竭的特征是
A. 肺动脉瓣第二心音亢进
B. 舒张早期奔马律
C. 心率慢
D. 双肺满布湿啰音和哮鸣音
E. 第一心音增强

18. 关于急性左心衰竭的紧急处理，正确的是
A. 静注西地兰　B. 皮下注射吗啡
C. 静脉滴注利多卡因　D. 静注速尿
E. 低流量氧气吸入

19. 慢性左心功能不全常见的症状和体征有
A. 第三心音奔马律　B. 双肺底湿啰音
C. 夜间阵发性呼吸困难　D. 咳粉红色泡沫痰
E. 双下肢水肿

20. 关于慢性心力衰竭的治疗原则或目标，正确的是
A. 提高患者生存质量，降低心衰住院率
B. 短期血流动力学稳定
C. 逆转或减缓心脏重构的进展，治疗心脏病的病因，防止进展到有症状心力衰竭
D. 早期阻断心室重构的始动环节，预防心室重构的发生
E. 改善或消除心衰的症状和体征，逆转或减缓心脏重构，降低心衰的病死率或致残率

21. 慢性心力衰竭患者随诊时应常规监测的实验室检查项目有
A. 血、尿常规
B. 血清电解质（钙、镁）
C. 肾功能（BUN、Cr）
D. 甲状腺功能
E. 空腹血糖（糖化血红蛋白）

22. 慢性心力衰竭治疗的目的是
A. 降低死亡率，改善长期预后
B. 缓解症状
C. 阻止或延缓心室重塑
D. 提高运动耐量改变生活质量
E. 短期血流动力学稳定

四、案例分析题

（1～6 题共用题干）

患者，男性，58 岁。2 小时前突发呼吸困难入院。过去病史不详。查体：血压 180/110mmHg，两肺闻及大量哮鸣音，心率快，听不清有无杂音。

1. 此时可以进行治疗的药物有
A. 麻黄碱　B. 氨茶碱
C. 肾上腺素　D. 洋地黄
E. 洛贝林　F. 吗啡

2. 在心源性哮喘和支气管哮喘的鉴别诊断中，只支持心源性哮喘的有
A. 无肺野透亮度增高　B. 奔马律
C. 咳粉红色泡沫样痰　D. 心脏常增大，肺淤血
E. 使用吗啡后病情加重　F. 多好发于春秋季节

3. 鉴别心源性哮喘和支气管哮喘最有价值的项目是
A. BNP 测定　B. ECG
C. 超声心动图　D. 血电解质测定
E. 血气分析　F. 心电图

4. 下列关于心源性哮喘的叙述，正确的是
A. 有过敏史或长期哮喘史
B. 有引起急性肺淤血的基础心脏病
C. 平卧时加重，坐起或站立后减轻
D. 发作前有咳嗽、喷嚏先兆
E. 心脏正常，双肺满布哮鸣音
F. 多见于中老年

5. 患者为明确病因应进一步检查的项目有
A. 心脏彩超　B. 心电图
C. 胸部 X 线检查　D. 心脏 CT 检查
E. 心肌核素　F. B 超检查

6. 若心脏彩超示：LV 50mm，LA 32mm，RV 20mm，RA 40mm×35mm，室壁无增厚，各瓣膜未见异常血流束。BNP 测定值明显高于正常。患者应考虑诊断的疾病是
A. 冠心病　B. 高血压心脏病
C. 肾动脉狭窄　D. 原发性高血压
E. 氮质血症　F. 肾功能衰竭

（7～10 题共用题干）

患者，女性，65 岁。既往有心肌梗死病史 5 年。反复发作劳累性呼吸困难 2 年。加重 1 周来诊。查体：BP 120/70mmHg，颈静脉充盈，双肺下野可闻及小水泡音，肝大，双下肢水肿。

7. 关于患者体液因子水平的变化，正确的是
A. 脑钠肽降低　B. 心钠肽升高
C. 血管加压素分泌增加　D. 醛固酮升高
E. 醛固酮降低　F. 去甲肾上腺素降低

8. 引发心力衰竭的诱因不包括
A. 贫血　B. 呼吸道感染
C. 限制液体入量　D. 妊娠

E. 应用降压药物　　F. 心律失常

9. 关于利尿剂治疗此类疾病的叙述，下列正确的是

A. 提高心肌收缩力　　B. 减少病死率
C. 减轻水肿　　D. 减轻心脏前负荷
E. 可缓解淤血症状　　F. 对电解质失衡无影响

10. 治疗心衰时，关于血管紧张素转换酶抑制剂的叙述，正确的是

A. 重症心衰应用时从小剂量起始
B. 病情好转后以最小剂量维持
C. 可引起高血钾
D. 能防止和逆转心肌肥厚
E. 用药后咳嗽提示患者对此药过敏
F. 无症状心衰也需应用
G. 根据症状调整剂量
H. 可明显降低病死率

（11～14 题共用题干）

患儿，男，2 个月，患先心病，气促 2 天，伴轻咳嗽，无发热。查体：呼吸 65 次/分，无发绀，两肺闻及细湿啰音，心率 170 次/分，心音低钝，胸骨左缘第 3～4 肋间闻及 4/6 级收缩期杂音，伴有震颤，肝脏肋下 4cm，剑突下 4cm，X 线胸片示：心胸比率 0.60，左心室增大，肺纹理增多，叶间胸膜明显。

11. 该患儿最可能诊断是

A. 室间隔缺损合并肺炎
B. 房间隔缺损合并肺炎
C. 室间隔缺损合并心衰
D. 房间隔缺损合并心衰
E. 完全性大动脉转位合并心衰
F. 完全性大动脉转位

12. 该患儿应如何治疗

A. 立即手术治疗　　B. 给予抗生素治疗
C. 给予密切观察　　D. 给予地高辛治疗
E. 给予利尿剂治疗　　F. 给予血管活性药物治疗

13. 该患儿在治疗中突然出现气促加重、呼吸困难，发绀，面色苍白，心率增快达 180 次/分，两肺闻及细湿啰音和哮鸣音，最可能的诊断为

A. 合并毛细支气管炎　　B. 痰液引起窒息
C. 哮喘发作　　D. 急性肺水肿
E. 缺氧发作　　F. 呼吸衰竭

14. 该患儿出现声音嘶哑，其原因是

A. 扩张的右心房压迫喉返神经
B. 扩张的左心房压迫喉返神经
C. 扩张的主动脉压迫喉返神经
D. 扩张的肺动脉压迫喉返神经
E. 扩张的左心室压迫喉返神经
F. 扩张的右心室压迫喉返神经

（15～17 题共用题干）

患者，女性，41 岁。既往有游走性关节病疼痛史，常有咽部疼痛，扁桃体肿大，近 3 年来出现劳累性呼吸困难，1 天前因受凉出现发热、咳嗽，咳粉红色泡沫样痰，不能平卧入院。查体：半卧位，口唇发绀，两肺大量水泡音及哮鸣音，心界无明显扩大，心率 130 次/分，律不齐，二尖瓣听诊区可听到舒张期隆隆样杂音。心电图示心房颤动，心室率 150 次/分。

15. 患者最可能诊断为

A. 肺栓塞　　B. 急性心肌炎
C. 急性心包炎　　D. 支气管哮喘
E. 大叶性肺炎　　F. 急性左心衰竭

16. 患者发病的病因是

A. 心肌病　　B. 先心病
C. 感染性心内膜炎　　D. 二尖瓣狭窄
E. 心律失常　　F. 心包炎

17. 可以选用的治疗药物有

A. 吗啡　　B. 硝普钠
C. 呋塞米　　D. 阿替洛尔
E. 硝酸甘油　　F. 毛花苷 C

（18～25 题共用题干）

患者，男性，69 岁，既往有高血压病史。反复心前区闷痛 1 周，并逐渐出现夜间阵发性呼吸困难，端坐呼吸。查体：血压 110/64mmHg，心率 98 次/分，心尖部可闻及 3/6 级收缩期杂音，S_3，两下肺可闻及稍许细小湿性啰音。双下肢无浮肿。

18. 患者应考虑的诊断是

A. 急性心肌梗死　　B. 右心功能不全
C. 风湿性心脏病　　D. 肺源性心脏病
E. 左心功能不全　　F. 不稳定型心绞痛
G. 高血压病

19. 此时应做哪些检查

A. 心肌酶学测定　　B. BNP 测定
C. 超声心动图　　D. 心电图
E. 血电解质测定　　F. 血脂测定
G. 肌钙蛋白测定

20. 下列哪些项目符合冠心病乳头肌功能失调

A. 主动脉瓣区舒张期杂音
B. 第三心音奔马律
C. 心尖区舒张期隆隆样杂音，主动脉瓣听诊区 2/6 级收缩期杂音
D. 心尖区 2/6 级舒张期杂音，胸骨左缘 3～4 肋间舒

张期哈气样杂音
E. 心尖区 Austin – Flint 杂音
F. 心尖部收缩中晚期喀喇音
G. 心尖区舒张期喀喇音，主动脉瓣区收缩期杂音
H. 心尖区吹风样收缩期杂音，第一心音不减弱

21. 患者心电图可能出现哪些改变
A. ST 段弓背向上抬高 B. 房性期前收缩
C. 左房肥大 D. ST 段呈水平型下移
E. ST – T 呈鱼钩样改变 F. T 波倒置
G. ST 段呈上斜型下移 H. ST 段弓背向下抬高

22. 此时应采用的药物是
A. β 受体阻滞剂 B. 抗凝药物
C. 硝普钠 D. 抗血小板药物
E. 糖皮质激素 F. 洋地黄
G. 硝苯地平 H. ACEI

23. 超声心动图示：左房 45mm，左室 60mm，EF 35%，左室可见节段性室壁运动障碍。肌钙蛋白阳性。心电图检查示：V_{1-3} 呈病理性 Q 波，$V_4 \sim V_6$ ST 段压低 0.3mV。此时，应诊断为
A. 缺血性心肌病 B. 不稳定型心绞痛
C. 非 ST 段抬高心肌梗死 D. 肺炎
E. 陈旧性心肌梗死 F. 充血性心力衰竭
G. 扩张型心肌病 H. 冠心病

24. 应进一步进行的检查项目有
A. 血培养
B. 冠脉 CTA 检查
C. 血气分析
D. 肾动脉造影
E. 血浆肾素、血管紧张素、醛固酮测定
F. 骨髓检查
G. 心肌核素显像
H. 冠脉造影

25. 冠脉造影示：前降支近段 99% 狭窄，回旋支中段 70% 狭窄。此时应进行的治疗措施是
A. 安体舒通 B. 阿托伐他汀
C. β 受体阻滞剂 D. 胺碘酮
E. PCI 治疗 F. 速尿
G. ACEI 类药 H. 洋地黄

（26～33 共用题干）

患者，男性，52 岁，突发呼吸困难 2 小时入院，过去病史不详。查体：BP 180/110mmHg，两肺闻及大量哮鸣音，心率快，听不清有无杂音。

26. 此时可以采取什么治疗措施
A. 氨茶碱 B. 肾上腺素
C. 速尿 D. 通过 95% 酒精湿化吸氧
E. 洋地黄 F. 硝普钠

27. 关于心源性哮喘和支气管哮喘的鉴别，下列哪些情况只支持心源性哮喘
A. 哮鸣音 B. 抬举性心尖搏动
C. 肺动脉瓣第二音亢进 D. 咳粉红色泡沫痰
E. 奔马律 F. 皮肤湿冷
G. PaO_2 降低 H. 意识模糊

28. 鉴别心源性哮喘和支气管哮喘，最有价值的项目是
A. BNP 测定 B. 超声心动图
C. 血气分析 D. 血电解质测定
E. 核素 F. 胸片
G. 心脏 CT

29. 下列选项中，不属于心源性哮喘临床表现的是
A. 第一心音减弱 B. 呼吸困难
C. 周围性紫绀 D. 两肺底啰音
E. 交替脉 F. 肝颈静脉回流征阳性
G. 端坐呼吸 H. 颈静脉怒张

30. 下列体征中，哪些体征提示左心功能不全
A. 水冲脉 B. 交替脉
C. 第一心音增强 D. 平脉
E. 脉搏短绌 F. 两肺底啰音

31. 下列选项中，属于洋地黄类药物禁忌证的是
A. 扩张型心肌病
B. 肥厚型心肌病
C. 肺源性心脏病
D. 风湿性心脏病单纯二尖瓣狭窄伴窦性心律
E. 严重心动过缓或房室传导阻滞在未植入起搏器之前
F. 舒张性心力衰竭
G. 高血压心脏病

32. 患者应进一步进行哪些检查以明确病因
A. 心电图 B. 心脏彩超
C. 胸片 D. 心脏 CT 检查
E. 肾动脉造影 F. 心肌核素
G. 冠脉造影 H. 运动平板

33. 心脏彩超示：LV 50mm，LA 38mm，RV 20mm，RA 40mm × 35mm，左室壁无增厚，各瓣膜未见异常血流束。BNP 测定值明显高于正常。心电图提示快速房颤，ST – T 改变。此时考虑患者可能患有
A. 冠心病 B. 急性左心衰
C. 肺心病 D. 先天性心脏病
E. 风湿性心脏病 F. 高血压病
G. 心律失常

（34～37 共用题干）

患者，男性，62 岁，有高血压病史 10 年，平时血压（140～160）/90mmHg，不规律应用降压药物，因情绪激动，突然出现呼吸困难而入院。查体：血压 210/110mmHg，脉率 120 次/分，双肺散在哮鸣音及大量水泡音，心率 136 次/分，节律不整，肝脾未及。血气分析：pH 7.52，氧分压 56mmHg，二氧化碳分压 30mmHg，血乳酸 1.2mmol/L。血酮体 10mmol/L。心电图 P 波消失，代之 f 波，心室率 136 次/分，节律不整，胸片双肺底呈毛玻璃样改变，心界向左扩大。

34. 对该患者的叙述，下列正确的是

A. 存在碱中毒

B. 存在酸中毒

C. 如为碱中毒，考虑为呼吸性碱中毒

D. 如为酸中毒，考虑为代谢性酸中毒

E. 呼酸伴代碱

F. 呼碱伴代酸

G. 呼碱失代偿

35. 该患者最可能的诊断为

A. 支气管哮喘　　B. 急性左心衰

C. Ⅰ型呼衰　　D. 肺栓塞

E. Ⅱ型呼衰　　F. 心源性哮喘

36. 为进一步明确诊断，下列哪些检查对诊断有帮助

A. 化验血糖　　B. 化验血脂

C. 超声心动图　　D. 肺功能检查

E. 心肺吸氧运动试验　　F. 血电解质检查

G. 肾功能检查

37. 做出正确诊断后，为改善上述症状，可以应用下列哪些药物

A. 阿替洛尔　　B. 西地兰

C. 速尿　　D. 喘定

E. 异搏定　　F. 硝普钠

G. 地塞米松　　H. 吗啡

（38～41 共用题干）

患者，男性，63 岁。有高血压病史 10 年，呼吸困难 1 周，不能平卧 2 天来诊。查体：神清，端坐位，BP 155/100mmHg，两肺可闻及干、湿啰音，心界向左下扩大，心尖部 3 级收缩期杂音，下肢凹陷性水肿，心电图示心房纤颤，心室率 162 次/分。

38. 控制心率的治疗首选

A. 利多卡因缓慢静脉注射

B. 普萘洛尔缓慢静脉注射

C. 毛花苷丙缓慢静脉注射

D. 维拉帕米缓慢静脉注射

E. 美西律缓慢静脉注射

F. 美托洛尔静脉注射

39. 该患者病情平稳后一直应用地高辛及呋塞米，1 天发生腹泻后出现心慌，心电图示频发室性期前收缩，HR 58 次/分。应该采取的措施包括

A. 应用临时起搏器　　B. 应用甲氧明

C. 应用利多卡因　　D. 应用阿托品

E. 补钾　　F. 停用地高辛

G. 应用硝酸甘油

40. 下列选项中，可导致心功能不全再发的因素是

A. 肺梗死　　B. 限钠摄入

C. 严重贫血　　D. 呼吸道感染

E. 情绪激动　　F. 肺动脉高压

G. 应用降压药

41. 夜间阵发性呼吸困难的发生机制是

A. 夜间迷走神经张力过高

B. 夜间交感神经张力过高

C. 肺活量减少

D. 外周小动脉扩张

E. 平卧位血液重新分配

F. 肺活量增大

H. 回心血量减少

（42～47 共用题干）

患者，男性，74 岁。既往高血压 20 余年，冠心病 15 年，糖尿病 10 年，近 1 年血压、血糖控制良好，无心绞痛发作。3 天前行胃大部切除术，术后应用静脉补液，今日输液中突发呼吸困难，濒死感。查体：急性病容，端坐位，BP 170/110mmHg，HR 130 次/分。口唇发绀，双肺可闻及较多干湿啰音，心音强弱不等，心律不齐。双下肢轻度水肿。查心电图为快速房颤。指尖血糖 12mmol/L，CK－MB 16U/L，肌钙蛋白正常，D－二聚体正常。

42. 该患者目前主要存在

A. 急性左心衰竭　　B. 急性右心衰竭

C. 肺内感染　　D. 肺梗死

E. 急性呼吸衰竭　　F. 高血压危象

43. 该患者首选的治疗措施是

A. 给予低分子肝素抗凝

B. 地尔硫䓬静滴降压

C. 更换高级抗生素

D. 吗啡镇静，并予血管扩张剂减轻心脏负荷

E. 口服氢氯噻嗪利尿

F. 多巴胺静滴

G. 快速呋塞米静推利尿

44. 导致患者呼吸困难的原因包括

A. 肺内感染所致气体交换障碍
B. 静脉输液过多过快所致急性左心衰竭
C. 房颤导致心输血量减少
D. 血糖未控制
E. 糖尿病高渗昏迷影响中枢神经系统
F. 血压增高心脏后负荷加重
G. 术后长期卧床导致肺梗死

45. 用于控制房颤心室率的药物有
A. 非二氢吡啶钙通道拮抗剂
B. 二氢吡啶钙通道拮抗剂
C. β受体拮抗剂
D. 洋地黄制剂
E. 胺碘酮
F. 利多卡因
G. 卡托普利

46. 目前该患者用于控制房颤心室率最合适的药物是
A. 非二氢吡啶钙通道拮抗剂
B. 二氢吡啶钙通道拮抗剂
C. β受体拮抗剂
D. 洋地黄
E. 胺碘酮
F. 利多卡因

47. ACC/AHA/ESC 推荐房颤患者复律有效的药物包括
A. 氟卡尼　B. 地高辛
C. 普罗帕酮　D. 胺碘酮
E. 多非利特　F. 维纳卡兰

（48～52 题共用题干）

患者，女性，60 岁，因“反复劳力性呼吸困难 5 年，加重 1 周”就诊。既往无高血压、2 型糖尿病病史。查体：T 36.2℃，R 18 次/分，BP 128/70mmHg；慢性病面容，意识清楚，颈静脉充盈明显；双肺呼吸音粗，双肺底可闻及少许细湿啰音；心界弥漫扩大，HR 123 次/分，律不齐（有期前收缩），心音低钝，未闻及 S2，心尖部可闻及 3/6～4/6 级收缩期杂音；肝肋下 3 指，局部轻压痛；双下肢轻度压凹性水肿。

48. 根据临床表现及查体，须进行鉴别诊断的疾病包括
A. 冠心病
B. 风湿性心脏病
C. 心肌病
D. 肺栓塞合并慢性肺动脉高压
E. 肺部感染
F. 慢性阻塞性肺疾病
G. 慢性心力衰竭急性加重

49. 为了进一步明确诊断，还须进行检查的有
A. 心电图　B. 血清心肌标志物
C. 动态心电图　D. 超声心动图
E. 胸部 X 线片　F. 心电图运动试验
G. 冠状动脉造影　H. 肺动脉 CTA 增强扫描

50. 实验室检查：血清心肌标志物（－），甲状腺功能正常；ECG：完全性左束支传导阻滞（QRS 宽 200 毫秒）伴频发室性期前收缩；超声心动图：全心扩大，室壁运动弥漫性减低，LVEF＝28%，左房室瓣重度反流；冠状动脉造影：未见明确冠状动脉狭窄。下列哪些选项能够改善患者长期预后的治疗
A. 阿司匹林　B. 华法林
C. 螺内酯　D. ACEI
E. 呋塞米　F. 氢氯噻嗪
G. 地高辛　H. 卡维地洛
I. 硝酸甘油　J. 维拉帕米
K. ICD　L. CRT－D

51. 患者因经济原因未接受植入器械治疗，住院经利尿、扩血管、胺碘酮及β受体阻滞药等治疗 2 周后呼吸困难及下肢水肿明显减轻。但食欲差，自诉双下肢乏力明显。其后患者住院期间出现一过性意识丧失伴大小便失禁。心电监测提示尖端扭转型室性心动过速。诱发上述心律失常可能的原因包括
A. 心力衰竭合并肾衰竭
B. 大剂量袢利尿剂应用致低钾血症、低镁血症
C. 胺碘酮等药物致患者 QT 间期延长
D. 胺碘酮及β受体阻滞药联合使用导致显著心动过缓
E. 室性期前收缩伴 R on T
F. 窦性心动过速

52. 心脏再同步化治疗可以改善部分患者的心衰症状，提高生活质量，下列属于其最佳适应证的是
A. LVEF≤30%
B. 窦性节律时 QRS 间期＞130 毫秒
C. 心功能 NYHA 分级Ⅱ、Ⅲ级
D. 最佳药物治疗基础上仍持续存在心力衰竭症状
E. 右束支传导阻滞
F. 左束支传导阻滞

答案和精选解析

一、单选题

1. B　体循环淤血为右心衰竭相关的症状，表现为淤血性肝大伴随的腹胀、腹部钝痛、右上腹沉重感等不适，以及胃肠道淤血的症状，如食欲下降、恶心、胃部气胀感、餐后不适及便秘等，还可伴有呼吸困难，如果影响了肾脏还可以出现少尿情况。左心衰竭表现为肺循环

淤血。

2. B　心力衰竭简称心衰，是指心脏的收缩功能和/或舒张功能发生障碍，不能将静脉回心血量充分排出心脏，导致静脉系统血液淤积，动脉系统血液灌注不足，从而引起心脏循环障碍，此种障碍集中表现为肺淤血、腔静脉淤血。心力衰竭并不是一个独立的疾病，而是心脏疾病发展的终末阶段。其中绝大多数的心力衰竭都是以左心衰竭开始的，即首先表现为肺循环淤血。

3. A　呼吸困难是左心衰竭的主要表现之一，随着心力衰竭程度的加重，依次表现为劳力性呼吸困难、端坐呼吸、夜间阵发性呼吸困难、静息呼吸困难和急性肺水肿，选项 A 正确。

4. C　心力衰竭早期的代偿机制：①心脏本身的代偿。a. 心率加快。b. 心泵功能的自身调节，它可分为：通过心泵功能的自身调节 Frank - Starling 机制（异常调节）使搏出量增加。还有通过心肌收缩力增强（等长调节）使搏出量增加。②心肌改建。a. 心肌肥大。b. 细胞表型的改变。c. 心肌间质网络重建，神经内分泌系统的代偿性激活。所以，选项 C 不属于心力衰竭早期的代偿机制。

5. D　心力衰竭的基本病因包括原发性心肌舒缩功能障碍，具体分类如下：①缺血性心肌病：如冠心病心肌缺血和心肌梗死；②心肌炎和心肌病：如病毒性心肌炎和原发性扩张型心肌病；③心肌代谢障碍性疾病：以糖尿病心肌病和心脏负荷过重（包括前负荷过重和后负荷过重）最常见。人口老龄化、应用负性肌力作用的抗心律失常药物过多是导致心力衰竭的诱因。急性心肌梗死是心力衰竭的基本病因，但急性心肌梗死急性期死亡率降低是心力衰竭的诱因。随年龄增长，正常人心肌细胞的减少，是单个或少数细胞生理性凋亡，不是心力衰竭的基本病因。

6. B　心力衰竭引起的发绀是混合性发绀，既表现为黏膜和躯干的发绀（中心性发绀），也表现为肢体末梢与下垂部位的发绀（周围性发绀），选项 B 正确。

7. C　左心衰竭除原有心脏病体征外，心尖区可有舒张早期奔马律，选项 C 正确，肺动脉瓣听诊区第二心音亢进，两肺底部可听到散在湿啰音，重症者两肺满布湿啰音并伴有哮鸣音，常出现交替脉。

8. E　心力衰竭时儿茶酚胺水平上升，肾上腺素能亢进，同时伴 β 受体对儿茶酚胺的反应性下降，这种反应为 β 受体的减敏，包括数量或功能的下降，即 β 受体与 G 蛋白及效应酶的脱偶联，β_1 受体数量及功能下调，β_2 受体数量无明显改变。

9. A　心力衰竭易患阶段即前心力衰竭阶段，此阶段存在发生心脏病和心力衰竭的高危因素，没有明显的心脏结构异常，没有心力衰竭的症状和体征，这些高危因素造成心脏初始损伤，也可称为心脏重构的启动阶段。

10. A　单纯右心衰竭时通常不存在肺淤血，气喘没有左心衰竭明显。在左心衰竭基础上或二尖瓣狭窄发生右心衰竭时，因肺淤血、水肿减轻，故呼吸困难较左心衰竭时减轻。

11. A　左心衰竭是以左心室代偿功能不全且以肺循环淤血为特征的心衰，是最多见的心衰类型。呼吸困难是左心衰最主要的症状，可表现为劳力性呼吸困难、端坐呼吸、阵发性夜间呼吸困难等多种形式。

12. A　左心衰主要是由于肺循环淤血、肺水肿所致，右心衰主要是由于体循环淤血所致，选项 A 正确。

13. B　心肌肥大是慢性心功能不全时极为重要的代偿方式，心肌肥大时，室壁增厚可通过降低心室壁张力而减少心肌耗氧量，有助于减轻心脏负担，选项 B 正确。

14. C　颈静脉搏动增强、充盈、怒张是右心衰时的主要体征，肝 - 颈静脉回流征阳性则更具特征性，选项 C 正确。

15. B　舒张性心功能不全与心室肌顺应性减退及充盈障碍有关，主要见于心室肥厚如高血压及肥厚型心肌病等。此时心肌的收缩功能尚可保持，心脏射血分数正常，故又称为射血分数保留性心衰。但当有容量负荷增加，心室扩大时，心室顺应性增加，即使有心室肥厚也不致出现单纯的舒张性心功能不全。心肌舒张功能减退时，超声心动图 $E_{峰} < A_{峰}$。

16. E　洋地黄中毒时，可补充钾及镁盐以解毒，但对于伴有肾衰竭、高血钾、窦房阻滞、窦性停搏、二度至三度房室传导阻滞者禁用，适用于一度房室传导阻滞。

17. D　肺动脉高压可引起右心室射血时压力明显增高，也是很多肺部疾病的最终结局。三尖瓣关闭不全主要是引起右心房的压力负荷加重，但是长期的治疗不佳时也会引起右心室肥厚。肺动脉瓣关闭不全引起右室容量过度负荷，如无肺动脉高压，可耐受多年；如有肺动脉高压，可引起右室压力负荷过重，则加速右室衰竭发生。静脉回流增加主要还是引起右心房的容量负荷加大，但是对于右心室的压力负荷影响不大。循环系统在轻度贫血时，循环系统变化不大。中度贫血患者常表现为窦性心动过速、心搏亢进、脉搏充实、脉压增宽、循环时间加速及心排血量增多等。

18. C　Killip 分级用于评估急性心肌梗死患者的心功能状态。Ⅰ级：无肺部啰音。Ⅱ级：肺部有啰音，但啰音的范围小于 1/2 肺野。Ⅲ级：肺部啰音的范围大于 1/2 肺野（急性肺水肿）。Ⅳ级：心源性休克。

19. C　按照 NYHA 心功能分级，患有心脏病，但活动量不受限为心功能Ⅰ级，心脏病患者体力活动轻度受限为心功能Ⅱ级，心脏病患者体力活动明显受限为心功能Ⅲ级，心脏病患者不能从事任何体力活动为Ⅳ级。

20. D　根据《中国心力衰竭诊断和治疗指南2018》，射血分数保留心力衰竭的诊断标准中，左室射血分数应≥50%。

21. B　后负荷是指心肌收缩之后遇到阻力或负荷，又称压力负荷，引起左室后负荷增高的主要因素是体循环高压、主动脉瓣狭窄等。

22. C　左心室功能障碍的主要表现为：①呼吸困难：运动性呼吸困难是左心衰竭的最早症状；端坐呼吸，不能平躺；夜间阵发性呼吸困难，睡眠后突然觉醒，伴随气短、阵发性咳嗽和痰多。②咳嗽、咳痰、咯血：痰正常为白色泡沫，严重时为粉红色泡沫。③疲劳、疲劳、头晕、心悸、少尿等其他症状。

23. A　体循环淤血是指人体内的钠、水潴留，右室舒张末期压力升高从而导致患者上下腔静脉回流受阻，静脉异常充盈从而造成静脉淤血以及静脉压升高的现象。

24. B　慢性肺部疾病主要引起右心室压力负荷增加，导致右心衰竭。

25. E　可引起容量负荷过重的因素包括：二尖瓣、主动脉瓣关闭不全；房间隔缺损、室间隔缺损、动脉导管未闭；以及伴有全身血容量增多的疾病，如甲状腺功能亢进症、慢性贫血等。可引起压力负荷过重的因素包括：高血压、主动脉瓣狭窄、肺动脉高压、肺动脉瓣狭窄等，以及左、右心室收缩期射血阻力增加的疾病。

26. D　高血压时，左心室后负荷即压力负荷增加，选项D正确；前负荷为容量负荷，二尖瓣及主动脉瓣关闭不全、贫血、甲状腺功能亢进均可以引起左室容量负荷增加。

27. D　心搏出量下降、循环血量增加、中心静脉压升高和循环时间延长是充血性心力衰竭的表现。

28. D　心力衰竭的患者夜间平卧导致回心血量增加，加重肺淤血；睡眠中迷走神经张力增高，细支气管痉挛，管径变小，通气阻力增加，同时冠状动脉收缩，导致心肌灌注减少。平卧时，膈肌相对上抬，影响呼吸代偿。

29. A　左心功能衰竭时主要表现为肺淤血，肺淤血导致肺部气体弥散功能下降表现为呼吸困难，选项A正确。

30. D　心衰时心输血量（CO）、心脏指数（CI）与心衰严重程度成正比．但由于机体代偿功能的动员，安静状态下CO与CI常处于正常范围，故未能反映心衰早期心功能状态。心脏储备功能系指心脏负荷增加时，心脏排血量超过正常工作的百分比，常以每搏输出量储备功能与心输血量储备功能表示，是心衰时发生最早且改变最明显的指标。

31. B　左心室功能曲线反映左心室收缩功能（以心脏指数表示，为纵坐标）和左心室前负荷（以左心室舒张末压表示，为横坐标）的关系，选项B正确。

32. B　大多数急性左心衰患者心脏听诊的特点是可闻及舒张早期奔马律，两肺有哮喘音或者湿啰音、干啰音，急性左心衰主要是心脏瓣膜关闭不全、冠心病、心肌梗死等导致左心室扩大引起的，症状表现为进行重体力劳动活后呼吸困难，也就是劳力性呼吸困难，休息后可自行缓解。

33. C　急性冠脉综合征、急性心肌梗死机械并发症、右心室梗死、围生期心肌病均是急性心力衰竭的发病原因。低钾血症不是急性心力衰竭的发病原因。因此，选项C符合题意。

34. B　鉴别心源性哮喘和支气管性哮喘最有意义的指征是前者表现为咳粉红色泡沫痰。心源性哮喘平卧时加重，坐起或站立后减轻，痰为泡沫样，尤其是粉红色泡沫样痰；支气管哮喘多见于年轻人或从青少年时起病，发作前有咳嗽、喷嚏先兆。

35. E　急性心力衰竭的典型体征为双肺布满湿啰音和哮鸣音，心尖部闻及舒张期奔马律，心率快，脉搏可呈交替脉，早期可有血压升高，严重者可出现心源性休克，甚至心搏骤停。

36. B　急性左心衰竭输液时应控制输液量和输液速度，不可加快静脉补液速度。选项A、C、D、E均为抢救措施。

37. D　急性左心衰竭时立即让患者取坐位或半坐位，两腿下垂或放低，可减轻肺水肿。也可使用利尿剂、强心药和采取降压措施缓解患者的症状。

38. B　肺源性哮喘多是肺部感染、支气管痉挛等造成，常在呼吸困难同时伴有咳嗽，咳白色黏液性痰。部分患者感呼吸困难，呼吸加快，但仍能平卧。

39. D　血压长期升高往往累及心脏，使心脏的结构和功能发生改变，可致不同类型的心室肥厚。心室肥厚、心肌缺血、心脏舒张功能下降等因素共同作用，诱发心律失常。到中晚期可出现心功能不全、心律失常，患者可有劳力性呼吸困难，开始多在重体力劳动时出现，逐渐发展为轻体力劳动时亦呼吸困难甚至出现夜间阵发性呼吸困难、端坐呼吸、咳嗽、咳痰等症状，提示心功能由代偿期进入失代偿期。

40. E　咳粉红色泡沫样痰是急性左心衰的症状。

41. E　左心衰竭夜间阵发性呼吸困难是指患者入睡后突然因憋气而惊醒，被迫取坐位，多于端坐休息后缓解。其发生机制除睡眠平卧时血液重新分配使肺血量增加外，夜间迷走神经张力增加、小支气管收缩、横膈抬高、肺活量减少等也是促发因素。心动过缓不属于左心衰竭夜间阵发性呼吸困难的生理机制。

42. E　慢性心力衰竭的基础病因：①原发性心肌损害。a. 节段性或弥漫性心肌损害，如心肌梗死；b. 原发或继发性心肌代谢障碍，如糖尿病等。②心室负荷过重。心室负荷分为前负荷和后负荷。a. 前负荷：即心室舒张期所承受的容量负荷。心瓣膜关闭不全、先天性心脏病所致的左右心室、左右心房间的分流以及甲亢、贫血导致的全身血容量增加等情况，均可造成心室前负荷过重。b. 后负荷：也称为压力负荷，是心肌开始收缩时心室所克服的排血阻力。心室后负荷过重可见于高血压病、主动脉瓣狭窄、肺动脉高压、肺动脉瓣狭窄等。③心室舒张充盈受限。如二尖瓣狭窄、心脏压塞、缩窄性心包炎等情况下，心室舒张期充盈量减少，进而影响心排血量。选项E错误。

43. E 肺底满布湿啰音是左心衰竭至少中度以上的特征性体征，通常出现在双侧肺底，如果单侧出现，则以右侧常见，可能与一侧的胸膜渗出有关。左心衰时，啰音是可以根据体位改变的。左心衰时湿啰音随着病情的由轻到重，肺部啰音可从局限于肺底部直至全肺。患者如取侧卧位则下垂的一侧啰音较多。固定性局限性肺部湿啰音是肺部局限性病变的表现。

44. E 肝大、水肿、腹水、黄疸在肝硬化和右心衰竭，特别是重症右心衰竭晚期均可出现。但颈静脉怒张及肝颈静脉回流征是体静脉系统淤血的典型体征，在右心衰竭时可以出现。而肝硬化属门静脉系统高压，一般不直接影响体循环，故不出现该体征。临床上可以此体征作为鉴别。所以，右心衰竭和肝硬化的主要鉴别点是颈静脉怒张，肝颈回流征（+）。

45. E

46. A 心力衰竭是心肌梗死、心肌病、血流动力学负荷过重、炎症等任何原因引起的心肌损伤，造成心肌结构和功能的变化，最后导致心室泵血或充盈功能低下。导致心力衰竭发生发展的基本机制是心肌重构。心肌重构是一系列复杂的分子和细胞学机制造成心肌结构、功能和表型的变化。

47. D 右心衰竭时呼吸困难主要是体循环淤血所致。其发生机制是：①右心房与上腔静脉压升高，刺激压力感受器反射地兴奋呼吸中枢。②血氧含量减少，以及乳酸、丙酮酸等酸性代谢产物增多，刺激呼吸中枢。③淤血性肝大、腹水和胸腔积液，使呼吸运动受限，肺受压气体交换面积减少。

48. E

49. C 慢性心力衰竭的降压目标：一级目标血压 < 140/90mmHg；高危人群（糖尿病、肾功能不全、脑卒中/TIA史）血压 < 130/80mmHg；肾功能不全，尿蛋白 > 1g/d，血压 < 125/75mmHg。

50. A 慢性心力衰竭患者心脏排血量不足，可激活交感-肾上腺髓质系统，表现为交感神经活性升高，血浆儿茶酚胺浓度升高，近一步可激活交感-肾素-醛固酮系统，促进醛固酮的水钠潴留。

51. D 慢性充血性心力衰竭的诱发因素中最常见的是感染，且感染是最常见、重要的诱因。

52. D

53. C β受体拮抗剂具有负性变时变力的作用，减弱心肌收缩力，在顽固性心衰时盲目地快速增量可能会加重心衰。

54. D 肺水肿为左心衰的表现，不是右心功能衰竭的临床表现，选项D符合题意。

55. D 心力衰竭时由于突发左心室排血量减少，引起肺静脉和肺毛细血管压力急剧升高，毛细血管壁通透性增大，血浆渗出到肺间质与肺泡，造成水钠潴留，引起急性肺木肿。这是心力衰竭时发生心源性肺水肿的最主要机制。

56. C 心力衰竭与支气管哮喘鉴别要点：①支气管哮喘多见青少年有过敏史；②发作时双肺可闻及典型哮鸣音，咳出白色黏痰后呼吸困难常可缓解；③血浆脑钠肽（BNP）水平对鉴别心源性和支气管性哮喘有重要参考价值，心衰时血浆BNP升高，支气管哮喘时BNP不升高。

57. A 洋地黄具有正性肌力作用，可使心排血量增加，肾血流增加，降低交感神经张力，使外周血管扩张，总外周阻力降低。

58. C 颈静脉搏动增强、充盈、怒张是右心衰时的主要体征，选项C正确。

59. A 压力负荷（后负荷）过重见于高血压、主动脉瓣狭窄、肺动脉高压、肺动脉瓣狭窄等左、右心室收缩期射血阻力增加的疾病。心肌代偿性肥厚以克服增高的阻力，保证射血量，久之终致心肌结构、功能发生改变而失代偿，导致心衰，患者有二尖瓣关闭不全10年，平时呼吸困难不明显，因此不能考虑为容量负荷导致心衰，因情绪激动突然出现呼吸困难不能平卧，血压160/90mmHg，考虑为压力负荷加重导致急性左心衰，因此其心衰加重的机制为后负荷增加。

60. A 患者表现为肺循环淤血症状和体循环淤血症状，可诊断为全心衰竭。患者休息时感心悸、气短，不能平卧，符合心功能Ⅳ级的表现。心功能Ⅳ级表现：体力活动重度受限制，患者不能从事任何活动，即使在休息时也可出现心衰的各种症状和体征。因此，患者可诊断为心功能Ⅳ级，全心衰竭。

61. C 心力衰竭的严重程度通常采用美国纽约心脏病学会（NYHA）的心功能分级方法。Ⅰ级：心脏病患者日常活动量不受限制，一般活动不引起乏力、呼吸困难等心衰症状。Ⅱ级：心脏病患者体力活动轻度受限，休息时无自觉症状，一般活动下可出现心衰症状。Ⅲ级：心脏病患者体力活动明显受限，低于平时一般活动即引起心衰症状。Ⅳ级：心脏病患者不能从事任何体力活动，休息状态下也存在心衰症状，活动后加重。这种分级方案的优点是简便易行，但缺点是仅凭患者的主观感受和/或医生的主观评价，短时间内变化的可能性较大，患者个体间的差异也较大。

62. B

63. C　Killip分级适用于评价急性心肌梗死时心力衰竭的严重程度。Ⅰ级：无心力衰竭的临床症状与体征。Ⅱ级：有心力衰竭的临床症状与体征。肺部50%以下肺野湿啰音，心脏第三心音奔马律。Ⅲ级：严重的心力衰竭临床症状与体征。严重肺水肿，肺部50%以上肺野湿啰音。Ⅳ级：心源性休克。

64. C　患者双侧中下肺均可闻水泡音（超过肺部50%以上），两肺门阴影增大、模糊。可闻S_3奔马律（舒张早期奔马律）考虑患者在心梗基础上伴有左心衰竭。四肢末梢皮温正常，提示患者末梢循环良好。休克的诊断不能光靠血压或者其他单一指标，需要综合进行考虑。临床观察中，对于有出汗、兴奋、心率加快、脉压小或尿少等症状者，应疑有休克。若患者出现神志淡漠、反应迟钝、皮肤苍白、呼吸浅快、收缩压降至90mmHg以下及尿少者，则标志患者已进入休克失代偿期。由以上诊断标准可知患者并无心源性休克表现。综上所述：患者Killip分级为Ⅲ级，选项C正确。

65. D　患者表现为长年肺部疾病，并出现体循环瘀血表现，首先考虑肺心病合并右心衰，选项D正确。

66. C　患者表现为肺循环淤血症状和体循环淤血症状，可诊断为全心衰竭。

67. D　高血压是导致心力衰竭的主要原因之一，长期高血压可引起心脏病理生理性变化，除左室肥厚外，引起一系列神经内分泌因子的激活，加重和促进心肌重构，导致心脏负荷增加。快速静脉滴注液体心脏容量负荷增加，感染等，可诱发加重左心衰，严重表现为急性肺水肿，导致呼吸困难，进一步恶化可发展为心源性休克。

68. C

69. B　夜间阵发性呼吸困难表现为睡眠后突然觉醒，伴随气短、阵发性咳嗽和痰多，是左心衰竭的最早症状。

70. D

71. C　根据患者突发呼吸困难，端坐呼吸，频繁咳嗽，咳粉红色泡沫样痰，烦躁大汗，面色青灰，口唇发绀表现，可考虑为急性心力衰竭引起的急性肺水肿。心尖部闻及舒张期奔马律。急性心力衰竭患者出现的奔马律是舒张早期奔马律。

72. E　患者最可能诊断为急性左心衰竭。急性左心衰竭肺水肿表现为突发呼吸困难，端坐呼吸，频繁咳嗽，咳粉红色泡沫样痰。典型体征为双肺布满湿啰音和哮鸣音，心尖部闻及舒张期奔马律，心率快，脉搏可呈交替脉，早期可有血压升高，严重者可出现心源性休克，甚至心搏骤停。

73. C

74. B　患者最可能诊断为左心衰。呼吸困难是左心衰的主要表现之一，肺底满布湿啰音是左心衰至少中度以上的特征性体征。

75. C　肺水肿患者吸氧时需要加入的物质就是20%～30%的乙醇，在出现急性肺水肿的患者需要吸氧情况下，使用20%～30%的乙醇进行湿化，可以有效降低肺泡内泡沫的表面张力，从而达到改善通气的效果，同时可以进行强心、利尿、扩血管后的治疗，选项C正确。

76. E　快速房性心律失常又伴有传导阻滞是洋地黄中毒的特征性表现。

77. E　二尖瓣狭窄会导致肺循环淤血，出现呼吸困难的症状，当右心衰竭加重时，导致体循环淤血加重，肺内血流相对减少，肺循环淤血情况就会减轻，呼吸困难将减轻。

78. C　毛花苷C是一种强心苷类药物，常用于治疗心力衰竭。它具有增强心肌收缩力、减少心脏负荷和抗心律失常等作用。这个病例中，患者有心悸加重、不能平卧、心尖区闻及二级收缩期杂音及舒张中晚期杂音等充血性心力衰竭的症状和体征，因此毛花苷C可以作为首选药物。它可以增加心肌收缩力，减轻心脏负荷，从而缓解心力衰竭的症状。普萘洛尔是一种β受体阻滞剂，对于心房颤动可能有一定的控制作用，但不能缓解其他症状。地高辛是一种强心苷类药物，但对于年轻患者和心律失常较明显的患者，地高辛需谨慎使用。间羟胺和吗啡通常用于急性心衰等特定情况，不适合作为首选药物。

二、共用题干单选题

1. D　患者存在劳累后气短，心界大，双肺底湿啰音的左心衰竭表现；同时存在食欲缺乏、颈静脉怒张、肝大、双下肢水肿的右心衰竭表现。

2. B　存在心律不齐、心音强弱不等、脉率小于心率这三大房颤的特点，选项B正确。

3. B　在未规范充分抗凝治疗的情况下，不宜直接电复律或者胺碘酮等药物复律，未排除心房血栓形成可能增加心房内栓子脱落的风险。患者目前血压尚可，心衰、心率快，适合应用洋地黄进行减慢心室率治疗，选项B正确。

4. E　患者心尖闻及舒张期隆隆样杂音，提示二尖瓣狭窄，左心输出量减少，不适合应用动脉扩张剂。

5. C　该患者应考虑为全心衰竭。患者心尖部位可闻舒张期隆隆样杂音，诊断风湿性心脏病二尖瓣狭窄。目前有劳累后心悸、气短，双肺底可闻及湿性啰音，显示有左心功能不全存在。同时患者食欲缺乏、水肿、颈静脉怒张、肝大，显示有右心功能不全。故诊断为全心衰竭。患者有无肺部感染存在目前难以肯定，但依据病历材料分析，无肝炎的证据。

6. B　患者心率120次/分，但脉率为80次/分，提示为脉搏短绌；同时，听诊心律不齐、心音强弱不等。以上表现符合典型的心房颤动临床特点，其他各项均不考虑。

7. C　由于患者为慢性风湿性心脏病，心悸、气短已有5年以上的病史，估计心房颤动已经持续了相当长的时期（可能>1年以上）。在目前心功能很差、二尖瓣狭窄所致的机械性梗阻继续存在的条件下，通过药物或任何其他方法进行心律转复都是不适宜的。因此，最佳选择的治疗方案是采用洋地黄类药物，减慢心室率，同时可以改善心功能。静脉给予利多卡因是无效的。

8. A　本例患者主要是积极控制改善心脏功能。由于患者为二尖瓣狭窄，因此在使用扩张小动脉的血管扩张剂时应慎重，以免出现外周动脉压下降。依据目前病情，采用利尿剂来减轻心脏前负荷是最合适的。补充血浆蛋白、增加心肌营养等都属于辅助措施。对心力衰竭患者不采用甘露醇利尿，因为在静脉输入甘露醇时可加重心脏的负荷，不利于心力衰竭的治疗。

9. E　2016 ESC急慢性心力衰竭治疗指南指出伊伐布雷定可增加房颤发生率。

10. D　2016年ESC急慢性心力衰竭治疗指南指出房颤伴心衰的患者，决奈达隆是应用禁忌。

11. D　患者冠心病史10余年，半月前着凉后出现胸闷，气短，偶有咳嗽，白痰，夜间明显，双下肢逐渐水肿，尿少，1周来偶有夜间憋醒，气短加重，唇微绀，颈静脉怒张，双肺底可闻及小水泡音，移动浊音阳性，提示全心衰竭。血常规WBC 13.5×10^9/L，N 88%，提示炎症病变。所以可以明确患者有冠心病、心功能不全、肺炎。

12. B　脑钠肽（BNP）测定对诊断有帮助，急性左心衰竭时，血BNP浓度>100pg/ml。正常LVEF值为50%～70%，心功能不全时常<50%。正常肺毛细血管楔压（PCWP）<12mmHg，正常心脏指数（CI）>2.5L/(min·m^2)。

13. B　β受体阻滞剂只能用于慢性心衰病情稳定无体液潴留的情况下，该患者颈静脉怒张、双下肢重度水肿，故不可立即应用，选项B符合题意。

14. B　6分钟步行试验能较好反映患者生理状态下的心功能，是一种无创、简单、安全的临床试验，常用分级方法为：Ⅰ级（<300m）、Ⅱ级（<300～374.9m）、Ⅲ级（375～449.9m）、Ⅳ级（≥450m）。

15. B　对于慢性心衰合并低钠血症的患者，短期口服托伐普坦可改善心衰症状，升高血清钠浓度，改善心功能，不良反应较少，耐受性良好，选项B正确。

16. D　服用氨氯地平可以降低血压，使血压控制在正常范围内，选项D正确。

17. C　对于风湿性心脏病年轻患者，风湿活动是诱发心衰加重的常见原因，选项C正确。

18. C　测定血药浓度有助于洋地黄中毒的诊断，选项C正确。心电图ST段鱼钩样改变提示处于洋地黄治疗剂量下但并非中毒表现。

19. D　洋地黄中毒的心电图主要表现为心肌兴奋性过强及房室传导系统的传导阻滞。常见的有室性期前收缩和房室传导阻滞。

20. E　洋地黄中毒时，电复律易致心室颤动，故一般禁用。

21. C　心电图检查支持冠心病诊断，且患者近1月出现喘憋，夜间憋醒，双肺湿啰音，提示存在左心衰。

22. A　脑钠肽与左室心功能不全的程度呈正相关，可作为心衰严重程度的判读指标，选项A正确。

23. C　超声心动图可以明确患者心功能情况，选项C正确。

24. D　利尿剂可以快速缓解心衰症状，选项D正确。

25. B　患者肝－颈静脉回流征阳性，双下肢水肿，考虑右心衰竭，选项B正确。

26. C　右心衰时体循环淤血，各脏器血液回流不畅。

27. D　右心室和/或右心房肥大是肺心病心电图的特征性表现，主要表现为：①P波高尖（肺性P波），以Ⅱ、Ⅲ、aVF导联最明显；②电轴右偏；③胸导联顺钟向转位等心电图改变。肺心病常出现肢体导联低电压，但为次要表现，且这类表现也可见于肺气肿。

28. C　根据胸闷、气急、咳泡沫痰、双肺底部闻及湿啰音及双下肢无水肿，可以诊断患者目前为急性左心衰竭，选项C正确。

29. E　不恰当应用抑制心肌收缩力的药物，如美托洛尔可诱发急性左心衰竭。

30. C　急性左心衰竭的临床抢救措施：①患者取坐位，双腿下垂，以减少静脉回流。②高流量氧气吸入。③吗啡静脉注射，对治疗急性肺水肿极为有效。颅内出血、神志障碍、慢性肺功能不全者禁用。年老体弱者减量。④呋塞米静脉注射。⑤应用血管扩张药，可选用硝普钠或硝酸甘油静脉滴注。⑥毛花苷C静脉注射，适用于心房颤动伴快速心室率或已知有心脏增大伴左心室收缩功能不全者，禁用于重重度二尖瓣狭窄伴窦性心律者。⑦氨茶碱可解除支气管痉挛，同时有正性肌力作用，及扩张外周小血管和利尿作用。⑧四肢轮流结扎降低前负荷。

31. C　患者最可能诊断为急性左心衰竭。急性左心衰竭肺水肿表现为突发呼吸困难，端坐呼吸，频繁咳嗽，咳粉红色泡沫样痰。

32. D 心衰发作的诱因常见于过度体力劳动或情绪激动、血容量增加、感染、心律失常、随意停用利尿剂物等。

33. B 患者术后静脉补液，气短，夜间憋醒，今日输液期间突发呼吸困难，端坐呼吸，是典型的因容量超负荷所致急性心力衰竭。

34. D 治疗上首选吗啡治疗急性左心衰，既镇静，又扩张小血管减轻心脏负荷。

35. C 患者外科术后，大量补液，考虑急性左心衰与补液过多相关，选项C正确。

36. C 检测患者循环血量是否过多，可以测量患者中心静脉压，选项C正确。

37. C 患者既往有风湿性心脏病，目前经常出现夜间阵发性呼吸困难，为典型急性左心衰表现，选项C正确。

38. C 利尿剂是左心衰患者改善症状的首选药物，选项C正确。

39. C 心脏瓣膜关闭不全可引起容量负荷过重，导致左心室前负荷增加引起左心衰，选项C正确。

40. A 阵发性夜间呼吸困难与平卧位时肺血流量增加，膈肌升高，肺活量减少，夜间迷走神经兴奋性增加，呼吸频率减慢，静脉回心血量增加均有关。

41. B 对于AHF患者，应给予利尿治疗，有利于减轻肺水肿，不能快速补液。

42. C 患者心力衰竭导致中心静脉压力升高，外周静脉回流受阻，包括胸膜脏层和壁层静脉，从而导致胸腔积液漏出液，选项C正确。

43. C 慢性心衰的诱因主要有：①感染（占首位，其中又以呼吸道感染占首位）；②心律失常；③肺栓塞；④劳力过度；⑤妊娠和分娩；⑥贫血与出血；⑦其他。

44. E 心力衰竭导致心输出量减少，中心静脉压升高，静脉回流受阻，导致体循环淤血、肝大。因此与肝病的肝大最大区别为静脉压增高，选项E正确。

45. B 患者反复劳力性呼吸困难，且有双下肢水肿，心功能低下，考虑慢性心力衰竭，选项B正确。

46. C 扩张型心肌病是以心腔扩大、心肌收缩功能减退为主的一组原发性心肌病，临床多表现为劳力性呼吸困难、端坐呼吸、充血性心力衰竭等。

47. A 感染是心衰加重最常见的诱因，选项A正确。

48. D Ⅳ级表现为不能从事任何体力活动，休息时有心衰症状，任何体力活动后加重。

49. E 扩张型心肌病易出现洋地黄中毒，治疗不宜使用洋地黄制剂。

50. C 患者劳力性呼吸困难合并双下肢水肿，考虑全心衰竭，选项C正确。

51. B 心脏超声示左右室均扩大，心肌运动弥漫减弱，左室射血分数30%，考虑扩张型心肌痛，选项B正确。

三、多选题

1. BD 心功能不全是指各种原因引起的心脏结构和功能的改变，心力衰竭是指心功能不全的失代偿阶段，心力衰竭是一种综合征，根据患者自觉活动能力划分，心功能可分为四级。

2. CDE 心力衰竭时的病理生理变化是心脏的前和/或后负荷增加。

3. ABCDE 心力衰竭的基本病因包括：①原发性的心肌损害，主要有：缺血性心肌损害，比如冠心病，急性心肌梗死；心肌炎和心肌病，比如病毒性心肌炎，扩张型心肌病，梗阻性肥厚型心肌病；心肌代谢障碍性疾病，比如甲状腺功能亢进或者减退的心肌病，心肌淀粉样变性；②心脏负荷过重，包括前负荷过重和后负荷过重，比如高血压，主动脉瓣狭窄，肺动脉高压，肺动脉瓣狭窄，二尖瓣关闭不全，主动脉瓣关闭不全等。

4. ABCDE 心力衰竭患者常规做的检查包括血常规、尿常规、血清电解质、肌钙蛋白、肝肾功能、心电图、超声心动图、X线胸片、放射性核素检查以及心脏的脑钠肽检查等。

5. ABDE 急性心力衰竭的诊断检查不包括肺功能检查。

6. CDE 心脏扩大见于大多数慢性收缩性心衰的患者，但此体征无特异性。肺底满布湿啰音是左心衰至少中度以上的特征性体征，也不具有特异性。选项C、D、E三项均是心力衰竭患者的特征性体征。

7. ABD 颈静脉怒张、肝大、腹水、下肢水肿为右心衰体循环淤血表现，右心室扩大引起相对性三尖瓣关闭不全，在三尖瓣听诊区可闻及收缩期吹风样杂音，选项A、B、D正确。

8. ACE 收缩性心衰（HFrEF）的诊断标准有：①存在心衰的症状和体征；②LVEF $<45\%$；③左心室舒张末期容积增大。

9. ABCD 甲胎蛋白（AFP）是原发性肝癌生物学标志物，心力衰竭时不会升高，其余各项均会升高。

10. AD 左心功能不全时 LVEF $<40\%$，PCWP $>$ 12mmHg。

11. AB 肺心病开始表现为右心衰，冠心病开始多数表现为左心衰，其他则常为全心衰。

12. ACDE 心衰患者根据病情适当运动，增加心肺功能，故选项B错误，其余各项均正确。

13. ABDE 组胺不参与心力衰竭的发生和发展，故选项C错误，其余各项均参与心力衰竭的发生和发展。

14. BCDE　无创通气可能的不良反应有：①右心衰竭严重恶化；②高碳酸血症；③焦虑；④气胸；⑤抽吸。

15. ABCD　急性心力衰竭暂缓紧急情况（在医院）的措施：①稳定病情和制定最佳治疗方案；②启动改善预后的药物治疗；③选择合适患者进行器械治疗；④缩短住院日。选项 E 属于立即急诊科/ICU/CCU 的措施。

16. ABDE　急性左心衰竭患者有严重呼吸困难，咳粉红色泡沫痰，选项 C 叙述错误，其余各项均正确。

17. ABD　急性左心衰听诊双肺满布湿啰音和哮鸣音，心尖部第一心音减弱，可闻及舒张早期奔马律，肺动脉瓣第二心音亢进。

18. ABD　急性左心衰竭的紧急处理包括半卧位或端坐位，镇静，快速利尿及洋地黄类药物等。对于非低氧血症的 AHF 患者不常规给氧。

19. ABCD　左心衰竭主要表现：肺循环淤血（呼吸困难、咳嗽、咯血）和心排血量降低的综合征。体征除了单纯舒张性心力衰竭外，一般均有心脏增大，并伴原有心脏病的体征，同时两肺底可闻及对称性的湿啰音。右心衰竭主要表现为：体循环静脉过度充盈，压力增高，各脏器淤血、水肿及由此产生的各种以体循环淤血为主的综合征。所以，双下肢水肿是右心功能不全的体征。

20. ACDE　根据慢性心衰发生发展的 4 个阶段，治疗原则或目标分别有所不同。①心力衰竭易患阶段：控制或消除各种导致心力衰竭和心脏重构的危险因素，早期阻断心室重构的始动环节，预防心室重构的发生。②无症状心力衰竭阶段：逆转或减缓心脏重构的进展，治疗心脏病的病因，防止进展到有症状心力衰竭，减少不良事件。③有症状心力衰竭阶段：改善或消除心衰的症状和体征，逆转或减缓心脏重构，降低心衰的病死率或致残率。④顽固性或终末期心力衰竭阶段：提高患者生存质量，降低心衰住院率。

21. BC　实验室检查可证实导致或加重慢性心力衰竭的病因和诱因，初诊心衰患者应当完成血常规、尿常规、血清电解质（钙、镁）、肾功能（BUN、Cr）、空腹血糖（糖化血红蛋白）、血脂、肝功能和甲状腺功能的测定。随诊时应常规监测血清电解质和肾功能。

22. ABCD　慢性心力衰竭治疗的目的是降低死亡率，改善长期预后，缓解症状，阻止或延缓心室重塑，提高运动耐量改变生活质量。

四、案例分析题

1. BD　根据呼吸困难，两肺闻及大量哮鸣音，心率快可判断为急性左心衰竭。急性左心衰可选择氨茶碱缓解气管痉挛，选择洋地黄类药物增强心肌收缩力，选项 B、D 正确。

2. ABCD　心源性和支气管哮喘的鉴别如下：

项目	支气管哮喘	心源性哮喘
病史	有哮喘发作史、个人或家族过敏病史	有高血压病史、冠心病病史、风湿性心脏病病史或梅毒性心脏病病史
发病年龄	多见于青少年	多见于中老年
发病季节	多好发于春秋季节	发病季节性不明显
肺部体征	呼气时间延长、可闻及较广泛的哮鸣音，若有痰则为白色泡沫痰	在两肺可闻及较多的干啰音，有大量粉红色的泡沫痰
心脏体征	无心脏病基础者正常	可见左心增大、奔马律及病理性杂音
胸部 X 线检查	肺野清晰或透亮度增高	可见肺淤血及左心增大
有效治疗药物	氨茶碱、β_2受体兴奋剂有效	需用洋地黄、吗啡、利尿剂、氨茶碱
BNP	不明显	明显升高

3. A　测定血浆 BNP 水平对鉴别心源性哮喘和支气管性哮喘有较大的参考价值，选项 A 正确。

4. BC　心源性哮喘平卧时加重，坐起或站立后减轻，痰为泡沫样，尤其是粉红色泡沫样痰；支气管哮喘多见于年轻人或从青少年时起病，发作前有咳嗽、喷嚏先兆。心源性哮喘有引起急性肺淤血的基础心脏病；支气管哮喘部分病例有过敏史或长期哮喘史。

5. ACE　患者为明确病因应进一步进行的检查有心脏彩超、胸部 X 线检查和心肌核素。

6. ACD　患者，男性，58 岁。突发急性左心衰，不排除急性冠状动脉缺血为病因，故选项 A“冠心病”应考虑诊断。患者血压明显高于正常，其病因为原发性高血压或继发性高血压，需要进行鉴别，故选项 C、选项 D 应当选择。心脏超声未提示左心室肥厚，不能诊断高血压心脏病，故选项 B 不应选。题干中未提及肾功能，因此选项 E、选项 F 不应选。

7. BCD　心力衰竭时，由于心排量不足，交感神经系统及肾素－血管紧张素－醛固酮系统被激活，使去甲肾上腺素、血管加压素、醛固酮、心钠肽、缓激肽等分泌增多，选项 D 正确，选项 E、F 错误。心力衰竭时，BNP（脑钠肽）及 ANP（心钠肽）分泌明显增加，其增高的程度与心衰的严重程度呈正相关，可作为评定心衰进程和判断预后的指标，选项 A 错误，选项 B 正确。心力衰竭时，心房牵张感受器敏感性下降，经迷走神经传至下丘脑的信号减少，对精氨酸加压素（精氨加压素、血管加压素、抗利尿激素为同一种物质）释放的抑制作用减弱，故血管加压素分泌增加；在心衰早期，精氨酸加压素（AVP）效应有一定的代偿作用，长期 AVP 增加，其负面效应将使心力衰竭恶化，选项 C 正确。

8. CE　常见心力衰竭的诱因：感染，心律失常，水、电解质和酸碱平衡紊乱，妊娠、分娩、过度劳累、情绪激动、输液过多过快、创伤及手术、治疗不当等均可诱发心力衰竭。

9. BCDE　利尿剂是心衰衰竭治疗中的常见药物，其作用原理为排钠排水，减轻水肿，缓解淤血症状，减少病死率，因此选项B、C、E正确。利尿剂对心肌收缩力、心排出量无明显影响，选项A错误。利尿剂对心脏的作用包括：可以减轻心脏前负荷，改善左心室功能，选项D正确。可提高心肌收缩力、增加心排量的是洋地黄制剂。长期使用利尿剂容易造成电解质失衡，因此在口服利尿剂时应定期复查电解质，选项F错误。

10. ACDFH　血管紧张素转换酶抑制剂为心力衰竭治疗的首选药物，所有收缩性心力衰竭患者只要没有禁忌证，均应当接受血管紧张素转换酶抑制剂物治疗，这类药物具有降低心脏负荷，抑制心室重构抗心律失常，降低心率衰竭及患病率和病死率的作用，强调从小剂量开始应用逐渐增加至目标剂量，建议终生使用，选项A、F正确，选项B、G错误。血管紧张素转化酶抑制剂的不良反应主要有咳嗽、低血压、高血钾、肌酐升高等，对于大量利尿循环血容量相对不足的患者加用血管紧张素转化酶抑制剂时应当特别注意首剂低血压以及血肌酐升高的情况的发生，对于血管紧张素转化酶抑制剂引起的咳嗽，不能耐受的患者可以采用血管紧张素受体拮抗剂进行治疗，选项C正确，选项E错误。血管紧张素转化酶抑制剂抑制ACE的活性，抑制循环及局部组织中AngⅠ向AngⅡ的转化，降低血液及组织中AngⅡ量，醛固酮释放减少，减轻水钠潴留；防止和逆转AngⅡ的致心肌肥厚、促生长及诱导相关原癌基因表达的作用，防止和逆转心肌肥厚，选项D正确；ACEI可明显降低病死率，常与利尿剂、地高辛合用，是治疗收缩性CHF的基础药物，选项H正确。

11. C　室间隔缺损时，胸骨左缘下方响亮粗糙的全收缩期杂音，向心前区及后背传导，并可伴有震颤，分流量大时，造成二尖瓣相对狭窄，心尖部可闻及舒张期隆隆样杂音。肺动脉第二心音可增强，提示肺动脉高压。该患儿胸骨左缘第3～4肋间闻及4/6级收缩期杂音，伴有震颤，根据杂音位置，应诊断为室间隔缺损；该患儿呼吸大于60次/分，心率170次/分，心音低钝，根据上述体征，提示发生了心衰。

12. DEF　患儿发生室间隔缺损合并心衰，应当使用洋地黄、利尿剂和扩血管药物等进行内科治疗，选项D、E、F正确。

13. D　急性肺水肿是心内科急症之一，其临床主要表现为：突然出现严重的呼吸困难，端坐呼吸，伴咳嗽，常咳出粉红色泡沫样痰，患者烦躁不安，口唇紫绀，大汗淋漓，心率增快，两肺布满湿啰音及哮鸣音，严重者可引起晕厥及心脏骤停。根据水肿发展的过程分为肺间质水肿期和肺泡水肿期、肺间质水肿期：①症状：患者常感到胸闷，恐惧，咳嗽，有呼吸困难。②体征：面色苍白、呼吸急速、心动过速、血压升高，可闻及哮鸣音，所以考虑急性肺水肿。

14. D　患儿出现声音嘶哑，根据喉返神经解剖学位置，是由于扩张的肺动脉压迫喉返神经所致。

15. F　游走性关节病疼痛史，劳力性呼吸困难，咳嗽、咳粉红色泡沫样痰，半卧位，口唇发绀，两肺可闻及大量水泡音及哮鸣音，以上症状和体征为急性左心衰竭的典型表现。

16. D　心尖区舒张期隆隆样杂音，是二尖瓣狭窄最具特征性的体征。二尖瓣狭窄是引起急性左心衰竭的常见病因。

17. ACEF　急性左心衰竭的临床抢救措施有：①患者取坐位，双腿下垂，以减少静脉回流。②高流量氧气吸入。③吗啡静脉注射，对治疗急性肺水肿极为有效。颅内出血、神志障碍、慢性肺功能不全者禁用。年老体弱者减量。④呋塞米静脉注射。⑤应用血管扩张药，可选用硝普钠或硝酸甘油静脉滴注。⑥毛花苷C静脉注射，适用于心房颤动伴快速心室率或已知有心脏增大伴左心室收缩功能不全者，禁用于重度二尖瓣狭窄伴窦性心律者。⑦氨茶碱可解除支气管痉挛，同时有正性肌力作用，及扩张外周血管和利尿作用。⑧四肢轮流结扎降低前负荷。虽然硝酸酯类药物与硝普钠作为血管扩张剂均为控制急性左心衰竭的首选药物之一，但不建议应用硝普钠治疗冠心病所致心力衰竭。

18. AEFG　患者既往有高血压病史，反复心前区闷痛1周，并逐渐出现夜间阵发性呼吸困难，端坐呼吸，首先考虑急性冠脉综合征合并左心衰竭。

19. ABCDEFG

20. BFH　冠心病急性心肌梗死50%可发生乳头肌功能失调，乳头肌功能失调会导致二尖瓣关闭不全，进而出现心音改变和心力衰竭。由于心室充盈异常，可出现第三心音奔马律；乳头肌功能失调导致二尖瓣关闭不全，可出现心尖部收缩中晚期喀喇音和响亮的吹风样收缩期杂音；第一心音不减弱，可引起心力衰竭。

21. ABCDFG　ST－T呈鱼钩样改变是心电图洋地黄化的改变，ST段弓背向下抬高是急性心包炎的典型改变。

22. ABDH　对于急性冠脉综合征患者应给予抗凝、抗血小板治疗，β受体阻滞剂及ACEI抑制交感及RAS系统，减轻心肌损伤及防止心功能恶化。

23. ACEFH　根据超声心电图结果结合TnI阳性及心电图变化，诊断为冠心病，缺血型心肌病，非ST段抬高心肌梗死，陈旧性心肌梗死，充血性心力衰竭。

24. BCGH　应进一步查冠脉 CTA 检查或冠脉造影，以及心肌核素显像，评估患者心功能、存活心肌及血管狭窄情况。血气分析可以判断患者有无呼吸衰竭。

25. ABCEFG　患者冠脉血管严重狭窄，应予 PCI 治疗，并给予冠心病二级预防，包括抗凝、降脂、稳定斑块，逆转心室肥厚，及抗心衰等治疗。

26. ACEF　患者考虑为急性左心衰，可给予氨茶碱，速尿，洋地黄、硝普钠等治疗。

27. BDE　抬举性心尖搏动、咳粉红色泡沫痰、奔马律的出现均考虑为心源性哮喘。

28. A　BNP 测定正常可除外心源性哮喘，是鉴别心源性哮喘和支气管哮喘最有价值的项目。

29. CFH　周围性紫绀、肝颈静脉回流征阳性、颈静脉怒张为右心衰表现。

30. BF　交替脉系左心室收缩力强弱交替所致，为左心衰竭重要体征，左心衰时常常在两肺底可闻及啰音。

31. BDEF　肥厚型心肌病，风湿性心脏病单纯二尖瓣狭窄伴窦性心律，严重心动过缓或房室传导阻滞在未植入起搏器之前及舒张性心力衰竭属于洋地黄药物的禁忌证。肺源性心脏病，缺血性心肌病易发生洋地黄中毒，应慎用。

32. ABCDFG　患者因急性心衰入院，运动平板目前不适合，肾动脉造影无须做，其余各项均是应进行的检查项目。

33. ABFG　根据患者症状、体征及相关检查，考虑患者患有冠心病、急性左心衰、高血压病、心律失常。

34. ACG　血气分析：pH 7.52，氧分压 56mmHg，二氧化碳分压 30mmHg，血乳酸 1.2mmol/L。故该患者存在碱中毒，为呼吸性碱中毒，存在呼碱失代偿。

35. BCF　患者突然出现呼吸困难入院。查体：血压 210/110mmHg，脉率 120 次/分，双肺散在哮鸣音及大量水泡音，心率 136 次/分，房颤，胸片双肺底呈毛玻璃样改变，心界向左扩大。血气分析：pH 7.52，氧分压 56mmHg，二氧化碳分压 30mmHg。考虑急性左心衰、Ⅰ型呼衰、心源性哮喘。

36. CDE　超声心动图、肺功能检查及心肺吸氧运动试验可以进一步评估患者心脏大小、心脏功能及心脏瓣膜情况及判断患者呼吸功能等。

37. BCDFGH　为缓解急性左心衰，除 β 受体阻滞剂和异搏定禁用外，其他的药物如西地兰、速尿、喘定、硝普钠、地塞米松、吗啡等均可应用。

38. C　患者存在急性左心衰，除毛花苷丙外均为负性肌力药物，不宜应用。

39. CEF　应用呋塞米及发生腹泻可导致低钾，在这样条件下应用洋地黄制剂易导致中毒出现心律失常（室性期前收缩常见），故应停用地高辛并补钾，针对频发室性期前收缩给予利多卡因。

40. ACDEF　在导致心功能不全再发的因素中，压力负荷过重一般见于高血压、主动脉瓣狭窄、主动脉狭窄、肥厚梗阻型心肌病、肺动脉高压、肺动脉瓣狭窄、肺梗死、慢性阻塞性肺部疾病等。慢性心功能不全者可由于以下诱因使心力衰竭症状突然加重：①感染：呼吸道感染、感染性心内膜炎；②情绪激动、剧烈哭喊；③血容量过多：如输血、补液过多、速度过快、急性输入大量脱水剂（如甘露醇）；④心律失常：如阵发性室性心动过速、心房颤动等；⑤其他：如贫血、缺氧、电解质紊乱等。

41. ACE　对于左心衰的患者，夜间阵发性呼吸困难发生机制为：睡眠时迷走神经兴奋性增高，加之平卧位时膈肌上升，肺活量减少，下半身静脉回流量增多，致使肺淤血加重，出现呼吸困难。平卧以后回心血量增加，使心脏的前负荷增加。但与外周小动脉扩张无关。

42. A　根据患者突发呼吸困难，双肺可闻及较多干湿啰音，心律不齐可判断为急性左心衰竭。

43. DG　患者有基础心脏病，消化道手术后补液过程中出现急性左心衰一系列症状和体征，故治疗上以降低心脏负荷为主，可快速利尿；吗啡可在镇静同时降低肺静脉压改善心衰。患者心率快、血压高，无心源性休克，不适合应用多巴胺。

44. BCF　该患者呼吸困难是由急性左心衰引起，引起急性左心衰竭的原因，主要有以下方面：①心脏病本身引起：比如急性心肌梗死出现之后，如果没有及时救治，常容易合并急性左心衰竭现象。此外，扩张型心肌病以及严重的心脏瓣膜病变，都会引起急性左心衰竭。②医源性的原因：比如输液过多、过快容易引起急性左心衰竭发生，导致患者出现呼吸困难的症状。③某些诱因：比如肺部炎症以及心律失常急性发生，都会引起急性左心衰竭发病，但这类患者往往本身就合并有器质性心脏病改变，比如合并严重的二尖瓣关闭不全，或者主动脉瓣重度关闭不全。

45. ACD　控制心室率药物主要包括 β 受体拮抗剂、非二氢吡啶类钙通道拮抗剂、洋地黄类等。

46. D　非二氢吡啶钙通道拮抗剂、β 受体拮抗剂、洋地黄制剂可作用于房室结，减慢房室传导，从而控制心室率。但该患者存在急性左心衰竭，非二氢吡啶钙通道拮抗剂与 β 受体拮抗剂两类药存在负性肌力作用不适合。因此，选项 D 正确。

47. ACDEF　目前用于房颤复律的主要药物是Ⅰc 类（氟卡尼、普罗帕酮）和Ⅲ类（胺碘酮、伊布利特、多非利特、维纳卡兰）抗心律失常药物，它们分别通过减慢传导速度和延长有效不应期终止折返激动而达到房颤复律的目的，选项 A、C、D、E、F 正确。洋地黄类药物不能将房颤复律，选项 B 错误。

48. ABCG　根据症状、体征及相关检查，考虑患者是慢性心力衰竭急性加重，应鉴别的疾病包括冠心病、风湿性心脏病、心肌病。

49. ABCDEG　心电图运动试验目前患者不能耐受，若有肺栓塞时检查肺动脉 CTA 增强扫描，其他选项内容均应进一步检查。

50. CDHKL　能够改善患者长期预后的治疗包括 ACEI、ARB、醛固酮受体拮抗剂，β 受体阻滞剂，以及 ICD、CRT - D。

51. ABCE　患者诱发心律失常可能的原因包括：①大剂量袢利尿剂导致严重低钾、低镁血症；②室性期前收缩伴 R on T；③胺碘酮等药物致患者 QT 间期延长；④肾功能不全等。

52. BCDF　心脏再同步化治疗最佳适应证的为接受最佳药物治疗基础上仍持续存在心力衰竭症状，左束支传导阻滞，心功能 NYHA 分级Ⅱ ~ Ⅲ级，LVEF ≤ 35%，窦性节律时 QRS 间期 > 130 毫秒。

第三章　心律失常

一、单选题

1. 对心律失常的诊断，最有价值的是

A. 超声心动图　　B. 心向量图
C. 心电图　　D. 房室束电图
E. 心音图

2. 室性心动过速是指连续发生了多少次的室性早搏

A. ≥3 次　　B. ≥4 次
C. ≥5 次　　D. ≥10 次
E. ≥20 次

3. 室性阵发性心动过速的特点为

A. 多不影响心功能
B. 按压颈动脉窦能停止发作
C. 多无器质性心脏病
D. 心电图可有室性融合波
E. 心律不齐

4. 关于室性心动过速的叙述，下列错误的是

A. P－QRS 无固定关系　　B. QRS 宽度 <0. 12 秒
C. 第一心音强弱不等　　D. 心律可稍不齐
E. 按压颈动脉窦无效

5. 下列选项中，易引起室性心动过速的情况是

A. 高钾血症　　B. QT 间期大于 0. 44 秒
C. PR 间期大于 0. 20 秒　　D. 预激综合征
E. 完全性右束支传导阻滞

6. 冠心病患者发生室性心动过速的机制主要为

A. 触发活动
B. 折返
C. 迷走神经张力增高
D. 房室交界区组织自律性增高
E. 电解质紊乱

7. 处理高钾血症出现的心律失常首先应

A. 阻止钾的摄入
B. 5% 的碳酸氢钠静推
C. 25% 的葡萄糖加胰岛素静推
D. 静推利多卡因
E. 10% 葡萄糖酸钙静推

8. 房室交界区折返性心动过速的折返环路为

A. 快径路、慢径路、希氏束
B. 快径路、慢径路、心房
C. 快径路、慢径路、心室
D. 快径路、慢径路、心房、心室
E. 快径路、慢径路

9. 洋地黄过量引起非阵发性房室交界性心动过速的首选治疗是

A. 注射阿替洛尔　　B. 注射利多卡因
C. 电复律　　D. 立即停药，补充钾盐
E. 口服奎尼丁

10. 关于房室双径路的叙述，下列错误的是

A. β（快）路径传导速度快而不应期长
B. α（慢）路径传导速度慢而不应期短
C. 窦性心律时，冲动沿 β 路径前传至心室，PR 间期正常
D. 心动过速发生时，多数是通过快路径下传，慢路径逆传
E. 冲动在快－慢径内反复循环，产生持续而快速的心律失常

11. 逆向型房室折返性心动过速的折返环路顺序依次为

A. 心室、房室结、心房、房室结、心室
B. 心房、房室结＋心室＋房室旁路、心房
C. 心室、房室旁路、心房、房室结、心室
D. 心房、房室结、心室＋房室结＋心房
E. 心房、房室旁路、心室、房室结、心房

12. 下列选项中，哪一项不是房室结折返性心动过速的电生理特点

A. 心动过速可被程序电刺激诱发和终止
B. 心房程序电刺激时存在“跳跃现象”
C. 心室激动顺序正常
D. 逆行激动顺序呈现放射性
E. 心动过速起始时伴有房室传导延迟

13. 房室折返性心动过速和房室结折返性心动过速常发生于

A. 低血钾患者　　B. 洋地黄中毒患者
C. 急性心肌梗死患者　　D. 无器质性心脏病患者
E. 甲状腺功能亢进患者

14. 反复发作的房室结折返性心动过速（AVNRT）和房室折返性心动过速（AVRT）患者首选的治疗方法是

A. 导管消融治疗

B. 应用洋地黄者
C. 刺激迷走神经
D. 使用Ⅰa类抗心律失常药物
E. Ⅲ类抗心律失常药物

15. 下列选项中，哪一项是典型房扑折返环的关键部位
A. 下腔静脉　　B. 三尖瓣环
C. 右房峡部　　D. 右房间隔部
E. Koch 三角

16. 下列选项中，不属于房室结折返性心动过速心电图和心电生理检查表现的是
A. 心动过速能被期前刺激诱发和终止
B. QRS 频率 100～250 次/分，节律规则
C. 有束支传导阻滞时，QRS 波群可宽大畸形
D. 房室交界区存在单径路现象
E. 可见逆行 P′波，常重叠于 QRS 波群内或位于其终末部

17. 下列情况中，不易引起室性心动过速的是
A. 急性心肌梗死　　B. 洋地黄中毒
C. 低钾血症　　D. 预激综合征
E. Q－T 间期延长综合征

18. 心电图示心率 250 次/分，QRS 波窄而匀齐，可能的诊断是
A. 室上性心动过速　　B. 室性心动过速
C. 交界区心动过速　　D. 窦性心动过速
E. 窦房结游走性心律

19. 室上性心动过速伴室内差异传导与室性心动过速鉴别，下列哪一项最有意义
A. 既往有室早病史
B. 心室率 180 次/分
C. 心电图有心室夺获及室性融合波
D. QRS 宽大畸形≥0.12 秒
E. 呈右束支阻滞图型

20. 通过采用刺激迷走神经的方法可以纠正的心律失常是
A. 阵发性室性心动过速　　B. 窦性心动过缓
C. 窦性心律不齐　　D. 阵发性室上性心动过速
E. 室性期前收缩

21. 室性心动过速伴严重低血压时，终止发作首选
A. 利多卡因　　B. 胺碘酮
C. 同步电复律　　D. 人工起搏超速抑制
E. 压迫颈动脉窦

22. 室性心动过速的治疗原则，不包括下列哪一项
A. 努力预防室性心动过速的发作
B. 尽力消除诱发室性心动过速的诱因
C. 积极治疗原发病
D. 注意防治心源性猝死
E. 努力预防室性心动过速复发

23. 下列选项中，可以应用兴奋迷走神经方法纠正的心律失常是
A. 频发室性期前收缩
B. 心室颤动
C. 阵发性室上性心动过速
D. 心房颤动
E. 阵发性室性心动过速

24. 急性心肌梗死患者发生持续单源性室性心动过速，HR 195 次/分，BP 70/40mmHg。首选终止室性心动过速的措施是
A. 普罗帕酮　　B. 胺碘酮
C. 直流电复律　　D. 美托洛尔
E. 维拉帕米

25. 下列哪一项不是房速的心电图表现
A. 心房率通常在 150～200 次/分
B. P 波与窦性心律不同，在Ⅱ、Ⅲ、aVF 导联通常直立
C. P 波之间的等电位线存在
D. 刺激迷走神经能终止心动过速
E. 发作时心率逐渐加速

26. 2012 年 ESC 心房颤动诊疗指南中的房颤类型不包括
A. 首次诊断的心房颤动　　B. 阵发性心房颤动
C. 持续性心房颤动　　D. 永久性心房颤动
E. 紊乱性心房颤动

27. 临床上最常见的持续性心律失常是
A. 心房扑动　　B. 心室颤动
C. 心室扑动　　D. 室上性心动过速
E. 心房颤动

28. 持续性房颤是指房颤持续时间超过
A. 48 小时　　B. 3 天
C. 7 天　　D. 14 天
E. 半年

29. 心房颤动最常见于
A. 冠状动脉粥样硬化性心脏病
B. 风湿性心脏病二尖瓣狭窄
C. 甲亢性心脏病
D. 高血压心脏病
E. 肥厚型心肌病

30. 心房颤动最可靠的诊断依据是
A. 第一心音强弱不等　　B. 心律绝对不齐

C. 脉搏短绌　　D. 超声心动图
E. 心电图

31. 慢性阻塞性肺疾病患者经常发生的心律失常是
A. 窦性心动过速　　B. 期前收缩
C. 室上性心动过速　　D. 心房颤动
E. 心室扑动及颤动

32. 房颤时伴快速心室率，使用洋地黄治疗的目的是
A. 恢复窦性心律　　B. 减慢心室率
C. 纠正房颤　　D. 减低心室自律性
E. 增加心肌收缩力

33. 对阵发性心房颤动，发作时心室率不快且无症状患者，治疗考虑可采用
A. 暂不予以治疗　　B. 口服地高辛
C. 同步直流电复律　　D. 静脉注射利多卡因
E. 口服β受体拮抗剂

34. 下列选项中，不属于房室结折返性心动过速慢－快型电生理特点的是
A. 心动过速可被期前收缩诱发或终止
B. 心房和心室表现为2∶1房室传导阻滞
C. 多伴有AH间期的突然延长
D. 逆传心室激动顺序异常
E. 心房程序电刺激时存在"跳跃现象"

35. 国际上对于窄QRS心动过速，建议首选的治疗是
A. 普罗帕酮　　B. 腺苷
C. 胺碘酮　　D. 伊布利特
E. 维拉帕米

36. 心内电生理检查可见一个或多个室性期前刺激提前希氏束激动60～80毫秒以上，而心房激动时间不变，此时可诊断为
A. 室性心动过速
B. 房室折返性心动过速
C. 房室结折返性心动过速
D. 房性心动过速
E. 非阵发性交界性心动过速

37. 听诊心率正常匀齐，可能是哪一项心律失常
A. 房性早搏二联律　　B. 心房颤动
C. 二度Ⅰ型房室阻滞　　D. 心房扑动
E. 三度房室阻滞

38. 关于心房扑动的叙述，下列错误的是
A. 心房扑动可以发生于无器质性心脏病者
B. 出现室内差异传导，QRS波群增宽、畸形
C. 传导比例以奇数多见，偶数少见
D. 少数为持续性，可持续数月或数年
E. 按摩颈动脉窦能增加房室传导阻滞，使房扑的心室率减慢

39. 逆钟向典型心房扑动心电图的特点不包括下列哪一项
A. Ⅱ导联正向F波　　B. Ⅲ导联正向F波
C. aVF导联正向F波　　D. V_1导联正向F波
E. V_1导联负向F波

40. 关于房颤的叙述，下列错误的是
A. 心室率多在350～600次/分
B. 心室率快时可伴有脉搏短绌
C. 持久房颤易发生动脉栓塞
D. 心室搏动快而不规则
E. 第一心音常强弱不等

41. 洋地黄制剂不宜应用的情况是
A. 二尖瓣狭窄合并快心室率心房颤动
B. 急性心肌梗死伴快速室上性心律失常
C. 心力衰竭伴心房颤动
D. 有症状心力衰竭伴窦性心动过速
E. 预激综合征合并心房颤动

42. 急性心肌梗死时，最常见的心律失常是
A. 房室传导阻滞
B. 室性期前收缩及室性心动过速
C. 心房颤动
D. 预激综合征
E. 非阵发性交界性心动过速

43. 洋地黄中毒时多见的心律失常是
A. 室上性心动过速　　B. 室性期前收缩二联律
C. 心房纤颤　　D. 房室传导阻滞
E. 房性期前收缩

44. 洋地黄中毒的特征性表现为
A. 恶心、呕吐　　B. 黄视
C. 疲乏　　D. 视物模糊
E. 快速房性心律失常伴有传导阻滞

45. 治疗洋地黄中毒所致的室性期前收缩二联律，除停用洋地黄外，应首先给予
A. 美西律　　B. 普萘洛尔
C. 钾盐　　D. 溴苄铵
E. 利多卡因

46. 通过心电图诊断室性心动过速最主要的依据是
A. 心室率100～200次/分
B. 不完全代偿间歇
C. QRS波宽大畸形
D. 心室夺获和室性融合波
E. 房室分离

47. 非器质性心脏病者通常不会出现

A. 窦性心动过速

B. 室性期前收缩二联律

C. 阵发性室上性心动过速

D. 一度房室传导阻滞

E. 阵发性房性心动过速

48. 折返激动的病理基础是

A. 生理性干扰 B. 传导阻滞

C. 单向阻滞 D. 自律性增高

E. 心肌兴奋性增高

49. 阵发性心房颤动的治疗原则是

A. 转复窦性心律，发作时控制心室率

B. 预防反复发作，发作时转复窦性心律

C. 抗凝预防血栓，发作时转复窦性心律

D. 抗凝预防血栓，预防反复发作

E. 抗凝预防血栓，发作时控制心室率

50. 经药治疗无效的心房扑动的患者，如发生充血性心力衰竭，此时最好的治疗方法是

A. 奎尼丁 B. 维拉帕米

C. 胺碘酮 D. 苯妥英钠

E. 直流电复律

51. 鉴别快速性心律失常是否为阵发性室上速，可按摩颈动脉窦，如出现以下哪种情况可诊断

A. 心率突然减慢 B. 心率无改变

C. 血压突然下降 D. 血压无改变

E. 心率减慢、血压下降

52. 对判断室性心动过速严重程度及预测猝死的危险程度具有重要意义的检查方法是

A. 超声心动图检查 B. 左心室造影

C. 动态心电图检查 D. 心内电生理检查

E. 冠状动脉造影

53. 非洋地黄中毒引起的自律性房性心动过速药物治疗无效时，宜采用

A. 非同步直流电复律 B. 植入式心脏复律除颤器

C. 导管射频消融治疗 D. 抗心动过速起搏器

E. 外科 Maze 手术

54. 洋地黄治疗心房扑动，减慢房扑心室率的最主要机制是

A. 直接延长房室结的不应期

B. 加重房室传导阻滞

C. 减慢心房的传导

D. 降低心房自律性

E. 降低窦房结自律性

55. 室性早搏属于哪一类心律失常

A. 冲动快速传导 B. 冲动缓慢传导

C. 被动性异位心律 D. 主动性异位心律

E. 折返性心律

56. 阵发性室上性心动过速最重要的机制是

A. 自律性增加 B. 激动传导异常

C. 触发活动 D. 折返机制

E. 自主神经调节

57. 关于典型心房扑动的叙述，下列错误的是

A. 也被称为峡部依赖性房扑

B. 折返环位于右心房

C. 心房波可在Ⅱ、Ⅲ、aVF 和 V_1 导联均正向

D. 心房波可在Ⅱ、Ⅲ、aVF 导联正向，在 V_1 导联负向

E. 心房波可在Ⅱ、Ⅲ、aVF 导联负向，在 V_1 导联正向

58. 窦性心动过速的心率为

A. 40 次/分以上 B. 60 次/分以上

C. 80 次/分以上 D. 100 次/分以上

E. 120 次/分以上

59. 按发生部位分类，其中最常见也最为重要的期前收缩是

A. 窦性期前收缩 B. 房性期前收缩

C. 交界性期前收缩 D. 室性期前收缩

E. 多源性期前收缩

60. 在风湿性二尖瓣狭窄中，最常见的心律失常是

A. 心房颤动 B. 房室传导阻滞

C. 房性期前收缩 D. 室性期前收缩

E. 室上性心动过速

61. 特发性房速首选的治疗方法是

A. β 受体拮抗剂 B. 普罗帕酮

C. 导管消融治疗 D. 胺碘酮

E. 电复律

62. 刺激迷走神经可以终止心动过速的心律失常是

A. 心房扑动 B. 心房颤动

C. 窦性心律不齐 D. 阵发性室性心动过速

E. 阵发性室上性心动过速

63. 心室率在正常范围的阵发性心房扑动，治疗措施应是

A. 奎尼丁复律 B. 静脉注射毛花苷 C

C. 静脉注射甲氧明 D. 暂不予治疗

E. 直流电同步电复律

64. 室扑和室颤患者首选的治疗措施为

A. 使用利多卡因静脉注射

B. 使用苯妥英钠静脉注射
C. 直流电复律和除颤
D. 使用普鲁卡因胺药物除颤
E. 4% ~5% 碳酸氢钠静脉滴注

65. 关于室性期前收缩的叙述，下列错误的是
A. 冠心病、扩张型心肌病 90% 以上患者可出现室性期前收缩
B. 二尖瓣脱垂患者常见频发和复杂的室性期前收缩
C. 绝大部分室性期前收缩具有完全的代偿间歇
D. 在心电图上的特征表现是提前出现的宽大畸形 QRS 波
E. QRS 波前有相关 P 波

66. 下列心电图表现中，心室律绝对不规则的是
A. 心房扑动　B. 心房颤动
C. 室性心动过速　D. 交界性心动过速
E. 窦性心动过速

67. 心房颤动的房颤波表现为
A. V_1 导联上 F 波形态、振幅、间距绝对不规则，频率为 350 ~600 次/分
B. Ⅱ、Ⅲ、aVF 导联上 F 波形态、振幅、间距规则，频率在 250 ~350 次/分
C. V_1 导联上 F 波形态、振幅、间距规则，频率在 250 ~350 次/分
D. Ⅱ、Ⅲ、aVF 导联上 F 波形态、振幅、间距绝对不规则，频率在 200 ~300 次/分
E. 以上均错误

68. 心房颤动发作与预激有关者可达到根治目的使用的治疗方法为
A. 射频消融
B. 外科心房迷宫手术
C. 植入式心房自动除颤器
D. 心房起搏治疗
E. 导管消融治疗

69. 非同步直流电除颤用于
A. 心房颤动　B. 心室颤动
C. 心房扑动　D. 室上性心动过速
E. 阵发性室性心动过速

70. 对于房性期前收缩的治疗，主要采用
A. 奎尼丁
B. 普鲁卡因胺
C. 胺碘酮
D. 针对病因和诱因的治疗
E. 普罗帕酮

71. 关于生理性窦速的治疗，下列叙述错误的是
A. 首先要寻找病因，针对病因治疗
B. 情绪激动或焦虑所致的症状性窦速使用 β 受体拮抗剂
C. 治疗 AMI 后的窦速并改善预后使用 β 受体拮抗剂
D. 对症状性甲亢患者应联合使用 β 受体拮抗剂和抗甲亢药物
E. 伴有症状的甲亢患者对 β 受体拮抗剂禁忌时，可用二氢吡啶类钙离子通道阻滞药替代

72. 引起室性期前收缩最多见的心脏原因为
A. 动脉导管未闭　B. 房间隔缺损
C. 主动脉口狭窄　D. 主动脉缩窄
E. 法洛四联症

73. 导致心源性猝死的严重心律失常是
A. 心房扑动　B. 心房颤动
C. 心室颤动　D. 室上性心动过速
E. 室性心动过速

74. 心室颤动时脉搏触诊的特点是
A. 快而规则
B. 快而不规则
C. 不规则，与心率不一致
D. 无法测出
E. 可测出，不规则

75. 终止心室颤动最有效的方法是
A. 胺碘酮　B. 利多卡因
C. 胸外拳击复律　D. 阿托品
E. 直流电除颤

76. 关于房性紊乱性心动过速的心电图和心电生理检查表现，下列叙述错误的是
A. P′波形态相同
B. P′波之间有等电位线
C. 房性 P′波频率为 100 ~130 次/分
D. P′P′、P′R、RR 间距不规则，部分 P′波不能下传心室
E. 心电生理检查时，房性期前刺激不能诱发或终止

77. 终止房室结折返性心动过速的方法不包括
A. Valsalva 动作　B. 压迫眼眶
C. 刺激咽喉　D. 颈动脉窦按摩
E. 将面部浸没于冷水

78. 关于心房颤动的临床表现，以下叙述错误的是
A. f 波频率多在 350 ~600 次/分
B. 心房利钠肽的分泌增多可引起多尿
C. 症状性心房颤动和无症状性心房颤动不可同时发生
D. 发作时听诊第一心音强度变化不定，心律极不

规整

E. 当心室率过快时，表现为脉搏短绌

79. 心室扑动及颤动可出现的临床表现为

A. 尤尔特（Ewart）征

B. 罗奇（Rotch）征

C. 奥斯勒（Osler）结节

D. 詹韦（Janeway）损害

E. 阿 - 斯（Adams - Stokes）综合征

80. 关于房性自律性心动过速（AAT）的心电图和心电生理检查表现，下列叙述错误的是

A. 房性 P′波频率 100 ~ 200 次/分

B. 发作初期频率渐趋稳定

C. P′波与窦性 P 波形态相同

D. 发生房室阻滞时不能终止房速发作

E. QRS 形态和时限多与窦性相同

81. 下列各种心律失常中，不可以使用洋地黄进行治疗的是

A. 房性自律性心动过速

B. 房性期前收缩

C. 房室结折返性心动过速

D. 心室颤动

E. 心房扑动

82. 下列选项中，不属于窦性心律失常的是

A. 窦性心动过速　　B. 窦性心动过缓

C. 窦性心律不齐　　D. 窦房传导阻滞

E. 窦性停搏

83. 诊断室性心动过速最有力的心电图证据是

A. 心率 140 ~ 200 次/分

B. RR > PP（房室分离）

C. QRS 波群增宽 > 0. 12 秒

D. 节律整齐或轻度不齐

E. 出现心室夺获或室性融合波

84. 室性心动过速伴严重血流动力学障碍时，终止发作首选

A. 利多卡因　　B. 普鲁卡因胺

C. 美西律　　D. 直流电复律

E. 人工起搏超速抑制

85. 关于反复性室性心动过速临床表现特点，下列正确的是

A. 多见于器质性心脏病患者

B. 症状渐发渐止

C. 在 30 秒内自行终止

D. 心率≥100 次/分

E. 呈短阵发作方式，与窦性心律交替出现

86. 有关房室传导阻滞的叙述，以下正确的是

A. 一度房室传导阻滞都是生理性的

B. 2∶1 房室传导阻滞部位在希氏束以下

C. 二度房室传导阻滞需植入起搏器

D. 三度房室传导阻滞房室完全分离

E. 三度房室传导阻滞不能恢复

87. 关于房室传导阻滞的叙述，下列哪一项是错误的

A. 一度房室传导阻滞时，心房率快于心室率

B. 二度Ⅰ型房室传导阻滞时，PR 间期往往逐渐延长

C. 二度Ⅱ型房室传导阻滞时，PR 间期往往固定，可见 QRS 波脱落

D. 三度房室传导阻滞心房率大于心室率

E. 一度房室传导阻滞时，PR 间期大于 0. 20 秒

88. 关于房颤的心电图改变，下列叙述错误的是

A. 心房率 350 ~ 600 次/分

B. 心室率不规则

C. 快速房颤室率可达 180 ~ 250 次/分

D. 可出现室内差异性传导

E. 伴 RR > 1. 5 秒常提示存在二度房室传导阻滞

89. 易引起房室传导阻滞的情况是

A. 急性下壁心肌梗死　　B. 预激综合征

C. 心包积液　　D. 肥厚型心肌病

E. 扩张型心肌病

90. 房室传导阻滞的生理性原因是

A. 急性风湿热　　B. 药物中毒

C. 迷走神经张力增高　　D. 电解质紊乱

E. 原发性传导束退行性变

91. 心电图检查无法确立诊断的心律失常是

A. 室性心动过速　　B. 窦性心律不齐

C. 三度房室传导阻滞　　D. 一度窦房传导阻滞

E. 窦性停搏

92. 下列选项中，符合莫氏Ⅱ型窦房传导阻滞的心电图特征的是

A. 窦性 PP 间期逐渐延长，最后发生房性期前收缩脱漏

B. 长的 PP 间期与短的 PP 间期之间有成整倍数的关系

C. PP 间期不等

D. 长的 PP 间期与短的 PP 间期之间不成倍数的关系

E. 窦性 PP 间期逐渐缩短，最后发生房性期前收缩脱漏

93. 下列哪一项符合二度Ⅰ型房室传导阻滞的心电图表现

A. 相邻的 PP 间期进行性缩短

B. PR 间期逐渐延长，直到出现 1 个脱漏

C. 莫氏现象
D. QRS 波增宽变形
E. P 波形态不固定

94. 诊断为二度Ⅱ型房室传导阻滞的是
A. PR 间期逐渐延长，直到 P 波受阻，QRS 波群脱落
B. PR 间期逐渐缩短，直到 P 波受阻，QRS 波群脱落
C. P 波与 QRS 波群无关，PP 间期 < RR 间期
D. PR 间期不变且大多正常，P 波突然受阻，QRS 波群脱落
E. PR 间期 > 0. 20 秒，每个 P 波后均有 QRS 波群

95. 下列选项中，符合文氏型窦房阻滞的心电图特征的是
A. 窦性 PP 间期逐渐延长，最后发生房搏脱漏
B. P 波脱漏后出现长 PP 间期，其长度等于其前连续 2 个 PP 间期之和
C. P 波脱漏后出现长 PP 间期，其长度等于任何两个短的 PP 间期之和
D. PP 间期依次逐渐缩短，直至发生一次 P 波脱漏，而出现长的 PP 间期
E. P 波脱漏后出现长 PP 间期，其长度等于任何两个 PP 间期之和

96. 窦性停搏与二度Ⅱ型窦房传导阻滞的心电图鉴别诊断要点为
A. 二度Ⅱ型窦房传导阻滞时的长 PP 间期不是基本窦性 PP 间期的简单倍数
B. 二度Ⅱ型窦房传导阻滞时的长 PP 间期是基本窦性 PP 间期的简单倍数
C. 窦性停搏时的长 PP 间期是二度Ⅱ型窦房传导阻滞时的长 PP 间期的简单倍数
D. 二度Ⅱ型窦房传导阻滞时的长 PP 间期是窦性停搏时的长 PP 间期的简单倍数
E. 窦性停搏时的长 PP 间期与二度Ⅱ型窦房传导阻滞时的长 PP 间期均为基本窦性 PP 间期的简单倍数

97. 完全性房室传导阻滞伴有血流动力学障碍者选择的治疗方法是
A. 静脉滴注异丙肾上腺素
B. 静脉注射阿托品
C. 静脉滴注利多卡因
D. 静脉滴注普鲁卡因胺
E. 心房起搏

98. 与窦性停搏在心电图上不能鉴别的心律失常是
A. 心房扑动　　B. 预激综合征
C. 心房颤动　　D. 三度窦房传导阻滞
E. 病态窦房综合征

99. 三度（完全性）房室传导阻滞的心电图表现中，不应出现的改变是
A. P 波与 QRS 波无关　　B. 室性逸搏心律
C. PP 时距小于 RR　　D. 心室夺获
E. 房室分离

100. 下列选项中，可以引起晕厥（阿 - 斯综合征）的是
A. 完全性右束支传导阻滞
B. 完全性房室传导阻滞
C. 心房扑动 4∶1 传导
D. 非阵发性交界区心动过速
E. 完全性左束支传导阻滞

101. 表现为心动过缓 - 心动过速综合征的病态窦房结综合征患者，最好的治疗措施是
A. 无须治疗　　B. 静脉注射阿托品
C. 口服氨茶碱　　D. 静脉滴注异丙肾上腺素
E. 安置按需型人工心脏起搏器

102. 人工心脏起搏的合适指征为
A. 无症状性心房颤动伴 3. 4 秒长间歇
B. 无症状性窦缓
C. 无症状性二度Ⅱ型房室传导阻滞伴宽 QRS 波
D. 6 次或更多次电除颤仍无收缩
E. 无症状性一度房室传导阻滞

103. 完全性房室传导阻滞是指
A. 一度房室传导阻滞　　B. 二度房室传导阻滞
C. 三度房室传导阻滞　　D. 四度房室传导阻滞
E. 五度房室传导阻滞

104. 心律正常而整齐的心律失常是
A. 心房颤动　　B. 室性期前收缩
C. 房性期前收缩　　D. 一度房室传导阻滞
E. 伴有 2∶1 和 3∶1 房室传导比例的心房扑动

105. 窦房结恢复时间的正常值为
A. <800 毫秒　　B. <1000 毫秒
C. <1500 毫秒　　D. <2000 毫秒
E. <2500 毫秒

106. 治疗高度房室传导阻滞不宜用
A. 洋地黄　　B. 普鲁卡因胺
C. 胺碘酮　　D. 普罗帕酮
E. 奎尼丁

107. 完全性房室传导阻滞伴阵发性室性心动过速，首选的治疗方法是
A. 心室起搏　　B. 阿托品
C. 利多卡因　　D. 电复律
E. 心房起搏

108. 窦性心动过缓很少见于下列哪种临床情况

A. 贫血　　B. 运动员
C. 颅内压增高　　D. 甲状腺功能减退症
E. 窦房结病变

109. 窦性停搏的功能性原因是
A. 迷走神经张力降低　　B. 颈动脉窦过敏
C. 窦房结病变　　D. 脑血管意外
E. 应用洋地黄

110. 高血钾可使下列哪项洋地黄所致的心律失常加重
A. 室性期前收缩、二联律
B. 室性心动过速
C. 心室率快的心房颤动
D. 完全性心脏传导阻滞
E. 非阵发性房室交界性心动过速

111. 病态窦房结综合征是由于
A. 窦房结冲动传导延缓
B. 单纯窦房结传导功能障碍
C. 心肌细胞自律性升高
D. 单纯窦房结起搏功能障碍
E. 窦房结起搏功能、传导功能均有障碍

112. 窦性心动过缓患者，心率为 50 次/分，常采用的措施是
A. 不需要治疗　　B. 口服氨茶碱
C. 皮下注射阿托品　　D. 含服异丙肾上腺素
E. 静脉滴注去甲肾上腺素

113. 最容易引起房室传导阻滞的情况是
A. 心包积液　　B. 预激综合征
C. 肥厚型心肌病　　D. 扩张型心肌病
E. 急性下壁心肌梗死

114. 下列选项中，属于心律失常中冲动传导异常的是
A. 窦性心动过速　　B. 阵发性心动过速
C. 窦性心律不齐　　D. 逸搏心律
E. 房室传导阻滞

115. 病态窦房结综合征的临床表现不包括
A. 失眠、易激动　　B. 血压升高
C. 头晕、乏力　　D. 短暂黑矇、近乎晕厥
E. 记忆力差、反应迟钝

116. A 型 WPW 综合征 Ⅱ、Ⅲ、aVF 导联 delta 波负向，提示旁路位于
A. 左中间隔　　B. 左前间隔
C. 左侧游离壁　　D. 左后间隔
E. 右侧游离壁

117. 属于房室间传导途径异常的心律失常是
A. 房内传导阻滞　　B. 房室传导阻滞
C. 预激综合征　　D. 窦房传导阻滞
E. 窦性心动过速

118. 经典型预激综合征指的是
A. WPW 综合征
B. 短 PR 综合征
C. Mahaim 型预激综合征
D. LGL 综合征
E. 早期复极综合征

119. 由于经旁路异常传导所致的心律失常是
A. 逸搏及逸搏性心律　　B. 室性期前收缩
C. 心房颤动　　D. 预激综合征
E. 窦性心动过速

120. 预激综合征的病因一般不包括
A. 二尖瓣脱垂　　B. 三尖瓣下移畸形
C. 心肌病　　D. 心肌梗死
E. 可无器质性心脏病

121. 对诊断预激综合征最有价值的是
A. 24 小时动态心电图　　B. 心内电生理检查
C. 漂浮导管检查　　D. 食管调搏
E. 左室造影

122. 下列叙述不符合经典型预激综合征心电图表现的是
A. QRS 波群增宽，时限≥0.12 秒
B. QRS 波起始部有预激波（δ 波）
C. PR 间期 <0.12 秒
D. PJ 间期不正常（>0.27 秒）
E. 继发性 ST－T 改变

123. 预激综合征合并心房颤动，最有效的根治手段是
A. 射频消融手术　　B. 胺碘酮
C. 普罗帕酮　　D. 电复律
E. β 受体拮抗剂

124. 预激综合征的患者容易发生的心律失常是
A. 房室传导阻滞　　B. 室性心动过速
C. 室上性心动过速　　D. 心室颤动
E. 尖端扭转型室性心动过速

125. 与 B 型预激综合征相比，A 型预激综合征心电图特点是
A. PR 间期缩短
B. P 波在 QRS 波之前
C. V_1 导联 QRS 主波向上
D. V_1 导联 T 波导致
E. δ 波

126. 关于预激综合征合并心房颤动的治疗，下列叙述错误的是

A. 禁用洋地黄类药物
B. 禁用钙通道阻滞剂
C. 禁用β受体拮抗剂
D. 可使用Ⅰc类抗心律失常药物
E. 可联合应用钙通道阻滞剂与β受体拮抗剂

127. 预激综合征最常伴发的心律失常是
A. 心房颤动
B. 心房扑动
C. 心房内折返性心动过速
D. 房室折返性心动过速
E. 房室结折返性心动过速

128. 患者，男性，70岁。既往冠心病病史，因时感心悸、胸闷入院。心电图示：P波消失，代之以不规则小f波，频率平均为380次/分，QRS波间隔极不规则。心电图诊断为
A. 心房扑动　B. 阵发性室性心动过速
C. 心房颤动　D. 心室颤动
E. 心室扑动

129. 患者，男性，51岁。近期常感胸部不适，与活动关系不大，每次持续2小时左右，服用硝酸甘油后30分钟左右缓解，心电图示胸前导联普遍的ST段抬高0.2mV左右，T波直立而两肢对称，QT间期0.20秒。该患者最可能的诊断应该是
A. 早期复极综合征　B. 正常的ST抬高
C. 变异型心绞痛　D. 心脏神经症
E. 急性心肌梗死

130. 患者，男性，46岁，近1周来发生心动过速。查体心率为150次/分，律齐，按压颈动脉窦后，心率突然减慢至75次/分，但运动后又增快至150次/分，诊断最可能是
A. 心房纤颤并差异传导
B. 阵发性室性心动过速
C. 心房扑动2∶1房室传导
D. 阵发性房性心动过速伴2∶1房室传导阻滞
E. 窦性心动过速

131. 患者，男性，32岁，10年来阵发性心悸，每次心悸突然发作，持续半小时至3小时不等，此次发作持续半小时而来就诊。检查：血压90/60mmHg，心率200次/分，心律绝对规则，无杂音，肺（－），估计此次心律失常最可能的是
A. 2∶1心房扑动　B. 阵发性室性心动过速
C. 窦性心动过速　D. 阵发性室上性心动过速
E. 心房颤动

132. 患者，女性，38岁。阵发性心悸不适6年，每次发作突发突止，或压舌板刺激咽后壁可突然中止。发作时心电图提示：QRS波形态正常，心室率178次/分，可见逆行P波。该患者最可能的诊断是
A. 心房扑动　B. 阵发性室性心动过速
C. 心房颤动　D. 窦性心动过速
E. 阵发性室上性心动过速

133. 患者，男性，29岁。阵发性心悸3年，每次心悸均为突然发生，持续半小时至3小时不等。本次发作时心律齐，心率200次/分；心电图示：QRS波形态正常，P波不能明确查见。该患者可能诊断为
A. 心房颤动　B. 窦性心动过速
C. 心房扑动　D. 阵发性室性心动过速
E. 阵发性室上性心动过速

134. 患者既往有阵发性室上性心动过速反复发作史，近3个月心动过速发作更加频繁，每周均发作1～2次，口服维拉帕米预防仍有心动过速发作。该患者下一步应选择的治疗是
A. 抗心动过速起搏器　B. 同步直流电复律
C. 外科手术　D. 导管射频消融治疗
E. 植入式心脏复律除颤器

135. 患者，男性，70岁。阵发性心悸4年，本次发作时心律齐，HR 150次/分；心电图QRS波形态正常，P波消失，代之以连续的大锯齿样的波形。该患者最可能诊断为
A. 心房颤动　B. 窦性心动过速
C. 心房扑动　D. 阵发性室性心动过速
E. 阵发性室上性心动过速

136. 患者，男性，61岁。有10年冠心病史。2天前突感心悸、胸闷入院。查体：血压90/60mmHg，心率150次/分，心尖部第一心音强弱不等。ECG示心房率慢于心室率，二者无固定关系，QRS波群增宽至0.12秒，可见心室夺获和室性融合波。该患者可能诊断为
A. 心房扑动　B. 阵发性室上性心动过速
C. 心室颤动　D. 频发室性期前收缩
E. 阵发性室性心动过速

137. 患者，男性，69岁。冠心病，时感心悸、呼吸困难、胸痛、胸闷。心电图表现为P波消失，代之以f波，频率平均为380次/分，以V_1导联最为明显，QRS波群振幅不一致。根据心电图，该患者可能诊断为
A. 心室颤动　B. 心室扑动
C. 心房颤动　D. 心房扑动
E. 阵发性室性心动过速

138. 患者，女性，65岁。因心肌梗死后反复出现心律不

齐服用阿替洛尔治疗，1周来反复发作，心前区疼痛伴晕厥，高血压病病史15年，糖尿病病史7年。该患者晕厥最可能的原因是

A. 心房颤动
B. 心房扑动
C. 阵发性室上性心动过速
D. 阵发性室性心动过速
E. 二度Ⅰ型房室传导阻滞

139. 患者，男性，45岁，心脏病患者，突然心悸、气促、大汗。查体：BP 80/60mmHg，HR 150次/分，节律轻度不规则，ECG示：室性心动过速。该患者应首选的治疗是

A. 胺碘酮　B. 普罗帕酮
C. 普萘洛尔　D. 同步电复律
E. 非同步电复律

140. 患者，男性，72岁。有高血压病史12年，长期服用降压药，平日血压控制在（130～145）/（70～80）mmHg，日常活动正常，2个月来无诱因出现发作性心悸，持续3～8小时后可自行缓解，1小时前症状再次发作，心电图提示心房颤动。目前该患者最容易发生

A. 心力衰竭　B. 下肢动脉栓塞
C. 脑栓塞　D. 猝死
E. 肺栓塞

141. 患者，女性，76岁。慢性充血性心力衰竭合并快心室率心房颤动1年。既往有高血压病史。未规范抗凝治疗。对于该患者目前最合适的治疗方案是

A. 胺碘酮联合地高辛治疗
B. 电复律
C. 射频消融治疗心房颤动
D. β受体拮抗剂和地高辛控制心室率，并予抗凝治疗
E. 胺碘酮药物转复

142. 患者，男性，71岁。心肌梗死后反复出现频发室性期前收缩，3天来反复发作胸骨后疼痛伴晕厥。晕厥最可能的原因是

A. 阵发性心房扑动
B. 阵发性心房颤动
C. 阵发性室上性心动过速
D. 阵发性房性心动过速
E. 阵发性室性心动过速

143. 患者，女性，52岁。风湿性心脏瓣二尖瓣狭窄伴心房颤动病史10余年，服用地高辛0.25mg，1次/天，呋塞米20mg，2次/天，螺内酯20mg，2次/天，心室律突然转为绝对规则，45次/分。最可能的情况是

A. 洋地黄化　B. 转变为窦性心律
C. 洋地黄中毒　D. 转为心房扑动
E. 洋地黄用量不足

144. 患者，男性，43岁。患心房扑动，经过药物治疗无效，3天前发生了充血性心力衰竭。此时该患者最好的治疗方法是

A. 洋地黄　B. 维拉帕米
C. 奎尼丁　D. 胺碘酮
E. 直流电复律

145. 患者，女性，24岁。阵发性心悸3年，每次心悸不适突然发生，持续15分钟至3小时不等。本次发作时心律齐，180次/分，行Valsalva动作后心率能突然减慢至正常；心电图QRS波形态正常，未见明显P波。该患者应诊断为

A. 心房扑动　B. 心房颤动
C. 窦性心动过速　D. 阵发性室上性心动过速
E. 阵发性室性心动过速

146. 患者，男性，36岁。心电图示：快速而规则的室性异位心律，但不能辨认QRS波及ST段和T波。患者可诊断为

A. 心室颤动　B. 心室扑动
C. 室上性心动过速　D. 室性心动过速
E. 尖端扭转型室性心动过速

147. 患者，女性，41岁。经常发生晕厥，心脏检查证实心界不大，心音有力，各瓣膜区均未闻及杂音，冠状动脉造影检查结果正常，常规心电图检查未见异常，Holter的记录发现有阵发性室性心动过速。在室性心动过速的心电图诊断中，以下最有诊断价值的是

A. QRS波群宽大畸形　B. 心室夺获
C. QRS波群前可有P波　D. RR间期不完全绝对规则
E. 以上均不是

148. 患者，男性，58岁。有2年心前区不适史。2天前感到心悸入院。心电图检查：QRS＞0.12秒，节律整齐，连续出现。该患者可能诊断为

A. 窦性心动过速　B. 房性阵发性心动过速
C. 结性阵发性心动过速　D. 室性阵发性心动过速
E. 心房扑动

149. 患者，女性，24岁。有阵发性心慌2年，每次心慌突然发生，持续0.5～2小时不等。本次发作时心律齐，200次/分，按摩颈动脉窦心率能突然减慢至正常；心电图QRS波形态正常，P波不明显。该患者可能诊断为

A. 心房扑动　B. 心房颤动
C. 窦性心动过速　D. 阵发性室性心动过速
E. 阵发性室上性心动过速

150. 患者，男性，40岁。阵发性心悸5年，最近心悸发作频繁及持续时间有逐渐增加趋势．心电图诊断为心房扑动，V_1导联F波直立且无等电位线，Ⅱ、Ⅲ、aVF导联F波倒置。该患者最有效的根治方法是
A. 静注毛花苷丙　B. 胺碘酮口服维持
C. 直流电复律　D. 射频消融术
E. 颈动脉窦按摩

151. 患者，女性，26岁。无症状，查体：心界正常，心率80次/分，期前收缩1～3次/分，心音正常，无杂音，心电图示室性期前收缩。处理措施是
A. 美托洛尔　B. 美西律
C. 胺碘酮　D. 莫雷西嗪
E. 不予药物治疗，以后复查

152. 患者，男性，70岁。胸痛伴呕吐16小时入院，心电图下壁导联和右胸导联ST段抬高0.1～0.3mV，经补液后血压90/60mmHg，但患者出现头晕，神志模糊，心电图心率40次/分，为窦性心律，经给异丙肾上腺素后心率48次/分，但出现频发室性期前收缩，患者症状无明显缓解，最恰当的处理是
A. 静脉给多巴胺　B. 静脉给硝普钠
C. 静脉给多巴酚丁胺　D. 静脉给阿托品
E. 安装临时起搏器治疗

153. 患者，男性，38岁。因阵发性心动过速住院，既往健康，无心电图记录。入院时血压100/60mmHg，心率170次/分，心电图示：宽QRS心动过速。该患者可采取的治疗措施不包括
A. 用毛花苷C静脉推注
B. 普罗帕酮静脉推注
C. 胺碘酮静脉推注
D. 可予食管调搏行超速抑制
E. 必要时可用100～150W直流电复律

154. 患者，男性，41岁。因风湿性心脏病二尖瓣狭窄伴关闭不全入院治疗。全心衰，心房颤动，长期服用地高辛和氢氯噻嗪治疗，近1周病情加重。心电图检查为多源性室性期前收缩，检验血钾2.9mmol/L，诊断为洋地黄过量。除停用洋地黄外，该患者应选用的药物治疗方法为
A. 静脉给胺碘酮　B. 静脉注射普罗帕酮
C. 静脉注射25%硫酸镁　D. 静脉注射维拉帕米
E. 静脉补充氯化钾

155. 患者，女性，33岁。心电图表现为：提前出现的QRS波群，逆行性P′波位于QRS波群之前时，P′R间期＜0.12秒，位于QRS波群之中时，P′波不可见，位于QRS波群之后时，RP′间期＜0.20秒。该患者可能诊断为
A. 房室交界性期前收缩　B. 窦性心律
C. 室性期前收缩　D. 房性期前收缩
E. 预激综合征

156. 患者，女性，53岁。因发现心动过缓半年来院就诊。心电图显示三度房室传导阻滞，此时可闻及
A. 收缩期喀喇音　B. 心包叩击音
C. 第四心音　D. 第三心音
E. 大炮音

157. 患者，男性，51岁。既往有高血压、糖尿病病史，因“突发胸痛2小时”入院。TNI升高，心电图提示：急性下壁心肌梗死。查体：BP 90/60mmHg，HR 43次/分，心室律齐。该患者目前最可能出现的心律失常是
A. 心房颤动　B. 室性心动过速
C. 三度房室传导阻滞　D. 完全性左束支传导阻滞
E. 心房扑动

158. 患者，男性，62岁。因急性下壁心肌梗死入院。查体：BP 90/65mmHg，HR 42次/分，律齐。该患者最可能的心律失常是
A. 心房纤颤　B. 房性期前收缩
C. 室性心动过速　D. 三度房室传导阻滞
E. 完全右束支传导阻滞

159. 患者，男性，24岁。因急性病毒性心肌炎入院，有发热，伴有胸痛胸闷，晕厥1次。查体：神志清，精神萎靡，心室率40次/分，心律齐，心尖部可闻及大炮音，第一心音低钝。该患者最适宜的治疗措施是
A. 心脏永久起搏器植入　B. 异丙肾上腺素静脉滴注
C. 肾上腺素皮下注射　D. 注射阿托品
E. 安装临时心脏起搏器

160. 患者，男性，61岁。10年前健康体检时，被告知“心电图异常”，近2个月来，“眼前一阵发黑”3次。来院后查：P 40次/分，心律齐，BP 134/80mmHg，心脏听诊可闻及“大炮音”。该患者最合适的治疗为
A. 阿托品　B. α受体兴奋剂
C. β受体兴奋剂　D. 植入心脏起搏器
E. 抗血小板药物

161. 患者，男性，27岁。无自觉症状，Holter检查发现睡眠中出现二度Ⅰ型房室传导阻滞。该患者应采取

的措施是

A. 阿托品口服　　B. 阿托品静注

C. 异丙肾上腺素静滴　　D. 人工起搏器植入

E. 不需要进行治疗

162. 患者，女性，65 岁。急性下壁、正后壁心肌梗死。病发当晚意识突然丧失，抽搐，遂送入院。心电图提示有窦性停搏和三度房室传导阻滞。该患者首先应考虑的治疗措施为

A. 扩血管药物　　B. 异丙肾上腺素

C. 抗凝治疗　　D. 安装临时心脏起搏器

E. 阿托品

163. 患者，男性，68 岁。阵发心房颤动 3 年，平时窦性心律，心率 50 次/分，运动或注射阿托品后，心率无明显加快，每天口服地高辛 0.25mg，2 周后出现一过性晕厥又来就诊，心率 35 次/分，血清地高辛浓度正常。此时该患者最为合适的治疗方法是

A. 继续服地高辛，加用阿托品

B. 停服地高辛，给苯妥英钠

C. 安置临时心脏起搏器

D. 停服地高辛，给氯化钾

E. 停用地高辛，给奎尼丁

164. 患者，女性，43 岁。反复晕厥、抽搐 4 天。查体：心率 38 次/分，律齐，心尖区第一心音强弱不等，血压 108/80mmHg。该患者晕厥的原因最可能为

A. 心动过缓，窦性停搏

B. 二度Ⅱ型房室传导阻滞（3∶2 下传）

C. 二度Ⅰ型房室传导阻滞

D. 三度房室传导阻滞

E. 心房颤动

165. 患者，男性，43 岁。有黑矇 2 年，伴有胸闷乏力 1 年，近 1 个月加重。查体：心界不大，心率 45 次/分，节律不齐，双肺无啰音，下肢无水肿。心电图示：PP 间期显著延长，达 2.6 秒，其间无 P 波及 QRS 波，长 PP 间期与基本窦性 PP 间期无倍数关系，可能是

A. 窦性停搏　　B. 窦性心动过缓

C. 一度窦房传导阻滞　　D. 二度窦房传导阻滞

E. 窦性心动不齐

166. 患者，女性，69 岁。间断心悸、胸闷、乏力，2 年来多次做心电图检查，结果为窦性心动过缓，心率多在 50 次/分以下，近 3 个月有阵发性心动过速发作，未经心电图证实为何种心律失常。查体：心率 46 次/分，律齐，心界不大。该患者可能考虑诊断为

A. 窦性心动过缓

B. 窦性心动过速

C. 病态窦房结综合征

D. 非阵发性交界性心动过速

E. 阵发性室上性心动过速

167. 患者，男性，32 岁，诊断为病毒性心肌炎。Holter 检测结果为：夜间出现间歇性二度Ⅰ型房室传导阻滞，心率为 56 次/分。此时对于该患者最佳的处理是

A. 人工心脏起搏　　B. 异丙肾上腺素静脉滴注

C. 继续观察　　D. 干扰素治疗

E. 激素治疗

168. 患者，男性，66 岁。3 天前突发胸骨后剧痛，晕厥 3 次入院。查体：心率 40 次/分，律齐。心电图示：P 波与 QRS 波无关，P 波数目多于 QRS 波，QRS 时限 0.14 秒。此时该患者应采取的最佳措施是

A. 静脉注射阿托品

B. 静脉滴注氨茶碱

C. 静脉滴注异丙基肾上腺素

D. 静脉注射麻黄素

E. 安置临时人工心脏起搏器

169. 患者，男性，26 岁。运动员，因感冒就医。查体：心率 50 次/分，心电图窦性心律，为明确心律失常为功能性还是器质性，应进行的检查为

A. 冠状动脉造影　　B. 阿托品试验

C. 普萘洛尔实验　　D. 心肌活检

E. 检验心肌酶

二、共用题干单选题

（1～2 题共用题干）

患者，女性，58 岁。有间断胸闷心悸 3 年，无胸痛，偶伴有黑矇发作，几秒钟可缓解，3 天前曾发作昏厥一次，意识恢复后无肢体运动障碍及言语障碍。

1. 静息时心电图正常，下一步首选下列哪一项检查

A. 直立倾斜试验　　B. 脑电图

C. 头颅 MRI 检查　　D. Holter 检查

E. 超声心动图

2. 如果心电图示 QT 间期 0.60 秒，T 波宽大，诊断为长 QT 间期综合征，推测其昏厥原因为

A. 室上性心动过速　　B. 窦性停搏

C. 一度房室阻滞　　D. 窦性心动过速

E. 尖端扭转型心动过速

（3～7 题共用题干）

患者，男性，48 岁。体检时发现心率 41 次/分，律齐。

3. 为了初步判断属于生理性还是病理性，应在嘱患者在

何种情况后再测心率

A. 休息 30 分钟　　B. Valsalva 动作
C. 深呼气　　D. 深吸气
E. 短时间快速蹲立运动

4. 门诊心电图检查示窦性心动过缓，心室率 41 次/分。下一步应进行的检查是

A. 直立倾斜试验　　B. 阿托品试验
C. 活动平板运动试验　　D. 普萘洛尔试验
E. 双嘧达莫试验

5. 如果患者快速蹲立运动 30 次后即刻心室率突然增至 164 次/分，休息片刻后又回复至 41 次/分，推测可能是

A. 窦性心动过速　　B. 心房颤动
C. 心房扑动　　D. 阵发性室性心动过速
E. 阵发性室上性心动过速

6. 持续性房扑大多发生在各种器质性心脏病，其中最主要病因是

A. 甲亢　　B. 二尖瓣关闭不全
C. 二尖瓣狭窄　　D. 洋地黄过量
E. 酒精中毒

7. 房扑伴极快心室率、血流动力学障碍者首选的治疗方法是

A. 直流电复律　　B. 药物转复
C. 射频消融　　D. 静点利多卡因
E. 心房调搏心房快速起搏

（8～11 题共用题干）

患者，男性，62 岁。冠心病，阵发性夜间呼吸困难。查体：BP 130/100mmHg，心界左下扩大，心尖部Ⅳ级收缩期杂音，两肺散在哮鸣音，双下肢无水肿，心电图示阵发性心动过速。

8. 最适宜的治疗为

A. 缓慢静脉注射维拉帕米
B. 缓慢静脉注射毛花苷 C
C. 缓慢静脉注射氨茶碱
D. 缓慢静脉注射美西律
E. 缓慢静脉注射普萘洛尔

9. 该患者病情平稳后一直应用地高辛，1 天发生腹泻后出现心动过缓，HR 54 次/分，二度房室传导阻滞。应采取的措施是

A. 停用地高辛，补钾
B. 应用甲氧明
C. 临时起搏器
D. 停用地高辛，应用苯妥英钠
E. 应用阿托品

10. 如患者心功能不全同时伴低血压，宜用

A. 硝普钠 + 异丙肾上腺素
B. 主动脉球囊反搏术 + 硝普钠
C. 氨力农 + 利尿剂
D. 洋地黄 + 利尿剂
E. 多巴胺 + 多巴酚丁胺

11. 该患者出院后预防心功能不全的发生，最应该注意的是

A. 限钠　　B. 肺梗死
C. 呼吸道感染　　D. 严重贫血
E. 情绪激动

（12～14 题共用题干）

患者，33 岁。吸烟，睡眠差，主诉心悸烦躁，血压 120/70mmHg。心电图示窦性心律，可见早搏，提前出现的 QRS 波宽大变形，时限 > 0.12 秒，其后为完全代偿间期。

12. 该患者最可能的心电图诊断是

A. 房性早搏　　B. 室内传导阻滞
C. 室性早搏　　D. 房室交界性早搏
E. 右束支传导阻滞

13. 应当安排该患者进行哪一项检查

A. 超声心动图　　B. 动态心电图
C. 心脏核磁共振　　D. 心肌核素显像
E. 冠脉 CTA

14. 对该患者的诊断处置，下列叙述正确的是

A. 无器质性心脏病的患者无需治疗
B. 睡眠及焦虑情绪对治疗无影响
C. 必须服用抗心律失常药物
D. 应该行心脏电生理检查
E. 不能服用 β 受体阻滞剂

（15～17 题共用题干）

患者，男性，59 岁。反复发生心动过速 12 年，曾诊断“预激综合征”，未予特殊治疗，近来发作频繁伴气短，此次因再次发作而来诊。查体：BP 80/60mmHg，P 180 次/分，心律不齐。心电图：宽 QRS，心动过速，心律不规则，平均心室率 180 次/分，V_1 导联 P 波消失。

15. 该患者的诊断是

A. 室颤　　B. 室性心动过速
C. 预激伴房颤　　D. 预激伴室上性心动过速
E. 预激合并冠心病

16. 应立即采取的措施是

A. 电复律　　B. 静推毛花苷 C
C. 静推维拉帕米　　D. 静推利多卡因
E. 静推普罗帕酮

17. 心力衰竭伴房颤患者，控制心室率时需慎用的药物是

A. 氨氯地平　　B. 去乙酰毛花苷

C. 地尔硫䓬　　D. 普萘洛尔

E. 普罗帕酮

（18～19 题共用题干）

患者，女性，19 岁。常有突发心悸，心跳增快，偶有头晕、黑矇，心率 180～200 次/分，持续数秒到 2 天不等，可以突然心率变慢，心悸缓解。听诊时心律规则。

18. 该患者应考虑诊断为

A. 心房颤动　　B. 心房扑动

C. 窦性心动过速　　D. 室上性心动过速

E. 室性心动过速

19. 可采用下列措施终止心动过速，但不包括

A. 双拇指重叠，按放于一侧眼球上施以适当压力，转复后即停止压迫

B. 双拇指各按一侧眼球上部，施以适当压力，转复后即停止压迫

C. 在甲状软骨上水平压迫右侧颈动脉后，每次 5 秒。一旦转复便停止压迫

D. 在甲状软骨上水平压迫左侧颈动脉，但禁忌两侧同时压迫

E. 刺激患者咽部，使之恶心、呕吐

（20～22 题共用题干）

患者，女性，28 岁。2 年来阵发心悸，1 天前无明显诱因再次发作，伴头晕，乏力，胸闷，无胸痛，无黑矇、晕厥。查体：BP 96/53mmHg，P 120 次/分，双肺音清，心律齐，未闻及杂音。

20. 首选的检查为

A. 心电图　　B. 动态心电图

C. 经食管调搏　　D. 肝胆脾彩超

E. 心脏超声

21. 患者完善检查后诊断为室上性心动过速，其最重要的机制为

A. 激动传导异常　　B. 折返机制

C. 自律性增加　　D. 自主神经调节

E. 出发活动

22. 该患者首选的治疗药物是

A. 维拉帕米　　B. 奎尼丁

C. 苯妥英钠　　D. 胺碘酮

E. 利多卡因

（23～25 题共用题干）

患者，女性，52 岁。出现乏力、活动后气促 2 年，近 1 个月来出现腹部胀大伴下肢水肿入院。以往有乙型肝炎，查体：巩膜黄染，心界向两侧扩大，心尖搏动及第一心音减弱，心尖区有Ⅲ级收缩期杂音，两肺底少量湿啰音。腹水明显，肝脾无法扪清，下肢水肿。BP 120/70mmHg，心电图 V_1～V_5呈 rS 型。

23. 入院后给予毛花苷丙及呋塞米、静滴硝酸甘油，呼吸困难好转。10 天后随访心电图示高度房室传导阻滞，心室率 60 次/分，频发多源性室性期前收缩，血钾 4.5mmol/L，此时考虑

A. 洋地黄中毒　　B. 呋塞米过量

C. 电解质紊乱　　D. 心衰加重

E. 心衰合并室性早搏

24. 为了进一步了解肝脏情况，测得总蛋白 60g/L，白蛋白 20g/L。目前腹水和黄疸最可能的原因是

A. 肝硬化　　B. 全心衰竭

C. 慢性活动性肝炎　　D. 慢性右心衰

E. 慢性心脏压塞

25. 该患者最主要的诊断是

A. 二尖瓣狭窄　　B. 肝硬化

C. 扩张型心肌病　　D. 急性渗出性心包炎

E. 急性心肌梗死

（26～27 题共用题干）

患者，男性，52 岁。因突发剧烈胸痛 2 小时入院。心电图提示急性广泛前壁心肌梗死。

26. 心电监测中，潜在引起猝死危险的心律失常是

A. 频发单源性室性期前收缩

B. 心房颤动

C. 窦性心动过缓

D. 阵发性室性心动过速

E. 窦性停搏

27. 若患者有频发室性期前收缩、阵发性室性心动过速。应采取的措施是

A. 安置起搏器

B. 普罗帕酮静推

C. 胺碘酮静推后必要时口服维持

D. 普罗帕酮口服

E. 美托洛尔口服

（28～30 题共用题干）

患者，男性，77 岁。既往高血压病史 5 年，1 年前因脑梗死就诊时发现心房纤颤，未系统诊治。1 个月来反复黑矇，乏力，头晕就诊。查体：BP130/70mmHg，P 40 次/分，心音强弱不等，律不整。心电图示：房颤心率，心室率 48 次/分，心脏超声示：右心房大小为 56mm × 70mm。

28. 该患者首选的检查是

A. 血糖　　B. 冠脉 CT 检查

C. 心肌酶谱　　D. 动态心电图
E. 动态血压监测

29. 该患者动态心电图示持续性房颤，最长 RR 间歇 5.2 秒。最适合该患者的治疗是

A. 暂时观察病情
B. 射频消融手术使其转为窦性心律
C. 阿托品提高心室率
D. VVI 型起搏器植入术
E. DDD 型起搏器植入术

30. 针对该患者的房颤，最合适的治疗方案是

A. 电复律治疗　　B. 华法林抗凝治疗
C. 胺碘酮复律治疗　　D. 射频消融术根治
E. 继续观察病情，不予特殊治疗

(31～34 题共用题干)

患者，男性，32 岁。阵发性心悸 2 年，每次突然发生，持续 30 分钟～1 小时不等。查体：HR 200 次/分，律齐；ECG 示：QRS 波形正常，P 波不能明确观察到。

31. 该患者应诊断为

A. 心房颤动　　B. 窦性心动过速
C. 心房扑动　　D. 阵发性窦性心动过速
E. 阵发性室上性心动过速

32. 有利于该心律失常与室性心动过速的鉴别的是

A. 心室率 160 次/分
B. 心电图 QRS 波宽大畸形
C. 过去发现室性期前收缩
D. 心脏增大
E. 心电图有心室夺获及室性融合波

33. 诊断阵发性室上性心动过速最有意义的是

A. 心率 > 160 次/分
B. 颈动脉窦按摩能增加房室传导阻滞
C. 颈动脉窦按摩使心率突然减慢
D. 颈动脉窦按摩时心率逐渐减慢，停止后心率复原
E. 心律绝对规则

34. 首选治疗药物为

A. 毛花苷 C　　B. 普萘洛尔
C. 维拉帕米　　D. 腺苷
E. 胺碘酮

(35～36 题共用题干)

患者，男性，44 岁。健康体检时发现 HR 42 次/分，心律齐。

35. 短时间快速蹲立运动试验结果，心室率可增加至 70 次/分。为确定诊断，应做的检查是

A. 磁共振心脏成像　　B. 心脏 CT
C. 心脏电生理检查　　D. 24 小时动态心电图检查
E. 心导管检查

36. 如果嘱患者下蹲运动 30 次后即检查，心室率突增至 168 次/分，休息片刻即突降回 42 次/分。推测其心律最可能是

A. 阵发性室上性心动过速
B. 心房扑动
C. 心房颤动
D. 阵发性室性心动过速
E. 阵发性房性心动过速

(37～38 题共用题干)

患者，女性，54 岁。风湿性心脏病，二尖瓣狭窄。体检：二尖瓣面容，心脏听诊有心尖区舒张期隆隆样杂音，HR 120 次/分，心律不齐，脉搏 105 次/分。

37. 患者如做心电图，最可能的诊断是

A. 房扑 2∶1 下传
B. 窦性心动过速伴心律不齐
C. 心房纤颤
D. 室性心动过速
E. 窦性心律不齐

38. 如患者心电图上出现连发的宽大异常 QRS 波群，可见心室夺获，最可能的诊断是

A. 阵发性室上性心动过速
B. 房颤伴差异传导
C. 房颤伴房室折返性心动过速
D. 窦性心动过速
E. 室性心动过速

(39～41 题共用题干)

患者，女性，52 岁。风湿性心瓣膜病二尖瓣重度狭窄并关闭不全 22 年。无高血压及高脂血症病史。3 小时前在家做饭时突然跌倒在地伴失语。

39. 该患者最可能诊断为

A. 脑出血　　B. 脑血栓
C. 脑血肿　　D. 脑栓塞
E. 短暂性脑缺血发作

40. 如该患者心电图提示房颤，心脏超声示左心房大小为 60mm×70mm，对其治疗最恰当的是

A. 继续观察病情　　B. 抗凝治疗
C. 电复律　　D. 胺碘酮药物复律治疗
E. 射频消融术根治

41. 该房颤患者抗凝，可以选择下列哪种药物

A. 阿司匹林　　B. 氯吡格雷
C. 华法林　　D. 利伐沙班
E. 低分子量肝素

（42～44 题共用题干）

患者，男性，55 岁。患有高血压病 15 年，糖尿病 12 年，长期服用复方降压片。今上午不明诱因突感心慌、胸闷。ECG 示：心房颤动，心室率 135 次/分。

42. 首选的治疗措施是

A. 药物复律，使之转为窦性节律
B. 抗凝治疗
C. 药物减慢心室率
D. 同步直流电复律
E. 射频消融该患者

43. 心房颤动最不可能的病因是

A. 高血压心脏病　B. 冠心病
C. 室性期前收缩　D. 甲状腺功能亢进症
E. 风湿性心脏病

44. 对病因确诊意义不大的检查是

A. 血 T_3、T_4、TSH　B. 超声心动图
C. 运动试验　D. 冠状动脉造影
E. 肺通气灌注扫描

（45～47 题共用题干）

患者，男性，63 岁。阵发性胸闷、气短 1 个月。常规心电图示窦性心动过缓。动态心电图发现夜间有显著的窦性心动过缓伴交界性逸搏心律。

45. 此患者动态心电图显示出的起搏点位于

A. 窦房结、房室交界区
B. 窦房结、心室内特殊传导纤维
C. 房室结、心室内特殊传导纤维
D. 希氏束、心室内特殊传导纤维
E. 心房内特殊传导纤维、心室内特殊传导纤维

46. 关于房室结的叙述，正确的是

A. 位于房间隔上方、左心房面 Koch 三角内的心内膜下，其自主神经支配主要来源于右侧
B. 位于房间隔上方、右心房面 Koch 三角内的心内膜下，其自主神经支配主要来源于左侧
C. 位于房间隔下方、左心房面 Koch 三角内的心内膜下，其自主神经支配主要来源于左侧
D. 位于房间隔下方、右心房面 Koch 三角内的心外膜下，其自主神经支配主要来源于右侧
E. 位于房间隔下方、右心房面 Koch 三角内的心内膜下，其自主神经支配主要来源于左侧

47. 下列生理功能中，不属于房室交界区的生理功能是

A. 起搏功能　B. 传导功能
C. 传导延迟作用　D. 过滤冲动作用
E. 折返激动

（48～49 题共用题干）

患者，女性，60 岁。典型心房扑动史 3 年，发作频繁，症状明显。

48. 患者首选的治疗措施是

A. 三尖瓣环峡部导管消融
B. 胺碘酮
C. 普罗帕酮
D. 索他洛尔
E. 房室结改良

49. 如果进行了选择的治疗方法，应进一步完善的检查是

A. 冠状动脉造影　B. 经食管超声
C. 心肌核素检查　D. 运动平板试验
E. 心脏磁共振成像

（50～53 题共用题干）

患者，男性，62 岁。心前区不适 3 年。近日感到心悸，心电图示：QRS >0.12 秒，节律整齐，连续出现。

50. 该患者最可能诊断为

A. 窦性心动过速　B. 房性阵发性心动过速
C. 心房扑动　D. 室性阵发性心动过速
E. 结性阵发性心动过速

51. 该心律失常的特点为

A. 多不影响心功能
B. 心电图无室性融合波
C. 多无器质性心脏病
D. 按压颈动脉窦能停止发作
E. 心尖区第一心音强弱不等

52. 下列选项中，不符合该心律失常特点的是

A. 心尖区第一心音强弱不等
B. 心率在 100～250 次/分
C. 症状突然发作，突然终止
D. 诱发呕吐后，发作突然终止
E. 多有器质性心脏病

53. 该心律失常伴严重血流动力学障碍时，应首选的治疗是

A. 美西律　B. 电复律
C. 利多卡因　D. 普鲁卡因胺
E. 普萘洛尔

（54～56 题共用题干）

患者，女性，35 岁。反复发作阵发性心悸 12 年，发作时心电图诊为“心动过速”，心率 188 次/分，静脉推注维拉帕米后症状很快缓解，今天患者因再发心悸 30 分钟，伴乏力、尿频感来诊。心电图示：心率 180 次/分，节律规整，QRS 波群形态及时限均正常，未见明显 ST－T 改变。

54. 该患者最可能诊断为

A. 心房扑动　B. 房性心动过速

C. 室上性心动过速　　D. 窦性心动过速
E. 室性心动过速

55. 患者最有意义的检查是
A. 心电图　　B. 心电生理检查
C. 心脏彩超　　D. 阿托品试验
E. 动态心电图

56. 患者最佳的治疗方法是
A. 口服药物维持
B. 冠状动脉内支架治疗
C. 射频消融手术
D. 化学消融手术
E. 不需长期用药，有症状发作时临时给予维拉帕米等药物静脉推注

（57～59 题共用题干）

患者，女性，28 岁。2 年来阵发心悸，1 天前无明显诱因再次发作，伴头晕，乏力，胸闷，无胸痛，无黑矇晕厥。查体：BP 96/53mmHg，HR 120 次/分，双肺音清，未闻及杂音。

57. 该患者首选检查为
A. 心电图　　B. 动态心电图
C. 经食管调搏　　D. 肝胆脾彩超
E. 心脏超声

58. 若心电图显示为预激伴室上性心动过速，应立即采取的措施是
A. 电复律　　B. 胺碘酮静推
C. 毛花苷 C 缓慢静推　　D. 维拉帕米静推
E. 美托洛尔口服

59. 对该患者实施的根治方法为
A. 电复律
B. 长期口服美托洛尔维持
C. 长期口服普罗帕酮维持
D. 行射频消融手术治疗
E. 无须给予长期维持治疗，发作心律失常时临时给药

（60～61 题共用题干）

患者，男性，80 岁。因突发心前区疼痛，疼痛难忍，并伴有胸闷、憋气，来医院就诊。患者既往有糖尿病史 10 年、胃溃疡 15 年、吸烟 60 年。经检查医生诊断为广泛前壁心肌梗死，入院后有心律失常，病情不稳定。

60. 心室纤颤的临床表现不包括
A. 意识丧失　　B. 面色苍白
C. 血压测不清　　D. 脉搏触不到
E. 心音消失

61. 急性心肌梗死患者预示室颤发生的心律失常是
A. 心房颤动　　B. 室性心动过速
C. 室上性心动过速　　D. 室性期前收缩
E. 三度房室传导阻滞

（62～64 题共用题干）

患者，男性，32 岁。反复阵发性心动过速史 10 年，每次心动过速突然发作，持续数十分钟至数小时，此次心动过速发作 1 小时来医院就诊。查体：BP 100/70mmHg，心脏无扩大，HR 200 次/分，节律规则。

62. 最可能的临床诊断是
A. 阵发性室性心动过速
B. PSVT
C. 非阵发性交界性心动过速
D. 阵发性房扑
E. 阵发性房颤

63. 为尽快确定该患者的临床诊断，首先的辅助检查是
A. Holter 检测　　B. ECG
C. 心音图　　D. UCG
E. ECG 信号平均技术

64. 最佳的治疗药物是
A. 毛花苷丙　　B. 胺碘酮
C. 普罗帕酮　　D. 维拉帕米
E. 苯妥英钠

（65～67 题共用题干）

患者，男性，40 岁。阵发性心房颤动，显性旁路，因再发心悸、胸闷 1 小时至急诊室就医，ECG 示：宽 QRS 心动过速，RR 间期绝对不齐，HR 194 次/分，BP 75/40mmHg。

65. 该患者最可能的诊断是
A. 心室颤动　　B. 室性心动过速
C. 心房颤动伴预激前传　　D. 阵发性室上性心动过速
E. 不适当窦性心动过速

66. 在急诊室应采取的治疗措施是
A. 电复律
B. 静脉注射毛花苷丙
C. 静脉注射硫氮酮控制心率
D. 多巴胺升压
E. 食管调搏

67. 该患者进一步的治疗措施是
A. 服用胺碘酮预防复发　　B. 植入心脏自动转复器
C. 导管消融旁路　　D. 服用普罗帕酮预防复发
E. 房室结改良

（68～70 题共用题干）

患者，女性，46 岁。阵发性心悸半年，时有胸闷，下肢水肿 5 天来门诊。心电图示窦性心律，HR 64 次/分，PR 间期 0.24 秒，伴完全性右束支传导阻滞，诊断为扩张

型心肌病，心功能不全。入院后予以洋地黄、利尿剂和扩血管药物治疗。第4天突然神志不清，抽搐，听诊心音消失，血压无法测出，经救治后神志清醒，心跳恢复，HR 45次/分，并有频发期前收缩。

68. 该患者神志不清，抽搐应考虑为

A. 心源性休克　B. 阿－斯综合征
C. 一过性脑血管痉挛　D. 重度心衰
E. 脑栓塞

69. 心电图示三度房室传导阻滞，频发室性期前收缩，其原因考虑为

A. 洋地黄中毒　B. 心衰加重
C. 利尿剂　D. 血管药物
E. 疾病的进展

70. 如果患者神志不清发作时，下列所显示心电图情况适宜作电复律治疗的是

A. 频发室性早搏　B. 短阵成串室性心动过速
C. 心房扑动　D. 心房颤动
E. 室扑或室颤

(71～73题共用题干)

患者，女性，17岁。8岁时因老师发问首次突然昏倒，17岁时因频繁晕厥、抽搐4年入院。查体：无明显阳性体征。心电图（ECG）示窦性心律，QT间期460毫秒，T波电交替。

71. 患者应首先考虑为

A. 血管迷走神经性晕厥
B. 儿茶酚胺敏感性室性心动过速
C. 先天性长Q－T综合征
D. 获得性长Q－T综合征
E. 癫痫

72. 对明确诊断无意义的检查是

A. 动态ECG　B. 运动试验
C. 颅脑CT　D. Valsalva试验
E. 家族成员有早发猝死史

73. 下列治疗中不必要的是

A. 植入ICD　B. 心脏起搏
C. β受体拮抗剂　D. 口服苯妥英钠
E. 避免使用延长QT间期的药物

(74～75题共用题干)

患者，女性，62岁。2天前因腹泻入院，主诉心悸。既往有3次类似心悸症状，均在腹泻后发生。无高血压或其他心血管疾病史。心电图：提前出现的宽大畸形QRS波，其前无相关P波；ST－T波段与QRS波群主波相反。发生频率≥30次/小时。

74. 根据患者心电图的结果可诊断为

A. 频发房性期前收缩
B. 频发室性期前收缩
C. 频发房性期前收缩伴差异传导
D. 多形性室性期前收缩
E. 多源性室性期前收缩

75. 针对该患者，考虑其心律失常最可能的直接原因为

A. 老年退行性心瓣膜病　B. 冠心病
C. 特发性期前收缩　D. 心肌炎
E. 酸碱失衡、电解质紊乱

(76～77题共用题干)

患者，男性，55岁。2小时前因突发剧烈胸痛入院，心电图提示急性广泛前壁心肌梗死。

76. 心电监测中，出现何种情况预示有心室颤动发生的危险

A. 频发室性期前收缩　B. 频发房性期前收缩
C. 窦性心动过缓　D. 房室传导阻滞
E. 窦性停搏

77. 患者应采取的措施为

A. 放置起搏器
B. CAG＋PCI
C. 胺碘酮静脉推注后必要时口服维持
D. 普罗帕酮口服
E. 普罗帕酮静脉推注

(78～80题共用题干)

患者，男性，35岁。健康体检时发现心率42次/分，节律规整，既往无头晕、黑矇及昏厥病史。无高血压病史，未服用负性心率药物。

78. 为了区别心动过缓属于生理性还是病理性，可以让患者进行下列哪一项动作后测心室率

A. 屏住呼吸30秒　B. 短时间做快速蹲立动作
C. Valsalva动作　D. 深呼吸
E. 慢跑5分钟

79. 若心电图示窦性心动过缓，不需考虑哪一项因素对心率的影响

A. 服用倍他乐克等药物　B. 甲状腺功能减退
C. 高钾血症　D. 房室传导阻滞
E. 糖尿病

80. 如果已经排除各种因素影响，该患者下一步应当做的检查项目是

A. 冠脉造影　B. 心得安试验
C. 阿托品试验　D. 运动平板试验
E. 直立倾斜试验

(81～82题共用题干)

患者，女性，43岁。有高血压病史，每天服用比索洛尔 10mg 一次进行降压治疗，近 1 周来自觉头晕、乏力、疲乏、困倦，无黑矇及昏厥，测血压 145/90mmHg，门诊心电图为窦性心动过缓，心率 45 次/分，律齐。

81. 首选下列哪一项措施

A. 改善睡眠　B. 停服比索洛尔
C. Holter 检查　D. 比索洛尔减量
E. 行阿托品试验

82. 如果患者将比索洛尔逐渐减量至停服，观察心率 54 次/分，应进行哪一项检查

A. 冠脉造影检查　B. Holter 检查
C. 超声心动图　D. 平板运动试验
E. 心脏电生理检查

(83～85 题共用题干)

患者，男性，27 岁。体检时，做心电图示心室率 80 次/分，PR 间期为 0.24 秒，QRS－T 波群未见异常。

83. 该患者的心电图的诊断为

A. 一度房室传导阻滞　B. 窦性心动过速
C. 二度窦房传导阻滞　D. 二度房室传导阻滞
E. 右束支传导阻滞

84. 对患者正确的处理措施为

A. 静脉滴注阿托品　B. 静脉滴注多巴胺
C. 置入冠脉支架　D. 不需要治疗
E. 植入临时心室起搏器

85. 该疾病应与下列哪种情况鉴别

A. 右束支传导阻滞
B. 左束支传导阻滞
C. 二度Ⅰ型房室传导阻滞
D. 二度窦房传导阻滞
E. 二度Ⅱ房室传导阻滞

(86～87 题共用题干)

患者，男性，42 岁。反复头晕胸闷、晕厥发作 2 周，HR 40 次/分，律齐，心尖部第一心音低钝，可闻及大炮音。

86. 该患者最可能的心电图表现是

A. 二度Ⅱ型房室传导阻滞
B. 二度Ⅰ型房室传导阻滞
C. 三度房室传导阻滞
D. 窦性心动过缓
E. 室内传导阻滞

87. 该患者最佳治疗方法是

A. 安装临时性心脏起搏器
B. 安装永久性心脏起搏器
C. 静脉注射阿托品
D. 口服阿托品
E. 注射异丙肾上腺素

(88～89 题共用题干)

患者，男性，71 岁。因急性下壁心肌梗死 2 小时入院。入院 1 小时 PCI 结束时，突然出现意识丧失，查体：P 35 次/分，HR 35 次/分，每分钟可闻及 4～5 次响亮的第一心音。

88. 该患者首先考虑的诊断是

A. 窦性心动过缓　B. 三度房室传导阻滞
C. 二度房室传导阻滞　D. 病态窦房结综合征
E. 心脏瓣膜病

89. 应首选的治疗方法是

A. 阿托品静推　B. 异丙肾上腺素静推
C. 麻黄碱　D. 安置临时起搏器
E. 地塞米松

(90～92 题共用题干)

患者，男性，64 岁。头晕、心悸 2 周，偶伴有晕厥。既往有高血压、冠心病病史，BP 140/70mmHg，心律不齐。心电图示 PR 间期为 0.22 秒，部分 P 波后有 QRS 波群脱落。

90. 该患者心电图诊断为

A. 一度房室传导阻滞
B. 二度Ⅱ型房室传导阻滞
C. 二度Ⅰ型房室传导阻滞
D. 三度房室传导阻滞
E. 二度Ⅰ型窦房传导阻滞

91. 该患者最有效的治疗是

A. 阿托品　B. 安装临时或永久起搏器
C. 静滴异丙肾上腺素　D. 继续观察病情
E. 经食管心房起搏

92. 其与窦房传导阻滞的区别在于

A. 有 P 波
B. RR 间期是正常 PP 间期的整数倍
C. QRS 频率不等
D. QRS 形态不同
E. P 波形态不同

(93～95 题共用题干)

患者，男性，23 岁。健康体检时，心电图示心室率 65 次/分，PR 间期为 0.26 秒，QRS－T 波群未见异常。

93. 心电图的诊断为

A. 一度房室传导阻滞
B. 二度Ⅰ型窦房传导阻滞
C. 二度Ⅰ型房室传导阻滞
D. 三度房室传导阻滞
E. 窦性心动过缓

94. 患者正确的处理措施为

A. 持续静脉滴注异丙肾上腺素
B. 植入临时心室起搏器
C. 经食管心房起搏
D. 不需要治疗
E. 阿托品

95. 应与之鉴别的是

A. 室性期前收缩　B. 交界性期前收缩
C. 二度窦房传导阻滞　D. 一度窦房传导阻滞
E. 房室结双径路

(96～98 题共用题干)

患者，男性，63 岁。冠心病史 8 年，近 3 天反复胸骨后压迫性疼痛，持续 10 至 20 分钟。6 小时前再次出现胸骨后疼痛，伴大汗、恶心、呕吐，含服硝酸甘油不能缓解。查体：HR 43 次/分，节律规整，可闻及大炮音，行急诊冠脉造影显示右冠状动脉近端完全闭塞，诊断急性下壁心梗。

96. 该患者最可能出现的心律失常是

A. 窦性停搏
B. 窦房传导阻滞
C. 窦性静止
D. 三度房室传导阻滞、交界性逸搏心律
E. 窦性心动过缓

97. 急诊 PCI 开通血管后心率未恢复，目前最合适的治疗为

A. 临时起搏器植入　B. 多巴胺静脉推注
C. 阿托品 1mg 静推　D. 永久起搏器植入
E. 异丙肾上腺素静脉滴注

98. 如果该患者正准备出院时，突然头痛、恶心、呕吐，右下肢活动不灵活，考虑患者合并

A. 心脏破裂　B. 脑血栓
C. 短暂性脑缺血发作　D. 高血压脑病
E. 脑栓塞

(99～103 题共用题干)

患者，女性，35 岁。患有风心病 12 年，心房颤动 3 年。服用地高辛 0.25mg，每天 1 次，共 12 天，突然心室律变为规整，心率 55 次/分。

99. 此时心电图检查最可能的诊断为

A. 二度房室传导阻滞　B. 窦性心动过缓
C. 窦性心动过速　D. 窦性非阵发性心动过速
E. 完全性房室传导阻滞结性逸搏心律

100. 出现以上心电图变化最可能的原因为

A. 心衰控制　B. 洋地黄中毒
C. 洋地黄剂量合适　D. 洋地黄剂量不足
E. 未用利尿剂

101. 如果进行地高辛浓度测定，患者可能出现的情况为

A. 地高辛浓度在 0.5～2.0ng/ml
B. 地高辛浓度≤1.5ng/ml
C. 地高辛浓度＞2.0ng/ml
D. 地高辛浓度＜0.5ng/ml
E. 地高辛浓度＝1.5ng/ml

102. 纠正中毒采取的措施中，不包括

A. 停药　B. 阿托品
C. 特异性地高辛抗体　D. 利多卡因
E. 纠正电解质紊乱

103. 为治疗房颤，患者需要应用口服华法林治疗，应使凝血酶原时间国际正常化比值（INR）维持在

A. 1.5～2.5　B. 2.0～3.0
C. 2.5～3.5　D. 1.0～2.0
E. 2.5～3.0

(104～105 题共用题干)

患者，男性，67 岁。因突发意识丧失数秒来诊。查体：脉搏 35 次/分，HR 35 次/分，每分钟可闻及 4～5 次响亮的第一心音。

104. 该患者首先考虑的诊断是

A. 窦性心动过缓　B. 三度房室传导阻滞
C. 二度房室传导阻滞　D. 病态窦房结综合征
E. 心脏瓣膜病

105. 该患者应首选的治疗方法是

A. 阿托品静推　B. 异丙肾上腺素静推
C. 氨茶碱口服　D. 安装临时起搏器
E. 安装永久起搏器

(106～108 题共用题干)

患者，男性，62 岁。患有冠心病、心绞痛史 12 年，诉阵发性黑矇发作 3 次来院就诊。心电图示：窦性心律，HR 80 次/分，PR 间期 0.28 秒，Ⅰ导联 QRS 波呈 qR 型，Ⅱ及Ⅲ导联 QRS 波呈 rS 型，$S_{Ⅲ} > S_{Ⅱ}$。V_1 导联 QRS 波呈 rSR, 型，V_5 导联呈 qRS 型，S 波增宽。QRS 波时限 0.19 秒。

106. 该患者心电图的诊断是

A. 一度房室传导阻滞
B. 完全性右束支阻滞
C. 一度 AVB，伴有完全性左束支阻滞
D. 一度 AVB，伴完全性右束支阻滞及左前分支阻滞
E. 左前分支阻滞伴完全性右束支阻滞

107. 如果该患者住院第三天，听诊时发现心率 35 次/分，律齐，第一心音强弱不等，心尖部可闻及大炮音。最可能的诊断为

A. 三度房室传导阻滞 B. 窦房传导阻滞
C. 二度房室传导阻滞 D. 窦性心动过缓
E. 慢室率房颤

108. 若该患者确诊为间歇性完全性双束支传导阻滞时，其治疗应选择

A. 长期口服沙丁胺醇 B. 永久性起搏器植入
C. 临时性起搏器植入 D. 长期口服阿托品
E. PCI 治疗

（109～111 题共用题干）

患者，女性，64 岁。间断性头晕、黑矇 5 年。查体：心率 51 次/分，心电图示二度Ⅰ型房室传导阻滞，Holter 示间歇性二度Ⅰ型房室传导阻滞，窦性停搏，最长 RR 间歇 3.1 秒，室性逸搏心律。超声心动图、X 线片示心脏轻度扩大，左心房直径 37mm，左心室舒张期直径 52mm。

109. 符合二度Ⅰ型房室传导阻滞心电图特点的是

A. 相邻 PR 间期进行性缩短，直到 1 个 P 波不能下传心室
B. 每个窦性 P 波后均随之相关的 QRS－T 波群
C. PR 间期依次逐渐延长，直到 P 波不能下传心室
D. 发生心室脱漏时的长 RR 间期等于短 RR 间期的 2 倍或整倍数
E. PR 间期相等

110. 患者首选的治疗方法为

A. 口服麻黄素 B. 静脉滴注乳酸钠
C. 静脉滴注肾上腺素 D. 静脉注射阿托品
E. 安置永久性人工心脏起搏器

111. 电生理检查示患者窦房结变性时反应不良，该患者最适合安装的起搏器型号为

A. AAIR B. VAT
C. DDDR D. DVI
E. VVI

（112～113 题共用题干）

患者，男性，60 岁。6 小时前因突发持续性胸痛入院。心电图确诊为广泛前壁心肌梗死，入院后出现三度房室传导阻滞，QRS 波群宽大畸形，心率为 40 次/分。

112. 阻滞部位可能在

A. 房室结 B. 房室结以上
C. 左束支 D. 右束支
E. 希氏束

113. 患者三度房室传导阻滞的转归为

A. 为一过性
B. 为持续性
C. 急诊 PCI 后阻滞可能改善
D. 溶栓后阻滞可能改善
E. 如该患者存活，不需安装永久起搏器

（114～116 题共用题干）

患者，男性，48 岁。阵发性心房颤动，显性旁路。1 小时前因再发心悸、胸闷至急诊室就医。查体：心电图（ECG）示宽 QRS 心动过速，RR 间期绝对不齐，心率 194 次/分，血压 75/40mmHg。

114. 该患者最可能的诊断是

A. 心室颤动
B. 室性心动过速
C. 心房颤动伴预激前传
D. 阵发性室上性心动过速
E. 不适当窦性心动过速

115. 在急诊室应采取的治疗措施是

A. 电复律
B. 静脉注射毛花苷 C
C. 静脉注射地尔硫草控制心率
D. 多巴胺升压
E. 食管调搏

116. 该患者进一步的治疗措施是

A. 服用胺碘酮预防复发
B. 植入心脏自动转复器
C. 导管消融旁路
D. 服用普罗帕酮预防复发
E. 房室结改良

（117～118 题共用题干）

患者，女性，50 岁。有 15 年发作性心悸、心慌史。3 天前因心悸、心慌加重伴晕厥 1 次入院。查体：血压 150/100mmHg，其余未见明显异常。心电图示：B 型预激综合征。超声心动图示：轻度二尖瓣狭窄。

117. 患者发生晕厥的最可能原因是

A. 心脏排血受阻（二尖瓣狭窄）
B. 阵发性房室传导阻滞
C. 阵发性室上性心动过速
D. 室性心动过速
E. 心房颤动伴旁道前传

118. 患者治疗晕厥最佳的方法是

A. 口服美托洛尔
B. 电生理检查准备导管射频消融
C. 口服普罗帕酮
D. 安置植入性除颤起搏器（ICD）
E. 继续观察

（119～120 题共用题干）

患者，男性，40 岁。既往心电图示 PR 间期短于 0.12 秒，QRS 波形增宽，起始部有 δ 波。最近 1 年频繁

发作心悸，发作时心电图：HR 280 次/分，P 波消失，出现 f 波，RR 间期绝对不等。

119. 该患者最可能的诊断为

A. 预激综合征伴阵发性室上性心动过速

B. 阵发性房性心动过速

C. 阵发性室性心动过速

D. 预激综合征伴快速房颤

E. QT 间期延长综合征

120. 关于预激综合征的治疗，下列叙述错误的是

A. 无症状者无需治疗

B. 伴正向房室折返性心动过速者，首选腺苷

C. 伴有室颤者立即行电复律

D. 伴有心室率快的心房颤动者首选为维拉帕米

E. 曾发生过房颤者严禁单独使用洋地黄

（121～123 题共用题干）

患者，男性，40 岁。5 年前开始经常心悸发作，最近发作频繁，持续时间较前延长，药物治疗效果不佳。心电图显示心律齐，QRS 波形增宽，起始部有 δ 波。

121. 体检时可能发现

A. 血压 180/100mmHg

B. 心尖部 4/6 级收缩期杂音

C. 甲状腺增大

D. 心脏彩超示舒张期左房内径 49mm 时

E. 胸部 X 线片示心胸比值 62%

122. 患者的心电图诊断为

A. QT 间期延长综合征

B. 房性心动过速

C. 阵发性室性心动过速

D. 预激综合征伴快速心房颤动

E. 预激综合征伴阵发性室上性心动过速

123. 最确切的治疗为

A. 植入心脏永久起搏器

B. 植入埋藏式心脏复律除颤器

C. 切断 His 束

D. 切断旁路传导

E. 切除心室内膜

（124～126 题共用题干）

患者，男性，55 岁。1 小时前因胸骨后压榨样疼痛并经心电图诊断为急性心肌梗死而入院。在监护治疗过程中突然发生抽搐，意识不清，心电监护显示形态、振幅各异的不规则波动，频率为 310 次/分，QRS－T 波群消失。

124. 此时患者最可能诊断为

A. 心室扑动

B. 室上性心动过速伴差异性传导

C. 预激综合征合并心房颤动

D. 尖端扭转型室性心动过速

E. 心室颤动

125. 此时最佳的处理措施是

A. 立即静脉注射地西泮控制抽搐

B. 立即静脉注射肾上腺素

C. 立即静脉注射胺碘酮控制心律失常

D. 立即电除颤

E. 立即给予胸外按压和人工呼吸进行心肺复苏

126. 如果该患者大量出汗，且胸部带有植入性抗高血压药补片，在需要除颤时，下列处置不当的是

A. 在连接电极板和试图除颤前迅速将患者胸部擦干

B. 连接电极板之前移去治疗性补片并将此处擦拭干净

C. 如果采用双相波进行电除颤首剂量应为 120～200J

D. 如果使用单相波进行电除颤首剂量应为 360J

E. 电极板放在经皮植入的治疗性补片的上方

（127～129 题共用题干）

患者，男性，34 岁，曾反复晕厥 3 次。2 天前于比赛中突然心搏骤停，经体外除颤等抢救后生命指征稳定。心电监护上可见频发室早。

127. 下列选项中，不适合该患者目前状态的检查是

A. 血清离子　　B. 心脏彩色多普勒

C. 平板运动试验　　D. 血气分析

E. 心肌酶谱

128. 该患者的心电图表现为 V_1～V_3 导联 ST 段呈马鞍形抬高，则该患者应该考虑的疾病是

A. 扩张型心肌病　　B. 肥厚型心肌病

C. 急性心肌梗死　　D. Brugada 综合征

E. 长 QT 综合征

129. 如考虑上述诊断，最适合该患者的治疗是

A. 普鲁卡因胺　　B. 美托洛尔

C. 埋藏式心内除颤器　　D. 多巴胺

E. 胺碘酮

三、多选题

1. 心律失常的定义是指

A. 心脏冲动的频率、节律异常

B. 心脏的心肌细胞坏死

C. 心脏冲动的起源部位异常

D. 心脏冲动的传导速度异常

E. 心脏冲动的激动次序异常

2. 窦房结由不同类型的细胞组成，主要的组成细胞有

A. P（起搏）细胞　　B. 普通心肌细胞
C. 浦肯野细胞　　D. T（移行）细胞
E. 传导纤维

3. 下列心律失常中，属于异位心律的是
A. 心室颤动　　B. 交界区早搏
C. 房性心动过速　　D. 心房扑动
E. 预激综合征

4. 可导致血流动力学改变的心律失常有
A. 持续室性心动过速　　B. 快速房颤
C. 窦性心动过速　　D. 窦性停搏
E. 心室颤动

5. 室性并行心律的特点主要有
A. 室性融合波
B. 室性异位搏动形态一致
C. 室性异位搏动与窦性搏动配对间期固定
D. 两个长的室性异位搏动间期是短的室性异位搏动间期的整数倍
E. 室性异位搏动与窦性搏动配对间期不固定

6. 心房颤动的患者查体特点有
A. 奇脉　　B. 第一心音强弱不等
C. 脉搏短绌　　D. 心律不规则
E. 脉率小于心率

7. 关于房颤的表现，正确的是
A. 心电图 P 波消失，代之 f 波
B. 听诊心律绝对不齐
C. 第一心音强弱不等
D. 一般可闻及心脏杂音
E. 短绌脉

8. 关于心房颤动的治疗原则，下列叙述正确的是
A. 持续性心房颤动不能自发转复窦性心律的应至少给予患者 1 次复律机会
B. 48 小时内新发生者，应尽快复律，无须抗凝
C. 经转复及维持治疗均无效，心房颤动持续时间 1 年以上者，治疗目的为控制心室率，预防心力衰竭
D. 对心房颤动持续时间超过 48 小时者应在有效抗凝治疗后再复律
E. 对合并心功能不全的心房颤动患者，应首选普罗帕酮控制心室率，防止心功能进一步恶化

9. 室上性心动过速包括
A. 房性心动过速　　B. 心房扑动
C. 房室折返性心动过速　　D. 房室结折返性心动过速
E. 左心室特发性心动过速

10. 非阵发性房室交界性心动过速的发生机制是
A. 触发活动
B. 折返
C. 迷走神经张力增高
D. 房室交界区组织自律性增高
E. 电解质紊乱

11. 房性心动过速按发生机制可以分为
A. 房内折返性心动过速　B. 房性紊乱性心动过速
C. 房性自律性心动过速　D. 房室折返性心动过速
E. 房室结折返性心动过速

12. 可缩短房室结不应期，使心室率加速的情况有
A. 儿茶酚胺类药物　　B. 运动
C. 发热　　D. 甲亢
E. 洋地黄药物

13. 洋地黄中毒引起的下列心律失常中，可应用钾盐治疗的是
A. 室性心动过速
B. 多源性室性期前收缩
C. 非阵发性房室交界性心动过速
D. 阵发性室上性心动过速
E. 房室传导阻滞

14. 可见于无器质性心脏病者的心律失常包括
A. 心房扑动　　B. 心房颤动
C. 心室颤动　　D. 房室结折返性心动过速
E. 房室折返性心动过速

15. 关于心律失常的治疗组合，下列叙述正确的是
A. 三度房室传导阻滞伴短暂阵发性室性心动过速——心内膜心室起搏
B. 预激伴心房颤动——毛花苷 C 静脉注射
C. 窦性心动过缓伴室性期前收缩——阿托品
D. 伴有严重血流动力学障碍的室性心动过速——同步直流电复律
E. 频发多源室性期前收缩成对出现或 R on T——利多卡因静脉注射

16. 患者，男性，70 岁。原发性高血压史 6 年，心房扑动史 3 年，每月发作多次，发作时伴胸闷，未规律治疗，可以选择的一线治疗方案是
A. 导管消融　　B. 胺碘酮
C. 阿司匹林　　D. 华法林
E. 电复律

17. 房室结双径路是指
A. 慢径路传导速度慢而不应期长
B. 快径路传导速度快而不应期短
C. 正常窦性冲动沿快径路下传
D. 慢径路传导速度慢而不应期短

E. 快径路传导速度快而不应期长

18. 窦房结折返性心动过速的诊断依据有

A. P 波形态和窦性 P 波相同

B. 心动过速和相关症状呈阵发性

C. 刺激迷走神经或腺苷可终止发作

D. 心内心房激动顺序和窦性心律时相同

E. 心律失常的诱发与房内或房室结传导时间有关

19. 可能与器质性心脏病有关，常提示为病理性房性期前收缩的有

A. 偶发的房性期前收缩

B. 成对的房性期前收缩

C. 多形性或多源性房性期前收缩

D. 房性期前收缩二联律或三联律

E. 洋地黄应用过程中出现房性期前收缩

20. 自律性房性心动过速的病因有

A. 大量饮酒　　B. 慢性肺部疾病

C. 心肌梗死　　D. 洋地黄中毒

E. 高血压

21. 心房颤动患者的心室律变得规则，应考虑的可能性有

A. 转复窦性心律

B. 房性心动过速

C. 房扑伴固定的房室传导比率

D. 房室交界性心动过速

E. 心房颤动

22. 室性心动过速的临床症状有

A. 低血压　　B. 气促

C. 晕厥　　D. 多尿

E. 可无临床症状

23. 关于非阵发性房室交界性心动过速，叙述正确的是

A. 无起止突然的规律

B. 发作后出现较长的代偿间歇

C. 发作开始与终止时，心率呈逐渐变化

D. 心律通常规则，QRS 波群正常

E. 由洋地黄过量引起者可使心室律变得规则

24. 关于以按压颈动脉窦法治疗室上性心动过速，下列叙述正确的是

A. 老年人宜用此法

B. 左、右两侧轮流按压

C. 取胸锁乳突肌前缘平甲状软骨上缘搏动处按压

D. 每次按压时间不超过 5 ~ 10 秒

E. 听到心律减慢立即停压

25. 室性心动过速根据心动过速的发作时间分类可分为

A. 持续性室性心动过速　B. 非持续性室性心动过速

C. 反复性室性心动过速　D. 潜在恶性室性心动过速

E. 恶性室性心动过速

26. 可引起窦性心动过速的原因有

A. 情绪激动　　B. 饮酒

C. 发热　　D. 应用肾上腺素

E. 甲状腺功能减退

27. 关于房性期前收缩的表现，下列叙述正确的是

A. 可无症状或主诉心悸、漏搏

B. 在基本心律间夹有提前搏动，其后有一较长间歇

C. S_1增强，S_2减弱

D. 脉搏减弱或消失，形成漏脉

E. 提早出现的房性 P′波，形态与窦性 P 波相同

28. 房性心动过速多见于器质性心脏病伴有哪些疾病的患者

A. 慢性阻塞性肺疾病　　B. 心房肥大

C. 心肌梗死　　D. 高血钾

E. 洋地黄中毒

29. 关于房性期前收缩的心电图特点，下列叙述正确的是

A. 多数 P′波后的 QRS 波群宽大畸形

B. 代偿间歇不完全

C. P′R 间期≥0.12 秒

D. 有提早出现的房性 P′波

E. 房性期前收缩下传的 QRS 波群形态多与窦性心律相同

30. 关于房室折返性心动过速（AVRT）的心电图和心电生理检查表现，下列叙述错误的是

A. QRS 频率 150 ~ 250 次/分，节律规则

B. 可见逆行 P′波，RP′间期一般 > 110 ~ 115 毫秒

C. 心电生理检查时，心动过速能被期前刺激诱发和终止

D. 房室正路顺传型 AVRT 时，QRS 波群宽大畸形和有 δ 波

E. 房室正路逆传型 AVRT 时，QRS 波群形态与时限均正常

31. 关于心房颤动的治疗原则，下列叙述错误的是

A. 所有房颤均应转为窦性心律

B. 所有心房颤动均用电击复律

C. 所有心房颤动均可选用普萘洛尔

D. 所有房颤均可应用洋地黄

E. 所有慢性心房颤动转复后，在一定时间内应服用药物以维持窦性心律

32. 心房颤动患者应立即电复律的情况有

A. 心房颤动经房室旁道下传时

B. 二尖瓣狭窄尚未纠正

C. 低血压
D. 心绞痛恶化
E. 急性心衰

33. 关于室性期前收缩，下列叙述正确的是
A. 具有完全的代偿间歇
B. 提前出现的宽大畸形 QRS 波
C. ST－T 波段与 QRS 波群主波相反
D. QRS 波前有相关 P 波
E. 室性期前收缩显著变形增宽，QRS > 160 毫秒，常强烈提示存在器质性心脏病

34. 房室正路逆传型 AVRT 患者应避免使用的治疗方法有
A. 刺激迷走神经
B. 静脉注射洋地黄
C. 静脉注射 β 受体拮抗剂
D. 静脉注射胺碘酮
E. 静脉注射普罗帕酮

35. 关于室性心动过速的病因，下列叙述正确的有
A. 心包炎、心脏肿瘤等均可发生室性心动过速
B. 洋地黄类药物可引起室性心动过速
C. 可发展为心室颤动
D. 低钾血症、高钾血症、低镁血症及碱中毒等为室性心动过速的原因
E. 长 QT 综合征、Brugada 征等是室性心动过速的常见症状，是心脏性猝死的高危病因

36. 产生折返的基本条件有
A. 传导异常，当心脏存在两个或多个部位的传导性与不应期各不相同的传导路径，相互连接形成一个闭合环
B. 其中一条通道发生单向传导阻断
C. 另一通道传导缓慢，使原先发生阻断的通道有足够时间恢复兴奋性
D. 原先阻断的通道再次激动，从而完成一次折返激动
E. 迷走神经和交感神经张力的改变产生了电不稳定

37. 常见的折返性心动过速有
A. 窦房结区域折返性心动过速
B. 房室交界区折返性心动过速
C. 心房内折返性心动过速
D. 房室折返性心动过速
E. 心室内折返性传导阻滞

38. 关于房室折返性心动过速和房室结折返性心动过速的临床表现，下列叙述正确的是
A. 心悸、焦虑、紧张、乏力
B. 心绞痛、心功能不全
C. 晕厥或休克
D. 心率 100～250 次/分，节律不规则
E. 突然发作、突然终止，持续时间长短不一

39. 关于下列室上性心动过速治疗的组合，叙述错误的是
A. 合并心肌病心衰者——胺碘酮静脉注射
B. 合并预激综合征旁路前传——维拉帕米静脉注射
C. 合并洋地黄中毒——电复律
D. 合并休克——普鲁卡因静脉注射
E. 合并冠心病心绞痛——普萘洛尔静脉注射

40. 典型的二度Ⅰ型房室阻滞的心电图表现，不包括
A. 心房率大于心室率
B. QRS 波群有脱落
C. PR 间期逐渐延长、RR 间期逐渐缩短
D. T 波倒置
E. PR 间期固定

41. 三度房室传导阻滞的心电图特点正确的有
A. P 波与 QRS 波群无关
B. P 波频率晚于 QRS 波群频率
C. PR 间期固定
D. 心房率快于心室率
E. QRS 波群形态取决于心室起搏点位置的高低

42. 冲动传导异常在临床上常表现为各种传导阻滞，包括
A. 窦房传导阻滞　　B. 房内传导阻滞
C. 室内阻滞　　D. 室外阻滞
E. 房室传导阻滞

43. 下列不符合一度窦房阻滞的心电图特征的是
A. 窦性 P 波形态不同
B. 很难与窦性心律不齐区分
C. PP 间期长短不一
D. P 波、QRS 波有脱漏
E. 常规心电图无法诊断

44. 下列属于二度Ⅱ型窦房阻滞的心电图特征的是
A. 窦性 PP 间期逐渐延长
B. 窦性 PP 间期逐渐缩短
C. PR 间期固定
D. 长的 PP 间期与短的 PP 间期之间不成倍数的关系
E. 长的 PP 间期与短的 PP 间期之间有成倍数的关系

45. 患者，女性，74 岁。有高血压病史，一直服用倍他乐克降压，心电图表现为心率 55 次/分，PR 间期 0.25 秒，P 波规律出现，无 QRS 波脱漏，心电图诊断为
A. 窦性心律不齐　　B. 窦性心动过缓
C. 一度房室传导阻滞　　D. 二度房室传导阻滞
E. 右束支传导阻滞

46. 二度Ⅱ型和高度以上房室传导阻滞伴何种情况者，应及时进行临时性或永久性心脏起搏治疗

A. 心房率过慢　　B. 心室率过慢
C. 血流动力学障碍　　D. 阻滞部位较高
E. 阿-斯综合征

47. 与4相阻滞有关的心律失常包括

A. 室上性期前收缩
B. 慢心率依赖性束支传导阻滞
C. 并行心律的传出阻滞
D. 4相阻滞引起的折返激动
E. 隐匿性传导

48. 病态窦房结综合征的病因包括

A. 累及窦房结本身的病变
B. 窦房结动脉的阻塞
C. 交感神经张力增高
D. 窦房结的功能性障碍
E. 窦房结周围神经与神经节或心房肌的病变

49. 冲动传导异常在临床上常表现为各种传导阻滞，其中较为多见的是

A. 窦房结性阻滞　　B. 房室阻滞
C. 室内阻滞　　D. 房性阻滞
E. 室外阻滞

50. 与3相阻滞有关的心律失常有

A. 窦房干扰现象　　B. 房室干扰现象
C. 隐匿性传导　　D. 房室传导裂隙现象
E. 阵发性房室传导阻滞

51. 下列选项中，哪些是窦性心律的心电图特征

A. P波在aVF导联直立
B. P波在aVR导联倒置
C. P波在V_5导联倒置
D. PR间期在0.12~0.20秒之间
E. P波在Ⅱ导联直立

52. 关于病态窦房结综合征的常规心电图表现，下列正确的是

A. 右束支传导阻滞　　B. 窦性停搏
C. 窦房传导阻滞　　D. 房室传导阻滞
E. 连续而显著的窦性心动过缓（<50次/分）

53. 完全性房室传导阻滞的心电图特点包括

A. PP间期和RR间期有各自的规律性
B. P波与QRS波群有传导关系
C. P波频率较QRS波群频率为快
D. 室性逸搏心律的QRS波群宽大畸形
E. 房室交界区逸搏心律的QRS波群形态与室性QRS波群相同

54. 经典型预激综合征患者发生猝死的高危因素有

A. 用普鲁卡因胺后预激波消失
B. 症状性心动过速病史
C. 多旁路
D. 家族性WPW综合征
E. 心房颤动时最短的旁路前传的RR间期<250毫秒

55. 预激综合征的长期治疗包括

A. 导管消融治疗
B. Ⅲ类抗心律失常药物治疗
C. β受体拮抗剂治疗
D. 洋地黄药物治疗
E. 钙通道阻滞剂（CCB）治疗

四、案例分析题

（1~5题共用题干）

患者，女性，50岁。胸闷、气短及下肢水肿2年，阵发性心悸1年。3天前因病情加重就诊。2年前，经超声和心电图等检查诊断为风湿性心脏病，二尖瓣狭窄并关闭不全及主动脉瓣关闭不全，心房颤动，左心房、左心室增大，心功能Ⅲ级。1年前接受了主动脉瓣和二尖瓣机械瓣置换术后一直口服胺碘酮、华法林。查体：血压120/70mmHg，心率150次/分。近3个月再发心悸，夜间阵发性呼吸困难伴下肢水肿。

1. 该患者首先应进行的检查是

A. CT检查　　B. 血生化
C. 胸部X线检查　　D. 12导联心电图
E. 超声心动图　　F. B超检查

2. 若患者的心电图显示Ⅱ、Ⅲ、aVF导联可见向下的锯齿波，而V_1锯齿波则向上。超声心动图提示左心房前后径45mm，左心室舒张期末径60mm，机械瓣未见瓣周漏。该患者应该诊断为

A. 心房颤动　　B. 房性心动过速
C. 室上性心动过速　　D. Ⅰ型心房扑动
E. 室性心动过速　　F. 心室颤动

3. 若患者X线片示肺淤血，夜间不能平卧，下肢水肿，应采取的主要处理措施是

A. 电复律
B. 利尿及补钾
C. 应用ACEI
D. 静脉注射洋地黄
E. 建议患者接受射频消融并做术前准备
F. 吸氧

4. 鉴于患者目前的情况，症状可能被Ⅰ型心房扑动掩盖，但消融成功后则可能会出现的心律失常是

A. 心房颤动

B. 室性心动过速
C. 房室结折返性心动过速
D. 房室折返性心动过速
E. 右房手术瘢痕性房性心动过速
F. 心室颤动

5. 术前应该告知患者，进行电生理检查和射频消融可能出现的结果有

A. Ⅰ型心房扑动消融成功且无其他心律失常
B. Ⅰ型心房扑动、瘢痕性房性心动过速均消融成功
C. Ⅰ型心房扑动、瘢痕性房性心动过速均消融成功，均无复发且患者不出现心房颤动
D. Ⅰ型心房扑动、瘢痕性房性心动过速均消融成功，无复发但患者出现心房颤动
E. 即使出现心房颤动也可消融，但成功率较低而风险较大
F. 即使出现心房颤动也可消融，风险较小，且成功率较高

（6～9 题共用题干）

患者，男性，52 岁。早晨跑步时突然意识丧失摔倒，头颅 CT 示多发梗塞灶，心脏超声见左房内有雾状团块，活动于左房与左室之间。

6. 该患者可能出现的心脏体征是

A. 心前区舒张期震颤
B. 心尖区 3/6 级收缩期杂音
C. 二尖瓣区舒张期杂音随体位而改变
D. 二尖瓣区全收缩杂音
E. 心脏杂音不恒定
F. 主动脉瓣区舒张期杂音

7. 该患者最可能的诊断是

A. 主动脉瓣狭窄造成昏厥发作
B. 风心病二尖瓣狭窄
C. 肺动脉瓣狭窄
D. 风心病房颤栓子脱落导致脑栓塞
E. 左房黏液瘤部分脱落导致脑栓塞
F. 心律失常

8. 关于该疾病的叙述，下列错误的是

A. 手术切除心房内团块
B. 尿激酶静脉溶栓
C. 手术治疗可复发
D. 有时呈家族显性遗传
E. 可阻塞三尖瓣、二尖瓣瓣口
F. 阻塞症状随体位变化而改变

9. 下列关于此症预后，叙述错误的是

A. 手术治疗效果良好
B. 少数患者手术后复发
C. 极少数患者病灶可恶变
D. 有可能发生昏厥或猝死
E. 大多数患者具有家族遗传倾向
F. 可发生体循环、肺循环栓塞

（10～13 题共用题干）

患者，男性，42 岁。反复阵发性心动过速史 12 年，每次心动过速突然发作，持续数十分钟至数小时，无明显诱因，可通过按压眼球或刺激咽部终止，无晕厥史。此次心动过速发作 1 小时而来医院就诊。查体：血压 100/70mmHg，心脏无扩大，心率 200 次/分，节律规则。

10. 该患者最可能诊断为

A. 阵发性室上性心动过速
B. 窦性心动过速
C. 心肌炎
D. 低血糖状态
E. 甲状腺功能亢进
F. 心力衰竭

11. 该疾病主要的发病机制是

A. 触发活动异常　　B. 折返机制
C. 自律性　　D. 阻滞及干扰
E. 冲动形成异常　　F. 传导性

12. 该疾病确诊需要进行的检查是

A. 超声心动图
B. 甲状腺功能检查
C. 运动平板试验
D. 血糖测试
E. 发作时描记心电图或进行食管电生理检查诱发
F. 心电图

13. 该患者若通过按压眼球或刺激咽部无法终止症状，可以采取的治疗方法是

A. 静脉注射维拉帕米　　B. 静脉注射地尔硫䓬
C. 静脉注射普罗帕酮　　D. 静脉注射腺苷
E. 行电复律　　F. 静脉注射洋地黄类药物

（14～16 题共用题干）

患儿，男，11 岁。运动时，突然短暂昏厥。发作时心电图示：未见 P 波，心室率 180 次/分，QRS 波宽大畸形，QRS 波的振幅和波峰方向围绕等电位线扭转，呈周期性改变。

14. 最有可能的诊断是

A. 室上性心动过速
B. 预激伴快速房颤
C. 阵发性室性心动过速
D. 尖端扭转型室性心动过速

E. 窦性心动过速伴右束支传导阻滞
F. 交界区心律

15. 患者意识恢复后心电图显示窦性心律，ST 段延长，QRS 为 0.46 秒。引起昏厥的可能原因为

A. 长 QT 间期综合征　B. 低钾血症
C. 高钾血症　D. 低钙血症
E. 血管迷走性昏厥　F. 癫痫

16. 下列治疗措施，正确的是

A. 服用抗硝酸酯类药物
B. 利尿治疗
C. 安装 ICD
D. 服用螺内酯
E. 避免服用延长 QT 间期的药物
F. 冠脉旁路移植

（17～19 题共用题干）

患者，男性，22 岁。突然发作心悸、头晕，烦躁不安，无黑矇，心率 160 次/分，就诊后心电图示 QRS 波时限 0.11 秒，刺激患者咽部使之呕吐，心率立即降为 76 次/分，节律规整。

17. 该患者可能的诊断是

A. 窦性心动过速　B. 交界性心动过速
C. 室上性心动过速　D. 心房颤动
E. 室性心动过速　F. 心房扑动

18. 该患者心悸缓解时，复查心电图 QRS 波起始部均可见粗钝的 delta 波，时限增宽为 0.12 秒。诊断为

A. 左束支传导阻滞　B. 右束支传导阻滞
C. 预激综合征　D. 室内传导差异
E. 左前分支传导阻滞　F. 室性心动过速

19. 对该患者的治疗叙述正确的是

A. 必须立即行射频消融术
B. 发作心动过速持续时间长，可使用抗心律失常药物转复窦性心律
C. 如心动过速不伴有血流动力学改变且发作不频繁可暂时不予治疗
D. 可以服用洋地黄治疗
E. 可使用维拉帕米
F. 发作心动过速可使用非同步直流电复律

（20～22 题共用题干）

患者，女性，61 岁。3 天前因呼吸困难入院，住院期间突发晕厥，自述 2 年前曾有广泛前壁心肌梗死病史。

20. 患者晕厥的最可能原因是

A. 一度房室传导阻滞　B. 二度房室传导阻滞
C. 三度房室传导阻滞　D. 心脏破裂
E. 心室颤动　F. 室性心动过速

21. 在没有其他检查的情况下，对该患者最有效的处理为

A. 电除颤　B. 口对口人工呼吸
C. 心脏按压　D. 气管插管
E. 静脉给多巴胺　F. 静脉给肾上腺素

22. 该患者经处理病情稳定，为防止再次晕厥，应进行的检查有

A. 心电图
B. 冠状动脉造影
C. 超声心动图
D. 心室晚电位
E. 24 小时心电监测（Holter）
F. 化验心肌酶

（23～26 题共用题干）

患者，男性，50 岁。1 小时前描记心电图诊断为心房扑动，心律规则，心室率 150 次/分，给予静脉注射毛花苷 C 0.4mg。现在心脏听诊心率为 75 次/分，心律规则。

23. 确定诊断时，最可靠的诊断依据是

A. 心电图　B. 颈静脉搏动图
C. 颈动脉搏动图　D. 心电图运动试验
E. 心电图信号平均技术　F. 化验心肌酶

24. 该患者经治疗后，心律最可能转变为

A. 恢复窦性心律
B. 心房扑动仍存在，治疗后发生不规则传导
C. 心房扑动仍存在，治疗后发生 2∶1 传导
D. 心房扑动仍存在，治疗后发生 4∶1 传导
E. 心房扑动仍存在，治疗后发生 3∶1 传导
F. 心房扑动仍存在，治疗后发生 5∶1 传导

25. 可用于减慢房扑之心室率的 β 受体拮抗剂有

A. 普萘洛尔　B. 阿替洛尔
C. 艾司洛尔　D. 美托洛尔
E. 维拉帕米　F. 普罗帕酮
G. 胺碘酮

26. 该患者考虑心率转复的情形有

A. 患者抗凝指标 INR 值 1.0～2.0
B. 患者抗凝指标 INR 值 2.0～3.0
C. 房扑持续时间少于 48 小时
D. 房扑持续时间少于 72 小时
E. 经食管超声未发现心房血栓
F. 心脏超声造影未发现心房血栓

（27～29 题共用题干）

患者，男性，24 岁。因发作性晕厥入院。入院后突发意识丧失。家族中有猝死史。查体：心率 188 次/分，血压 70/40mmHg。心律不齐，余无阳性发现。ECG 示：尖端扭转型室性心动过速。

27. 应尽快做的处理不包括

A. 迅速直流电复律　B. 静脉注射硫酸镁
C. 静脉补钾　D. 利多卡因静脉滴注
E. 胺碘酮静脉滴注　F. 心脏临时起搏

28. 经抢救后患者意识恢复，心电图示窦性心律，QT 间期为 580 毫秒。为明确诊断应完善的检查有

A. 超声心动图　B. Holter 检测
C. 运动试验　D. 冠状动脉造影
E. 基因检测　F. 心脏 MRI

29. 患者的长期治疗方案包括

A. β 受体拮抗剂　B. 永久起搏器
C. ICD　D. 奎尼丁
E. 普罗帕酮　F. 胺碘酮

（30～36 题共用题干）

患者，女性，60 岁。因反复活动后气促 1 年余，加重伴咳嗽 3 周入院。否认高血压、高血脂、糖尿病等病史。查体：体温 36.8℃，血压 136/80mmHg，呼吸 22 次/分；半卧位时颈静脉充盈，双中下肺散在湿啰音；心界左下扩大，左心室射血分数 35%，心率 90 次/分，律齐；肝界右侧肋缘下 4cm，软，轻微触痛；双下肢轻度凹陷性水肿。

30. 根据患者症状可以初步诊断为

A. 急性左心功能不全　B. 缺血性心脏病
C. 心肌病　D. 病毒性心肌炎
E. 肺部感染　F. 慢性充血性心力衰竭

31. 急诊胸部 X 线片提示肺淤血，心影增大。血常规提示白细胞计数正常，轻度贫血。给予呋塞米 20mg 静脉注射后症状有所缓解。为进一步明确诊断，应完善的检查有

A. 心电图　B. 冠状动脉造影术
C. 心脏 B 型超声　D. 心肌酶、肌钙蛋白
E. 纤维支气管镜检查　F. 活动平板运动心电图

32. 冠状动脉造影检查提示冠状动脉无狭窄。心脏 B 型超声提示为扩张型心肌病，二尖瓣重度反流，左心室舒张末内径 62mm，心肌酶正常。心电图示完全性左束支传导阻滞，频发室性期前收缩。目前进一步治疗的药物是

A. 螺内酯　B. 呋塞米
C. 卡维地洛　D. 贝那普利
E. 地高辛　F. 普罗帕酮

33. 患者住院过程中，在大便后突然倒地、抽搐，立即行心电图检查，诊断为右心室单形性室性心动过速，此时紧急处理措施为

A. 胺碘酮 150mg 静脉注射
B. 立即电复律
C. ICD 植入
D. 美托洛尔 15mg 静脉注射
E. 普罗帕酮 70mg 静脉注射
F. 吗啡 3mg 静脉注射

34. 患者经抢救后病情恢复平稳。查血电解质正常，地高辛浓度正常低限。为进一步预防上述心律失常，应选择的治疗措施

A. 心脏再同步化治疗（CRT）
B. 若经济条件差，口服胺碘酮
C. CRT－D
D. ICD 植入
E. 若经济条件差，口服索他洛尔
F. 若经济条件差，口服普罗帕酮

35. 患者不同意器械治疗，要求口服抗心律失常药物。出院后约半年时复诊，诉疲劳，双下肢乏力，无明显胸闷气短，无水肿，可平卧，食欲差，精神差。根据患者的症状，应考虑为

A. 心律失常（心动过缓）
B. 甲状腺功能异常
C. 心力衰竭加重
D. 电解质紊乱
E. 肝功能减退
F. 药物引起的常见反应

36. 经 Holter 检测排除心动过缓。甲状腺功能检查提示 T_3、T_4 降低，TSH 升高。肝、肾功能正常，血电解质正常。以下治疗措施中正确的是

A. 停用胺碘酮，换用索他洛尔
B. 建议患者接受器械治疗
C. 停用胺碘酮，卡维地洛逐渐加量
D. 小剂量甲状腺素替代治疗
E. 停用地高辛
F. 停用卡维地洛

（37～39 题共用题干）

患儿，女，3 岁。无昏厥病史，近期无发热。入幼儿园前体检：脉缓而规则，血压 90/60mmHg，心界无明显扩大，心率 44 次/分，有大炮音。

37. 该患儿最有可能的诊断是

A. 窦性心动过缓
B. 一度房室传导阻滞
C. 二度房室传导阻滞莫氏现象
D. 三度房室传导阻滞
E. 逸搏心律
F. 二度房室传导阻滞文氏现象

38. 该患儿出现心律失常的原因可能为

A. 电解质紊乱
B. 急性心肌炎
C. 急性心包炎
D. 急性心肌梗死
E. 先天性心脏传导系统缺损
F. 心肌退行性变

39. 对该患儿的治疗正确的是

A. 安装心脏起搏器　B. 口服洋地黄
C. 服用β受体兴奋剂　D. 服用氨茶碱
E. 服用硝酸酯类药物　F. 不必治疗

(40～44 题共用题干)

患者，男性，32 岁。因发作晕厥 1 次入院。查体无明显阳性体征。心电图示窦性心律，右束支传导阻滞，$V_{1\sim3}$导联 J 点抬高 2mm，ST 段下斜型抬高。经检查诊断为 Brugada 综合征。

40. Brugada 综合征的特征有

A. 右胸导联 $V_{1\sim3}$ST 段抬高、多变
B. 多形性室性心动过速
C. 心脏结构无明显异常
D. 发作性左束支阻滞
E. 心室颤动与晕厥的反复发作以及猝死
F. 心脏结构明显异常

41. Brugada 综合征中，钠离子通道基因（SCN5A）突变是

A. 常染色体显性遗传　B. X 连锁隐性遗传
C. X 连锁显性遗传　D. 常染色体隐性遗传
E. 非遗传性疾病　F. 染色体异常性疾病

42. Brugada 综合征的 ECG 特点是

A. 左前分支阻滞　B. 发作性右束支阻滞
C. $V_{1\sim3}$导联 ST 段抬高　D. $V_{1\sim3}$导联 ST 段降低
E. 发作性左束支阻滞　F. $V_{4\sim6}$导联 ST 段抬高

43. 下列选项中，对明确诊断意义不大的是

A. 脑电图
B. 心电图特征性改变
C. 家族心脏猝死史
D. 超声心动图
E. 家族成员有典型 ECG 改变
F. X 线检查

44. 下列药物中，可以应用的是

A. 西洛他唑　B. 奎尼丁
C. 普鲁卡因　D. 异丙肾上腺素
E. 普罗帕酮　F. 氟卡尼
G. 丙吡胺

答案和精选解析

一、单选题

1. C　心电图是诊断心律失常的主要手段，心电生理检查更加准确和先进，选项 C 正确。

2. A　连续 3 个以上的室性早搏构成室性心动过速，选项 A 正确。

3. D　室速可以影响心功能，可见于器质性心脏病患者，可整齐或者不整齐，可以有室性融合波，选项 D 正确，室上性心动过速按压颈动脉窦能停止发作。

4. B　室性心动过速时，QRS 宽大畸形。

5. B　QT 间期是指心电图上从 QRS 波起始到 T 波结束的时限，正常值是 0.36～0.44 秒，大于 0.44 秒就是 QT 间期延长。QT 间期延长的并发症中最严重的是尖端扭转型室性心动过速，可诱发心室颤动，有较高的致死率。

6. B　冠心病患者发生室性心动过速的机制主要为折返。折返激动可发生于心脏任何部位，是形成快速性心律失常的最重要的机制。绝大多数的室上性心动过速、多数的室性心动过速和期前收缩都是折返引起的。

7. E　高钾血症引起的心律失常可能有心搏骤停的危险，可以选用钙剂治疗，包括静脉注射 10% 的葡萄糖酸钙等。

8. E　房室交界区折返性心动过速中，房室结可功能性地纵向分离为快径和慢径，称为房室结双径路（有时甚至可分离为多径路），一般快径路的特征为传导速度快而不应期长，慢径路的特征为传导速度慢而不应期短，两者在匹配适当时，可组成折返径路而形成折返性心动过速。

9. D　非阵发性房室交界性心动过速通常能自行消失，假如患者耐受性良好。仅需密切观察和治疗原发疾病。治疗基础疾病后心动过速仍反复发作并伴有明显症状者，可选用β受体拮抗剂。洋地黄过量所致者应立即停药，补充钾盐以及给予利多卡因、苯妥英钠或β受体阻断药治疗。不应施行电复律。

10. D　房室结双径路是指：①β（快）路径传导速度快而不应期长；②α（慢）路径传导速度缓慢而不应期短。选项 A、B 正确。正常时事性冲动沿快径路下传，PR 间期正常。最常见的房室结内折返性心动过速类型是通过慢路径下传，快路径逆传，选项 C 正确，选项 D 错误。其发生机制为：当房性期前收缩发生于适当时间，下传时受阻于快径路（因不应期较长），遂经慢路径前向传导至心室，由于传导缓慢，使原先处于不应期的快路径获得足够时间恢复兴奋性，冲动经快路径返回心房，产生单次心房回波，若反复折返，便可形成心动过速，选项 E 正确。由于整个折返回路局限在房室结内，故称为房室结内折返性心动过速。

11. E 显性预激综合征发作室上性心动过速时，折返回路与顺向型者恰好相反，经旁路通道前向传导、房室结逆向传导，即逆向型房室折返性心动过速。逆向型房室折返性心动过速的折返环路顺序依次为心房、房室旁路、心室、房室结、心房。

12. D 房室结折返性心动过速的心电生理检查：在大多数患者能证实存在房室结双径路。最常见的房室结折返性心动过速是慢快型房室结折返性心动过速，快慢型房室结折返性心动过速的折返方向与慢快型正相反。另一类慢慢型房室结折返性心动过速的折返环为两条慢径路，心动过速时一条慢径前传，另一条慢径逆传。其他心电生理特征包括：①心房期前刺激能诱发与终止心动过速；②心动过速开始几乎一定伴随着房室结传导延缓；③心房与心室可不参与形成折返回路；④逆行激动顺序呈现向心性，即位于希氏束邻近的电极部位最早记录到经快径路逆传的心房电激动。

13. D 房室结折返性心动过速（AVNRT）和房室折返性心动过速（AVRT）常发生于无器质性心脏病患者，少数可由心脏疾病或药物诱发。房速多见于器质性心脏病患者伴心房肥大、慢性阻塞性肺疾病、心肌病、心肌梗死、低血钾及洋地黄中毒等患者。

14. A 对于反复发作的AVNRT和AVRT患者，目前不推荐长期药物治疗。导管消融治疗因其创伤小、见效快、根治率高而成为AVNRT和AVRT的首选治疗方法。Ⅰa类、Ⅰc类和Ⅲ类抗心律失常药物能有效减少AVNRT和AVRT的发作，部分经济条件有限而不能接受导管消融治疗的患者如果频繁发作，可选用这些药物预防心动过速复发。

15. B 在逆时针折返的典型心房扑动，界嵴和欧氏嵴作为屏障，靠前的梳状肌部分参与心房扑动折返环，呈逆钟向旋转，激动间隔部和左心房后部，激动经右心房前壁的梳状肌部分，顺界嵴进入欧氏嵴与三尖瓣间的慢传导峡部，然后回到冠状窦附近作为出口，形成折返环。在右心房下部，三尖瓣环和冠状窦口间是房扑折返环的关键部位，下腔静脉后侧、右心房的结合部和三尖瓣环形成缓慢传导峡部的入口，而冠状窦口和三尖瓣环构成峡部的出口。在顺时针典型心房扑动，折返环路与前者相同，只是激动呈顺钟向旋转。

16. D 房室结折返性心动过速（AVNRT）的心电图和心电生理检查表现：①QRS频率100～250次/分，节律规则。②QRS波群形态与时限均正常，但如心室率过快发生室内差异传导或窦性激动时，即有束支传导阻滞时，QRS波群可宽大畸形。③可见逆行P′波，常重叠于QRS波群内或位于其终末部。④心电生理检查时，心动过速能被期前刺激诱发和终止，RP′间期＜60～70毫秒，房室交界区存在双径路现象。后者表现为房室传导曲线中断，相同或相近速率（＜10毫秒）期前刺激时，出现长短两种SR间期，互差＞50毫秒。所以，选项D错误。

17. D 狭义的阵发性室上性心动过速特指房室结折返性心动过速和房室折返性心动过速，其中后者的发生与预激综合征密切相关。

18. A 心率250次/分，考虑可能是阵发性室上性心动过速，选项A正确。

19. C 室性心动过速的QRS波宽大畸形，但是室上性心动过速合并束支传导阻滞时QRS也可增宽；两种心动过速心电图均无P波；心功能不全可出现室性、房性多种心律失常；而室性夺获和室性融合波是室上性心动过速不具备的。

20. D 室上性心动过速具有突发突止、反复性的特点，发作时可首选兴奋迷走神经的方法终止心动过速。阵发性室性心动过速则首选同步直流电击复律。

21. C 室性心动过速如患者已发生低血压、心绞痛、休克、充血性心力衰竭或脑血流灌注不足等症状，应迅速施行电复律。同步电复律能迅速终止室速，改善血流动力学。洋地黄中毒引起的室速，不宜用电复律，应给予药物治疗。持续性室速患者，如病情稳定，可经静脉插入电极导管至右室，应用超速起搏终止心动过速。室速患者如无显著的血流动力学障碍，首先给予静脉注射利多卡因或普鲁卡因胺，同时静脉持续滴注。静脉注射普罗帕酮亦十分有效，但不宜用于心肌梗死或心力衰竭的患者，其他无效时，可选用胺碘酮静脉注射或改用直流电复律。压迫颈动脉窦可用于阵发性室上性心动过速的治疗。

22. A 室性心动过速的治疗原则：①立即终止室性心动过速的发作。②尽力消除诱发室性心动过速的诱因。③积极治疗原发病。④努力预防室性心动过速复发。⑤注意防治心脏性猝死。

23. C 阵发性室上性心动过速可用兴奋迷走神经的方法纠正。Valsalva动作、按压颈动脉窦等动作可使心动过速突然减慢至正常。

24. C 室性心动过速，低血压，血流动力学障碍，首选直流电复律。

25. D 房性心动过速心电图特征包括：①心房率通常为150～200次/分；②P波形态与窦性P波不同；③当房率加快时可出现二度Ⅰ型或Ⅱ型房室阻滞，呈现2∶1房室传导者亦属常见，但心动过速不受影响；④P波之间的等电线仍存在（与心房扑动时等电线消失不同）；⑤刺激迷走神经不能终止心动过速，仅加重房室阻滞。故答案D是错误选项。

26. E 2012年ESC心房颤动诊疗指南将房颤分为以下5种。①首次诊断的房颤：首次出现房颤的每位患者都视为首次诊断的房颤患者，无论房颤的持续时间或是否存在房颤相关症状及严重程度。②阵发性房颤：能够自发终止的房颤，通常房颤持续发作≤1 周。③持续性房颤：房颤持续超过7 天或需要药物或直流电复律转复的房颤。④长期持续性房颤：房颤需采取控制策略时已超过 1 年或更长时间。⑤永久性房颤：经药物或电复律治疗难于复律或即使复律但难以维持窦性心律的房颤。房颤类型不包括紊乱性房颤。

27. E　心房颤动（AF）简称房颤，是临床上最常见的持续性心律失常，60 岁以上人群中发生率为 1%，且随年龄而增加。

28. C　持续性心房颤动是指持续 7 天以上的心房颤动。

29. B　上述心脏疾病均可能发生心房颤动，最常见于风湿性心脏病二尖瓣狭窄。

30. E　心房颤动诊断并不困难，根据临床症状和体征可以初步诊断，房颤发作时的心电图是确诊的依据。如果发作频繁持续时间短暂者可进行动态心电图检查确诊。

31. D　房颤是慢性阻塞性肺疾病患者经常发生的心律失常，此时应注意纠正低氧、酸中毒、电解质紊乱，可应用非二氢吡啶类钙通道阻滞剂控制心室率，如果房颤所致血流动力学不稳定可采用电复律。

32. B　房颤时，使用洋地黄类药物主要是控制心室率。

33. A　发作时心室率不快且无症状的阵发性心房颤动患者，可以暂不予以治疗。发作时心室率快的，宜按心率增快和影响循环功能的程度，选用 β 受体拮抗剂、维拉帕米或洋地黄制剂。

34. D　房室结折返性心动过速（AVNRT）慢－快型表现心动过速可由心房程序电刺激引发期前收缩反复诱发和终止；心动过速发作时多伴有 AH 间期的突然延长；心房程序刺激时有房室传导的“跳跃现象”，表明存在房室结双径路；由于折返环路位于房室结内，心房和心室本身并不参与折返环路形成，因此心动过速时心房和心室可表现为 2∶1 房室传导阻滞；心室刺激显示逆行激动顺序正常，逆传的最早心房电活动位于房室结和希氏束区域。快－慢型 AVNRT 在心内电生理检查时表现为房室结逆传跳跃现象，RP 间期大于 PR 间期，这时需要与房性心动过速以及慢旁路参与的房室折返性心动过速相鉴别。所以，选项 D 错误。

35. B　腺苷可以通过阻断房室结传导，导致激动由旁路下传，从而展开室上性心动过速终止后搏动的预激波形。

36. D　如果心动过速时，一个或多个室性期前刺激提前希氏束激动 60 毫秒以上而不改变心房激动时间，支持房速的诊断。

37. D　早搏提前窦性激动出现，节律不齐；二度Ⅰ型房室传导阻滞 QRS 波有脱落，听诊心律不齐；心房纤颤时心室率绝对不齐；三度房室阻滞听诊节律整齐，但心室率往往缓慢。

38. C　心房扑动（AFL）简称房扑，是一种常见的快速性房性心律失常，多为阵发性，每次发作历时数分钟至数小时，有不稳定的倾向，可恢复至窦性心律或发展为房颤。少数为持续性，可持续数月或数年。阵发性房扑可发生于无器质性心脏病者。持续性房扑大多发生在各种器质性心脏病，其中最主要病因是风湿性心脏病（二尖瓣狭窄）与冠心病。按摩颈动脉窦能增加房室传导阻滞，使房扑的心室率突然减慢；停止按摩后又恢复至原先心室率水平。心电图表现为 QRS 波群形态正常，伴室内差异性传导、束支传导阻滞或预激综合征时，QRS 波群增宽、畸形。传导比例以偶数多见，奇数少见。

39. D　逆钟向房扑心电图表现为Ⅱ、Ⅲ、aVF 导联正向 F 波和 V_1 导联负向 F 波。

40. A　房颤的 f 波频率多在 350～600 次/分，心室率极不规则。房颤存在第一心音常强弱不等，脉搏短绌等体征。房颤未接受药物治疗、房室传导正常者，心室率通常在 100～160 次/分。

41. E　由于洋地黄制剂在发挥强心作用的同时可对房室交界区传导起负性作用。同时可缩短房室间旁路的不应期，使心室率加快，因此在预激综合征伴有心房颤动时使用洋地黄制剂，可使患者的心室率加快，故不宜选用。所以，选项 E 符合题意。对快速心房颤动，特别是伴有心力衰竭的快速心房颤动，洋地黄制剂可列为首选药物。急性心肌梗死伴有快速室上性心动过速在其他药物治疗效果不佳时，洋地黄类制剂仍为选用药物之一，但应适当控制剂量。

42. B　急性心肌梗死并发的各种心律失常以室性心律失常最多见。频发的室性期前收缩、短阵性室性心动过速、多源性室性期前收缩或出现 R on T 现象，常是心室颤动的先兆。

43. B　室性期前收缩是洋地黄中毒常见的心律失常，以频发多源性室性期前收缩呈二联律最常见。

44. E　洋地黄中毒的临床表现：①心外表现，主要为胃肠道症状和神经精神症状，如厌食、恶心、呕吐、疲乏、失眠、视物模糊、黄视等。②心脏表现，主要为心力衰竭的加重和出现各种类型的心律失常。快速房性心律失常伴有传导阻滞，是洋地黄中毒的特征性表现。

45. C　洋地黄中毒常见的原因为低钾血症，所以除停用洋地黄外，应首先考虑补充钾盐，选项 C 正确。

46. D　心室夺获和室性融合波对于诊断室性心动过速提供重要证据，选项 D 正确。

47. B　室性期前收缩二联律一般出现在器质性心脏

病患者中，而其他几类心律失常在正常人中均可出现。

48. C　若激动只能沿一个方向传导而不能逆向传导，则称为单向传导阻滞，单向传导阻滞是发生折返激动的病理基础，选项 C 正确。

49. D　阵发性房颤常能够自行终止，治疗原则是预防复发，急性发作时可静脉使用洋地黄类药物、β 受体拮抗剂或钙通道拮抗剂控制心室率。

50. E　该房扑患者药物治疗无效，应行电复律恢复窦性心律，延缓心衰进展。

51. E　阵发性室上性心动过速发作时按摩颈动脉窦，可以刺激迷走神经使心率减慢，终止室上速。颈动脉窦是压力感受器，按摩时会反馈性引起血压下降。

52. D　室性心动过速的电生理检查的临床应用可以明确诊断，阐述室性心动过速的机制，终止心动过速，并可以确定心动过速起源点，指导导管消融治疗。心内电生理检查对判断室性心动过速严重程度及预测猝死的危险程度具有重要意义。

53. C　自律性房性心动过速可通过导管消融心动过速的起源点达到根治的目的。

54. B　洋地黄治疗心房扑动可加重房室传导阻滞以减慢房扑心室率。若单独应用洋地黄未能奏效，可以联合应用 β 受体拮抗剂或钙通道阻滞剂控制心室率。

55. D　心律失常中冲动形成异常包括：①窦性心律失常；②异位心律：被动性异位心律：逸搏及逸搏心律；主动性异位心律：期前收缩（如室性早搏）、阵发性心动过速与非阵发性心动过速、心房扑动、心房颤动、心室扑动、心室颤动。

56. D　折返机制和自律性与触发活动异常是室上性心动过速主要的发病机制，绝大多数室上性心动过速的机制为折返机制，而房速则以自律性或触发活动机制多见。

57. C　典型房扑即峡部依赖性房扑，折返环位于右心房，心房率常在 240 ~ 350 次/分，依照激动的传导方向又分为顺钟向房扑和逆钟向房扑。顺钟向房扑心电图表现为Ⅱ、Ⅲ、aVF 导联负向 F 波和 V_1 导联正向 F 波；逆钟向房扑心电图表现与之相反。

58. D　窦性心动过速是指成人的窦性心律在 100 次/分以上时的状况。

59. D　期前收缩按发生部位分为窦性、房性、交界性和室性四大类。其中室性期前收缩（简称室早）最常见也最为重要，房性和交界性次之，窦性期前收缩极为罕见。

60. A　风湿性心脏病二尖瓣狭窄血流动力学障碍的结果是左心房扩大，右心室肥厚扩大，左房压升高，故最常发生的是房性心律失常，尤以心房颤动最常见，选项 A 正确。

61. C　特发性房速首选导管消融治疗，选项 C 正确，消融无效时可选用 β 受体拮抗剂、普罗帕酮或胺碘酮。

62. E　阵发性室上性心动过速的心率通常在 150 ~ 250 次/分，节律规整；突然发作突然终止；刺激迷走神经（如颈动脉窦按摩、按压眼球、咽喉刺激、屏气等）可终止阵发性室上性心动过速。

63. D　阵发性心房扑动，心室率在正常范围者，可暂不予治疗，选项 D 正确。

64. C　直流电复律和除颤是治疗室扑和室颤的首选措施，因此选项 C 正确。其他四项也是室扑和室颤的治疗措施，但不是首选治疗措施。

65. E　冠心病、扩张型心肌病 90% 以上患者可出现室性期前收缩。二尖瓣脱垂患者常见频发和复杂的室性期前收缩。室性期前收缩在心电图上的特征表现是提前出现的宽大畸形 QRS 波，时限 > 120 毫秒；其前无相关 P 波；ST - T 波段与 QRS 波群主波相反。绝大部分室性期前收缩具有完全的代偿间歇。室性期前收缩显著变形增宽，QRS > 160 毫秒，常强烈提示存在器质性心脏病。

66. B　心房颤动的心电图可表现为心室律绝对不规则，其余各项均无心室律绝对不规则表现。

67. A　心房颤动的心电图可表现为：P 波消失，代之以形态、振幅、间距绝对不规则的房颤波（F 波），频率为 350 ~ 600 次/分，以 V_1 导联最为明显。QRS 波群通常形态正常，但振幅并不一致；伴室内差异性传导、束支传导阻滞或预激综合征时，QRS 波群增宽、畸形。

68. A　心房颤动发作与预激有关者，射频消融可达到根治目的。对有显著症状而药物治疗无效者，可以采用房室交界区改良或消融术造成房室传导阻滞，然后植入永久性起搏器（如 VVI 或 VVIR）。其他治疗方法包括外科心房迷宫手术、植入式心房自动除颤器（IAD）、心房起搏治疗和导管消融治疗等。

69. B　非同步直流电除颤术的适应证包括心搏骤停、心室颤动的抢救治疗。

70. D　房性期前收缩一般不需治疗，应去除诱因与病因，选项 D 正确，伴有缺血或心衰的房性期前收缩，随着原发因素的控制往往能够好转。

71. E　生理性窦速的治疗首先要寻找病因，针对病因治疗。β 受体拮抗剂用于情绪激动或焦虑所致的症状性窦速十分有效，用于治疗 AMI 后的窦速可改善预后，也可用于慢性心衰所致的窦速，以改善症状和预后；对症状性甲亢患者应联合使用 β 受体拮抗剂和抗甲亢药物。伴有症状的甲亢患者对 β 受体拮抗剂禁忌时，可用非二氢吡啶类钙通道阻滞剂如地尔硫䓬或维拉帕米替代。因此选项 E 的叙述是错误的。

72. E　先天性心脏病的室性期前收缩可产生于原发的心脏损害或心脏手术损伤，多见的心脏原因是法洛四联症。

73. C　室颤是导致心源性猝死的严重心律失常，也是临终前循环衰竭的心律改变。

74. D　心室颤动查体可发现心音消失，脉搏触不到，血压测不出。如不及时抢救，随之呼吸、心脏停搏。

75. E　直流电复律和除颤是治疗室扑和室颤的首选措施，选项 E 正确。

76. A　房性紊乱性心动过速（CAT）又称多源性房性心动过速，其心电图和心电生理检查表现如下：①房性 P′波频率 100～130 次/分。②有 3 种或 3 种以上形态不同的 P′波，且 P′波之间有等电位线。③P′P′、P′R、RR 间距不规则，部分 P′波不能下传心室。④心电生理检查时，房性期前刺激不能诱发或终止。

77. B　多数房室结折返性心动过速患者呈短暂发作后能自行终止或用刺激迷走神经的方法后终止。常用的刺激迷走神经方法有颈动脉窦按摩（切忌双侧同时按摩）、Valsalva 动作、刺激咽喉、将面部浸没于冷水等。压迫眼眶无迷走刺激的作用。

78. C　心房颤动的 f 波频率多在 350～600 次/分。心房颤动的临床表现：①症状。心房颤动的症状取决于发作时的心室率、心功能、伴随的疾病、房颤持续时间以及患者感知症状的敏感性等多种因素。大多数患者有心悸、呼吸困难、胸痛、疲乏、头晕和黑矇等症状，心房利钠肽的分泌增多还可引起多尿。部分房颤患者无任何症状，而在偶然的机会或者当出现房颤的严重并发症如卒中、栓塞或心力衰竭时才被发现。同一患者即可存在症状性房颤发作也可发生无症状性房颤。②体征。心房颤动发作时听诊第一心音强度变化不定，心律极不规整，具有一定的特征性，但心房颤动的听诊特点也可见于频发多源房性期前收缩。当心室率过快时，心室搏动减弱以致未能开启主动脉瓣，或因动脉血压波太小，未能传导至外周动脉而表现为脉搏短绌。所以，选项 C 的叙述是错误的。

79. E　心室扑动及颤动一旦发生，可出现阿－斯（Adams－Stokes）综合征，表现为意识丧失、抽搐、呼吸停顿继而死亡，体检发现心音消失，脉搏触不到，血压测不出。如不及时抢救，随之呼吸、心脏停搏。

80. C　房性自律性心动过速（AAT）的心电图和心电生理检查表现：①房性 P′波频率 100～200 次/分，发作初期频率渐趋稳定（温醒现象）。②P′波与窦性 P 波形态不同，取决于异位兴奋灶的部位。③P′R 间期≥120 毫秒，发生房室阻滞时不能终止房速发作。④QRS 形态和时限多与窦性相同。⑤心电生理检查时，房性期前刺激不能诱发或终止 AAT。

81. D

82. D　窦性心律失常包括窦性心动过速、窦性心动过缓、窦性心律不齐、窦性停搏。选项 D“窦房传导阻滞”属于冲动传导异常的类型。

83. E　室性心动过速发作时少数室上性冲动可下传心室，产生心室夺获，表现为 P 波后提前发生一次正常的 QRS 波群。当心室被部分夺获时，即可产生室性融合波，表现为 QRS 波群形态介于窦性与异位心室搏动之间。心室夺获与室性融合波的存在是确立室性心动过速诊断的最有力的心电图证据。

84. D　未引起血流动力学障碍的室性心动过速可静脉应用利多卡因或普鲁卡因胺等药物治疗，无效时可采用直流电复律。但当出现血流动力学障碍时应迅速进行直流电复律。

85. E　反复性室性心动过速常由室性期前收缩激发，是以室性反复搏动开始而形成的连续折返，常呈短阵发作方式，与窦性心律交替出现，选项 E 正确。

86. D　三度房室传导阻滞：又称完全性房室传导阻滞，心房与心室分别由两个不同的起搏点激动，各保持自身的节律，心电图上表现为：P 波与 QRS 波毫无关系（PR 间期不固定），心房率快于心室率。故三度房室传导阻滞房室完全分离。

87. A　一度房室传导阻滞时 QRS 波无脱落，心房率与心室率相同，只是 PR 间期延长。

88. E　平均心室率 <55bpm，大于 1500 毫秒的长 RR 间期反复出现（至少 3 次），交界区或室性逸搏反复出现，提示可能存在房颤伴二度房室传导阻滞。

89. A　急性下壁心肌梗死常有房室结供血障碍，从而容易导致房室传导阻滞，选项 A 正确。

90. C　房室传导阻滞的生理性原因：一度和二度Ⅰ型房室传导阻滞可见于健康人，与迷走神经张力增高有关。病理性原因：如冠心病、心肌炎、心肌病、急性风湿热、药物中毒、手术损伤、电解质紊乱、结缔组织病和原发性传导束退行性变等。

91. D　窦房传导阻滞按阻滞程度的轻重可分为一度、二度和三度窦房传导阻滞。但由于体表心电图不能显示窦房结电位，故不能明确诊断一度窦房传导阻滞。

92. B　二度Ⅱ型窦房传导阻滞即莫氏Ⅱ型窦房阻滞，其特点为一系列连续出现的 P 波中，多数 PP 间期相等，但间歇性发生 P 波脱漏，而出现长的 PP 间期。其长 PP 间期等于短 PP 间期的 2 倍或整倍数。

93. B　二度Ⅰ型房室传导阻滞的心电图表现：①P 波规律出现；②PR 间期逐渐延长，直到 P 波下传受阻，脱落 1 个 QRS 波群。最常见的房室传导比例为 3∶2 和 5∶4。

94. D　二度Ⅱ型房室传导阻滞：①PR 间期恒定，时限多正常或延长，部分 P 波后无 QRS 波群；②如 QRS 波群正常，阻滞可能位于房室结内；若 QRS 波群增宽，形态异常时，阻滞位于希氏束－浦肯野系统。

95. D 窦房传导阻滞按阻滞程度的轻重可分为一度、二度和三度窦房阻滞，但由于体表心电图不能显示窦房结电位，不能明确诊断一度窦房阻滞。二度窦房阻滞可分为两种类型：①二度Ⅰ型窦房阻滞：即莫氏Ⅰ型或文氏型窦房阻滞。其特点为一系列连续出现的P波中，PP间期依次逐渐缩短，直至发生一次P波脱漏，而出现长的PP间期，如此周而复始。其长PP间期短于PP间期的2倍。②二度Ⅱ型窦房阻滞：即莫氏Ⅱ型窦房阻滞。其特点为一系列连续出现的P波中，多数PP间期相等，但间歇性发生P波脱漏，而出现长的PP间期。其长PP间期等于短PP间期的2倍或整倍数。三度窦房阻滞时的心电图特点为：P波消失，出现逸搏心律。

96. B 窦性停搏主要与二度Ⅱ型窦房传导阻滞鉴别，后者所致的长PP间期是基本窦性PP间期的简单倍数。

97. A 二度Ⅱ型与三度房室传导阻滞（完全性房室传导阻滞）如心室率不慢、无症状者可不急诊处理；如心室率过慢，伴有血流动力学障碍，甚至有阿－斯综合征发作者，应给予异丙肾上腺素（1～4μg/min）静脉滴注，维持心室律，并及早给予临时性或永久性心脏起搏治疗。阿托品（0.5～2.0mg）静脉注射仅适用于阻滞位于房室结者，对阻滞部位较低者无效。

98. D 三度窦房传导阻滞的心电图上不出现P波，难于与窦性停搏相区别，也无法做出诊断。

99. D 心室夺获可用于帮助诊断室性心动过速。

100. B 完全性房室传导阻滞因心率较慢，导致血压低引起脑供血不足，而产生晕厥。

101. E 心动过缓－心动过速综合征简称慢－快综合征。表现为心动过缓－心动过速综合征的病态窦房结综合征患者，最好选用安置按需型人工心脏起搏器。异丙肾上腺素、阿托品、氨茶碱等药物可作为安置心脏起搏器前的过渡治疗，长期应用效果不佳。

102. C 二度Ⅱ型房室传导阻滞伴宽QRS波常提示阻滞水平在房室结以下，进展为三度房室传导阻滞风险高，应行心脏起搏。

103. C 三度房室传导阻滞也称完全性房室传导阻滞，选项C正确。

104. D 一度房室传导阻滞时，心律正常而整齐，从二度以上房室传导阻滞开始出现心律不齐，甚至心搏脱漏。

105. C 测定最后一次起搏的心房激动到第一次自发的窦性恢复引起心房激动的间期称为窦房结恢复时间（SNRT）。因为自发性窦性心律影响SNRT，故从测定的SNRT减去起搏前窦性周期时限得到校正的SNRT（CSNRT）正常值SNRT＜1500毫秒，CSNRT＜500毫秒。

106. A 洋地黄的不良反应有房室传导阻滞，故不宜用于治疗高度房室传导阻滞。

107. A 完全性房室传导阻滞合并频发室性期前收缩或阵发性室性心动过速，为便于使用抗心律失常药物，可安装预防性心室临时起搏器。

108. A 窦性心动过缓常发生于健康的青年人、运动员、体力劳动者及睡眠时。心内外疾患如颅内压增高、低温、甲状腺功能减退症、黄疸、窦房结病变、冠心病等以及应用洋地黄、β受体拮抗剂与利血平等药物也可引起窦性心动过缓。贫血时多见正常心率或窦性心动过速。

109. B 窦性停搏的功能性原因如迷走神经张力增高或颈动脉窦过敏等。选项C、D、E均属于窦性停搏的器质性原因。

110. D 心律失常是洋地黄中毒的主要心脏表现，当发生快速性心律失常而无传导阻滞时，如室性期前收缩、心动过速等可给予氯化钾静脉滴注作为治疗手段。高血钾可加重完全性心脏传导阻滞，甚至出现心脏停搏。

111. E 病态窦房结综合征（SSS）简称病窦综合征，也称为窦房结功能不全，是由窦房结及其邻近组织病变引起窦房结起搏功能和/或窦房传导功能障碍，从而产生多种心律失常和临床症状的一组综合征。当合并快速性心律失常反复发作时，称心动过缓－心动过速综合征，简称慢－快综合征。

112. A 患者心率＜60次/分，符合窦性心动过缓的临床表现。窦性心动过缓正常变异者，无须治疗。

113. E 急性下壁心肌梗死最容易引起房室传导阻滞。急性下壁心肌梗死可使房室传导通路中断而引起房室传导阻滞。

114. E 冲动传导异常包括窦房传导阻滞、房内传导阻滞、房室传导阻滞、束支或分支阻滞（左、右束支及左束支分支传导阻滞）或室内阻滞，因此选项E正确。选项A、B、C、D均属于冲动形成异常的类型。

115. B 病态窦房结综合征的临床表现轻重不一，可呈间歇性发作。多以心率缓慢所致脑、心、肾等脏器供血不足症状为主要症状。轻者表现为乏力、头晕、眼花、失眠、记忆力差、反应迟钝或易激动等，严重者可引起短暂黑矇、近乎晕厥或阿－斯综合征发作。部分患者合并短阵性室上性快速心律失常发作，又称慢－快综合征。血压升高不是病态窦房结综合征的临床表现。

116. D 当A型WPW综合征中Ⅱ、Ⅲ和aVF导联的delta波是负向时，这提示旁路位于左后间隔。在这些导联中，delta波向下偏移，表示激动通过旁路传导到达心室的时间比通过正常的房室传导系统更快。根据电极的位置和观察角度，这种delta波的负向偏移与左后间隔的旁路位置相关联。

117. C 预激综合征是房室间传导途径异常的心律失常，是指心房的冲动使整个心室或心室的某一部分提前激动，或心室的冲动使整个心房或心房的某一部分提前激动。选项 A、B、D 均属于冲动传导异常的心律失常。

118. A　WPW 综合征即经典型预激综合征，属于显性房室旁路。

119. D　预激综合征是因在心脏正常房室传导系统之外存在附加传导束（旁道）而引起的心脏传导异常与心动过速。当房室之间存在除房室结以外的具有快速传导特性的异常传导通路（房室旁路）时，心房冲动可经该异常通路提前激动（即所谓的预激）局部心室肌甚至整个心室肌。

120. D　预激综合征多无器质性心脏病，少数伴发于先天性心脏病，如三尖瓣下移畸形、二尖瓣脱垂与心肌病等。所以，预激综合征的病因一般不包括心肌梗死。

121. B　预激综合征的解剖学基础是房室旁路，心内电生理检查可直接诱发刺激或直接检查发现房室旁路，对诊断最有价值。

122. D　经典型预激综合征的心电图表现：①PR 间期<0.12 秒。②QRS 波群增宽，时限≥0.12 秒。③QRS 波起始部有预激波（δ 波）。④PJ 间期一般正常（≤0.27 秒）。⑤继发性 ST－T 改变。

123. A　预激综合征合并心房颤动的治疗药物可以选择延长旁路通道与房室结不应期的药物，如Ⅰa 和Ⅰc 类抗心律失常药，最有效的根治手段是射频消融手术。

124. C　预激综合征发生的心动过速为室上性心动过速。

125. C　房室旁路典型预激综合征心电图特点：①窦性心搏 PR 间期短于 0.12 秒；②某些导联的 QRS 波群超过 0.12 秒，QRS 波群起始部分粗钝（称 δ 波），终末部分正常；③ST－T 波呈继发性改变，与 QRS 波群主波方向相反。根据心前区导联 QRS 波群的形态，以往将预激综合征分成两型，A 型在 V_1 导联上 QRS 主波均向上，预激发生在左室或右室后底部；B 型在 V_1 导联 QRS 波群主波向下，V_5、V_6 导联向上，预激发生在右室前侧壁。

126. E　预激综合征患者发作经旁道前传的房扑与房颤，可伴极快的心室率而导致严重血流动力学障碍，应立即行电复律给予电除颤治疗。药物宜选择延长旁路不应期的药物，如Ⅰa（普鲁卡因）、Ⅰc（普罗帕酮）或Ⅲ类（胺碘酮、伊布利特）等。洋地黄、钙通道阻滞剂和 β 受体拮抗剂等通常用于减慢房室结传导的药物，并不能阻断旁道传导，甚至可加速旁道传导，从而加速预激综合征合并房颤的心室率，甚至诱发室颤，因而不主张应用。

127. D　预激综合征容易发生阵发性室上性心动过速，折返环包括心房、房室结、心室和旁道，因此称为房室折返性心动过速。

128. C　该患者为老年男性，既往冠心病病史，突发心悸、胸闷，P 波消失，代之以不规则小 f 波，频率平均为 380 次/分，QRS 波间隔极不规则，考虑诊断是心房颤动。心房颤动的心电图特征包括：①P 波消失，代之以小而不规则的基线波动，形态与振幅均变化不定，称为 f 波；频率为 350～600 次/分：②心室率极不规则；③QRS 波形态通常正常，当心室率过快，发生室内差异性传导，QRS 波增宽变形。

129. A　该患者最可能诊断为早期复极综合征。患者胸痛表现及持续时间与心绞痛不符，服用硝酸甘油后缓解时间过长，心电图胸前导联普遍的 ST 段抬高 0.2mV 左右，T 波直立而两肢对称，表现符合早期复极综合征，选项 A 正确。

130. C　心房扑动的心电图特征包括：①窦性 P 波消失，代之以振幅、间距相同的有规律的锯齿状扑动波，称为 F 波，扑动波之间的等电线消失，频率常为 250～350 次/分；②心室率规则或不规则，取决于房室传导比例是否恒定，房扑波多以 2∶1 及 4∶1 交替下传。该患者心动过速，心率 150 次/分，律齐，按压颈动脉窦后心率突然减慢至 75 次/分，但运动后又增快至 150 次/分，诊断最可能是心房扑动 2∶1 房室传导。

131. D　根据患者心悸突然发作、突然终止，心率 200 次/分，心律绝对规则，考虑诊断为阵发性室上性心动过速。

132. E　阵发性室上性心动过速心电图表现为：心室率 150～250 次/分，心室律规则，QRS 波群形态与时限一般正常，可见逆行 P 波，发作特点：突发突止，刺激迷走神经或颈动脉窦按摩可终止发作。

133. E

134. D　对于频繁发作阵发性室上性心动过速，或具备基础心脏疾病，并发阵发性室上性心动过速时，出现血流动力学紊乱的患者，应积极进行射频消融治疗，消除房室旁道或房室结内双径路，根治阵发性室上心动过速，以避免阵发性室上性心动过速反复发作，导致血流动力学紊乱，而引发不良并发症，因此选项 D 正确。

135. C　该患者最可能诊断为心房扑动。心房扑动心电图表现为：正常 P 波消失，代之以连续的大锯齿样的扑动波（F 波），F 波之间等电位线消失，在Ⅱ、Ⅲ、aVF 或 V_1 导联上最明显，典型房扑的 HR 通常为 250～300 次/分，但该患者的 HR 只有 150 次/分，意味着存在房室传导阻滞的情况。

136. E　该患者可能诊断为阵发性室性心动过速。室性心动过速的心电图特征：①3 个或以上的室性期前收缩连续出现。②QRS 波群时限超过 0.12 秒，ST－T 波方向与 QRS 波群主波方向相反。③心室率通常为 100～250 次/分，心律规则，但亦可略不规则。④房室分离。⑤心室夺获与心室融合波。心室夺获与室性融合波的存在对确立室性心动过速诊断提供重要依据。室性心动过速有的症状不明显，有的可出现心悸、胸闷、胸痛、黑矇、晕厥。节律多较规则，也有的不绝对规则，第一心音强弱不等。动态心电图可以记录短阵性室性心动过速发作，尤其对反复晕厥的患者更有重要意义。

137. C 根据心电图，该患者可能诊断为心房颤动。心房颤动的心电图表现为：P 波消失代之以振幅、形态、节律不一的 f 波，频率为 350～600 次/分，f 波可以相当明显，类似不纯心房扑动，也可以纤细而难以辨认。R－R 间距绝对不规则。患者一般有病理和生理传导性异常，有时可与其他类型的心律失常并存，如期前收缩、阵发性室上性或室性心动过速，以及各种房室传导阻滞等，而使心电图表现不典型。

138. D 心前区疼痛伴晕厥考虑是由于心肌缺血导致心律失常，而室性心动过速更易导致低心排血量、脑缺血发生晕厥，因此该患者晕厥最可能的原因是选项 D“阵发性室性心动过速”。

139. D 该患者出现室性心动过速，首选的治疗尽快使用同步直流电复律的方法，可以将室性心动过速，转化为窦性心律。在不能电复律的情况下，也可以选择胺碘酮静脉注射终止心动过速发作，心肌梗死导致的室速可以首选利多卡因静脉注射治疗。

140. C 据统计，非瓣膜性房颤发生脑栓塞的机会较无房颤者高出 5～7 倍，选项 C 正确。

141. D 根据患者病史，快心室率房颤，有高血压、慢性充血性心衰，CHA2DS2－VASc 评分 5 分，血栓栓塞风险高危。既往未接受规律抗凝治疗，有抗凝治疗指征。未规范抗凝治疗的情况下，直接电复律或者胺碘酮等药物复律反而可能增加心房内栓子脱落的风险，应先用 β 受体拮抗剂和地高辛控制心室率，然后进行抗凝治疗，选项 D 正确。

142. E 患者有心肌梗死史，胸骨后疼痛伴晕厥应考虑是心肌缺血导致电不稳定所致阵发性室性心动过速，从而导致低心排血量、脑缺血，从而发生晕厥，选项 E 正确。

143. C 房颤患者应用洋地黄后心室律突然转为慢而绝对规则，可能出现了完全性房室传导阻滞，为洋地黄中毒表现，选项 C 正确。

144. E 房扑伴极快心室率、血流动力学障碍者，首选直流电复律，终止房扑安全、有效。已知该患者药物治疗无效，故最好的治疗方法是直流电复律，选项 E 正确。

145. D 阵发性室上性心动过速多突发突止，为窄 QRS 波群心动过速，心律齐整，部分患者可通过兴奋迷走神经的动作（Valsalva 动作，颈动脉窦按摩等）终止，选项 D 正确。

146. B 快速而规则的室性异位心律，但不能辨认 QRS 波及 ST 段和 T 波是心室扑动的心电图特征，选项 B 正确。

147. B 在室性心动过速的心电图特征中，心室夺获与室性融合波的存在对确立室性心动过速诊断提供重要依据，选项 B 正确。

148. D 患者的诊断可能为室性阵发性心动过速。该疾病可出现心悸、胸闷、胸痛、黑矇、晕厥的症状。心电图检查 QRS 波形态为宽大畸形，时限超过 0.12 秒，节律整齐，连续出现。

149. E 阵发性室上性心动过速的心率通常在 150～250 次/分，心电图 QRS 波形态正常，P 波不明显，因此患者可诊断为阵发性室上性心动过速，选项 E 正确。

150. D

151. E 无器质性心脏病也无症状的室性期前收缩，不必使用抗心律失常药物治疗，以后复查，选项 E 正确。

152. E 心梗患者安装临时起搏器指征是：①二度或三度房室传导阻滞，QRS 波明显增宽。②二度或三度房室传导阻滞，心率 <50 次/分，药物治疗效果不佳。③二度或三度房室传导阻滞，频发室性心律失常。

153. A 宽 QRS 波心动过速分为室性心动过速、室上性心动过速伴差异性传导、逆向型房室折返性心动过速（A－AVRT）三种情况。对于心电图诊断不明确或患者伴有血流动力学不稳定者，应用Ⅰc 类、Ⅲ类抗心律失常药物，电复律或食管调搏行超速抑制进行处理，切忌应用阻断房室结药物（如毛花苷 C）治疗。

154. E 慢性心衰患者服用洋地黄过程中出现心衰加重，心电图显示多源性室性期前收缩，血清钾降低，故应考虑洋地黄中毒和低钾血症，所以正确选择是停用地高辛，静脉补充氯化钾，选项 E 正确。

155. A 患者可诊断为房室交界性期前收缩。房室交界性期前收缩的心电图表现为：①提前出现的 QRS 波群，形态与窦性心律相同，或因伴室内差异传导而增宽、畸形。②P′波为逆行型（P 波在Ⅱ、Ⅲ、aVF 导联倒置），可位于 QRS 波群之前（P′R 间期 <0.12 秒）、之中（P′波不可见）或之后（RP′间期 <0.20 秒）。③代偿间期多数为完全性。

156. E “大炮音”常见于完全性房室传导阻滞。其机制是当心室收缩正好即刻出现在心房收缩之后（心电图上表现为 QRS 波接近 P 波出现），心室在相对未完全舒张和未被血液充分充盈的情况下，二尖瓣位置较低，急速的心室收缩使二尖瓣迅速和有力地关闭，第一心音增强，通常形象地称其为“大炮音”。

157. C 急性下壁心肌梗死常累及心脏传导系统，容易发生房室传导阻滞，该患者心室率 43 次/分，应首先考虑高度房室传导阻滞可能，选项 C 正确。

158. D

159. E　患者因急性病毒性心肌炎入院，心尖部可闻及大炮音，心室率40次/分，首先应考虑三度房室传导阻滞。最适宜的治疗措施是安装心脏临时起搏器。

160. D　患者心脏听诊可闻及大炮音常见于完全性房室传导阻滞。完全性房室传导阻滞伴晕厥，为起搏器适应证。

161. E　二度Ⅰ型房室传导阻滞相对来说属于轻度的心电图改变，一般不需要特殊的处理，但是需要引起重视，选项E正确。

162. D　窦性停搏和三度房室传导阻滞适宜安装临时或永久性心脏起搏器，选项D正确。

163. C　患者有阵发心房颤动及窦性心动过缓，阿托品试验心率无增快，临床应考虑有病态窦房结综合征（慢-快综合征），此类患者不应服用洋地黄制剂。本次患者来诊出现晕厥，虽然血清地高辛浓度正常，但患者心室率仅35次/分，不能排除洋地黄毒性反应，加之原发病为病态窦房结综合征，故在处理上应积极采取安置临时心脏起搏器，选项C正确。

164. D　该患者查体心率38次/分，心音强弱不等，律齐，并伴随有晕厥等症状，考虑为三度房室传导阻滞，选项D正确。

165. A　患者可诊断为窦性停搏。窦性停搏可出现黑矇，伴胸闷乏力症状。心电图示：窦性心律中有一段停顿，停顿的PP间期与基本窦性的PP间期无倍数关系，但常超过基本窦性周期的1.5倍。停顿长的PP间歇内无P波发生或P波与QRS波群均不出现。

166. C　患者可考虑诊断为病态窦房结综合征。病态窦房结综合征的临床表现轻重不一，可呈间歇性发作。多以心率缓慢所致脑、心、肾等脏器供血不足症状为主要症状。轻者表现为乏力、头晕、眼花、失眠、记忆力差、反应迟钝或易激动等，严重者可引起短暂黑、近乎晕厥或阿-斯综合征发作。部分患者合并短阵性室上性快速心律失常发作，又称慢-快综合征。病态窦房结综合征的体征表现为持久的窦性心动过缓，心率低于50次/分。

167. C　病毒性心肌炎出现完全性房室传导阻滞时，需要短时体外起搏器治疗。一度和二度Ⅰ型房室传导阻滞一般无需应用抗心律失常药，应继续观察，选项C正确。

168. E　从病历资料分析，患者极可能是急性心肌梗死（或急性心肌缺血疾病），伴有完全性房室传导阻滞（从心电图特点可明确诊断），且心室起搏点位置偏低（因QRS波时限>0.12秒）。因此，患者出现严重心搏血量不足而导致晕厥。治疗的原则是应尽快提高心室率，保证心脏有足够的搏血量。阿托品、麻黄素、异丙基肾上腺素能提高心室率，但在心肌缺血没有解除外，其作用的稳定性较差。氨茶碱几乎没有此作用。因此安置临时人工心脏起搏器是最佳选择。

169. B　为明确心律失常为功能性还是器质性，应进行阿托品试验。阿托品试验用于窦房结功能测定。如窦性心律不能增快到90次/分和（或）出现窦房阻滞、交界区性心律、室上性心动过速为阳性；如窦性心律大于90次/分为阴性，多为迷走神经功能亢进所致。

二、共用题干单选题

1. D　主动脉瓣狭窄、癫痫、颅内病变、血管迷走性昏厥均可出现意识障碍，但患者昏厥发作伴有心悸、胸闷，首先考虑心律失常可能性大，因此首选Holter检查，选项D正确。

2. E　长QT间期容易出现尖端扭转型心动过速，而窦性心动过速，室上性心动过速除非心室率极快，否则不易出现昏厥、黑矇，一度房室传导阻滞不会有临床症状。窦性停搏时间长可诱发昏厥。但患者心电图提示QT间期延长，因此应选择选项E。

3. E　心室率慢、律齐在正常健康人中常可见到。最简单的判断此种心动过缓是否有病理意义，可采用令患者做短时间快速运动后再观察其心率。一般正常人在运动后可使心率上升。而采用深吸气、深呼气、Valsalva动作等辅助方法对心室率的影响不大。

4. B　患者已知为窦性心动过缓，心室率仅为41次/分。此时必须要排除因病理性疾患所致的心动过缓。最简单的方法是做阿托品试验。直立倾斜试验、普萘洛尔试验、双嘧达莫试验不是检查心动过缓的相关实验。活动平板运动试验虽然对诊断可作一定提示，但不是常规项目。

5. C　患者在运动中心室率突然增加，从41次/分突增至164次/分。在休息片刻后又突然恢复至41次/分。从心率变化的规律看到其增加的心率数值高的与低的之比正好是4倍。临床上具有这种变化特点的心律失常是阵发性心房扑动。其他类型的心律失常一般不具有此种心率按一定比例变化的特点。

6. C　持续性房扑大多发生在各种器质性心脏病，其中最主要病因是风湿性心脏病（二尖瓣狭窄）与冠心病，选项C正确。心外病因包括甲亢、洋地黄等药物过量及酒精中毒等。

7. A　房扑伴极快心室率、血流动力学障碍者，首选的治疗方法是直流电复律，终止房扑安全、有效，选项A正确。

8. B　患者存在左心功能不全，心动过速，最宜用洋地黄类药物，选项B正确。

9. A　低钾血症可以产生室性和房性期前收缩，室性和房性心动过速，二度或三度房室传导阻滞。以往存在明显心脏病患者和/或接受洋地黄治疗患者有心脏传导阻滞危险，即使低钾血症甚轻，故应停用地高辛，补钾。

10. E 多巴胺和多巴酚丁胺作为 β 受体兴奋剂，能够兴奋 β_1受体、α 受体和多巴胺受体，起到增强心肌收缩力，收缩外周血管等作用，选项 E 正确。

11. C 呼吸道感染是心力衰竭的最常见的诱因，因此患者出院后预防心功能不全，最应注意的是呼吸道感染，选项 C 正确。

12. C 根据心电图提示来看，提前出现宽大畸形的 QRS 波群，时限大于 0.12 秒，前无 P 波，T 波与 QRS 波群主波方向相反，完全性代偿间歇，属于典型的室性早搏，选项 C 正确。

13. B 室性早搏患者通常需要进行心电图的检查，一般情况下可以进行 24 小时动态心电图的检查。

14. A 患者发作室性早搏，与失眠有关应该改善睡眠、镇定安神治疗。根据目前症状表现，以及相关检查结果来看，目前并没有其他特殊不适，无器质性心脏病患者的室性早搏可以不治疗，没必要行电生理检查，因此选项 A 正确。如需要治疗，可以服用 β 受体阻滞剂，Ⅰ类抗心律失常药物以及Ⅲ类抗心律失常药物。

15. C 患者有预激综合征病史，心电图示：QRS 波形宽大，平均心室率 180 次/分，心律不规则，V_1 导联 P 波消失，故该患者考虑诊断为预激伴房颤。

16. A 预激合并房颤患者一旦出现血流动力学不稳定，首选电复律，选项 A 正确。

17. B 去乙酰毛花苷是天然存在于毛花洋地黄中的强心苷，为一种速效强心苷，主要用于心力衰竭，控制伴快速心室率的心房颤动、心房扑动患者的心室率。对于有明显病症或伴有血流动力学变化的快速房颤，可给予去乙酰毛花苷 0.2～0.4mg 溶于 5% 葡萄糖 20ml 中缓慢静注，至心室率到达满意程度，需要注意的是去乙酰毛花苷对于预激综合征伴房颤要慎用。

18. D 该患者应考虑诊断为室上性心动过速。室上性心动过速发作时，患者可感心悸、胸闷、头晕、乏力、胸痛或紧压感。持续时间长、室率快者，即使心脏正常也可发生血流动力学障碍，主要表现为面色苍白、四肢厥冷、血压降低，偶可晕厥。心脏听诊心律规则，心率多在 100～250 次/分，如同时伴有房室传导阻滞或心房颤动者，心室律可不规则。

19. B 可采用物理方法以提高迷走神经张力，终止心动过速：①压迫眼球法：令患者闭眼，用双手固定头部，两拇指重叠，按放于一侧眼球上部，施以适当压力，使患者有轻度疼痛为度，按压约 10 秒，心律转复后即停止，需注意勿损伤角膜；②压迫颈动脉窦法：在甲状软骨扪得右侧颈动脉搏动后，用大拇指向颈椎方向压迫，以按摩为主，不超过 5～10 秒，一旦转律，便停止压迫，如无效，可用同法再试压左侧，但禁忌两侧同时压迫；③以压舌板或手指刺激患者咽部使之产生恶心、呕吐。

20. A

21. B 阵发性室上性心动过速是起源于心房或房室交界区的心动过速，大多数是由于折返机制所致，少数由自律性增加和触发活动引起。

22. A 治疗室上性心动过速，首选药物为维拉帕米和普罗帕酮，选项 A 正确。首选药物无效时，可以选择腺苷（ATP）、洋地黄、胺碘酮等进行治疗。

23. A 患者入院后有使用洋地黄药物史，治疗后发作房室传导阻滞及多源性室性期前收缩，应考虑洋地黄中毒，选项 A 正确。

24. A 患者肝炎病史，有腹水，低蛋白血症，需考虑肝硬化，选项 A 正确。

25. C 患者心界向两侧扩大，并且合并心力衰竭，需考虑最主要诊断为扩张型心肌病，选项 C 正确。

26. D 引起心脏猝死最常见的心律失常是心室颤动、尖端扭转型室性心动过速、持续性的室性心动过速、窦性停搏、三度房室传导阻滞。急性前壁心肌梗死最危险的心律失常是室性心动过速、室性颤动，选项 D 正确。

27. E 急性心肌缺血或梗死合并室性期前收缩患者，首选再灌注治疗，不主张预防性应用抗心律失常药物。如果实施再灌注治疗前已出现频发室性期前收缩、多源性室性期前收缩，可应用 β 受体阻滞剂。

28. D 房颤患者存在黑矇症状，心电图心室率仅为 48 次/分，应该首先行动态心电图检查以明确有无房室传导异常。

29. D 患者高龄，有反复黑矇、心动过缓症状，房颤伴心动过缓心室率及超过 5 秒长间歇，是永久起搏器的适应证，选项 D 正确。

30. B 房颤患者既往有脑梗死病史，且有高血压，年龄为 77 岁，按照“非瓣膜性房颤卒中风险评分表”也应进行华法林的抗凝治疗，选项 B 正确。

31. E 症状突发突止，心电图 QRS 波群正常，P 波不明显，心率 200 次/分，心律齐，考虑为阵发性室上性心动过速，选项 E 正确。

32. E 出现下列心电图表现支持室性心动过速的诊断：①室性融合波；②心室夺获；③室房分离；④全部心前区导联 QRS 波主波方向呈同向性。心室夺获或室性融合波是室速的特征性标志之一，选项 E 正确。

33. C 颈动脉窦按摩的方法对于心律失常有着非常重要的诊断价值。它是通过按摩单侧的颈动脉窦引起迷走神经兴奋，提高迷走神经的张力，引起迷走神经兴奋，减慢窦房结发放冲动的频率和延长房室结传导的时间。对于阵发性室上性心动过速，它对颈动脉窦按摩的反应是心动过速突然的终止，心率突然减慢。

34. D 阵发性室上性心动过速如果突然发作，在急诊可以应用的首选药物，一般是静脉推注腺苷。如果在静脉推注腺苷仍然无效的情况下，可以次选维拉帕米进行静脉注射。

35. C 可通过心脏电生理检查明确患者为生理性还是病理性心动过缓，并且明确病因，选项C正确。

36. B 患者安静时与运动后心室率呈整数关系，首先考虑为心房扑动，选项B正确。

37. C 患者有风湿性心脏病，出现快速心律失常，脉率小于心率，最可能诊断为房颤，选项C正确。

38. E 室性心动过速心电图特征表现为：QRS波呈室性波形，增宽而变形，QRS波时限>0.12秒；少数起源于希氏束－浦肯野纤维系统的室性心动过速可不超过0.12秒；偶尔窦性P波下传夺获心室，形成一次提早出现的窄QRS波（心室夺获），其形态与窦性心律时的QRS波相同或略有差别（合并频率依赖性室内差异性传导）；有时窦性P波夺获部分心室，与室性异位搏动形成心室融合波，后者形态兼有窦性和室性QRS波的特征。心室的夺获和融合波是诊断室性心动过速的有力证据，但临床发生率很低。

39. D 患者风湿性心脏瓣膜病二尖瓣重度狭窄，可能有房颤，突然出现神经系统症状，应该考虑左房栓子脱落导致的脑栓塞。

40. B 患者瓣膜病合并房颤，此次发生脑栓塞，左房内径已经超过55mm，故不宜进行复律及射频消融手术，选项A、C、D、E均不应选择。对于心脏瓣膜病引起的心房颤动，如果没有禁忌，不管是阵发性心房颤动还是持续性的心房颤动，均需要长期口服抗凝药物华法林进行抗凝治疗，因此选项B正确。

41. A 阿司匹林为抗血小板聚集药物，适用于动脉栓塞性疾病的房颤患者抗凝治疗，选项A正确。

42. A 发作48小时内无血流动力学障碍的阵发性房颤首选药物复律，选项A正确。

43. C 少部分室性期前收缩会诱发心室颤动，但不会诱发心房颤动，因此选项C正确。

44. E 肺通气灌注扫描主要用于诊断肺栓塞，对该患者病因确诊意义不大。

45. A 具有起搏功能的结构有窦房结、房室结、希氏束、心房内特殊传导纤维和心室内特殊传导纤维。自律性最高的是窦房结，当窦房结自律性下降，发生窦性心动过缓时，次级起搏点房室交界区替代窦房结工作，形成交界性逸搏心律，防止心脏停搏。

46. E 房室结是位于房间隔下部右心房侧心内膜下，冠状窦口的前上方，Koch三角（Koch三角由三尖瓣隔瓣附着处、冠状窦口和房间隔膜部组成）中心深面，呈扁椭圆形，较窦房结小，房室结的前下端续为房室束，其功能是将窦房结传来的冲动传至心室，而且冲动在结内作短暂的延搁，使心房肌和心室肌不在同一时间内收缩。

47. E 房室交界区的生理功能包括：①起搏功能（次级起搏点作用）；②兴奋传导作用，即将心房的冲动传导到心室；③传导延迟作用，即激动传导在此缓慢进行，使心房和心室肌顺序收缩；④过滤冲动作用，即减少心房过快的激动（例如，心房颤动冲动），保证心室以基本正常的频率收缩。

48. A 三尖瓣环峡部连续解剖线性消融是典型心房扑动的常规治疗方法。典型心房扑动（Ⅰ型心房扑动峡部依赖性心房扑动）的消融成功率在90%以上，复发率为10%左右。消融靶点在下腔静脉开口和三尖瓣环之间的峡部，即是心房扑动折返环的解剖关键部位，行线性消融。

49. B 如果进行了选择的治疗方法，应进一步行经食管超声检查发现心房血栓，选项B正确。

50. D 患者QRS波增宽，节律整齐，阵发性室性心动过速符合该表现，ABCE一般QRS波不增宽。

51. E 室性心动过速心电图特点包括房室分离、心室夺获、室性融合波，多伴有器质性心脏病，按压颈动脉窦无效，体征常表现为第一心音强弱不等，有时可闻及与房室分离有关的炮轰音，可影响心脏功能，出现低血压甚至休克。

52. D 诱发呕吐后也无法终止室性心动过速，选项D不符合该心律失常特点。

53. B 室性心动过速伴严重血流动力学障碍首选电复律，选项B正确。

54. C 该患者最可能诊断为室上性心动过速。室上性心动过速心电图表现为节律规整，QRS波群形态及时限正常，未见明显ST－T改变。

55. B 患者最有意义的检查是心电生理检查。心电生理检查能确定室上性心动过速的发病机制，并为射频消融手术提供依据，选项B正确。

56. C 射频消融手术是室上性心动过速的最佳治疗方法。导管消融对室上性心动过速95%以上能够根治疗，成功率很高，选项C正确。

57. A 对于心悸患者，首选检查为发作时心电图检查可以明确诊断，选项A正确。

58. D 若心电图显示为预激伴室上性心动过速则需使用非二氢吡啶类钙通道阻滞剂维拉帕米，减慢房室传导从而减慢心室率，选项D正确。

59. D 预激伴室上性心动过速的根治方法是通过射频消融离断旁路，选项D正确。

60. B 心室纤颤的临床表现不包括选项B“面色苍白”。

61. B 心律失常是急性心肌梗死患者死亡的主要原因。75%～95%的患者发生心律失常，多发生于病后1～2天内，前24小时内发生率最高，以室性心律失常最多见，成对出现或呈短阵室性心动过速，常是出现室颤先兆。室颤是急性心肌梗死早期患者死亡的主要原因。

62. B

63. B 本题问的是尽快确定该患者的临床诊断首先进行的辅助检查，心电图检查是入院后的首选，特异性心电图表现可诊断，因此选项 B 正确。

64. D 阵发性室上性心动过速首选腺苷，腺苷无效时可改维拉帕米静注，维拉帕米静注适用于治疗快速性室上性心律失常，使阵发性室上性心动过速转为窦性，使心房扑动或心房颤动的心室率减慢。

65. C 该患者最可能诊断为心房颤动伴预激前传。ECG 示：宽 QRS 心动过速，RR 间期绝对不齐，可以基本明确宽 QRS 波心动过速为房颤伴有预激前传。

66. A 目前一般认为对于预激综合征经旁路前传的房颤，如有血流动力学恶化的患者，直流电转复心律是首选治疗，选项 A 正确。

67. C 预激综合征伴房颤患者，治疗应采用导管消融旁路，特别是旁路不应期短且有快速前传时。

68. B 阿 - 斯综合征是一组由心率突然变化而引起急性脑缺血发作的临床综合征。该综合征与体位变化无关，常由于心率突然严重过速或过缓引起晕厥。

69. A 洋地黄类药物的中毒表现中，最常见者为室性早搏，其次为房室传导阻滞。

70. E 患者在发生室扑或者室颤时，会出现心输出量严重不足而导致脑缺血神志不清，这时需要电复律。选项 A、B、C、D 四项发作时一般不会出现神志不清等情况。

71. C 先天性长 QT 间期综合征是指心电图上 QT 间期延长，伴有 T 波和/或 U 波形态异常，临床上表现为室性心律失常、晕厥和猝死的一组综合征。大多数患者的症状发生在运动、情绪紧张、激动时。本例患者 8 岁时因老师发问（情绪紧张）首次突然昏倒。无服用药物及其他慢性疾病史，4 年来频繁晕厥、抽搐，ECG 示 QT 间期 460 毫秒，T 波电交替，诊断应首先考虑为先天性长 QT 间期综合征。

72. C 家族成员有早发猝死史，运动试验，动态 ECG，Valsalva 试验等对鉴别诊断及诊断先天性长 QT 间期综合征有帮助，颅脑 CT 检查对先天性长 QT 间期综合征的明确诊断无意义。

73. D 先天性长 QT 间期综合征是一种复杂而严重的心律失常，尤其在尖端扭转型室性心动过速发作时，可频发晕厥甚至猝死。治疗包括避免使用延长 QT 间期的药物，心脏起搏提高基础心率，植入 ICD（心律转复除颤器）防止心源性猝死的发生，使用 β 受体拮抗剂。治疗先天性长 QT 间期综合征口服苯妥英钠是不必要的。

74. B 根据心电图的表现可诊断为室性期前收缩，再根据既往有 3 次类似心悸症状，患者可诊断为频发室性期前收缩。室性期前收缩在心电图上的特征表现是提前出现的宽大畸形 QRS 波，时限 >120 毫秒；其前无相关 P 波；ST - T 波段与 QRS 波群主波相反。绝大部分室性期前收缩具有完全的代偿间歇。室性期前收缩显著变形增宽，QRS >160 毫秒，常强烈提示存在器质性心脏病。

75. E 患者在腹泻后发生类似心悸症状，是腹泻引起酸碱失衡、电解质紊乱，导致心律失常，选项 E 正确。

76. A 急性心肌梗死的各种心律失常中以室性心律失常最多，尤其是室性期前收缩，如室性期前收缩频发（每分钟 5 次以上）、成对出现或呈短暂室性心动过速、多源性或落在前一心搏的易损期时（R 波落在 T 波上），常为心室颤动的先兆。因此，选项 A 正确。

77. B 该患者应立即行急诊冠脉造影（CAG） + PCI 术治疗，选项 B 正确。

78. B 患者体检时发现心率 42 次/分，节律规整，心室率慢，在正常健康人中常可见到。可采用令患者做短时间快速运动后再观察其心率。一般正常人在运动后可使心率上升，而采用深吸气、深呼气、Valsalva 动作等辅助方法对心室率的影响不大。

79. E 若心电图示窦性心动过缓，要考虑患者是否使用了服用 β 受体阻滞剂等减慢心率的药物；甲状腺机能减退及高钾均可以导致心率下降。应排除此类因素方能确定是否心脏本身问题引起心动过缓。

80. C 阿托品试验可观察窦房结功能，如在使用阿托品后心率升高达到 90 次/分以上，考虑窦房结功能尚好，选项 C 正确。

81. D 患者服用负性心率药物，应排除药物干扰后再行 Holter 检查及阿托品试验。β 受体阻滞剂不宜突然停服，易造成心率反跳，应减量服用观察心率变化。

82. B 患者排除药物干扰后仍有心动过缓，应行 Holter 检查，选项 B 正确。

83. A PR 间期大于 0.20 秒，无 QRS 波脱落，符合一度房室传导阻滞，选项 A 正确。心室率未超过 100 次/分，未达到窦性心动过速的要求。

84. D 一度房室传导阻滞无需治疗，选项 D 正确。

85. C 二度Ⅰ型房室传导阻滞 PR 间期周期性变化，而一度房室传导阻滞的 PR 间期固定。左右束支一般对 PR 间期无影响；二度Ⅱ型房室传导阻滞的 PR 间期虽然固定，但有 QRS 波脱落；二度窦房阻滞是窦房结至心房的传导受阻，不影响房室传导。

86. C 大炮音常见于三度房室传导阻滞及房颤。患者心率仅 40 次/分，律齐，考虑是三度房室传导阻滞。本例为完全性房室传导阻滞，心率仅 40 次/分，最适宜的首选治疗措施是安装临时心脏起搏器。

87. B 三度房室传导阻滞患者心率过慢，目前最佳治疗措施就是安装心脏起搏器，选项B正确。

88. B 三度房室传导阻滞可表现为完全性房室脱节，心房率大于心室率；心室率缓慢而匀齐，通常为30～50次/分，选项B正确。

89. D 心脏起搏（临时或永久性心脏起搏器）是目前对三度房室传导阻滞最有效和可靠的治疗，选项D正确。

90. B PR间期恒定，部分P波后有QRS的脱落，支持二度Ⅱ型房室传导阻滞的诊断，选项B正确。

91. B 患者有晕厥症状合并二度Ⅱ型房室传导阻滞，为起搏器适应证，选项B正确。

92. A 窦房传导阻滞出现P－QRS的脱落，而房室传导阻滞仅出现QRS的脱落，所以区别在于房室传导阻滞有P波。

93. A 患者心电图的诊断为一度房室传导阻滞。一度房室传导阻滞是指房室传导时间延长的房室传导阻滞，其特点是：①每个窦性P波后均随之相关的QRS－T波群。②PR间期：成人>20毫秒，老年人>21毫秒，儿童>18毫秒。

94. D 房室传导阻滞的治疗为病因治疗。一度房室传导阻滞常无症状，故无须进行病因治疗，也无须应用抗心律失常药物。

95. E 一度房室传导阻滞有时需要与房室结双径路传导所引起的PR间期延长进行鉴别。有时在窦性心律时出现的“一过性”一度房室传导阻滞，实际上是房室结双径路的表现。此时PR（AH）间期的延长是房室结内快径路的阻滞、慢径路的传导所致。有时窦性心律这次是通过房室结内快径路传导，下一次是通过房室结内慢径路传导。在心电图上则表现为短的和长的PR间期交替出现。

96. D 心律规整，可闻及大炮音，为三度房室传导阻滞的听诊特点。室性逸搏心率多在40次/分以下，交界性逸搏心率多在40～60次/分。

97. A 三度房室传导阻滞是下壁心梗常见的并发症之一，应用临时起搏器度过急性期后，多可恢复窦性心律。

98. E 该患者突然头痛、恶心、呕吐，右下肢活动不灵活，考虑患者合并脑栓塞。脑栓塞是急性心梗的一个并发症，多发生在心梗后1～2周。

99. B 患者心电图检查，心室律变为规整，心率55次/分，符合窦性心动过缓的特征，因此最可能诊断为窦性心动过缓。窦性心动过缓心电图显示心室律规整，心率<60次/分。

100. B 洋地黄中毒可引起窦性心动过缓。

101. C 在治疗剂量下，地高辛血浓度为1.0～2.0ng/ml，研究认为如血清地高辛浓度>2.0ng/ml时，临床应考虑洋地黄中毒。

102. D 对怀疑或已诊断为洋地黄中毒者，首先应停服洋地黄。中毒症状重者应采取如下处理。①严重缓慢性心律失常：如窦性心动过缓（窦缓）、窦房传导阻滞、窦性停搏、高度或完全性房室传导阻滞，可给予阿托品，必要时可予临时心脏起搏治疗。②频发期前收缩及快速心律失常：a. 补钾，静脉给予或口服氯化钾。补钾的同时还可以补镁，以纠正电解质紊乱。b. 苯妥英钠及利多卡因的应用，洋地黄中毒伴快速心律失常时可选用。c. 洋地黄特异抗体的应用，特异性地高辛抗体可以和已与Na^+-K^+－ATP酶结合的洋地黄结合，并消除其作用。d. 在治疗洋地黄中毒时，应测定血清中洋地黄浓度，及时修正诊断并查找中毒诱因。e. 忌用电除颤，因洋地黄中毒时心肌细胞兴奋性增高，直流电除颤易引起室颤。题中患者为窦性心动过缓，应使用阿托品治疗，不宜使用利多卡因治疗。

103. B 为治疗房颤，患者需应用口服华法林治疗，应使凝血酶原时间国际正常化比值（INR）维持在2.0～3.0。

104. B 患者心律齐，HR<40次/分，三度房室传导阻滞可能性大，又闻及响亮的第一心音，可以明确诊断。

105. D 患者三度房室传导阻滞病因未明，应先安装临时起搏器缓解症状，待明确病因后，根据病因能否去除，再考虑是否安装永久起搏器。

106. D QRS波群时限≥0.12秒，并且V_1导联呈rSR形态且Ⅱ、Ⅲ、aVF导联呈rS型，并且$S_Ⅲ$大于$S_Ⅱ$，由此判定其为完全性右束支传导阻滞伴左前分支传导阻滞。

107. A 三度AVB时第一心音强弱不等，可闻及清晰响亮的大炮音，为心房、心室同时收缩所致。

108. B 三分支阻滞和双分支阻滞伴晕厥者，易发展为完全性房室传导阻滞，应安装永久起搏器。

109. C 二度Ⅰ型房室传导阻滞的心电图特点是一系列规则出现的窦性P波后，PR间期依次逐渐延长，直到P波不能下传心室，即P波后未随之QRS波群，发生心室脱漏。PR间期延长的增量逐次递减，使RP间期进行性缩短，直到心电图脱漏时出现明显变长的RR间期。选项C符合题意。

110. E 心律失常室性停搏>3秒为安装永久性人工心脏起搏器的Ⅰa类指征。

111. C 电生理检查示患者窦房结变性时反应不良，该患者最适合安装的起搏器型号为DDDR。DDDR起搏器的起搏主要是指心房和心室同时感知和起搏功能，可以通过感知使自身的心房或者心室的信号，自身的心房以及心室信号被感知后，抑制或者触发起搏器，且可以根据患者的自身情况，随时进行调整。该起搏器特点是更接近于生理性的起搏，适合于双结病变或房室传导阻滞的患者，更适合于从事中至重体力活动的劳动者。

112. E　三度房室传导阻滞的阻滞部位可位于房室结、希氏束和双侧束支水平。当来自房室交界区以上的激动完全不能通过阻滞部位时，在阻滞部位以下的潜在起搏点就会发放激动，出现交界性逸搏心律（QRS 波群形态正常，频率一般为 40 ~ 60 次/分）或室性逸搏心律（QRS 波群宽大畸形，频率一般为 20 ~ 40 次/分），以交界性逸搏心律多见。如出现室性逸搏心律，往往提示发生阻滞的部位较低。题中患者出现了室性逸搏心律，说明发生阻滞的部位较低，即阻滞部位可能在希氏束。

113. B　患者三度房室传导阻滞的转归为持续性。三度房室传导阻滞患者如伴有过缓的室性逸搏心律，提示逸搏心律的自律性低，有发展为心室停搏的可能。

114. C　心房颤动合并预激患者少数未经有效治疗且房室旁道传导能力强，存在因旁道无法传导特性导致极快心室率并发恶性心律失常猝死可能。根据题目所述，应首先考虑心房颤动伴预激前传。

115. A　预激综合征患者发作经旁道前传的房扑与房颤，可伴极快的心室率而导致严重血流动力学障碍，应立即行电复律给予电除颤治疗，选项 A 正确。洋地黄、钙通道阻滞剂和 β 受体拮抗剂等通常用于减慢房室结传导的药物，并不能阻断旁道传导，甚至可加速旁道传导，加速预激综合征合并房颤的心室率，诱发室颤，因此不主张应用。

116. C　预激综合征合并房颤并快速心室率者，建议行导管消融治疗。射频消融术消融房室旁道，打断折返环路，已成为预激综合征首选的根治方法。

117. E　预激综合征本身并无症状，但可导致房室折返性心动过速、房扑与房颤等快速性室上性心律失常发作。并发房室折返性心动过速时，可呈发作性心悸。并发房颤与房扑时，若冲动经旁道下传，由于旁道前传不应期短，且不似房室结有减慢传导的特性，故可产生极快的心室率，可快达 220 ~ 360 次/分，甚至变为室颤，发生休克、晕厥与猝死。

118. B　预激综合征合并房颤并快速心室率者，或者发生 AVRT 者，建议行导管消融治疗。

119. D　既往心电图示 PR 间期短于 0.12 秒，QRS 波群起始部分粗钝（称 delta 波），终末部分正常，为预激综合征。心电图示 P 波消失，出现 f 波，RR 间期绝对不等为房颤。

120. D　预激综合征伴有房颤的患者可以首选胺碘酮来进行复律，不推荐使用洋地黄类的药物。

121. B　预激综合征是一种先天性心脏发育异常，多数患者合并二尖瓣脱垂、心肌病、先天性心脏病、埃布斯坦（Ebstein）畸形等，体检时可能发现心尖部 4/6 级收缩期杂音。

122. E　根据心电图检查，应考虑患者为预激综合征可能性大。典型预激综合征的心电图特征：PR 间期 < 0.12 秒；QRS 波群起始部有 δ 波，QRS 波群增宽；PJ 间期一般正常（<0.27 秒）；大多有继发性 ST - T 改变。根据频发心悸病史及发作频繁，持续时间长，可考虑为阵发性室上性心动过速。预激综合征最重要的临床意义在于易患阵发性室上性心动过速。

123. D　射频消融术是根治预激综合征的有效方法，成功率高，为一线治疗方法。无论顺向型房室折返性心动过速（V - AVRT）还是逆向型房室折返性心动过速（A - AVRT）均为折返机制，切断旁路传导为最确切方法。

124. E　题中患者最可能诊断为预激综合征引起心室颤动。预激本身并无症状，但可导致房颤等快速性室上性心律失常发作。并发房颤时，可产生极快的心室率，可快达 220 ~ 360 次/分，甚至变为室颤，发生休克、晕厥与猝死。QRS - T 波群消失说明发生了室颤。室颤心电图上多表现为 QRS - T 波群消失，过后出现一系列波幅高低不一、快速而不匀齐的颤动波，速率多介于 250 ~ 500 次/分，其波幅比房颤的大一些，但比室扑波略小。

125. D　预激综合征患者发作经旁道前传的房扑与房颤，可伴极快的心室率而导致严重血流动力学障碍时，应立即行电复律给予电除颤治疗。

126. D　心房颤动电复律建议能量双相波首剂量 120 ~ 200J，单相波首剂量 200J，选项 D 正确。

127. C　患者目前仍有频发室早，病情尚不平稳，不宜进行平板运动试验检查。

128. D　Brugada 综合征多发生在 30 ~ 40 岁中年人，临床有反复晕厥病史，心电图表现为 V_1 ~ V_3 导联 ST 段呈马鞍形抬高。

129. C　埋藏式心内除颤器是预防 Brugada 综合征猝死的有效方法，选项 C 正确。

三、多选题

1. ACDE　心律失常是指心脏冲动的频率、节律、起源部位、传导速度或激动次序的异常。心律失常的心脏心肌细胞没有坏死。故选项 B 错误，其余各项均正确。

2. AD　窦房结是心脏正常窦性心律的起搏点，人类窦房结呈扁椭圆形结构，位于上腔静脉入口与有心房交界处界沟的长轴心外膜下约 1mm 处，长 10 ~ 20mm，宽 5mm，厚 1.5 ~ 2.0mm。主要由 P（起搏）细胞与 T（移行）细胞组成。

3. ABCD　房性心动过速、交界区早搏、心室颤动、心房扑动等心脏电冲动的起源点均不是窦房结，属于异位心律，而预激综合征只是在电传导途径上有旁道，而心脏电冲动的起源点仍是窦房结。

4. ABDE　快速和缓慢的心律失常均可导致血流动力

学改变，但窦性心动过速很少超过160次/分，一般不会引发血流动力学改变。

5. ABDE　室性并行心律中室性异位搏动为一个起源点，因此室性异位搏动频率固定，形态一致，室性异位搏动与窦性搏动配对间期不固定、室性融合波以及两个长的室性异位搏动间期是短的室性异位搏动间期的整数倍。

6. BCDE　房颤患者的查体特点：第一心音强弱不等，心律绝对不规则，脉搏短绌。奇脉又称为吸停脉，是指吸气时脉搏明显减弱甚至消失，多见于心包积液，缩窄型心包炎以及右心衰等。

7. ABCE　心房颤动的心电图特点：①P波消失，代之以f波。②f波频率为350～600次/分，其大小、形态和振幅不同。③心室律绝对不规则，未治疗时通常为100～160次/分。当发生完全性房室传导阻滞时，心室律可完全均齐。④QRS波群形态正常。当发生室内差异性传导时，QRS波群可宽大畸形。

8. ABCD　无器质性心脏病的房颤患者，口服或静脉应用普罗帕酮比较安全和有效。但对有缺血性心脏病或充血性心衰患者应避免应用。因普罗帕酮可加重心力衰竭，故不适用于合并心功能不全的心房颤动患者。如有心功能不全，首选Ⅲ类抗心律失常药中的胺碘酮。

9. ACD　室上性心动过速包括房室折返性心动过速（AVRT）、房室结折返性心动过速（AVNRT）和房性心动过速（简称房速）。

10. AD　非阵发性房室交界性心动过速是房室交界区组织自律性增高或触发活动所致，选项A、D正确。

11. ABC　房性心动过速按发生机制可分为房内折返性心动过速（IART），房性自律性心动过速（AAT）和房性紊乱性心动过速（CAT）。

12. ABCD　儿茶酚胺类药物、运动、发热、甲亢等均可缩短房室结不应期，使心室率加速；相反，洋地黄延长房室不应期，减慢心室率。

13. ABCD　洋地黄中毒引起的心律失常可以补充钾及镁盐，但对肾衰竭、高血钾、窦房阻滞、窦性停搏、二度至三度房室传导阻滞者禁用。所以选项E错误，其余各项均正确。

14. ABCDE　房室折返性心动过速和房室结折返性心动过速常发生于无器质性心脏病患者，少数可由心脏疾病或药物诱发。阵发性房扑可发生于无器质性心脏病者，持续性房扑大多发生在各种器质性心脏病。心房颤动可见于所有的器质性心脏病患者，在无器质性心脏病患者也可发生房颤。各种器质性心脏病及其他疾病引起的缺血、缺氧、电解质紊乱、药物中毒及理化因素等均可导致心室扑动和心室颤动，也可见于心脏病并不很严重，或原来并无明显心脏病，甚至心脏无器质性病变依据者，可突然发生心室扑动或心室颤动导致心脏停搏者。

15. ACDE　三度房室传导阻滞伴短暂阵发性室性心动过速，首选心内膜心室起搏，选项A正确。预激伴房颤者可用胺碘酮静脉注射或直流电除颤，不可使用毛花苷C静脉注射，选项B错误。频发多源室性期前收缩、出现R on T现象时，首选利多卡因静脉注射，选项E正确。在伴有严重血流动力学障碍的室性心动过速时，应积极给予转复心律，如采用直流电转复，选项D正确。窦性心动过缓伴有室性期前收缩可选用阿托品，当心室率加快后，部分患者的室性期前收缩可自行消失。

16. AD　房扑反复发作且伴胸闷，即使转律也难以维持，宜选用导管消融根治，选项A正确。根据$CHADS_2$评分：年龄>75岁（1分）、高血压（1分），需使用华法林抗凝治疗，选项D正确。

17. CDE　房室结可功能性地纵向分离为快径和慢径，称为房室结双径路（有时甚至可分离为多径路），一般快径路的特征为传导速度快而不应期长，慢径路的特征为传导速度慢而不应期短，两者在匹配适当时，可组成折返径路而形成折返性心动过速。正常时窦性冲动沿快径路下传，PR间期正常。

18. ABCD　窦房结折返性心动过速的诊断有：①心动过速和相关症状呈阵发性。②P波形态和窦性P波相同。③心内心房激动顺序和窦性心律时相同。④房性期前收缩刺激可诱发和/或终止心动过速。⑤刺激迷走神经或腺苷可终止发作。⑥心律失常的诱发与房内或房室结传导时间无关。

19. BCDE　以下房性期前收缩可能与器质性心脏病有关，常提示为病理性房性期前收缩：①频发持续存在的房性期前收缩。②成对的房性期前收缩。③多形性或多源性房性期前收缩。④房性期前收缩二联律或三联律。⑤运动之后房性期前收缩增多。⑥洋地黄应用过程中出现房性期前收缩。

20. ABCD　自律性房性心动过速（AAT）是指心房内异位起搏点自律性强度中度增高，发放激动的频率加快所引起的房性心动过速。自律性房性心动过速可发生于任何年龄组，但多发生于成年人。常在器质性心脏病基础上发作，如心肌梗死、慢性肺部疾病、洋地黄中毒、大量饮酒以及各种代谢障碍等。心外科手术或射频消融术后的手术瘢痕也可引起房性心动过速。

21. ABCD　房室传导正常时，房颤患者的心室律不规则且速率较快。当房颤患者的心室律变得规则，应考虑以下可能性：①转复窦性心律。②房速。③房扑伴固定的房室传导比率。④房室交界性心动过速。⑤室性心动过速。⑥如心室律变为慢而规则（30～60次/分），提示可能出现完全性房室传导阻滞。

22. ABCE　室性心动过速的临床症状包括低血压、

气促、晕厥、少尿、心绞痛等，持续时间短者可无症状。

23. ACD 非阵发性房室交界性心动过速与阵发性房室交界性心动过速的区别在于无起止突然的规律、发作后不出现较长的代偿间歇等。非阵发性心动过速心电图表现：①心动过速发作开始与终止时，心率呈逐渐变化，有别于阵发性心动过速，心房率多在 70 ~ 130 次/分。②QRS 波群多正常，少数因伴室内差异传导而增宽、畸形。③QRS 波群前或后可见逆行 P′波，P′R 间期 < 0.12 秒或 RP′间期 < 0.20 秒。④常伴房室分离，心房激动由窦房结或异位心房起搏点控制，心室激动由房室交界区起搏点控制。⑤心律经短暂温醒现象而变规则，但由洋地黄过量引起者，可因合并房室交界区起搏点的文氏型传导阻滞，使心室律变得不规则。

24. BCDE 按压颈动脉窦法治疗室上性心动过速时，部位取胸锁乳突肌前缘平甲状软骨上缘搏动处，每次按压时间不超过 10 ~ 15 秒，听到心率减慢时立即停压。同时应采取左、右两侧轮流按压，老年人不宜用此法。

25. ABC 室性心动过速根据发作的时间可分为持续性室性心动过速、非持续性室性心动过速和反复性室性心动过速。潜在恶性室性心动过速和恶性室性心动过速是室性心动过速根据发作的血流动力学和预后进行的分类。

26. ABCD 窦性心动过速的病因如下。①生理性原因：正常人在运动、情绪激动、饮酒或喝咖啡等时可出现短暂的窦性心动过速。②病理性原因：发热、甲状腺功能亢进、贫血、失血、炎症、休克、心力衰竭和心肌缺血等。③药物性影响：应用肾上腺素、阿托品、异丙肾上腺素等药物。

27. ABCD 房性期前收缩的表现：①症状。可无症状或主诉心悸、漏搏。②体征。可发现在基本心律间夹有提前搏动，其后有一较长间歇。期前收缩的 S_1 可增强，S_2 减弱。期前收缩的脉搏减弱或消失，形成漏脉，这是由于心室充盈和搏血量减少。提早出现的房性 P′波，形态与窦性 P 波不同是房性期前收缩的心电图表现。

28. ABCE 房性心动过速多见于器质性心脏病伴心房肥大、慢性阻塞性肺疾病、心肌病、心肌梗死、低血钾及洋地黄中毒等患者，少数房速是病窦综合征（慢 - 快综合征）的表现之一。特发性房速少见，常发生于儿童和青少年。

29. BCDE 房性期前收缩（简称房早）的心电图表现为：①提早出现的房性 P′波，形态与窦性 P 波不同，选项 D 正确；P′R 间期≥0.12 秒，选项 C 正确。②房早下传的 QRS 波群形态多与窦性心律相同，选项 E 正确。如房早出现较早，落于前次搏动的相对不应期，则 QRS 波群稍增宽或畸形，称为房早伴室内差异性传导，需要与室性期前收缩（室早）鉴别；如房早出现更早，落于前次搏动的绝对不应期，则 P′波之后无 QRS 波群出现，称为房早未下传，选项 A 错误。③代偿间歇多不完全，选项 B 正确。

30. DE 房室折返性心动过速（AVRT）的心电图和心电生理检查表现：①QRS 频率 150 ~ 250 次/分，节律规则，选项 A 正确。②QRS 波群形态与时限均正常时，为房室正路顺传型 AVRT，选项 E 错误。QRS 波群宽大畸形和有 δ 波时，为房室正路逆传型 AVRT，选项 D 错误。③可见逆行 P′波，RP′间期一般 > 110 ~ 115 毫秒，选项 B 正确。④心电生理检查时，心动过速能被期前刺激诱发和终止，RP 间期常 > 110 ~ 115 毫秒，选项 C 正确。

31. ABCD 房颤治疗原则为转复窦律、维持窦律、减慢心室率和抗凝治疗。但不同类型的房颤治疗目的不同，如慢性房颤主要是控制心室率、抗凝治疗，不一定都转为窦性心律，选项 A 错误。并不是所有心房颤动均用电击复律，只有当房颤伴有血流动力学异常时才用电复律，选项 B 错误。并不是所有的房颤均可以选用普萘洛尔，如房颤伴有低血压时不可选用普萘洛尔，选项 C 错误。预激综合征合并房颤不能用洋地黄，选项 D 错误。所有慢性心房颤动转复后，在一定时间内应服用药物以维持窦性心律，选项 E 正确。

32. ACDE 房颤患者理论上均应考虑转复窦性心律。但在房颤持续多年、左心房明显扩大、基础病因（如二尖瓣狭窄）尚未纠正或疑为病窦综合征者，复律成功率很小且难以维持窦性心律，故不宜强行复律，选项 B 错误。当房颤伴有极快心室率（尤其是房颤经房室旁道下传时），或严重血流动力学障碍（如低血压、急性心衰、心绞痛恶化、心肌梗死等）时应立即电复律，选项 A、C、D、E 正确。

33. ABCE 室性期前收缩在心电图上的特征表现是提前出现的宽大畸形 QRS 波，时限 > 120 毫秒；其前无相关 P 波；ST - T 波段与 QRS 波群主波相反。绝大部分室性期前收缩具有完全的代偿间歇。室性期前收缩显著变形增宽，QRS > 160 毫秒，常强烈提示存在器质性心脏病。

34. ABC 房室正路逆传型 AVRT 应避免使用刺激迷走神经的方法，也不能选用洋地黄、β 受体拮抗剂、维拉帕米等药物，因它们可使房室结不应期延长，而旁道不应期不变或反而缩短，当发展至房扑、房颤时易诱发致命性室性心律失常。可选用普罗帕酮或胺碘酮静脉注射，症状严重者立即行电复律治疗。

35. ABCE 心包炎、心脏肿瘤等均可发生室性心动过速，选项 A 正确；洋地黄类药物、抗心律失常药物尤其是Ⅰ类和Ⅲ类抗心律失常药物均可发生室速，选项 B 正确。室性心动过速可能会导致室颤，室颤是属于心律失常当中的一种，相对比较严重，选项 C 正确。低钾血症、高钾血症、低镁血症及酸中毒等常常成为室速的原因，即使无明显器质性心脏病的患者也常常诱发室速，在有器质性心脏病的患者更易发生室速，选项 D“碱中毒”不是室性心动过速的原因，故错误；长 QT 间期综合征、Brugada 征等是室速的常见症状，是心脏性猝死的高危病因，选项 E 正确。

36. ABCD　形成折返需要三个基本条件，称为折返发生的机制。①激动折返的径路——折返环。②一条径路单向阻滞。③另一条径路存在缓慢传导。产生折返的基本条件是传导异常，当心脏存在两个或多个部位的传导性与不应期各不相同的传导路径，相互连接形成一个闭合环；其中一条通道发生单向传导阻滞；另一通道传导缓慢，使原先发生阻滞的通道有足够时间恢复兴奋性；原先阻滞的通道再次激动，从而完成一次折返激动。

37. ABCD　根据折返环形运动的位置分类，常见的折返性心动过速如下：窦房结区域折返性心动过速、心房内折返性心动过速、房室交界区折返性心动过速、房室折返性心动过速、心室内折返性心动过速。

38. ABCE　房室折返性心动过速和房室结折返性心动过速均表现为突然发作、突然终止，持续时间长短不一，选项 E 正确，短则几秒钟，长则数小时、甚至数天。发作时症状有心悸、焦虑、紧张、乏力，选项 A 正确，甚至诱发心绞痛、心功能不全，选项 B 正确，少数可发生晕厥或休克，选项 C 正确。症状轻重取决于发作时心室率快慢、持续时间长短和有无心脏病变等。体检时心率 100～250 次/分，节律规则，选项 D 错误。

39. BCD　维拉帕米可以加快旁路前传，增加心室率，故不适用于旁路前传的房室折返性心动过速或房颤，选项 B 错误。合并洋地黄中毒时电复律易引起窦性停搏，选项 C 错误。普鲁卡因胺可以抑制心肌收缩力，引起低血压，故合并休克时不宜使用，选项 D 错误。所以，胺碘酮属于Ⅲ类抗心律失常药物，对心功能没有不良影响，可以用于治疗室上性心动过速合并心肌病心衰者，选项 A 正确；静脉注射普萘洛尔可降低心肌耗氧量缓解冠心病心绞痛，选项 E 正确。

40. DE　二度Ⅰ型房室阻滞表现为 PR 间期逐渐延长，RR 间期逐渐缩短，因 QRS 波群脱落，因此心房率大于心室率，不伴有固定 T 波改变。

41. ADE　三度房室阻滞又称完全性房室阻滞。其心电图特点为：P 波与 QRS 波群无关（PR 间期不固定），心房率快于心室率。QRS 波群形态取决于心室起搏点位置的高低。

42. ABCE　冲动传导异常根据病理性可分为各种传导阻滞，包括：①窦房传导阻滞。②房内传导阻滞。③房室传导阻滞。④束支或分支阻滞（左、右束支及左束支分支传导阻滞）或室内阻滞。不包括选项 D“室外阻滞”。

43. ACD　因体表心电图不能直接显示窦房结电位，只能通过窦性 P 波的节律变化，间接推测窦房结传导障碍情况。发生一度窦房传导阻滞时，PP 间期无变化，故一度房室传导阻滞在体表心电图上不能诊断。

44. CE　在规律的窦性 PP 间期中突然出现一个长间歇，这一长间歇刚好等于正常窦性 PP 间距的倍数，此称二度Ⅱ型窦房传导阻滞。

45. BC　P 波规律出现，心室率低于 60 次/分，提示窦性心动过缓；PR 间期大于 0.20 秒，无 QRS 波脱落，提示一度房室传导阻滞；心动过缓可能与服用倍他乐克有关。

46. BCE　二度Ⅱ型和高度房室传导阻滞伴心室率过慢、血流动力学障碍，甚至阿－斯综合征者，应及时进行临时性或永久性心脏起搏治疗。

47. BCD　与 4 相阻滞有关的心律失常有：①慢心率依赖性束支传导阻滞。②阵发性房室传导阻滞。③并行心律的传出阻滞。④4 相阻滞引起的折返激动。

48. ABDE　病态窦房结综合征的病因有两种。①窦房结的器质性损害：a. 累及窦房结本身的病变，如淀粉样变性、感染与炎症、纤维化与脂肪浸润、硬化与退行性病变等。b. 窦房结周围神经与神经节或心房肌的病变。c. 窦房结动脉的阻塞，多见于下壁心肌梗死。当器质性损害同时累及窦房结和房室结时，形成双结病变。②窦房结的功能性障碍：迷走神经张力增高、某些抗心律失常药物能导致可逆性窦房结的功能抑制。急性下壁心肌梗死可引起暂时性窦房结功能不全，急性期过后多消失。

49. BC　冲动传导异常在临床上常表现为各种传导阻滞，分为窦房结性、房性、房室性及室内性阻滞。其中以房室和室内阻滞较为多见。

50. ABCD　与 3 相阻滞有关的心律失常是：室上性期前收缩和室上性心动过速伴室内差传、窦房干扰现象、房室干扰现象、隐匿性传导、房室传导裂隙现象、文氏现象和折返激动的形成等。与 3 相阻滞有关的心律失常不包括阵发性房室传导阻滞。

51. ABDE　窦性心律心电图特征是：①P 波顺序出现，P 波在Ⅰ、Ⅱ、aVF、V_3～V_6导联中直立，在 aVR 导联中倒置。②PP 间期在 0.12～0.20 秒之间。临床心电图上一般依据 P 波方向正常，规则出现，即可诊断窦性心律。窦性心律是正常人的节律，凡是由于窦房结自律性改变而引起的心律失常，称为窦性心律失常。

52. BCDE　病态窦房结综合征的常规心电图表现：①连续而显著的窦性心动过缓（<50 次/分）。②窦性停搏或窦房传导阻滞。③同时出现窦房传导阻滞和房室传导阻滞。④同时出现上述心动过缓与心动过速，后者常为房颤、房扑或房速。⑤同时出现窦性心动过缓、窦房

阻滞、房室传导阻滞和室内传导阻滞。

53. ACDE　三度房室传导阻滞也称完全性房室传导阻滞。其心电图特点如下：①PP 间期和 RR 间期有各自的规律性，P 波与 QRS 波群无关（无传导关系）。若基本心律为房扑或房颤，则 F 波或 f 波与 QRS 波群无关。②P 波频率较 QRS 波群频率为快。③在常规 12 导联心电图中，QRS 波群缓慢而规则，为被动出现的逸搏心律。若房室传导阻滞水平较高，逸搏起搏点位于房室束分叉以上，则为房室交界区逸搏心律，QRS 波群形态与室性 QRS 波群相同，频率 35～50 次/分；若房室传导阻滞水平较低，逸搏起搏点位于房室束分叉以下，则为室性逸搏心律，QRS 波群宽大畸形，频率<35 次/分。

54. BCDE　经典型预激综合征（WPW 综合征）患者发生猝死的高危因素：①心房颤动时最短的旁路前传的 RR 间期<250 毫秒。②症状性心动过速病史。③多旁路。④埃布斯坦（Ebstein）畸形。⑤家族性 WPW 综合征。选项 A 属于 WPW 综合征患者发生猝死的低危因素。

55. AB　射频消融术消融房室旁道，打断折返环路，已成为预激综合征首选的根治方法。所有旁路患者只要患者同意均可做导管消融治疗。患者坚决拒绝导管消融且发作频繁，症状重时才考虑长期药物治疗，可选Ⅰc 类或Ⅲ类抗心律失常药物（Ⅱb 类适应证），不宜选 β 受体拮抗剂、CCB 和洋地黄（Ⅲ类适应证）。

四、案例分析题

1. D　心衰合并心动过速，心率 150 次/分，应首先查心电图明确为何种类型的心动过速。

2. D　Ⅱ、Ⅲ、aVF 导联锯齿波向下，V_1 锯齿波向上，提示Ⅰ型心房扑动，选项 D 正确。

3. BCE　利尿并预防性补钾以及应用 ACEI 可改善心衰症状，射频消融治疗Ⅰ型心房扑动效果较好，治愈率较高。

4. BE　患者在右房消融Ⅰ型房扑，术后可出现右房手术瘢痕性房性心动过速，选项 E 正确。患者心衰，左室增大，容易发作室性心动过速，选项 B 正确。

5. ABDE　进行电生理检查和射频消融可能出现的结果包括：Ⅰ型心房扑动消融成功且无其他心律失常；Ⅰ型心房扑动、瘢痕性房性心动过速均消融成功；Ⅰ型心房扑动、瘢痕性房性心动过速均消融成功，无复发但患者出现心房颤动；即使出现心房颤动也可消融，但成功率较低而风险较大。

6. C　左房黏液瘤瘤体阻塞二尖瓣口，产生随体位改变的舒张期杂音，其前有肿瘤扑落音，瘤体常致二尖瓣关闭不全。因此，心脏听诊可出现随体位改变的二尖瓣区舒张期杂音。

7. E　患者突发意识丧失，头颅 CT 示多发梗死灶，心脏超声见左房内有雾状团块，活动于左房与左室之间，符合左房黏液瘤部分脱落造成多发性脑栓塞诊断。

8. B　多发性脑栓塞不宜静脉溶栓治疗，选项 B 错误。

9. E　心脏杂音可表现为二尖瓣阻塞表现，但由于体位变化后黏液瘤阻塞的位置变化，杂音会发生改变，因此不恒定。心脏黏液瘤多为良性，约 7% 具备家族遗传性，少数人手术治疗可复发。

10. A　根据阵发性心动过速史，突然发作、突然终止、持续时间长短不一，通过按压眼球或刺激咽部可终止症状，该患者最可能诊断为阵发性室上性心动过速。

11. ABC　折返机制和自律性与触发活动异常是室上性心动过速主要的发病机制，选项 A、B、C 正确。

12. E　阵发性室上性心动过速通常容易经程序刺激诱发和终止，如果不能记录到患者发作时的体表心电图，可行食管电生理检查，选项 F 正确。

13. ABCD　患者若通过按压眼球或刺激咽部无法终止症状，可选用药物维拉帕米、地尔硫䓬、普罗帕酮、腺苷或洋地黄等静脉注射。少数患者在心动过速时诱发心绞痛、心功能不全、晕厥或休克等严重症状或上述方法仍不能终止心动过速时应立即行电复律。

14. D　根据患者心电图检查结果，QRS 波增宽，室上性心动过速可不考虑，预激房颤、室性心动过速、窦律伴右束支传导阻滞均可以出现 QRS 波增宽，但是 QRS 波的振幅和波峰方向围绕等电位线扭转，符合尖端扭转型室速的特点。

15. A　长 QT 综合征（LQTS）是以静态心电图 QT 间期延长，多形性室性心动过速，心脏性晕厥和猝死为临床特征的一组综合征。晕厥发作后心电图显示窦性心律，ST 段延长，QRS 为 0.46 秒，说明患者短暂昏厥是由于长 QT 综合征导致的，选项 A 正确。

16. CE　患者心电图特征符合尖端扭转性室速特点，应安装 ICD 治疗。同时避免服用延长 QT 间期药物。

17. C　室上性心动过速患者的心率比较快，一般来说每分钟会超 130 次，甚至有 200 多次的心率，该患者心率 160 次/分，心电图示 QRS 波时限 0.11 秒，因此可以诊断为室上性心动过速。

18. C　该患者复查心电图示 QRS 时限增宽为 0.12 秒，QRS 波群起始部分粗钝（称 delta 波），终末部分正常，为预激综合征，选项 C 正确。

19. BC　预激综合征本身不必治疗，如快速性心律失常发作可使用胺碘酮、普罗帕酮、利多卡因等药物减慢旁路传导，不宜使用洋地黄及维拉帕米，因前者可加速旁路传导，后者可减慢房室结传导，容易发生室颤。如心动过速发作频繁且伴血流动力学改变可考虑行射频消融术治疗。

20. E　本例为陈旧性心梗，现又出现呼吸困难，提示可能再发心梗；突然晕厥，最可能为心梗后出现室颤。急性心梗在起病 1～2 天内（以 24 小时内最多见）最常出现心律失常，可伴有乏力、头晕、晕厥等症状，各种心律失常以室性心律失常最多，尤其是室性期前收缩。室颤是 AMI 早期，特别是入院前主要的死因。

21. A　一旦考虑室颤，应立即给予电除颤，电除颤可以迅速恢复有效心律，挽救生命，安全有效。除颤器设有同步和非同步装置，非同步主要用于室颤，同步主要用于除室颤以外的快速性心律失常。

22. BCDE　患者有广泛前壁心梗和晕厥史，极其危险，应进行 24 小时心电监测（Holter）；超声心动图可以显示室壁运动功能；冠状动脉造影可以直接显示冠脉梗阻的部位和程度，是心梗最有价值的检查；心室晚电位指发生在心电图上 QRS 波终末部并延伸到 ST 段内的延迟的心电活动，与心肌缺血性损伤有关，有助于了解心肌缺血的程度。

23. A　心电图是确诊心房扑动最可靠的诊断依据。

24. D　心房扑动时心房率 250～350 次/分，多数为 300 次/分，常以 2∶1 比例传导心率，心室率 150 次/分。洋地黄药物治疗进一步影响房室结传导功能，静脉注射毛花苷 C 后心率为 75 次/分，律齐，考虑为心房扑动仍存在，4∶1 等比例传导。

25. ABCD　β 受体拮抗剂如普萘洛尔、阿替洛尔、美托洛尔和艾司洛尔等可用于减慢房扑之心室率。维拉帕米属于钙通道阻滞剂。

26. BCE　只有下列情况下才考虑心率转复（包括电复律、药物复律或导管消融）：患者抗凝指标达标（INR 2.0～3.0）、房扑持续时间少于 48 小时或经食管超声未发现心房血栓。

27. E　治疗尖端扭转型室性心动过速应停止使用可致 QT 延长的药物、纠正电解质紊乱，也可采用静脉注射镁剂、临时起搏、β 受体拮抗剂和利多卡因。对上述药物治疗无效的持续性发作者可采用直流电复律或安装永久性起搏器。尖端扭转型室性心动过速发作时，可试用Ⅰb 类抗心律失常药物如利多卡因、苯妥英钠，但禁用Ⅰa、Ⅰc 类和Ⅲ类抗心律失常药。胺碘酮属于Ⅲ类抗心律失常药，故应禁用。

28. ABCE　该患者考虑为离子通道疾病长 QT 间期综合征（LQTS），须完善相关检查以明确分型。不考虑冠心病、心肌病，可暂不予冠状动脉造影和心脏 MRI 检查。

29. ABC　β 受体拮抗剂能够减少 LQTS 不良事件，选项 A 正确。对于伴有显著心动过缓或窦性停搏的 LQTS 患者，可植入心脏永久起搏器，选项 B 正确。心源性猝死（SCD）患者行 ICD 预防猝死事件合理，选项 C 正确。

30. BCDEF　根据活动后气促病史 1 年余，结合颈静脉怒张、下肢水肿，须考虑为慢性充血性心力衰竭。根据心界左下扩大的体征，须考虑为心肌病、缺血性心脏病（左心大，EF 值低）。根据近期咳嗽须考虑为病毒性心肌炎。根据双中下肺散在湿啰音肺部感染不能排除。

31. ABCD　行相关辅助检查排除缺血性心脏病、心肌炎等疾病。患者为急性期心衰，活动平板运动心电图及侵入性检查（纤维支气管镜检查）不适合且无指征。

32. ABCDE　有扩张型心肌病、心功能不全、液体潴留体征，须行 ACEI（贝那普利）、β 受体拮抗剂（卡维地洛）、强心药（地高辛）、醛固酮受体阻断药改善心室重构治疗并行利尿治疗（呋塞米、螺内酯）。强心治疗指征不确切，选项 F 不应选择。

33. AB　对持续性单形室性心动过速伴有血流动力学不稳定时，立即同步直流电复律；持续性单形室性心动过速如血流动力学尚稳定，可应用胺碘酮，150mg 于 10 分钟左右静脉注射，必要时可重复，然后每分钟 1～2mg 静脉滴注 6 小时，再减量维持。如果患者心功能正常，也可应用索他洛尔或利多卡因静脉注射。但如果心功能降低，推荐静脉应用胺碘酮，其后应用胺碘酮口服。

34. C　扩张型心肌病 EF 值 35%，心电图示完全性左束支传导阻滞，是行 CRT－D 为Ⅰa 类指征，CRT－D 为具有除颤功能的三腔起搏器。若经济条件不佳，可使用药物治疗，换用沙库巴曲、缬沙坦、伊伐布雷定等药物治疗。胺碘酮抑制室性心律失常有效，预防猝死事件证据不足。

35. ABDE　食欲差、疲乏、无力须考虑为心动过缓、低钾、甲减、肝功能减退（药物不良反应引起）。

36. BCD　患者发现甲状腺功能减退，应暂停影响甲状腺功能的药物胺碘酮，根据心率、血压调整卡维地洛逐渐加量进行改善心室重构药物治疗。针对甲减采取小剂量甲状腺素替代治疗。建议患者接受器械治疗，如 CRT－D 治疗。

37. DE　该患儿查体心率慢、有大炮音，提示三度房室传导阻滞，选项 D 正确，心率 44 次/分为逸搏心律，多为交界区逸搏或室性逸搏，选项 E 正确。

38. E　结合该患儿的年龄考虑先天性三度房室传导阻滞可能性大，先天性三度房室传导阻滞患者先天心脏传导系统发育异常，从而导致心律失常，选项 E 正确。

39. A　先天性三度房室传导阻滞应该尽早安装心脏起搏器治疗，选项 A 正确。

40. ABCE　Brugada 综合征（BrS）是一种离子通道基因突变的原发性疾病，是以右胸导联 V_{1-3} ST 段抬高、多变，心脏结构无明显异常、多形性室性心动过速或室颤与晕厥的反复发作以及猝死为特征的综合征。Brugada 综合征的 ECG 特点是发作性右束支阻滞、V_{1-3} 导联 ST 段抬高。

41. A　Brugada 综合征是由编码心肌离子通道的基因

突变引起离子通道功能异常所致。其中已经明确的钠离子通道基因（SCN5A）突变与LQT3等位基因相关，是一种常染色体显性遗传性疾病。

42. BC　Brugada综合征的ECG特点是发作性右束支阻滞、V_{1-3}导联ST段抬高，选项B、C正确。

43. AF　心电图特征性改变、家族心脏猝死史、超声心动图、家族成员有典型ECG改变对明确诊断有意义，脑电图对明确诊断意义不大。

44. ABD　Ⅰ类抗心律失常的药物能够抑制钠离子内流，使I_{to}电流相对增加，因此对Brugada综合征患者禁用，包括普鲁卡因、氟卡尼、普罗帕酮、丙吡胺等药。因此选项C、E、F、G不符合题意。瞬时外向钾电流（I_{to}电流）过强是Brugada综合征发病的根本机制，从理论上推导，特异的I_{to}阻滞药应当治疗有效，但直到目前这类药物尚未广泛应用于临床上。目前临床应用的唯一能显著阻断I_{to}电流的药物是奎尼丁。奎尼丁是一个特殊的Ⅰ类抗心律失常的药物，其兼有Na^+通道阻滞作用及I_{to}阻滞的作用。除奎尼丁外，还可应用异丙肾上腺素，其可增强经L型钙通道的钙内流（I_{Ca}），使患者抬高的ST段恢复正常。另一个可以增强I_{Ca}的药物为西洛他唑，是一种磷酸二酯酶抑制剂，其增加I_{Ca}电流后，可使患者抬高的ST段恢复正常。

第四章 心脏骤停与心脏性猝死

一、单选题

1. 导致心搏骤停最常见的病理生理机制是
A. 缓慢性心律失常
B. 房室传导阻滞
C. 室上性快速性心律失常
D. 室性快速性心律失常
E. 无脉性电活动

2. 心搏骤停发生时最常见的心电图表现为
A. 窦性停搏　B. 室性停搏
C. 心室颤动　D. 无脉性电活动
E. 心房颤动

3. 心搏骤停早期诊断的最佳指征为
A. 呼吸停止
B. 心音消失
C. 测不到血压
D. 颈动脉和股动脉搏动消失
E. 意识丧失

4. 心脏性猝死的临床经过不包括下列哪一项
A. 前驱期　B. 无脉期
C. 发病期　D. 心搏骤停期
E. 生物学死亡期

5. 关于心脏性猝死的风险，在下列人群中，猝死率最高的是
A. 具有导致首次冠脉事件多重危险因素的人群
B. 有任何冠脉事件史者
C. 左室射血分数（LVEF）≤30%或心力衰竭者
D. 心搏骤停复苏者
E. 心肌梗死（AMI）后室性心律失常者

6. 心脏性猝死的死亡发生在
A. 症状出现后30分钟内　B. 症状出现后1小时内
C. 症状出现后2小时内　D. 症状出现后6小时内
E. 症状出现后12小时内

7. 心脏性猝死的主要原因为
A. 无脉性电活动
B. 心脏破裂
C. 急性心脏压塞
D. 致命性快速心律失常和心室停顿
E. 心脏流入和流出道的急性阻塞

8. 关于冠心病猝死的叙述，下列错误的是
A. 冬季为好发季节，患者年龄多不太大
B. 半数患者心搏骤停前无症状
C. 实施非同步电击除颤前，不必常规做心电图检查
D. 现场首要抢救措施是立即用非同步电击除颤
E. 心搏骤停是在动脉粥样硬化的基础上，发生冠脉痉挛或微循环栓塞，导致心肌急性缺血，引起室颤等恶性心律失常所致

9. 引起心脏性猝死的最常见心源性疾病为
A. 心肌缺血/梗死　B. 主动脉狭窄
C. 长QT间期综合征　D. 特发性室性心动过速
E. 主动脉破裂

10. 循环骤停者的“生存链”环节中，挽救患者生命最关键的环节是
A. 早期识别急诊情况
B. 启动急救医疗服务系统
C. 早期现场心肺复苏
D. 早期电除颤
E. 早期由专业人员实行高级心肺复苏和复苏后处理

11. 心源性猝死的预防最关键是
A. 减肥　B. 降压
C. 降糖　D. 识别高危人群
E. 戒烟

12. 心源性猝死患者应最先选择的药物是
A. 利多卡因　B. 肾上腺素
C. 阿托品　D. 碳酸氢钙
E. 胺碘酮

13. 心脏病的猝死中一半以上由什么引起
A. 心肌炎　B. 冠心病
C. 高血压心脏病　D. 扩张型心脏病
E. 肥厚型心脏病

14. 导致心搏骤停的病理生理机制最常见的是
A. 心室颤动　B. 无脉搏性电活动
C. 心房颤动　D. 心室停顿
E. 缓慢性心律失常

15. 目前认为对冠心病猝死有预防价值的药物是
A. 利多卡因　B. 阿司匹林
C. 胺碘酮　D. 美托洛尔

E. 维拉帕米

16. 心脏性猝死最主要的病因是

A. 二尖瓣脱垂　B. 心肌病
C. 主动脉瓣狭窄　D. 冠心病及其并发症
E. 急性心肌炎

17. 在高级心肺复苏中充分通气的目的是

A. 纠正低血容量　B. 纠正室颤
C. 纠正缺氧　D. 纠正酸碱平衡
E. 纠正低氧血症

18. 初级心肺复苏的内容不包括

A. 气管插管建立人工气道
B. 呼救
C. 心肺复苏（CPR）
D. 利用体外自动除颤器除颤（AED）
E. 对心源性猝死、心肌梗死、卒中和气道异物梗阻的识别

19. 心肺复苏时，急救者在电击除颤后应

A. 立即进行心电图检查，如果仍为心室颤动，予以再次除颤
B. 立即进行心电图检查，根据情况决定使用何种抗心律失常药物
C. 立即检查心跳或脉搏，根据情况决定是否需要再次除颤或继续心肺复苏
D. 立即进行心电图检查，如果仍为心室颤动，予以静脉注射肾上腺素后再次除颤
E. 继续胸外按压和人工通气，5 个周期的心肺复苏（约 2 分钟）后再分析心律，必要时再次除颤

20. 对有脉搏的成人患者只进行人工呼吸而不需要胸外按压，则人工呼吸的频率为

A. 6 ~ 8 次/分　B. 8 ~ 10 次/分
C. 10 ~ 12 次/分　D. 12 ~ 16 次/分
E. 10 ~ 20 次/分

21. 成人进行心肺复苏时胸外心脏按压的频率是

A. 80 ~ 100 次/分　B. 90 ~ 110 次/分
C. 不低于 100 次/分　D. 100 ~ 120 次/分
E. 110 ~ 130 次/分

22. 胸外按压的频率为

A. 70 次/分　B. 80 次/分
C. 90 次/分　D. 100 次/分
E. 120 次/分

23. 进行胸部按压操作时，专业抢救者可以尽量少地中断心肺复苏，中断时间不应超过

A. 5 秒　B. 10 秒
C. 15 秒　D. 20 秒
E. 30 秒

24. 多人进行成人心肺复苏时，胸外按压实施者交换按压操作的时间间隔为

A. 1 分钟　B. 2 分钟
C. 3 分钟　D. 4 分钟
E. 5 分钟

25. 双人对意识丧失的婴儿行心肺复苏，按压和通气比率应为

A. 30 次胸外按压，2 次通气
B. 5 次胸外按压，1 次通气
C. 10 次胸外按压，2 次通气
D. 15 次胸外按压，5 次通气
E. 15 次胸外按压，2 次通气

26. 对意识丧失的成人患者进行心肺复苏，开放气道发现只有微弱呼吸，进行 2 次有效通气，检查无循环体征，进行胸外按压，应再次检查循环体征的时间是

A. 每个按压通气循环后
B. 第一个按压通气循环后
C. 5 分钟心肺复苏后
D. 30∶2 的比率心肺复苏最初五个循环后
E. 15∶2 的比率心肺复苏最初五个循环后

27. 成人心肺复苏时胸外按压的深度为

A. 胸廓前、后径的一半　B. 1 ~ 2cm
C. 2 ~ 3cm　D. 3 ~ 4cm
E. 4 ~ 5cm

28. 心肺复苏中胸部按压的部位为

A. 胸部正中胸骨下部，乳头之间
B. 心尖部
C. 胸骨中段
D. 胸骨左缘第 5 肋间
E. 心脏前方的胸壁

29. 进行心肺复苏时，胸外按压和人工辅助通气对心搏骤停患者的意义为

A. 心肺复苏降低了冠状动脉旁路需要
B. 心肺复苏迫使室颤变为正常节律
C. 心肺复苏对生还无效
D. 辅助通气降低机体对氧的需求
E. 迅速的心肺复苏为心脏提供了富含氧的血流为除颤争取了时间

30. 下列选项中，不属于高级心肺复苏措施的是

A. 人工呼吸　B. 气管插管
C. 除颤　D. 建立静脉通路
E. 动脉血气分析

31. 对于意识不清的患者，如果专业救援人员在10秒内不能确定是否有脉搏，接下来救援者应该

A. 寻找或等待除颤器
B. 使用听诊器检查有无心音相
C. 检查心电图，确认心电活动情况
D. 立即胸外按压
E. 仔细检查各处大动脉，确定是否有脉搏

32. 在成人心肺复苏中，推荐的潮气量为

A. 300～400ml　B. 400～500ml
C. 500～600ml　D. 600～700ml
E. 800～1000ml

33. 成人进行口对口人工呼吸时吹气时间至少为

A. 1秒　B. 2秒
C. 3秒　D. 4秒
E. 5秒

34. 对除颤、CPR和血管活性药物无反应的无脉性室性心动过速患者，可考虑的措施是

A. 经皮心脏起搏　B. 经静脉心脏起搏
C. 给予静脉注射钾剂　D. 给予静脉注射镁剂
E. 给予静脉注射胺碘酮

35. 对飞机坠毁事故中的受难者进行电除颤，试图复苏，连续电击3次后，仍然无脉搏。下一步应采取的措施是

A. 重新分析患者心脏节律
B. 实施心肺复苏直到自主心电恢复
C. 实施心肺复苏不再分析患者心律
D. 不连接除颤器，实施心肺复苏，每3分钟停下来分析患者心律
E. 实施心肺复苏2分钟，然后分析患者心律

36. 在心搏骤停患者的复苏中，成人肾上腺素的用法为

A. 推荐1mg静脉注射，必要时每3～5分钟重复
B. 推荐1mg、3mg、5mg，静脉注射，每3～5分钟递增
C. 推荐1mg、5mg、10mg，静脉注射，每3～5分钟递增
D. 每次0.2mg/kg静脉注射，必要时每3～5分钟重复
E. 对自主心律恢复后出现症状性心动过缓者，肾上腺素是最有效的

37. 胸外心脏按压抢救心搏骤停时，下列哪一项表现最常提示治疗有效

A. 神志恢复　B. 心音清晰规则
C. 瞳孔变小　D. 上肢血压达60mmHg
E. 触及颈动脉搏动

38. 对心脏停止搏动的患者进行辅助通气（30次/分）心脏复苏时，气管插管已置入，静脉通路已建立。下一步最适合的治疗药物是

A. 10%氯化钙5ml静推
B. 肾上腺素1mg静推
C. 以200J同步心脏起搏
D. 静脉给予$NaHCO_3$（1mmol/kg）
E. 多巴胺5mg静推

39. 心肺复苏成功后死亡的最常见原因是

A. 中枢神经系统的损伤　B. 脊髓神经的损伤
C. 低心排血量　D. 恶性心律失常
E. 周围神经系统的损伤

40. 在高级心肺复苏时考虑使用碳酸氢钠的情况不包括

A. 除颤后　B. 心脏按压后
C. 插管后　D. 通气后
E. 2次以上的肾上腺素注射

41. 下列关于人工呼吸的叙述，错误的是

A. 缓慢吹气，持续时间>1秒
B. 心脏每按压30次，吹气2次
C. 通气量越大越好
D. 有效通气的指标是胸廓有起伏
E. 建立人工气道后，通气频率8～10次/分

42. 猝死抢救时，最先进行的基础心肺复苏为

A. 气管插管　B. 胸外按压
C. 除颤复律　D. 心脏起搏
E. 建立静脉通路

43. 室颤或无脉搏室性心动过速时双相波除颤的建议能量为

A. 50～100J　B. 100～150J
C. 150～200J　D. 200～250J
E. 250～300J

44. 在路旁发现有人躺在地上时，首先应

A. 评估其意识状况　B. 拨打“120”求救
C. 拨打“110”报警　D. 马上施行CPR
E. 马上设法将其送到就近医院的急诊科

45. 脑复苏时行降温措施，体温宜维持

A. 33～34℃　B. 34～35℃
C. 33～35℃　D. 34～36℃
E. 35～36℃

46. 下列选项中，属于胸外按压最确切指征的征象是

A. 发现无循环体征，立即进行
B. 再次评价了患者的呼吸后
C. 2次通气后

D. 只要发现无意识，即进行

E. 电复律后

47. 对被电击致短暂心室颤动患者的最佳处理措施为

A. 先行 5 个周期的 CPR 后再行除颤

B. 立即进行电除颤

C. 先给予静脉注射胺碘酮再除颤

D. 先给予静脉注射肾上腺素再除颤

E. 立即进行人工呼吸和胸外按压，同时准备除颤

48. 硝酸甘油用于心肺复苏时可引起的并发症不包括

A. 低血压　　B. 心动过速

C. 低氧血症　　D. 头痛

E. 高血压

49. 对除颤、CPR 和对血管活性药物无反应的无脉性室性心动过速患者，可以考虑应用

A. 经皮心脏起搏　　B. 经静脉心脏起搏

C. 给予静脉注射钙剂　　D. 给予静脉注射镁剂

E. 给予静脉注射胺碘酮

50. 心肺复苏早期出现肾衰竭的最多见原因是

A. 急性感染　　B. 急性肾缺血

C. 急性酸中毒　　D. 急性肾血管损伤

E. 急性高颅压

51. 心脏性猝死患者因急性高钾血症而触发难治性室颤时，可选用的治疗药物是

A. 利多卡因　　B. 胺碘酮

C. 碳酸氢钠　　D. 普鲁卡因胺

E. 葡萄糖酸钙

52. 复苏后治疗的最初目标不包括

A. 力求明确导致心搏骤停的原因

B. 采取措施预防心搏骤停复发

C. 采取可能提高长期生存和神经功能恢复的治疗

D. 进一步改善心肺功能和体循环灌注，特别是脑灌注

E. 将复苏后的院前心搏骤停患者及时转至医院急诊科，然后使其尽快出院

53. 患者，男性，50 岁。在健康中心锻炼时突然倒下了，为了确定有无心跳，应检查循环体征，包括脉搏检查。成人脉搏的最佳检查部位是

A. 腕部的桡动脉　　B. 足背动脉

C. 颈动脉　　D. 心前区

E. 肱动脉

54. 患者，男性，59 岁。因 30 分钟前突发剧烈胸痛、急性呼吸困难来诊。查体：意识丧失、皮肤发绀、瞳孔散大、二便失禁。心电图示：室性心动过速。患者首先考虑的诊断为

A. 急性心力衰竭　　B. 室性心动过速

C. 心脏性猝死　　D. 急性心肌梗死

E. 心室颤动

55. 患儿，男，3 岁。在儿童床上没有反应，无外伤体征，为患儿开放气道的方法为

A. 仰头举颏

B. 提升下颌

C. 使头部偏斜，抬起下颌

D. 向前拉出舌头

E. 把手指放进嘴里，提拉下颌

56. 患者，男性，28 岁。有 2 年急性心肌梗死病史。2 天前突然意识丧失，抽搐，呼吸困难，对该患者应首先采取的措施为

A. 静脉注射呼吸兴奋药

B. 气管插管

C. 紧急电除颤

D. 静脉注射阿托品，肾上腺素

E. 临时心脏起搏

57. 患者，男性，已插管，双肺呼吸音正常，并有明显的双侧胸廓起伏，肾上腺素 1mg 静推 2 分钟后，脉搏仍为 30 次/分。应首先采取的措施是

A. 阿托品 1mg 静推

B. 利多卡因 100mg 静推

C. 以 15～20μg/(kg·min) 的速度静脉给予多巴胺

D. 给予去甲肾上腺素 1mg 静推

E. 血管升压素 40U 静推

58. 患者，男性，36 岁。因少尿，发生完全性房室传导阻滞后，立即出现心搏骤停。心电图示：心房波很快呈直线。下列抢救药物中，不宜使用的是

A. 肾上腺素　　B. 利多卡因

C. 甲氧明　　D. 阿托品

E. 碳酸氢钠

59. 患者，女性，34 岁。突然大量呕吐、腹泻，突然晕厥，抽搐，颈动脉搏动消失。抢救首选的方法为

A. 静脉注射肾上腺素　　B. 静脉注射利多卡因

C. 急速叩击心脏　　D. 胸外心脏按压

E. 人工呼吸

60. 患者，女性，72 岁。意识丧失，没有呼吸。在进行口对口人工呼吸时，下列能最好的解释此行为正面效果的是

A. 帮助克服气道阻塞

B. 维持正常的动脉血氧浓度

C. 有助于心脏除颤

D. 快速有效的为患者提供氧气

E. 有助于维持血压

二、共用题干单选题

（1～3题共用题干）

患者，女性，26岁。因“出血性休克、宫外孕”急诊手术。入手术室时，神志清，T 37.2℃，P 92次/分，BP 100/60mmHg，硬膜外麻醉成功后，突然出现意识丧失，面色苍白，口唇四肢末梢严重发绀，脉搏、心音、血压均测不出，血氧饱和度迅速下降至20%。

1. 该患者可能发生了

A. 心搏骤停　　B. 出血性休克
C. 呼吸衰竭　　D. 心源性休克
E. 窒息

2. 对该患者的诊断依据是

A. 意识丧失，脉搏、心音、血压均测不出
B. 面色苍白
C. 口唇四肢末梢严重发绀
D. 血氧饱和度迅速下降至20%
E. 意识丧失

3. 应该立即对患者采取的措施是

A. 补充血容量　　B. 心肺复苏
C. 心电监护　　D. 吸氧
E. 送医院急救

（4～5题共用题干）

患者，男性，72岁。行走时突然跌倒，不省人事，即送来急诊，呼之不应，呼吸停止，颈动脉搏动消失，心音未能闻及。

4. 可以确定的诊断是

A. 脑卒中　　B. 心搏骤停
C. 癫痫大发作　　D. 夹层动脉瘤破裂
E. 大面积肺栓塞

5. 一旦确诊心搏骤停应立即采取的措施为

A. 找上级医师　　B. 鼻导管给氧
C. 安装人工起搏器　　D. 做心前区捶击
E. 开放静脉

（6～9题共用题干）

患者，男性，66岁。3小时前因突发心前区压榨性疼痛入院。体检时患者突然意识不清，口唇发绀、抽搐。初诊为患者发生了心搏骤停。

6. 证实患者发生了心搏骤停的主要依据是

A. 颈动脉搏动消失　　B. 血压测不出
C. 周身发绀　　D. 瞳孔散大
E. 呼吸停止

7. 确立心搏骤停后给予的最基本的生命支持方法是

A. 人工心脏起搏
B. 阿托品
C. 冰帽
D. 人工呼吸，胸外心脏按压
E. 气管插管

8. 捶击复律可以用于以下哪种心律失常

A. 心房颤动
B. 尖端扭转型室性心动过速
C. 心室颤动
D. 心房扑动
E. 室性心动过速

9. 预防猝死的方法不包括

A. β受体拮抗剂
B. 硝酸甘油
C. 埋藏式心脏复律除颤器
D. PTCA支架术
E. 冠状动脉搭桥手术

（10～12题共用题干）

患者，女性，60岁。约10分钟前与人吵架时突然摔倒、呼之不应。

10. 对于该患者，首先应

A. 立即电除颤
B. 立即进行心肺复苏
C. 立即进行心电图检查
D. 立即评估患者意识、呼吸和大动脉搏动
E. 立即给患者吸氧、心电监护和建立静脉通路

11. 如果患者没有反应，有呼吸、脉搏，现场无抢救的药品和设备，在等待“120”到达之前，应该采取的措施为

A. 给予人工呼吸8～10次/分
B. 按30∶2的比例给予胸外按压和人工通气
C. 按15∶2的比例给予胸外按压和人工通气
D. 置患者于侧卧位并监测呼吸和脉搏
E. 置患者于仰卧位并用“仰头举颏法”保持呼吸道通畅

12. “120”到达后，如果患者仍然没有反应，同时没有呼吸、脉搏。心电图显示：P波消失，QRS波宽大畸形，节律不规则，频率8～14次/分。医生和相关救援人员应该采取的措施为

A. 立即电除颤
B. 先做5个周期CPR然后电除颤3
C. 继续CPR，不进行除颤
D. 停止CPR，给患者安装起搏器

E. 先除颤 3 次，如果无效，继续 CPR 的同时安装起搏器

三、多选题

1. 导致心脏骤停的病理生理机制常见的有

A. 心室扑动　　B. 心室颤动
C. 室性心动过速　　D. 室上性心动过速
E. 室性停搏

2. 影响心搏骤停预后的主要因素有

A. 基础病　　B. 心功能
C. 抗心律失常药物　　D. 心电活动的类型
E. 心搏骤停至复苏开始的时间

3. 心搏骤停期最先出现的症状体征，不包括

A. 意识突然丧失或伴有短阵抽搐
B. 脉搏扪不到、血压测不出
C. 心音消失
D. 呼吸断续，呈叹息样，以后即停止
E. 瞳孔散大

4. 关于心搏呼吸骤停紧急处理原则，下列正确的是

A. 首先必须心电图确诊，然后处理
B. 进行迅速有效的人工呼吸
C. 立即进行有效的胸外按压
D. 开通气道
E. 电除颤

5. 患者，男性，53 岁。跑步时胸痛发作，休息缓解，运动平板阳性，冠状 CTA 提示右冠脉中段心肌桥，可采取下列哪些处置

A. 服用硝酸酯类药物扩张冠状动脉
B. 可在肌桥位置置入支架
C. 给予 β 受体阻滞剂
D. 可以手术分离受压的冠状动脉
E. 严重病例可以考虑搭桥治疗

6. 无脉性电活动的常见疾病有

A. 急性心肌梗死　　B. 大面积肺梗死
C. 高血压病　　D. 心脏破裂
E. 急性心肌梗死伴心源性休克

7. 心律失常性猝死的临床表现为

A. 发病前无循环功能受损
B. 发病前有轻度充血性心力衰竭
C. 发病前有中、重度充血性心力衰竭
D. 周围循环衰竭
E. 心肌衰竭

8. 心搏骤停的最重要诊断标准有

A. 心音消失　　B. 瞳孔固定散大
C. 呼吸停止　　D. 神志突然丧失
E. 大动脉搏动停止

9. 循环衰竭性猝死的临床表现不包括

A. 发病前无循环功能受损
B. 发病前有轻度充血性心力衰竭
C. 发病前有中、重度充血性心力衰竭
D. 周围循环衰竭
E. 心肌衰竭

10. 进行修改后的心肺复苏的程序及方法主要包括

A. 外周静脉通路给药
B. 提倡早期除颤
C. 有效、不间断的胸外心脏按压
D. 有效人工呼吸
E. 建立紧急医疗服务系统（EMS）

11. 人工胸外按压时，以下操作正确的有

A. 患者应置于水平位
B. 正确部位是胸骨中下 1/3 交界处
C. 按压频率应是 75 次/分
D. 下压的时间比放松的时间长
E. 下压胸骨 4～5cm，然后使胸部完全回弹

12. 提示复苏后预后差的情况包括

A. 24 小时没有角膜反射
B. 24 小时没有瞳孔对光反射
C. 12 小时对疼痛刺激没有躲避反应
D. 24 小时没有运动反应
E. 72 小时没有运动反应

13. 中心静脉通路给药途径中，可选择的静脉有

A. 颈内静脉　　B. 锁骨下静脉
C. 肱静脉　　D. 股静脉
E. 颈外静脉

14. 高级心肺复苏的给药途径包括

A. 外周静脉通路给药　　B. 骨内（IO）给药
C. 中心静脉通路给药　　D. 气管插管内给药
E. 肌内给药

15. 碱性药物用于高级心肺复苏的应用原则为

A. 宜小不宜大　　B. 宜早不宜晚
C. 宜晚不宜早　　D. 宜慢不宜快
E. 宜快不宜慢

16. 碱性药物近年趋于不用或晚用的原因有

A. 动物试验中未能增加除颤成功率或提高生存率
B. 细胞外碱中毒，改变血氧饱和度曲线，抑制氧释放
C. 血液低渗、低钠血症

D. 加重中心静脉酸中毒

E. 产生的CO_2可自由地扩散至心肌及脑细胞而抑制其功能，引起矛盾的酸中毒

17. 成人心肺复苏"生存链"的组成有

A. 早期识别急诊情况并启动急救医疗服务系统

B. 早期现场心肺复苏

C. 早期建立人工气道和静脉通路

D. 早期除颤

E. 早期由专业人员实行高级心肺复苏和复苏后处理

18. 心肺复苏时早期电除颤的原因有

A. 心搏骤停最常见和最初发生的心律失常是心室颤动

B. 电除颤是终止心室颤动最有效的方法

C. 临床和流行病学研究证实，早期电除颤是挽救患者生命最关键的环节

D. 电除颤也可使心脏停搏与无脉性电活动患者获益

E. 随着时间的推移，成功除颤的机会迅速下降

19. 心肺复苏中进行人工呼吸时的注意事项有

A. 每次人工呼吸时间不应超过1秒

B. 每次人工呼吸潮气量足够，能够观察到胸廓起伏

C. 避免迅速而强力的人工呼吸

D. 如果已经有人工气道，并且有2人进行心肺复苏，则每分钟通气8～10次，呼吸与胸外按压需要同步

E. 如果已经有人工气道，并且有2人进行心肺复苏，在人工呼吸时应停止胸外按压以利通气

20. 初级心肺复苏中，救生呼吸的方法有

A. 口对口呼吸　　B. 口对隔离设备

C. 口对鼻或口对呼吸孔　D. 胸部按压

E. 气囊面罩装置

四、案例分析题

(1～4题共用题干)

患者，男性，64岁。有25年原发性高血压史。1小时前因持续性胸骨后疼痛急诊入院。自诉1小时前患者午睡后出现胸骨后持续性刀割样疼痛，伴濒死感及大汗淋漓，含服速效救心丸10粒无缓解，"120"送入急诊抢救室。查体：体温35.8℃，脉搏108次/分，呼吸21次/分，血压120/90mmHg。心电图提示急性广泛前壁心肌梗死。在安放鼻导管吸氧的过程中突然出现面色发绀，抽搐，呼之不应，呼吸断续呈叹息样，双瞳孔直径约5mm，对光反射消失，颈动脉搏动消失。

1. 此时心电监护仪上的可能表现有

A. 室上性心动过速　　B. 心室扑动

C. 室性心动过速　　D. 心室颤动

E. 无脉性电活动　　F. 无心电活动

2. 心电监护仪显示为心室颤动。此时患者需要立即采取的急救措施有

A. 静脉注射抗惊厥药物，控制抽搐

B. 静脉注射呼吸兴奋药，维持呼吸

C. 开放气道，人工呼吸

D. 气管插管，机械通气

E. 尽快电除颤

F. 胸外按压

3. 在电除颤后监护仪上显示心电活动消失。该患者下一步可以采取的处理措施是

A. 终止复苏

B. 继续胸外按压和人工呼吸

C. 静脉注射血管升压素40U

D. 静脉注射肾上腺素1mg，必要时每3～5分钟重复1次

E. 静脉注射阿托品1mg，可每3～5分钟重复1次（最大总量为3次或3mg）

F. 静脉注射胺碘酮300mg

4. 患者经过继续胸外按压和人工呼吸，静脉注射肾上腺素等治疗后，监护仪上显示P波节律不规则，平均70次/分，QRS波宽大畸形，时限0.14秒，缓慢而规则，频率23次/分，P波与QRS波群无相关性。下一步可以采取的处理措施是

A. 终止复苏

B. 继续胸外按压和人工呼吸

C. 紧急心脏起搏

D. 静脉应用肾上腺素

E. 静脉注射阿托品

F. 静脉应用异丙肾上腺素

答案和精选解析

一、单选题

1. D　导致心脏骤停的最常见的病理生理学机制是快速性心律失常（心室颤动和快速性心律失常），选项D正确，其次是缓慢性心律失常或心脏骤停，而无脉性电活动则较少。

2. C　心搏骤停发生时最常见的心电图表现是快速性室性心律失常，即心室颤动，选项C正确。持久性的室性停搏可以引发阿-斯综合征，选项A错误。窦性停搏多见于窦房结变性与纤维化、急性下壁心肌梗死、脑血管意外等病变或部分药物的使用，选项B错误。无脉性电活动也属于导致心搏骤停的原因，但临床少见，选项D错误。心房颤动可见于正常人，但多数见于原有心血管

疾病患者，选项 E 错误。

3. D　大动脉搏动消失（即无循环体征），提示心搏骤停，该指征方便快捷，便于早期识别诊断心搏骤停，尽早行胸外按压，选项 D 正确。

4. B　心脏性猝死的临床经过可分为前驱期、发病期、心搏骤停期和生物学死亡期四个过程，不包括选项 B “无脉期”。

5. E　心脏性猝死的风险，在下列人群依次增加：具有导致首次冠脉事件多重危险因素的人群、有任何冠脉事件史、左室射血分数（LVEF）≤30%或心力衰竭、心搏骤停复苏者、心肌梗死（AMI）后室性心律失常。因此，心肌梗死（AMI）后室性心律失常者的猝死率最高，选项 E 正确。

6. B　心脏性猝死（SCD）是指各种心脏原因引起的自然死亡，发病突然、进展迅速，死亡发生在症状出现后 1 小时内。患者发生猝死事件前可以有心脏疾病表现，但猝死的发生具有无法预测的特点，选项 B 正确。

7. D　心脏性猝死主要为致命性快速心律失常所致，它们的发生是冠状动脉血管事件、心肌损伤、心肌代谢异常和/或自主神经张力改变等因素相互作用引起的一系列病理生理异常的结果。严重缓慢性心律失常和心室停顿是心脏性猝死的另一重要原因。非心律失常性心脏性猝死所占比例较少，常由心脏破裂、心脏流入和流出道的急性阻塞、急性心脏压塞等导致。无脉性电活动（PEA）是引起心脏性猝死的相对少见的原因，可见于急性心肌梗死时心室破裂、大面积肺梗死时。

8. D　冠心病猝死现场首要抢救措施是立即用同步电击除颤，而不是非同步电击除颤，选项 D 错误。

9. A　冠状动脉疾病、痉挛、畸形，如心肌缺血/梗死，陈旧性心肌梗死伴非缺血性室性心动过速（VT）/心室颤动（VF）是引起心脏性猝死的最常见心源性疾病，占75%～80%。

10. D　循环骤停者的“生存链”有 4 个重要环节。①早期识别急诊情况并启动急救医疗服务系统（EMS）。拨打急救电话（我国为 120）。②早期现场心肺复苏。③早期除颤。3～5 分钟内心肺复苏（CPR）和除颤可使生存率达49%～75%。④早期由专业人员实行高级心肺复苏和复苏后处理。在以上四个环节中，早期电除颤是挽救患者生命最关键的环节。

11. D　预防心脏性猝死的关键是识别出高危人群。目前认为，高血压、高血糖、高血脂、高体重的四高人群是猝死高发人群，需要特别注意预防。

12. B　心源性猝死的抢救措施为心脏复苏，心脏复苏时应首选肾上腺素，静脉内给药，选项 B 正确。

13. B　心脏病的猝死中一半以上由冠心病引起。选项 A、C、D、E 均属于器质性非缺血性心脏病，占心脏病猝死原因的 10%～15%。

14. A　导致心搏骤停的病理生理机制中，最常见的是室性快速性心律失常（心室颤动和室性心动过速），其次为缓慢性心律失常或心室停顿，较少见的为无脉性电活动。

15. D　对冠心病猝死有预防价值的药物为 β 受体拮抗剂，美托洛尔为 β 受体拮抗剂。

16. D　绝大多数心脏性猝死发生在有器质性心脏病的患者，最主要的病因是冠心病。在西方国家，心脏性猝死中至少 80% 由冠心病及其并发症所致。

17. E　高级心肺复苏主要措施包括气管插管建立通气、除颤转复心律成为血流动力学稳定的心律、建立静脉通路并应用必要的药物维持已恢复的循环。如果患者自主呼吸没有恢复，应尽早行气管插管，充分通气的目的是纠正低氧血症，选项 E 正确。

18. A　初级心肺复苏又称基础生命支持（BLS）。其内容如下：对心源性猝死、心肌梗死、卒中和气道异物梗阻的识别；呼救；心肺复苏（CPR）；利用体外自动除颤器除颤（AED）。选项 A 属于高级心肺复苏的内容。

19. E　心肺复苏时急救者在电击除颤后应该继续进行胸外按压和人工通气，5 个周期的心肺复苏（约 2 分钟）后可以再进行分析心律，必要时再次进行除颤。

20. C　救援者对有脉搏的成人患者只进行人工呼吸而不需要胸外按压，则人工呼吸的频率为 10～12 次/分。

21. D　胸外按压频率为 100～120 次/分。

22. D　心肺复苏中胸部按压时，按压频率 100 次/分。

23. B　非专业抢救者在 AED 或 EMS 抢救人员到达之前应该持续进行心肺复苏（CPR），不应该停下来检查循环或反应情况。专业抢救者可以尽量少地中断 CPR，中断不要超过 10 秒。

24. B　成人心肺复苏时，进行胸外心脏按压的抢救者一般要每 2 分钟更换一次。

25. E　无论是单人还是双人进行心肺复苏时，按压和通气的比例为 30 : 2，交替进行。与成人心脏骤停不同，儿童和婴儿心脏骤停多由各种意外（特别是窒息）导致，因此施救更重视人工通气的重要性，对于儿童与婴儿 CPR 时，若有 2 名以上施救者在场，按压和通气比例应为 15 : 2。

26. D　对于意识丧失的成人，在做完 30 : 2 的人工按压和呼吸比的 5 个循环后，再次检查患者的呼吸和循环。

27. E　心肺复苏中胸部按压时，抢救者应将一只手的掌根部置于按压处，另一只手的掌根置于第一只手上，使两只手重叠并平行。下压胸骨 4～5cm，然后使胸部完全回弹（此点要在训练中十分强调）。下压与放松的时间相等。

28. A　心肺复苏中胸部按压时，患者仰卧在坚实的平面，抢救者跪在患者胸部的一侧，按压部位是胸部正中胸骨下部，乳头之间，即胸骨中下1/3部分。

29. E　在心肺复苏中，胸外按压的意义在于维持人工循环，而人工呼吸的意义在于提供人工辅助通气。在两种技术的联用下，血液获得氧合并被推动，使全身重要脏器得以继续获得一定程度的血氧支持，为除颤争取了时间。

30. A　高级心肺复苏即高级生命支持（ALS），是在基础生命支持的基础上，应用辅助设备、特殊技术等建立更为有效的通气和血运循环，主要措施包括气管插管建立人工气道、除颤转复心律成为血流动力学稳定的心律、建立静脉通路并应用必要的药物维持已恢复的循环；连续监测呼吸、心电、血压、脉搏、容积血氧饱和度（SpO_2）、呼气末二氧化碳（$ETCO_2$）等基础生命体征，必要时还需进行有创血流动力学监测，如动脉血气分析、动脉压、中心静脉压（CVP）、肺动脉楔压（PAWP）等。选项A“人工呼吸”属于初级心肺复苏措施。

31. D　对专业急救人员，检查循环体征时，要一方面检查颈动脉搏动，一方面观察呼吸、咳嗽和运动情况，专业人员能鉴别正常呼吸、濒死呼吸，以及心搏骤停时其他通气形式。评价时间不要超过10秒。对于意识不清的患者，如果专业救援人员在10秒内不能确定是否有脉搏，则应立即开始胸外按压。

32. C　心肺复苏指南建议成人心肺复苏中，潮气量大小为500～600ml，避免过度通气。

33. A　成人进行口对口人工呼吸方法：开放气道，捏住患者的鼻子，抢救者的口紧密环绕患者的口，吹气1秒，抢救者正常吸气，然后再给第二次通气。

34. E　胺碘酮和利多卡因可用于对CPR、除颤和血管活性药治疗无反应的室颤或无脉性室速。

35. E　除颤后，如果心跳未恢复，继续心肺复苏。5个循环（约2分钟）后，再次分析循环呼吸。

36. A　目前在成人心肺复苏中肾上腺素推荐剂量1mg，静脉注射或心内给药，每3～5分钟可重复。更高剂量的肾上腺素用于一些特殊情况，如钙通道阻滞剂过量或β受体拮抗剂过量。

37. E　胸外心脏按压有效指标：大动脉可扪及搏动，收缩压在60mmHg以上，皮肤、黏膜色泽转为红润，散大的瞳孔缩小，自主呼吸恢复，昏迷变浅，神经反射出现。能触及颈动脉搏动，则提示体循环收缩压可达80～100mmHg，按压有效，选项E正确。

38. B　呼吸恢复，心脏复苏时心跳慢，予肾上腺素提升心率。

39. A　心肺复苏成功后死亡的最常见原因是中枢神经系统损伤，其他常见原因有继发感染、低心排血量及恶性心律失常等。

40. E　在高级心肺复苏时，碳酸氢钠是在除颤、心脏按压、插管、通气及1次以上的肾上腺素注射后才考虑使用。

41. C　人工呼吸时，缓慢吹气，吹气次数为每分钟不少于20次，持续1秒以上。如果患者的胸廓能够随着每次吹气而略有隆起，并且气体能够从口部排出，则证明人工呼吸有效。通气量不是越大越好，注意每次通气量不得大于1200ml。按压－通气比率推荐使用30∶2，即心脏每按压30次，吹气2次。建立人工气道后，通气频率8～10次/分。所以，选项C的叙述是错误的。

42. B　猝死抢救时，最先进行的基础心肺复苏为胸外按压。尽可能从意外发生的即刻就开始进行心肺复苏，按压应有力、迅速，每次按压后胸廓应充分复位，尽量保持按压的连续性。

43. C　室颤或无脉搏室性心动过速时双相波除颤的建议能量为150～200J，此后再次电击采用相同的能量或增加能量。单相波除颤能量360J。单形室性心动过速，不论有无脉搏，给予100J单相波电击除颤，如不成功可增加能量再次除颤。

44. A　心搏骤停的生存率很低，根据不同的情况，院外猝死生存率<5%。抢救成功的关键是尽早进行心肺复苏和尽早进行复律治疗。心肺复苏可按照以下顺序进行：①首先需要判断患者的反应，快速检查是否没有呼吸或不能正常呼吸（无呼吸或喘息）并以最短时间判断有无脉搏（10秒内完成）。如判断患者无反应时，应立即开始初级心肺复苏。②呼救。在不延缓实施心肺复苏的同时，应设法（打急救电话或呼叫他人打电话）通知并启动急救医疗系统，有条件时寻找并使用自动体外除颤仪。③进行初级心肺复苏。④高级心肺复苏。

45. A　对于脑复苏一般不使用全身降温的方式，多采用戴冰帽降温就可以了，适当降低体温可以减轻脑水肿的情况。脑复苏时行降温措施，体温宜维持33～34℃。

46. A　发现无循环体征，应立即进行胸外按压。胸外按压可形成暂时的人工循环并恢复心脏的自主搏动。

47. B　对被电击致短暂性心室颤动患者，如果患者被判断为心室颤动，应该迅速拿除颤器到床旁，给予患者进行电除颤治疗，选项B正确。

48. E　硝酸甘油可用于高血压急症引起的心衰。在治疗心肺复苏时可引起低血压（可用补充液体纠正）、心动过速、低氧血症（增加通气血流比值的不匹配）、头痛等并发症。所以选项E是错误的。

49. E　胺碘酮是Ⅲ类抗心律失常药物，属于广谱抗心律失常药，具有阻滞钠、钙、钾通道，非竞争性阻断α及β受体作用和扩张血管的作用。静脉注射胺碘酮适用于对CPR、除颤和对血管活性药治疗无反应的室颤或无脉性室性心动过速，选项 E 正确。

50. B　心肺复苏早期出现肾衰竭的原因有肾脏血流灌注不足、肾脏缺氧、低血压、休克状态、酸中毒等。最多见的原因为急性肾缺血。

51. E　由急性高钾血症触发的难治性室颤的心脏性猝死患者可给予10%的葡萄糖酸钙5~20ml，注射速率为每分钟2~4ml，选项E正确。

52. E　复苏后治疗的最初目标是：①进一步改善心肺功能和体循环灌注，特别是脑灌注；②将复苏后的院前心搏骤停患者及时转至医院急诊科，然后转入设备完善的ICU病房进行充分治疗，选项E错误；③力求明确导致心搏骤停的原因；④采取措施预防心搏骤停复发。⑤采取可能提高长期生存和神经功能恢复的治疗。

53. C　扪及颈动脉搏动，可以快速判断患者的循环情况，选项C正确。

54. C　患者在30分钟前突然出现剧烈胸痛、急性呼吸困难，并且出现意识丧失、皮肤发绀、瞳孔散大、二便失禁等症状和体征。心电图显示室性心动过速，这些表现提示了心脏性猝死的可能性。室性心动过速是心律失常的一种类型，但在这种情况下，它是心脏性猝死的结果，而非独立的诊断。急性心力衰竭、急性心肌梗死和心室颤动也可以引起类似的症状，但根据患者的表现和心电图结果，心脏性猝死的可能性更高。

55. A　开通气道保持呼吸道通畅是成功复苏的重要一步，可采用仰头举颏法开放气道。方法是：术者将一手置于患者前额用力加压，使头后仰，另一手的示、中两指抬起下颏，使下颌尖、耳垂的连线与地面呈垂直状态，以通畅气道。

56. C　患者有急性心肌梗死病史。2天前突然意识丧失，抽搐，呼吸困难，对该患者应首先采取的措施为紧急电除颤，因为在心搏骤停开始的1~2分钟内立即给予电除颤是首选方法。

57. A　对于症状性心动过缓患者，在等待起搏或起搏无效时，阿托品是首选药物，选项A正确。

58. B　利多卡因不能使用，会加重传导阻滞。

59. C　意识突然丧失或伴有短阵抽搐，颈动脉搏动消失说明发生心搏骤停，抢救首选的方法为急速叩击心脏，使心脏恢复跳动。

60. D　人工呼吸的目的在于保证不间断地向患者供氧，防止患者重要器官因缺氧造成不可逆性损伤，选项D正确。

二、共用题干单选题

1. A　心搏骤停的临床表现：①心音消失；②脉搏摸不到、血压测不出；③意识突然丧失或伴有短阵抽搐；④呼吸断续、呈叹息样，后即停止；⑤瞳孔散大；⑥面色苍白、青紫。

2. A　心脏骤停的诊断依据包括判断意识丧失、判断大动脉搏动的消失、判断呼吸等，该患者突然丧失意识，伴有大动脉搏动消失，可诊断为心脏骤停，选项A正确。

3. B　心脏骤停患者进行急救时，首先应该对患者进行心肺复苏，即为胸外按压，选项B正确。

4. B　通过意识突然丧失，呼吸停止，颈动脉搏动消失，心音未能闻及可以确定的诊断是心搏骤停，选项B正确。

5. D　心搏骤停一旦确诊，应立刻进行下列处理：首先立即尝试做心前区捶击复律，其次是清理患者呼吸道，保持气道通畅。

6. A　心搏、呼吸骤停患者可出现意识突然丧失、颈动脉搏动消失、血压下降、瞳孔散大，但诊断主要依靠颈动脉搏动消失。颈动脉搏动消失是心搏骤停患者最重要的诊断依据，选项A正确。

7. D　确定心搏骤停后给予患者最基本的生命支持是维持呼吸和维持重要器官的血液灌流，因此支持方法是人工呼吸和胸外心脏按压，选项D正确。

8. C　只有心室颤动时可适当用捶击进行复律，选项C正确。

9. B　硝酸甘油可扩张冠脉，缓解心绞痛症状，对于猝死预防无临床证据。

10. D　抢救成功的关键是尽早进行心肺复苏和尽早进行复律治疗。心肺复苏时，首先需要判断患者的反应，快速检查是否没有呼吸或不能正常呼吸（无呼吸或喘息）并以最短时间判断有无脉搏（10秒内完成）。如判断患者无反应时，应立即开始初级心肺复苏。

11. E　患者有呼吸、脉搏，无须进行人工呼吸、胸外按压和人工通气，只需置患者于仰卧位并用“仰头举颏法”保持呼吸道通畅。

12. C　“120”到达后，如果患者仍然没有反应，同时没有呼吸、脉搏，提示应进行心肺复苏。心电图显示：P波消失，QRS波宽大畸形，节律不规则，频率8~14次/分，提示为病窦综合征，为电除颤的禁忌证，不进行除颤。

三、多选题

1. ABCE　导致心脏骤停的病理生理机制最常见的是心室颤动，心室扑动往往很快转化为心室颤动，心室停搏、室性心动过速也是较为常见的原因。

2. ABDE　影响心搏骤停预后的主要的因素如下。①基础病：如果致命原因为晚期疾病、败血症、器官衰竭、终末期心脏病或者严重中枢疾病等，发生心搏骤停、心动过缓多于心动过速，复苏成功概率低，预后不良。②心电活动的类型：一些急性中毒、心律失常或电解质紊乱等导致的心搏骤停多见于室性心动过速、室颤，如能消除促发因素，预后良好。③心功能：晚期心功能衰竭，心脏复苏开始时间的延误导致严重的低氧、酸中毒，预后不良。④心搏骤停至复苏开始的时间：心室颤动发生后，患者将在4～6分钟内发生不可逆性脑损害，随后经数分钟过渡到生物学死亡。如果在此期间快速进行抢救，预后良好。选项C不属于影响心搏骤停的预后因素。

3. BCDE 心搏骤停期以意识完全丧失为特征。心搏骤停的症状和体征依次出现如下：①意识突然丧失或伴有短阵抽搐，抽搐常为全身性，多发生于心脏停搏后10秒内，有时伴眼球偏斜。②脉搏扪不到、血压测不出。③心音消失。④呼吸断续，呈叹息样，随后即停止，多发生在心脏停搏后20～30秒。⑤昏迷，多发生于心脏停搏30秒后。⑥瞳孔散大，多在心脏停搏后30～60秒出现，此期若给予及时恰当的抢救，还有复苏的可能。

4. BCDE 各种原因所致心搏骤停的临床表现是一样，初期急救处理也基本相同。故不可待心电图检查后才做出心搏骤停的诊断，应根据主要临床表现迅速、果断判断，并立即行心肺复苏。

5. CDE 患者冠脉局部受肌束限制，服用硝酸酯类药物无明显效果，肌桥位置不应置入支架治疗。可以服用β受体阻滞剂降低心率减轻症状；严重者手术治疗。

6. ABD 无脉性电活动是指心脏有电活动，但是没有机械的收缩和舒张，主要见于急性心肌梗死、心脏破裂以及大面积肺梗死时，选项A、B、D正确。

7. ABC 心律失常性猝死的临床表现有：①发病前无循环功能受损；②发病前有轻度充血性心力衰竭；③发病前有中、重度充血性心力衰竭。选项D、E属于循环衰竭性猝死的临床表现。

8. DE 心搏骤停的诊断标准包括：①神志突然丧失。②颈动脉、股动脉等大动脉搏动消失。③心音消失。④呼吸断续或停止。⑤发绀。⑥瞳孔固定散大。以上六条以前两条最重要，据此即可确诊。

9. ABC 循环衰竭性猝死的临床表现为周围循环衰竭、心肌衰竭。选项A、B、C均属于心律失常性猝死的临床表现。

10. BCDE 进行修改后的心肺复苏的程序及方法主要包括：①提倡早期除颤。②有效、不间断的胸外心脏按压。尽可能从意外发生的即刻就开始进行心肺复苏，按压应有力、迅速，每次按压后胸廓应充分复位，尽量保持按压的连续性。③有效人工呼吸。④建立紧急医疗服务系统（EMS）。

11. ABE 心肺复苏中胸部按压时，患者仰卧在坚实的平面，抢救者应将一只手的掌根部置于按压处，另一只手的掌根置于第一只手上，使两只手重叠并平行。下压胸骨4～5cm，然后使胸部完全回弹（此点要在训练中十分强调）。下压与放松的时间相等。按压频率100次/分。

12. ABDE 复苏后24小时具备以下5项预测指标中的4项表明预后差：①24小时没有角膜反射。②24小时没有瞳孔对光反射。③24小时对疼痛刺激没有躲避反应。④24小时没有运动反应。⑤72小时没有运动反应。

13. ABD 当除颤及外周静脉或骨内（IO）用药后，自主循环仍未恢复，应考虑建立中心静脉通路（除非有禁忌证）。中心静脉通路给药途径可选择颈内静脉、锁骨下静脉及股静脉。

14. ABCD 高级心肺复苏的给药途径有外周静脉通路给药、骨内（IO）给药、中心静脉通路给药、气管插管内给药。不包括选项E“肌内给药”。

15. ACD 碱性药物用于高级心肺复苏的应用原则为：宜小不宜大，宜晚不宜早，宜慢不宜快，选项A、C、D正确。

16. ABDE 碱性药物近年趋于不用或晚用的原因：①动物试验中未能增加除颤成功率或提高生存率，选项A正确。②降低冠状动脉灌注压。③细胞外碱中毒，改变血氧饱和度曲线，抑制氧释放，选项B正确。④血液高渗、高钠血症，选项C错误。⑤产生的CO_2可自由地扩散至心肌及脑细胞而抑制其功能，引起矛盾的酸中毒，选项E正确。⑥加重中心静脉酸中毒，选项D正确。⑦可使同时输入的儿茶酚胺失活。

17. ABDE 成人心肺复苏“生存链”的组成有：①早期识别急诊情况并启动急救医疗服务系统（EMS）。②早期现场心肺复苏。③早期除颤。④早期由专业人员实行高级心肺复苏和复苏后处理。

18. ABCE 临床上心搏骤停按照心电图可分为心室颤动（包括无脉性室性心动过速）、心电机械分离和心室停搏三型，心室颤动最为常见，而且是最常见和最初发生的心律失常。目前认为，电除颤是终止室颤，包括无脉性室性心动过速最有效的手段。进行电除颤治疗后，心肺复苏的成功率将得到极大提高。随着时间推移，电除颤的除颤成功率将下降，心室颤动也会很快恶化为心室停搏，导致失去除颤机会，使临床救治的成功率极大下降。临床和流行病学研究证实，早期电除颤是挽救患者生命最关键的环节。基于以上原因，心肺复苏时应进行早期电除颤。无脉性心电活动是电除颤的禁忌证。

19. BC 心肺复苏中进行人工呼吸时的注意事项：①每次人工呼吸时间超过1秒。②每次人工呼吸潮气量足够，能够观察到胸廓起伏。③避免迅速而强力的人工呼吸。④如果已经有人工气道，并且有2人进行心肺复苏，则每分钟通气8～10次，呼吸与胸外按压不需要同步；在人工呼吸时胸外按压不应停止。

20. ABCE 初级心肺复苏中，救生呼吸的方法有口对口呼吸、口对隔离设备、口对鼻或口对呼吸孔、气囊面罩装置、气管插管、自动转运呼吸机、环状软骨压迫，选项 A、B、C、E 正确。

四、案例分析题

1. BCDEF　患者可能为急性心肌梗死并发恶性心律失常、猝死发生及死亡（可能为室间隔缺损，心脏游离壁破裂）。根据题中所述，应排除室上性心动过速，选项 A 错误。

2. CEF　患者应行 CPR（开放气道、人工呼吸、胸外按压）及电复律处理（电除颤），选项 C、E、F 正确。

3. BCDE　在电除颤后监护仪上显示心电活动消失。患者应继续行人工心肺复苏。因无心电活动，静脉注射胺碘酮无用，选项 F 错误，终止复苏也是错误的，选项 A 错误，其余各项均正确。

4. BCDEF　目前考虑室性异搏心律，应行改善心率及继续抢救（心肺复苏）处理。所以终止复苏是错误的，选项 A 错误，其余各项均正确。

第五章　高血压病

一、单选题

1. 我国高血压患者最常见的死因为
   A. 冠心病　B. 脑血管疾病
   C. 肾炎　D. 心力衰竭
   E. 心律失常

2. 关于目前中国高血压指南推荐的正常值标准，下列叙述错误的是
   A. 24小时动态血压均值<130/80mmHg
   B. 白昼均值<135/85mmHg
   C. 夜间均值<125/75mmHg
   D. 白昼均值<120/60mmHg
   E. 夜间血压下降率10%~15%

3. 我国原发性高血压最常见的并发症是
   A. 脑出血　B. 心肌梗死
   C. 肾硬化　D. 视网膜变性
   E. 颈动脉栓塞

4. 原发性高血压患者的主要血管病变是
   A. 小动脉病变　B. 大动脉病变
   C. 冠状动脉粥样硬化　D. 细小动脉硬化
   E. 主动脉的粥样硬化

5. 引起左室压力负荷过重的疾病是
   A. 高血压　B. 二尖瓣关闭不全
   C. 主动脉瓣关闭不全　D. 甲状腺功能亢进
   E. 贫血

6. 高血压患者心脏叩诊可有
   A. 靴形心　B. 梨形心
   C. 普大型心　D. 烧瓶形心
   E. 心界向右侧移位

7. 单纯收缩期高血压的诊断标准是
   A. 收缩压≥140mmHg
   B. 收缩压≥160mmHg
   C. 收缩压≥4kPa
   D. 收缩压≥140mmHg且舒张压<90mmHg
   E. 收缩压≥160mmHg或舒张压≤90mmHg

8. 与高血压发病有关的饮食因素是
   A. 素食过多　B. 高钠摄入
   C. 钙盐较多　D. 鱼类饮食增多
   E. 优质蛋白饮食

9. 最重要的可控制的中风危险因素是
   A. 高胆固醇和高脂血症　B. 吸烟
   C. 糖尿病　D. 原发性高血压
   E. 高血黏稠度

10. 原发性高血压的发病机制不包括
   A. 遗传因素
   B. 肾上腺素能激活
   C. 盐敏感及盐负荷机制
   D. 肾单位大量丢失
   E. 肾素-血管紧张素-醛固酮系统（RAAS）激活

11. 原发性高血压的病理生理是
   A. 心排血量升高
   B. 交感神经兴奋性增加
   C. 肾素分泌过多
   D. 血管内皮细胞分泌过多内皮素
   E. 周围血管阻力增加

12. 下列关于高血压的治疗，叙述错误的是
   A. 低度危险组治疗以改善生活方式为主，如3~6个月后无效，再给药物治疗
   B. 中度危险组治疗除改善生活方式外，给予药物治疗
   C. 极高危险组必须尽快给予强化治疗
   D. 非药物治疗仅适用于1级高血压病患者
   E. 高度危险组必须药物治疗

13. 关于高血压伴低血钾鉴别诊断的叙述，下列错误的是
   A. 尿钾>25mmol/L时，提示肾性失钾
   B. 醛固酮增高且血浆肾素活性降低时，原发性醛固酮增多症可能性大
   C. 肾动脉狭窄可致继发性肾素及醛固酮分泌增多，引起肾性失钾
   D. 服用卡托普利后，血醛固酮水平抑制程度超过30%可诊断原发性醛固酮增多症
   E. 判断为肾性失钾时，应行血浆皮质醇、醛固酮、肾素水平的测定

14. 高血压病所致的左心室后负荷增加，与下列哪一项因素的关系最为密切
   A. 主动脉顺应性降低　B. 血液黏度增加
   C. 相对性主动脉瓣狭窄　D. 动脉血容量增加
   E. 外周血管阻力增加

15. 关于高血压致左室肥厚，下列叙述错误的是

A. 患者早期先有左室舒张功能不全

B. 左室肥厚是决定高血压患者的独立危险因素

C. 液黏稠度与左室肥厚也有密切关系

D. 左室肥厚可逆转恢复正常

E. 左室肥厚均为发生于血压升高之后，血压是左室肥厚的唯一决定性因素

16. 原发性高血压肾脏早期损害的标记为

A. 血清肌酐增高　B. 出现肉眼血尿

C. 微量白蛋白尿　D. 出现肾病综合征

E. 出现大量蛋白尿

17. 高血压的流行病学调查中，确定与发病有关的因素不包括

A. 体重　B. 遗传

C. 钠盐　D. 年龄

E. 膳食中的脂肪

18. 高血压的主要病理改变是

A. 中等动脉痉挛、收缩

B. 大动脉痉挛、收缩

C. 细小动脉痉挛及透明样变

D. 毛细动脉痉挛、狭窄、血栓形成

E. 大中动脉硬化、痉挛

19. 原发性高血压和肾性高血压的区别主要在于

A. 尿常规　B. 肾功能

C. 心脏大小　D. 高血压的程度

E. 有无明显贫血

20. 下列疾病中，最容易发生夜间阵发性呼吸困难的是

A. 心绞痛　B. 房间隔缺损

C. 肺心病　D. 原发性高血压

E. 主动脉瓣关闭不全

21. 踝肱指数（ABI）用于评价原发性高血压下肢动脉血管病变简单、无创。一般认为的异常情况是 ABI

A. <0.5　B. <0.9

C. <1.2　D. <1.5

E. >0.9

22. 关于高血压病的非药物治疗方法，下列叙述错误的是

A. 限制钠摄入，以中度限制钠摄入即食盐 < 6g/天为宜

B. 限制钠摄入，以中度限制钠摄入即食盐 < 3g/天为宜

C. 减轻体重，降低每日热量的摄入，辅以适当的体育活动

D. 有效健身的心率应达到最大心率的 50% ~85%

E. 戒烟限酒

23. 原发性高血压患者肾功能受损的最早表现是

A. 尿比重固定为 1.010　B. 夜尿增多

C. 尿蛋白（＋＋）　D. 少量红细胞

E. 血尿素氮升高

24. 下列疾病中，最容易发生向心性肥厚的是

A. 甲状腺功能亢进症　B. 严重贫血

C. 维生素 B_1 缺乏症　D. 高血压病

E. 主动脉瓣关闭不全

25. 关于原发性高血压的叙述，错误的是

A. 随病情进展血压升高呈持续性，波动较小

B. 老年人高血压多为单纯收缩期高血压

C. 起病缓慢，早期血压波动较大

D. 肾脏受累可出现多尿、蛋白尿

E. 患者自觉症状与血压高低相一致

26. 关于原发性高血压的病因，以下说法正确的是

A. 进食盐量过多

B. 精神过于紧张，工作太累

C. 肾脏疾病

D. 钙离子代谢紊乱

E. 至今未明，是一种多因素的疾病

27. 原发性高血压的心脏并发症中首先出现的是

A. 冠心病　B. 脑梗死

C. 心绞痛　D. 左心室肥厚

E. 心功能不全

28. 胰岛素抵抗导致高血压的可能机制不包括

A. 降低 Na^+-H^+ 泵活性

B. 增加交感神经系统兴奋性

C. 降低 Na^+-K^+ - ATP 酶活性

D. 降低 Ca^{2+} - ATP 酶活性

E. 刺激生长因子活性

29. 关于高血压的流行病学调查，以下因素未被确定与发病有关的是

A. 精神压力　B. 体重

C. 钠盐　D. 饮酒

E. 吸烟

30. 关于老年人高血压，下列错误的是

A. 均为单纯收缩期高血压

B. 容易有直立性低血压

C. 易发生心力衰竭

D. 收缩压增高为主，舒张压正常或偏低

E. 容易发生体位性低血压

31. 对于急进型高血压患者，下列器官的功能损害最为严重的是

A. 心　B. 脑
C. 眼底血管　D. 肾
E. 肺

32. 高血压联合用药的原则是
A. 首先用两种不同类药物，如无效需加用第三种药
B. 第1~3天用第一种药，第4天应加用第二种药
C. 同类药物的两种药物合用可以增效
D. 为了有效，不论何种高血压，首先考虑两种药合用
E. 当第一种药物效果不满意时，可加用第二种药

33. 伴有低血钾的高血压，首先考虑
A. 皮质醇增多症　B. 原发性醛固酮增多症
C. 嗜铬细胞瘤　D. 慢性肾炎
E. 肾动脉狭窄

34. 肾实质性高血压，尿蛋白>1.0g/天时，血压控制目标为
A. 140/90mmHg以下　B. 125/75mmHg以下
C. 130/80mmHg以下　D. 125/80mmHg以下
E. 130/75mmHg以下

35. 原发性醛固酮增多症的病因中，最为多见的是
A. 肾上腺醛固酮的腺瘤
B. 特发性醛固酮增多症
C. 糖皮质激素可抑制性醛固酮增多症
D. 醛固酮癌
E. 迷走的分泌醛固酮组织

36. 睡眠呼吸暂停综合征的类型中，以何种性质最常见
A. 中枢性　B. 阻塞性
C. 混合性　D. 单纯性
E. 复杂性

37. 临床最常见的继发性高血压是
A. 肾实质性高血压　B. 嗜铬细胞瘤
C. 异位ACTH综合征　D. 原发性醛固酮增多症
E. 肾血管性高血压

38. 约有70%的原发性醛固酮增多症患者血钾不低或并非总是低，但是通常不会高于
A. 2.0mmol/L　B. 3.0mmol/L
C. 4.0mmol/L　D. 5.0mmol/L
E. 6.0mmol/L

39. 下列不属于继发性高血压常见病因的是
A. 急进型高血压　B. 嗜铬细胞瘤
C. 原发性醛固酮增多症　D. 肾血管性高血压
E. 肾实质性高血压

40. 肾实质性高血压80%以上由何种因素引起
A. 血钾过少　B. 水钠潴留
C. 血钾过多　D. 血磷过多
E. 血钙过少

41. 高血压常见损害的靶器官不包括
A. 心　B. 肾
C. 肝　D. 视网膜
E. 脑

42. 甲亢引起的高血压原因与甲状腺素的何种作用有关
A. 增加心肌收缩力
B. 增加心排量
C. 增加交感神经活性
D. 增加肾素和血管紧张素原的释放
E. 以上都是

43. 下列疾病中，易出现高血压合并严重低血钾的是
A. 嗜铬细胞瘤　B. 恶性高血压
C. 慢性肾小球肾炎　D. 肾血管性高血压
E. 原发性醛固酮增多症

44. 高血压急症的诊断依据首先是
A. 出现靶器官损害相应疾病
B. 血压增高至200/130mmHg以上
C. 血压增高至140/100mmHg以上
D. 血压严重升高但不伴有靶器官损害
E. 出现头痛、恶心或呕吐等血压增高的临床症状

45. 顽固性高血压相关的患者特征不包括
A. 老龄　B. 基线血压增高
C. 过度的食盐摄入　D. 慢性肾脏病
E. 右心室肥厚

46. 高血压危象的早期症状不包括
A. 剧烈头痛　B. 恶心呕吐
C. 多汗，口干　D. 一过性感觉障碍
E. 心悸

47. 出现高血压急症时，下列叙述错误的是
A. 迅速降低血压　B. 控制性降压
C. 合理选择降压药　D. 适合使用呋塞米
E. 避免使用利舍平类药物

48. 患者，男性，61岁，平日血压150~160/100~110mmHg，因情绪激动突然头痛，神志不清，恶心呕吐就诊急查，头颅正常，血压为220/120mmHg，诊断为
A. 高血压病1级　B. 高血压病2级
C. 高血压病3级　D. 高血压病3级高危
E. 高血压脑病

49. 患者，女性，69岁。血压160/95mmHg，其血压属于

A. 正常血压范围　　B. 临界高血压
C. 1 级高血压　　D. 2 级高血压
E. 3 级高血压

50. 患者，男性，63 岁。体检发现血压 148/86mmHg，既往无高血压病史，最适宜的医嘱是
A. 住院诊治　　B. 清淡饮食
C. 加强体育锻炼　　D. 门诊服用降压药
E. 隔日再次测定血压

51. 患者，男性，70 岁。BP 150/90mmHg，有糖尿病史 8 年，无吸烟史，血脂正常，无家族史。该患者高血压分级及危险分层为
A. 1 级，低危　　B. 1 级，中危
C. 1 级，高危　　D. 1 级，极高危
E. 2 级，高危

52. 患者，男性，50 岁。反复头晕 5 年，到医院测：BP 170/100mmHg，未予治疗。体检时最可能出现的体征为
A. 心脏扩大
B. 腹部闻及杂音
C. 主动脉瓣第二心音亢进
D. 股动脉搏动减弱
E. 体检检查正常

53. 患者，男性，48 岁。头晕，夜尿增多，入院后非同日 3 次测量血压双上肢皆为 155/90mmHg，下肢为 170/100mmHg，父母均患高血压。该患者最可能诊断为
A. 血压正常　　B. 高血压危象
C. 临界性高血压　　D. 原发性高血压
E. 白大衣型高血压

54. 患者，男性，58 岁。突发血压增高，达 200/130mmHg，伴头痛、烦躁、心悸、恶心、呕吐、视物模糊。眼底检查眼底出血、渗出物，无视盘水肿。该患者最可能诊断为
A. 高血压危象　　B. 原发性高血压Ⅲ期
C. 原发性高血压Ⅱ期　　D. 高血压脑病
E. 急进型高血压

55. 患者，男性，32 岁。近来自觉头晕，即 140/90mmHg，既往体健，无明显家族遗传高血压病史。应采取的措施是
A. 马上给予降压药物
B. 告知患者已患有高血压
C. 嘱患者通过运动方法治疗
D. 嘱患者改日在平静状态下再次测血压
E. 嘱患者通过控制饮食方法治疗

56. 患者，女性，29 岁。体检：测量血压为 150/100mmHg，平素无症状，为确诊是否有高血压，进一步应做的检查是
A. 同一日上下午测定血压，每次测定 2 个测量值
B. 同一日上下午测定血压，每次测定 3 个测量值
C. 非同日测定血压 3 次
D. 非同日测定血压 1 次
E. 非同日测定血压 5 次

57. 患者，男性，71 岁，高血压心脏病。对左心功能不全无提示意义的是
A. 交替脉　　B. 劳力性呼吸困难
C. 舒张早期奔马律　　D. 左肺散在干、湿啰音
E. 端坐呼吸

58. 患者，男性，70 岁。活动中突发右侧肢体活动不利，口角右偏，言语不清，血压 220/130mmHg，颅脑 CT 示：左侧基底核区脑出血。下列叙述正确的是
A. 静脉使用降压药物使血压在 2 小时降至正常水平
B. 采用静脉药物，适当降压，在 24 小时内将血压降低到 160/100mmHg
C. 严密监测下尽快使血压降至正常
D. 不必降压治疗，防止进一步减少脑组织血流灌注
E. 血压控制目标为 <160/100mmHg

59. 患者，男性，37 岁。BP 190/105mmHg，疑为肾血管性高血压。对该诊断最有意义的是
A. 高血压家族史
B. 腹部听到连续性高调血管杂音
C. 血浆肾素水平升高
D. 眼底检查发现动静脉交叉受压
E. 尿蛋白（＋＋），尿中红细胞 0～5/HP

60. 患者，男性，33 岁。高血压 7 年，平时血压多为（130～135）/（95～110）mmHg，关于这类患者的临床特点，叙述错误的是
A. 脉压波动较大　　B. 可用 ACEI 类药物
C. 为舒张期高血压　　D. 脉压小
E. 此类患者应使用主要降低舒张压的药物

61. 患者，男性，55 岁。高血压病史 10 年，吸烟史 20 年，每天 20 支。血压水平为 165/105mmHg，伴有左心室肥大，心功能Ⅲ级，曾有过短暂性脑缺血发作，属于
A. 高血压 2 级，中度危险
B. 高血压 2 级，高度危险
C. 高血压 3 级，高度危险
D. 高血压 2 级，极高危险
E. 高血压 3 级，中度危险

62. 患者，男性，46 岁。近 2 周反复发作剧烈头痛、心

悸，未予治疗。近3天来3次不同时间测血压分别为220/126mmHg、180/120mmHg和140/95mmHg。对其诊断与处理最重要的考虑应为

A. 继续在不同时间内测定血压，以确定是否为高血压病
B. 寻找其血压升高的病因，以确定有无继发性高血压
C. 暂不作处理，3个月后复查血压
D. 试用卡托普利治疗，观察其用药反应
E. 作头部CT、心脏超声与肾功能检查，迅速确定靶器官的损害情况

63. 患者，女性，21岁。体检：血压150/86mmHg，无自觉不适。就诊时测血压左上肢为150/82mmHg，右上肢152/84mmHg。下一步检查为

A. 胸部X线透视　　B. 测量双下肢血压
C. 血液电解质　　D. 心电图
E. 超声心动图

64. 患者，男性，66岁。血压140/95mmHg，有糖尿病史6年，无吸烟史，血脂正常，无家族史，该患者高血压分级及危险分层为

A. 1级，低危　　B. 1级，中危
C. 1级，高危　　D. 1级，极高危
E. 2级，中危

65. 患者，男性，41岁。发现血压升高，并且已经排除继发性高血压。下述可判断为1期高血压的是

A. 病程5年　　B. 舒张压100mmHg
C. 收缩压160mmHg　　D. 未发现心、脑、肾损害
E. 服降压药效果好

66. 患者，男性，42岁。4年来常出现头痛，心悸，多汗，发作时BP 210/110mmHg，持续半小时至2小时后可自行缓解。该患者最可能诊断为

A. 肾动脉狭窄　　B. 皮质醇增多症
C. 原发性醛固酮增多症　　D. 嗜铬细胞瘤
E. 主动脉缩窄

67. 患者，女性，41岁。血压持续升高，经常为（180～190）/（110～120）mmHg，已1年余，除诉头晕、头痛等症状外，并感四肢无力，有麻木感，尿量增多。经诊断为原发性醛固酮增多症。下列选项中，可以作为诊断此疾病的主要依据的是

A. 无高血压家族史
B. 腹部可闻及血管杂音
C. 尿VMA24小时值明显增高
D. 血糖增高
E. 伴顽固性低血钾

68. 患者，男性，27岁。血压220/120mmHg。下列表现中，对于诊断该患者为肾血管性高血压最有价值的是

A. 有高血压家族史
B. 尿蛋白（++），红细胞5个/高倍视野
C. 上腹部可闻连续高调杂音
D. 眼底可见动脉交叉受压
E. 浆肾素水平升高

69. 患者，女性，41岁。发现血压增高1个月，心率70次/分，血钾3.0mmol/L。该患者最可能诊断为

A. 肾动脉狭窄　　B. 高血压病
C. 原发性醛固酮增多症　　D. 慢性肾炎
E. 甲亢

70. 患者，男性，22岁。有3年高血压病史，血压最高180/110mmHg，尿蛋白（++），尿素氮28.6mmol/L，肌酐442μmol/L。该患者最可能的诊断是

A. 高血压病　　B. 高血压危象
C. 急进性高血压病　　D. 嗜铬细胞瘤
E. 肾性高血压

71. 患者，女性，25岁。体检时发现血压高达200/110mmHg，无自觉症状。临床考虑为肾血管性高血压，下列对诊断有帮助的是

A. 有高血压遗传史
B. 眼底检查有动静脉交叉受压
C. 肾动脉造影
D. 肌酐133μmol/L（1.5mg/dl）
E. 肾区有血管杂音

72. 患者，男性，55岁。高血压5年。血压升至240/130mmHg，伴有弥漫性剧烈头痛，喷射样呕吐，癫痫样抽搐，头颅CT未见明显异常。该患者首先应考虑诊断为

A. 脑出血　　B. 高血压危象
C. 高血压脑病　　D. 脑梗死
E. 蛛网膜下腔出血

73. 患者，女性，43岁。清晨起床后血压突然明显升高，同时伴有头痛、呕吐、抽搐等临床表现。遂就医。该患者可能诊断为

A. 高血压危象　　B. 恶性高血压
C. 脑出血　　D. 高血压脑病
E. 脑疝

74. 患者，女性，45岁。近3个月以来发作性血压升高达220/130mmHg，伴有头痛、心悸、多汗，症状持续1～2小时后可自动消失，血压恢复正常。患者最可能诊断为

A. 皮质醇增多症　　B. 高血压危象

C. 原发性醛固酮增多症 D. 嗜铬细胞瘤
E. 主动脉缩窄

75. 患者，男性，70 岁。患高血压 20 余年。突发神志不清，右侧肢体瘫痪 2 小时来院急诊。查体：BP 210/120mmHg。头颅 CT 示：脑内圆形高密度影，边界清楚。此时降压治疗应将血压降为

A. 180/110mmHg B. 160/90mmHg
C. 130/90mmHg D. 130/80mmHg
E. 120/80mmHg

76. 患者，男性，60 岁。既往有高血压病 12 年，近期因未按时服药，近日出现明显头痛，烦躁，心悸，面色苍白，视物模糊，测血压为 220/120mmHg 以上。临床表现产生的主要原因是

A. 脑血管自身调节障碍
B. 心房利钠因子减少
C. 血循环中醛固酮增多
D. 血循环中皮质醇增多
E. 交感神经兴奋及血中儿茶酚胺类物质增多

二、共用题干单选题

（1～3 题共用题干）

患者，男性，59 岁。发现血压升高 8 年，服用依那普利治疗。有高血压家族史，其兄 47 岁时因急性心肌梗死而死亡。入院查体：血压 160/96mmHg，空腹血糖 8.0mmol/L，餐后 2 小时血糖 11.2mmol/L。

1. 该高血压患者的危险性分层是

A. 低危 B. 中危
C. 高危 D. 极高危
E. 无法判断

2. 该高血压患者的目标血压应为

A. <140/90mmHg B. <135/85mmHg
C. ≤140/90mmHg D. <130/80mmHg
E. <120/80mmHg

3. 如果对该患者使用联合治疗方案，应首选的方案为

A. 利尿剂 + ACEI B. 长效 CCB + ARB/ACEI
C. 长效 CCB + 利尿剂 D. β 受体拮抗剂 + ARB
E. 短效 CCB + 利尿剂

（4～6 题共用题干）

患者，女性，60 岁。高血压病史 5 年，有家族史，多次测血压（190～196）/110mmHg，眼底Ⅲ级。

4. 该患者的诊断是

A. 3 级高血压，高危 B. 3 级高血压，极高危
C. 2 级高血压，高危 D. 2 级高血压，中危
E. 2 级高血压，极高危

5. 对于该患者，恰当的降压药治疗方法是

A. 小剂量持续用药
B. 监测血压及危险因素 3～6 个月
C. 改善生活方式，积极治疗眼底病变
D. 迅速有力静脉给降压药，待血压下降后停药
E. 改善生活方式并降压药物治疗

6. 该患者出现左室肥厚，较理想的用药是

A. β 受体拮抗剂 + 钙通道阻滞剂
B. ACE 抑制剂 + β 受体拮抗剂
C. 利尿剂
D. α 受体拮抗剂 + β 受体拮抗剂
E. α 受体拮抗剂

（7～9 题共用题干）

患者，女性，59 岁。有糖尿病史 12 年，平素 BP 160/105mmHg，血脂中总胆固醇 5.7mmol/L，LDL－C（低密度脂蛋白胆固醇）30.8mmol/L，尿蛋白 1.5g/d，无家族史。

7. 最适合该患者的降压药物是

A. 利舍平 B. 酒石酸美托洛尔
C. 比索洛尔 D. 氢氯噻嗪
E. 氯沙坦

8. 该患者血压应该控制在

A. <140/90mmHg B. <130/85mmHg
C. <130/80mmHg D. <125/75mmHg
E. 舒张压不能过低

9. 该患者的 LDL－C 应该控制在

A. <4.0mmol/L B. <3.4mmol/L
C. <3.6mmol/L D. <2.6mmol/L
E. <1.8mmol/L

（10～12 题共用题干）

患者，男性，63 岁。有血压升高病史 8 年，目前血压为 170/105mmHg。X 线和心电图示：左室肥大，尿常规轻度蛋白尿，眼底检查示视网膜动脉狭窄，动脉交叉压迫。

10. 此时该患者应诊断为

A. 临界高血压 B. 1 级高血压（轻度）
C. 2 级高血压（中度） D. 3 级高血压（重度）
E. 单纯收缩期高血压

11. 该患者近 2 天主诉头晕、头胀、血压波动，伴有左侧肢体肌力减退、麻木。此时该患者最需要进行的检查为

A. 脑血管造影 B. 脑电图
C. 脑 CT 检查 D. 血流动力学检查
E. 动态心电图

12. 如该患者突起心悸气促，咳粉红色泡沫痰。查体：血

压 210/120mmHg，心率 130 次/分。首选的治疗药物为

A. 肾上腺皮质激素　　B. 硝苯地平
C. 普萘洛尔　　D. 硝普钠
E. 氢氯噻嗪

（13～14 题共用题干）

患者，男性，31 岁。肥胖体型。体检发现 BP 160/110mmHg。

13. 该患者辅助检查未见异常，血压应控制在

A. ≤160/95mmHg　　B. ≤120/80mmHg
C. ≤100/50mmHg　　D. ≤140/90mmHg
E. ≤130/80mmHg

14. 关于高血压患者，下列叙述错误的是

A. 控制体重
B. 戒烟
C. 血压高不适合体力活动
D. 限盐
E. 限制饮酒

（15～17 题共用题干）

患者，男性，70 岁。有 20 年高血压史，间断服用复方降压片、硝苯地平，最高血压 230/120mmHg。3 年前曾有短暂性脑缺血发作。查体：血压 170/68mmHg，心尖搏动向左下移位，心率 72 次/分，律齐，A2 亢进，未闻及附加音和病理性杂音。血糖 6.0mmol/L，胆固醇 6.9mmol/L。超声心动图示左心房增大，室间隔增厚。

15. 下列叙述中正确的是

A. 对血压的分级应根据最高血压水平
B. 目前该患者的诊断是单纯收缩期高血压，极高危
C. 目前该患者的诊断是单纯收缩期高血压，高危
D. 患者为老年人，目标血压是 150/90mmHg
E. 短暂脑缺血发作属于高血压的靶器官损害

16. 该患者应选择的治疗方案为

A. 利尿剂　　B. β 受体拮抗剂
D. ACEI　　C. CCB
E. 联合用药

17. 关于该患者的药物治疗方案，下列错误的是

A. 老年单纯收缩期高血压应选择钙离子通道阻滞药
B. 合并左心室肥厚，应选择 ACEI 类降压药
C. 选用以长效降压药为基础的治疗方案
D. 应同时使用他汀类降脂药
E. 应使用利尿剂

（18～20 题共用题干）

患者，男性，41 岁。头晕 1 周来诊。1 周前测血压 150/100mmHg，今日头晕加重来诊。诊间测血压 180/110mmHg。化验肝肾功能正常。既往体检测血压 150/90mmHg，未治疗。糖尿病 1 年。吸烟 15 年，20 支/天。

18. 该患者高血压的治疗目标值是

A. ＜150/100mmHg　　B. ＜140/90mmHg
C. ＜140/80mmHg　　D. ＜125/75mmHg
E. ＜130/80mmHg

19. 该患者高血压分级是

A. 正常血压　　B. 正常高值血压
C. 高血压 1 级　　D. 高血压 2 级
E. 高血压 3 级

20. 该患者高血压危险分层为

A. 极高危组　　B. 高危组
C. 中危组　　D. 低危组
E. 无危险因素

（21～22 题共用题干）

患者，男性，48 岁。体检发现血压升高 6 个月。查体：BP 150/100mmHg，HR 86 次/分，律齐。实验室检查：血肌酐 96μmol/L，血尿酸 500/μmol/L。

21. 该患者控制血压的目标值是

A. ＜130/80mmHg　　B. ＜120/70mmHg
C. ＜140/90mmHg　　D. ＜130/90mmHg
E. ＜140/80mmHg

22. 该患者不宜选用的降压药是

A. 血管紧张素Ⅱ受体拮抗剂
B. 血管紧张素转换酶抑制剂
C. 噻嗪类利尿剂
D. 钙通道阻滞剂
E. β 受体拮抗剂

（23～24 题共用题干）

患者，女性，72 岁。高血压 10 年，近期检查 ECG：$SV_1 + RV_5 = 3.6mV$，UCG 示：室间隔厚度 13mm，左室后壁 12.5mm。

23. 该患者为高血压合并

A. 冠心病　　B. 左室肥厚
C. 心肌梗死　　D. 室壁瘤
E. 充血性心力衰竭

24. 该患者最佳降压药物是

A. 利尿剂　　B. α1－RB
C. β－RB　　D. CCB
E. ACEI

（25～27 题共用题干）

患者，男性，65 岁。有高血压史 12 年，间断用药治疗。查体：血压 150/90mmHg，心率 52 次/分。心电图示：一度房室传导阻滞（AVB）。

25. 该患者的诊疗应注意的事项不包括

A. 降压目标应为＜140/90mmHg

B. 老年人降压目标应为＜130/85mmHg

C. 必要时可用2种或2种以上降压药

D. 血压控制满意后逐渐减量，但仍需长期用药

E. 改善生活方式是药物治疗的基础

26. 连续服用降压药1年，患者偶有胸部不适，心电图示多导联T波低平，以下可确诊冠心病诊断的检查是

A. 普萘洛尔试验　B. 偶测心电图

C. 心脏彩色超声　D. 动态心电图

E. 冠状动脉造影

27. 若干年后患者出现心衰症状，且血压控制不理想。下列联合用药方案中，不合适的是

A. 小剂量美托洛尔＋依那普利

B. 小剂量美托洛尔＋硝酸异山梨醇酯

C. 小剂量美托洛尔＋维拉帕米

D. 小剂量美托洛尔＋硝苯地平缓释片

E. 小剂量美托洛尔＋氢氯噻嗪

（28～30题共用题干）

患者，女性，66岁。头痛，头晕，胸闷。查体：血压200/110mmHg，无意识障碍及肢体活动障碍。

28. 该患者最可能的诊断为

A. 脑炎　B. 脑出血

C. 高血压　D. 冠心病

E. 心肌病

29. 高血压最常见的死亡原因是

A. 肾衰竭　B. 心肌梗死

C. 脑血管意外　D. 心律失常

E. 心功能不全

30. 高血压病者服用降压药物治疗，降压的目标水平是

A. 血压控制在患者可耐受的程度

B. 收缩压控制在160mmHg，舒张压控制在100mmHg

C. 降至临界高血压水平，即（140～160）/（90～95）mmHg

D. 血压降至正常范围，即青年、中年高血压患者血压控制在120/80mmHg以内，老年人在能够耐受情况下血压可控制在140/90mmHg以内

E. 冠心病、糖尿病、脑卒中、肾病患者的血压控制在120/80mmHg以内

（31～33题共用题干）

患者，男性，22岁。既往健康。因头晕、肌无力2个月来诊，查体：BP 160/100mmHg；辅助检查：血钾2.6mmol/L，血钠156mmol/L，肾上腺CT示左侧肾上腺腺瘤。

31. 首先考虑的疾病为

A. 原发性高血压　B. 嗜铬细胞瘤

C. 皮质醇增多症　D. 原发性醛固酮增多症

E. 甲状腺功能亢进

32. 应进行的检查是

A. 肾功能检查

B. 甲状腺功能检查

C. 血浆醛固酮/血浆肾素比值

D. 放射性核素检查

E. 颅内蝶鞍X线检查

33. 原发性醛固酮增多症中常见的指标变化是

A. 儿茶酚胺增高

B. ACTH升高

C. 肾素降低、醛固酮均降低

D. ACTH降低

E. 肾素降低、醛固酮升高

（34～36题共用题干）

患者，女性，27岁。BP 220/100mmHg，疑为肾血管性高血压。

34. 对明确该诊断最有意义的是

A. 高血压家族病史

B. 腹部听到连续性高调血管杂音

C. 眼底检查发现动静脉交叉受压

D. 血浆肾素水平升高

E. 尿蛋白（＋＋），尿中红细胞0～5个/HP

35. 继发性高血压的病因不包括

A. 嗜铬细胞瘤　B. 肾实质性高血压

C. 下泌尿道感染　D. 肾血管性高血压

E. 皮质醇增多症

36. 治疗嗜铬细胞瘤所致的血压升高，首选降压药为

A. 硝普钠　B. 酚妥拉明

C. 硝苯地平　D. β受体拮抗剂

E. 氨苯蝶啶

（37～39题共用题干）

患者，男性，31岁。发作性血压增高，最高达230/130mmHg，伴有心悸、头痛、面色苍白，持续十几分钟后可自行缓解。

37. 患者应初步诊断为

A. 多囊肾　B. 肾动脉狭窄

C. 高血压脑病　D. 嗜铬细胞瘤

E. 原发性醛固酮增多症

38. 用于诊断该病的测定是

A. 尿17－羟皮质类固醇测定

B. 血儿茶酚胺及尿VMA测定

C. 血皮质醇，ACTH 测定

D. 肾素血管紧张素测定

E. 血、尿醛固酮测定

39. 进一步确诊需要完成的检查是

A. 肾上腺增强 CT　　B. 头颅 CT 检查

C. 肾血管超声检查　　D. 双肾 B 超

E. 肾动脉造影

(40～42 题共用题干)

患者，女性，30 岁。上肢血压 165/100mmHg，下肢血压 120/70mmHg，搏动减弱，下肢出现乏力、麻木等症状，双下肢足背动脉搏动减弱。

40. 该患者应初步诊断为

A. 原发性高血压　　B. 多发性大动脉炎

C. 肾血管狭窄　　D. 原发性醛固酮增多症

E. 多囊肾

41. 为确诊，宜选的检查是

A. 双肾增强 CT　　B. 尿 VMA 检测

C. 腹主动脉造影　　D. 肾动脉造影

E. 肾上腺增强 CT

42. 该患者在查体时还应该注意的体征是

A. 双下肢活动是否正常

B. 桡动脉搏动是否正常

C. 双下肢的感觉是否正常

D. 腹部是否有血管杂音

E. 甲状腺是否肿大

(43～45 题共用题干)

患者，男性，35 岁。近半年来无明显诱因出现阵发心悸，头痛，大汗，未系统诊治来诊。查体：P 120 次/分，BP 215/130mmHg，双肺呼吸音清，心界不大，心律整。腹软，肝脾肋下未及，右中腹可触及一包块，质软，双下肢无水肿。

43. 下一步最应做的检查是

A. 双肾上腺 B 超　　B. 尿 VMA 测定

C. 血糖测定　　D. 甲状腺 B 超

E. 心脏超声

44. B 超检查发现右肾上腺可见一约 2.5cm×3.0cm 大小肿物。该患者最可能的诊断为

A. 嗜铬细胞瘤　　B. 甲状旁腺功能亢进症

C. 恶性高血压　　D. 库欣综合征

E. 肾动脉狭窄

45. 此时该患者最宜选用的药物为

A. 美托洛尔　　B. 维拉帕米

C. 氢氯噻嗪　　D. 卡托普利

E. 酚妥拉明

(46～47 题共用题干)

患者，男性，48 岁。有 5 年乙型肝炎后肝硬化病史，患者间断出现双下肢水肿。近 3 年来反复出现腹水，治疗效果差。近日因黄疸加重，合并自发性腹膜炎入院。入院后查患者有高血钠。

46. 该患者钠潴留的最主要原因是

A. 钠负荷增加

B. 交感神经系统兴奋

C. ADH 分泌增加

D. 醛固酮分泌增加，降解减少

E. 心房肽合成增加

47. 下列临床表现中，提示应警惕患者合并肝肾综合征的是

A. 尿钠 >10mmol/L

B. 尿常规检查发现大量红细胞

C. 尿钠 <10mmol/L

D. 夜尿增多

E. 患者腹水量增大，双下肢水肿加重

(48～50 题共用题干)

患者，女性，61 岁。近 1 个月以来，发作性血压升高达 210/120mmHg，伴心悸，大汗、头痛，症状持续 1 小时后可自行缓解，血压恢复正常。

48. 该患者最可能的诊断为

A. 主动脉缩窄　　B. 高血压危象

C. 原发性高血压　　D. 嗜铬细胞瘤

E. 皮质醇增多症

49. 不宜单独用于治疗该疾病的药物为

A. 哌唑嗪　　B. 氢氯噻嗪

C. 硝普钠　　D. 酚妥拉明

E. 阿替洛尔

50. 下列检查方法中，可选用的有助于本疾病诊断的是

A. 尿中 17－羟皮质类固醇检查

B. 心脏超声

C. 心电图

D. 血、尿中儿茶酚胺及 VMA 测定

E. 地塞米松试验

(51～53 题共用题干)

患者，女性，27 岁。孕 32 周，初次妊娠，因“头痛、头昏、视物模糊 1 周”就诊。患者 1 周前出现头痛、头昏、视物模糊等自觉症状，在当地医院测血压 160/110mmHg。妊娠 26 周孕检时，血压和尿液检查均正常。查体：BP 160/120mmHg，视网膜水肿，尿蛋白（＋＋）。

51. 该患者的诊断为

A. 子痫

B. 重度子痫前期

C. 妊娠合并慢性肾小球肾炎

D. 轻度子痫前期

E. 妊娠合并原发性高血压

52. 妊娠高血压病最常见的并发症是

A. 脑血管意外　　B. 急性肾衰竭

C. 心力衰竭　　D. HELLP 综合征

E. 胎盘早剥

53. 该患者降压治疗的目标血压为

A. 收缩压控制在 130～155mmHg，舒张压控制在 80～105mmHg

B. 收缩压控制在 120～129mmHg，舒张压控制在 80～89mmHg

C. 收缩压控制在 130～139mmHg，舒张压控制在 80～89mmHg

D. 收缩压控制在 140～150mmHg，舒张压控制在 90～100mmHg

E. 收缩压控制在 90～120mmHg，舒张压控制在 60～80mmHg

（54～56 题共用题干）

患者，男性，44 岁。经常头痛、头晕近 10 年，3 天来头痛加重，伴有恶心、呕吐送往急诊。查体：神志模糊，BP 230/120mmHg，尿蛋白（＋＋），尿糖（＋），头颅 CT 未见异常。

54. 患者最可能的诊断是

A. 高血压脑病　　B. 恶性高血压

C. 高血压危象　　D. 肾性高血压

E. 糖尿病酮症酸中毒

55. 诊断已成立，其发病机制是

A. 交感神经过度兴奋　　B. 肾素活性增高

C. 心房利钠因子减少　　D. 周围小动脉痉挛

E. 脑血管自身调节障碍

56. 患者入院治疗，神志清，但血压仍然为 202/120mmHg，且气急不能平卧。查体：HR 108 次/分，期前收缩 3 次/分，两肺底有湿啰音。此时正确的治疗措施为

A. 毛花苷 C 静脉注射　　B. 快速利尿剂静脉注射

C. 利多卡因静脉滴注　　D. 普罗帕酮静脉注射

E. 硝普钠静脉滴注

（57～58 题共用题干）

患者，男性，46 岁。高血压病史 10 余年，不规律服用“硝苯地平、普萘洛尔”等药物，具体剂量不详，平素血压（130～180）/（90～110）mmHg，最高达 190/120mmHg。查体：P 100 次/分，BP 170/100mmHg，心浊音界向左下扩大，心尖部可闻及 2/6 级吹风样杂音，$A_2 > P_2$，肝脾未触及，双肾区无叩痛。辅助检查：血 WBC 9.3×10^9/L，N 65%，Hb 126g/L。心电图：窦性心律，心室率 110 次/分，电轴 －25°，$R_I + R_{III} = 3.2mV$，$R_V = 3.0mV$，$V_3 \sim V_6$导联 ST 段水平下移 0.2mV，伴 T 波低平。

57. 该患者的诊断为

A. 高血压病 3 级，极高危

B. 高血压病 3 级，高危

C. 高血压病 2 级，高危

D. 高血压病 2 级，极高危

E. 扩张型心肌病

58. 首选的治疗药物不包括

A. 硝苯地平　　B. 倍他乐克

C. 卡托普利　　D. 氢氯噻嗪

E. 硝酸甘油

（59～61 题共用题干）

患者，男性，50 岁。有高血压病史 5 年，近来工作忙，未规律服降压药，晨起出现明显头痛、烦躁，面色苍白，视物模糊，BP 230/130mmHg。

59. 该患者可能的诊断为

A. 嗜铬细胞瘤　　B. 高血压脑病

C. 高血压危象　　D. 脑出血

E. 脑血栓

60. 最有效的治疗药物是

A. 硝酸甘油　　B. 硝普钠

C. 佩尔地平　　D. 盐酸乌拉地尔

E. 硝苯地平

61. 第 1 小时内血压应降低

A. 10%～15%　　B. 15%～20%

C. 20%～25%　　D. 25%～35%

E. 35%～40%

（62～64 题共用题干）

患者，男性，56 岁。有 8 年糖尿病史，反复头晕近 5 年。2 天前因头晕加重，伴有恶心、无呕吐，送往急诊。查体：神志清楚，血压 230/130mmHg，血糖 10mmol/L，尿蛋白（＋＋），尿糖（＋），尿 KET（－）。

62. 患者最可能诊断为

A. 高血压脑病　　B. 肾性高血压

C. 高血压急症　　D. 高血压危象

E. 糖尿病酮症酸中毒

63. 该患者入院治疗后，控制血压应该为

A. 最初的数分钟至 1 小时内 MAP 下降 <10%

B. 最初的数分钟至 1 小时内 MAP 下降 >25%

C. 病情稳定随后的 2～6 小时内将血压逐渐降至 160/

（100～110）mmHg

D. 病情稳定随后的 12 小时内将血压逐渐降至 140/（100～120）mmHg

E. 如果患者能够很好地耐受降压治疗和病情稳定，在随后的 12 小时内进一步将血压降至正常水平

64. 该患者治疗平稳后，长期血压控制应在

A.（150～160）/（90～100）mmHg

B. <140/90mmHg

C. <130/80mmHg

D. <120/70mmHg

E. <125/70mmHg

（65～66 题共用题干）

患者，男性，37 岁。因突发胸闷、气短、夜间不能平卧伴大汗 30 分钟入院。查体：急性病容，端坐位，血压 220/120mmHg，两肺满布干、湿啰音，心率 110 次/分，各瓣膜听诊区未闻及杂音，无双下肢水肿。

65. 最可能的诊断是

A. 扩张型心肌病

B. 急性呼吸衰竭

C. 风湿性心脏病二尖瓣瓣膜狭窄合并关闭不全

D. 急性胰腺炎

E. 高血压导致的急性心力衰竭

66. 下列药物中，不宜应用的是

A. 硝普钠　　B. 吗啡

C. 硝酸甘油　　D. 多巴胺

E. 呋塞米

（67～68 题共用题干）

患者，男性，60 岁。有高血压病史 20 年，一直服药，因情绪激动，2 小时前出现明显头痛、烦躁、眩晕、恶心、呕吐。查体：血压 240/130mmHg，神志不清，心率 90 次/分，肝脾未及，病理征阴性。

67. 该患者可能诊断为

A. 脑出血　　B. 急性左心衰竭

C. 脑梗死　　D. 甲亢

E. 高血压危象

68. 以上表现应采取的措施为

A. 口服降压药　　B. 吗啡

C. 甘露醇　　D. 地塞米松

E. 硝普钠静脉给药

三、多选题

1. 关于应用降压药治疗高血压病的原则，正确的是

A. 血压显著增高已多年的患者，应尽快使血压降至正常水平

B. 单个药物从小剂量开始，逐渐加量，必要时可联合用药

C. 血压下降并稳定正常后，改为维持量长期用药

D. 坚持个体化用药

E. 发生高血压危象时要紧急降压

2. 关于原发性高血压的危险因素，下列叙述正确的是

A. 原发性高血压由环境因素和遗传因素长期相互作用导致

B. 紧张可使心率、血压、血浆肾上腺素和去甲肾上腺素水平升高

C. 饮食中高钠、高钾或高钙均可导致血压升高

D. 精神压力增加可导致血压升高

E. 超重、肥胖者水钠潴留、交感神经兴奋性增高、肾素－醛固酮系统异常及胰岛素抵抗等因素可导致血压升高

3. 关于高血压的诊断，叙述错误的是

A. 收缩压>140mmHg，即诊断为高血压

B. 舒张压>90mmHg，即诊断为高血压

C. 收缩压≥140mmHg 和/或舒张压≥90mmHg，即诊断为高血压

D. 高血压诊断以偶然测得 1 次血压增高为标准

E. 高血压诊断以同日 2 次或 2 次以上测得的血压平均值为依据

4. 高血压是指体循环动脉收缩压和/或舒张压的持续升高，是以什么为主要表现的临床综合征

A. 体循环动脉压升高　　B. 周围小动脉阻力增高

C. 周围小动脉阻力降低　　D. 血容量增加

E. 心排血量增加

5. 关于高血压的发病机制，下列叙述正确的是

A. 高级神经中枢功能失调在高血压发病中占主导地位

B. 肾素－血管紧张素系统激活

C. 胰岛素抵抗

D. 去甲肾上腺素分泌增多，引起外周小血管收缩

E. 迷走神经兴奋性增加

6. 对高血压患者进行择期手术时，下列叙述正确的是

A. 术前 1 周停用利血平类降压药，可改用卡托普利等

B. 不选用氯胺酮麻醉，以免血压升高

C. 术前服用 β 受体拮抗剂者均需停用

D. 术中出现血压下降可先用麻黄碱

E. 尽量避免硬膜外及蛛网膜下隙麻醉，以免引起血压急剧下降

7. 高血压的主要病理改变不包括

A. 动脉粥样硬化

B. 中小动脉纤维化

C. 小动脉内膜纤维增生

D. 大中动脉粥样硬化的形成
E. 小动脉中层平滑肌细胞增殖和纤维化

8. 下列关于高血压的叙述，正确的是
A. 恶性高血压可见细动脉纤维素坏死
B. 常引起下肢坏疽
C. 常引起左心室肥大
D. 脑出血是主要致死原因
E. 引起细动脉纤维素坏死

9. 关于高血压左室肥厚（LVH）的发病机制，下列叙述正确的是
A. 舒张压比收缩压对 LVH 发生的影响更大
B. 醛固酮可明显促进心肌细胞间质增生，促进心肌肥厚
C. 室间隔较其他部位对儿茶酚胺的反应性更强，故易发生肥厚
D. 夜间血压的水平比白天的影响更大
E. LVH 的不同类型与高血压的严重程度无关

10. 高血压患者发生胰岛素抵抗效应时，可引起的反应包括
A. 血糖升高
B. 血中游离脂肪酸增加
C. 血总胆固醇增加
D. 纤溶活性增高
E. 脂蛋白脂酶活性降低，血浆甘油三酯水平增高

11. 关于高血压心脏病的病理改变，下列叙述正确的是
A. 升主动脉扩张　　B. 左心室后负荷增加
C. 左心室心肌肥厚　　D. 主动脉退行性变
E. 左心功能不全

12. 下列选项中，应高度怀疑为假性高血压的是
A. 显著的高血压而无靶器官损害
B. 下肢动脉血压比上肢血压更高
C. X 线显示肱动脉钙化征象
D. 严重的和单纯收缩期高血压
E. 抗高血压治疗在没有血压过低时产生低血压样的症状

13. 患者，男性，48 岁。有高血压病中 10 年，一直未服药治疗。现主诉劳力性气短 1 年，夜间不能平卧、双下肢水肿 1 周。查体：呼吸 24 次/分，肺部可闻及湿啰音，心率 102 次/分，律齐，肝脏肋下 2cm 可触及肝颈静脉回流征（+），移动性浊音（+），双下肢水肿。心电图为左室肥厚，最可能的临床诊断是
A. 左心功能不全　　B. 右心功能不全
C. 全心功能不全　　D. 急性心肌梗死
E. 高血压心脏病

14. 参与高血压发病的重要机制中，RAS 对血压的影响机制有
A. 外周血管阻力增加
B. 促醛固酮分泌
C. 促肾上腺皮质激素分泌
D. 促甲状腺激素分泌
E. 促去甲肾上腺素分泌

15. 关于胰岛素抵抗与高血压的关系，下列叙述正确的是
A. 高胰岛素血症促使收缩压升高，脉压增大
B. 继发性高胰岛素血症抑制肾脏对水钠的重吸收
C. 胰岛素抵抗是高血压发病机制之一
D. 继发性高胰岛素血症使交感神经活性增高
E. 部分原发性高血压患者存在不同程度的胰岛素抵抗

16. 对于原发性高血压的降压治疗，下列叙述正确的是
A. 除危重病例外，降压药物从小剂量开始
B. 大多数患者需要长期用药
C. 首选第一线降压药物
D. 血压降至正常时即可停药
E. 根据个性化原则选用降压药物

17. 肾实质性高血压的治疗原则包括
A. 单一使用药物
B. 选择血管紧张素转换酶抑制剂、血管紧张素Ⅱ受体拮抗剂
C. 使用钙通道阻滞剂
D. 对于血钾正常或在做透析治疗的患者加用螺内酯治疗
E. 对于合并有肺动脉压升高的难治性肾性高血压者加用前列腺素制剂

18. 高血压急症靶器官功能不全的表现有
A. 高血压脑病　　B. 急性心力衰竭
C. 肝硬化　　D. 颅内出血
E. 脑梗死

19. 患者，男性，78 岁。患有高血压 16 年，平时血压多维持在（150～180）/（65～85）mmHg。关于此类患者高血压的特点，下列正确的是
A. 脉压大
B. 半数以上为单纯性收缩期高血压
C. 一部分属于收缩压和舒张压均增高的混合型高血压
D. 发生靶器官损害较常见
E. 血压波动小，不易发生直立性低血压

20. 患者，男性，65 岁。1 个月中多次测血压分别为 150/95mmHg、160/90mmHg、165/95mmHg。体型偏胖，

吸烟每天 1～2 包，无直立性低血压，无静息时发作性心动过速，查体无腹部包块。除建议患者控制体重、戒烟和开始药物治疗外，进一步的检查包括

A. 心电图
B. 动脉多普勒超声扫描
C. 空腹血糖、血脂测定
D. 全血细胞计数、尿液分析
E. 血电解质、尿酸、尿素氮、肌酐等

21. 高血压亚临床靶器官损害的标志主要有

A. 左心室肥厚　B. 栓塞史
C. 微量清蛋白尿　D. 血管功能和结构的异常
E. eGFR 降低

22. 关于急进性－恶性高血压的临床表现，正确的是

A. 舒张压不高于 130mmHg
B. 多有原发或继发性高血压病史
D. 有不同程度的心、脑、肾功能障碍
C. 视网膜有出血、渗出，视盘水肿
E. 血压在一段时间内（数周至数月）进行性增高

23. 原发性高血压心脏病左心室肥厚的诊断可以采用的方式有

A. 冠状动脉造影　B. 超声心动图
C. 心肌酶　D. 心电图
E. 胸部 X 线检查

24. 关于原发性高血压的病因，下列叙述正确的是

A. 低钾饮食　B. 高钠饮食
C. 高钾饮食　D. 超重和肥胖
E. 紧张

25. 目前判断原发性高血压微量白蛋白尿采用的方法不包括

A. 晨起微量蛋白尿测定　B. 尿白蛋白/肌酐
C. 24 小时尿蛋白定量　D. 尿渗透压测定
E. 双肾 B 超检查

26. 嗜铬细胞瘤通过分泌过多的何种物质而致血压升高

A. 肾上腺素　B. 去甲肾上腺素
C. 组胺　D. 血管紧张素
E. 乙酰胆碱

27. 引起顽固性高血压的常见原因是

A. 阻塞性睡眠呼吸暂停　B. 嗜铬细胞瘤
C. 原发性醛固酮增多症　D. 主动脉缩窄
E. 肾动脉狭窄

28. 诊断原发性醛固酮增多症的基本条件有

A. 低血钾
B. 外周血浆肾素活性（PRA）受抑制
C. 17－羟类固酮（17－OHCS）正常
D. 醛固酮（PAC）增多
E. 低血钙

29. 关于嗜铬细胞瘤定性诊断的注意事项，下列叙述正确的是

A. 检查前 1 周应停用降压药、抗生素、含交感胺的食物
B. 若临床表现典型者，测定儿茶酚胺 1 次即可
C. 若临床表现不典型者，应检测多次，最好于症状发作时取血标本
D. 儿茶酚胺轻度增高即可肯定诊断
E. 儿茶酚胺增高较正常值高限 3 倍以上具有诊断价值

30. 原发性醛固酮增多症血浆肾素活性降低并不受兴奋影响的确诊试验有

A. 高钠饮食试验　B. 低钠饮食试验
C. 螺内酯试验　D. 卡托普利抑制试验
E. 体位激发试验

31. 对疑诊继发性高血压的患者及伴有高血压心、脑、肾并发症的患者，依据病情选择还应进行的特殊检查有

A. 血浆肾素活性、血浆醛固酮
B. 超声心动图
C. 血、尿儿茶酚胺及其代谢产物
D. 皮质激素
E. 肾及肾上腺超声、CT 及 MRI

32. 肾血管性高血压肾动脉血管重建治疗的主要目标不包括

A. 减少降压药
B. 保护肾功能
C. 治疗严重肾动脉狭窄的病理生理效应
D. 使患者有可能免于透析的需要
E. 慢性心衰患者或心肌病患者可更安全使用血管紧张素转换酶抑制剂

33. 与肾性高血压相鉴别，有助于诊断为高血压肾损害的是

A. 尿蛋白阳性
B. 无贫血
C. 眼底视网膜小动脉硬化
D. 反复水肿
E. 低蛋白血症

34. 原发性醛固酮增多症的典型特点有

A. 低血钾　B. 高血压
C. 代谢性酸中毒　D. 血钠增高
E. 代谢性碱中毒

35. 关于肾血管性高血压的临床线索，下列说法正确的是

A. 原来控制良好的高血压突然恶化
B. 服用利尿剂发生低血钾
C. 检查中发现一侧肾脏缩小
D. 与左心功能不匹配的发作性肺水肿
E. 血管紧张素转换酶抑制剂或紧张素Ⅱ受体阻断药降压幅度非常大

36. 关于显著盐皮质激素过多综合征的临床特点，下列叙述正确的是

A. 儿童期出现身材矮小，不能正常发育
B. 早期表现为多饮、多尿
C. 低肾素、低醛固酮，盐皮质激素水平过低，低血钾
D. 基因测序分型，可见到在该基因的1~5外显子突变
E. 尿皮质激素谱改变，呈现11β－HSD_2酶活性减低表现

37. 甲状腺功能亢进的临床表现有

A. 甲状腺肿大　　B. 突眼症
C. 基础代谢增加　　D. 全身代谢率降低
E. 舒张压升高

38. 关于高血压亚急症的目标血压，下列叙述正确的是

A. 48小时降至患者能够耐受的血压状态
B. 第1目标＜160/100mmHg
C. 第1目标＜180/120mmHg
D. 第2目标＜150/100mmHg
E. 第2目标＜140/90mmHg

四、案例分析题

（1~7题共用题干）

患者，女性，59岁。有8年高血压病史，有家族史，其父为高血压并发症死亡。患者多次测血压（190~196）/110mmHg，眼底Ⅲ级。诊断为原发性高血压。

1. 该患者最可能诊断为

A. 3级高血压，极高危　　B. 3级高血压，高危
C. 2级高血压，高危　　D. 2级高血压，中危
E. 2级高血压，极高危　　F. 1级高血压，中危

2. 原发性高血压的推荐检查方法有

A. 尿液分析　　B. 超声心动图
C. 颈动脉超声　　D. 高敏C反应蛋白
E. 血常规检查　　F. 血生化检查

3. 进行超声心动图检查时，应注意的重要指标有

A. E/A比值　　B. 左心房大小
C. 左心室舒张末内径　　D. 右心室射血分数
E. 左心室重量指数　　F. 右心室重量指数

4. 该患者恰当的降压药治疗方法是

A. 小剂量持续用药
B. 监测血压及危险因素3~6个月
C. 改善生活方式，积极治疗眼底病变
D. 改善生活方式并降压药物治疗
E. 迅速有力静脉给降压药，待血压下降后停药
F. 立即大剂量用药

5. 若该患者出现左心室肥厚，可以使用的降压药物有

A. CCB　　B. ACEI
C. ARB　　D. β受体拮抗剂
E. α受体阻断剂　　F. 利尿剂

6. 该患者在进行左心室肥厚的治疗过程中出现ACEI诱发的咳嗽，可以使用的降压药物有

A. CCB　　B. 利尿剂
C. ARB　　D. β受体拮抗剂
E. α受体阻断剂　　F. 硝酸酯类

7. 如果该患者出现微量清蛋白尿，可以使用的降压药物有

A. α受体阻断剂　　B. ACEI
C. ARB　　D. β受体拮抗剂
E. CCB　　F. 硝酸酯类

（8~14题共用题干）

患者，男性，50岁。半个月前因血压升高，间断心悸、气短入院。患者20年前体检发现血压140/90mmHg，平素仅在劳累、紧张时有轻度头晕、头胀，无其余不适。无烟酒嗜好，平素工作较紧张，父亲患高血压、糖尿病。门诊查体：血压146/90mmHg，BMI 25.2，腹围86cm。余未发现异常。

8. 该患者应做的初步检查是

A. 血、尿常规　　B. 心电图
C. 血肌酐　　D. 血糖
E. 血钙、血钠　　F. 血脂

9. 该患者实验室检查和心电图均未发现异常，未做动态血压监测和肾上腺B型超声。对此患者的治疗应为

A. 开始药物治疗
B. 单纯生活方式干预
C. 生活方式干预的同时开始药物治疗
D. 生活方式干预3~6个月，根据血压情况再决定是否药物治疗
E. 监测血压，暂时不予任何干预
F. 进行抗血小板治疗

10. 该患者此次入院，需进行的实验室检查有

A. 血糖、血脂
B. 肝、肾功能

C. 冠状动脉 CT
D. 颅脑 MRI
E. 尿微量清蛋白
F. 血电解质检查

11. 患者入院后，心电图示：窦性心律，不完全右束支传导阻滞；$V_1 \sim V_3$导联呈 QS 型。超声心动图示：左心房稍大，左心室舒张末径 5.6cm，未见明确的室壁运动异常，E/A < 1，LVEF 60%。血、尿、粪常规：尿清蛋白/肌酐、24 小时尿蛋白正常。空腹血糖 6.2mmol/L，餐后 2 小时血糖 7.5mmol/L，总胆固醇（TC）5.8mmol/L，低密度脂蛋白胆固醇（LDL－C）3.1mmol/L，甘油三酯（TG）2.1mmol/L。血清钾 3.8mmol/L。BNP 375pg/ml。颈动脉超声示：双侧颈动脉多发斑块形成（软斑），最大者位于右侧颈总动脉近分叉处后壁，局部狭窄率为 72%。左侧颈动脉狭窄为 70%。动态血压监测：24 小时动态血压曲线呈非杓型分布，全天血压间断轻度升高，有晨起高血压现象。冠状动脉 CT 示：前降支支架术后，支架内未见明确狭窄。前降支中段管腔多发节段性狭窄 30%～50%，左回旋支起始部管腔狭窄约 15%。右冠状动脉管壁多发增厚并钙化，管腔狭窄 15%～30%。结合患者入院后的检查结果，考虑患者目前的诊断有
A. 冠心病陈旧前间壁心肌梗死
B. 颈动脉粥样硬化症
C. 空腹血糖调节异常
D. 心脏扩大，收缩性心功能不全
E. 心脏舒张功能不全
F. 心力衰竭

12. 关于该患者的降压治疗，下列叙述正确的是
A. 甘油三酯升高，降脂药物首先加用贝特类
B. 在原治疗基础上加用利尿剂
C. 全面干预多重危险因素，加用他汀类降脂药物
D. 在原治疗基础上加用 ACEI 类药物
E. 合并冠心病，目标血压为 130/80mmHg
F. 在原治疗基础上加用 ARB 类药物

13. 患者入院后，继续服用苯磺酸氨氯地平 5mg，1 次/天，美托洛尔 25mg，2 次/天，阿司匹林 100mg，1 次/天，加用福辛普利 10mg，1 次/天，辛伐他汀 40mg，1 次/天和单硝酸异山梨酯 40mg，1 次/天治疗。入院后第 7 天晨起患者突觉右手执筷无力，言语不清，约 30 分钟自行恢复。当时血压 120/66mmHg，心率 62 次/分。此时考虑患者发生的情况为
A. 患者为短暂性脑缺血发作（脑血流动力学异常）
B. 一过性脑缺血对患者不会造成长期伤害，不必处理
C. 患者为短暂性脑缺血发作（斑块破裂所致）
D. 患者双侧颈动脉狭窄 >70%，血压不应控制太低
E. 脑缺血的原因考虑为患者血脂较高所致
F. 脑缺血的原因考虑为患者血压较高所致

14. 关于患者治疗调整情况，下列叙述错误的是
A. 已经达到目标血压，不必调整
B. 查颅脑 CT，如无异常可以不调整治疗
C. 无明显心肌缺血表现，冠状动脉无严重狭窄，停用单硝酸异山梨酯
D. 收缩压不宜过低，以 160～170mmHg 为宜
E. 血压过低，需要调整降压药物，患者心率慢，停用美托洛尔比较好
F. 完善头颈 CTA 检查，进行神经内会诊

（15～17 题共用题干）

患者，男性，63 岁。有 10 年糖尿病史，并有家庭遗传史，时有头晕，夜尿增多。近 5 年来，先后 3 次测血压为 157/94mmHg、180/105mmHg、160/95mmHg。

15. 该患者最可能诊断为
A. 原发性高血压病　　B. 肾性高血压
C. 临界高血压　　D. 主动脉缩窄
E. 嗜铬细胞瘤　　F. 库欣综合征

16. 引起该疾病的机制不包括
A. 胰岛素抵抗
B. 血液黏滞度增高
C. 肾上腺素能激活
D. 盐敏感及盐负荷机制
E. 肾素－血管紧张素－醛固酮系统激活
F. 遗传因素

17. 高血压患者应进行全面的临床评估，评估的目的主要有
A. 了解血压水平
B. 证实血压升高
C. 明确靶器官损害及其损害的程度
D. 了解有无影响治疗的其他特殊状况
E. 寻找原发性高血压的病因，并予以排除
F. 寻找可能影响疾病预后的心血管病危险因素

（18～23 题共用题干）

患者，男性，33 岁。头痛、头晕伴有血压高 5 年。查体：BP 190/110mmHg（右），180/100mmHg（左），HR 76 次/分，中上腹部可闻及血管杂音。辅助检查：血 K^+ 4.0mmol/L，Na^+ 140mmol/L，Cl^- 96mmol/L，空腹血糖 7.0mmol/L。

18. 该患者可能的诊断有
A. 多发性大动脉炎　　B. 嗜铬细胞瘤

C. 肾动脉狭窄　D. 高血压病
E. 继发性高血压　F. 糖尿病
G. 主动脉狭窄　H. 库欣综合征

19. 对该患者应进行的检查项目有
A. 测上下肢血压
B. 双侧肾脏 CT 和 CTA 检查
C. 肾动脉造影
D. 心电图
E. 立卧位血浆肾素活性、血管紧张素Ⅱ、醛固酮测定
F. OGTT 试验

20. 下列药物中，可以引起反射性心动过速的药物是
A. 硝酸甘油　B. 替米沙坦
C. 硝苯地平　D. 卡托普利
E. 美托洛尔　F. 维拉帕米
G. 尼群地平

21. 如果患者肾脏 CT 和 CTA 示左侧肾动脉开口处狭窄 90%，OGTT 示餐后 2 小时血糖 13.1mmol/L，则该患者的诊断是
A. 肾上腺性变态反应　B. 继发性高血压
C. 嗜铬细胞瘤　D. 高血压病
E. 原发性醛固酮增多症　F. 糖尿病
G. 皮质醇增多症　H. 肾动脉狭窄

22. 下列治疗方法中，不适合该患者的是
A. 介入手术治疗　B. 螺内酯
C. 氨氯地平　D. ACEI
E. 呋塞米　F. 阿卡波糖
G. 低盐饮食　H. 控制饮食

23. 双侧肾动脉狭窄禁忌使用的药物是
A. 维拉帕米　B. 哌唑嗪
C. 呋塞米　D. 贝那普利
E. 福辛普利　F. 替米沙坦
G. 螺内酯　H. 氨氯地平

（24～28 题共用题干）

患者，女性，31 岁。查体：血压 220/120mmHg，上腹部血管杂音，疑为肾血管性高血压。

24. 下列关于肾血管性高血压的叙述，错误的是
A. 在我国病因以动脉粥样硬化为首位
B. 未用利尿剂发生低血钾
C. 腹部可闻及血管杂音
D. 大动脉炎累及肾动脉所致者首选 PTRA
E. 纤维肌性结构不良所致者 PTRA 效果较好
F. 有肾功能进行性减退

25. 下列检查项目中，对诊断最有意义的是
A. 超声心动图
B. 肾动脉造影
C. 腹部 B 超
D. 静脉肾盂造影
E. 测定 24 小时尿儿茶酚胺
F. 测定 3－甲基－4 羟苦杏仁酸

26. 下列病史及检查结果中，对该诊断最有意义的是
A. 高血压家族病史
B. 腹部听到连续性高调血管杂音
C. 尿蛋白（++），尿中红细胞 0～5 个/高倍视野
D. 眼底检查发现动静脉交叉受压
E. 血浆肾素水平升高
F. 血浆肾素水平下降

27. 肾血管性高血压最常见的病因是
A. 肾动脉粥样硬化
B. 大动脉炎累及肾动脉
C. 肾动脉纤维肌性结构不良
D. 先天性肾动脉异常
E. 先天性肾动脉瘤
F. 获得性肾动脉瘤

28. 肾血管性高血压的诊断目的包括
A. 明确病因的鉴别诊断
B. 明确病变部位及程度
C. 明确血流动力学意义
D. 明确血管重建是否能获益
E. 评价肾脏灌注功能
F. 评价肾脏排泄功能

（29～33 题共用题干）

患者，男性，60 岁。反复发作性头痛、出汗、心悸、呼吸困难 5 年。发作时，血压 210/120mmHg，症状可于 1 小时后自行缓解，血压恢复正常。

29. 患者最可能诊断为
A. 高血压病　B. 恶性高血压
C. 嗜铬细胞瘤　D. 原发性醛固酮增多症
E. 主动脉缩窄　F. 皮质醇增多症

30. 该疾病大多数发生于
A. 肾上腺　B. 膀胱
C. 胸部纵隔　D. 心肌组织中
E. 腹膜后主动脉旁　F. 颅内

31. 发作期间对诊断该疾病最有意义的检查是
A. 基础代谢测定
B. 尿中 24 小时 VMA 测定
D. 尿 17－羟类固醇测定
C. 肾脏 CT 扫描

E. 血钾测定
F. 测定24小时尿氢化可的松水平

32. 腔静脉分段取血测定儿茶酚胺对嗜铬细胞瘤的定位诊断很有价值。常规取血部位主要有
A. 两侧肾静脉开口近端　B. 上腔静脉
C. 远端下腔静脉　D. 门静脉开口
E. 近端下腔静脉　F. 奇静脉

33. 下列药物中，可以用于该患者降压治疗的是
A. 哌唑嗪　B. 硝普钠
C. 酚妥拉明　D. 普萘洛尔
E. 酚苄明　F. 尼群地平

答案和精选解析

一、单选题

1. B　高血压病常常导致急性脑血管病，而急性脑血管病是一种威胁中老年人生命的常见病，在我国城乡约居各类死因的第2位，是全世界引起死亡的三大病证之一。

2. D　目前中国高血压指南推荐的正常值标准为：24小时动态血压均值 < 130/80mmHg，白昼均值 < 135/85mmHg，夜间均值 < 125/75mmHg，夜间血压下降率10% ~15%。

3. A　原发性高血压最常见的并发症是脑血管病，包括脑出血、脑血栓形成、腔隙性脑梗死、短暂性脑缺血发作等。

4. D　原发性高血压的血管病变包括下述几点。①细小动脉硬化：是高血压病血管病变的主要特征，表现为细动脉的玻璃样变，最具诊断意义的肾的入球动脉和视网膜动脉的玻璃样变。②肌型小动脉硬化：小动脉内膜胶原纤维及弹力纤维增生，内弹力膜分裂，中膜平滑肌细胞增生、肥大，胶原纤维及弹力纤维增生，致使血管壁增厚，管腔狭窄。③弹力肌型及弹力型动脉硬化：伴发动脉粥样硬化。

5. A　左心室压力负荷过重，主要病因是高血压病，选项A正确。高血压主要是心脏的后负荷增加，也称为压力负荷，属于慢性疾病。

6. A　高血压患者由于左室后负荷增加，可致左室大，呈靴形心，选项A正确。

7. D　单纯收缩期高血压的诊断标准就是指高压收缩压大于等于140mmHg，而舒张压低压在正常范围（小于90mmHg）。

8. B　过量食盐摄入是高血压的危险因素，盐摄入与高血压患病率之间呈线性正相关。血清钾、尿钾及膳食摄入的钾与血压之间呈负相关。

9. D　高血压病是除年龄因素之外中风最危险的因素，在可以控制因素中占首位。

10. D　原发性高血压的发病机制有遗传因素、肾素－血管紧张素－醛固酮系统（RAAS）激活、肾上腺素能激活、盐敏感及盐负荷机制、胰岛素抵抗。选项D“肾单位大量丢失”是肾实质性高血压的发生原因。

11. E　原发性高血压是一种以体循环动脉压升高为主要特点的临床综合征。心排出量升高、交感神经兴奋性增加、肾素分泌过多、血管内皮细胞过多分泌内皮素是高血压的发病原因或机制。而周围血管阻力增加是原发性高血压的主要表现，原发性高血压的病理生理主要表现为周围血管阻力增加。

12. D　非药物治疗适合于各型高血压，尤其是对于轻型者和低危患者，并不是仅适用于1级高血压病患者。所以，选项D的叙述是错误的。其余四个选项都是正确的。

13. D　原发性醛固酮增多症患者行卡托普利试验，服药后血醛固酮水平的抑制程度不超过30%，因此选项D错误，其余各项均正确。

14. E　高血压导致的心脏负荷增加类型指的是后负荷，主要指左心室的后负荷增加。后负荷是指心脏收缩后的负荷，主要是指血压。高血压时体循环周围血管阻力增加，心脏尤其是左心室的压力增加，长期如此会导致左心室肥厚，左心室出现明显增大，甚至会出现左心的衰竭，选项E正确。

15. E　左室肥厚是左心室对各种机械和激素刺激产生的适应性反应，血压水平是决定左室组织的主要因素，影响左室组织的其他因素包括种族、性别、年龄、体重、遗传、钠盐摄入、血液黏滞性、交感神经系统活性等，它们对左心室肥厚形成也有很重要的作用。最近一些研究表明，许多内分泌因素也参与了这一过程。例如，血管紧张素Ⅱ（AngⅡ）、内皮素、肾上腺素、胰岛素、胰岛素样生长因子等。其中，肾素－血管肾张素系统（RAS）在调节心肌细胞被动拉长或压力超负荷导致的心肌肥厚中起重要作用，这些因素也可以是非压力超负荷状态发生心肌肥厚的机制，选项E错误。

16. C　微量白蛋白尿是肾脏早期损害的标记，而估算肾小球滤过率（eGFR）< 60ml/(min·1.73m^2) 则是慢性肾脏病的早期标记。

17. E　高血压的流行病学调查中，体重、遗传、钠盐、年龄均与其发病有关。膳食中的脂肪与发病无关。

18. C　高血压早期全身细、小动脉痉挛，日久血管壁缺氧、透明样变性。小动脉压力持续增高时，内膜纤维组织和弹力纤维增生，管腔变窄，加重缺血。

19. E　原发性高血压和肾性高血压的区别主要在于有无明显贫血。肾性高血压由于肾脏疾病所致高血压，几乎均有不同程度的贫血，主要原因为促红细胞生成素

（EPO）产生不足。EPO 是促进红细胞生成的主要激素，产生于肾脏，当肾脏广泛受损时，EPO 的产生减少。而原发性高血压肾损害轻微，无明显贫血症状。

20. D　原发性高血压易继发舒张性心功能不全，晚期可导致心脏肥厚和扩大，产生收缩性心功能不全，表现为左心衰竭、夜间阵发性呼吸困难。

21. B　踝臂指数（ABI）通过测量上臂与踝部血压计算踝臂血压比值得出。ABI 用于评价下肢动脉血管病变简单、无创。一般认为 ABI < 0.9 为异常。

22. B　非药物治疗适合于各型高血压，尤其是对于轻型者和低危患者，单独非药物治疗措施可使血压有一定程度的下降。非药物治疗包括：①限制钠摄入，以中度限制钠摄入即食盐 < 6g/d 为宜，选项 A 正确，选项 B 错误。②减轻体重，降低每日热量的摄入，辅以适当的体育活动，如跑步、行走、游泳等，选项 C 正确。一般健康人适宜的运动负荷以每分钟最大心率的百分数表示，有效健身的心率应达到最大心率的 50% ~ 85%，选项 D 正确。③戒烟限酒，选项 E 正确。④保持心态平衡。

23. B　高血压发生高血压肾病，一般年龄多在 40 ~ 50 岁及以上，高血压病史 5 ~ 10 年及以上。早期主要症状是夜尿增多，逐渐出现蛋白尿，可以出现轻度水肿，同时出现高血压视网膜病变、左心室肥厚、冠心病等，选项 B 正确。一般病程进展缓慢，逐渐发展成肾衰竭。在夜间平卧休息时，因心脏负荷相对减轻，心排血量增加，肾灌注血量增加，高血压导致肾动脉硬化后尿浓缩和稀释功能减退，因此夜尿明显增多。

24. D　高血压时外周阻力升高，导致左心排血阻抗升高，心肌细胞肥大，早期出现左心室向心性肥厚，长期则出现心肌退行性变、间质纤维化，这时左心室腔可扩大。甲状腺功能亢进症、严重贫血、维生素 B 缺乏症、主动脉瓣关闭不全均可表现为心脏的扩大。

25. E　高血压早期大多无症状，常在体检时被发现。症状的有无或轻重与血压的高低并不一致。据统计，约有一半的高血压患者无明显自觉症状。所以，选项 E 错误。原发性高血压起病缓慢，早期血压波动较大。随病情进展血压升高呈持续性，波动较小。肾脏受累可出现多尿、蛋白尿。老年人高血压多为单纯收缩期高血压。

26. E　原发性高血压是多基因遗传疾病，是遗传与环境相互作用的结果，其具体病因至今不明。部分患者血肾素活性增高及交感活性持续增高，血管平滑肌细胞钙离子浓度增高在高血压发生中起一定作用，平均摄盐量与人群血压水平和高血压患病率呈正相关。应该注意的是，摄盐过多导致血压升高主要发生在对盐敏感的个体中。

27. D　心脏是高血压的主要靶器官之一。长期血压增高使心脏压力负荷持续增加，可致左心室肥厚（LVH），它是造成心力衰竭的重要原因。

28. A　胰岛素抵抗导致高血压的可能机制：①增加肾小管对钠水的重吸收，增加血管对血管紧张素Ⅱ的反应性。②增加交感神经系统兴奋性。③降低 $Na^+ - K^+ -$ ATP 酶活性。④增加 $Na^+ - H^+$ 泵活性。⑤降低 $Ca^{2+} -$ ATP 酶活性。⑥刺激生长因子活性。选项 A 的叙述是错误的。

29. E　精神压力增加可导致血压升高。紧张可使心率、血压、血浆肾上腺素和去甲肾上腺素水平升高。大范围人群调查结果显示平均摄盐量与人群血压水平和高血压患病率呈正相关。应该注意的是，摄盐过多导致血压升高主要发生在对盐敏感的个体中。每天饮酒量与血压呈线性相关，尤其是收缩压，每天因酒中所含乙醇超过 50g 者有较高的高血压发病率。超重或肥胖是血压升高的重要危险因素，吸烟未被确定与高血压发病相关。

30. A　半数以上老年人高血压为单纯收缩期高血压，选项 A 符合题意。老年人容易发生直立性低血压，老年人容易在体位变化后，出现头晕、视物模糊、无力，甚至跌倒的表现，随着年龄的增长及药物的使用，更容易发生体位性低血压，因此老年人除需测卧位血压外，还应该测站立位血压，选项 B、E 正确。老年人高血压以收缩压增高为主，舒张压正常或偏低，导致脉压差的增大，是大动脉粥样硬化的结果，选项 D 正确。心室肥厚、冠心病、心绞痛、动脉硬化等都是高血压患者容易出现的疾病，这些疾病都会导致心衰的出现，因此老年高血压患者容易出现心衰，选项 C 正确。

31. D　急进型高血压病是指病情一开始即为急剧进展或经数年的缓慢过程后突然迅速发展。在数月或 1 ~ 2 年内出现心、脑、肾的病变，以肾功能急剧减退为突出临床表现。

32. E　高血压联合用药：可增加降压效果又不增加不良反应，在低剂量单药治疗效果不满意时，可以采用两种或两种以上降压药物联合治疗，选项 E 正确。

33. B　对同时有高血压、低血钾患者应疑为原发性醛固酮增多症，选项 B 正确。如有高血压、低血钾、高尿钾、碱血症、碱性尿、醛固酮分泌增高和血浆肾素、血管紧张素活性受抑，则可确诊。

34. B　肾性高血压若蛋白尿 > 1g/24h，血压控制在 125/75mmHg，蛋白尿 < 1g/24 小时，血压控制在 130/80mmHg，选项 B 正确。

35. A　原发性醛固酮增多症的病因包括肾上腺醛固酮的腺瘤（Conn 综合征）、特发性醛固酮增多症（IHA）、糖皮质激素可抑制性醛固酮增多症（GRA）、醛固酮癌、迷走的分泌醛固酮组织。其中，Conn 综合征最为多见，占原醛症总数的 60% ~ 85%，多为一侧腺瘤，直径 1 ~ 3cm，包膜完整。IHA 为第二多见类型，占 10% ~ 30%。

GRA是一种罕见的常染色体显性遗传疾病。醛固酮癌及迷走的分泌醛固酮组织均少见。

36. B　睡眠呼吸暂停综合征伴有高血压者占50%～80%，以肥胖、短颈者居多。分为中枢性（CSA）、阻塞性（OSA）和混合性三种，其中以阻塞性最常见，也是高血压的一种独立危险因素。

37. A　肾实质性高血压是原发性或继发性肾脏实质病变引起的高血压，被认为是临床最常见的继发性高血压，占高血压人群的5%～10%。肾实质性高血压常表现为顽固性或难治性，亦是青少年高血压急症的主要病因。

38. C　血清钾降低是原发性醛固酮增多症的特点之一，但是如果以3.5～5.5mmol/L为正常值，则约有70%的原醛患者血钾不低或并非总是低，但是通常不会高于4.0mmol/L。

39. A　继发性高血压（SH）是指由某些确定的疾病或病因引起的血压升高，约占所有高血压的5%，继发性高血压常见病因包括肾实质性高血压、肾血管性高血压、原发性醛固酮增多症、嗜铬细胞瘤、皮质醇增多症、主动脉缩窄、妊娠高血压和颅内高压等。急进型高血压不属于继发性高血压的常见病因。

40. B　肾实质性高血压的发生原因主要是由于肾单位大量丢失，导致水钠潴留和细胞外液容量增加，肾素－血管紧张素－醛固酮系统（RAAS）激活与排钠激素减少，高血压升高肾小球囊内压，加重肾脏病变，而随着肾功能损害加重，高血压的严重程度和难治程度也加重。二者可互为因果，形成恶性循环。

41. C　血压长期升高可导致心、脑、肾、视网膜、血管等靶器官损害。不引起肝损害。

42. E　甲亢引起的高血压原因与甲状腺素增加心肌收缩力及心排量、增加交感神经活性、增加肾素和血管紧张素原的释放有关。

43. E　原发性醛固酮增多症（简称原醛症）是指肾上腺皮质增生或肿瘤，分泌过多醛固酮，导致水钠潴留，血容量增多，肾素－血管紧张素活性受抑制，临床表现为高血压合并低血钾的综合征。

44. B　高血压急症的诊断首先是血压增高至200/130mmHg以上，出现头痛、恶心或呕吐等血压增高的临床症状，出现高血压脑病、眼底出血、心肌梗死、心力衰竭、肾衰竭等相应的靶器官损害相应疾病，选项B正确。

45. E　顽固性高血压相关的患者特征：老龄、基线血压增高、肥胖、过度的食盐摄入、慢性肾脏病、糖尿病、左心室肥厚以及女性，不包括选项E“右心室肥厚”。

46. D　高血压危象的早期症状：通常表现为剧烈头痛，伴有恶心呕吐，发热感，多汗，口干，寒战，手足震颤，心悸等。晚期症状：一过性感觉障碍，偏瘫，失语，烦躁不安或嗜睡；心脏增大，可出现急性左心衰竭。

47. D　高血压急症需要迅速降低血压，控制性降压，合理选择降压药。同时应注意有些降压药不适宜用于高血压急症，甚至有害。利血平肌内注射的降压作用起效较慢，如果短时间内反复注射可导致难以预测的蓄积效应，发生严重低血压；引起明显嗜睡反应干扰对神志的判断。因此，选项A、B、C、E均正确。治疗开始时也不宜使用强力的利尿剂，如呋塞米，除非有心力衰竭或明显的体液容量负荷过重，因为多数高血压急症时交感神经系统和RAAS过度激活，外周血管阻力明显升高，体内循环血容量减少，强力利尿存在风险。

48. E　高血压脑病是由于脑小动脉硬化和痉挛，局部组织缺血，毛细血管通透性增加，发生脑水肿。脑内细动脉痉挛和病变，患者可出现不同程度的高血压脑病症状，如头痛、头晕、眼花、呕吐、视力障碍等症状。该高血压患者，情绪激动后出现血压急剧增高达220/120mmHg，伴头痛，恶心呕吐。诊断为高血压脑病。

49. D　1级高血压指收缩压140～159mmHg，舒张压90～99mmHg，2级高血压指收缩压160～179mmHg，舒张压100～109mmHg，3级高血压指收缩压≥180mmHg，舒张压≥110mmHg。

50. E　本题中患者既往无高血压病史，最适宜的医嘱是隔日再次测定血压。

51. D　合并糖尿病的高血压患者，危险分层无论血压高低，均属于极高危组，选项D正确。

52. C　长期未控制的高血压，因心脏后负荷加重，可以在主动脉听诊区闻及第二心音亢进，选项C正确。

53. D　原发性高血压是以血压升高为主要临床表现，伴或不伴有心血管危险因素的综合征。成人高血压诊断标准为未使用降压药物的情况下诊室收缩压（SBP）≥140mmHg和（或）舒张压（DBP）≥90mmHg。

54. E　该患者最可能诊断为急进型高血压。急进型高血压是指少数患者病情急骤发展，血压在一段时间内进行性增高，舒张压常持续高于130mmHg，并有头痛、视物模糊、眼底出血或渗出。

55. D　对于首次发现血压升高的患者，应该反复测量，以确定有无高血压，选项D正确。

56. C　诊所血压是目前诊断高血压和分级的标准方法和主要手段，要求在未服用降压药物情况下、非同日3次安静状态下，测血压达到诊断水平，体循环动脉收缩压≥140mmHg和（或）舒张压≥90mmHg者为高血压。

57. D　左心功能不全肺部听诊常见两肺底湿啰音，并随体位变化而改变。

58. C　美国AHA/ASA自发性脑出血管理指南指出，对于收缩压在150～220mmHg、无急性降压治疗禁忌的脑出血患者，将收缩压紧急降至 140mmHg 是安全的（Ⅰ类，A 级证据），并有利于改善功能预后。中国脑出血诊治指南推荐意见指出，当急性脑出血患者收缩压 > 220mmHg 时，应积极使用静脉降压药物降低血压；当患者收缩压 > 180mmHg 时，可使用静脉降压药物控制血压，根据患者临床表现调整降压速度，160/90mmHg 可作为参考的降压目标值（Ⅲ级推荐，C 级证据）。

59. B　肾血管性高血压可能在上腹听到连续性高调血管杂音，选项 B 正确。

60. A　单纯舒张期高血压的诊断标准是收缩压 < 140mmHg 且舒张压≥90mmHg；单纯收缩期高血压的诊断标准是收缩压≥140mmHg 且舒张压 < 90mmHg。从题中所述可知患者为舒张期高血压。舒张期高血压的脉压小，此类患者应使用主要降低舒张压的药物，也可用 ACEI 类药物进行治疗。

61. D　2 级高血压的标准：收缩压为 160 ~ 179mmHg，舒张压为 100 ~ 109mmHg。题中患者血压水平为 165/105mmHg，属于 2 级高血压。患者伴有左心室肥大，心功能Ⅲ级，曾有过短暂性脑缺血发作，故危险分层为极高危险。

62. B　一旦患者三次非同日血压结果证实患者有高血压，应首先确认患者血压的增高是原发性的还是继发性的，以决定下一步的治疗方法，选项 B 正确。

63. B　国际通行的测量血压的标准是，正常人的血压测量部位一般选在右上臂。而对于初诊患者，应分别测量左、右两侧上肢血压，以做对照，如果双侧血压相差不大（小于 10mmHg），以后只测量右上臂血压就可以了。测量完上肢下一步应测量下肢血压。正常情况下，同侧下肢的血压一般比上肢高出 20 ~ 40mmHg。

64. C　1 级高血压的标准：收缩压为 140 ~ 159mmHg，舒张压为 90 ~ 99mmHg。题中患者血压水平为 140/95mmHg，属于 1 级高血压。患者有糖尿病史，故危险分层为高危。

65. D　判断高血压 1 期的标准就是临床上尚未发现心、脑、肾、眼等靶器官的损害。

66. D　该患者最可能诊断为嗜铬细胞瘤。嗜铬细胞瘤三联征：心悸、多汗、头痛，高血压可呈发作性。

67. E　原发性醛固酮增多症患者分泌增加的醛固酮作用于远端肾小管，促使排钾增加与钠潴留，出现血压增高伴低血钾。因此，如果出现伴有低血钾的高血压，其病因应首先考虑为原发性醛固酮增多症。伴顽固性低血钾可作为诊断原发性醛固酮增多症的主要依据。

68. C　肾血管性高血压近半数患者在上腹部或肾区可闻及血管杂音。因此，上腹部可闻连续高调杂音对于诊断该患者为肾血管性高血压最有价值，选项 C 正确。

69. C　该患者最可能诊断为原发性醛固酮增多症。原发性醛固酮增多症的典型特点是高血压、低血钾、尿钾排泄增多、血钠增高和代谢性碱中毒。

70. E　根据检测结果和血压值患者最可能诊断为肾性高血压。临床上直接由肾实质病变或肾血管病变引起的高血压统称为肾性高血压。

71. C　肾动脉造影是肾血管性高血压确切的诊断方法。此方法可清晰地显示肾动脉及其分支的狭窄性病变，并可确定狭窄的部位和范围。肾动脉造影有阳性发现可作为肾血管性高血压的主要诊断依据。

72. C　该患者首先应考虑诊断为高血压脑病。高血压脑病机制为血压骤升超过脑血流自动调节阈值，主要表现为颅内压升高、痫性发作、意识障碍等症状。

73. D　患者可能的诊断是高血压脑病。高血压脑病表现为既往血压正常或高血压患者动脉压突然增高超过脑血流自动调节的范围。血压近期增高更有诊断意义。

74. D　患者可诊断为嗜铬细胞瘤。高血压为嗜铬细胞瘤的主要症状，阵发性高血压为本病特征性表现，常伴头痛、心悸、多汗，发作时间可由数分钟至数小时不等，随后症状可自动消失，血压恢复正常。

75. B　该患者诊断颅内出血，降压目标为 160/90mmHg，选项 B 正确。

76. E　题中为患者因未按照服药，引起的高血压危象。交感神经兴奋和血管加压性活性物质过量分泌不仅引起肾小动脉收缩而且也会引起全身周围小动脉痉挛，导致外周血管阻力骤然增高，使血压进一步升高，此时发生高血压危象。

二、共用题干单选题

1. C　患者血压为 160/96mmHg，属于 2 级高血压。患者空腹血糖 8.0mmol/L，餐后 2 小时血糖 11.2mmol/L，可诊断为糖尿病，故危险分层为高危。

2. D　按照 2005 年中国高血压指南以及 2007 年欧洲高血压指南的定义，降压的目标水平：一般高血压患者血压 < 140/90mmHg，青年、中年高血压患者 < 120/80mmHg，高危的高血压患者（冠心病、糖尿病、脑卒中、肾病）血压 < 130/80mmHg，慢性肾病尿蛋白 > 1g/24 小时，患者的血压 < 120/75mmHg，老年人降压的第一目标 < 150/90mmHg（中国指南）以及在能够耐受情况下血压可控制在 < 140/90mmHg。

3. B　如果对该患者使用联合治疗方案，患者有糖尿病合并高血压病史，使用 ARB 或 ACEI，其兄 47 岁时因急性心肌梗死而死亡，预防心梗用长效 CCB。因此，患者首选的方案为长效 CCB + ARB/ACEI，选项 B 正确。

4. B　患者血压大于等于 180/110mmHg，有家族史，伴随Ⅲ级眼底的出血、渗出改变，所以为极高危者。

5. E　改善不良生活方式 + 坚持服降压药 + 保持良好心态是治疗高血压的恰当方法。

6. B　对于高血压合并左心室肥厚的患者，可以首选的降压药物是 ACEI 类的药物加用 β 受体阻滞剂，选项 B 正确。

7. E　高血压合并糖尿病、蛋白尿，首选 ACEI/ARB 类药物，通过收缩入球小动脉，减少蛋白尿，选项 E 正确。

8. D　伴糖尿病的患者应把血压降至 130/80mmHg 以下，合并肾功能损害，尿蛋白超过 1g/24h 者，要将血压降到 125/75mmHg 以下。

9. E　有冠心病等危症的患者 LDL－C 应该控制在 1.8mmol/L 以下。

10. C　2 级高血压（中度）的标准为：收缩压为 160～179mmHg，舒张压为 100～109mmHg。题中患者血压水平为 170/105mmHg，属于 2 级高血压（中度）。

11. C　患者近 2 天主诉头晕、头胀、血压波动，伴左侧肢体肌力减退、麻木，此时最需要进行的检查为脑 CT。脑 CT 检查是通过 CT 对颅脑进行检查的一种方法。脑 CT 对颅脑损伤可分辨血肿的大小、形态、范围、数目及其邻近脑组织压迫情况。观察有无亚急性或慢性颅内血肿的存在，判断颅脑损伤的吸收、缩小情况，亦可显示脑软化、脑萎缩、脑积水及脑穿通畸形等后遗症。

12. D　患者在高血压基础上突发心悸、气促、咳粉红色泡沫痰，血压 210/120mmHg，心率 130 次/分，应考虑为急性心力衰竭。治疗应考虑控制心力衰竭和高血压。硝普钠为强有力的、快速的、直接血管扩张药，常用于心衰、高血压危象的治疗。

13. D　该患者血压应控制为：收缩压（SBP）≤140mmHg 及（或）舒张压（DBP）≤90mmHg。

14. C　高血压患者血压控制后可做体力活动，选项 C 叙述错误。

15. B　单纯收缩期高血压的诊断标准是收缩压≥140mmHg 且舒张压＜90mmHg。题中患者的血压为 170/68mmHg，属于单纯收缩期高血压。患者有心、脑血管疾病，危险分层属于极高危，选项 B 正确，选项 E 错误。高血压主要根据血压水平、病因和脑、心、肾等重要器官损害程度进行分级，选项 A 错误。短暂脑缺血发作不属于高血压的靶器官损害，选项 C 错误。老年人降压的第一目标是＜150/90mmHg（中国指南）以及在能够耐受情况下血压可控制在＜140/90mmHg，选项 D 错误。

16. E　2007 年 ESH/ESC 高血压指南指出，高危高血压患者（糖尿病、冠心病、脑卒中、肾病）需要联合治疗，因为高危高血压患者的目标血压＜130/80mmHg，达到高危人群的血压目标一般都要联合治疗。

17. E　老年单纯收缩期高血压患者，首选长效二氢吡啶类钙通道阻滞剂。选用以长效降压药为基础的治疗方案。ACEI 类降压药是目前唯一拥有全部 6 个强适应证（包括心力衰竭、冠心病高危因素、心肌梗死后、糖尿病、慢性肾病和预防脑卒中复发）的一线抗高血压药物，因此高血压合并左心室肥厚应首选 ACEI 类降压药治疗。该患者的胆固醇 6.9mmol/L，属于高胆固醇血症，应使用他汀类降脂药。利尿剂可影响血脂、血糖、血尿酸代谢，患者的血脂、血糖均较高，不宜使用利尿剂。

18. E　在患者能够耐受的前提下，应将血压＜130/80mmHg 作为多数高血压患者（包括无心血管合并症的单纯高血压，或合并有冠心病、慢性心力衰竭、脑卒中史、慢性肾脏病、糖尿病等）的控制目标。

19. E　患者血压 150/110mmHg 时出现头晕加重，考虑为高血压引起的头晕症状，因为此时患者处于 3 级高血压，且舒张压水平升高更明显，患者脑灌注明显增加时可引起头晕。

20. A　3 级高血压：如果不合并危险因素为高危患者；合并 1～2 个危险因素或合并≥3 个危险因素或者出现靶器官的损害，定义为极高危患者；如果是合并临床并发症或者是合并了糖尿病，也属于极高危的患者。

21. A　患者血肌酐、血尿酸略升高。高血压患者血压控制目标值一般为 140/90mmHg，高血压合并慢性肾病者应控制在 130/80mmHg。

22. C　本例血肌酐增高，故血压控制目标值应＜130/80mmHg；噻嗪类利尿剂可影响血脂、血糖、血尿酸代谢，禁用于高尿酸、痛风患者。血管紧张素转换酶抑制剂禁用于血肌酐＞265μmol/L 者，故本例可以选用。

23. B　患者 UCG 示：室间隔厚度 13mm，左室后壁 12.5mm，提示左室肥厚。高血压的患者重要的靶器官损害就是左心室的肥厚，因为长期的血压升高，心脏会发生代偿性增厚，而抵抗血管压力的增加是心脏靶器官损害的主要表现。

24. E　对于高血压合并左心室肥厚的患者，可以首选的降压药物是指 ACEI 类的药物，比如卡托普利、依那普利等，选项 E 正确。

25. B　一般高血压患者血压的降压目标为＜140/90mmHg，选项 A 正确。老年人降压的第一目标是＜150/90mmHg（中国指南）以及在能够耐受情况下血压可控制在＜140/90mmHg，选项 B 错误。必要时可用 2 种或 2 种以上降压药，选项 C 正确。血压控制满意后逐渐减量，但仍需长期用药，选项 D 正确。改善生活方式是药物治疗的基础，选项 E 正确。

26. E　高血压病是冠心病的主要危险因素之一，患者出现胸部不适、心电图有缺血性改变应该考虑到是否有可能合并冠心病。本题所列的检查项目，如普萘洛尔试验、偶测心电图、心脏彩色超声、动态心电图等均不是能确诊冠心病的检查项目。目前公认的确诊冠心病的金指标为冠状动脉造影。

27. C　当患者出现心力衰竭，同时仍未完全控制好血压时，应选择联合用药。在治疗心衰中，使用小剂量β受体拮抗剂联合ACEI不仅可降低血压、降低后负荷，提高心排血量、改善心衰症状，并且ACEI可改善心肌重塑，保护心肌，选项A正确。此外，应用β受体拮抗剂联合缓释钙通道阻滞剂，或硝酸酯类，或利尿剂等都对改善心功能、降压有利，选项B、D、E均正确。但由于维拉帕米属于非二氢吡啶类钙离子通道阻滞药，抑制心肌收缩和传导功能，不宜在心力衰竭、心脏传导阻滞患者中应用，故选项C的联合用药方案不合适。

28. C　高血压病是指在静息状态下动脉收缩压和/或舒张压增高（≥140/90mmHg），患者可出现头痛、眩晕、耳鸣，可伴有恶心、呕吐、心悸气短、失眠、肢体麻木等症状。

29. C　原发性高血压最常见的死亡原因是脑血管意外，选项C正确。

30. D　按照2005年中国高血压指南以及2007年欧洲高血压指南的定义，降压的目标水平：一般高血压患者血压＜140/90mmHg，青年、中年高血压患者＜120/80mmHg，高危的高血压患者（冠心病、糖尿病、脑卒中、肾病）血压＜130/80mmHg，慢性肾病24小时尿蛋白＞1g患者的血压＜120/75mmHg，老年人降压的第一目标＜150/90mmHg（中国指南）以及在能够耐受情况下血压可控制在＜140/90mmHg。

31. D　该患者应考虑为原发性醛固酮增多症。原发性醛固酮增多症是由于肾上腺皮质病变（腺瘤或增生）导致醛固酮分泌增多，引起潴钠排钾，体液容量扩张，肾素活性受抑制，高血压和心血管损害的一组疾病。

32. C　血浆醛固酮/血浆肾素比值在临床上主要适用于作为诊断原发性醛固酮增多症的一个非常重要的指标，如果血浆醛固酮与肾素活性的比值大于75，可以用于诊断分泌醛固酮腺瘤的敏感指标。原发性高血压的患者血浆醛固酮/血浆肾素比值往往小于20，所以如果怀疑是原发性醛固酮增多症的原因导致的，可以通过检查血浆醛固酮/血浆肾素的比值进行判断。

33. E　原发性醛固酮增多症激素水平的变化是肾素降低，血管紧张素降低，醛固酮升高，选项E正确。

34. B　腹部或肋脊角处听到血管杂音是肾动脉狭窄的特异性体征，选项B正确。

35. C　继发性高血压常见病因包括肾实质性高血压、肾血管性高血压、原发性醛固酮增多症、嗜铬细胞瘤、皮质醇增多症、主动脉缩窄、妊娠高血压和颅内高压等，不包括选项C“下泌尿道感染”。

36. B　治疗嗜铬细胞瘤最有效的药物为α受体拮抗剂，如酚妥拉明。

37. D　患者年轻男性，发作性血压升高，伴心悸，持续十几分钟可自行缓解，支持嗜铬细胞瘤诊断。选项A、B、E为持续性血压增高，选项C常伴神经系统症状。

38. B　临床主要依据嗜铬细胞瘤的典型症状，尿VMA、血儿茶酚胺及代谢产物的测定，尤其是尿VMA及肾上腺素的测定最为敏感，选项B正确。

39. A　肾上腺增强CT或MRI发现肾上腺髓质的肿瘤能够进一步确诊，选项A正确。

40. B　患者为年轻女性，上肢血压165/100mmHg，下肢血压120/70mmHg，上肢血压高于下肢血压，以多发性大动脉炎最多见，选项B正确。

41. C　血管造影是多发性大动脉炎诊断的主要依据。大动脉造影的主要造影征象是动脉管腔粗细不均或较均匀，边缘比较光滑的向心性狭窄和阻塞，部分病例可见扩张和动脉瘤形成或两者并存（混合型）。

42. D　原发性大动脉炎易导致主动脉缩窄，故应注意腹部是否有相应杂音。

43. A　患者年轻，血压异常高，需排外继发性高血压，查体右中腹部可及包块，需行肾上腺B超明确有无肾上腺瘤。

44. A　患者高血压合并肾上腺肿物，需首要考虑嗜铬细胞瘤。

45. E　治疗嗜铬细胞瘤可选用α肾上腺素受体拮抗剂酚妥拉明。

46. D　远曲小管和集合管重吸收钠水的能力受ADH和醛固酮的调节，各种原因引起的有效循环血量下降，血容量减少，是ADH、醛固酮分泌增多的主要原因。醛固酮和ADH又是在肝内灭活的，当肝功能障碍时，两种激素灭活减少。ADH和醛固酮在血中含量增高，导致远曲小管，集合管重吸收钠水增多，引起水钠潴留。

47. C　肝肾综合征的特征：自发性少尿或无尿、氮质血症、低钠血症和低尿钠，但肾无器质性改变。

48. D　该患者血压高达210/120mmHg，伴有头痛、出汗、心悸症状，最可能诊断为嗜铬细胞瘤。

49. E　嗜铬细胞瘤宜用α受体阻断剂或硝普钠降压，阿替洛尔是一种β受体拮抗剂，若单独应用，则会阻断β受体介导的舒血管效应而使血压升高，甚至发生肺水肿，尤其是对分泌肾上腺素为主的患者。一般在用β受体拮抗剂之前，必须先用α受体阻断剂使血压下降。

50. D　有助于嗜铬细胞瘤确定性诊断的特殊检查如下。①血浆儿茶酚胺测定。②尿儿茶酚胺测定。③尿VMA排量测定。一般来说，非发作状态下血浆肾上腺素、去甲肾上肾素、多巴胺和尿中肾上腺素、去甲肾上腺素、VMA（或MN）含量明显增高足以确定诊断。④药物试验。当激素测定不能确定诊断可考虑行下列试验：组胺试验、胰升糖素试验、可乐定抑制试验、酚妥拉明试验及试验性药物治疗。⑤肿瘤定位。主要靠B超、CT、

MRI。另外还可经皮静脉插管测定腔静脉不同水平的儿茶酚胺的浓度及用I^{131}间位碘苄胍（MIBG）显像。

51. B　轻度子痫前期：妊娠20周后出现收缩压≥140mmHg和/或舒张压≥90mmHg伴尿蛋白≥0.3g/24小时。子痫前期患者出现下述任一情况可诊断为重度子痫前期：①血压持续升高，收缩压≥160mmHg和/或舒张压≥110mmHg；②尿蛋白≥2g/24小时或随机尿蛋白大于等于（++）；③持续性头痛或视觉障碍或其他脑神经症状；④持续上腹部疼痛，肝包膜下血肿或肝破裂症状；⑤肝功能异常；⑥肾功能异常，少尿或肌酐>106μmol/L；⑦低蛋白血症伴胸腔积液或腹腔积液；⑧血液系统异常，血小板呈持续性下降并低于100×10^9/L，血管内溶血、贫血、黄疸或血LDH升高；⑨心力衰竭、肺水肿；⑩胎儿生长受限或羊水过少；孕34周以前发病。

52. E

53. C　目标血压为：当孕妇未发生器官功能损伤，酌情收缩压控制在130～155mmHg，舒张压控制在80～105mmHg，孕妇并发器官功能损伤，则收缩压控制在130～139mmHg，舒张压控制在80～89mmHg，血压不可低于130/80mmHg，以保证子宫胎盘血流灌注。

54. A　高血压脑病发生机制为过高的血压突然或短期内明显升高的同时，出现中枢神经功能障碍征象。高血压危象是交感神经活性亢进和循环儿茶酚胺增多，可有头痛、恶心、呕吐，但没有神志改变。

55. E　高血压脑病时，脑血管自主调节血管舒缩的功能逐渐减弱甚至消失，血管由收缩转为扩张，过度的血流在高压状态下进入脑组织导致脑水肿。

56. E　高血压脑病首选硝普钠静滴降压治疗，选项E正确。

57. A

58. E　高血压3级极高危又称为重度高血压，在生活方式干预的基础上需要立即启动药物治疗。通常需要两种或两种以上的药物联合治疗，例如ACEI或ARB+利尿剂；如培哚普利、雷米普利、缬沙坦、厄贝沙坦与氢氯噻嗪合用；β受体阻滞剂+CCB，如倍他乐克与氨氯地平合用。硝酸甘油的基本作用是松弛平滑肌，可以扩张动静脉，能够治疗高血压和心肌供血不足所导致的心绞痛、冠心病、高血压急症的患者可以使用硝酸甘油，但并不是首选。

59. C　该患者可能的诊断为高血压危象。短时间内血压急剧升高，舒张压超过120mmHg或130mmHg，并伴一系列严重症状，甚至危及生命的临床现象，称为高血压危象。

60. B　高血压危象首选的药物就是硝普钠，硝普钠是强有力而速效的血管扩张药。它的特点是对动脉血管和静脉血管的平滑肌均有直接扩张作用，它可以通过扩张血管，使外周血管阻力显著的降低，从而发挥降压作用。它用于高血压急症，如高血压危象、高血压脑病、恶性高血压、嗜铬细胞瘤手术前后阵发性高血压的紧急降压，同时也可用于麻醉期间控制降压。

61. C　高血压危象时降压不宜过快，1小时内平均动脉压降低20%～25%，或舒张压降至100mmHg为宜。

62. C　题中患者最可能诊断为高血压急症。高血压急症是指原发性或继发性高血压患者，在某些诱因作用下，血压突然和显著升高（>180/120mmHg），同时伴有进行性心、脑、肾等重要靶器官功能不全的表现。

63. C　高血压急症的降压治疗目标是在最初的数分钟至1小时内平均动脉压（MAP）下降<25%，如果病情稳定，在随后的2～6小时内将血压逐渐降至160/（100～110）mmHg，如果患者能够很好地耐受降压治疗和病情稳定，应在随后的24～48小时内进一步将血压降至正常水平。

64. C　患者治疗平稳后，长期血压控制应在<130/80mmHg。

65. E　患者突发胸闷、气短、夜间不能平卧伴大汗。表现为急性病容，端坐位，两肺满布干、湿啰音，心率110次/分，且血压220/120mmHg，最可能的诊断是高血压导致的急性心力衰竭。

66. D　对有气短、呼吸困难、焦虑和胸痛的急性心衰患者早期应给予吗啡。收缩压>110mmHg的急性心力衰竭患者推荐静脉应用硝酸甘油和硝普钠。有量超负荷症状存在的急性心衰患者需要静脉用利尿剂如呋塞米。多巴胺对心率>100次/分的心衰患者要慎用。

67. E

68. E　硝普钠为强有力的、快速的、直接血管扩张药，常用于心衰、高血压危象。

三、多选题

1. BCDE　血压长时间处于较高水平的患者，不可过于迅速降压，选项A错误，其余各项均正确。

2. ABDE　原发性高血压的危险因素：①超重和肥胖。超重和肥胖导致高血压可能与水钠潴留、交感神经兴奋性增高、肾素-醛固酮系统异常及胰岛素抵抗有关。②膳食高钠、低钾。过量食盐摄入是高血压的危险因素，盐摄入与高血压患病率之间呈线性正相关。血清钾、尿钾及膳食摄入的钾与血压之间呈负相关。③社会心理精神因素。精神压力增加可导致血压升高。紧张可使心率、血压、血浆肾上腺素和去甲肾上腺素水平升高。

3. ABDE　2018年中国高血压防治指南将高血压定义为：在未使用降压药物的情况下，非同日3次测量诊室血压，收缩压（SBP）≥140mmHg和/或舒张压（DBP）≥90mmHg。SBP≥140mmHg和DBP<90mmHg为单纯收缩期高血压。患者既往有高血压史目前正在使用降压药物，

血压虽然低于140/90mmHg，仍应诊断为高血压。

4. ABDE　高血压是指体循环动脉收缩压和/或舒张压的持续升高，是以体循环动脉压升高、周围小动脉阻力增高同时伴有不同程度的心排血量和血容量增加为主要表现的临床综合征。

5. ABCD　高血压的发病机制复杂，部分发病原因与交感神经兴奋性增加有关，而不是迷走神经兴奋性增加，选项E错误，其余各项均正确。

6. ABDE　对于有基础冠状动脉疾病的患者，突然停用β受体拮抗剂除了会引起血压升高外，还可导致恶化型心绞痛、心肌梗死或猝死。所以对高血压患者进行择期手术时，术前服用β受体拮抗剂者不需停用药物，选项C叙述错误，其余各项均正确。

7. ABCD　长期高血压引起全身小动脉病变，表现为小动脉中层平滑肌细胞增殖和纤维化、管壁增厚和管腔狭窄，导致重要靶器官，如心、脑、肾的组织缺血，影响其结构与功能，最终导致这些器官的功能衰竭。

8. ACDE　高血压并不常引起坏疽。坏疽就是死亡的肌肉，坏疽具有的特征性黑色，就是皮肤与皮下肌肉及骨骼已经坏死的一个迹象。高血压病的主要病理改变是动脉的病变和左心室的肥厚。随病程的进展，心、脑、肾等重要脏器均可被累及，其结构和功能因此发生不同程度的改变，而脑出血是本病的主要致死原因。高血压分为良性高血压和恶性高血压，恶性高血压可见细动脉纤维素坏死。

9. BCDE　收缩压和舒张压均可独立预测心脏病发作或中风的风险，不管是哪个控制不佳均可以导致心脑血管不良事件的发生，但相对而言收缩压升高对LVH发生的影响更大。

10. ABCE　胰岛素抵抗（IR）表示机体组织对胰岛素处理葡萄糖的能力减退，约50%原发性高血压患者存在不同程度血甘油三酯、糖耐量等升高，包括高胆固醇等。高血压患者发生胰岛素抵抗效应时，可引起的反应不包括纤溶活性增高。

11. ACDE　高血压心脏病患者外周循环阻力和左心室前负荷增加，心肌代偿性收缩功能增强。

12. ACDE　老年人由于动脉硬化，使用血压计测出的血压值，常常高于实际的动脉内血压，称“假性高血压”。下列情况应当高度怀疑假性高血压：①显著的高血压而无靶器官损害。②抗高血压治疗在没有血压过低时产生低血压样的症状（头晕、疲倦）。③X线显示肱动脉钙化征。④上肢动脉血压比下肢血压更高。⑤严重的和单纯收缩期高血压。

13. CE　患者高血压病史较长，一直未服用控制，心率快、肺部湿啰音、肝大、腹水、下肢水肿，为全心衰体征，考虑高血压心脏病诊断。

14. ABE　肾素－血管紧张素系统（RAS）对血压的影响：肾素促使血管紧张素原生成血管紧张素Ⅰ（ATⅠ），在ACE的作用下，ATⅠ转变为血管紧张素Ⅱ（ATⅡ）。ATⅡ可使小动脉平滑肌收缩，外周血管阻力增加；刺激肾上腺皮质，促使醛固酮分泌；通过交感神经末梢使去甲肾上腺素分泌增加。以上因素是参与高血压发病的重要机制。

15. CDE　胰岛素抵抗是高血压发病机制之一，约50%原发性高血压存在不同程度胰岛素抵抗（IR）。IR会促使血管紧张素功能亢进，提高血管外周阻力，损害血管内皮功能，引起细胞内钠滞留，易造成高血压。IR造成继发性高胰岛素血症，使肾脏水钠重吸收增强，交感神经系统活性亢进，刺激H^+-Na^+交换。

16. ABCE　血压降至正常后停药，停药后血压又会反弹，甚至比先前的血压更高，因此选项D错误，其余各项均正确。

17. BCDE　肾实质性高血压的治疗原则包括：①选择对肾脏有保护作用的药物，如血管紧张素转换酶抑制剂（ACEI）、血管紧张素Ⅱ受体拮抗剂（ARB）。②使用钙通道阻滞剂、其降压效果强而肯定。③联合使用多种药物。④加用利尿剂，对于血钾正常或在做透析治疗的患者可加用螺内酯治疗。⑤对于合并有肺动脉压升高的难治性肾性高血压者加用前列腺素制剂可能有治疗的效果。

18. ABDE　高血压急症是指原发性或继发性高血压患者在某些诱因作用下，血压突然和明显升高（一般超过180/120mmHg），伴有进行性心、脑、肾等重要靶器官功能不全的表现，包括高血压脑病、颅内出血（脑出血和蛛网膜下腔出血）、脑梗死、急性心力衰竭、急性冠状动脉综合征、主动脉夹层、子痫、急性肾小球肾炎、胶原血管病所致肾危象、嗜铬细胞瘤危象及围手术期严重高血压等。

19. ABCD　老年人高血压发生年龄比较大，血压波动大，易发生直立性低血压。

20. ACDE　除建议患者控制体重、戒烟和开始药物治疗外，应针对病情进行全面身体检查，进一步的检查包括心电图，空腹血糖、血脂测定，全血细胞计数、尿液分析，血电解质、尿酸、尿素氮、肌酐等检查。不包括动脉多普勒超声扫描。

21. ACDE　高血压亚临床靶器官损害期是判断高血压进展速度和程度的重要环节，有效的降压及注重靶器官损害的改善将有助于延缓疾病的进展。亚临床靶器官损害主要包括左心室肥厚、微量清蛋白尿及eGFR降低、血管功能和结构的异常三个方面。

22. BCDE　急进性－恶性高血压多见于年轻男性，多有原发或继发性高血压病史（也可以是新近发现的高血压）。血压在一段时间内（数周至数月）进行性增高，且"居高不下"，舒张压常高于130mmHg。视网膜有出血、渗出，视盘水肿。有不同程度的心、脑、肾功能障碍。

23. BDE　原发性高血压心脏左心室肥厚的诊断可采用超声心动图、心电图和胸部X线片三种方式。

24. ABDE　超重和肥胖，高钠、低钾饮食，社会心理精神因素（如紧张）均是原发性高血压的发病因素。

25. DE　目前判断微量白蛋白尿采用晨起微量蛋白尿测定、尿白蛋白/肌酐、24小时尿蛋白定量三种方法，不包括选项D、E两项。

26. AB　嗜铬细胞瘤是发生于肾上腺髓质和交感神经节的内分泌肿瘤，通过分泌过多的肾上腺素、去甲肾上腺素而致血压升高。

27. ACE　引起顽固性高血压的常见原因有阻塞性睡眠呼吸暂停、肾实质疾病、原发性醛固酮增多症、肾动脉狭窄。少见原因有嗜铬细胞瘤、库欣病、甲状旁腺功能亢进、主动脉缩窄、颅内肿瘤。

28. ABCD　凡具备醛固酮（PAC）增多、外周血浆肾素活性（PRA）受抑制，17－羟类固酮（17－OHCS）正常的三个条件，不论血钾是否降低均可诊断为原醛症，后来又补加低血钾，列为诊断条件。

29. ABC　为了诊断准确，嗜铬细胞瘤定性诊断时应注意：①检查前1周应停用一切影响儿茶酚胺的药物，包括降压药、抗生素、含交感胺的食物。②若临床表现典型者，测定儿茶酚胺一次即可；若不典型者，应检测多次，最好于症状发作时取血标本。③仅儿茶酚胺轻度增高不能确定诊断，如精神紧张、心绞痛、心肌梗死、肾衰竭、测定技术的影响等均可使儿茶酚胺增高，而出现假阳性；一般认为儿茶酚胺增高较正常值高限5倍以上才具有诊断价值。

30. BE　帮助原醛症确诊的试验：①低血钾或诱导性低血钾及不适当尿钾排泄增多，可用高钠试验、低钠试验和螺内酯试验。②醛固酮分泌增加而不受抑制可用卡托普利抑制试验、高钠抑制试验等。③血浆肾素活性降低并不受兴奋影响，可用体位激发试验（空腹立卧位肾素活性水平），低钠饮食试验。

31. ACDE　对疑诊继发性高血压的患者及伴有高血压心、脑、肾并发症的患者，依据病情还应选择以下特殊检查：①血浆肾素活性、血浆醛固酮。②血、尿儿茶酚胺及其代谢产物。③皮质激素。④动脉造影。⑤肾及肾上腺超声、CT及MRI。⑥睡眠呼吸监测。超声心动图检查属于原发性高血压的推荐检查。

32. AE　肾动脉血管重建理论上是治疗肾血管病（RVD）的根本方法，主要目标是改善高血压，保护肾功能或治疗严重肾动脉狭窄的病理生理效应，包括充血性心力衰竭（CHF）、反复的急性肺水肿及心绞痛，甚至有可能免于透析的需要。次要目的包括减少降压药，慢性心衰患者或心肌病患者可更安全使用血管紧张素转换酶抑制剂。

33. BC　肾性高血压早期均有明显的肾脏病变的临床表现，在病程的中后期出现高血压，往往在发现血压升高时已经有蛋白尿、血尿和贫血、视网膜渗出和出血，肾小球滤过功能减退，肌酐清除率下降。而高血压导致肾损伤常表现为血红蛋白正常及眼底小动脉硬化，所以选项B、C有助于诊断高血压肾损害。

34. ABDE　原发性醛固酮增多症是指肾上腺皮质增生或肾上腺腺瘤分泌过多的醛固酮，继发性的引起血压升高，临床主要表现为头痛头晕，恶心，呕吐，肌无力，低钾性麻痹，口渴多尿等症状，该病具有长期高血压，伴有低钾血症的特征，实验室检查可以发现低血钾、高血钠、代谢性碱中毒，血浆肾素活性降低，醛固酮明显增高且血浆醛固酮、血浆肾素活性比值增大。

35. ACDE　肾血管性高血压（RVH）大多持续在2级或以上，其他临床线索：①原来控制良好的高血压突然恶化。②未用利尿剂发生低血钾。③检查中发现一侧肾脏缩小。④合并其他严重的阻塞性血管病（冠心病，颈部血管杂音，周围血管病变）。⑤脐周血管杂音。⑥血管紧张素转换酶抑制剂或紧张素Ⅱ受体阻断药降压幅度非常大或诱发急性肾功能不全。⑦无法用其他原因解释的血清肌酐升高。⑧与左心功能不匹配的发作性肺水肿。

36. ABDE　显著盐皮质激素过多综合征的（AME）的临床特点是：①儿童期出现身材矮小，不能正常发育。②严重高血压，早期可致器官损害，表现为多饮、多尿。③低肾素、低醛固酮，盐皮质激素水平过高，低血钾。④尿皮质激素谱改变，呈现11β－HSD_2酶活性减低表现：四氢皮质醇＋异体四氢皮质醇/四氢皮质醇的比值增高，或者游离皮质醇/皮质酮比值增高。⑤基因测序分型，可见到在该基因的1～5外显子突变。

37. ABC　甲状腺功能亢进简称甲亢，是指甲状腺腺体本身产生甲状腺激素过多以甲状腺肿大、突眼症、基础代谢增加为表现，其病因包括弥漫性甲状腺肿、结节性毒性甲状腺肿等。甲状腺功能亢进的临床表现不包括选项D、E。

38. ABE　高血压亚急症的目标血压：48小时降至患者能够耐受的血压状态，一般第一目标＜160/100mmHg，第二目标＜140/90mmHg。

四、案例分析题

1. A　3级高血压的诊断标准：收缩压≥180mmHg或舒张压≥110mmHg，题中患者多次测血压（190～196）/110mmHg，可判断为3级高血压。患者有眼底Ⅲ级靶器官损害，危险分层为很高危。

2. BCD　原发性高血压的推荐检查方法：①超声心动图。可检测有无左心室肥厚、心脏扩大及心功能异常。②颈动脉超声。颈动脉病变可通过颈动脉超声检查做出诊断。③高敏C反应蛋白。高敏C反应蛋白对心血管事件有预测价值，伴随高敏C反应蛋白浓度的增高，心血管事件的风险增大。选项A“尿液分析”、选项E“血常规”、选项F“血生化检查”均属于原发性高血压的常规检查。

3. ABCE　进行超声心动图检查时，应注意几个重要的指标：E/A比值、左心房大小、左心室舒张末内径及射血分数和左心室重量指数。

4. D　因为患者有6年高血压病史，且有家族史，眼底Ⅲ级，恰当的降压药治疗方法是改善生活方式并降压药物治疗。

5. ABC　左心室肥厚的患者，可使用ACEI、ARB、CCB类药物。

6. C　患者在治疗过程中出现ACEI诱导的咳嗽，可应用ARB类药物。

7. BC　患者出现微量清蛋白尿，可应用ACEI、ARB类药物。

8. ABCDF　应该为患者做的初步检查即常规检查，包括血、尿常规，血肌酐，血糖、血脂，心电图，动态血压监测及肾上腺B超检查。不需要检查血钙、血钠。

9. D　患者实验室检查和心电图均未发现异常，动态血压监测和肾上腺B型超声未做，且该患者平素无其余不适，血压也不太高。对此患者的治疗应为生活方式干预3～6个月，根据血压情况再决定是否药物治疗。

10. ABEF　应针对血压、患者症状完善相关辅助检查，脑部神经无异常症状、体征，可暂不予以颅脑MRI检查。且冠状动脉CT颅脑MRI不属于实验室检查。

11. ABEF　空腹血糖6.2mmol/L，餐后2小时血糖7.5mmol/L，可考虑空腹血糖调节异常，选项C正确。根据心电图V_1～V_3导联呈QS型，冠脉CTA左前降支支架，诊断为冠心病陈旧前间壁心肌梗死，选项A正确。根据颈部血管超声诊断，可以明确为颈动脉粥样硬化症，选项B正确。患者心悸、气短，无心衰体征，BNP 375pg/ml，心脏功能不全诊断不确切。

12. CD　冠心病、陈旧性心梗、PCI术后，如无禁忌，均应提示行ACEI治疗及他汀类药物治疗。当甘油三酯水平大于等于1.7mmol/L时，首先需要改变生活方式，包括治疗性饮食、减轻体重、减少饮酒、戒烈性酒等。当甘油三酯水平升高在2.3～5.6mmol/L，为了防控心血管疾病的危险，可以使用他汀类药物。当甘油三酯明显升高，大于等于5.7mmol/L，应首先考虑使用主要降低甘油三酯的药物，如非诺贝特，预防急性胰腺炎发生。

13. AD　患者为短暂性脑缺血发作（TIA），是脑血流动力学异常，为严重脑血管疾病，应重视。根据患者症状，不考虑为斑块破裂或血脂过高引起。患者双侧颈动脉狭窄>70%，血压不应控制太低。

14. ABE　美托洛尔为冠心病Ⅱ级用药，证据明确，抗心绞痛作用优于硝酸酯类，应优先暂停硝酸酯类药物。已考虑TIA为血流因素，结合颈动脉狭窄，应适量放宽血压标准，收缩压不宜过低，以160～170mmHg为宜。有条件者，应完善头颈CTA检查，进行神经内会诊。

15. A　2018年中国高血压防治指南将高血压定义为：在未使用降压药物的情况下，非同日3次测量诊室血压，收缩压（SBP）≥140mmHg和/或舒张压（DBP）≥90mmHg。SBP≥140mmHg和DBP<90mmHg为单纯收缩期高血压。

16. B　原发性高血压的发病机制有遗传因素、肾素－血管紧张素－醛固酮系统（RAAS）激活、肾上腺素能激活、盐敏感及盐负荷机制、胰岛素抵抗，不包括选项B。

17. ABCDEF　高血压患者应进行全面的临床评估，评估的目的：①证实血压升高，了解血压水平。②明确靶器官损害及其损害的程度。③寻找原发性高血压的病因，予以排除。④了解有无影响治疗的其他特殊状况。⑤寻找可影响疾病预后的心血管病危险因素和临床状况。

18. CEFG　腹部血管杂音是肾动脉狭窄或主动脉狭窄的重要体征之一，选项C、G正确。患者有血压高5年，BP 190/110mmHg（右），180/100mmHg（左），空腹血糖7.0mmol/L，选项E、F正确。

19. ABCDEF　肾动脉狭窄的大部分患者都有明显的持续性的高血压，60%以上的患者收缩压高于200mmHg，或者舒张压高于120mmHg，以舒张压增高的幅度较大为特点，肾动脉狭窄越严重，舒张压越高。一旦出现了肾动脉狭窄，一定要测四肢血压，包括下肢的血压。因此，选项A正确。超声多普勒检查是肾动脉狭窄的首选检查，可帮助医生有效分析肾动脉的血流情况以及狭窄程度。如果肾动脉狭窄严重，而且患者出现了各种症状，如高血压、肾功能不全等，此时为了进一步干预治疗，可在医生指导下进行CT血管造影（CTA），以明确肾动脉狭窄部位、狭窄原因、狭窄程度、是否存在斑块或者合并其他问题等。因此，选项B正确。肾动脉造影是诊断肾动脉狭窄的金标准，但由于其侵入性和相对昂贵，目前仅仅为可疑肾动脉狭窄的二线诊断方法，选项C正确。主动脉瓣狭窄可以通过X线检查、心电图检查、超声心动图检查、左心导管检查、左心导管检查等来做出准确的判断，选项D正确。检测血浆中的肾素活性、血管紧张素Ⅱ和醛固酮已成为原发性和继发性高血压分型诊断、治疗及研究的重要指标，选项E正确。OGTT试验是一种葡萄糖负荷试验，用以了解胰岛β细胞功能和机体对血糖的调节能力，是确诊糖尿病的重要指标，选项 F 正确。

20. ACG 硝酸甘油及二氢吡啶类钙通道阻滞剂均可以引起反射性心率增快，选项 A、C、G 正确。

21. BFH 肾动脉 CTA 示左侧肾动脉开口处狭窄 90%，可诊断为肾动脉狭窄。肾动脉狭窄是继发性高血压最常见的原因，血压往往难以控制；与原发性高血压患者相比，这类患者发生心血管事件的风险更高。OGTT 示餐后 2 小时血糖 13.1mmol/L，可诊断为糖尿病。

22. DE ACEI 类降压药物可同时扩张入球和出球小动脉，但对出球小动脉的作用大于入球小动脉。使用该类药物后，经过肾小球的血液将更快地流出，肾小球囊内压下降，滤过压变小，血液在肾小球内停留时间也变短，从而导致肾小球滤过减少。此外，使用 ACEI 类药物后，肾小球滤过率下降，经尿液排出的钾随之减少，从而导致血钾升高。对于本就有高钾血症的患者，血钾水平可进一步升高。因此，ACEI 慎用于肾动脉狭窄，选项 D 符合题意。肾功能较差的患者若长期大量应用呋塞米，可能会加重肾功能减退的进程。部分患者甚至会直接发展到尿毒症，需要进行透析治疗。此外，严重肾动脉狭窄的患者在应用呋塞米后同样会出现病情加重的情况。因此，肾动脉狭窄患者慎用呋塞米，选项 E 符合题意。

23. DEF 双侧肾动脉狭窄是 ACEI 和 ARB 类药物使用的绝对禁忌证，选项 D、E、F 符合题意。

24. D 肾血管性高血压的病因以动脉粥样硬化为主，其次为纤维肌性结构不良；在我国病因也以动脉粥样硬化为首位，其次为大动脉炎及纤维肌性结构不良。腹部可闻及血管杂音。未用利尿剂发生低血钾。纤维肌性结构不良所致者 PTRA 效果较好。因此，选项 D 错误。

25. B 肾动脉造影是肾血管性高血压确切的诊断方法，可以清晰地显示肾动脉及其分支的狭窄性病变，并可确定狭窄的部位和范围。肾动脉造影有阳性发现可作为肾血管性高血压的主要诊断依据。

26. B 鉴别原发性高血压和肾血管性高血压的主要诊断依据是右上腹听到连续性高调血管杂音。此血管杂音来自肾动脉狭窄。肾动脉狭窄可引起血浆肾素水平升高，但原发性高血压中，部分患者血浆肾素水平也会增高。其他选项均不足以区分原发性高血压和肾血管性高血压。

27. A 肾血管性高血压的病因以动脉粥样硬化为主，其次为纤维肌性结构不良；在我国病因也以动脉粥样硬化为首位，其次为大动脉炎及纤维肌性结构不良，选项 A 正确。

28. ABCD 肾血管性高血压的诊断目的：①明确病变部位及程度。②明确血流动力学意义。③明确血管重建是否能获益。④明确病因的鉴别诊断。选项 E 不属于肾血管性高血压的诊断目的。

29. C 患者最可能诊断为嗜铬细胞瘤。高血压为嗜铬细胞瘤的主要症状，阵发性高血压为本病特征性表现，常常伴有头痛、心悸、多汗，发作时间可由数分钟至数小时不等，随后症状可自动消失，血压恢复正常，选项 C 正确。

30. A 嗜铬细胞瘤是发生于肾上腺髓质和交感神经节的内分泌肿瘤，通过分泌过多的肾上腺素、去甲肾上腺素而致血压升高。90% 的嗜铬细胞瘤发生于肾上腺，选项 A 正确，而仅少数发生于其他部位，包括膀胱、腹膜后主动脉旁、胸部纵隔、颅内、心肌组织中等。

31. B 当嗜铬细胞瘤发作期间，可以做尿中 24 小时 VMA 测定检查。尿 24 小时 VMA 测定是血浆儿茶酚胺的代谢产物。如果没有发作的嗜铬细胞瘤，做尿 17－羟类固醇测定是最有意义的。本题处于发作期间，尿中 24 小时 VMA 测定最有意义，选项 B 正确。

32. ABCD 腔静脉分段取血测定儿茶酚胺对嗜铬细胞瘤的定位诊断很有价值。常规取血部位包括上腔静脉、门静脉开口、两侧肾静脉开口近端、远端下腔静脉、髂静脉，结合病情可增加右心房、奇静脉，颈静脉，选项 A、B、C、D 正确。

33. ABCE 嗜铬细胞瘤的治疗包括 α 受体阻断剂和 β 受体拮抗剂。因使用 α 受体阻断剂后，β 受体兴奋性相应增强，导致心动过速，心缩力增强，心肌耗氧量增加，故在使用 α 受体阻断剂时，应同时使用 β 受体拮抗剂改善症状。普萘洛尔属于临床上常用的 β 受体拮抗剂，不可单独用于嗜铬细胞瘤患者的降压治疗。嗜铬细胞瘤患者不能使用尼群地平降压药。其余各选项均可以用于该患者降压治疗。

第六章　冠状动脉粥样硬化性心脏病

一、单选题

1. 引起稳定型心绞痛的原因有

A. 冠状动脉痉挛
B. 冠状动脉斑块破裂不完全血栓形成
C. 冠状动脉内完全闭塞性血栓形成
D. 冠状动脉粥样硬化狭窄≥75%
E. 冠状动脉粥样硬化狭窄≤50%

2. 稳定型心绞痛临床多见于

A. 45 岁以上男性　　B. 40 岁以上男性
C. 50 岁以上男性　　D. 55 岁以上女性
E. 60 岁以上女性

3. 稳定型心绞痛发作的部位主要位于

A. 心后区　　B. 胸骨体上段或胸骨后
C. 胸骨下段　　D. 心尖部
E. 剑突下

4. 自发性心绞痛的发病机制为

A. 冠状动脉痉挛
B. 冠状动脉内完全闭塞性血栓形成
C. 冠状动脉斑块破裂不完全血栓形成
D. 冠状动脉粥样硬化狭窄≥75%
E. 冠状动脉粥样硬化狭窄≤50%

5. 典型心绞痛的特点是

A. 通常无诱因
B. 部位多为右中上腹
C. 疼痛性质为针刺样疼痛
D. 持续 20～30 分钟多可缓解
E. 去除诱因或口服硝酸甘油可缓解

6. 一般心绞痛发作时的疼痛性质是

A. 针扎样刺痛，反复发作
B. 闪电样抽痛，起止突然
C. 压迫样闷痛，伴紧缩感
D. 刀割样疼痛，辗转呻吟
E. 尖锐样刺痛，咳时加剧

7. 稳定型心绞痛最常见的诱因为

A. 劳力　　B. 情绪激动
C. 精神打击　　D. 吸烟
E. 受寒

8. 下列选项中，最支持典型心绞痛诊断的是

A. 胸痛多在夜间发作
B. 胸痛多位于心前区
C. 含服硝酸甘油疼痛 5 分钟内缓解
D. 疼痛时心电图 ST 段抬高
E. 持续性左胸憋闷感达 15 分钟以上

9. 控制稳定型心绞痛最好的药组是

A. 维拉帕米 + 硝苯地平
B. 吗多明 + 硝酸异山梨酯
C. 普萘洛尔 + 硝酸异山梨酯
D. 卡托普利 + 硝酸异山梨酯
E. 地尔硫䓬 + 阿司匹林

10. 下列选项中，最符合典型劳力性心绞痛发作的情况是

A. 吵架后心前区隐痛 1 天后好转
B. 劳力后心前区憋喘 2 小时后缓解
C. 上楼梯时感胸骨后压迫感，反射至咽部，休息数分钟后缓解
D. 午睡时出现前胸及后背酸痛，每次持续数分钟
E. 心前区针刺样疼痛，每次持续 3～5 秒

11. 典型心绞痛的缓解方式不包括

A. 含服硝酸甘油后 1～3 分钟完全缓解
B. 由活动诱发者停止活动后数分钟即可完全缓解
C. 服速效救心丸 30 分钟后缓解
D. 胸痛缓解完全，同未发作时感觉一样
E. 卧位心绞痛需立即坐起或站立才可逐渐缓解

12. 稳定型心绞痛的病因主要为

A. 主动脉瓣病变
B. 梅毒性主动脉炎
C. 肥厚型心肌病
D. 先天性冠状动脉畸形
E. 冠状动脉粥样硬化导致血管狭窄

13. 最不支持心绞痛诊断的临床表现是

A. 疼痛多在睡眠中发生
B. 含服硝酸甘油，疼痛在 3～5 分钟内缓解
C. 疼痛在劳累时发生，运动和情绪激动可诱发
D. 反复出现的局限性心前区刺痛，每次持续仅 2～3 秒
E. 疼痛常在休息时发作，持续可达 30 分钟以上

14. 治疗变异性心绞痛宜选择的药物是

A. 硝酸酯制剂　　B. β受体拮抗剂
C. 钙通道阻滞剂　　D. α受体拮抗剂
E. 血管紧张素转化酶抑制剂

15. 关于诊断变异型心绞痛的叙述，下列错误的是
A. 安静时可以发病
B. 发作时心电图ST段明显压低
C. 每天可在同一时间发病
D. 疼痛时间延长
E. 发作时可有室性期前收缩

16. 具有强大的扩张冠状动脉作用对变异型心绞痛疗效最佳的药物是
A. 美托洛尔　　B. 异山梨酯
C. 地尔硫䓬　　D. 卡托普利
E. 哌唑嗪

17. 我国临床诊断稳定型心绞痛最常用的检查是
A. X线检查　　B. 临床化验检查
C. 超声心动图　　D. 冠状动脉造影
E. 心电图

18. 变异型心绞痛发作时最不宜应用的药物是
A. β受体拮抗剂　　B. 地尔硫䓬
C. 硝酸甘油　　D. 硝苯地平
E. 卡托普利

19. 既可以改善预后，又可以缓解心绞痛症状的药物是
A. β受体拮抗剂
B. 阿司匹林
C. 钙通道阻滞剂
D. 血管紧张素转换酶抑制剂
E. 羟甲基戊二酰辅酶A还原酶抑制药

20. 对缓解冠状动脉痉挛有独到的效果，为变异型心绞痛的首选用药的是
A. 美托洛尔　　B. 异山梨酯
C. 硝苯地平　　D. 卡托普利
E. 哌唑嗪

21. 心绞痛发作时应舌下含化硝酸甘油，初次含硝酸甘油的患者以先含多少为宜
A. 0. 3mg　　B. 0. 5mg
C. 0. 7mg　　D. 0. 8mg
E. 1. 2mg

22. 典型心绞痛患者含化硝酸甘油后疼痛缓解时间多在
A. 30秒内　　B. 1~2分钟
C. 5分钟　　D. 10分钟
E. 20分钟

23. 硝酸甘油为临床常用抗心绞痛药物，常与β受体拮抗剂合用，其重要理由为
A. 二者均可使心率减慢
B. 二者均可使心室容积减小
C. 二者均可使心肌收缩减弱
D. 在心室压力改变方面可相互拮抗
E. 二者均可使心肌耗氧量下降，有协同作用

24. 硝酸酯类药物静脉给药时相对多见的不良反应为
A. 头晕　　B. 头胀痛
C. 血压下降　　D. 头部跳动感
E. 面红、心悸

25. 目前诊断心绞痛最常用的无创性检查是
A. 胸部X线片　　B. 冠状动脉造影
C. 磁共振　　D. 彩色多普勒超声
E. 心电图

26. 下列哪一项最不可能见于心绞痛发作
A. 疼痛呈游走性
B. 血压多数升高，也可下降
C. 可以表现为与活动相关的咽痛
D. 发作时间一般不超过15分钟
E. 多无阳性体征，但发作时可以闻及收缩期杂音

27. 预防冠状动脉粥样硬化斑块进展最有证据的药物是
A. 低分子肝素　　B. 阿司匹林
C. 钙通道阻断药　　D. 他汀类
E. 血管紧张素转换酶抑制剂

28. 诊断冠心病最常用的非创伤性检查方法是
A. 超声心动图　　B. 休息时心电图
D. 24小时动态心电图　　C. 心脏CT检查
E. 心电图运动负荷试验

29. 急性冠脉综合征的病因为
A. 冠状动脉痉挛
B. 冠状动脉内完全闭塞性血栓形成
C. 冠状动脉内不稳定斑块破裂诱发血栓形成
D. 冠状动脉粥样硬化狭窄≥75%
E. 冠状动脉粥样硬化狭窄≤50%

30. 变异型心绞痛的病因为
A. 冠状动脉痉挛
B. 冠状动脉内完全闭塞性血栓形成
C. 冠状动脉斑块破裂不完全血栓形成
D. 冠状动脉粥样硬化狭窄≥75%
E. 冠状动脉粥样硬化狭窄≤50%

31. 急性冠脉综合征的病理基础最可能为
A. 冠状动脉痉挛　　B. 冠状动脉粥样斑块形成
C. 冠状动脉内炎症　　D. 冠状动脉狭窄

E. 冠状动脉内粥样斑块破裂、出血、不全或完全血栓形成

32. 不稳定型心绞痛最常见的发病原因为

A. 动力性冠脉阻塞　　B. 冠状动脉严重狭窄
C. 冠状动脉炎症　　D. 全身疾病加重
E. 冠脉粥样硬化斑块上有非阻塞性血栓

33. 对于不稳定型心绞痛及非 ST 段抬高心肌梗死患者，PCI 的Ⅰ类适应证不包括

A. 持续性的室性心动过速
B. 经强化抗缺血治疗后仍反复发作心肌缺血
C. 肌钙蛋白水平升高
D. 血流动力学不稳定
E. 正在接受药物治疗的 2 或 3 支血管病变合并前降支近段明显病变且为正在接受治疗的糖尿病患者或左心室功能不全的患者

34. 不稳定型心绞痛治疗最重要的治疗措施是

A. 镇痛　　B. 溶栓治疗
C. 抗凝、抗血小板　　D. 抗心力衰竭治疗
E. 应用静脉硝酸甘油

35. 不稳定型心绞痛和非 ST 段抬高型心肌梗死的主要鉴别点是

A. 心绞痛的严重程度
B. 冠状动脉造影的结果
C. ST 段压低持续的时间
D. 斑块表面是否存在血栓形成
E. 心肌酶升高

36. 下列选项中，可以作为不稳定型心绞痛（UAP）与急性心肌梗死（AMI）鉴别诊断的是

A. TnT 升高的幅度和持续时间
B. TnD 升高的幅度和持续时间
C. TnI 升高的幅度和持续时间
D. TnA 升高的幅度和持续时间
E. TnA 升高的幅度和持续时间

37. 不稳定型心绞痛患者，增加硝酸异山梨酯剂量的指征是

A. 心绞痛发作时口含硝酸甘油有效
B. 心绞痛发作时口含硝酸甘油无效
C. β 受体拮抗剂使用有效
D. β 受体拮抗剂使用无效
E. 硝酸甘油使用 1 周以上

38. 硝酸异山梨酯的主要作用是

A. 解除冠状动脉痉挛，抗血小板凝聚，改善冠脉供血和微循环灌注
B. 使钾离子进入细胞内．促进细胞膜极化状态的恢复
C. 扩张冠状动脉及外周静脉，降低心脏前负荷，减少心肌氧耗
D. 减弱心肌收缩力，减慢心率，减少心肌氧耗
E. 降低心脏后负荷，减少心肌氧耗

39. 心肌梗死的临床特点不包括

A. 胸骨后剧烈疼痛
B. 血清心肌坏死标志物增高
C. 含硝酸甘油能完全缓解
D. 心脏标志物敏感
E. 心电图进行性改变

40. 急性心肌梗死是指

A. 冠状动脉痉挛
B. 冠状动脉内完全闭塞性血栓形成
C. 冠状动脉斑块破裂不完全血栓形成
D. 冠状动脉粥样硬化狭窄≥75%
E. 冠状动脉粥样硬化狭窄≤50%

41. 引起急性心肌梗死的基本病因为

A. 冠状动脉栓塞　　B. 冠状动脉粥样硬化疾病
C. 痉挛　　D. 先天性畸形
E. 冠状动脉口阻塞

42. 急性心肌梗死最早出现的症状是

A. 胸痛　　B. 胃肠道表现
C. 休克　　D. 心律失常
E. 乳头肌功能不全

43. 急性心肌梗死最早的心电图改变是

A. ST 段压低　　B. T 波倒置
C. ST 段明显抬高　　D. T 波高尖
E. 异常宽深的 Q 波

44. 下列哪一种心律失常可提示急性心肌梗死

A. 频发室早、室速
B. 频发房早、房速
C. 新发的完全性右束支阻滞
D. 预激综合征合并房颤
E. 新发的完全性左束支阻滞

45. 下列部位中，易引起房室传导阻滞的心肌梗死部位是

A. 前壁　　B. 正后壁
C. 前间壁　　D. 下壁
E. 广泛前壁

46. 急性前壁心肌梗死的特征性心电图导联为

A. $V_1 \sim V_4$　　B. $V_1 \sim V_3$
C. $V_3 \sim V_5$　　D. V_6、Ⅰ、aVL
E. $V_1 \sim V_6$及Ⅰ、aVL

47. 急性心肌梗死心电图检查显示 $V_3 \sim V_5$ 导联出现异常 Q 波，ST 段抬高，梗死部位位于
A. 前间壁　B. 前壁
C. 广泛前壁　D. 下壁
E. 前侧壁

48. 急性心肌梗死诊断特异性最高的血清学标志物是
A. TNI　B. CK
C. Mb　D. AST
E. LDH

49. 急性前壁心肌梗死患者入院后 6 小时应首选的治疗方法为
A. 静脉滴注硝酸甘油　B. 口服普萘洛尔
C. 尿激酶溶栓治疗　D. 口服卡托普利
E. 静脉滴注低分子右旋糖酐

50. 急性心肌梗死早期最重要的治疗措施是
A. 增加血容量　B. 消除心律失常
C. 抗血小板治疗　D. 心肌再灌注
E. 解除疼痛

51. 急性心肌梗死最常见的心律失常是
A. 心房颤动
B. 窦性心动过速
C. 室性期前收缩及室性心动过速
D. 房室传导阻滞
E. 预激综合征

52. 急性心肌梗死时不宜溶栓治疗的情况是指
A. 6 个月前腔隙性脑梗死
B. 萎缩性胃炎 1 年
C. 血压 160/100mmHg
D. 2 周前曾行桡动脉穿刺
E. 可疑主动脉夹层

53. 急性心肌梗死 4 小时，最适宜的治疗方案是
A. 哌替啶
B. 静滴硝酸甘油
C. 射频消融治疗
D. 糖皮质激素 + 扩血管药物静滴
E. 介入治疗

54. 急性心肌梗死溶栓治疗中，最常用的溶栓剂是
A. 阿司匹林　B. 去纤酶
C. 低分子肝素　D. 尿激酶
E. 肝素

55. 急性心肌梗死发病早期（6 小时内），最积极有效的限制梗死面积的措施是
A. 绝对卧床　B. 抗血小板治疗
C. 溶栓治疗　D. 抗凝治疗
E. 静脉应用硝酸甘油

56. 心肌梗死患者预后的决定性因素为
A. 心律失常　B. 心功能
C. 心肌坏死的数量　D. 年龄
E. 就诊的时间

57. 急性心肌梗死时最先恢复正常的心肌酶是
A. 肌酸激酶　B. 谷草转氨酶
C. 乳酸脱氢酶　D. 谷丙转氨酶
E. 丁酮酸脱氢酶

58. 急性心肌梗死患者早期 24 小时内死亡的主要原因是
A. 心律失常　B. 肺栓塞
C. 心源性休克　D. 心脏破裂
E. 心力衰竭

59. 引起左心室高侧壁心肌梗死闭塞的冠状动脉分支是
A. 左冠状动脉前降支　B. 左冠状动脉主干
C. 左冠状动脉回旋支　D. 右冠状动脉后降支
E. 右冠状动脉右室前支

60. 心肌梗死后心绞痛患者容易发生
A. 心律失常　B. 栓塞
C. 室壁瘤　D. 心绞痛
E. 再梗死

61. 缓解急性心肌梗死剧烈疼痛效果最佳的药物是
A. 可待因　B. 硝酸甘油
C. 罂粟碱　D. 硝酸异山梨酯
E. 吗啡

62. 心肌梗死患者预后的决定性因素为
A. 心功能　B. 心肌坏死的数量
C. 心律失常　D. 就诊的时间
E. 患者的年龄

63. 急性心肌梗死时，最早发生异常改变的特异性指标是
A. 血清肌钙蛋白　B. 血常规
C. 肌红蛋白　D. 磷酸肌酸激酶
E. 超敏 C 反应蛋白

64. 对非 ST 段抬高心肌梗死诊断价值最大的实验室指标是
A. 肌酸激酶
B. 肌钙蛋白
C. 天门冬氨酸氨基转移酶
D. 丙氨酸氨基转移酶
E. 肌红蛋白

65. 对于鉴别心肌梗死与心绞痛，最有诊断学意义的检查是

A. 心电图　B. 心肌酶谱
C. 超声心动图　D. 心脏磁共振
E. 动态心电图

66. 冠心病心绞痛和心肌梗死时胸痛的主要鉴别点是
A. 疼痛的性质不同
B. 疼痛的持续时间及对含服硝酸甘油的反应不同
C. 疼痛的部位不同
D. 疼痛的放射部位不同
E. 疼痛时是否伴发恶心

67. 鉴别心绞痛和心肌梗死最有意义的心电图改变是
A. ST 段抬高　B. T 波异常高耸
C. 合并室性心律失常　D. T 波倒置
E. 新出现的病理性 Q 波

68. 与低分子肝素相比，磺达肝癸钠治疗急性冠状动脉综合征，能够
A. 降低病死率，减低出血并发症
B. 增加病死率，增加出血并发症
C. 增加病死率，减低出血并发症
D. 降低病死率，增加出血并发症
E. 在冠状动脉支架术时，单独使用较安全

69. 冠状动脉粥样硬化最常累及的动脉分支是
A. 左冠状动脉主干　B. 右冠状动脉主干
C. 右冠状动脉内旋支　D. 左冠状动脉内旋支
E. 左冠状动脉前降支

70. 急性下壁心肌梗死最易合并
A. 左前分支传导阻滞　B. 心房颤动
C. 房室传导阻滞　D. 室性期前收缩
E. 室性心动过速

71. 在心肌梗死的临床分型中，5 型是指
A. 伴发于冠状动脉搭桥术（CABG）的心肌梗死
B. 继发于缺血的心肌梗死
C. 心肌梗死所致的心源性猝死
D. 伴发于支架内血栓形成的心肌梗死
E. 伴发于经皮冠脉介入术（PCI）的心肌梗死

72. 下列应首先考虑为急性心肌梗死可能的情况为
A. 夜间发作的心绞痛
B. 恶化劳力性心绞痛
C. 卧位型心绞痛
D. 缺血性胸痛持续大于 30 分钟
E. 梗死前心绞痛

73. 目前常用的非 ST 段抬高型心肌梗死的抗血小板治疗药物中，属于环氧化酶 -1 抑制药的是
A. 阿司匹林　B. 依替巴肽
C. 氯吡格雷　D. 阿昔单抗
E. 噻氯匹定

74. 对急性非 ST 段抬高型心肌梗死早期行介入干预治疗，主要针对对象不包括
A. 合并生命体征不稳定者
B. 胸痛反复发作者
C. 所有非 ST 段抬高型心肌梗死诊断明确者
D. 发病 24 小时内的中高危患者
E. 不适合溶栓的患者

75. 急性心肌梗死的 Killip 分级中，第三心音、颈静脉压升高、肺部啰音小于 1/2 肺野的分级是
A. Ⅰ级　B. Ⅱ级
C. Ⅲ级　D. Ⅳ级
E. Ⅴ级

76. 心肌梗死急性期，尤其是第 1 个 24 小时内应禁用使用
A. 吗啡　B. 呋塞米
C. 洋地黄　D. 哌替啶
E. 血管紧张素转换酶抑制剂

77. 下列选项中，判断急性心肌梗死面积最有价值的是
A. 血清磷酸肌酶增高程度
B. 血清谷草转氨酶（GOT）增高程度
C. 肌酸激酶同工酶（CK－MB）增高程度
D. 乳酸脱氢酶（LDH）增高的程度
E. 乳酸脱氢酶同工酶（LDH1）增高的程度

78. 急性心肌梗死合并室性期前收缩应首选
A. 普萘洛尔　B. 维拉帕米
C. 胺碘酮　D. 普鲁卡因胺
E. 利多卡因

79. 急性心肌梗死合并窦性心动过缓最常见于
A. 前间壁心肌梗死　B. 前侧壁心肌梗死
C. 急性下壁心肌梗死　D. 高侧壁心肌梗死
E. 广泛前壁心肌梗死

80. 急性心梗并发心源性休克的主要原因是
A. 心排血量急剧降低
B. 窦性心动过速
C. 血管床增大而有效循环血量不足
D. 周围血管扩张
E. 迷走神经兴奋性增加

81. 急性心肌梗死合并休克时禁用
A. 去甲肾上腺素　B. 多巴胺
C. 糖皮质激素　D. 洋地黄
E. 异丙肾上腺素

82. 如果急性心肌梗死并发乳头肌断裂，出现的可能性最大的体征是

A. 心包摩擦音
B. 心尖区出现舒张期奔马律
C. 室性心律失常
D. 心尖区出现舒张期隆隆样杂音
E. 心尖区出现收缩中晚期喀喇音和吹风样收缩期杂音

83. 对劳力性或自发性心绞痛均有良好的疗效的药物为

A. 硝苯地平　B. 洋地黄
C. 阿托品　D. 硝酸甘油
E. 吗啡

84. 冠心病二级预防首选的应终身服用的药物为

A. 他汀类药物　B. β受体拮抗剂
C. 硝酸酯类药物　D. 钙通道阻滞剂
E. 血管紧张素转换酶抑制剂

85. 心肌梗死后心绞痛是指急性心肌梗死后

A. 1周后发生的心绞痛
B. 3个月后发生的心绞痛
C. 6个月后发生的心绞痛
D. 24小时以后至1个月内发生的心绞痛
E. 半个月内发生的心绞痛

86. 急性心肌梗死左心功能不全伴频发多源室性期前收缩，用利多卡因无效，应优选的治疗药物为

A. 普罗帕酮　B. 普鲁卡因胺
C. 胺碘酮　D. 阿替洛尔
E. 维拉帕米

87. 心肌梗死急性期，所有患者只要无禁忌证，均应立即口服

A. 硝酸甘油　B. 氟伐他汀
C. 硝苯地平　D. 阿司匹林
E. 胺碘酮

88. 心肌梗死患者出现频发的、成对的或呈R on T现象的室性期前收缩以及短阵性室性心动过速往往提示

A. 下壁心肌梗死　B. 出现急性左心衰竭
C. 高侧壁心肌梗死　D. 心室颤动的先兆
E. 前壁心肌梗死

89. 溶栓后出现的再灌注性心律失常，对判断冠脉是否再通最敏感的是

A. 加速性室性自主心律　B. 室性心动过速
C. 室性期前收缩　D. 房室传导阻滞
E. 心室颤动

90. 下列药物中，能够扩张冠状动脉、增加冠状动脉血流的药物是

A. 阿替洛尔　B. 美托洛尔
C. 卡托普利　D. 阿司匹林
E. 硝酸异山梨酯

91. 心肌梗死溶栓治疗的辅助用药和急诊PCI术中常规用药，以及术后支架内血栓形成的高危患者的用药是

A. 普通肝素　B. 硝酸甘油
C. 低分子肝素　D. 磺达肝癸钠
E. 硝酸异山梨酯

92. 急性非ST段抬高型心肌梗死治疗时，不宜采用溶栓疗法的主要原因是

A. 冠脉内主要是白血栓
B. 冠脉阻塞不完全
C. 冠脉痉挛是发病的主要原因
D. 病情危急程度较轻
E. 冠脉内主要是红色血栓

93. AMI早期特别是入院前主要的死亡原因是

A. 心室颤动　B. 房室传导阻滞
C. 束支传导阻滞　D. 室上性心律失常
E. 心房颤动

94. 下列关于非ST段抬高型心肌梗死的叙述，错误的是

A. 通常由动脉粥样硬化斑块破裂引起
B. 伴或不伴有血管收缩，随后血小板血栓附着于血管壁
C. 多数非ST段抬高心肌梗死的患者伴有血浆肌钙蛋白水平升高
D. 通常心电图表现为持续性或短暂ST段压低或T波倒置或低平
E. 80%的患者表现为心绞痛症状的加重，20%的患者表现为胸痛时间的延长

95. 隐匿性心肌缺血的诊断依据之一是

A. 血脂升高　B. 有吸烟史
C. 有家族史　D. 年龄大于40岁
E. 心电图有缺血型ST-T改变

96. 临床完全无症状和冠心病病史的心肌缺血的诊断依据为

A. 冠心病家族史　B. 大量吸烟史
C. 血脂升高　D. 心率增快
E. 心电图有ST段压低、T波改变

97. 缺血性心肌病最常见的病因是

A. 二尖瓣狭窄　B. 原发性心肌病
C. 主动脉瓣关闭不全　D. 严重缺血
E. 冠状动脉粥样硬化

98. 少数限制型缺血性心肌病患者的临床表现主要以什么为主

A. 左心室舒张功能异常　B. 心脏大小正常
C. 双心室均扩大　D. 心肌收缩功能轻度异常
E. 心肌收缩功能正常

99. 临床判断冠脉再通的间接指标不包括

A. 再灌注性心律失常
B. 胸痛迅速缓解
C. 抬高的 ST 段下移
D. 血清 CK－MB 达峰时间＜10 小时
E. 血清 CK－MB 达峰时间＜16 小时

100. 患者，男性，57 岁。肥胖，血压 160/90mmHg，已有 10 年。近 1 周，在早晨跑步时，出现胸骨后疼痛，伴有窒息感，疼痛持续 5 分钟，急送医院。患者应首先考虑诊断为

A. 隐匿性冠心病　B. 高血压危象
C. 心肌梗死　D. 心力衰竭
E. 稳定型心绞痛

101. 患者，男性，38 岁。发生稳定型劳力性心绞痛 4 年，判断其预后除视心肌缺血的程度外，还需考虑的因素是

A. 年龄
B. 心脏大小
C. 心绞痛发作次数及严重程度
D. 血压及血脂水平
E. 以左室射血分数所反映的心功能状态

102. 患者，男性，62 岁。心前区阵发性疼痛 1 个月，多数在夜间发作，与活动无关，每次发作 15 分钟，发作时心电图Ⅱ、Ⅲ、aVF 导联 ST 段抬高。首选的治疗药物是

A. 硝酸酯类　B. β 受体拮抗剂
C. 钙通道阻滞剂　D. 洋地黄类
E. 胺碘酮

103. 患者，男性，56 岁。劳累后心前区闷痛 6 年，近 1 周常因夜间胸痛而惊醒，发作时心电图特征为Ⅱ、Ⅲ、aVF 导联 ST 段呈单向曲线型上抬 0.2mV，缓解后上抬消失，发作时不宜应用的药物是

A. β 受体拮抗剂　B. 卡托普利
C. 硝酸甘油　D. 硝苯地平
E. 丹参制剂

104. 患者，男性，63 岁。休息时反复发作胸痛，发作时心电图示广泛 ST 段抬高，胸痛缓解时心电图正常，应首先考虑的诊断是

A. 劳力性心绞痛　B. 变异型心绞痛
C. 急性心肌梗死　D. 主动脉夹层
E. 肺动脉栓塞

105. 患者，男性，70 岁。突发胸痛伴呼吸困难 12 小时，偶有咳血，BP 88/69mmHg，心电图提示 T 波改变，cTnI、CK、CK－MB 均正常。首先考虑的疾病是

A. 急性心肌梗死　B. 变异型心绞痛
C. 主动脉夹层　D. 肺动脉栓塞
E. 急性心包炎

106. 患者，男性，55 岁。因广泛前壁心肌梗死入院。发病后第 2 天突起气短，神志丧失。查体：血压 50/40mmHg，颈静脉怒张，心音极低弱，心界明显增大。患者可诊断为

A. 室间隔破裂　B. 急性左心衰竭
C. 心源性休克　D. 左室游离壁破裂
E. 乳头肌断裂

107. 患者，男性，60 岁。胸痛 3 小时入院。既往无心脏病病史。入院后 3 天突然出现呼吸困难，不能平卧。查体：血压 80/60mmHg，第一心音低钝，心尖部可闻及 4/6 级收缩期杂音。心电图示 V_1～V_6 导联 ST 段弓背向上抬高。此患者心脏杂音有可能是由于

A. 二尖瓣狭窄　B. 乳头肌断裂
C. 再次心梗　D. 室间隔穿孔
E. 主动脉瓣狭窄

108. 患者，男性，61 岁。因患急性广泛前壁心肌梗死合并急性左心衰竭急诊住院治疗。下列需暂缓使用的药物是

A. β 受体拮抗剂　B. 硝酸甘油
C. 硝普钠　D. 吗啡
E. 呋塞米

109. 患者，女性，45 岁。发作性胸痛 1 个月，每次发作含硝酸甘油后缓解，考虑为冠心病心绞痛。对诊断最有价值的检查方法是

A. 心电图运动负荷试验　B. 心脏 X 线摄片
C. 超声心动图　D. 放射性核素检查
E. 动态心电图

110. 患者，女性，40 岁。常于熟睡时发生胸骨后疼痛，心功能检查左室射血分数 45%，并需起坐方缓解气促。根据这些临床表现，怀疑是

A. 变异型心绞痛　B. 中间综合征
C. 卧位型心绞痛　D. 混合型心绞痛
E. 恶化型心绞痛

111. 患者，男性，60 岁。突发胸骨后压榨性剧痛，呈持续性，有窒息感，伴大汗淋漓，面色苍白，恶心呕吐。最可能的诊断是

A. 心肌梗死　　B. 肺梗死
C. 心绞痛　　D. 膈疝
E. 自发性气胸

112. 患者，女性，63 岁。1 年前日常活动后出现胸骨后疼痛，每天 2～3 次，近 2 月发作次数增多，每天 5～6 次，轻微活动也能诱发，发作时心电图 ST 段呈一过性压低，应诊断为

A. 中间综合征　　B. 稳定型心绞痛
C. 变异型心绞痛　　D. 不稳定型心绞痛
E. 心内膜下心肌梗死

113. 患者，男性，72 岁。有高血压 12 年。6 小时前因胸痛来诊。检查肌钙蛋白增多超过正常值上限 10 倍，心电图示：胸前导联 ST 段明显下移。该患者最可能诊断为

A. 急性前壁心肌梗死
B. 急性非 ST 段抬高型心肌梗死
C. 不稳定型心绞痛
D. 急性心包炎
E. 急性心肌炎

114. 患者，男性，57 岁。1 年前日常活动后出现胸骨后疼痛，2～3 次/天，近 2 个月发作次数增多，5～6 次/天，轻微活动也能诱发，发作时心电图 ST 段呈一过性压低。应诊断为

A. 稳定型心绞痛　　B. 不稳定型心绞痛
C. 急性心肌炎　　D. 急性心包炎
E. 变异型心绞痛

115. 患者，男性，44 岁。1 年前发生急性心肌梗死，后经溶栓治疗后康复，下列哪项对心肌坏死的诊断最可靠

A. 冠状动脉造影　　B. ST 段压低
C. T 波高大　　D. 异常 Q 波
E. 低电压

116. 患者，男性，72 岁。6 小时前因持续性胸痛入院，查体：肺部啰音＜50%肺野，奔马律。X 线表现为静脉压升高，肺淤血。经诊断为急性心肌梗死。该患者心功能分级为

A. Killip 分级Ⅱ级　　B. Killip 分级Ⅲ级
C. NYHA 分级Ⅲ级　　D. NYHA 分级Ⅳ级
E. NYHA 分级Ⅱ级

117. 患者，男性，75 岁，急性广泛前壁 ST 段抬高型心肌梗死，发病 3 小时入院，首选的治疗是

A. 尿激酶　　B. 替罗非班
C. 低分子右旋糖酐　　D. 利多卡因
E. 硝酸甘油

118. 患者，男性，45 岁，急性心肌梗死患者。半夜突然出现呼吸困难，咳粉红色泡沫痰，第一心音减弱，舒张期奔马律，心尖可闻及 2 级收缩期杂音。该患者的诊断为

A. 右心衰竭　　B. 室壁瘤
C. 急性左心衰竭　　D. 支气管肺炎
E. 心肌梗死后综合征

119. 心肌梗死患者，男性，60 岁，突然出现心尖部收缩期喀喇音和吹风样收缩期杂音，最可能的原因是

A. 心室壁瘤
B. 心脏破裂
C. 乳头肌功能不全
D. 合并感染性心内膜炎
E. 左室扩大所致相对二尖瓣关闭不全

120. 患者，男性，61 岁。急性前壁心肌梗死，起病第 3 天发生心房颤动。心室率 187 次/分，血压 82/60mmHg，气急发绀，首选哪项治疗措施

A. 静脉注射毛花苷丙　　B. 同步直流电复律
C. 静脉注射美托洛尔　　D. 静脉注射多巴酚丁胺
E. 静注胺碘酮

121. 患者，男性，70 岁。糖尿病 10 年，以往无心悸、胸痛史，今日早餐后 1 小时，突然胸闷明显，面色苍白，烦躁，出汗恐惧感，2 小时未缓解。查体：心率 100 次/分，血压 86/70mmHg。最可能诊断为

A. 不典型心绞痛　　B. 低血糖
C. 急性心肌梗死　　D. 糖尿病酸中毒
E. 变异型心绞痛

122. 患者，男性，60 岁。心前区阵发性疼痛 1 个月，多在夜间发作，与活动无关，每次发作 15 分钟，发作时心电图Ⅱ、Ⅲ、aVF 导联 ST 段抬高。首选的治疗药物是

A. 硝酸酯类　　B. β 受体拮抗剂
C. 钙离子通道阻滞药　　D. 洋地黄类
E. 胺碘酮

123. 患者，男性，78 岁。剧烈心前区疼痛 6 小时不缓解，急诊心电图提示广泛前壁心肌梗死。查体：BP 100/60mmHg，呼吸急促，R 30 次/分，口唇发绀，双肺底闻及细小水泡音，HR 120 次/分，心尖区第一心音减弱，可闻及舒张期奔马律。最可能的诊断是

A. 急性广泛前壁心肌梗死合并肺部感染
B. 急性广泛前壁心肌梗死合并心律失常
C. 急性广泛前壁心肌梗死合并心力衰竭
D. 急性广泛前壁心肌梗死合并心源性休克
E. 急性广泛前壁心肌梗死合并肺栓塞

124. 患者，女性，66 岁，阵发性胸闷 8 年。因持续胸痛 8 小时收入院。入院时血压为 150/90mmHg。诊断为急性前壁心肌梗死。住院第 2 日患者出现胸闷、大汗、面色苍白。查体：心率 126 次/分，律齐，双肺未闻及干、湿啰音，血压 90/50mmHg。考虑合并心源性休克。此时不宜使用

A. 主动脉内气囊反搏术　B. 静脉注射呋塞米
C. 静脉滴注多巴胺　D. 静脉滴注多巴酚丁胺
E. 皮下注射低分子肝素

125. 患者，男性，49 岁。发作劳力性胸痛 2 月余，每次持续 5～10 分钟，休息 2～3 分钟可自行缓解。查体：BP140/90mmHg，心率 110 次/分，律齐，心电图示窦性心律，为控制心率宜首选的药物是

A. 地高辛　B. 胺碘酮
C. 普罗帕酮　D. 维拉帕米
E. 美托洛尔

126. 患者，男性，65 岁，10 年前患急性前间壁心肌梗死，近 1 个月快速行走时发生胸痛，休息片刻即可减轻，近 2 日休息时也有胸痛发作，有时持续 20 分钟才能缓解，未发作时心电图正常。如果患者明确为须行冠状动脉造影，关于术中注意事项，说法错误的是

A. 术中可以应用阿昔单抗
B. 术前可以在阿司匹林的基础上加用氯吡格雷
C. 术前抗凝皮下注射低分子肝素抗凝效果与静脉普通肝素至少相当
D. 可能大血管未见明显狭窄
E. 如果单纯造影，术中可以不用普通肝素抗凝

127. 患者，男性，55 岁。体重超重，没有心脏病史，突然在胸口中央出现一种严重的、压榨性的胸骨后疼痛，疼痛持续了 15 分钟。诊断和治疗措施为

A. 胃炎，服用抑酸剂
B. 肋软骨炎，无需处理
C. 心脏病发作，呼叫“120”
D. 心律失常，急诊
E. 胸膜炎，避免深呼吸

128. 患者，男性，71 岁。反复劳累后心前区闷痛 5 年，再发胸痛加重 2 小时，心电图提示 Ⅱ、Ⅲ、aVF 导联 ST 段呈弓背向上抬高，考虑急性心肌梗死。心脏定位是

A. 广泛前壁　B. 下壁
C. 高侧壁　D. 前间壁
E. 后壁

129. 患者，男性，70 岁。6 小时前因持续胸痛伴呕吐、大汗入院。查体：血压 80/50mmHg，窦性心律，心率 45 次/分。心电图示下壁和右室梗死。对该患者不合理的处置是

A. 止吐、镇痛
B. 首先静脉滴注硝酸甘油
C. 阿托品 0.5mg 肌内注射
D. 尽快行直接 PTCA
E. 补液维持肺毛细血管楔压 15～18mmHg

130. 患者，男性，58 岁。近 1 个月来，有 3 次夜间睡觉中因突发心前区疼痛而惊醒，伴出汗，咽部发紧，呼吸不畅，持续 10 分钟自行缓解，白天活动正常，既往发现血压升高 1 年，未治，吸烟 20 年。查体：P 60/分，BP 160/80，双肺正常，心律整齐，心音正常，双下肢不肿。首选降压治疗药物为

A. 血管紧张素转换酶抑制剂
B. 血管紧张素Ⅱ受体拮抗剂
C. 钙通道阻滞剂
D. β 受体拮抗剂
E. 他汀类药物

131. 患者，男性，52 岁。因急性广泛前壁心肌梗死发病 5 小时入院，患者首选的治疗方法为

A. 静脉注射硝酸甘油
B. 静脉滴注低分子右旋糖酐
C. 静脉注射毛花苷 C
D. 尿激酶溶栓治疗
E. 静脉注射复方丹参

132. 患者，男性，51 岁。急性前壁心肌梗死，发病第 2 天发生心房颤动。心室率 184 次/分，血压 84/60mmHg，气急、发绀。患者宜首选的治疗措施为

A. 静脉注射毛花苷 C　B. 同步电击除颤
C. 静脉注射美托洛尔　D. 静脉注射多巴酚丁胺
E. 静脉注射乙胺胺碘酮

133. 患者，男性，70 岁。因“突发胸痛 6 小时”入院，急诊心电图示：Ⅱ、Ⅲ、aVF 导联 ST 段抬高 0.4mV，cTnI＞50μg/L。最常见合并的心律失常类型是

A. 室性期前收缩　B. 房性心动过速
C. 心房颤动　D. 房室传导阻滞
E. 右束支传导阻滞

134. 患者，男性，55 岁。因“胸骨后压榨性疼痛半日”急诊入院。心电图：急性广泛前壁心肌梗死。最有可能导致患者 24 小时内死亡的原因是

A. 右心衰竭　B. 心源性休克
C. 室颤　D. 心脏破裂

E. 感染

135. 患者，男性，72 岁。因“突发胸痛 6 小时”入院，心电图提示下壁心肌梗死，当地医院立即予溶栓治疗。可判断治疗有效的是

A. 窦性心动过速
B. 心电图出现异常 Q 波
C. 胸痛缓解
D. CK－MB 峰值发生在第 3 天
E. 频发室性心动过速

136. 患者，男性，63 岁。有急性心肌梗死 6 个月，心电图示 ST 段仍持续抬高，提示

A. 发生心肌梗死后综合征
B. 乳头肌功能失调
C. 近期将发生心脏破裂
D. 伴发变异型心绞痛
E. 心室室壁瘤

137. 患者，女性，52 岁。因急性心肌梗死住院，现心衰加重，同时心尖区新出现 3 级收缩期吹风样杂音，提示

A. 并发感染性心内膜炎　B. 并发乳头肌功能不全
C. 并发室间隔穿孔　D. 并发心包炎
E. 并发心室膨胀瘤

138. 患者，男性，53 岁。1 周前心前区剧烈疼痛，随后心悸、气促，怀疑急性心肌梗死。对确诊最有价值的酶学检查是

A. GOT　B. LDH
C. CPK 同工酶　D. CPK
E. 肌钙蛋白 T

139. 患者，男性，62 岁。因急性心肌梗死入院。查体：持续单形性室性心动过速，心率 150 次/分，血压 110/70mmHg。患者首选的终止室性心动过速的措施是

A. 普罗帕酮　B. 胺碘酮
C. 维拉帕米　D. 美托洛尔
E. 直流电复律

140. 患者，男性，71 岁。急性下壁心肌梗死入院，突然出现眼前发黑，BP 88/60mmHg，心电监测：心动过缓，HR 40 次/分，应立即给予

A. 普鲁卡因胺　B. 去甲基肾上腺素
C. 维拉帕米　D. 利多卡因
E. 阿托品

141. 患者，男性，42 岁。急性心肌梗死第 2 周出现发热和心包摩擦音，红细胞沉降率 30mm/h，血白细胞 6.1×10^9/L，中性粒细胞 55%。患者最可能的诊断是

A. 伴发病毒性心包炎
B. 心肌梗死后综合征
C. 室壁瘤
D. 急性心梗的反应性心包炎
E. 心脏破裂

142. 患者，男性，49 岁。5 天前因压榨性胸痛伴大汗 3 小时来院，诊断急性前壁心肌梗死。因拒绝介入及溶栓治疗而按常规行保守处理，1 天后症状缓解，此后病情平稳，4 小时前，患者再次发作胸痛，持续 50 分钟，心尖部可闻 3/6 级收缩晚期吹风样杂音。该患者出现杂音最可能的病因是

A. 心力衰竭　B. 腱索断裂
C. 乳头肌功能不全　D. 室间隔穿孔
E. 急性心包炎

143. 患者，男性，58 岁。15 天前发生急性心肌梗死，经溶栓治疗后康复。现出现心前区疼痛，闻及心包摩擦音，心率增快，CK 无增高，治疗首选

A. 阿司匹林　B. 糖皮质激素
C. 异烟肼　D. 地高辛
E. 青霉素

144. 患者，男性，62 岁。患急性广泛前壁心肌梗死 2 天，晕厥 2 次，心室率 40 次/分，律齐，三度房室传导阻滞。首选的治疗是

A. 麻黄碱　B. 异丙肾上腺素
C. 阿托品　D. 人工心脏起搏器
E. 溴苯辛

145. 患者，男性，62 岁。患有高血压 15 年，1 小时前突然胸骨后持续压榨性疼痛，心电图未见异常 Q 波及 ST 段偏移，$V_1\sim V_3$ 导联可见高耸 T 波。最可能的诊断是

A. 变异型心绞痛　B. 急性心包炎
C. 气胸　D. 高血钾
E. 急性心肌梗死急性期

146. 患者，男性，55 岁。冠心病，发生急性剧烈胸骨后疼痛。血 CK 明显升高。颈静脉充盈，肝大，血压下降至 80/40mmHg，应诊断为

A. 急性心肌梗死
B. 冠心病合并急性心脏压塞
C. 急性心肌梗死并室间隔破裂
D. 冠心病心力衰竭型
E. 急性前壁心肌梗死伴泵衰竭

147. 患者，男性，62 岁。2 天前因胸痛入院治疗。心电

图证实为急性前壁心肌梗死。下列实验室检查诊断的特异性最高的是

A. 血清谷草转氨酶（GOT）升高

B. 血清乳酸脱氢酶（LDH）升高

C. 血清C反应蛋白升高

D. 血清肌酸激酶（CK）升高

E. 血清肌酸激酶的同工酶（CK－MB）升高

148. 患者，男性，64岁。因急剧胸痛8小时入院。含服硝酸甘油效果不佳，血压168/95mmHg，心率110次/分。伴偶发性室性期前收缩，心电图示：胸导联T波高尖。下列治疗措施中，效果最佳的是

A. 口服卡托普利　B. 口服地尔硫䓬

C. 静脉注射利多卡因　D. 口服美西律

E. 静脉注射美托洛尔随后口服

149. 患者，女性，65岁。患急性心肌梗死入院，除予心电监护、吸氧、解除疼痛、控制休克及抗心律失常等治疗外，同时给予极化液治疗。后者的目的是

A. 纠正心源性休克　B. 改善心肌缺血

C. 减少心律失常　D. 防止发生栓塞

E. 增强心肌收缩力

150. 患者，女性，60岁。患有急性心肌梗死。急性心肌梗死第3周出现发热和心包摩擦音，ESR 30mm/h，血WBC 6.1×10^9/L，N 55%。可能的诊断是

A. 急性心肌梗死的反应性心包炎

B. 心脏破裂

C. 急性心肌梗死后综合征

D. 伴发病毒性心包炎

E. 室壁瘤

151. 患者，女性，69岁。因“急性广泛前壁心肌梗死”于4天前入院治疗。今日患者突然喘憋，不能平卧。查体：血压120/80mmHg，心率107次/分，胸骨左缘第3肋间可触及震颤并可闻及粗糙的4/6级全收缩期杂音。该患者突发喘憋的最可能病因是

A. 乳头肌功能不全　B. 室壁瘤形成

C. 心室游离壁破裂　D. 室间隔穿孔

E. 主动脉瓣狭窄

152. 患者，女性，68岁。持续胸痛4小时。心电图示：Ⅱ、Ⅲ、aVF导联ST段抬高0.2mV。该患者最可能出现的心律失常是

A. 房室传导阻滞　B. 心房颤动

C. 房性期前收缩　D. 阵发性室上性心动过速

E. 室性期前收缩

153. 患者，男性，49岁，7天前患急性前壁心肌梗死入院，1天来胸痛再发，并呈持续性，在吸气时及仰卧位时加重，坐位或前倾位时可减轻。查体：体温37.5℃，血压正常，右肺底叩诊浊音，呼吸音减弱，可闻及心包摩擦音，胸部X线片示：右侧胸腔少量积液。WBC 11×10^9/L，血沉28mm/h。患者最可能的诊断是

A. 肺栓塞　B. 心肌梗死扩展

C. 变异型心绞痛　D. 不稳定型心绞痛

E. 心肌梗死后综合征

154. 患者，男性，61岁。5小时前急起剧烈胸痛，大汗，尿量减少，脉细弱。肺动脉楔压（PCWP）与左室舒张末期压力均明显升高。为早期进行冠脉再灌注，宜首选的治疗方法是

A. 链激酶溶栓治疗

B. 急诊冠脉旁路移植术

C. 经皮腔内冠状动脉成形术

D. 大量输液补充血容量

E. 主动脉内气囊反搏术

155. 患者，男性，70岁。1周前急性前壁心梗，PCI治疗，左前降支植入药物洗脱支架，应选用的治疗是

A. 溶栓治疗　B. 介入取栓治疗

C. 抗凝治疗　D. 抗血小板治疗

E. 利多卡因治疗

156. 患者，女性，58岁。体检时心电图示：ST段压低，T波倒置，测血压150/90mmHg，有吸烟史。此患者可诊断为

A. 无症状性心肌缺血　B. 心绞痛

C. 心脏神经症　D. 心肌梗死

E. 缺血性心肌病

二、共用题干单选题

（1～4题共用题干）

患者，女性，42岁。有高脂血症及吸烟史。1月来间断胸痛，与活动有关，持续5分钟可缓解。心电图示：窦性心律，未见ST－T改变。

1. 该患者最可能的诊断是

A. 心绞痛　B. 心脏神经官能症

C. 带状疱疹　D. 胸膜炎

E. 心包炎

2. 该患者最适宜应进行哪一项检查

A. 超声心动图　B. 平板运动试验

C. 动态心电图　D. 胸片

E. 心肌核素显像

3. 如该患者运动试验阳性，应继续哪一项检查

A. 冠脉造影　B. 心脏核磁共振

C. 心肌核素显像　D. 动态心电图

E. 超声心动图

4. 如该患者行冠脉造影检查未见冠脉狭窄，下列叙述错误的是

A. 诊断可能为冠脉微循环障碍

B. 平板运动试验可能为假阳性

C. 低盐低脂饮食

D. 应戒烟、降脂治疗

E. 不必戒烟

（5～7 题共用题干）

患者，男性，68 岁。近 2 周来常于劳累后感心前区疼痛，呼吸困难，伴窒息感，疼痛与深呼吸和体位无关。

5. 最可能的病因是

A. 肺结核　　B. 胸膜炎

C. 心绞痛　　D. 心包积液

E. 慢性支气管炎并发肺气肿

6. 此时患者呼吸困难的特点是

A. 吸气时肋间隙明显凹陷，吸气延长

B. 呼气延长

C. 伴喘鸣音的呼吸困难

D. 呼吸频率加快

E. 常采取端坐呼吸体位

7. 此时最易出现异常的检查是

A. 血常规　　B. 心电图

C. 胸片　　D. 血清心肌酶

E. 胸部超声

（8～11 题共用题干）

患者，男性，70 岁。因与家中生气后感到心前区闷痛，并且向左肩胛区放射，含服硝酸甘油后，疼痛缓解。查体：血压 180/110mmHg，急性病容、出虚汗，心率 92 次/分，律齐。

8. 该患者可诊断为

A. 心肌梗死　　B. 稳定型心绞痛

C. 无症状性心肌缺血　　D. 不稳定型心绞痛

E. 缺血性心肌病

9. 最常用的检查方法是

A. B 超检查　　B. CT 检查

C. 心电图　　D. X 线检查

E. 血管造影

10. 如果患者日常体力活动明显受限，登一层楼即引起心绞痛，患者按心绞痛严重度分级可为

A. 1 级　　B. 2 级

C. 3 级　　D. 4 级

E. 5 级

11. 患者心绞痛发作时的治疗应采取

A. 硝酸酯类药物　　B. 抗凝药物

C. 抗心律失常药　　D. 抗生素

E. 介入治疗

（12～14 题共用题干）

患者，女性，71 岁。3 年前开始间断出现胸闷心慌，主要在左前胸心前区，有手掌大小范围，常放射至左肩、左臂内侧，与活动劳累、情绪激动相关联，每次持续时间约 5 分钟左右，休息后症状缓解。胸闷发作时曾自行服用“速效救心丸”，2～3 分钟症状明显改善。为求进一步诊治，遂来我院。既往有高血压病史 2 年，最高血压 160/90mmHg，未曾正规服药降压及规律检测血压，另有“血脂异常”病史 2 年，未经正规治疗。T 36℃，R 20 次/分，P 59 次/分，BP 150/70mmHg。神志清楚，呼吸平稳，自动体位。胸廓对称，双侧呼吸运动一致，双肺呼吸音清。心界不大，心律齐，各瓣膜区未闻及明显病理性杂音及附加音。腹部、四肢、神经等系统检查未见异常。

12. 该患者最可能的诊断是

A. 稳定型心绞痛　　B. 不稳定型心绞痛

C. 心肌梗死　　D. 左心衰竭

E. 梗阻性肥厚型心肌病

13. 辅助检查：①静息时，心电图示：窦性心律，V_1～V_6 T 波倒置。②患者在病区步行活动时胸闷再发，心电图示：V_1～V_6 T 波双向低平“假性正常化”，时测 cTnI 0.003ng/ml（参考值＜0.3ng/ml）。③缓解时，心电图示：立即给予舌下含服硝酸甘油 0.5mg，2～3 分钟后症状缓解，T 波恢复静息时倒置状态，第 2 日复查 cTnI，0.001ng/ml（参考值＜0.3ng/ml）。④心脏超声示：升主动脉稍宽，左房稍大。⑤胸片未见明显异常。⑥肝肾功能电解质心肌酶谱：ALT 17U/L；AST 18U/L；BUN 5.17mmol/L；Cr 49.3μmol/L；Na^+ 139mmol/L；K^+ 4.2mmol/L；CK－MB 1.1ng/ml（参考值＜6.6ng/ml）；cTnI 0.001ng/ml（参考值＜0.3ng/ml）。⑦血脂、血糖、甲状腺功能：空腹血糖 5.6mmol/L；总胆固醇 4.89mmol/L；甘油三酯 1.46mmol/L；HDL－C 1.36mmol/L；LDL－C 3.17mmol/L。⑧血常规、尿常规、大便常规、凝血功能、甲状腺功能、感染性疾病筛查都未发现异常。根据辅助检查结果，该患者可进一步诊断为

A. 稳定型心绞痛　　B. 不稳定型心绞痛

C. 心包炎　　D. 左心衰竭

E. 心肌梗死

14. 经过抗心肌缺血、抗血小板、ACEI 及他汀等药物治疗，患者在住院期间仍有心绞痛发作，且发作时心电图变化特点类似。此时应采取的进一步检查是

A. 心肌活检　　B. 心室造影

C. 冠脉造影　　D. 运动试验
E. 心脏X线

(15～16题共用题干)

患者，男性，62岁。3年前开始，患者快走或跑步等较剧烈活动后出现心前区疼痛，含服硝酸甘油后约5分钟可缓解，近1周，轻微活动后即会出现胸骨后闷痛，无放射痛，不伴大汗，含服硝酸甘油后不易缓解。既往健康，吸烟30年，20～30支/天，少量饮酒。查体：T 36.2℃，P 86次/分，BP 135/90mmHg，R 18次/分，双肺未闻及干湿啰音，心律规整，HR 86次/分，肝脾不大，双下肢无水肿。发作时心电图：窦性心律，心室率86次/分，V_3～V_6导联ST段水平型压低1mm，T波倒置，发作后恢复正常。

15. 该患者的诊断为

A. 冠心病，初发型心绞痛
B. 冠心病，恶化型心绞痛
C. 冠心病，变异型心绞痛
D. 急性心肌梗死
E. 心脏神经症

16. 如果经扩冠药物治疗后症状仍不能缓解，进一步应选择的诊疗措施是

A. 动态心电图　　B. 磁共振
C. 同位素心肌灌注扫描　　D. 冠脉造影
E. 超声心动图

(17～18题共用题干)

患者，女性，69岁。有3年心前区疼痛史，2天前因疼痛加剧就诊。自述有2年高血压史，规律服用降压药，血压控制良好。吸烟20年，15支/天。否认冠心病家族史。

17. 下列选项中，最支持稳定型心绞痛诊断的是

A. 每次发作时持续20～30秒即可缓解
B. 疼痛伴冷汗、濒死感
C. 在冬季、清晨出门时发生
D. 含服硝酸甘油约15分钟缓解
E. 刷牙、洗脸、铺床即可诱发心前区疼痛

18. 下列选项中，最不支持稳定型心绞痛诊断的表现是

A. 静息心电图正常
B. 疼痛向脐周放射
C. 疼痛可位于心前区、上腹部或右胸部
D. 疼痛时患者自动停止活动
E. 平板运动试验因乏力提前终止

(19～20题共用题干)

患者，男性，62岁。因心前区疼痛3周就诊。患者3周前因工作劳累出现胸骨后闷痛，无放射，不伴大汗，休息同时含服异山梨酯约5分钟后缓解，1天前，情绪激动时再次出现上述症状，含服异山梨酯3分钟后缓解。既往健康，吸烟30年，20～30支/天，少量饮酒。查体：T 36.2℃，P 86次/分，BP 145/90mmHg，R 18次/分钟，双肺未闻及干湿啰音，心律规整，HR 86次/分，肝脾不大，双下肢无水肿。心电图：窦性心律，心室率86次/分，心电轴－13°，$RV_5+SV_1=4.2mV$。

19. 该患者的诊断为

A. 冠心病，初发型心绞痛
B. 冠心病，变异型心绞痛
C. 冠心病，恶化型心绞痛
D. 急性心肌梗死
E. 心脏神经症

20. 对该患者的治疗，应选择

A. 急诊介入治疗
B. 溶栓治疗
C. 阿司匹林＋硝酸甘油＋低分子肝素＋美托洛尔
D. 阿司匹林＋硝酸甘油＋美托洛尔
E. 阿司匹林＋硝酸甘油＋低分子肝素＋合贝爽

(21～23题共用题干)

患者，男性，53岁。3年来反复发作胸骨后疼痛，发作和劳累关系不大，常在凌晨5时发作。发作时含硝酸甘油可缓解。平时心电图示：Ⅰ、aVL，导联ST段水平压低0.5mm。发作时心电图正常。

21. 患者最可能的诊断是

A. 劳力性心绞痛　　B. 变异型心绞痛
C. 卧位型心绞痛　　D. 急性心肌梗死极早期
E. 心绞痛合并心包炎

22. 当胸痛发作剧烈且持续时间长时，最多见的心律失常是

A. 室性心律失常　　B. 房性心律失常
C. 束支传导阻滞　　D. 房室传导阻滞
E. 非阵发性室上性心动过速

23. 该患者治愈后6个月后出现发热、胸痛和气短，无咳嗽。查体：颈静脉怒张。胸部X线检查示：心影明显增大，双侧中等量胸腔积液。该患者最可能诊断为

A. 全心衰竭　　B. 右心衰竭
C. 心肌梗死后综合征　　D. 肺栓塞
E. 室壁瘤形成

(24～25题共用题干)

患者，男性，47岁。休息时出现胸前区憋闷、疼痛，ECG：Ⅱ、Ⅲ、aVF导联ST段抬高。

24. 该患者最可能的诊断为

A. 卧位型心绞痛　　B. 变异型心绞痛

C. 初发型心绞痛　　D. 慢性心包炎
E. 稳定型心绞痛

25. 治疗该病，最佳治疗药物是
A. 阿替洛尔　　B. 硝苯地平
C. 维拉帕米　　D. 非洛地平缓释剂
E. 普萘洛尔

（26～27 题共用题干）

患者，男性，64 岁。3 年前因心绞痛行冠状动脉造影及搭桥手术，此后未再发作胸痛。10 天前晨起突发胸痛，发作时心电图示：ST 段Ⅱ、Ⅲ、aVF 抬高 3mm。

26. 该患者的心绞痛属于
A. 初发劳力性心绞痛　　B. 变异型心绞痛
C. 梗死后心绞痛　　D. 卧位型心绞痛
E. 稳定劳力性心绞痛

27. 患者最合适的药物是
A. 阿司匹林 200mg，一日 4 次
B. 氯吡格雷 75mg，一日 4 次
C. 低分子肝素
D. 硝苯地平
E. 硝酸异山梨酯

（28～29 题共用题干）

患者，男性，69 岁。近 3 周来反复胸痛，发作与劳累及情绪有关，休息可以缓解。既往有糖尿病史。查体：血压 110/70mmHg，心率 121 次/分，心律齐。胸痛发作时，心尖部可闻及 3 级收缩期吹风样杂音，向心底部传导。

28. 根据上述临床表现，该患者的心电图最可能表现为
A. Ⅱ、Ⅲ、aVF 导联 ST 段水平压低
B. aVR 导联 ST 段抬高
C. aVL 导联 ST 段水平压低
D. V_1～V_3导联 ST 段压低
E. V_1～V_6导联 ST 段压低

29. 为排除心肌梗死，该患者需要进一步采取的检查方法为
A. 动态心电图　　B. cTnT 或 cTnI
C. 冠状动脉 CT　　D. 超声心动图
E. 心肌核素扫描

（30～34 题共用题干）

患者，男性，62 岁。因心前区反复发作性疼痛 2 年就诊。经诊断为冠心病。

30. 对于确诊冠心病最有价值的检查为
A. X 线示左室增大
B. 心电图有 ST 段下降和 T 波改变
C. 冠状动脉造影
D. 运动试验阳性
E. 心脏超声显示左室后壁运动减弱

31. 典型心绞痛的特点为
A. 左胸局限点状疼痛
B. 左上腹部疼痛
C. 短暂压榨性胸骨后疼痛持续数秒
D. 持续左胸疼痛
E. 压榨性胸骨后疼痛向左上肢放射

32. 患者被诊断为冠心病、心绞痛，给予口服异山梨酯等药治疗。门诊随访 1 年后患者再次出现心绞痛，增加硝酸甘油用量才能缓解，某日，再次心绞痛达 3 小时，急诊心电图可能为
A. QT 间期明显延长
B. ST 段广泛压低，T 波倒置
C. PR 间期延长
D. T 波低平
E. T 波高耸

33. 入院后 2 小时确诊为心肌梗死，患者突然出现大汗，面色苍白，查血压 80/50mmHg，考虑为心源性休克，应立即给予
A. 硝酸甘油静脉滴注　　B. 右旋糖酐静脉滴注
C. 多巴胺静脉滴注　　D. 毛花苷 C 静脉推注
E. 多巴酚丁胺静脉推注

34. 患者经治疗以后，心源性休克纠正。半年后突然心搏骤停死亡。其最可能的原因是
A. 心室颤动　　B. 脑栓塞
C. 心脏破裂　　D. 乳头肌断裂
E. 室间隔穿孔

（35～37 题共用题干）

患者，男性，63 岁。近 1 个月来每天午睡或夜间 1 点发生胸骨后压迫性疼痛，每次持续 20 分钟，含硝酸甘油 5 分钟缓解，临床诊断为变异型心绞痛。

35. 能鉴别变异型心绞痛与急性心肌梗死的辅助检查是
A. 超声心动图　　B. 血清心肌酶谱
C. 胸部 X 线检查　　D. Holter 检测
E. 血脂分析

36. 该患者胸痛发作时的心电图改变为
A. 心电图无变化　　B. 有关导联的 ST 段抬高
C. 有关导联 T 波倒置　　D. 有关导联的 ST 段下移
E. 有关导联有异常 Q 波

37. 该患者治疗首选的药物是
A. β 受体拮抗剂　　B. 钙通道阻滞剂
C. 抗凝药物　　D. 硝酸酯
E. 抗血小板药物

（38～39 题共用题干）

患者，男性，55 岁。既往有高血压病史 10 年。突发胸骨后疼痛 1 小时来诊。查体：BP 100/60mmHg，HR 90 次/分。律齐、心音低钝，双肺（－），ECG 示 V_1～V_5 导联 ST 段抬高 >0.3mV，Ⅱ、Ⅲ、aVF 导 ST 段压低，心肌酶谱正常。

38. 患者首先考虑的诊断是

A. 急性心包炎　　B. 胸膜炎
C. 不稳定型心绞痛　　D. 主动脉夹层
E. 急性心肌梗死

39. 最佳治疗方案是

A. 静脉溶栓治疗
B. 静脉肝素治疗
C. 吗啡镇静
D. 急诊冠状动脉造影及介入治疗
E. 硝酸甘油舌下含服

（40～42 题共用题干）

患者，男性，35 岁。既往高血压史 10 年，2 型糖尿病 4 年。因劳力性胸闷 3 年，加重 3 天入院。查体：神清，BP 150/100mmHg，HR 80 次/分，心界叩诊向左下扩大，听诊心音有力，未闻及杂音。双肺呼吸音清。双下肢轻度凹陷性水肿。发作时心电图示：V_4～V_6、Ⅰ和 aVL 导联 ST 段压低 0.1～0.2mV。

40. 该患者最可能的诊断是

A. 充血性心力衰竭　　B. 急性肺栓塞
C. 糖尿病心肌病　　D. 扩张型心肌病
E. 非 ST 段抬高型急性冠脉综合征

41. 该患者最需要进行的检查为

A. 肌钙蛋白　　B. 运动试验
C. 动脉血气分析　　D. 胸部 X 线检查
E. 超声心动图

42. 不宜应用的药物是

A. 美托洛尔　　B. 地高辛
C. 替罗非班　　D. 硝酸甘油
E. 阿托伐他汀

（43～45 题共用题干）

患者，男性，53 岁。1 年前因心绞痛行冠状动脉造影及支架植入术，此后胸痛未再发作。20 多天前快速行走时发作胸痛，1 周来饭后和大便后也发作，日常活动轻度受限，血压 90/60mmHg。

43. 该患者心绞痛的类型是

A. 不稳定型心绞痛　　B. 梗死后心绞痛
C. 变异型心绞痛　　D. 卧位型心绞痛
E. 稳定劳力性心绞痛

44. 该患者心绞痛的分级属于

A. 1 级　　B. 2 级
C. 3 级　　D. 4 级
E. 5 级

45. 患者用药不合适的是

A. 阿司匹林 100mg，一日 1 次
B. 氯吡格雷 75mg，一日 1 次
C. 低分子肝素
D. 异山梨酯 20mg，一日 3 次
E. 硝苯地平控释片 30mg，一日 4 次

（46～48 题共用题干）

患者，男性，66 岁。因突发胸痛 6 小时来诊，心电图示急性前壁心肌梗死。

46. 急性心肌梗死再灌注心肌的方法是

A. 静脉应用抗血小板药
B. 静脉应用重组组织型纤维蛋白溶酶原激活剂
C. 静脉应用肝素
D. 调脂治疗
E. 低分子肝素皮下注射

47. 在心电监护中，预示心室颤动发生风险高的情况是

A. 频发房性期前收缩
B. 窦性心动过缓 55 次/分
C. 窦性心动过速
D. 成对室性期前收缩
E. 右束支传导阻滞

48. 如出现成对室性期前收缩，应采取的措施是

A. 电击复律
B. 胺碘酮静推，必要时口服维持
C. 心律平静推
D. 普罗帕酮口服
E. 安置起搏器

（49～50 题共用题干）

患者，男性，62 岁。因急性下壁心肌梗死入院就诊。5 天后突然出现呼吸困难，出冷汗，不能平卧。查体：心底部可闻及 3/6 级收缩期杂音。

49. 患者最可能的病因为

A. 感染性心内膜炎
B. 急性主动脉夹层
C. 后内侧乳头肌断裂
D. 室间隔破裂
E. 心包炎

50. 最有效的治疗是

A. 洋地黄类药物
B. 血管紧张素转换酶抑制剂（ACEI）

C. 利尿剂
D. 主动脉内球囊反搏术
E. 循环支持下外科手术

（51～53 题共用题干）

患者，男性，45 岁。曾查血脂高，有吸烟史 25 年。4 小时前在睡眠中突发胸痛，有压抑感，伴大汗而来急诊。查体：BP 120/70mmHg，P 70 次/分，双肺（－），心尖部未闻及杂音。心电图示：Ⅰ、aVL、V_5～V_6导联 ST 段下移，CK－MB 正常，cTnT（＋）。

51. 该患者最可能的诊断是
A. 劳力性心绞痛
B. 变异型心绞痛
C. 主动脉夹层
D. 急性 ST 段抬高型心肌梗死
E. 急性非 ST 段抬高型心肌梗死

52. 关于该患者的即刻处理措施，错误的是
A. 镇静止痛（吗啡）
B. 扩冠治疗（硝酸甘油）
C. 抗血小板治疗（阿司匹林）
D. 抗凝治疗（肝素）
E. 预防心律失常（利多卡因）

53. 如果按上述处理 30 分钟后，患者的症状持续不能缓解。心电图示：ST 段下移加重。最佳的治疗措施是
A. 加用 ACEI（卡托普利）
B. 加用β受体拮抗剂（美托洛尔）
C. 急诊溶栓（尿激酶）
D. 强化抗血小板（匹定）
E. 急诊冠脉介入（PCI）

（54～56 题共用题干）

患者，女性，70 岁。既往高血压病史 10 年，糖尿病病史 8 年。3 小时前情绪激动后突发胸痛、气短，伴有大汗。查体：BP 180/95mmHg，HR 110 次/分。来院就诊后立即采血，行心电图检查，显示肌钙蛋白阴性，心电图 V_1～V_5导联 ST 段弓背向上抬高 0.1～0.5mV。

54. 患者首先考虑的诊断是
A. 急性心肌梗死　　B. 急性肺水肿
C. 高血压危象　　D. 主动脉夹层
E. 急性左心衰竭

55. 关于该患者下一步处理，错误的是
A. 2 小时后复查肌钙蛋白，待结果回报后决定下一步治疗方案
B. 给予硝酸酯类药物降压
C. 立即嚼服阿司匹林
D. 如血容量允许，给予适量的呋塞米
E. 直接进行经皮冠脉内介入治疗

56. 急性心肌梗死时 CK－MB 开始升高和达到高峰的时间分别为
A. 6 小时，16～18 小时　B. 4 小时，16～24 小时
C. 4 小时，16～18 小时　D. 6 小时，24～48 小时
E. 6 小时，24～28 小时

（57～59 题共用题干）

患者，男性，70 岁。2 周来反复胸痛，发作与劳累及情绪有关，休息可以缓解。3 小时前出现持续性疼痛，进行性加剧，并气促，不能平卧，血压 110/70mmHg，心率 120 次/分。律齐，心尖部可闻及 3 级收缩期杂音，双肺散在哮鸣音及湿啰音。

57. 根据上述临床表现，该患者最可能诊断为
A. 风心病二尖瓣关闭不全
B. 扩张型心肌病
C. 支气管哮喘
D. 支气管肺炎
E. 急性心肌梗死并发左心衰竭

58. 应首选的检查是
A. 胸部 X 线检查　　B. 心电图
C. 超声心动图　　D. 血清心肌酶
E. 心肌核素扫描

59. 下列治疗方案中，应首选的是
A. β受体拮抗剂预防室性心律失常
B. 抗生素控制感染
C. 洋地黄类药物治疗
D. 肾上腺皮质激素减轻支气管痉挛
E. IABP 支持下急诊 PTCA＋PCI

（60～63 题共用题干）

患者，男性，72 岁。持续胸痛伴呕吐，大汗 6 小时，BP 80/50mmHg，窦性心律，HR 45 次/分，心电图示下壁和右室壁梗死。

60. 对于该患者，不合理的处置是
A. 急诊行 PCI
B. 首先静滴硝酸甘油
C. 阿托品 0.5mg 肌内注射
D. 补液维持肺毛细血管楔压 15～18mmHg
E. 止吐、镇痛

61. 如该患者肾功能正常，给予皮下注射低分子肝素抗凝的剂量为
A. 0.75mg/kg，1 次/天　B. 1mg/kg，1 次/天
C. 1.5mg/kg，2 次/天　D. 1.5mg/kg，2 次/天
E. 1mg/kg，2 次/天

62. 心肌梗死亚急性期的改变是

A. ST 段明显抬高，弓背向上
B. 出现病理性 Q 波，R 波降低
C. T 波呈 V 形倒置，两支对称
D. ST 段逐渐回到基线水平，T 波变为平坦或倒置
E. 出现异常高大，两支不对称的 T 波

63. 该患者经溶栓治疗开通血管，出院后定期到门诊随访，没有必要或者错误的做法是
A. 注意血压，定期查血糖、血脂
B. 口服他汀类降血脂药物
C. 只要没有禁忌证，常规使用 β 受体拮抗剂
D. 长期口服硝酸酯类药物或者硝苯地平
E. 永久应用阿司匹林

（64～66 题共用题干）

患者，女性，74 岁。因急性前壁心肌梗死入院，2 小时后出现间歇性三度房室阻滞，心室率最慢时为 32 次/分。

64. 心绞痛诊断的最重要依据是
A. 典型症状　　B. 冠状动脉造影
C. 静息心电图　　D. 心肌核素显像
E. 运动平板

65. 该患者最合理的治疗应该是
A. 即刻行 PTCA 治疗　　B. 永久起搏治疗
C. 临时起搏治疗　　D. 静脉使用阿托品
E. 异丙基肾上腺素静脉滴注

66. 关于可能的发生机制和转归，下列叙述正确的是
A. 冠状动脉开通后，三度房室阻滞多可逆转
B. 可能是再灌注损伤的结果
C. 罪犯血管为右冠状动脉
D. 需要安装永久起搏器
E. 一般阻滞部位在房室交界区，多可以恢复传导

（67～72 题共用题干）

患者，男性，45 岁。既往无高血压及糖尿病史。5 小时前饮用大量咖啡后突然出现剧烈胸痛，伴左肩、后背放射痛，大汗，呼吸困难，恶心，呕吐少许胃内容物。查体：BP 95/65mmHg，P 76 次/分，肺底少许湿啰音，心脏及腹部查体未及异常，双下肢无水肿。

67. 最可能的诊断是
A. 急性胰腺炎　　B. 急性胃黏膜病变
C. 急性肺栓塞　　D. 急性心肌梗死
E. 急性肠梗阻

68. 最有意义的检查项目是
A. 心电图　　B. 血、尿淀粉酶
C. 血脂肪酶　　D. 胃镜
E. 肺增强 CT

69. 治疗上不宜使用的药物是
A. 利尿剂　　B. 硝酸酯类药物
C. β 受体拮抗剂　　D. 洋地黄类
E. 奥美拉唑

70. 若心电图显示为Ⅱ、Ⅲ、aVF，V_4～V_6导联 ST 段压低 0.2～0.4mV，T 波倒置明显，实验室检查肌钙蛋白及心肌酶升高。下列治疗不合理的是
A. 积极行急诊冠脉造影及支架植入术
B. 积极行溶栓治疗
C. 给予吗啡肌内注射
D. 硝酸酯类静滴
E. 硝酸甘油

71. 若心电监护出现频发室性期前收缩，偶发室性心动过速，应给予的治疗是
A. 利多卡因静推后静滴维持
B. 胺碘酮静滴维持
C. 暂不予处置，密切监护，必要时予电复律
D. 普罗帕酮口服
E. 他汀类药物口服

72. 对该患者预防恶性心律失常发作有益的药物是
A. 硝酸甘油　　B. 美托洛尔
C. 阿托伐他汀　　D. 普罗帕酮
E. 卡托普利

（73～74 题共用题干）

患者，男性，74 岁。夜间睡眠中憋醒，气喘不能平卧，神志淡漠，手脚冰凉，急诊做心电图示广泛前壁心肌梗死。查体：血压 70/40mmHg，心率 120 次/分，可闻及室性奔马律，两肺呼吸音粗。

73. 患者血压降低的原因最可能是
A. 心源性休克　　B. 急性左心衰竭
C. 低血容量性休克　　D. 心律失常
E. 急性脑血管意外

74. 以下处置方法中，不得当或者有风险的是
A. 改善心脏功能
B. 多巴胺维持血压
C. 静脉注射吗啡 20mg 镇痛
D. 适当补充血容量
E. 主动脉内气囊反搏术

（75～79 题共用题干）

患者，男性，66 岁。有糖尿病及高脂血症病史，吸烟，3 天来自觉牙痛，近 1 天牙痛缓解，出现喘憋、不能平卧，咯少量白色泡沫痰。查体血压 140/80mmHg，呼吸 30 次/分，双肺大量湿啰音，心率 98 次/分，心律齐。心电图示：V_1～V_5胸前导联出现宽而深的病理性 Q 波，ST 段呈弓背向下型抬高，T 波倒置。

75. 该患者可能的诊断是

A. 急性肺动脉栓塞　B. 主动脉夹层
C. 急性前壁心肌梗死　D. 急性下壁心肌梗死
E. 急性正后壁、右室心肌梗死

76. 患者应完善的检查是

A. 胸部X片　B. 心肌酶化验
C. 平板运动试验　D. 血气分析
E. D－二聚体

77. 该患者已出现的并发症是

A. 心功能不全　B. 心脏破裂
C. 心律失常　D. 室壁瘤形成
E. 心源性休克

78. 患者的牙痛症状为

A. 牙周炎　B. 神经痛
C. 心肌缺血放射痛　D. 口腔溃疡
E. 末梢神经炎

79. 患者目前应接受的治疗是

A. 急诊心脏旁路移植术
B. 药物保守治疗、择期介入治疗
C. 静脉溶栓
D. 急诊介入治疗
E. 安装心脏临时起搏器

（80～81 题共用题干）

患者，女性，77岁。3年前外院诊断ST段抬高性心肌梗死（前间壁），现于门诊随诊。患者诉加大体力活动时心前区闷痛，休息3分钟缓解。既往糖尿病史10年，高脂血症2年。超声心动图LVEF 45%。

80. 对此患者进一步评估的方法应首先考虑

A. 冠状动脉造影　B. 负荷核素心肌显像
C. 冠状动脉CT　D. Holter检测
E. 心脏电生理检查

81. 如果患者近期心绞痛发作频繁，且用药效果不佳，则对此患者进一步评估的方法应首先考虑

A. 冠状动脉造影　B. 负荷核素心肌显像
C. 冠状动脉CT　D. Holter检测
E. 心脏电生理检查

（82～85 题共用题干）

患者，男性，68岁。既往有高血压病史。因反复心前区闷痛1周入院，并出现夜间阵发性呼吸困难，端坐呼吸。查体：BP 110/60mmHg，HR 106次/分，心尖部可闻及3/6级收缩期杂音，两下肺可闻及少许细小湿啰音。双下肢无水肿。

82. 患者应考虑的诊断是

A. 急性心肌梗死　B. 风湿性心脏病
C. 右心功能不全　D. 支气管哮喘
E. 支气管肺炎

83. 此时应采用的药物是

A. 硝苯地平　B. 胺碘酮
C. 低分子肝素　D. 糖皮质激素
E. β受体拮抗剂

84. 符合冠心病乳头肌功能不全的检查是

A. 心尖区2/6级舒张期杂音，胸骨左缘3～4肋间舒张期哈气样杂音
B. 主动脉瓣区舒张期杂音
C. 心尖区Austin－Flint杂音
D. 心尖部收缩中晚期喀喇音
E. 心尖区舒张期喀喇音，主动脉瓣区收缩期杂音

85. 冠脉造影示：LAD中段95%狭窄，RCA中段70%狭窄。治疗措施不恰当的是

A. 阿托伐他汀　B. β受体拮抗剂
C. 胺碘酮　D. 呋塞米
E. 介入治疗

（86～87 题共用题干）

患者，女性，60岁。曾有8年间歇房颤病史，诊断为急性广泛前壁心肌梗死。出院前，超声心动检查示左室附壁血栓，血栓附着部位向外扩张，呈矛盾运动。

86. 该患者超声心动检查示左室附壁血栓，最可能的原因是

A. 房颤　B. 室壁瘤形成
C. 心衰　D. 卧床有关
E. 抗凝治疗不足

87. 关于该患者的治疗措施，错误的是

A. 华法林抗凝治疗
B. 低分子肝素与华法林同时应用
C. 改善心脏功能
D. 溶栓治疗
E. 心功能难以控制可以考虑手术治疗

（88～90 题共用题干）

患者，男性，50岁，活动后剧烈胸痛伴大汗1小时，急查心电图示：Ⅱ、Ⅲ、aVF导联ST段抬高0.2～0.3mV，ST－T呈单向曲线，aVL、V_5、V_6导联ST段抬高0.1～0.2mV，相关导联未见坏死型Q波。

88. 该患者首先考虑的诊断是

A. 急性前壁心肌梗死
B. 急性下壁、侧壁心肌梗死
C. 急性心包炎
D. 主动脉夹层
E. 急性下壁心肌梗死

89. 该患者的梗死相关动脉最可能是

A. 右冠状动脉　B. 左回旋支
C. 左前降支　D. 左主干
E. 肺动脉

90. 如果患者心电图仅显示Ⅱ、Ⅲ、aVF 导联 ST 段抬高，伴 aVL 导联 ST 段压低，则梗死相关动脉最可能为

A. 肺动脉　B. 左主干
C. 左前降支　D. 左回旋支
E. 右冠状动脉

(91～94 题共用题干)

患者，男性，64 岁。患有冠心病 12 年。6 小时前胸骨后剧痛，为压榨性，并向左臂放射。先后含硝酸甘油 4 次，疼痛稍减轻，烦躁不安，出汗。查体：急性痛苦面容，体温 36.5℃，血压为 100/70mmHg，脉率 110 次/分；心界不大，律齐，心音低，未闻奔马律及杂音；双肺少许湿啰音；肝脾未触及。

91. 该患者最可能的诊断为

A. 变异型心绞痛　B. 急性左心衰
C. 心包积液　D. 肺动脉栓塞
E. 急性心肌梗死

92. 患者在入院后第 3 天突发剧烈胸痛，端坐呼吸，心脏超声示：明显二尖瓣反流。查体时，最有诊断意义的体征为

A. 血压降低，脉压减小
B. 心音遥远，心界增大
C. 胸骨左缘中下部收缩期杂音
D. 心尖区响亮的全收缩期杂音
E. 满肺湿啰音及颈静脉曲张

93. 此时患者的诊断应为

A. 急性心脏压塞　B. 室壁瘤破裂
C. 急性左心衰竭　D. 室间隔破裂
E. 乳头肌断裂

94. 此时该疾病的并发症最常见于

A. 右室梗死　B. 广泛前壁心肌梗死
C. 前间壁心肌梗死　D. 下壁心肌梗死
E. 正后壁心肌梗死

(95～97 题共用题干)

患者，男性，60 岁。因急性心肌梗死收入院。住院第 2 天心尖部出现 2/6～3/6 级粗糙的收缩期杂音，间断伴喀喇音，经抗缺血治疗后心脏杂音消失。

95. 该患者最可能的诊断是

A. 心脏乳头肌功能失调　B. 心室膨胀瘤
C. 心脏游离壁破裂　D. 心脏二尖瓣穿孔
E. 心脏乳头肌断裂

96. 心肌坏死的心电图特征性表现是

A. ST 段水平型下降　B. 病理性 Q 波
C. T 波低平　D. 冠状 T 波
E. ST 段抬高呈弓背向上型

97. 急性心肌梗死第 3 周出现发热和心包摩擦音，ESR 30mm/h，血 WBC 6.1×10^9/L，N 55%。可能是

A. 急性心肌梗死的反应性心包炎
B. 心脏破裂
C. 急性心肌梗死后综合征
D. 伴发病毒性心包炎
E. 室壁瘤

(98～100 题共用题干)

患者，男性，71 岁。既往有冠心病 10 年。咳嗽 1 周，诉上腹痛、呕吐 2 小时，患者出冷汗，伴气短，难以平卧。查体：血压 100/70mmHg。

98. 患者的诊断不应忽视哪种疾病的可能性

A. 急性心肌梗死　B. 急性胃炎
C. 食物中毒　D. 糖尿病酮症酸中毒
E. 急性肺炎

99. 患者首选的辅助检查是

A. 胸部 X 线检查　B. 适当补液
C. 肌钙蛋白　D. 心电图
E. 电解质检查

100. 最有效的治疗应该是

A. 洋地黄类药物　B. 利尿剂
C. ACEI　D. 主动脉内球囊反搏术
E. 溶栓治疗

(101～102 题共用题干)

患者，男性，56 岁。半年前开始出现劳累后心前区疼痛，向左肩背部放射，休息 3～5 分钟后缓解，平均每月发作 3～4 次，未诊治，1 周前，无诱因出现心前区紧缩性疼痛，伴心悸及恐惧感，休息后无缓解，含服硝酸甘油两次，10 分钟后可稍缓解。既往健康，吸烟 26 年，15～20 支/天，饮酒少量。查体：P 80 次/分，BP 120/70mmHg，双肺呼吸音清，心律规整，HR 88 次/分，心音低钝，肝脾未触及，双下肢无水肿。辅助检查：血 cTnT 2.5μg/dl，CK 319U/L，AST 72U/L，LDH 328U/L，总胆固醇 8.2mmol/L，低密度总胆固醇 4.9mmol/L。心电图示：窦性心律，心室率 80 次/分，V_1～V_5导联 ST 段水平下移 0.15～0.25mV，T 波倒置。

101. 该患者的诊断是

A. 冠心病，不稳定型心绞痛
B. 冠心病，急性 ST 段抬高型心肌梗死
C. 冠心病，急性非 ST 段抬高型心肌梗死

D. 慢性胆囊炎急性发作

E. 急性胰腺炎

102. 对该患者的处理方式，叙述错误的是

A. 发生三度房室传导阻滞时安装临时起搏器

B. 尿激酶溶栓

C. 发生心源性休克时予升压药

D. 氯吡格雷抗血小板

E. 他汀类药物口服

(103~105 题共用题干)

患者，男性，66 岁。患者高血压病史、糖尿病病史 10 年，既往无心肌梗死病史，情绪激动后突发胸闷、气短，伴有大汗和呕吐 2 小时。到达急诊室，BP 180/105mmHg，HR 105 次/分，心电图示：V_1 ~ V_4导联 ST 段抬高。

103. 该患者的主要诊断为

A. 急性左心衰　　B. 高血压危象

C. 急性肺水肿　　D. 急性心肌梗死

E. 急性主动脉夹层

104. 该患者入院时采血，肌钙蛋白测定阴性，其原因是

A. 发作距离采血时间太短，外周血测不出

B. 可能不是心肌梗死

C. 肌钙蛋白不够敏感

D. 可能是变异型心绞痛

E. 考虑心衰发作，肌钙蛋白不应升高

105. 关于该患者目前的处理，说法错误的是

A. 重复肌钙蛋白测定，等待结果回来再确定下一步的治疗

B. 直接送 CCU 溶栓或导管室行直接 PTCA 治疗

C. 立即嚼服阿司匹林

D. 心功能稳定后应口服 β 受体拮抗剂

E. 如果容量允许，可适量给予利尿剂

(106~108 题共用题干)

患者，男性，55 岁。既往无心脏病史，突发胸痛 4 小时入院。查体：第一心音低钝，双肺呼吸音清。心电图示：V_1 ~ V_5导联 ST 段弓背向上抬高 0.2 ~ 0.5mV。

106. 该患者可能诊断为

A. 急性心包炎　　B. 急性广泛前壁心肌梗死

C. 变异型心绞痛　　D. 急性下壁心肌梗死

E. 急性心肌炎

107. 如果该患者进行了溶栓治疗，在溶栓之前，必须询问的病史不包括

A. 近期手术史　　B. 恶性肿瘤史

C. 肝炎病史　　D. 消化道溃疡病史

E. 脑卒中史

108. 12 小时后，患者突然胸闷、气短，不能平卧，查体心尖可闻及 4/6 级收缩期杂音。提示患者出现了

A. 二尖瓣狭窄　　B. 主动脉瓣狭窄

C. 室间隔穿孔　　D. 急性感染性心内膜炎

E. 乳头肌功能不全或断裂

(109~112 题共用题干)

患者，男性，54 岁。发作性胸骨后疼痛 1 周，含硝酸甘油可缓解，1 小时前再发胸痛伴大汗，含硝酸甘油不能缓解就诊，急查心电图示 V_1 ~ V_3导联 ST 段抬高 0.5 ~ 0.8mV，呈单向曲线，未见坏死型 Q 波。

109. 应首先考虑的诊断为

A. 急性前间壁 ST 段抬高型心肌梗死

B. 急性心包炎

C. 变异型心绞痛

D. 急性前壁心肌梗死

E. 急性肺动脉栓塞

110. 该类型患者最佳的溶栓时间是

A. 6 ~ 12 小时　　B. ≤6 小时

C. ≤12 小时　　D. ≤24 小时

E. ≤48 小时

111. 提示药物溶栓后冠状动脉再通的心电图表现是

A. T 波倒置 > 0.05mV

B. 溶栓 24 小时内 ST 段回落 > 20%

C. 溶栓 2 小时内 ST 段回落 ≥50%，24 小时内 ST 抬高的导联出现 T 波倒置 > 0.1mV

D. 出现房性心律失常

E. ST 段持续抬高

112. 如果 ST 段抬高持续时间 > 2 个月，抬高幅度 ≥ 0.2mV，同时伴有坏死型 Q 波，则高度提示

A. 再次心肌梗死　　B. 室壁瘤形成

C. 心肌梗死后综合征　　D. 冠状动脉溶栓未通

E. 心脏破裂

(113~114 题共用题干)

患者，男性，53 岁。因突发剧烈胸痛 3 小时入院。心电图示急性广泛前壁心肌梗死。

113. 心电监护中，预示有心室颤动发生危险的是

A. 频发室性期前收缩

B. 频发房性期前收缩

C. 窦性心动过缓

D. 房室传导阻滞

E. 窦性停搏

114. 该患者心律失常反复发作，应采取的措施是

A. 安置起搏器

B. 美托洛尔口服

C. 胺碘酮静推后必要时口服维持

D. 普罗帕酮口服

E. 心律平静推

（115～116 题共用题干）

患者，男性，62 岁。因胸痛 6 小时，查心电图 ST 段 V_1～V_6抬高 5mm 而诊断为急性广泛前壁心肌梗死住院。住院后第 3 天，突然出现呼吸困难，不能平卧，咳粉红色泡沫样痰。查体：P 120 次/分，BP 85/60mmHg，双肺大量水泡音，心界向左轻度扩大，HR 120 次/分，节律规整，二尖瓣听诊可闻及收缩期吹风样杂音，肝脾未及。

115. 该患者最有效的治疗是

A. 药物治疗　　B. 外科手术

C. IABP　　D. IABP + 药物治疗

E. IABP + 外科手术

116. 该患者最可能的诊断为

A. 室间隔穿孔　　B. 心脏破裂

C. 乳头肌断裂　　D. 肺栓塞

E. 二尖瓣狭窄

（117～121 题共用题干）

患者，男性，67 岁。冠心病心绞痛病史 10 年，无高血压史。夜间突发心前区疼痛 8 小时入院。入院时血压为 150/90mmHg，心电图示急性前壁心肌梗死。

117. 患者最可能的心电图表现为

A. V_1～V_4出现异常 Q 波，伴 ST 段弓背向上抬高

B. V_1～V_4出现冠状 T 波

C. 三度房室传导阻滞

D. Ⅱ、Ⅲ、aVF 出现异常 Q 波，伴 ST 段弓背向上抬高

E. 频发室性期前收缩

118. 此时最具特征性的实验室检查结果改变是

A. 血清 CK－MB 水平增高

B. 血清 ALT 水平增高

C. 血清 LDH 水平增高

D. 血清肌红蛋白下降

E. 血清 AST 水平增高

119. 患者出现频发室性期前收缩，有时呈短阵室性心动过速，最恰当的处理是

A. 静脉滴注维拉帕米

B. 口服美西律

C. 静脉滴注硝酸酯类药物

D. 口服普鲁卡因胺

E. 静脉使用利多卡因

120. 患者第 2 日血压下降 70/50mmHg，伴有冷汗，面色苍白，窦性心律，HR 120 次/分，双肺底少许湿啰音。此时患者发生了

A. 急性左心衰　　B. 感染性休克

C. 急性全心衰　　D. 急性右心衰

E. 心源性休克

121. 起病 5 周后，患者反复低热，心前区闻及心包摩擦音，此时应考虑并发了

A. 肺部感染　　B. 心肌梗死后综合征

C. 感染性心瓣膜炎　　D. 急性心包炎

E. 肺栓塞

（122～124 题共用题干）

患者，男性，50 岁。既往无高血压及糖尿病病史。6 小时前饮酒后突然出现剧烈胸痛，伴有大汗、呼吸困难、恶心呕吐，呕吐少许胃内容物。查体：BP 95/65mmHg，P 76 次/分，肺底少许湿啰音，心脏及腹部查体未及异常，双下肢无水肿。

122. 该患者最可能的诊断为

A. 急性心肌梗死　　B. 急性胃黏膜病变

C. 急性肺栓塞　　D. 急性肠梗阻

E. 急性胰腺炎

123. 对于该患者，最有意义的检查是

A. 心电图　　B. 肺增强 CT

C. 血脂肪酶　　D. 胃镜

E. 血尿淀粉酶

124. 对于该患者，在治疗上，不宜使用的药物是

A. 利尿剂　　B. 硝酸酯类药物

C. 洋地黄类　　D. β 受体拮抗剂

E. 奥美拉唑

（125～126 题共用题干）

患者，男性，50 岁。因急性心肌梗死入院就诊。患者在第 3 天突然出现大汗、胸闷及血压下降，心电图示：窦性心动过速。

125. 对于患者目前的诊断，不考虑为

A. 心脏游离壁破裂　　B. 室间隔穿孔

C. 再梗死或梗死延展　　D. 乳头肌断裂

E. Dressler 综合征

126. 对于患者的紧急处置，不应包括

A. 升压药维持血压　　B. 立即进行冠状动脉造影

C. 备好除颤器　　D. 床旁超声检查明确诊断

E. 应该迅速建立静脉通路

（127～131 题共用题干）

患者，男性，50 岁。近 1 年来每于剧烈活动时或饱餐后发作剑突下疼痛，向咽部放射，持续数分钟可自行缓解。近 2 周以来，发作频繁且有夜间睡眠中发作，就诊前 2 小时疼痛剧烈，不能缓解，向胸部及后背部放射，伴

有憋闷，大汗。

127. 该患者首先考虑的诊断是

A. 自发性气胸 B. 急性胰腺炎
C. 主动脉夹层分离 D. 急性肺动脉栓塞
E. 急性心肌梗死

128. 此时最有助于该患者诊断的辅助检查是

A. 心电图 B. 胸部X线
C. 心肌酶谱 D. 超声心动图
E. CT检查

129. 该患者首选的药物治疗方法是

A. 硝酸甘油静脉滴注 B. 吗啡皮下注射
C. 肝素静脉滴注 D. 卡托普利口服
E. 溶栓治疗

130. 假设该患者在心肌梗死后4周，心电图ST段仍然持续升高，未回到等电位线。应考虑的并发症是

A. 心室室壁瘤形成 B. 梗死面积扩大
C. 急性心包炎 D. 梗死后再发心肌缺血
E. 再发心肌梗死

131. 如果该患者怀疑为心室室壁瘤形成，可进行的辅助检查方法是

A. 冠状动脉造影 B. 左心室造影
C. 主动脉造影 D. 肺动脉造影
E. 心室系统心血管造影

（132～135题共用题干）

患者，男性，57岁。主因劳力性胸闷2年，加重2天入院。既往有原发性高血压史10年，2型糖尿病3年。查体：血压150/100mmHg，心率80次/分，心界叩诊向左下扩大，听诊心音有力，无杂音，双肺呼吸音清，双下肢轻度可凹性水肿。发作时心电图示V_4～V_6、Ⅰ和aVL导联ST段压低0.1～0.2mV。

132. 该患者最可能的诊断是

A. 扩张型心肌病 B. 急性肺栓塞
C. 充血性心力衰竭 D. 糖尿病心肌病
E. 非ST段抬高型急性冠状动脉综合征

133. 该患者最需要进行的检查是

A. 超声心动图 B. TnI或TnT
C. 动脉血气分析 D. 胸部X线检查
E. 心肌酶

134. 该患者如果进行经皮冠状动脉介入治疗，极高危临床特征不包括

A. 胸痛持续时间长、无明显间歇或持续时间超过30分钟，濒临心肌梗死表现
B. 心肌生物标志物显著升高和/或心电图示ST段显著压低（≥2mm）持续不恢复或范围扩大
C. 严重恶性心律失常、室性心动过速、心室颤动
D. 有明显血流动力学变化，严重低血压、心力衰竭或心源性休克表现
E. 就诊时间距离发病时间超过了3小时，且转运导致的延误不超过90分钟

135. 该患者可以使用的药物不包括

A. 美托洛尔 B. 地高辛
C. 替罗非班 D. 硝酸甘油
E. 阿托伐他汀

（136～138题共用题干）

患者，男性，47岁。近1天来自觉胸骨后疼痛难忍，伴大汗。查体：气急不能平卧，HR 120次/分，频发早搏，无心脏杂音，两肺底有细湿啰音。BP 105/85mmHg。心电图示急性前间隔心肌梗死，完全性右束支传导阻滞，频发室性早搏，前壁心肌缺血。

136. 心电图前壁心肌缺血应表现的导联是

A. V_1和V_2、V_3 B. V_3和V_4、V_5
C. V_5和V_6、V_7 D. Ⅰ、aVL
E. Ⅱ、Ⅲ、aVF

137. 心肌缺血的心电图特征表现是

A. ST段弓背型抬高
B. 病理性Q波
C. ST段J点下降
D. ST段水平下移，T波深倒置
E. T波高耸

138. 本例患者Killip分级为

A. 0级 B. Ⅰ级
C. Ⅱ级 D. Ⅲ级
E. Ⅳ级

三、多选题

1. 稳定型心绞痛发作的部位主要位于

A. 心前区 B. 心尖部
C. 胸骨体上段或胸骨后 D. 胸骨下段
E. 剑突下

2. 稳定型心绞痛的发作特点包括

A. 进食、寒冷、情绪激动常可以诱发
B. 心绞痛持续时间为15～20分钟
C. 含服硝酸甘油可以在3～5分钟缓解
D. 表现为压迫、发闷或紧缩感
E. 心绞痛的症状是逐渐加重的，需数分钟达高峰

3. 下列表现中，符合典型稳定型心绞痛发作的是

A. 胸骨后压榨性疼痛
B. 疼痛不超过15分钟

C. 疼痛可放射至上腹部甚至下腹部
D. 在数秒钟程度达高峰
E. 发作频率固定

4. 稳定型心绞痛发作时的心电图表现为
A. ST 段抬高　　B. QRS 波增宽
C. ST 段下移　　D. T 波倒置
E. P 波不变

5. 稳定型心绞痛进行左心导管检查时通常选择的穿刺部位有
A. 股动脉　　B. 肱动脉
C. 桡动脉　　D. 颈动脉
E. 腋动脉

6. 冠心病稳定型心绞痛胸痛的特点有
A. 部位在胸骨体下段之后
B. 性质为压迫、发闷或紧缩感
C. 发作常由体力劳动或情绪激动所激发
D. 疼痛在 3 ~ 5 分钟内渐消失
E. 舌下含服硝酸甘油无效

7. β 受体拮抗剂长期应用可以显著降低冠心病患者心血管事件的
A. 发病率　　B. 患病率
C. 死亡率　　D. 病死率
E. 罹患率

8. 经皮冠状动脉支架植入能给稳定型心绞痛患者带来的治疗效果有
A. 改善症状
B. 提高运动耐量
C. 改善预后，降低死亡率
D. 提高生活质量
E. 对长期生存率无改变

9. 冠心病二级预防主要有
A. β 受体拮抗剂　　B. 阿司匹林
C. 钙通道阻滞剂　　D. 降胆固醇治疗
E. 血管紧张素转换酶抑制剂

10. 关于硝酸甘油的用药指导，下列叙述正确的是
A. 初次使用时应避免站立体位
B. 对不稳定心绞痛患者，静脉滴注速度宜快
C. 嘱患者轻轻嚼碎后继续含服
D. 对不稳定心绞痛患者，静脉滴注速度宜慢
E. 常见的不良反应有颜面部潮红、头痛、头胀、心悸

11. 稳定型心绞痛心电图负荷试验终止的指标主要包括
A. 出现明显症状，并且伴有意义的 ST 段变化
B. ST 段明显压低
C. ST 段抬高≥1mm
D. 收缩压 > 200mmHg 或舒张压 > 100mmHg
E. 收缩压持续降低 > 10mmHg

12. 冠状动脉搭桥术（CABG）的适应证主要有
A. 冠状动脉左主干病变
B. 有轻度室性心律失常伴左主干或 3 支病变
C. 不适合于行介入治疗的严重血管病变患者
D. 心肌梗死后合并室壁瘤，需要进行室壁瘤切除的患者
E. 闭塞段的远段管腔通畅，血管供应区有存活心肌

13. 关于变异型心绞痛的叙述，下列正确的是
A. 休息或一般活动时发生
B. β 受体拮抗剂会加重心绞痛
C. 发作时 ECG 显示暂时性 ST 段抬高
D. 硝酸甘油无效
E. 首选治疗药物为钙通道阻滞剂

14. 下列选项中，需要与稳定型心绞痛进行鉴别的疾病有
A. 心脏神经症　　B. 不稳定型心绞痛
C. 急性心肌梗死　　D. 腰椎间盘突出压迫神经
E. 肋间神经痛

15. 下列选项中，可以用于进行稳定型心绞痛患者危险分层的指标有
A. 运动负荷试验中发生 ST 段缺血性压低的时间
B. 超声心动图测定左心室收缩功能
C. 合并外周血管病或糖尿病
D. 静息心电图显示 V_4 ~ V_6 导联 ST 段压低 0.1mV
E. 冠状动脉造影显示病变的部位和范围

16. 冠状动脉粥样硬化性心脏病的主要危险因素包括
A. 脑栓塞　　B. 血脂异常
C. 年龄　　D. 吸烟
E. 高血压

17. 下列选项中，符合稳定型心绞痛发作特点的是
A. 患者常无明显的疼痛
B. 患者可有烧灼感，但不尖锐
C. 多数在数秒钟其程度即达高峰
D. 患者不自觉地停止活动，至症状缓解
E. 疼痛常放射至左肩、左上肢内侧达无名指和小指、颈、咽或下颌部

18. 稳定型心绞痛的病因有
A. 梅毒性主动脉炎　　B. 主动脉瓣狭窄
C. 二尖瓣狭窄　　D. 风湿性冠状动脉炎
E. 心肌桥

19. 稳定型心绞痛常合并的危险因子包括

A. 高血压　B. 低血压

C. 糖尿病　D. 脂质代谢异常

E. 吸烟

20. 关于冠心病心绞痛的表现，下列叙述正确的是

A. 以中年以后发病常见，常有冠心病的危险因素

B. 多有较典型的劳力性胸痛或胸闷症状

C. 心电图常伴相关导联缺血型 ST－T 动态改变

D. 超声心动图无心肌异常局限性肥厚特征

E. 舌下含服硝酸甘油胸痛不好转

21. 钙通道阻滞剂可作为何种疾病的首选治疗药物

A. 哮喘和/或阻塞性肺病

B. 变异型心绞痛

C. 抑郁性病症

D. 伴有周围动脉（有明显症状者）病症

E. 中重度左心功能衰竭者

22. 下列选项中，属于急性冠状动脉综合征的是

A. 心源性猝死

B. 不稳定型心绞痛

C. 急性 ST 段抬高型心肌梗死

D. 急性非 ST 段抬高型心肌梗死

E. 稳定型心绞痛

23. 急性前壁心肌梗死最常见的室性心律失常为

A. 房室传导阻滞　B. 室性期前收缩

C. 左前分支传导阻滞　D. 病窦综合征

E. 室性心动过速和心室颤动

24. 根据负荷后室壁的运动情况，可将室壁运动异常分为

A. 室壁瘤　B. 运动增强

C. 运动减弱　D. 运动消失

E. 矛盾运动

25. 溶栓药物的作用主要有

A. 抑制血小板聚集

B. 降解纤维蛋白

C. 溶解血栓中所有成分

D. 降解纤维蛋白原

E. 可能激活凝血系统或者血小板

26. 急性心肌梗死后溶栓治疗成功的指标包括

A. 胸痛等症状缓解

B. 心电图 ST 段回落

C. 心电图频发室性期前收缩

D. 窦性心动过速

E. 血清心肌损伤标志物峰值前移

27. 非 ST 段抬高心肌梗死患者增加出血风险的因素主要有

A. 患者年龄

B. 使用抗血栓药物过少

C. 不同的抗凝药物交替使用

D. 联合应用抗血栓药物

E. 基础血红蛋白水平低

28. 关于非 ST 段抬高型心肌梗死的叙述，正确的是

A. 住院期间病死率低

B. 再梗死发生率高

C. 心绞痛再发生率高

D. 远期病死率高

E. 治疗上应首选静脉溶栓治疗

29. 不稳定型心绞痛的发病机制可能涉及

A. 先天性冠状动脉畸形

B. 动力性冠脉阻塞

C. 冠状动脉炎症

D. 冠状动脉严重狭窄

E. 冠脉粥样硬化斑块上有非阻塞性血栓

30. 不稳定型心绞痛的治疗应选择

A. 肝素　B. 阿司匹林

C. 氯吡格雷　D. 他汀类药物

E. 急诊经皮冠状动脉介入（PCI）治疗

31. 心绞痛与心肌梗死进行鉴别诊断时，需要鉴别的项目有

A. 心电图变化　B. 气喘或肺水肿

C. 心包摩擦音　D. 心律失常

E. 坏死物质吸收的表现

32. 急性心肌梗死伴心力衰竭的临床特点主要有

A. 室上性心动过速　B. 呼吸困难

C. 窦性心动过速　D. 第三心音

E. 肺内啰音

33. 关于急性心肌梗死室间隔破裂穿孔的临床特点，下列叙述错误的是

A. 大多发生在心肌梗死 1 周后

B. 多伴有再发剧烈胸痛

C. 多发生在急性下壁心肌梗死

D. 多数可闻及全收缩期杂音伴震颤

E. 并发急性心力衰竭少见

34. 心肌梗死的鉴别诊断包括

A. 主动脉夹层　B. 心绞痛

C. 急性心包炎　D. 心律失常

E. 肺动脉栓塞

35. 下列选项中，属于急性心肌梗死并发症的是

A. 乳头肌功能失调或断裂
B. 心脏破裂
C. 栓塞
D. 心室壁瘤
E. 主动脉瓣穿孔

36. 心肌梗死的全身症状表现有
A. 下腹胀痛 B. 发热
C. 心动过速 D. 白细胞增多
E. 红细胞沉降率增快

37. 下列关于β受体拮抗剂预防心肌梗死和死亡的机制，叙述正确的是
A. 减慢心率 B. 降低血压
C. 抑制心肌收缩力 D. 扩张冠脉
E. 降低心肌氧耗量

38. 不稳定型心绞痛的临床类型包括
A. 静息心绞痛 B. 初发劳力性心绞痛
C. 恶化劳力性心绞痛 D. 心肌梗死后心绞痛
E. 稳定劳力性心绞痛

39. 老年人突然发生以下哪几种情况需做心电图检查，以排除急性心肌梗死
A. 休克
B. 以前无心脏病时突然发生心力衰竭
C. 原因不明的上腹痛或恶心呕吐
D. 严重心律失常
E. 以上均不是

40. 心脏游离壁破裂的临床特点有
A. 高龄患者多发，女性患者发生率更高，为男性患者的4～5倍
B. 低血压者更常见
C. 多为初次心肌梗死，既往多无心绞痛或心肌缺血证据
D. 左心室破裂多于右心室，心房破裂发生率很低
E. 大面积ST段抬高心肌梗死（STEMI）较易发生，尤其是梗死面积累及20%以上心肌的大面积心肌梗死

41. 急性心肌梗死伴有轻度心力衰竭给予硝酸甘油治疗的作用机制为
A. 扩张容量血管 B. 降低前负荷
C. 降低心肌耗氧量 D. 扩张冠状动脉
E. 降低心率

42. 关于急性心肌梗死所致的急性左房室瓣关闭不全，下列叙述正确的是
A. 是较室间隔穿孔相对良性的状态
B. 与心肌梗死面积呈正相关
C. 常在心肌梗死后的24小时内出现
D. 硝酸酯类药物与硝普钠有效
E. IABP常常可用于紧急处理

43. 急性心肌梗死伴心力衰竭的主要原因不包括
A. 大量心肌坏死 B. 心脏扩大
C. 心室重构 D. 心律失常
E. 机械并发症

44. 静脉溶栓治疗的不足之处是
A. 梗死相关血管再通率偏低
B. 由于禁忌证，临床上相当一部分患者不能应用
C. 缺血事件复发率较高
D. 治疗措施过于简单
E. 以上均错误

45. 关于急性心肌梗死并发心源性休克时应用溶栓治疗，下列叙述错误的是
A. 冠脉或静脉注射链激酶或静脉注射rt－PA均能降低死亡率
B. 选用链激酶输入过快可致血压急剧升高
C. AMI伴轻度心源性休克对升压药有反应者，静脉溶栓则不可应用
D. 休克状态下溶栓治疗应选择rt－PA或尿激酶
E. 溶栓治疗与经皮腔内冠状动脉成形术（PTCA）联合应用，可降低AMI患者PTCA后冠脉再闭塞率，对并发心源性休克者的疗效更佳

46. 急性心肌梗死合并泵衰竭患者的血流动力学检测指标中，反映左心功能的指标主要是
A. PVR（肺血管阻力）
B. PCWP（肺毛细血管楔压）
C. CVP（中心静脉压）
D. SVR（体循环阻力）
E. CO（心排血量）

47. 关于急性非ST段抬高型心肌梗死的处理方式，正确的是
A. 低分子肝素抗凝
B. 氯吡格雷抗血小板
C. 尿激酶溶栓
D. 有心源性休克时给予升压药维持血压
E. 三度房室传导阻滞时安置临时心脏起搏器

48. 可以用于判断急性心肌梗死后溶栓成功的临床指标为
A. 心电图示ST段下降
B. 窦性心动过速
C. CK－MB峰值前移
D. 胸痛缓解
E. 频发的室性期前收缩

49. 下列关于非 ST 段抬高型心肌梗死（NSTEMI）的叙述，错误的是

A. 对血清肌钙蛋白增高者应尽早采用溶栓治疗
B. 病情危险程度比 ST 段抬高型心肌梗死低
C. 可同时联合应用阿司匹林和氯吡格雷
D. 血清肌钙蛋白可正常或轻度升高
E. 早期抗凝治疗不利于降低死亡率

50. 关于欧洲心脏病学会（ESC）指南对非 ST 段抬高型心肌梗死患者出血及处理的建议，下列叙述错误的是

A. 治疗前慎重评估患者出血风险
B. 选择治疗方案时应考虑出血风险，对有高危出血风险的患者多选用药物治疗
C. 血细胞比容 > 25%，血红蛋白 > 8g/L 血流动力学稳定的出血患者考虑输血
D. 有严重出血的患者应停止和/或中和抗凝及抗血小板药物
E. 轻微出血也会影响正常的治疗

51. 诊断冠心病心肌缺血最常用的方法是

A. 心电图运动平板　　B. 踏车运动试验
C. 超声运动试验　　D. 握力计试验
E. 二级梯运动试验

52. 患者，男性，72 岁。有高血压 12 年。胸痛 6 小时来诊，肌钙蛋白增高超过正常值上限 10 倍，心电图提示胸前导联 ST 段明显下移。下列关于非 ST 段抬高型心肌梗死的叙述，正确的是

A. 住院期病死率低
B. 急性期需要抗凝治疗
C. 远期死亡率低
D. 发病 12 小时内可溶栓治疗
E. 高危患者介入治疗为首选

53. 患者，男性，70 岁。高血压史 30 年，糖尿病史 20 年，1 个月前发生颅内出血，3 小时前发生心肌梗死。下列治疗方法中，使用正确的是

A. 溶栓治疗　　B. 降压治疗
C. 胰岛素治疗　　D. 限制糖类饮食治疗
E. 嘱患者休息

54. 急性心肌梗死的体格检查表现有

A. 心动过速　　B. S_1减弱
C. S_3反常分裂　　D. S_2奔马律
E. 二尖瓣反流的收缩期杂音

55. 不稳定型心绞痛疼痛发作的特点有

A. 频率增加　　B. 程度加重
C. 持续时间延长　　D. 发作诱因改变
E. 含化硝酸甘油效果好

56. AMI 应用主动脉内球囊反搏术的适应证是

A. 心源性休克而药物治疗见效慢者，作为血管重建术前的准备措施
B. 反复发作室性心律失常且血流动力学不稳定
C. 合并急性二尖瓣反流或室间隔穿孔
D. 并发慢性肾功能不全
E. 难治性梗死后心绞痛

57. 心肌梗死溶栓治疗的适应证有

A. 发病 12 小时以内到不具备急诊 PCI 治疗条件的医院就诊、不能迅速转运、无溶栓禁忌证的 ST 段抬高型心肌梗死患者
B. 患者就诊早（发病≤3 小时）而不能及时进行介入治疗者
C. 虽具备急诊 PCI 治疗条件，但就诊至球囊扩张时间与就诊至溶栓开始时间相差 >60 分钟
D. 对再梗死患者，症状发作后 60 分钟内不能立即进行冠状动脉造影和 PCI
E. 3 个月内的严重头部闭合性创伤或面部创伤

58. 冠状动脉血管再通的间接判定指标有

A. 60 ~ 90 分钟内抬高的 ST 段至少回落 50%
B. TnT（I）峰值提前至发病 12 小时内，CK – MB 酶峰提前到 14 小时内
C. 2 小时内胸痛症状明显缓解
D. 治疗后的 2 ~ 3 小时内出现再灌注心律失常
E. 冠状动脉造影检查 TIMI2 级或 3 级血流

59. 下列关于尿激酶的叙述，正确的是

A. 可溶解纤维蛋白血栓
B. 可溶解血小板血栓
C. 不具有纤维蛋白选择性，对血浆中纤维蛋白原的降解明显
D. 纤维蛋白选择性高，对血浆中纤维蛋白原的降解不明显
E. 具有较高的纤维蛋白选择性

60. 敏感的心脏标志物测定可发现无心电图改变的小灶性梗死。建议于何时测定血清心脏标志物

A. 入院即刻　　B. 2 ~ 4 小时
C. 4 ~ 6 小时　　D. 6 ~ 9 小时
E. 12 ~ 24 小时

61. 不稳定型心绞痛进行冠脉造影的适应证有

A. 近期内心绞痛反复发作，胸痛持续时间较长，药物治疗效果不满意者
B. 原有劳力性心绞痛近期内突然出现休息时频繁发作者
C. 近期活动耐量明显减低，特别是低于 Bruce Ⅱ 级或

4METs 者

D. 原有陈旧性心肌梗死，近期出现由非梗死区缺血所致的劳力性心绞痛

E. 严重心律失常、LVEF > 40% 或充血性心力衰竭

62. β受体拮抗剂治疗非 ST 段抬高型心肌梗死的机制不包括

A. 减弱心肌收缩力以降低氧耗

B. 扩张冠状动脉

C. 减慢心率以降低氧耗

D. 降低心室壁压力前负荷

E. 降低血压，降低心肌后负荷

63. 超声心动图负荷试验按负荷的性质可以分为

A. 过度换气负荷试验　B. 药物负荷试验

C. 运动负荷试验　D. 心房调搏负荷试验

E. 冷加压负荷试验

64. 急性心肌梗死后进行溶栓治疗，临床间接判定指标中最重要的是

A. 典型症状

B. 再灌注心律失常

C. 心肌坏死标志物峰值前移

D. 心电图

E. 典型体征

65. 下列不适合使用血小板糖蛋白（GP）Ⅱb/Ⅲa 受体拮抗药的情况有

A. 不稳定型心绞痛低危患者

B. 不稳定型心绞痛高危患者

C. 稳定型心绞痛患者

D. 不稳定型心绞痛行介入治疗患者

E. 非 ST 段抬高型心肌梗死患者

66. ACC/AHA 建议，对于非 ST 段抬高心肌梗死患者出现以下哪些情况应行冠状动脉造影检查

A. 出现新的 ST 段压低

B. 肌钙蛋白升高

C. 药物治疗下仍然反复发作的胸痛

D. 右心室功能不全

E. 伴有其他高危因素

67. 下列疾病中，可出现心电图 ST 段抬高的疾病是

A. 急性心肌梗死　B. 急性心包炎

C. 室壁瘤　D. 变异型心绞痛

E. 肥厚型心肌病

68. 充血型缺血性心肌病的临床特点是

A. 心绞痛　B. 心力衰竭

C. 心律失常　D. 心功能异常

E. 心源性休克

69. 充血型缺血性心肌病患者可出现各种心律失常，心律失常一旦出现，常持续存在，其中多见的有

A. 室性期前收缩　B. 房室传导阻滞

C. 病态窦房结综合征　D. 心房颤动

E. 窦房传导阻滞

四、案例分析题

（1～5 题共用题干）

患者，女性，55 岁。胸痛发作 3 个月，持续闷痛，有时左乳刺痛，上楼或者劳累后加重，常喜欢叹息性呼吸。心电图示：ST 段改变，睡眠差，胃区不适。

1. 该患者最可能的诊断是

A. 稳定型心绞痛　B. 不稳定型心绞痛

C. 心脏神经症　D. 胃炎

E. 心肌炎　F. 胸膜炎

2. 该疾病胸痛部位多在何处

A. 左胸乳房下心尖部　B. 左胸乳房上心尖部

C. 右胸乳房上心尖部　D. 右胸乳房下心尖部

E. 心尖区后胸壁　F. 心尖区前胸壁

3. 该疾病的主要临床表现为

A. 心前区疼痛　B. 胸闷、气短

C. 呼吸困难　D. 失眠、多梦

E. 心血管系统功能失常　F. 心悸

4. 关于此疾病的叙述，正确的是

A. 症状多在安静时出现

B. 症状多在劳力当时出现

C. 含服硝酸甘油有效

D. 常常喜欢叹息性呼吸

E. 体力活动或注意力转移后症状反而缓解

F. 含服硝酸甘油常无效

5. 关于该患者应进行的诊断和治疗，下列叙述正确的是

A. 首先行冠状动脉造影检查

B. 静脉注射硝酸甘油治疗

C. 有 ST 段改变，应按照冠心病处理

D. 入院进一步诊断和治疗

E. 行运动平板检查，如为阴性则给予精神安慰和安定类药物

F. 经皮冠状动脉介入治疗

（6～10 题共用题干）

患者，男性，79 岁。稳定型心绞痛患者，有高血压、高胆固醇血症及吸烟史。ECG：前壁 ST－T 变化。超声心动图：LVEF = 55%，前壁运动减低。经股动脉冠状动脉造影：左主干轻度病变；前降支近段闭塞。常规肝素化（70U/kg）后，应用 PT－Graphix 导丝通过病变并在闭塞段植入 3 枚支架。术后即刻患者血压（150/85mmHg）和

心率稳定（78次/分），无不适主诉。股动脉缝合器封堵穿刺点后返回病房。2小时后诉胸部不适、气促。查体：R 32次/分，BP 95/45mmHg；意识清楚，瞳孔等大；双肺呼吸音清；HR 130次/分，心音低钝；四肢肌张力正常，股动脉穿刺点无异常。血氧饱和度98%。ECG：窦性心动过速，T波变化。

6. 首先需要考虑的临床情况包括

A. 急性心脏压塞　B. 迷走神经反射
C. 低血容量状态　D. 急性支架血栓形成
E. 急性左心功能不全　F. 脑血管意外
G. 急性肺栓塞

7. 此时须立即进行的检查包括

A. 胸部CT　B. 心肌酶谱
C. 床旁超声心动图　D. 血电解质
E. 心脏核素显像　F. 血常规
G. 肺通气灌注扫描

8. 如果发现患者大量心包积液，使症状及血流动力学状态迅速缓解的措施是

A. 补液扩容
B. 药物升压
C. 应用血管扩张药
D. 心包穿刺
E. 紧急复查冠状动脉造影
F. 输血
G. 吸氧

9. 如果复查冠状动脉造影：前降支血管分支末梢活动性渗出，考虑导引钢丝致冠状动脉穿孔。可尝试的处理方式有

A. 植入带膜支架
B. 应用微导管局部注射促凝血物质
C. 球囊堵塞
D. 植入弹簧圈闭塞分支血管
E. 停用抗血小板药物
F. 应用鱼精蛋白中和肝素

10. 如果床旁心脏超声未发现心包积液等异常，同时血常规出现急性失血表现（血红蛋白下降），心肌酶谱检查正常；临床症状通过输液扩容出现缓解（包括血压上升、心率缓解）。随后需要考虑的后续检查和可能原因包括

A. 腹部增强CT　B. 造影剂过敏
C. 血清DIC检查　D. 后腹膜血肿
E. 右心功能不全　F. 重复心电图检查
G. 股动脉假性动脉瘤

（11～15题共用题干）

患者，男性，63岁。有高血压和糖尿病史10余年，近数月来劳累后发生心前区闷痛。每次持续1～3分钟，常规心电图未见异常。查体：血压160/95mmHg，心率85次/分，心尖部可闻及2/6级收缩期吹风样杂音。患者胸痛发作时，心电图检查示：ST在V_4～V_6压低0.25mV，T波倒置；发作停止后，心电图恢复正常。肌钙蛋白阴性。

11. 患者应考虑诊断为

A. 急性心包炎　B. 急性心肌梗死
C. 主动脉夹层　D. 变异型心绞痛
E. 稳定型心绞痛　F. 冠心病不稳定型心绞痛

12. 典型心绞痛的特点是

A. 胸骨后心前区，手掌样大小
B. 常常由情绪激动或体力活动诱发
C. 压迫感
D. 常发生在夜间
E. 常发生在一天劳累之后
F. 持续3～5分钟

13. 心肌缺血的心电图特征是

A. ST段上斜型压低　B. ST段水平型压低
C. J点压低1.5mm　D. 冠状T波
E. ST段弓背向下抬高　F. ST段弓背向上抬高

14. 患者应进行的处理措施为

A. 冠脉造影，了解冠脉病变情况
B. ACEI类药物
C. 阿司匹林
D. 美托洛尔
E. 普伐他汀
F. 1,6－二磷酸果糖

15. 美托洛尔抗心绞痛的主要机制为

A. 减低心脏前负荷，减少心肌耗氧量
B. 减低心脏后负荷，减少心肌耗氧量
C. 扩张冠状动脉，增加心肌供氧
D. 减弱心肌收缩力，减少心肌耗氧量
E. 降低血压，减少心肌耗氧量
F. 减慢心率，减少心肌耗氧量

（16～18题共用题干）

患者，女性，59岁。因发作性心前区疼痛半年就诊。疼痛在活动时发生，持续5～10分钟可缓解，安静时无症状。静息心电图示：Ⅰ、Ⅱ、aVF、V_5～V_6导联ST段水平型压低，T波双向。既往糖尿病史5年，高血压史6年，控制不满意。其母亲死于脑卒中。

16. 提示患者的胸痛可能为冠心病心绞痛的情况有

A. 疼痛在活动时发生，安静时无症状
B. 心前区疼痛呈发作性，持续5～10分钟缓解

C. 母亲死于卒中
D. 高血压和糖尿病史
E. 女性，52 岁
F. 静息心电图Ⅰ、Ⅱ、aVF、V_5 ~ V_6 导联 ST 段水平型压低，T 波双向

17. 针对此患者，下列叙述正确的是

A. 血压控制到 140/90mmHg 以下
B. 鼓励患者活动，以不诱发心绞痛为度
C. 低密度脂蛋白控制到 2.08mmol/L
D. 糖化血红蛋白控制到 6% ~7%
E. 首选 β 受体拮抗剂 + ACEI 治疗
F. 首选硝酸酯 + 钙离子通道阻滞药治疗

18. 患者不建议采用的治疗措施是

A. 血管紧张素转换酶抑制剂
B. 阿司匹林 + 氯吡格雷
C. 硝酸酯类药物
D. 积极控制高血压或糖尿病
E. 冠状动脉造影，必要时行 PCI
F. 钙通道阻滞剂

（19 ~21 题共用题干）

患者，男性，79 岁。2 小时前清晨于家中突发胸前区疼痛，疼痛持续不缓解，伴大汗、恶心，无呕吐、呼吸困难。患者有高血压病史 20 余年，吸烟史 40 余年，未戒烟。查体：BP 175/110mmHg，P 96 次/分，神志清，双肺呼吸音清，未闻及干湿啰音，HR 96 次/分，各瓣膜区未及杂音。腹软，无压痛反跳痛，双下肢无水肿。双侧巴氏征阴性。

19. 应立即给予该患者的处理是

A. 吸氧
B. 心电监护
C. 血压监测
D. 建立静脉通路
E. 心电图检查
F. 心肌酶谱及肌钙蛋白检验
G. 血浆 D – 二聚体检查

20. 心电图示：Ⅰ、aVL、V_1 ~ V_3 导联 ST 端弓背向上抬高 0.3 ~ 0.5mV，此时患者仍有胸痛不适，伴烦躁，BP 185/105mmHg，心率升至 105 次/分。此时可给予患者的治疗有

A. 硝酸甘油静脉维持
B. 美托洛尔静脉注射
C. rt – PA 静脉溶栓
D. 准备冠脉介入检查及治疗
E. 吗啡静脉注射
F. 尿激酶静脉溶栓

21. 在等待冠脉介入检查期间，患者突发意识丧失，心电监护示心室颤动。电除颤成功后，出现反复室性心动过速。可考虑给予的药物是

A. 普罗帕酮　　B. 利多卡因
C. 维拉帕米　　D. 胺碘酮
E. 美托洛尔　　F. 毛花苷 C

（22 ~25 题共用题干）

患者，男性，70 岁。有冠心病史 22 年。近 1 周胸骨中、上段后压榨性疼痛频繁发作。2 小时前又出现胸骨后疼痛，伴大汗、气短，舌下含服硝酸甘油片 0.3mg 不能缓解入院。查体：心率 46 次/分，节律规则，可闻及大炮音。急诊做冠状动脉造影，发现右冠状动脉近端完全闭塞，诊断为急性下壁心肌梗死。

22. 患者如做心电图检查，最可能的心律失常表现为

A. 窦房传导阻滞
B. 窦性心动过缓
C. 三度房室传导阻滞、室性逸搏心律
D. 三度房室传导阻滞、交界性逸搏心律
E. 三度房室传导阻滞、房性逸搏心律
F. 二度房室传导阻滞

23. 该患者阻滞部位最可能在

A. 窦房结　　B. 结间束
C. 房室结　　D. 左右束支
E. 房室束　　F. 不能确定

24. 交界性逸搏心律是最常见的逸搏心律，其心电图特征表现为

A. P 波位于 QRS 波群前时，PR 间期 <0.10 秒
B. 在 QRS 波群附近出现逆行 P 波
C. QRS 频率为 40 ~60 次/分，慢而规则
D. QRS 波群呈室性波形，不规则
E. 心房率为 50 ~60 次/分，PR 间期 >0.12 秒
F. QRS 波群电压增高

25. 急性下壁心肌梗死的治疗方法是

A. 无须处理　　B. 阿托品静脉注射
C. 含服硝酸甘油　　D. 安装临时起搏器
E. 同步电复律　　F. 心包内注射抗结核药物

（26 ~30 题共用题干）

患者，男性，67 岁。患有高血压 8 年。胸痛 6 小时来诊，肌钙蛋白增高超过正常值上限 10 倍，心电图示：胸前导联 ST 段明显下移。

26. 该患者应考虑诊断为

A. 急性前壁心肌梗死
B. 急性非 ST 段抬高型心肌梗死

C. 不稳定型心绞痛
D. 急性心包炎
E. 急性心肌炎
F. 变异型心绞痛

27. 关于非 ST 段抬高的心肌梗死的叙述，正确的是
A. 住院期病死率低
B. 心绞痛再发率低
C. 远期死亡率低
D. 发病 12 小时内可溶栓治疗
E. 高危患者介入治疗为首选
F. 急性期需要抗凝治疗

28. 该患者合并下述哪种情况，建议 24 小时内行早期侵入性治疗策略
A. 动态或连续的 ST－T 段改变，提示持续缺血
B. GRACE 风险评分 >109 且 <140
C. GRACE 风险评分 >140 分
D. 一过性 ST 段抬高
E. LVEF <40% 或充血性心衰
F. 糖尿病

29. 该患者胸痛频繁发作，可缓解疼痛的药物是
A. 阿司匹林口服　B. 氯吡格雷口服
C. 硝酸甘油　D. 美托洛尔口服
E. 低分子肝素抗凝
F. 他汀类

30. 该患者 2 周后出现低热胸痛，心脏超声示心包积液。关于此综合征的叙述，正确的是
A. 可在梗死后数周出现　B. 需要应用足量抗生素
C. 可伴有发热　D. 可出现心包炎
E. 不能自愈　F. 不会反复发生
G. 预后不良

（31～36 题共用题干）

患者，女性，76 岁。既往反复发作性胸闷，3 小时前因胸闷再发不缓解就诊。查体：血压 130/80mmHg，心率 80 次/分，双肺听诊未闻及异常，心音有力，未闻及杂音，双下肢无水肿。心电图多导联 ST 段压低 0.5mV，胸部 X 线片无明显异常，肌钙蛋白增高。

31. 患者应当考虑的诊断是
A. 不稳定型心绞痛
B. 主动脉夹层
C. 急性肺栓塞
D. 肥厚型心肌病
E. 非 ST 段抬高型心肌梗死
F. 急性 ST 段抬高型心肌梗死

32. 该疾病不典型症状常发生在
A. 年龄在 24～40 岁的女性
B. 年龄大于 75 岁的女性
C. 慢性肾衰竭患者
D. 合并糖尿病患者
E. 低血压、休克者
F. 高血压、休克者

33. 该患者如果进行心电图检查，最有诊断价值的心电图表现是
A. ST－T 波动态变化
B. QRS 波动态变化
C. P－R 波动态变化
D. U 波动态变化
E. P 波动态变化
F. PR 间期固定在 0.12～0.20 秒

34. 该疾病比较严重或典型的临床症状有
A. 长时间的静息心绞痛（>20 分钟）
B. 短时间的静息心绞痛（<5 分钟）
C. 新发的严重心绞痛
D. 近期稳定型心绞痛加重
E. 心肌梗死后心绞痛
F. 心肌坏死

35. 该疾病最基本的治疗药物为
A. 尿激酶　B. 链激酶
C. 氯吡格雷　D. 阿司匹林
E. 阿昔单抗　F. 应用强心药及利尿剂

36. 该疾病诊断明确后应给予的治疗有
A. 立即溶栓
B. 抗血小板治疗
C. 抗凝治疗
D. 缓解心绞痛
E. 抗血小板负荷后行冠状动脉造影
F. 多巴胺升压

（37～39 题共用题干）

患者，男性，53 岁。无高血压及 2 型糖尿病病史；吸烟史 30 支/天，有早发冠心病病史。突发胸闷、心悸、大汗，伴一过性黑矇、意识丧失被送至急诊。在急救车上测血压 75/30mmHg，心率约 200 次/分。既往 3 个月前因急性 ST 段抬高型心肌梗死（广泛前壁）接受急诊 PCI 术。

37. 根据该患者症状，须进行鉴别诊断的疾病或者临床情况有
A. 再发急性心肌梗死
B. 慢性心力衰竭急性加重
C. 恶性室性心律失常

D. 心脏压塞
E. 急性心包炎
F. 脑卒中
G. 急性肺栓塞
H. 急性心肌梗死合并心源性休克

38. 须立即对该患者进行的紧急处置有

A. 静脉注射胺碘酮　B. 静脉注射普罗帕酮
C. 静脉注射索他洛尔　D. 静脉注射美托洛尔
E. 直流电复律　F. 持续心电、血压监护
G. 食管调搏

39. 经直流电复律后患者血流动力学恢复平稳，血压120/70mmHg。为进一步明确诊断，可进行的检查有

A. 血清心肌标志物
B. 双下肢深静脉血管B型超声
C. 超声心动图
D. 复查心电图
E. 腹部B型超声
F. 心电图运动试验
G. 再次急诊冠状动脉造影
H. 胸部CT

（40～43题共用题干）

患者，男性，62岁。因突发胸痛5小时来诊，心电图示：急性前壁心肌梗死。查体：皮肤湿冷、双下肺少许啰音。

40. 该患者的心功能分级为

A. NYHA Ⅰ级　B. NYHA Ⅱ级
C. NYHA Ⅲ级　D. NYHA Ⅳ级
E. Killip Ⅰ级　F. Killip Ⅱ级
G. Killip Ⅲ级　H. Killip Ⅳ级

41. 心电监测中，出现何种情况预示心室颤动发生的危险性高

A. 频发室性期前收缩
B. 频发房性期前收缩
C. 窦性心动过缓55次/分
D. 短阵性室性心动过速
E. 窦性心动过速
F. 成对室性期前收缩
G. 右束支传导阻滞

42. 如出现上述情况，应采取的措施为

A. 普罗帕酮口服
B. 应用β受体拮抗剂
C. 胺碘酮静推后必要时口服维持
D. 电击复律
E. 心律平静推
F. 安置起搏器

43. 急性心肌梗死再灌注心肌的方法是

A. 静脉应用抗血小板药
B. 静脉应用组织型纤维蛋白溶酶原激活剂
C. 低分子肝素皮下注射
D. 经皮冠脉介入治疗
E. 调脂治疗
F. 冠脉搭桥术
G. 静脉应用肝素

（44～48题共用题干）

患者，男性，63岁。5天前无诱因突发心前区闷痛，持续3～5分钟自行缓解。4小时前胸骨后压榨样疼痛，向左肩放射，伴大汗，呼吸困难，持续1小时不缓解。既往有20年原发性高血压史，否认高脂血症、糖尿病史。查体：血压110/80mmHg，心脏不大，心率96次/分，律齐，心音稍低钝，各瓣膜区未闻及杂音、附加音，无心包摩擦音，双下肺可闻及细湿啰音，腹软，无压痛，肝、脾未触及，双下肢无水肿。

44. 为明确诊断，应立即进行的检查项目有

A. 心电图　B. 动脉血气分析
C. 超声心动图　D. 肺功能检查
E. 心肌标志物　F. 胸部X线检查

45. 急诊心电图示：V_1～V_6、Ⅰ、aVL导联ST段弓背向上抬高，TnT 2.23ng/ml，超声心动图示：室壁节段性运动异常（前壁、前间壁中段、各壁心尖段），左心室舒张功能减退，LVEF 44%。患者可诊断为

A. 急性广泛前壁心肌梗死
B. 肺栓塞
C. 扩张型心肌病
D. 冠心病
E. 心功能不全
F. 肺部感染

46. 患者入院后仍胸痛，伴呼吸困难，心电监测血压85/50mmHg，心率115次/分，伴频发室性期前收缩，双肺满布细湿啰音。此时应给予的治疗包括

A. 阿司匹林
B. 胺碘酮
C. ACEI
D. 肾上腺素
E. 急诊冠状动脉造影及介入治疗
F. 主动脉内气囊反搏泵（IABP）

47. 急诊介入治疗后患者病情趋于平稳，但3天后再发呼吸困难，症状持续不缓解，不能平卧。查体：心尖部可触及震颤，心界向左扩大，心率112次/分，律齐，

心音低钝，P > A，胸骨左缘第3、4肋间可闻及5/6级粗糙收缩期杂音，杂音传导广泛，未闻及心包摩擦音。患者可能的诊断是

A. 乳头肌功能不全　B. 室间隔破裂穿孔
C. 急性肺栓塞　D. 急性心力衰竭
E. 二尖瓣关闭不全　F. 心脏游离壁破裂

48. 此时需要进行的进一步检查和治疗是

A. 超声心动图检查
B. 外科室间隔修补术
C. 再次冠状动脉介入治疗
D. IABP
E. 经皮室间隔封堵术
F. 急诊CT检查

（49～50题共用题干）

患者，男性，54岁。因“反复发作胸痛3个月，持续加重2小时”入院就诊。无糖尿病、高血压和肾功能不全病史；不吸烟，喜饮酒，肥胖。父亲死于冠心病。患者3个月前开始反复发作不典型左侧胸痛，2小时前聚会饮酒诱发烧灼感反复发作，向左侧肩胛部放射，每次持续时间5～20分钟。入院时，疼痛已缓解（症状发作至到达医院共2.5小时）。

49. 该患者下一步的诊疗方案应该考虑

A. 择期行冠状动脉造影，了解冠状动脉情况
B. 行冠状动脉CT检查，了解冠状动脉情况
C. 由于其父死于冠心病，建议患者做基因学检查
D. 倡导健康的生活方式，进行有氧运动
E. 行心脏和大动脉磁共振成像检查
F. 心肌核素成像检查

50. 保守治疗4周后，行冠状动脉造影：LAD中段1.5cm“心肌桥”征象，心脏收缩期管径压缩约70%～80%，心肌桥血管近段约0.5cm处1狭窄病变，长约1.0cm，管腔最窄处约狭窄80%～90%；LCX与RCA中段均可见轻度孤立性斑块。全血管床末梢对比剂灌注略减缓（2.5个心动周期）。引起该患者本次发病的可能原因有

A. LAD近段冠状动脉斑块破裂、冠状动脉血栓形成
B. 心肌桥诱发冠状动脉血栓形成
C. 冠状动脉痉挛
D. 冠脉微循环障碍
E. 冠状动脉内皮功能障碍
F. 冠状动脉夹层

（51～54题共用题干）

患者，男性，60岁。患有高血压10年，2小时前突然出现持续性胸痛，休息不能缓解前来就诊，心电图示：胸导联广泛ST段抬高。查体：心音低钝，BP 150/70mmHg。

51. 该患者不易出现的并发症有

A. 急性感染性心内膜炎　B. 栓塞
C. 心脏破裂　D. 乳头肌功能失调
E. 心力衰竭　F. 室性心律失常
G. 消化道出血

52. 对于该患者，不合适的治疗措施是

A. 心电监测
B. 吸氧
C. 氯吡格雷口服
D. 阿司匹林口服
E. 他汀类口服
F. 利多卡因静滴预防心律失常发生
G. CCB降压
H. 急诊冠脉介入治疗

53. 对患者的预后改善有益处的药物是

A. 美托洛尔　B. 地高辛
C. 胺碘酮　D. 氨茶碱
E. 阿司匹林　F. 雷米普利
G. 辛伐他汀　H. 地尔硫䓬
I. 呋塞米

54. 患者如果出现频发室性期前收缩，适当且有效的措施是

A. 尽快改善心肌缺血　B. 补充血容量
C. 胺碘酮　D. 美托洛尔
E. 提高心室率　F. 阿托品
G. 纠正低钾状态　H. 静脉应用利尿剂
I. 电复律

（55～57题共用题干）

患者，女性，62岁。既往高血压、糖尿病、高脂血症病史数年，发作性左前胸闷痛2年，近几日发作频繁，每次时间都在20分钟以上。查体：血压80/50mmHg，心率90次/分，颈静脉无充盈，双肺大量细小水泡音，心前区未闻及杂音，腹部查体未见异常，双下肢无水肿。心电图示：多导联明显的ST段压低 > 1.0mV。

55. 此时该患者可能考虑的诊断有

A. 稳定型心绞痛
B. 不稳定型心绞痛
C. 非ST段抬高型心肌梗死
D. 急性心肌心包炎
E. 急性心肌梗死
F. 变异型心绞痛

56. 目前对于该患者最有价值的检查是

A. 肌钙蛋白　　B. C反应蛋白
C. 肌酸激酶　　D. 天门冬氨酸氨基转移酶
E. 血常规　　F. D－二聚体

57. 目前对于该患者的治疗方法是
A. 双重抗血小板　　B. 溶栓治疗
C. 积极抗凝治疗　　D. 主动脉内球囊反搏
E. 急诊冠状动脉造影　　F. 急诊血管重建术

（58～61题共用题干）

患者，男性，52岁。急性心肌梗死入院治疗2天。突然发作心慌，呼吸困难，心电图示室性心动过速，HR 165次/分，BP 76/40mmHg。

58. 对于该患者，应采取的治疗措施为
A. 给予胺碘酮静脉注射
B. 给予毛花苷C静脉注射
C. 给予利多卡因静脉注射
D. 超速抑制
E. 电复律
F. 暂不应用抗心律失常药，寻找原因

59. 急性前壁心肌梗死早期常见的心律失常是
A. 室性期前收缩　　B. 房室传导阻滞
C. 房性心动过速　　D. 室性心动过速
E. 房性期前收缩　　F. 房颤

60. 急性心肌梗死24小时内频发室性期前收缩可选
A. 洋地黄　　B. 奎尼丁
C. 硝普钠　　D. 胺碘酮
E. 普鲁卡因胺　　F. β受体拮抗剂

61. 可以改善该患者预后的药物有
A. 他汀类药物
B. 阿司匹林
C. β受体拮抗剂
D. 钙通道阻滞剂
E. 硝酸甘油
F. 血管紧张素转换酶抑制剂
G. 肝素
H. 华法林

（62～65题共用题干）

患者，女性，48岁。胸痛反复发作1周，多在夜间休息发作，含服硝酸甘油难以缓解。疼痛发作时，心电图示 $V_5 \sim V_5$ 导联ST段抬高0.3mV，对应导联压低。胸痛缓解后，心电图恢复正常。

62. 患者可诊断为
A. 心脏神经症　　B. 肋间神经痛
C. 变异型心绞痛　　D. 急性心肌梗死
E. 不稳定型心绞痛　　F. 十二指肠球部溃疡

63. 患者进一步应进行的检查有
A. 心肌酶谱　　B. 超声心动图
C. 放射性核素检查　　D. 冠状动脉造影
E. 动态心电图　　F. 胸部X线检查

64. 适合患者的治疗方法有
A. 低分子肝素　　B. 抗血小板药
C. 钙通道阻滞剂　　D. ACEI
E. 低分子右旋糖酐　　F. 他汀类药

65. 变异型心绞痛发作时的心电图改变为
A. ST段弓背向上抬高伴病理性Q波
B. ST段弓背向上抬高不伴病理性Q波
C. ST段弓背向下抬高伴病理性Q波
D. ST段弓背向下抬高不伴病理性Q波
E. ST段呈水平型下移
F. ST段呈上斜型下移

（66～70题共用题干）

患者，男性，63岁。既往有高血压病史。因反复心前区闷痛1周入院，并且出现夜间阵发性呼吸困难，端坐呼吸。查体：BP 110/60mmHg，HR 106次/分，心尖部可闻及3/6级收缩期杂音，两下肺可闻及稍许细小湿性啰音；双下肢无水肿。

66. 患者应考虑的诊断是
A. 急性心肌梗死　　B. 风湿性心脏病
C. 支气管肺炎　　D. 支气管哮喘
E. 左心功能不全　　F. 右心功能不全
G. 高血压病

67. 下列选项中，符合冠心病乳头肌功能不全表现的是
A. 心尖区2/6级舒张期杂音，胸骨左缘3～4肋间舒张期哈气样杂音
B. 主动脉瓣区舒张期杂音
C. 主动脉瓣听诊区2/6级收缩期杂音
D. 第三心音奔马律
E. 心尖区Austin－Flint杂音
F. 心尖部收缩中晚期喀喇音
G. 心尖区舒张期喀喇音，主动脉瓣区收缩期杂音
H. 心尖区吹风样收缩期杂音，第一心音不减弱
I. 第四心音
J. 第一心音亢进

68. 此时应采用的药物是
A. β受体拮抗剂　　B. 胺碘酮
C. 硝普钠　　D. 糖皮质激素
E. 硝苯地平　　F. ACEI

69. 超声心动图示：左房内径43mm，左室内径62mm，EF 33%，左室可见节段性室壁运动障碍。肌钙蛋白

测定明显增高是正常值上限 10 倍以上。心电图检查示：$V_1 \sim V_3$ 呈病理性 Q 波，ST 段在 $V_4 \sim V_6$ 抬高 0.3mV，T 波倒置。此时应当诊断为

A. 扩张型心肌病
B. 不稳定型心绞痛
C. 急性 ST 段抬高型心肌梗死
D. 肺炎
E. 限制型心肌病
F. 支气管哮喘

70. 冠脉造影示：前降支中段 95% 狭窄，右冠中段 70% 狭窄。此时治疗措施不合适的是

A. 阿托伐他汀　　B. 螺内酯
C. β 受体拮抗剂　　D. α 受体拮抗剂
E. 呋塞米　　F. 介入治疗
G. ACEI　　H. 氨茶碱

答案和精选解析

一、单选题

1. D　引起稳定型心绞痛的原因：①冠状动脉痉挛动脉粥样硬化致管腔固定性狭窄（通常超过 75%）；②冠状动脉痉挛；③冠状动脉其他病变，如炎症、栓塞或先天畸形；④非冠状动脉病变：如主动脉瓣狭窄或关闭不全、梅毒性主动脉炎、严重贫血、甲亢、阵发性心动过速；⑤低血压、血液黏滞和血流缓慢；④肥厚型心肌病、二尖瓣脱垂等。在稳定性心绞痛病因中，最主要的是冠状动脉动脉粥样硬化狭窄和冠状动脉痉挛，选项 D 正确。

2. B　稳定型心绞痛多见于男性，多数患者年龄在 40 岁以上，常合并高血压、吸烟、糖尿病、脂质代谢异常等心血管疾病危险因子。

3. B　稳定型心绞痛以发作性胸痛为主要临床表现，主要发生在胸骨后，可波及心前区，有手掌大小范围，甚至横贯前胸，界限不很清楚。常放射至左肩、左臂内侧达无名指和小指，或至颈、咽或下颌部。

4. A　自发性心绞痛即心肌耗氧量没有明显增加的情况下发生的心绞痛。多数患者的发病机制是因为冠状动脉痉挛。

5. E　典型心绞痛疼痛的特点：①疼痛部位：位于左前胸或者胸骨后，可向左肩膀出现放射痛；②疼痛范围：约掌心范围大小，而且轮廓不显著，不是明确的一个点疼痛；③心绞痛疼痛持续时间：一般会持续 3 到 5 分钟或稍长，但是一般不超过 30 分钟，如果超过 30 分钟或长时间持续不缓解，考虑心肌梗死。一般心绞痛通过休息或舌下含服硝酸甘油等就可以缓解。

6. C　心绞痛发作时，患者常无明显的疼痛，而表现为压迫、发闷或紧缩感，也可有烧灼感，但不尖锐，非针刺样或刀割样痛，偶伴濒死、恐惧感。发作时，患者往往不自觉地停止活动，至症状缓解。

7. A　稳定型心绞痛最常见的诱因为劳力，如走路快、上楼、爬坡、顶风骑车等。亦可为情绪激动或精神打击所诱发。

8. C　典型心绞痛的发作时间为几分钟，部位可变化，发作时心电图 ST 段压低，含服硝酸甘油后可很快缓解。

9. C　控制稳定型心绞痛最好的药组是普萘洛尔 + 硝酸异山梨酯。普萘洛尔为 β 受体拮抗剂，长期应用可以显著降低冠心病患者心血管事件的患病率和病死率，为冠心病二级预防的首选药物，应终身服用。硝酸酯类药物可以扩张冠状动脉，增加心肌供氧，从而改善心肌氧供和氧耗的失平衡，缓解心绞痛症状。

10. C　典型劳力性心绞痛发作是由体力劳动、情绪激动或其他足以增加心肌需氧量的情况所诱发，一般持续 3 ~ 5 分钟，休息后可迅速缓解，因此选项 C 正确，其余四个选项均不符合。

11. C　出现心绞痛后，首先需就地休息。患者可以选用合适的姿势在原地休息，如坐位或平躺。原地休息时还可以适当按摩内关穴等穴位缓解不适，首先需要确定内关穴的位置，即在前臂上，腕掌侧远端横纹上 2 寸，掌长肌腱与桡侧腕屈肌腱之间。其次，用另一只手的大拇指指腹按压内关穴。心绞痛的患者还可以在医生指导下服用硝酸异山梨酯等硝酸酯类药物或者是速效救心丸、复方丹参滴丸等中成药缓解。患者应遵医嘱备好硝酸异山梨酯等药物并将药物放在舌下含服。服药后 30 分钟远远大于速效救心丸的起效时间，所以并非药物起到的缓解心绞痛作用，选项 C 错误。

12. E　稳定型心绞痛大多数为冠状动脉粥样硬化导致血管狭窄引起，还可由主动脉瓣病变、梅毒性主动脉炎、肥厚型心肌病、先天性冠状动脉畸形、风湿性冠状动脉炎、心肌桥等引起。

13. D　心绞痛多表现为心前区疼痛，多超过 1 分钟、不足 30 分钟，变异型心绞痛也可以持续超过 30 分钟。

14. C　变异性心绞痛首选的治疗性药物就是为钙通道阻滞剂，其代表药物包括有地尔硫䓬以及硝苯地平等。

15. B　变异型心绞痛是不稳定型心绞痛的一种，无或仅有轻度的心肌酶（肌酸激酶同工酶）或 TnT、TnI 增高（未超过 2 倍正常值），且心电图无 ST 段持续抬高。ST 段明显压低是非 ST 段抬高型心肌梗死特征性的心电图变化。

16. C　美托洛尔属于 β 受体拮抗剂，其治疗心绞痛主要是通过降低心肌耗氧量、减慢心室率、减弱心肌收缩力，从而使心肌氧的供需达到平衡，消除疼痛。异山梨酯为硝酸酯类药物，对冠状动脉有较强的扩张作用，被广泛应用于治疗心绞痛。但对部分冠状动脉痉挛所致的心绞痛，如变异型心绞痛，单纯使用硝酸酯类药物疗效不很满意，而钙通道阻滞剂对冠脉痉挛有很好的疗效。卡托普利及哌唑嗪主要作用于外周小动脉，对冠状动脉的作用不显著。地尔硫䓬属于钙通道阻滞剂，对解除冠脉痉挛疗效显著，故常作为治疗变异型心绞痛的首选药物。如能与硝酸酯类药物合用，效果更好。

17. E　心电图是发现心肌缺血、诊断心绞痛最常见的检查方法，其中静息心电图检查时，一半稳定型心绞痛患者静息心电图是正常的，所以静息心电图正常并不能完全排除。

18. A　变异型心绞痛不宜使用β受体拮抗剂，包括倍他乐克和比索洛尔等药物。

19. A　β受体拮抗剂的使用剂量应个体化，从较小剂量开始，逐级增加剂量，以达到缓解症状、改善预后的目的。

20. C　硝苯地平对缓解冠状动脉痉挛有独到的效果，故为变异型心绞痛的首选用药，一般剂量为10～20mg，每6小时1次。

21. B　心绞痛发作时应舌下含化硝酸甘油，初次含硝酸甘油的患者以先含0.5mg为宜，在0.5小时后作用消失。绝大多数患者在3分钟内见效。

22. B　硝酸甘油属于硝酸酯类药物，硝酸酯类是最有效、作用最快终止心绞痛发作的药物。舌下含化硝酸甘油，1～2分钟开始起效，绝大多数患者在3分钟内见效，约30分钟后作用消失。

23. E　β受体拮抗剂通过阻断儿茶酚胺对心率和心收缩力的刺激作用，减慢心率、降低血压、抑制心肌收缩力，从而降低心肌氧耗量，预防和缓解心绞痛的发作。由于心率减慢后心室射血时间和舒张期充盈时间均延长，舒张末心室容积（前负荷）增加，在一定程度上抵消了心室减慢引起的心肌耗氧量下降，因此与硝酸酯类药物联合可以减少舒张期静脉回流，而且β受体拮抗剂可以抑制硝酸酯类给药后对交感神经系统的兴奋作用，获得药物协同作用。

24. C　硝酸酯药物的不良作用有头晕、头胀痛、头部跳动感、面红、心悸等，静脉给药时相对多见血压下降反应，选项C正确。

25. E　诊断心绞痛最常用的无创检查方法是心电图。心电图和冠状动脉造影可为冠状动脉供血不足提供重要的客观依据，心电图为无创性检查，尤其冠状动脉造影是显示冠状动脉粥样硬化性病变最有价值的方法。最肯定的客观诊断依据是发现心肌缺血的表现，同时证明患者有冠状动脉硬化性阻塞病变。

26. A　典型心绞痛发作时无明显的疼痛，表现为压迫、发闷或紧缩感，不可能为游走性。

27. D　强化他汀治疗不仅安全、有效地大幅降低了低密度脂蛋白胆固醇（LDL－C）水平，而且显著逆转了目标冠状动脉内的动脉粥样硬化斑块，为强效他汀逆转斑块增加了最新的有力证据，选项D正确。

28. E　心电图运动负荷试验（ECG）是指通过一定负荷量的生理运动，增加心肌耗氧量，诱发心肌缺血，了解受试者冠状动脉病变情况的试验。由于其方法简便实用、无创伤、比较安全，是目前临床对可疑或已知冠心病进行检测及评估的最常用、最有价值的无创性诊断技术。

29. C　急性冠状动脉综合征是由于不稳定斑块破裂诱发血栓形成所致，选项C正确。

30. A　冠状动脉痉挛性心绞痛也就是变异型心绞痛，是继发于心肌缺血之后的一种少见疾病。

31. E　动脉粥样硬化不稳定斑块破裂或糜烂导致冠状动脉内血栓形成，被认为是大多数急性冠状动脉综合征（ACS）发病的主要病理基础，伴有不同程度的表面血栓形成、血管痉挛及远端血管栓塞。

32. E　不稳定型心绞痛（UAP）的病因有：冠脉粥样硬化斑块上有非阻塞性血栓、动力性冠脉阻塞、冠状动脉严重狭窄、冠状动脉炎症、全身疾病加重的不稳定型心绞痛等。冠脉粥样硬化斑块上有非阻塞性血栓为最常见的发病原因，冠脉内粥样硬化斑块破裂诱发血小板聚集及血栓形成，血栓形成和自溶过程的动态不平衡过程，导致冠脉发生不稳定的不完全性阻塞。

33. E　对于不稳定型心绞痛及非ST段抬高心肌梗死患者，PCI的Ⅰ类适应证：①经强化抗缺血治疗后仍反复发作心肌缺血。②肌钙蛋白水平升高。③新出现的ST段压低。④心衰症状或新出现的及加重的二尖瓣反流。⑤左室收缩功能降低。⑥血流动力学不稳定。⑦持续性的室性心动过速。⑧6个月内曾接受PCI治疗。⑨既往曾接受CABG。选项E属于PCI的Ⅱb类适应证。

34. C　使用阿司匹林、氯吡格雷进行抗血小板治疗和使用肝素（包括低分子量肝素）进行抗凝血酶治疗是不稳定型心绞痛治疗中的最重要措施，其目的在于防止血栓形成，阻止病情向心肌梗死方向进展。

35. E　不稳定型心绞痛和急性非ST段抬高型心梗的区别在于是否有心肌坏死，即是否有心肌酶的增高。

36. A　心脏肌钙蛋白复合物包括肌钙蛋白T（TnT）、肌钙蛋白I（TnI）和肌钙蛋白C（TnC）三个亚单位，目前只有TnT和TnI应用于临床。约有35% UAP患者显示血清TnT水平增高，但其增高的幅度与持续的时间与AMI有差别。AMI患者TnT＞3.0ng/ml者占88%，非Q波心肌梗死中仅占17%，UAP中无TnT＞3.0ng/ml者。所以，TnT升高的幅度和持续时间可作为UAP与AMI的鉴别诊断。

37. A　对于不稳定型心绞痛患者，硝酸异山梨酯的使用剂量可以从10mg/次开始，当症状控制不满意时可逐渐加大剂量，一般不超过40mg/次，只要患者心绞痛发作时口含硝酸甘油有效，即是增加硝酸异山梨酯剂量的指征，若患者反复口含硝酸甘油不能缓解症状，常提示患者有极为严重的冠状动脉阻塞病变，此时即使加大硝酸异山梨酯剂量也不一定能取得良好效果。

38. C　硝酸酯类药物扩张冠状动脉及外周静脉，降低心脏前负荷，减少心肌氧耗，可用于各型心绞痛及心肌梗死的治疗；钙通道阻滞剂解除冠状动脉痉挛，抗血小板凝聚，改善冠脉供血和微循环灌注，用于变异型心绞痛的治疗，选项C正确。

39. C　心肌梗死的胸痛通常位于胸骨后或左胸部，可向左上臂、下颌、颈、背、肩部或左前臂尺侧放射；胸痛一般持续10～20分钟，呈剧烈的压榨性疼痛或压迫感、烧灼感，常伴有恶心、呕吐、大汗和呼吸困难等；含硝酸甘油不能完全缓解。心肌梗死的心脏标志物敏感，血清心肌坏死标志物增高。心电图是诊断心肌梗死必备依据之一，有其特征性改变和动态改变，选项C的叙述错误。

40. B　急性心肌梗死是指冠状动脉某支严重狭窄或完全闭塞而致部分心肌缺血性坏死。

41. B　急性心肌梗死（AMI）的基本病因是冠状动脉粥样硬化性疾病，其他病因包括冠状动脉栓塞、炎症、创伤、先天性畸形、痉挛和冠状动脉口阻塞。

42. A　急性心肌梗死的患者，最早、最突出的症状是胸痛。胸痛常在剧烈活动或者在近期时突发，位于心前区，呈巴掌样大小。疼痛的性质非常剧烈，常为压榨性疼痛、闷痛、绞痛等。

43. D　急性心肌梗死心电图上有动态变化，刚开始可能有高尖的T波，一段时间后会出现ST段明显抬高，与T波形成单向曲线，再后来会出现坏死性的Q波。所以，T波高尖是急性心肌梗死时最早的心电图改变。

44. E　心肌梗死诊断标准：血清心肌标志物（主要是肌钙蛋白）升高并至少伴有以下一项临床指标：①缺血症状；②新发的缺血性心电图改变（新发ST－T改变或新发完全性左束支阻滞）；③心电图病理性Q波形成；④影像学证据显示有新的心肌活性丧失或新发的局部室壁运动异常；⑤冠脉造影或尸检证实冠状动脉内有血栓。

45. D　下壁心肌梗死累及房室结、房室束等心传导系统，易发生房室传导阻滞。

46. C　急性心肌梗死的定位和范围可根据出现特征性改变的导联来判断：$V_1 \sim V_3$导联示急性前间壁心肌梗死，$V_3 \sim V_5$导联示急性前壁心肌梗死，$V_1 \sim V_5$导联示急性广泛前壁心肌梗死，$V_7 \sim V_8$导联示急性正后壁心肌梗死，Ⅱ、Ⅲ、aVF导联示急性下壁心肌梗死。Ⅰ、aVL导联示高侧壁心肌梗死，Ⅱ、Ⅲ、aVF导联示伴右胸导联ST段抬高。

47. B　Ⅱ、Ⅲ、aVF为下壁，Ⅰ、aVL为高侧壁，V_5、V_6、V_7、aVL为前侧壁，V_1、V_2、V_3为前间壁，V_3、V_4、V_5为前壁。

48. A　急性心肌梗死后肌红蛋白Mb出现最早，但特异性不强；TNI出现相对稍迟，但特异性较高；LDH的特异性和敏感性均不如TNI，有一定的参考价值；CK升高可以辅助反映心肌梗死的范围。

49. C　急性前壁心肌梗死患者入院后6小时应首选的治疗方法为尿激酶溶栓治疗。急性心肌梗死早期应用尿激酶溶栓治疗可以挽救濒死心肌，缩小心肌缺血范围，防止梗死扩大。

50. D　急性心肌梗死患者早期，最重要的治疗方式是再灌注治疗，包括冠状动脉造影支架植入术、冠状动脉溶栓手术、冠状动脉搭桥手术。

51. C　急性心肌梗死并发的各种心律失常以室性心律失常最多见。频发的室性期前收缩、短阵性室性心动过速、多源性室性期前收缩或出现R on T现象，常是心室颤动的先兆。

52. E　溶栓治疗的禁忌证是：①既往任何时间脑出血病史。②脑血管结构异常（如动静脉畸形）。③颅内恶性肿瘤（原发或转移）。④6个月内缺血性卒中或短暂性脑缺血史（不包括3小时内的缺血性卒中），选项A错误。⑤可疑主动脉夹层。⑥活动性出血或者出血素质（不包括月经来潮），选项E正确。⑦3个月内的严重头部闭合性创伤或面部创伤。⑧慢性、严重、没有得到良好控制的高血压或目前血压严重控制不良（收缩压≥180mmHg或者舒张压≥110mmHg），选项C错误。⑨痴呆或已知的其他颅内病变。⑩创伤（3周内）或者持续超过10分钟的心肺复苏，或者3周内进行过大手术。⑪近期（4周内）内脏出血。⑫近期（2周内）不能压迫止血部位的大血管穿刺，选项D错误。⑬感染性心内膜炎。⑭5天至2年内曾应用过链激酶，或者既往有此类药物过敏史（不能重复使用链激酶）。⑮妊娠。⑯活动性消化性溃疡，选项B错误。⑰目前正在应用抗凝药［国际标准化比值（INR）水平越高，出血风险越大］。

53. E　再灌注心肌治疗是一种积极的治疗措施，最好在发病后3～6小时进行，包括介入治疗、溶栓疗法和紧急主动脉－冠状动脉旁路移植术。

54. D　急性心肌梗死溶栓疗法中，最常用的溶栓药物为尿激酶、链激酶。

55. C　约90%的心肌梗死是在冠状动脉粥样硬化基础上血栓形成所致。溶栓疗法能尽快使血管内血栓溶解，使闭塞的冠状动脉再通，心肌得到再灌注，挽救濒临坏死的组织，缩小坏死范围，达到改善预后的目的。所以溶栓疗法是一种积极的治疗急性心肌梗死的疗法。

56. C 急性心肌梗死后出现梗死区心室壁变薄，心脏扩张，梗死区残存心肌细胞和非梗死区心肌细胞肥大，心脏成纤维细胞异常增生及胶原合成增加，被称为“左心室重构”，是梗死后心肌结构和心室功能变化的病理生理过程，故心肌坏死数量是决定梗死后心脏事件发生率和远期预后的主要因素，直接影响患者的生活质量和生存率。

57. A AMI心肌酶测定，包括肌酸激酶（CK）、谷草转氨酶以及乳酸脱氨酶。三者在AMI发病后6～10小时开始升高，按序分别于12小时、24小时及2～3日达高峰，又分别于3～4日、3～6日及1～2周回降至正常。所以，急性心肌梗死时，肌酸激酶出现早，持续时间短，最先恢复正常。

58. A 心律失常是心肌梗死患者入院前最主要的死亡原因，选项A正确。

59. C 引起左心室高侧壁心肌梗死闭塞的冠状动脉分支是左冠状动脉回旋支。心脏血管中，前降支主要提供前壁的供血，回旋支提供侧壁和部分后壁的供血，而右冠则提供右室后壁和下壁的供血。所以当左冠状回旋支狭窄堵塞时会引起左心室的高侧壁心梗。

60. E 心肌梗死后心绞痛是指急性心肌梗死后24小时以后至1个月内发生的心绞痛。因梗死后心绞痛患者容易发生再梗死，故应归入不稳定型心绞痛范畴。

61. E 缓解急性心肌梗死剧烈疼痛效果最佳的药物是吗啡。心肌梗死剧烈疼痛患者使用吗啡时，能消除由疼痛所引起的焦虑、紧张、恐惧等情绪反应，提高患者对疼痛的耐受，使疼痛消失，出现镇静和嗜睡状态。

62. B 心肌梗死患者坏死心肌数量越多，越易预后不佳。

63. C 急性心肌梗死后肌红蛋白Mb出现最早，但特异性不强。

64. B 非ST段抬高心肌梗死的心脏标志物检查：心脏肌钙蛋白（cTn）T及Ⅰ较传统的CK和CK－MB更为敏感、更可靠，根据最新的欧洲和美国心肌梗死新定义，在症状发生后24小时内，cTn的峰值超过正常对照值的99个百分位需考虑NSTEMI的诊断。

65. B 不稳定型心绞痛和急性非ST段抬高型心梗的区别在于是否有心肌坏死，也就是是否有心肌酶谱的增高。

66. B 心绞痛发作多半不超过30分钟，硝酸甘油有效；心肌梗死发作多超过30分钟，硝酸甘油无效。

67. E 心肌梗死心电图的特征性改变是在面向透壁心肌梗死区的导联上出现病理性Q波，而心绞痛发作时心电图上可有ST段抬高（如变异型心绞痛），或ST段压低，或T波改变，但不会出现异常Q波。因此，鉴别心绞痛和心肌梗死最有意义的心电图改变是新出现的病理性Q波。

68. A 磺达肝癸钠是间接Ⅹa因子抑制药。对于接受溶栓或不行再灌注治疗的患者，磺达肝癸钠有利于降低死亡和再梗死率，不增加出血并发症。

69. E 冠状动脉粥样硬化的好发部位以左冠状动脉前降支最高，其余依次为右主干、左主干或左旋支、后降支。

70. C 根据冠状动脉解剖特点，心肌前壁一般由左冠状动脉前降支供血；侧壁常由前降支的分支对角支或左回旋支供血；而右冠状动脉主要供应心脏下壁、后壁的心肌，同时，心脏传导系统中的窦房结、房室结也主要由右冠状动脉供血。临床上急性下壁心肌梗死常伴有后壁梗死，右冠状动脉受累可出现心动过缓或房室传导阻滞。

71. A 心肌梗死的临床分型：1型即自发性心肌梗死。2型即继发于缺血的心肌梗死。3型即心肌梗死所致的心源性猝死。4型：①4a型，即伴发于PCI的心肌梗死。②4b型，即伴发于支架内血栓形成的心肌梗死。5型即伴发于CABG的心肌梗死。

72. D 恶化劳力性心绞痛、卧位型心绞痛、夜间发作的心绞痛和梗死前心绞痛均属于不稳定型心绞痛。缺血性胸痛持续大于30分钟应考虑为急性心肌梗死可能。

73. A 抗血小板治疗是非ST段抬高型心肌梗死的最基本治疗手段，目前常用的抗血小板治疗药物有环氧化酶－1抑制药（阿司匹林）、ADP抑制药（噻氯匹定及氯吡格雷）、糖蛋白Ⅱb/Ⅲa受体拮抗药（阿昔单抗、依替巴肽、替罗非班）三种。

74. C 应该对患者进行危险分层决定是否介入干预，所有非ST段抬高型心肌梗死诊断明确者说的太绝对。不适合溶栓的患者，也应该进行危险分层决定是否介入干预；其余几个答案可见分层均为高危、极高危患者，因此应早期行介入干预治疗。

75. B 急性心肌梗死的Killip分级：Ⅰ级，没有心力衰竭的证据。Ⅱ级，有第三心音、颈静脉压升高、肺部啰音小于1/2肺野。Ⅲ级，明显的肺水肿。Ⅳ级，心源性休克。

76. C 心肌梗死急性期，尤其是第1个24小时内禁用洋地黄类正性肌力药物，以免造成心脏破裂、梗死面积扩大及恶性心律失常。

77. C 肌酸激酶同工酶（CK－MB）是用于心肌梗死中的一项检测指标，该值的高低与心肌梗死的范围呈正相关，其增高的程度能较准确地反映梗死的范围。所以，CK－MB判断急性心肌梗死面积最有价值。

78. E 利多卡因促进心肌细胞内K^+外流，降低心肌的自律性，具有抗室性心律失常作用。在治疗剂量时，利多卡因对心肌细胞的电活动、房室传导和心肌的收缩无明显影响；血药浓度进一步升高，可引起心脏传导速度减慢，房室传导阻滞，抑制心肌收缩力和使心排血量下降。所以，急性心肌梗死合并室性期前收缩应首选利多卡因。

79. C　急性心肌梗死合并窦性心动过缓最常见于急性下壁心肌梗死。急性下壁心肌梗死由右冠状动脉闭塞引起。正常窦房结动脉的血液供应大多来自右冠状动脉；当右冠状动脉发生急性梗死时，可累及窦房结和房室结，造成房室传导阻滞或窦性心动过缓。

80. A　急性心肌梗死时，坏死心肌导致心肌收缩力明显减弱，影响心肌泵功能导致心排血量急剧降低，有效循环血量也降低，从而引起心源性休克。

81. E　异丙肾上腺素是一种β受体拮抗剂，可以兴奋β；肾上腺素受体，增快心率，增强心肌收缩力，增加心脏传导系统的传导速度，缩短窦房结的不应期。还可以扩张外周血管减轻心脏的负荷。当发生休克状态的时候，扩张外周血管可以急剧的减少回心血量，导致休克加重而且增快心率，增强心肌收缩力，不利于梗死的心肌恢复。所以对于急性心肌梗死合并休克的患者，需要禁用异丙肾上腺素。

82. E　急性心肌梗死并发乳头肌断裂，可造成二尖瓣脱垂和关闭不全，心尖区出现收缩中晚期喀喇音和响亮的收缩期杂音。

83. D　劳力性心绞痛是由运动或其他增加心肌需氧量的情况所诱发的短暂胸痛发作，休息或舌下含服硝酸甘油后，疼痛可迅速消失；自发性心绞痛是冠状动脉痉挛引起冠状动脉供血不足所致的心肌缺血性心绞痛。治疗该心绞痛最有效的药物是硝酸甘油酯口服。扩张冠状血管。所以硝酸甘油对劳力性或自发性心绞痛均有良好的疗效。硝酸甘油对各型心绞痛均有效。

84. B　β受体拮抗剂长期应用可以显著降低冠心病患者心血管事件的患病率和病死率，为冠心病二级预防的首选药物，应终身服用。

85. D　心肌梗死后心绞痛是指急性心肌梗死后24小时以后至1个月内发生的心绞痛。

86. C　胺碘酮属于Ⅲ类抗心律失常药。主要作用于房室结，能阻断钾通道、延长动作电位时间、延长复极。作用于房室结以下的传导系统能使其传导减慢。临床上主要用于各种室上性和室性快速性心律失常。对于室性心动过速，当利多卡因无效时，应优选胺碘酮。选项A、B、C、D四种药物都可用于急性心肌梗死室性期前收缩的治疗，但普罗帕酮、普鲁卡因胺、阿替洛尔都有明显的负性肌力作用，不适宜于伴左心功能不全的治疗。胺碘酮无此副作用。维拉帕米是钙通道阻滞剂，对房性心律失常有效，不适宜室性期前收缩的治疗。

87. D　心肌梗死急性期，所有患者只要无禁忌证，均应立即口服水溶性阿司匹林或嚼服肠溶阿司匹林300mg，继以100mg，1次/日长期维持。

88. D　室性期前收缩频发（每分钟5次以上）、成对出现或呈短暂室性心动过速、多源性或落在前一心搏的易损期时（R波落在T波上），常为心室颤动的先兆。

89. A　加速性室性自主心律（AIVR）是急性心肌梗死患者24小时内常见的心律失常。AIVR是急性心肌梗死再灌注时最常见的心律失常，常发生于再灌注成功后不久，对判断冠脉是否再通最敏感，被认为是冠脉成功再通的标志。

90. E　阿替洛尔、美托洛尔均属于β受体拮抗剂，其治疗心绞痛主要是通过降低心肌耗氧量、减慢心室率、减弱心肌收缩力，从而使心肌氧的供需达到平衡，消除心绞痛，不直接扩张冠状动脉。卡托普利主要作用于外周小动脉，降低心脏后负荷，对冠状动脉的作用不显著。阿司匹林为抗血小板聚集药物，主要用以预防动脉血栓形成，对冠状动脉的血流无影响。硝酸异山梨酯为硝酸酯类药物，对冠状动脉有较强的扩张作用，可明显增加冠状动脉的血流量，被广泛应用于治疗心绞痛。

91. A　普通肝素是溶栓治疗的辅助用药，在急诊PCI中常规使用，除急诊PCI术中外，均可用低分子肝素取代普通肝素，疗程一般7天左右。普通肝素还可用于术后支架内血栓形成的高危患者。

92. A　急性非ST段抬高型心梗多为未完全闭塞的血管病变，冠脉内血栓多为血小板聚集形成的白血栓，在溶栓治疗中，溶栓药针对的是纤维蛋白而不是血小板，若应用会导致纤溶系统功能增强，由于凝血系统与纤溶系统一直处于动态平衡状态，间接激活凝血系统，使病情恶化。ST段抬高型心梗多为冠脉内存在纤维蛋白交联形成的红色血栓，早期溶栓效果好，须与非ST段抬高型心梗相鉴别。冠脉痉挛是变异型心绞痛的发病的主要原因。

93. A　心室颤动是急性心肌梗死早期特别是入院前主要的死因。房室传导阻滞和束支传导阻滞也较多见，室上性心律失常则较少，多发生在心力衰竭者中。

94. E　非ST段抬高型心肌梗死（NSTEMI）属于急性冠脉综合征（ACS）中的一种类型，通常由动脉粥样硬化斑块破裂引起，临床表现为突发胸痛但不伴有ST段抬高。通常心电图表现为持续性或短暂ST段压低或T波倒置或低平，但也有部分患者无变化；此外，多数非ST段抬高心肌梗死的患者伴有血浆肌钙蛋白水平升高。因此，选项A、C、D正确。NSTEMI与不稳定型心绞痛（UAP）相似，多数是不稳定的冠状动脉粥样硬化斑块破裂，伴或不伴有血管收缩，随后血小板血栓附着于血管壁，引起冠脉血流量突然严重下降，导致一系列的临床后果，选项 B 正确。在临床实践中，80% 的患者表现为胸痛时间的延长，20% 的患者表现为心绞痛症状的加重，选项 E 错误。

95. E　无症状性心肌缺血是指冠心病患者存在心肌缺血客观证据，如静息或运动时典型的心电图缺血性 ST－T 改变，放射性核素或超声心动图检查显示缺血性心肌灌注异常、室壁运动异常或心肌代谢异常等，但临床上缺乏胸痛或与心肌缺血相关的主观症状，又称无痛性心肌缺血或隐匿性心肌缺血（SMI）。

96. E　临床完全无症状和冠心病病史的心肌缺血中，患者完全无心肌缺血的临床症状，但相关的客观检查有心肌缺血表现。通常这类患者多伴有动脉粥样硬化的危险因素，如中年以上、男性、高脂血症（总胆固醇、甘油三酯、低密度脂蛋白或极低密度脂蛋白增高）、高血压、吸烟、糖尿病、肥胖和早发冠心病家族史等。多数患者是在体检时偶然发现心电图（静息、动态或负荷试验）有 ST 段压低、T 波改变等，或放射性核素心肌显像（静息或负荷试验）显示心肌缺血表现。此类患者虽无临床症状，但已有心肌缺血的客观证据，必要时进行选择性冠状动脉造影有助于确立诊断。

97. E　缺血性心肌病是指冠状动脉粥样硬化引起长期心肌缺血导致的以弥漫性纤维化为主的心肌病变，表现为扩张型心肌病，伴收缩或舒张功能失常，或两者兼有，其临床表现不能完全用冠状动脉病变和缺血的严重程度来解释者。所以，冠状动脉粥样硬化是缺血性心肌病最常见的病因。

98. A　限制型缺血性心肌病少数患者的临床表现主要以左心室舒张功能异常为主，而心肌收缩功能正常或轻度异常，心脏大小可以正常但左心室常有异常的压力，容量关系，类似于限制型心肌病的症状和体征。

99. E　血清 CK－MB 达峰时间 <10 小时是临床判断冠脉再通的间接指标之一，选项 E 正确。

100. E　患者应首先考虑诊断为稳定型心绞痛。稳定型心绞痛是劳力引起心肌缺血，亦可为情绪激动或精神打击所诱发导致胸部及附近部位的不适，可伴心功能障碍，但没有心肌坏死。其特点为前胸阵发性的压榨性窒息样感觉，主要位于胸骨后，可放射至心前区和左上肢尺侧面，也可放射至右臂和两臂的外侧面或颈与下颌部，持续数分钟，往往经休息或舌下含服硝酸甘油后迅速消失。稳定型心绞痛患者在心绞痛发作时常见心率增快、血压升高。

101. C　稳定型劳力性心绞痛属于稳定型心绞痛，判断其预后除视心肌缺血的程度外，还需考虑心绞痛发作次数及严重程度，选项 C 正确。

102. C　患者心绞痛发作时 ST 段抬高，为变异型心绞痛，考虑为冠脉痉挛所致，应用钙通道阻滞剂解痉，选项 C 正确。

103. A　患者为典型的变异型心绞痛，β 受体拮抗剂可加重冠脉痉挛，故不宜使用。

104. B　患者首先考虑的诊断是变异型心绞痛。变异型心绞痛在休息或一般活动时发生，发作时心电图显示暂时性 ST 段抬高，胸痛缓解时心电图正常。

105. B　变异型心绞痛属于冠心病、心绞痛中的一种，也属于不稳定型心绞痛。变异型心绞痛与其他心绞痛的不同之处在于，患者经常在午睡或夜间熟睡中突发胸闷、胸痛，伴有大汗，持续不缓解，持续 5～10 分钟左右。

106. D　左室游离壁破裂的典型表现包括胸痛、心电图 ST－T 改变，同时伴有迅速进展的血流动力学衰竭，或突发心脏压塞和电机械分离。患者因广泛前壁心肌梗死入院，有突发气短、神志丧失等心脏压塞表现。因此，可诊断为左室游离壁破裂。

107. B　乳头肌断裂是一种严重的心脏病变，常常由于急性心肌梗死引起。患者胸痛 3 小时入院，突然出现呼吸困难，不能平卧，心尖部可闻及 4/6 级收缩期杂音，这些症状和体征与乳头肌断裂相符，其他选项与患者症状不相符。

108. A　由于 β 受体拮抗剂有明显的负性肌力作用，一向不用于心力衰竭患者。

109. A　心电图运动负荷试验（ECG）是目前临床对可疑或已知冠心病进行检测及评估的最常用、最有价值的无创性诊断技术。

110. C　卧位型心绞痛是指平卧位时发生的心绞痛，发作时需立即坐起甚至站立，方能缓解。

111. A　心肌梗死的临床表现：胸骨后压榨性剧痛，呈持续性，伴窒息感，大汗淋漓，面色苍白，恶心呕吐都是其典型的临床表现。

112. D　患者近 2 个月疼痛次数增加，时限延长，并有一过性 ST 段水平压低，可诊断为不稳定型心绞痛。临床上不稳定型心绞痛可表现为新近 1 个月内发生的劳力性心绞痛，或原有稳定型心绞痛的主要特征近期内发生了变化，如心前区疼痛发作更频繁、程度更严重，时间延长，轻微活动甚至在休息也发作。

113. B　患者诊断考虑为急性非 ST 段抬高型心肌梗死。急性非 ST 段抬高型心肌梗死临床表现为突发胸痛但不伴有 ST 段抬高。ST－T 压低性动态改变是非 ST 段抬高型心肌梗死的特征性心电图变化。此外，多数非 ST 段抬高型心肌梗死的患者伴有血浆肌钙蛋白水平升高，这一点有别于不稳定型心绞痛，不稳定型心绞痛肌钙蛋白水平通常不升高或仅有轻度升高。

114. B　患者心绞痛发作日益频繁，轻微活动即可诱发，故应诊断为不稳定型心绞痛。

115. A

116. A　急性心肌梗死采用 Killip 分级法评估心功能：①Ⅰ级，无明显的心力衰竭。②Ⅱ级，有左心衰竭，肺部啰音<50%肺野，奔马律，窦性心动过速或其他心律失常，静脉压升高，肺淤血的 X 线表现。③Ⅲ级，肺部啰音>50%肺野，可出现急性肺水肿。④Ⅳ级。心源性休克，有不同阶段和程度的血流动力学障碍。

117. A　再灌注心肌治疗，使闭塞的冠状动脉再造，心肌得到再灌注，濒临坏死的心肌可能得以存活或使坏死范围减小，减轻梗死后心肌重塑，预后改善，是一种积极的治疗措施，具体包括：①经皮冠状动脉介入治疗（PCI）。②溶栓疗法：选择纤维酶原激活剂与非选择纤维酶原激活剂（尿激酶）。③紧急冠状动脉旁路搭桥术。患者起病 3 小时，在再灌注治疗时间窗内，因此选用尿激酶治疗。

118. C　急性心肌梗死的患者容易出现急性左心衰竭，现症见呼吸困难，粉红色泡沫痰，舒张期奔马律均提示急性左心衰。

119. C　急性心肌梗死早期，10%～50%的患者发生乳头肌功能不全，心尖区可闻及收缩中晚期喀喇音和吹风样收缩期杂音，杂音较少超过 3～4 级，第一心音可不减弱或增强。临床症状不多，缺血缓解后可消失。

120. B　根据题干，患者为急性前壁心肌梗死，存在器质性病变，并且血压低，出现心力衰竭症状。当心房颤动时，宜紧急施行电复律，选项 B 正确。

121. C　患者最可能诊断为急性心肌梗死。急性心肌梗死是冠状动脉急性、持续性缺血缺氧所引起的心肌坏死。临床上表现为突然发作剧烈而持久的胸骨后或心前区压榨性疼痛，休息及含服硝酸酯类药物不能完全缓解，伴有血清心肌酶活性增高及进行性心电图变化，常伴有烦躁不安、出汗、恐惧或濒死感。可并发心律失常、休克或心力衰竭，常可危及生命。

122. C　该老年男性患者心前区疼痛的特点是多在夜间发作，与活动无关，疼痛呈发作性，且发作时心电图相关导联 ST 段抬高，符合典型的变异型心绞痛，是冠状动脉痉挛所致，该类心绞痛的首选治疗药物是钙离子通道阻滞药，可以扩张冠状动脉，解除冠状动脉痉挛，改善心肌血液供应。

123. C　急性心肌梗死后可有急性左心衰竭，在病初几天内发生，或可在疼痛、休克好转时出现，系心肌收缩力显著减弱或心肌收缩不协调所致。

124. B　患者考虑有心源性休克，若再用呋塞米，会更加减少血容量，加重休克。

125. E　β 受体拮抗剂能减少心肌耗氧和改善缺血区的氧供需失衡，缩小心梗面积，减少复发性心肌缺血、再梗死、室颤及其他心律失常，对降低冠心病急性期的发病率和猝死有肯定的疗效。本患者典型心绞痛症状（发作劳力性胸痛）合并窦性心动过速，为防止快速心室率诱发心绞痛发作，首选美托洛尔。

126. E　冠状动脉造影术中会用到肝素，如果造影检查未见异常，术后不用抗凝，但造影术中应用普通肝素抗凝，选项 E 错误。

127. C　心绞痛为压榨性心前区或胸骨后的疼痛，多超过 1 分钟，超重为诱发心绞痛的危险因素之一。

128. B　Ⅱ、Ⅲ、aVF 导联 ST 段呈弓背向上抬高，符合典型下壁心肌梗死的心电图表现，选项 B 正确。

129. B　下壁和右室梗死合并低血压不应使用硝酸甘油，会加重低血压。

130. C　患者可初步诊断为：①不稳定型心绞痛；②高血压。钙通道阻滞剂降压疗效和幅度较强，疗效个体差异性小，对老年患者有较好的降压效果，长期治疗有抗动脉粥样硬化作用，为血管痉挛性心绞痛的首选药物。血管紧张素转换酶抑制剂和血管紧张素Ⅱ受体拮抗剂为高血压合并心力衰竭、心肌梗死、左心室肥厚、糖尿病肾病的首选治疗。β 受体拮抗剂对心律较快的中、青年或合并心绞痛和慢性心力衰竭的患者疗效较好，对心肌的远期改善效果好，对老年高血压疗效相对较差，且会诱发冠脉痉挛而禁用于变异性心绞痛。他汀类药物用于调脂治疗。

131. D　急性广泛前壁心肌梗死应行心肌再灌注溶栓疗法（尿激酶或链激酶静脉滴注）。溶栓治疗可使冠脉再通恢复心肌灌注，一般越早越好。

132. B　患者起病第 2 天发生心房颤动，血流动力学有明显变化，有呼吸循环衰竭表现，需紧急纠正，最好采用同步电击除颤，此种措施快速而有效。

133. D　下壁心肌梗死常常影响房室结供血，引起房室传导阻滞。

134. C　心肌梗死患者 24 小时内易发生室性心律失常，如室早、室速、室颤，室颤是急性心肌梗死早期患者的主要死因。

135. C　心肌梗死溶栓有效的指标为：胸痛缓解、ST 段下降、再灌注心律失常、酶峰提前，选项 C 正确。

136. E　心室室壁瘤是急性心肌梗死（AMI）的常见的并发症之一，该患者有急性心肌梗死 6 个月，心电图示 ST 段仍持续抬高，提示心肌供血不足，因此可能是心室室壁瘤，选项 E 正确。

137. B　急性心肌梗死并发乳头肌功能不全，心尖区可闻及收缩中晚期喀喇音和吹风样收缩期杂音，杂音较少超过 3～4 级，选项 B 正确。

138. E　肌钙蛋白 I（cTNI）或 T（cTNT）起病 3～4 小时升高，cTNI 于 11～24 小时达高峰，7～10 日降至正常；cTNT 于 24～48 小时达高峰，10～14 日降至正常。

这些心肌结构蛋白含量的增高是诊断 AMI 的敏感指标，对心梗的早期诊断和发病后较晚就诊的患者均有意义。

139. B　抗心律失常药物是目前临床医生治疗室性心动过速的主要措施。不仅能有效终止大多数室性心动过速，而且已有许多临床研究证实胺碘酮等对于预防发作、防止心脏性猝死有效。

140. E　患者为急性下壁心肌梗死合并房室传导阻滞，应立即予阿托品注射提高心率，选项 E 正确，如无效则应植入临时起搏器。

141. B　患者最可能的诊断是心肌梗死后综合征。心肌梗死后综合征与自身免疫反应相关。一般发生在心肌梗死后数周，表现为发热、反复发作的心包炎、胸膜炎、肺炎、白细胞增多、红细胞沉降率加快。

142. C　该患者 5 天前出现急性前壁心肌梗死，4 小时前再次发作胸痛，持续 50 分钟，心尖部可闻及 3/6 级收缩中晚期吹风样杂音，考虑由乳头肌功能不全导致，选项 C 正确。产生杂音的机制：二尖瓣乳头肌因缺血、坏死等使收缩功能发生障碍，造成不同程度的二尖瓣脱垂并关闭不全，心尖区出现收缩中晚期喀喇音和吹风样收缩期杂音。心力衰竭一般不会出现心尖部的杂音，选项 A 错误。乳头肌功能不全占急性心肌梗死的发生率高达 50%，亦可导致乳头肌断裂，但腱索断裂极少见，选项 B 错误。急性心肌梗死并发症偶见室间隔破裂造成穿孔，典型表现为胸骨左缘第 3 ~ 4 肋间出现响亮的收缩期杂音，常伴有震颤，选项 D 错误。急性心包炎最具诊断价值的体征为三相摩擦音，并不叫三相性杂音，它包括心房收缩、心室收缩和心室舒张相一致的三个成分，选项 E 错误。

143. B　患者可诊断为心肌梗死后综合征。心包摩擦音常见于心包炎。心肌梗死后综合征表现为心包炎、胸膜炎或肺炎，有发热、胸痛等症状，发病机制可能为自身免疫反应所致。治疗首选糖皮质激素。阿司匹林为抗血小板聚集药物，异烟肼为抗结核药物，地高辛为正性肌力性药物，青霉素为抗生素。

144. D　人工心脏起搏适应证：①伴有临床症状的任何水平的完全或高度房室传导阻滞。②束支 - 分支水平传导阻滞，间歇发生二度Ⅱ型房室传导阻滞，有症状者；在观察过程中虽无症状，但阻滞程度进展快、H - V 间期 > 100 毫秒者。③病窦综合征或房室传导阻滞，心室率经常低于 50 次/分，有明确的临床症状，或间歇发生心室率 < 40 次/分；或虽无症状，但有长达 3 秒的 RR 间隔。④由于颈动脉窦过敏引起的心率减慢，心率或 RR 间隔达到上述标准，伴有明确症状者。⑤有窦房结功能障碍和/或房室传导阻滞的患者，因其他情况必须采用具有减慢心率作用的药物治疗时，为保证适当的心室率，应植入起搏器。

145. E　急性心肌梗死急性期最具特征性表现为 ST 段抬高，可以观察到不同心室壁对应的导联位置出现 ST 段抬高，此时伴有明显 T 波变化，随疾病进展会逐渐形成 Q 波。

146. A　急性心肌梗死临床可表现为突然发作剧烈而持久的胸骨后或心前区压榨性疼痛，伴有血清心肌酶活性增高及进行性心电图变化，因此患者最可能诊断为急性心肌梗死。

147. E　急性心肌梗死时血清心肌酶含量增高，肌酸激酶同工酶（CK - MB）在起病后 4 小时内增高，血清谷草转氨酶在起病 6 ~ 12 小时后升高，乳酸脱氢酶 LDH 在起病 8 小时后升高，血和尿肌红蛋白升高的峰值较血清心肌酶出现早，但肌酸激酶的同工酶和乳酸脱氢酶的同工酶诊断特异性最高。

148. E　根据患者临床症状及体征可考虑诊断为急性心肌梗死（AMI）。在 AMI 最初几个小时，使用 β 受体拮抗剂能降低 AMI 患者心室颤动的发生率，可以限制梗死面积并能缓解疼痛，减少镇静药的应用。无禁忌证的情况下要尽早常规应用 β 受体拮抗剂，窦性心动过速和高血压的患者最适合使用。对于高危患者可静脉使用 β 受体拮抗剂。美托洛尔属于 β 受体拮抗剂，使用其效果最佳，其治疗方案为：首先排除心力衰竭、低血压。静脉推注，每次 5mg。每次推注后，观察 2 ~ 5 分钟，当心率低于 60 次或收缩压低于 100mmHg，则停止给药。静脉注射美托洛尔总量可以达到 15mg。末次静脉注射后 15 分钟，随后口服剂量维持。

149. C　极化液治疗能够促进心肌摄取和代谢葡萄糖；使 K^+ 进入细胞内，恢复细胞膜的极化状态，保证心肌的正常收缩，减少心律失常的发生；主要应用于慢性稳定性冠心病、急性心肌梗死、心肌病等多种心脏疾病的治疗。

150. C　急性心肌梗死的并发症包括乳头肌功能失调或断裂、心脏破裂、栓塞、心室壁瘤和心肌梗死后综合征。其中心肌梗死后综合征表现为心包炎、胸膜炎或肺炎，有发热、胸痛等症状，与本题题干相符，故应当选 C。

151. D　患者为老年女性，因“急性广泛前壁心肌梗死”于 4 天前入院治疗（急性心梗病史），今日患者突然喘憋，不能平卧（急性加重，提示出现并发症），血压 120/80mmHg（正常），心率 107 次/分（心率加快，正常 60 ~ 100 次/分），胸骨左缘第 3 肋间可触及震颤并可闻及粗糙的 4/6 级全收缩期杂音（室间隔穿孔的特征性体征），综合病史、症状及体征，该患者突发喘憋的最可能病因是室间隔穿孔。所以，选项 D 正确。乳头肌功能不全（选项 A）时心尖区可出现粗糙的收缩期杂音或伴收缩中晚期喀喇音。室壁瘤形成（选项 B）时体查可见左侧心界扩大，心脏搏动范围较广，可有收缩期杂音。心室游离壁破裂多造成心包积血引起急性心脏压塞而猝死。主动脉瓣狭窄常表现为心绞痛、晕厥、心力衰竭典型的三联征表现，心尖区可触及收缩期抬举样搏动，胸骨右缘第1、2肋间可闻及3/6级以上，递增-递减型粗糙而响亮的射流性杂音。

152. A　根据患者心电图Ⅱ、Ⅲ、aVF导联ST段抬高0.2mV提示为下壁心肌梗死，常并发的心律失常为房室传导阻滞。

153. E　患者7天前出现急性前壁心肌梗死，再发持续性胸痛1天伴发热，可闻及心包摩擦音（心包炎的典型临床表现），右侧胸腔少量积液，最可能的诊断是心肌梗死后综合征，选项E正确。心肌梗死的胸痛一般持续数小时至数天，且体位及呼吸运动与胸痛的关系不大，因此不考虑心肌梗死扩展，选项A错误。心绞痛患者常有胸骨后压榨痛，一般无白细胞升高、血沉加快及心包摩擦音等症状，因此诊断不考虑不稳定型心绞痛及变异型心绞痛，选项B、C错误。肺栓塞以不明原因的呼吸困难及气促为主要表现，出现胸痛伴咯血，本例虽有胸痛，但无呼吸困难及咯血症状，选项D错误。

154. C　经皮腔内冠状动脉成形术及支架术已经被公认为是目前最安全、有效的恢复心肌再灌注的手段，其特点是梗死相关血管再通率高和残余窄小。

155. D　老年男性患者，前壁心梗1周，并植入药物洗脱支架，应选用双联抗血小板治疗。溶栓治疗、介入取栓治疗多用于栓塞后的治疗，该患者已行动脉支架治疗，以上二者均不必重复使用。抗凝治疗不用于急性心梗支架术后。急性前壁心梗植入药物洗脱支架后无须进行利多卡因预防使用。

156. A　ST段压低、T波倒置是心肌缺血的心电图表现。患者存在心肌缺血客观证据（典型的心电图缺血性ST-T改变），但临床上缺乏胸痛或与心肌缺血相关的主观症状。故可诊断为无症状性心肌缺血。

二、共用题干单选题

1. A　患者有吸烟及高脂血症等冠心病危险因素，活动诱发胸痛，持续时间符合心绞痛特点，可诊断为心绞痛，选项A正确。

2. B　心电图正常不能排除冠心病诊断，应行平板运动试验检查。平板运动试验属于心电图负荷试验，是临床上用来诊断冠心病的一种常用方法，运动平板试验阳性的患者一般考虑有心肌缺血。平板运动试验阳性的标准是运动过程中有典型心绞痛症状；心电图提示ST段压低0.1毫伏以上，持续时间大于2分钟。运动过程中出现ST段弓背向上抬高大于0.1毫伏，持续时间大于1分钟。运动过程血压下降超过10mmHg。

3. A　运动平板试验阳性的患者建议行冠状动脉CTA或冠状动脉造影检查，明确患者有没有冠状动脉大血管病变及病变的位置和狭窄程度。

4. E　冠脉造影无阳性发现仍不能排除冠脉痉挛或冠脉微循环障碍冠脉微循环障碍，吸烟可诱发冠脉痉挛，因此有戒烟的必要。

5. C　患者高龄，根据病史提示患者胸痛为心绞痛可能性大，选项C正确。

6. E　多采取端坐呼吸位，减少回心血量，减轻呼吸困难程度，选项E正确。

7. B　心肌梗死时心电图有特异性表现，选项B符合题意。

8. B　患者可诊断为稳定型心绞痛。稳定型心绞痛也称劳力性心绞痛，是指在冠状动脉狭窄的基础上，由于心肌负荷的增加，导致心肌急剧的暂时缺血与缺氧的临床综合征，其特点为阵发性的前胸压榨性的疼痛感觉，可放射至心前区、左上肢、两肩，尤其左肩内侧。常发生于劳累、饱食或情绪激动时；受寒、阴雨天气、急性循环衰竭等为常见诱因。每次发作持续数分钟，休息或含化硝酸甘油后疼痛可缓解或消失。稳定型心绞痛患者在心绞痛发作时常见心率增快、血压升高。

9. C　心电图是发现心肌缺血、诊断稳定型心绞痛最常用的检查方法。

10. C　1972年，加拿大心血管病学会对劳力性心绞痛制定了分级标准。加拿大分级类似于纽约心功能分级：1级，一般在日常活动不引起心绞痛。2级，日常体力活动稍受限制。3级，日常体力活动明显受限。4级，轻微活动可引起心绞痛，甚至休息时亦有。

11. A　稳定型心绞痛发作时应立刻休息，一般患者在停止活动后症状即可消除。较重的发作，可使用起效较快的硝酸酯类药物。这类药物除扩张冠状动脉，降低阻力，增加冠状循环的血流量外，且通过对周围血管的扩张作用，减少静脉回流心脏的血量，降低心室容量、心腔内压、心排血量和血压，减低心脏前后负荷和心肌的需氧，从而缓解心绞痛。

12. A　稳定型心绞痛以发作性胸痛为主要临床表现，主要发生在胸骨后，可波及心前区，有手掌大小范围，甚至横贯前胸，界限不很清楚。常放射至左肩、左臂内侧达无名指和小指，或至颈、咽或下颌部。疼痛出现后常逐渐加重，一般持续数分钟至十余分钟，很少持续数秒或数小时。一般在停止原来诱发症状的活动后即可缓解；舌下含用硝酸甘油等硝酸酯类药物也能在几分钟内使之缓解。根据该患者的病史、症状和体征、辅助检查，可明确诊断为稳定型心绞痛。

13. B　不稳定型心绞痛休息时会表现出心绞痛发作的现象，出现T波假性正常是心肌缺血进一步加重的表现，预示可能比ST段压低、T波倒置更为严重，甚至可能是心肌梗死的表现。

14. C　不稳定型心绞痛或陈旧心肌梗死，内科治疗效果不佳，影响学习、工作及生活，心绞痛复发，往往需要再行冠状动脉病变评价，行冠脉造影检查。

15. B　恶化型心绞痛是指稳定型心绞痛的患者在短期内心绞痛发作的次数增加、持续时间延长和程度增加，由越来越轻微的活动诱发，甚至休息时亦发作，含服硝酸甘油不易缓解，发生心肌梗死的危险性显著增大。

16. D　经扩冠药物治疗后症状仍然不能缓解，一般需紧急造影，选项D正确。

17. C　稳定型心绞痛的持续时间多为3～5分钟。短者亦可为30秒，长者可达20分钟，选项A错误。舌下含服硝酸甘油可以在2～3分钟缓解心绞痛症状，选项D错误。稳定型心绞痛的疼痛多半发作有一定的诱因，主要表现为剧烈体育活动或天气变化的时候可以诱发发作，选项C正确，选项E错误。稳定型心绞痛发作时，患者常无明显的疼痛，而表现为压迫、发闷或紧缩感，也可有烧灼感，但不尖锐，非针刺样或刀割样痛，偶伴濒死、恐惧感，选项B错误。

18. E　稳定型心绞痛患者静息心电图多数是正常的。平板运动试验不可因乏力提前终止，只能因心绞痛而终止运动试验。稳定型心绞痛发作时，患者往往不自觉地停止活动，至症状缓解。疼痛部位主要位于心前区、胸骨体上段或胸骨后，界线不清楚，约有手掌大小。常放射至左肩、左上肢内侧达无名指和小指、颈、咽或下颌部，也可以放射至上腹部甚至下腹部，即脐周。

19. A　患者3周前初次出现心绞痛症状，且每次症状发作程度及时间大致相似，考虑为初发型心绞痛。

20. D　初发、稳定型心绞痛暂不需要肝素抗凝，应选用抗血小板药物，同时可加用硝酸甘油及美托洛尔缓解心绞痛症状。

21. B　通过反复发作胸骨后疼痛，发作时含硝酸甘油可缓解，可诊断为心绞痛，排除心肌梗死。根据发作和劳累关系不大，可排除劳力性心绞痛。变异型心绞痛发作时，相关导联ST段抬高，严重缺血时可呈单向曲线，常伴对应导联ST段压低，心绞痛缓解后，ST段快速回降至基线。持续ST段抬高伴T波倒置提示可能发生急性心肌梗死。

22. A　冠心病发生心律失常常见于75%～95%的患者，多发生于起病1～2周内而以24小时内最多见，可伴乏力、头晕、晕厥等症状，以室性心律失常最多见，选项A正确。

23. C　心肌梗死后综合征一般发生在心肌梗死后数周，表现为发热、反复发作的心包炎、胸膜炎、肺炎，白细胞增多、红细胞沉降率加快。胸痛的性质与心包炎相似，受体位、呼吸等影响；心包积液的发生率达50%，以中大量心包积液多见，呈浆液性、浆液血性，少数可呈血性。胸膜炎或胸腔积液多为单侧。部分患者伴有肺部斑片状阴影，选项C正确。全心衰竭首先表现为左心衰症状，不能平卧，有咳嗽气急症状，选项A错误。肺栓塞主要表现呼吸困难，胸部X线片有栓塞部位缺血表现，偶有右心室急性过度负荷表现如肺动脉瓣第二心音亢进，颈静脉怒张，肝大及下肢水肿，选项D错误。室壁瘤查体一般心界向左扩大，心脏搏动弥散，听诊可闻及收缩期杂音，胸部X线片提示心影局部突出，搏动减弱或反常搏动，一般同时合并左心衰症状，选项E错误。右心衰竭特征性的临床表现是体循环淤血，选项B错误。

24. B　变异型心绞痛常在安静状态下出现胸痛，疼痛位于胸骨或胸前区，可以辐射到左肩、背部和左上肢，也可以在夜间或下午睡觉时发生。疼痛持续时间一般为3～5分钟，心电图显示ST段抬高。

25. C　对变异型心绞痛疗效最好的药物是非二氢吡啶类钙拮抗剂，包括维拉帕米、地尔硫䓬等。

26. B　变异型心绞痛是指休息或一般活动时发生的心绞痛，发作时心电图显示ST段Ⅱ、Ⅲ、aVF抬高。

27. D　硝苯地平对缓解冠状动脉痉挛有独到的效果，故为变异型心绞痛的首选用药。

28. A　患者老年男性，反复发作胸痛，且与劳累及情绪有关，休息可以缓解，提示为心绞痛（急性心肌梗死常见前驱症状）。心尖部可闻及3级收缩期杂音可由心肌缺血导致的乳头肌功能失调或断裂引起二尖瓣脱垂后产生。心电图最可能表现为Ⅱ、Ⅲ、aVF导联ST段水平压低。

29. D　为排除心肌梗死，需要进一步采取超声心动图检查。超声心动图上的声像图改变可为临床诊断提供依据，定位梗死部位。

30. C　冠状动脉粥样硬化使管腔狭窄或阻塞，或/和冠状动脉痉挛，导致心肌缺血、缺氧或坏死而引起的心脏病，统称为冠状动脉性心脏病，亦称缺血性心脏病。冠状动脉造影是诊断冠心病的“金标准”。

31. E　心绞痛是冠状动脉供血不足引起的心肌急剧的、暂时的缺血与缺氧的综合征，其典型临床表现为阵发性的胸骨后压榨性疼痛并向左上肢放射。若心绞痛持续发作而得不到及时缓解，则可能发展为急性心肌梗死。

32. B　心绞痛症状缓解后，ST段抬高或降低、T波倒置不能完全恢复，是预后不良的标志。伴随症状产生的ST段、T波改变持续超过12小时者可能提示非ST段抬高型心肌梗死。

33. C　心肌梗死患者出现了心源性休克，能够应用的药品有间羟胺、多巴胺、多巴酚丁胺，操作方法为静脉滴注。

34. A　患者经治疗以后，心源性休克纠正。半年后突然心搏骤停死亡。其最可能的原因是心室颤动。心室颤动是 AMI 早期特别是入院前主要的死因。

35. B　超声心动图可通过观察室壁运动来鉴别心绞痛与心肌梗死，当发生急性心肌梗死时，梗死区域的室壁运动可减弱或消失。而一般心绞痛时室壁运动变化不大。但当梗死面积较小，或已伴有陈旧心肌梗死的患者再发原部位缺血时，超声心动图难以做出鉴别。胸部 X 线检查、Holter 检测、血脂分析对鉴别心梗及心绞痛无临床意义。血清心肌酶谱检查是临床最常用的鉴别手段。一般急性心肌梗死有典型的心肌酶谱动态变化，而心绞痛患者绝大多数心肌酶谱属正常，或仅有轻微的改变。因此，心肌酶谱在鉴别心肌梗死与心绞痛方面是最重要的。

36. B　变异型心绞痛的心电图特点：心肌缺血发作时，相关导联 ST 段抬高。

37. B　变异型心绞痛时，首选的治疗药物是钙通道阻滞剂，β 受体拮抗剂可能加重该型心绞痛，不可选用。

38. E　患者急性胸痛发作，心电图示 $V_1 \sim V_5$ 导联 ST 段抬高 > 0.3mV，Ⅱ、Ⅲ、aVF 导 ST 段压低，应考虑急性心肌梗死。

39. D　对于发作 1 小时内的心肌梗死，最佳治疗方案是急诊冠状动脉造影及介入治疗开通阻塞冠脉，拯救濒死心肌。

40. E　患者症状典型，心电图提示有 ST 段压低，有高血压，高龄，糖尿病等危险因素，首先考虑非 ST 段抬高型急性冠脉综合征（NSTMI）。

41. A　考虑 NSTMI 时，需行心肌酶谱及肌钙蛋白检验，选项 A 正确。

42. B　急性心肌梗死禁用洋地黄类强心药物。

43. A　患者心绞痛的类型是不稳定型心绞痛中的初发劳力性心绞痛。初发劳力性心绞痛是指发病时间在 1 个月以内新近发生的严重心绞痛。

44. B　根据“加拿大心脏病学会（CCS）的劳力性心绞痛分级标准”分级，2 级即“日常活动轻度受限，心绞痛发生在快步行走、登楼、餐后行走、冷空气中行走，逆风行走或情绪波动后活动”发生的心绞痛为劳力性心绞痛。

45. E　患者血压不高，无须口服降压药（硝苯地平），因此选项 E 用药不合适。

46. B　再灌注治疗对于急性心梗的诊治至关重要，常用方式有 PCI 及溶栓。急性心肌梗死的溶栓治疗方法主要是用尿激酶进行溶栓，建议 30 分钟内静脉滴注 150 万到 200 万单位的尿激酶进行溶栓。如果选择的是重组组织型纤维蛋白溶酶原激活剂，建议可以在 90 分钟内静脉给予 100mg。

47. D　急性心肌梗死后成对室性期前收缩提示恶性心律失常风险高，选项 D 正确。

48. B　急性心肌梗死时出现频发室性期前收缩可选择胺碘酮，选项 B 正确。

49. C　乳头肌断裂表现为突然出现严重的二尖瓣关闭不全及左心功能衰竭、急性肺水肿或心源性休克。下壁心肌梗死引起的后内侧乳头肌断裂较为多见。

50. E　急性心肌梗死合并乳头肌断裂时，快速诊断和紧急外科手术是成功治疗的关键。

51. E　该患者最可能的诊断是急性非 ST 段抬高型心肌梗死。患者胸痛，合并心电图 ST 段下移，cTnT 升高，首先考虑急性非 ST 段抬高型心肌梗死。

52. E　急性心肌梗死无恶性心律失常发作时无须预防使用利多卡因。

53. E　急性心肌梗死首选 PCI 开通梗死血管，选项 E 正确。

54. A　患者有胸闷，心电图 ST 段改变，应考虑心肌梗死。发病 2 小时抽血，肌钙蛋白阴性，不排除心肌梗死的诊断。

55. A　患者有冠心病危险因素，有胸痛症状、心电图胸导联 ST 段弓背向上抬高 0.1 ~ 0.5mV，考虑心肌梗死的可能性极大，梗死面积大，尽早进行再灌注治疗的意义重大，因此，应该按照急性心肌梗死立即进行积极救治。

56. B　急性心肌梗死后，血清 CK – MB 浓度的典型变化为：起病后 4 小时内升高，16 ~ 24 小时达到高峰，3 ~ 4 天恢复正常。其升高的程度能准确反映出梗死的范围。

57. E　患者反复胸痛，发作与劳累及情绪有关，休息可以缓解，为典型心绞痛症状。3 小时前出现持续性疼痛，进行性加剧，应考虑急性心肌梗死。气促、不能平卧、双肺散在哮鸣音及湿啰音为左心衰竭的表现，心尖部可闻及 3 级收缩期杂音为二尖瓣乳头肌功能失调。

58. B　心电图对急性心肌梗死的诊断、定位、定范围、估计病情演变和预后都有帮助，且价格便宜，操作方便。因此应作为该患者首选检查。胸部 X 线检查对急性心肌梗死并无特异的诊断意义，仅有助于了解其他心肺疾病的情况，如有无心脏增大、充血性心力衰竭等。超声心动图多用于了解心室壁的运动和左心室功能，诊断室壁瘤和乳头肌功能失调，检测心包积液及室间隔穿孔等并发症，对急性心肌梗死的诊断意义不大。血清心肌酶包括肌酸激酶、天冬氨酸氨基转移酶以及乳酸脱氢酶，其特异性及敏感性均远不如上述心肌坏死标志物，已不再用于诊断急性心肌梗死。心肌核素扫描主要用于观察心肌梗死后心肌的存活性。目前临床已很少应用。

59. E　急性心梗合并心衰、心源性休克时在主动脉内球囊反搏（IABP）支持下行经皮冠状动脉成形术 PTCA 及 PCI 治疗，对保证休克患者成功完成再灌注非常重要，可降低心源性休克死亡率，改善术后心功能。

60. B　右室壁梗死患者伴血压低，应在使用升压药同时使用硝酸酯类药，并严密监测血压。

61. E　75 岁以下患者，肾功能正常，应该按照 1mg/kg 给予皮下注射低分子肝素抗凝。

62. D　心肌梗死亚急性期心电图特征：ST 段逐渐恢复到基线水平，T 波倒置加深达最深，以后逐渐变浅。

63. D　血管开通后没有必要长期服用硝酸酯类药物。硝苯地平缓释片会反射性引起心率增快，增加心肌耗氧量。

64. A　心绞痛的临床症状为与劳累或情绪激动相关的胸痛症状。临床上若具有典型心绞痛症状即可确诊为心绞痛。

65. C　患者心率缓慢，出现间歇性三度房室传导阻滞，心脏失去正常泵血功能，应紧急植入临时心脏起搏器，以恢复正常心率，保证心脏正常搏出量。

66. D　前壁心肌梗死的传导障碍多数难以恢复，一般需要安装永久起搏器。

67. D　患者 5 小时前饮酒后突然出现剧烈胸痛，伴大汗，呼吸困难，恶心，呕吐少许胃内容物，应考虑急性心肌梗死。患者呼吸困难，气促，肺底少许湿啰音，为急性左心衰的表现。

68. A　此时患者最有意义的检查为心电图，急性心肌梗死患者的心电图常有进行性改变，对诊断、定位、定范围、评估病情演变和预防都有帮助。

69. D　洋地黄类药物是正性肌力药物，急性心肌梗死患者 24 小时内禁用洋地黄类，以免引起梗死范围扩大及严重心律失常。该患者病情仅 5 小时，故选项 D 符合题意。

70. B　根据该患者心电图实验室检查结果，考虑该患者为非 ST 段抬高型心肌梗死，非 ST 段抬高型心肌梗死冠状动脉内多为血小板聚集形成的白色血栓。溶栓治疗对白色血栓不仅无效，而且会激活凝血机制，恶化病情，故非 ST 段抬高型心肌梗死不宜用尿激酶做溶栓治疗。

71. B　对于急性心肌梗死，一旦出现频发室性期前收缩或偶发室性心动过速，应立即给予胺碘酮静滴维持。

72. B　β 受体阻滞剂首选用于急性心肌梗死合并窦性心动过速 + 室性心律失常，故对于急性心肌梗死患者预防恶性心律失常发作有益的药物为 β 受体阻滞剂（美托洛尔）。

73. A　根据病情分析，患者处于休克状态，血压降低的原因可以肯定为急性广泛前壁心肌梗死所致，临床表现为典型的心源性休克。其他原因均不予考虑。

74. C　患者剧烈胸痛时，应迅速给予有效镇痛药，如静脉注射吗啡 3mg，必要时 5 分钟重复 1 次，总量不宜超过 15mg。

75. C　患者有糖尿病及高脂血症病史，是冠心病的危险因素，心电图示 $V_1 \sim V_5$ 胸前导联出现宽而深的病理性 Q 波，ST 段呈弓背向下型抬高，T 波倒置，考虑急性前壁心肌梗死诊断。

76. B　需要化验心肌酶支持急性前壁心肌梗死的诊断。

77. A　患者出现喘憋、不能平卧，肺部湿啰音，考虑出现心功能不全并发症。

78. C　心肌缺血患者发病时神经反射可导致牙痛，该患者牙痛为心肌缺血放射痛。

79. B　结合患者发病时间、牙痛已缓解以及已经出现合并症，患者不宜接受静脉溶栓、急诊介入治疗。患者无心动过缓、无房室传导阻滞，生命体征稳定，因此无心脏临时起搏器及急诊搭桥等治疗的必要。

80. B　由于患者的症状是在加大体力活动时出现心前区闷痛，休息后症状缓解，这提示可能存在心肌缺血。负荷核素心肌显像是一种评估心肌供血情况的非侵入性方法，可以在负荷（通常是运动或药物）情况下观察心肌的灌注情况。这可以帮助确定患者是否存在心肌缺血、冠状动脉狭窄或阻塞。选项 A 是一种侵入性方法，在患者症状尚不严重时或有其他评估方法时，应首先尝试非侵入性方法。

81. A　不稳定型心绞痛，心绞痛发作频繁，经常规药物系统治疗仍不能控制症状，宜早期行冠状动脉造影明确病变严重程度，以选择 PCI 或冠状动脉搭桥术。

82. A　患者老年男性，高血压病史，典型心绞痛症状，合并有左心功能不全表现，需警惕急性心肌梗死发作。

83. C　急性心肌梗死需强化抗血小板及抗凝治疗。

84. D　急性乳头肌功能不全的诊断依据：①急性心肌梗死或严重心绞痛发作后，心尖处出现Ⅲ级以上收缩期杂音向腋下传导。②收缩期杂音（及收缩期喀喇音）的程度、性质易变，并可有 S_3 奔马律和第四心音。③使用亚硝酸异戊酯后，收缩期杂音可减弱；下蹲试验收缩期杂音可增强。④左心室造影最具诊断价值，超声心动图检查也有帮助。

85. C　LAD 中段 95% 狭窄，RCA 中段 70% 狭窄，会导致心肌缺血、心绞痛，严重时出现心肌梗死。胺碘酮是一种广谱的抗心律失常的药物，在心肌梗死的急性期不适合使用，有可能增加心脏的负担。

86. B　最可能的原因是室壁瘤形成。急性心梗合并室壁瘤形成主要见于左心室发生率为 5% ~20%。体格检查可见左侧心界扩大，心脏搏动范围较大，可有收缩期杂音。瘤内发生附壁血栓时，心音减弱。心电图 ST 段持续抬高，超声心动图、放射性核素心血池显像以及左心室造影可见局部心缘突出，搏动减弱或有反常搏动。

87. D

88. B　Ⅱ、Ⅲ、aVF 导联 ST 段抬高提示下壁梗死，aVL、V_5、V_6导联 ST 段抬高提示侧壁梗死。

89. B　如果单纯下壁心肌梗死，右冠状动脉梗死可能性大。如果下壁及侧壁导联同时出现梗死，提示左回旋支病变可能性大。

90. E　该患者仅有下壁心肌梗死，单纯下壁心肌梗死时右冠状动脉梗死可能性大。

91. E　急性心肌梗死是冠状动脉急性、持续性缺血缺氧所引起的心肌坏死。临床上表现为突然发作剧烈而持久的胸骨后或心前区压榨性疼痛，休息及含服硝酸酯类药物不能完全缓解，伴有血清心肌酶活性增高及进行性心电图变化，常伴有烦躁不安、出汗、恐惧或濒死感。可并发心律失常、休克或心力衰竭，常可危及生命。因此，患者最可能的诊断是急性心肌梗死。

92. D　二尖瓣反流最有诊断意义的体征为心尖区响亮的全收缩期杂音，选项 D 正确。

93. E　急性心肌梗死早期，10% ~50% 的患者发生乳头肌功能不全，心尖区可闻及收缩中晚期喀喇音和吹风样收缩期杂音，杂音较少超过 3 ~4 级，第一心音可不减弱或增强。该患者应诊断为乳头肌断裂，引起乳头肌功能不全。

94. D　下壁心肌梗死引起的后中乳头肌断裂较为多见，选项 D 正确。

95. A　该患者最可能的诊断是心脏乳头肌功能失调。其他四个选项的杂音均为永久性，而该患者为一过性心尖部收缩期杂音。

96. B　心肌坏死的心电图特征性表现是病理性 Q 波。

97. C　心肌梗死后综合征表现为心肌梗死后数周至数月出现心包炎、胸膜炎或肺炎，有发热、胸痛等症状。

98. A　患者不应忽视急性心肌梗死的可能性。急性心肌梗死（AMI）的基本病因是冠状动脉粥样硬化疾病（偶为冠状动脉栓塞、炎症、创伤、先天性畸形、痉挛和冠状动脉口阻塞），造成一支或多支血管管腔狭窄和心肌供血不足，而侧支循环未充分建立。在此基础上，一旦血供急剧减少或中断，使心肌严重而持久地发生急性缺血达 20 ~30 分钟以上，即可发生 AMI。50% ~81. 2% 的冠心病患者在发病前数日有乏力，胸部不适，活动时心悸、气急、烦躁、心绞痛等前驱症状，其中以新发生心绞痛（初发型心绞痛）或原有心绞痛加重（恶化型心绞痛）为最突出。

99. D　患者首选的辅助检查是心电图。心电图出现特异性动态演变，是诊断急性心肌梗死的关键，且对梗死的范围、定位、估计病情程度和预后均有帮助。

100. E　溶栓治疗可以使冠脉再通，心肌得到再灌注。可挽救濒临坏死的心肌，缩小梗死的范围，改善预后，对于治疗急性心肌梗死最有价值。

101. C　心前区紧缩样疼痛临床上最常见的考虑是冠心病所引发的心绞痛所致。患者心电图示 V_1 ~ V_5导联 ST 段水平下移 0. 15 ~0. 25mV，T 波倒置，结合心肌损伤标志物（cTnT）测定，可以做出急性非 ST 段抬高型心肌梗死诊断。

102. B　急性非 ST 段抬高型心肌梗死不可以进行溶栓治疗。溶栓治疗一般适用于急性 ST 段抬高性心肌梗死，若病情是急性非 ST 段抬高型心肌梗死，该病情堵塞的血栓一般是白色血栓，其成分为血小板以及胶原纤维，使用溶栓药物只可以溶解纤维蛋白，对于白色血栓并没有作用，所以不可以溶栓治疗，也不需要溶栓治疗。

103. D　患者有高血压、糖尿病等危险因素，出现剧烈胸痛，心电图 ST 段抬高提示急性心肌梗死早期。

104. D　肌钙蛋白一般在心肌梗死发作后 2 ~4 小时出现升高。

105. A　该患者临床症状和心电图已可确诊急性心肌梗死，应紧急处理，不应再等待结果。

106. B　该患者急性起病，表现为心前区闷痛，心电图示部分导联 ST 段弓背向上抬高伴病理性 Q 波，支持急性心肌梗死的诊断。有 Q 波的心肌梗死的定位可根据出现特征性改变的导联数来判断：①前间壁心肌梗死心电图变化出现于 V_1 ~ V_3；②前侧壁心肌梗死出现于 V_5 ~ V_7、aVL、Ⅰ；③广泛前壁心肌梗死出现于 V_1 ~ V_5；④下壁心肌梗死出现于Ⅱ、Ⅲ、aVF；⑤高侧壁心肌梗死出现于 aVL、Ⅰ；⑥正后壁心肌梗死出现于 V_7 ~ V_8。

107. C

108. E　心肌梗死患者，新出现杂音应注意心肌梗死的并发症，如乳头肌功能不全或断裂，室间隔穿孔等。

109. A　心电图示 V_1 ~ V_3 导联 ST 段抬高 0. 5 ~0. 8mV，呈单向曲线，支持急性心肌梗死的诊断。V_1 ~ V_3导联 ST 段抬高为前间壁梗死。

110. B　心肌梗死溶栓最佳时间为梗死后 6 小时内。

111. C　冠脉溶栓再通的心电图表现：抬高的 ST 段在溶栓后 2 小时内或相隔 30 分钟内回降≥50%，出现再灌注性心律失常。

112. B　ST 段抬高持续时间 >2 个月，抬高幅度≥0. 2mV，时伴有坏死型 Q 波常常提示为室壁瘤形成。

113. A　患者心电图示急性广泛前壁心肌梗死，心电信号传导必然受损，频发室性早搏可诱导心室颤动的发生。

114. C　胺碘酮可治疗多种心律失常，急救时可静推，维持使用时可选择口服。

115. E　患者心电图提示急性广泛前壁心肌梗死、血压低、急性心衰发作、二尖瓣乳头肌断裂可能，诊断为心源性休克，应在IABP支持下行外科手术。

116. C　患者二尖瓣听诊可闻及收缩期吹风样杂音，考虑合并乳头肌断裂，选项C正确。

117. A　患者老年男性，夜间突发心前区疼痛，急性前壁心肌梗死诊断明确，最可能的心电图表现为$V_1 \sim V_4$出现异常Q波伴ST段弓背向上抬高，选项A正确。冠状T波是指正常直立的T波呈现双肢对称性倒置，可见于急性前壁心肌梗死恢复期，也可见于不稳定心绞痛发作后、肺栓塞和脑血管病等，缺乏特异性，故选项B“$V_1 \sim V_4$出现冠状T波”不是最佳答案。选项D“Ⅱ、Ⅲ、aVF出现异常Q波，伴ST段弓背向上抬高”提示急性下壁心肌梗死，选项C“三度房室传导阻滞”也为下壁心肌梗死常见并发症状。选项E“频发室性期前收缩”是指1分钟内有6次以上的室性期前收缩，多在器质性心脏病基础上出现可见于高血压、冠心病、心肌病、风湿性心脏病与二尖瓣脱垂患者，不具有特异性。

118. A　CK－MB主要存在于心肌细胞，急性心肌梗死时CK－MB升高的时间比其他血清酶都早。所以，血清CK－MB水平增高最具特征性，选项A正确。

119. E　快速室性心律失常时，应首选利多卡因治疗，选项E正确。

120. E　患者血压低于90/60mmHg，出冷汗，面色苍白，考虑为休克，结合患者病史，诊断为心源性休克，心率代偿性加快，选项E正确。

121. B　心肌梗死后综合征是指急性心肌梗死后数日至数周出现以发热、心包炎、胸膜炎、肺炎等非特异性炎症为特征的一种综合征，发生率约10%，并有反复发生的倾向。

122. A　患者饮酒后出现剧烈胸痛，从诱因和临床表现的角度出发，更偏向于急性心肌梗死。

123. A　心肌梗死最有意义的检查时心电图ST段弓背向上抬高，病理性Q波形成，T波倒置等。

124. C　急性心肌梗死患者不推荐使用洋地黄类，因为其增加心肌氧需求，加重心肌缺血。

125. E　心肌梗死后综合征也称Dressler综合征，与自身免疫反应相关。多发生于急性心肌梗死后2～4周，有报道最晚可发生于心梗后数月。最初的症状多为低热、乏力和胸痛，胸痛以左侧更为多见；其后可逐渐出现呼吸困难、食欲减低、肢体水肿等表现。心电图多为非特异性表现，可呈广泛导联ST段抬高等心包炎样改变；也可以表现为数个导联的T波低平或倒置。题中所述与选项E“Dressler综合征”完全不符。患者不考虑为Dressler综合征。

126. B　紧急处置包括应该迅速建立静脉通、升压药维持血压、床旁超声检查明确诊断、备好除颤器。选项B“立即进行冠状动脉造影”不属于紧急处置措施。

127. E　根据典型病史、症状、体征，该患者首先考虑的诊断应是急性心肌梗死。疼痛是急性心肌梗死最先出现的症状，多发生在清晨，疼痛部位和性质与心绞痛相同，但诱因多不明显，且常发生于安静时，程度较重，持续时间较长，可达数小时或更长，胸痛通常位于胸骨后或左胸部，可向左上臂、下颌、颈、背、肩部或左前臂尺侧放射，休息和含服硝酸甘油多不能缓解。患者常烦躁不安、出汗、恐惧感，胸闷或有濒死感。

128. A　急性心肌梗死的诊断根据典型的临床表现、特征性的心电图改变以及实验室检查，起病数小时内心电图可尚无异常或出现异常高大两肢不对称T波，而血清CK－MB在起病4小时内增高，16～24小时达高峰，3～4天恢复正常，其增高的程度能准确地反映梗死的范围，尤其是无病理性Q波的心内膜下和小的透壁性心肌梗死，血清心肌酶意义更大。

129. E　急性心肌梗死起病3～6小时，溶栓治疗是首选的药物治疗方法，治疗措施最理想有效。

130. A　室壁瘤心电图所见为梗死相关部位ST段持续抬高，一般认为ST段抬高4～8周或以上即应考虑心室室壁瘤形成。

131. B　心室室壁瘤行超声心动图、放射性核素心血池显像以及左心室造影可见局部心缘突出或有反常搏动。

132. E　该患者有冠心病易患因素包括高血压、糖尿病，发作时可见ST的缺血改变，故考虑为急性冠脉病变，如非ST段抬高型急性冠状动脉综合征。

133. E　所有患者，一旦怀疑非ST段抬高型心肌梗死（NSTEMI），应即刻检测肌酸激酶同工酶（CK－MB）、TnT或TnI。通常，非ST段抬高型心肌梗死发病后48～72小时肌钙蛋白水平会升高。

134. E　非ST段抬高型急性冠状动脉综合征需要紧急（2小时内）进行经皮冠状动脉介入治疗的极高危临床特征：①胸痛持续时间长、无明显间歇或持续时间超过30分钟，濒临心肌梗死表现。②心肌生物标志物显著升高和/或心电图示ST段显著压低（≥2mm）持续不恢复或范围扩大。③有明显血流动力学变化，严重低血压、心力衰竭或心源性休克表现。④严重恶性心律失常、室性心动过速、心室颤动。

135. B　急性心肌梗死时常用的药物为β受体拮抗剂。患者可以使用美托洛、替罗非班、硝酸甘油、阿托伐他汀等治疗，因地高辛可加强心肌收缩力，易发生心脏破裂，故不可使用。

136. B　心电图上$V_3 \sim V_5$对应局限前壁，选项B正确。

137. D　心电图ST段水平压低及T波低平或倒置提

示心肌缺血，选项D正确。

138. C　Killip分级Ⅱ为患者有左心衰症状，肺部啰音<50%肺野。

三、多选题

1. AC　稳定型心绞痛发作的部位主要位于心前区、胸骨体上段或胸骨后，选项A、C正确。

2. ACDE　稳定型心绞痛进食、寒冷、情绪激动常可以诱发，选项A正确。稳定型心绞痛的持续时间多为3～5分钟，短者亦可为30秒，长者可达20分钟，选项B错误。心绞痛的症状是逐渐加重的，需数分钟达高峰，选项E正确。心绞痛很少在数秒钟其程度即达高峰。含服硝酸甘油可以在3～5分钟内对稳定型心绞痛有所缓解，选项C正确。心绞痛发作时，患者常无明显的疼痛，而表现为压迫、发闷或紧缩感，也可有烧灼感，但不尖锐，非针刺样或刀割样痛，偶伴濒死、恐惧感，选项D正确。

3. ACE　稳定型心绞痛的特点为阵发性的前胸压榨性疼痛或憋闷感觉，主要位于胸骨后部，选项A正确。稳定型心绞痛的疼痛多为3～5分钟。短者亦可为30秒长者可达20分钟，选项B错误。稳定型心绞痛可数天或数星期发作一次，也可一日内发作多次。一般来说发作频率固定，选项C正确。心绞痛的症状是逐渐加重的，需数分钟达高峰。心绞痛很少在数秒钟其程度即达高峰，选项D错误。稳定型心绞痛的疼痛常放射至左肩、左上肢内侧达无名指和小指、颈、咽或下颌部，也可以放射至上腹部甚至下腹部，选项E正确。

4. CD　心绞痛发作时特征性的心电图异常是ST－T较发作前发生明显改变，在发作以后恢复至发作前水平。由于心绞痛发作时心内膜下心肌缺血常见，心电图改变多表现为ST段压低（水平型或下斜型）0.1mV以上，T波低平或倒置，ST段改变往往比T波改变更具特异性；少数患者在发作时原来低平、倒置的T波变为直立（假性正常化），也支持心肌缺血的诊断。

5. ABC　左心导管检查通常采用穿刺股动脉（Judkins技术）、肱动脉（Sones技术）或桡动脉的方法。

6. BCD　冠心病稳定型心绞痛的发作部位主要位于心前区、胸骨体上段或胸骨后，界线不清楚，约有手掌大小，选项A错误。心绞痛发作时，患者常无明显的疼痛，而表现为压迫、发闷或紧缩感，也可有烧灼感，但不尖锐，非针刺样或刀割样痛，偶伴濒死、恐惧感，选项B正确。持续时间多为3～5分钟。短者亦可为30秒，长者可达20分钟，选项D正确。诱因以劳力最为常见，如走路快、上楼、爬坡、顶风骑车等。亦可为情绪激动或精神打击所诱发，选项C正确。休息（静止）或含化硝酸甘油有效，选项E错误。

7. BD　β受体拮抗剂长期应用可以显著降低冠心病患者心血管事件的患病率和病死率。

8. ABDE　经皮冠状动脉支架植入能给稳定型心绞痛患者带来的治疗效果，经RCT研究证实无改善预后，降低死亡率的作用，但改善症状明显。

9. ABDE　冠心病的二级预防是指患有冠心病后，在一级预防的基础上针对疾病采取药物治疗，旨在降低心绞痛、心肌梗死的发生率和病死率。医学上将冠心病的二级预防用药总结为“ABCDE”五个字母。①A：阿司匹林，血管紧张素转换酶抑制剂：主要是抗血小板凝集和释放，改善前列腺素与血栓A_2的平衡，预防动脉硬化形成。②B：控制好患者的血压，使用β受体拮抗剂将患者的心率减慢。③C：戒烟及降低血脂、胆固醇。④D：控制血糖，合理饮食（尤其是低盐低脂饮食）。⑤E：有氧运动，并参加健康宣教。

10. ACDE　硝酸甘油的用药指导：①给予患者舌下含服硝酸甘油，或嘱患者轻轻嚼碎后继续含服，服药3～5分钟后疼痛仍不缓解，可再服1片。②对于心绞痛发作频繁或服用硝酸甘油效果差的不稳定心绞痛患者，可遵医嘱静脉滴注硝酸甘油。但应注意点滴速度宜慢，以免造成低血压，并嘱患者及家属不可擅自调节滴速。③硝酸甘油在使用后出现颜面潮红、头痛、头胀、心悸等症状，是其常见不良反应，由药物造成头面部血管扩张所致。④少数患者对硝酸甘油过度敏感而出现直立性低血压，因此初次使用时应避免站立体位，且剂量不宜过大。

11. ABCE　稳定型心绞痛心电图负荷试验需要终止的指标：①出现明显症状，并伴有意义的ST段变化。②ST段明显压低（压低>2mm为终止运动相对指征，≥4mm为终止运动绝对指征）。③ST段抬高≥1mm。④出现有意义的心律失常：收缩压持续降低>10mmHg或血压明显升高（收缩压>250mmHg或舒张压>115mmHg）。⑤已达目标心率者。

12. ACDE　冠状动脉搭桥术（CABG）的主要适应证：①冠状动脉多支血管病变，尤其是合并糖尿病的患者。②冠状动脉左主干病变。③不适合于行介入治疗的严重血管病变患者。④心肌梗死后合并室壁瘤，需要进行室壁瘤切除的患者。⑤闭塞段的远段管腔通畅，血管供应区有存活心肌。

13. ABCE　变异型心绞痛是指休息或一般活动时发生的心绞痛，发作时ECG显示暂时性ST段抬高。所以，选项A、C正确。β受体拮抗剂阻断β受体，α受体占优势，导致冠脉痉挛，加重心绞痛，故变异型心绞痛患者不宜应用β受体拮抗剂。所以，选项B正确。变异型心绞痛主要是冠状动脉痉挛导致，可以在休息时出现胸闷、胸痛等。可以通过应用钙通道阻滞剂如硝苯地平缓解症状，硝酸酯类药物治疗效果不佳，并不是无效。因此，选项D错误，选项E正确。

14. ABCE　需要与稳定型心绞痛进行鉴别的疾病有

心脏神经症、不稳定型心绞痛和急性心肌梗死、肋间神经痛以及主动脉严重狭窄或关闭不全、冠状动脉炎引起的冠状动脉口狭窄或闭塞、肥厚型心肌病、冠脉微循环障碍等疾病。稳定型心绞痛不需要与腰椎间盘突出压迫神经进行鉴别。

15. ABCE　稳定型心绞痛的危险分层可根据临床评估、对负荷试验的反应、左心室功能及冠状动脉造影显示的病变情况综合判断。进行稳定型心绞痛患者危险分层的指标不包括选项D。

16. BCDE　动脉粥样硬化性心脏病是冠心病中最常见的类型，是多种因素综合作用而产生。这些因素称为危险因素，包括以下几点。①年龄：本病多见于40岁以上的中、老年人。②性别：本病男性多见，男女比例约为2∶1，女性患者常在绝经之后。③血脂异常：总胆固醇、甘油三酯、低密度脂蛋白（LDL）或极低密度脂蛋白（VLDL）。④血压：本病60%～70%有高血压，高血压者较血压正常者高4倍。收缩压和舒张压增高都与本病有关。⑤吸烟：吸烟者与被动吸烟均明显增加危险性，且与吸烟数量成正比。⑥糖尿病与糖耐量异常：糖尿病者发病率较无糖尿病者高2倍。糖耐量减退者颇常见。⑦体重：超标准体重的肥胖者易患本病。⑧职业：脑力活动紧张，经常有紧迫感的工作。⑨饮食：常进食较高热量，含较多的动物性脂肪、胆固醇、糖和盐，易致血脂异常。⑩遗传：家族中有在较年轻时患本病者，常染色体显性遗传所致的家族性高脂血症易患本病。⑪性格：A型性格。其他危险因素：高同型半胱氨酸血症，胰岛素抵抗，血中纤维蛋白原及一些凝血因子升高，病毒、衣原体感染等。所以，选项A不属于冠状动脉粥样硬化性心脏病的主要危险因素。

17. ABDE　稳定型心绞痛发作时，患者常无明显的疼痛，而表现为压迫、发闷或紧缩感，也可有烧灼感，但不尖锐，非针刺样或刀割样痛，偶伴濒死、恐惧感。发作时，患者往往不自觉地停止活动，至症状缓解，选项A、B、D均正确。心绞痛的症状是逐渐加重的，需数分钟达高峰。心绞痛很少在数秒钟其程度即达高峰，选项C错误。稳定型心绞痛的发病部位主要位于心前区、胸骨体上段或胸骨后，界线不清楚，约有手掌大小。常放射至左肩、左上肢内侧达无名指和小指、颈、咽或下颌部，也可以放射至上腹部甚至下腹部，选项E正确。

18. ABDE　稳定型心绞痛大多数为冠状动脉粥样硬化导致血管狭窄引起，还可由主动脉瓣病变、梅毒性主动脉炎、肥厚型心肌病、先天性冠状动脉畸形、风湿性冠状动脉炎、心肌桥等引起。

19. ACDE　稳定型心绞痛常合并高血压、吸烟、糖尿病、脂质代谢异常等心血管疾病危险因子。

20. ABCD　冠心病心绞痛的表现：①冠心病以中年以后发病常见，常有冠心病的危险因素。②多有较典型的劳力性胸痛或胸闷症状。③心电图常伴相关导联缺血型ST－T动态改变。④超声心动图无心肌异常局限性肥厚特征。⑤舌下含服硝酸甘油胸痛好转。⑥冠状动脉造影可确立冠心病诊断。

21. ABD　有哮喘和/或阻塞性肺病时，应首选钙通道阻滞剂。变异型心绞痛时，首选钙通道阻滞剂。伴有周围动脉（有明显症状者）病症时首选钙通道阻滞剂。抑郁性病症者应避免使用钙通道阻滞剂。中重度左心功能衰竭者应用β受体拮抗剂或钙通道阻滞剂应慎重。

22. ABCD　急性冠状动脉综合征（ACS）是一组由急性心肌缺血引起的临床综合征，主要包括不稳定型心绞痛（UA）、非ST段抬高型心肌梗死（NSTEMI）、ST段抬高型心肌梗死（STEMI）和心源性猝死。

23. BE　室性心律失常多见于急性前壁心肌梗死患者，可表现为室性期前收缩，也可能发生室性心动过速和心室颤动。

24. ACDE　根据负荷后室壁的运动情况，可将室壁运动异常分为运动减弱、运动消失、矛盾运动及室壁瘤。

25. BDE　溶栓药物只降解纤维蛋白原及纤维蛋白，并不能溶解血栓中所有成分，并不具备抑制血小板聚集的作用。

26. ABCE　急性心肌梗死溶栓治疗成功的指标：①胸痛症状缓解；②抬高的ST段2小时内回落一半以上；③心肌损伤标志物峰值提前出现；④出现再灌注性心律失常。

27. ACDE　非ST段抬高心肌梗死患者增加出血风险的因素：过量或过度使用抗血栓药物、联合应用抗血栓药物、不同的抗凝药物交替使用、患者年龄、女性、低体重、肾功能下降、基础血红蛋白水平低以及介入治疗等。

28. ABCD　非ST段抬高型心肌梗死是溶栓的禁忌证，选项E错误，其余各项均正确。

29. BCDE　不稳定型心绞痛的发病机制可能涉及冠脉粥样硬化斑块上有非阻塞性血栓、动力性冠脉阻塞、冠状动脉严重狭窄、冠状动脉炎症、全身疾病加重的不稳定型心绞痛。选项A为稳定型心绞痛的发病机制。

30. ABCD　不稳定型心绞痛的治疗如下：①控制心绞痛发作：使用硝酸甘油、硝酸酯类药物、β受体拮抗剂、钙通道阻滞剂。②抗血小板治疗：阿司匹林（首选药物）、氯吡格雷、血小板糖蛋白Ⅱb/Ⅲa受体抑制药。③抗凝血酶治疗：普通肝素、低分子肝素、水蛭素。④抗血栓治疗的联合应用。⑤调脂治疗：他汀类药物。⑥经皮冠状动脉介入治疗（PCI）和外科手术治疗。PCI术后复发心绞痛，故不稳定型心绞痛禁用。

31. ABCE　心绞痛与心肌梗死进行鉴别诊断时，需要鉴别的项目有疼痛（部位、性质、诱因、时限、频率、硝酸甘油疗效）、气喘或肺水肿、血压、心包摩擦音、坏死物质吸收的表现、心电图变化。

32. BCDE　急性心肌梗死伴心力衰竭的临床特点包括呼吸困难、窦性心动过速、第三心音和肺内啰音。不包括选项 A“室上性心动过速”。

33. ABCE　大约有1% ~2% 的急性心肌梗死患者会在心肌梗死后的第1周内发生室间隔穿孔。心肌梗死后室间隔穿孔应有明确的急性心肌梗死病史，多数患者有阵发性胸闷、胸痛，最主要的临床症状是由心力衰竭及心源性休克导致的血压下降，四肢厥冷，循环不稳定，胸闷、气短、呼吸困难，不能平卧，少尿等。在心前区胸骨左缘可闻及突然出现的粗糙全收缩期杂音，并触及震颤，杂音可向左腋下传导。在急性心肌梗死病程中，胸骨左缘第4肋间突然出现响亮而粗糙的收缩期杂音，伴收缩期细震颤，常在短期内迅速发生心力衰竭而危及生命。

34. ABCE　需要与心肌梗死进行鉴别诊断的疾病有心绞痛、主动脉夹层、急性心包炎、肺动脉栓塞和急腹症。不包括选项 D“心律失常”。

35. ABCD　急性心肌梗死的并发症包括乳头肌功能失调或断裂、心脏破裂、栓塞、心室壁瘤、心肌梗死后综合征。不包括选项 E“主动脉瓣穿孔”。

36. BCDE　心肌梗死的全身症状：有发热、心动过速、白细胞增多和红细胞沉降率增快等，由坏死物质被吸收而引起。一般在疼痛发生后24 ~48 小时出现，程度与梗死范围常呈正相关，体温一般在38℃左右，很少达到39℃，持续约1周。

37. ABCE　β受体拮抗剂通过阻断儿茶酚胺对心率和心收缩力的刺激作用，减慢心率、降低血压、抑制心肌收缩力，从而降低心肌氧耗量，但不具有扩张冠脉的功能。

38. ABCD　不稳定型心绞痛的临床类型包括初发劳力性心绞痛、恶化劳力性心绞痛、卧位型心绞痛（静息型心绞痛）、夜间发作的心绞痛、变异型心绞痛、梗死前心绞痛、梗死后心绞痛和混合型心绞痛。稳定劳力性心绞痛属于稳定型心绞痛。

39. ABCD　老年人出现急性心肌梗死时临床表现并不典型，当老年人突然发生原因不明的上腹痛或恶心呕吐、以前无心脏病时突然发生心力衰竭、严重心律失常、休克等均需做心电图检查以排除急性心肌梗死。

40. ACDE　心脏游离壁破裂的临床特点：①高龄患者多发，女性患者发生率更高，为男性患者的4 ~5 倍。②高血压者更常见。③多为初次心肌梗死，既往多无心绞痛或心肌缺血证据。④大面积 STEMI 较易发生，尤其是梗死面积累及20% 以上心肌的大面积心肌梗死。⑤心脏游离壁破裂多发生在前降支供血区域的前壁或前侧壁、梗死心肌与正常组织的交界部位。⑥左心室破裂多于右心室，心房破裂发生率很低。⑦室壁肥厚或有较好侧支循环的部位较少发生。⑧常伴随心肌梗死的延展；早期的心脏破裂更多发生在前壁心肌梗死，而与是否接受了再灌注治疗无关。晚期的心脏破裂则主要与梗死延展有关，与梗死的部位无关，而成功再灌注的患者较少发生。⑨接受溶栓治疗心脏破裂发生率高于接受成功的PCI 治疗者。但如果介入治疗失败或术后发生严重的无复流或慢血流将增加心脏破裂的风险。⑩应用糖皮质激素或非甾体抗炎药易发生心脏破裂。抗凝治疗不增加心脏破裂的风险。根据第②点可知，选项 B 错误。

41. ABCD　急性心肌梗死伴轻度心力衰竭时给予硝酸甘油治疗，硝酸甘油以扩张容量血管为主，可降低前负荷、扩张冠状动脉、降低心肌耗氧量。所以，选项 E 错误。

42. DE　急性心肌梗死时二尖瓣乳头肌因缺血、坏死等使收缩功能发生障碍，造成不同程度的二尖瓣脱垂并关闭不全，引起心力衰竭。与心肌梗死面积不呈相关性，常在心肌梗死后的24 小时后出现。

43. DE　急性心肌梗死时的心力衰竭主要与大量心肌坏死、心室重构和心脏扩大有关，也可继发于心律失常或机械并发症。

44. ABC　无条件施行介入治疗或因患者就诊延误、转送患者到可施行介入治疗的单位将会错过再灌注时机，如无禁忌证，应立即行溶栓治疗。溶栓治疗的不足之处如下：静脉溶栓治疗后梗死相关血管再通率偏低，缺血事件复发率较高。此外，由于禁忌证，临床上相当一部分患者不能应用。

45. ABCE　对急性心肌梗死并发心源性休克患者，早期重建冠状动脉血运，可阻止因冠状动脉血流进行性减少而引起的心肌缺血加重、进行性坏死和心功能进行性恶化，从而改善预后，但不主张对严重性休克患者单独进行溶栓治疗。而对轻的、对升压药有反应的休克仍可进行溶栓治疗，血管再通后常有利于休克的逆转，所以选项 C 错误。对于急性心肌梗死并发心源性休克，在无条件行急诊介入治疗的情况下仍应进行溶栓治疗，rt－PA 或尿激酶为常用的溶栓药。心肌梗死患者快速输注大剂量链激酶可引起严重的和可能有危险的低血压，特别是对那些在血流动力学方面已有损害的患者。

46. BDE　急性心肌梗死合并泵衰竭患者的血流动力学检测指标中，反应左心功能的指标是：PCWP（肺毛细血管楔压）、SVR（体循环阻力）、CO（心排血量）。CVP（中心静脉压）及 PVR（肺血管阻力）与右心功能的指标有关。

47. ABDE　低分子肝素抗凝、氯吡格雷抗血小板、有心源性休克时给予升压药维持血压和三度房室传导阻滞时安置临时心脏起搏器均是急性非 ST 段抬高型心肌梗死的处理方式。按照新的指南，目前认为非 ST 段抬高型心肌梗死溶栓治疗是不适合的。

48. ACDE　判断急性心肌梗死后溶栓成功的临床指标：①患者在溶栓治疗后 2 小时内胸痛症状基本消失。②心电图抬高的 ST 段 2 小时内回落 >50%。③心肌坏死标志物的峰值前移，血清 CK－MB 酶峰提前到发病 14 小时内。④溶栓治疗后的 2～3 小时出现再灌注心律失常，如加速性室性自主心律、房室传导阻滞或束支传导阻滞突然改善或消失，或者下壁梗死患者出现一过性窦性心动过缓、窦房传导阻滞伴有或不伴有低血压。所以，选项 B 不能用于判断急性心肌梗死后溶栓是否成功。

49. ABDE　非 ST 段抬高心肌梗死（NSTEMI）患者建议联合应用阿司匹林和氯吡格雷，联合应用可以提高抗血小板疗效，维持 12 个月，选项 C 正确。非 ST 段抬高心肌梗死多为未完全闭塞的血管病变，血栓多为血小板聚集形成的白色血栓，用溶栓药物对于血小板为主的白色血栓是没有效果的，反而会激活凝血系统，使病情恶化，应避免使用，选项 A 错误。目前尚无循证医学证据表明，非 ST 段抬高心梗的危险程度较 ST 段心梗低，选项 B 错误。NSTEMI 仍属于心肌梗死范畴，存在心肌的缺血损伤，因此包括肌钙蛋白在内的血清心肌坏死标记物升高，选项 D 错误。NSTEMI 应早期抗凝治疗，不仅可以有效减少心血管事件，而且大大降低出血风险，死亡率降低，选项 E 错误。

50. CE　严格把握冠心病患者的输血指征。ESC 指南对非 ST 段抬高型心肌梗死患者出血及处理的建议为：①治疗前慎重评估患者出血风险。②选择治疗方案时应考虑出血风险，对有高危出血风险的患者多选用药物治疗。③轻微出血不影响正常的治疗。④有严重出血的患者应停止和/或中和抗凝及抗血小板药物，或采用特殊的止血方法控制出血。⑤输血对预后有不良影响，血细胞比容 >25%，血红蛋白 >8g/L 且血流动力学稳定的出血患者不考虑输血。

51. AB　心电图运动平板或踏车运动试验，是目前诊断冠心病心肌缺血最常用的方法。

52. ABE　非 ST 段抬高的心肌梗死远期死亡率高，急性 ST 段抬高型心肌梗死可溶栓。

53. BCDE　既往任何时间的脑出血病史均是溶栓治疗的禁忌证，选项 A 错误，其余各项均正确。

54. ABE　急性心肌梗死的体格检查表现有：①心动过速。②S_1减弱。③S_2反常分裂。④S_3奔马律。⑤S_4（心肌缺血时左室顺应性下降）。⑥二尖瓣反流的收缩期杂音（乳头肌功能不全或左室扩张）。

55. ABCD　临床上将原来的初发型心绞痛、恶化型心绞痛和各型自发性心绞痛统称为不稳定型心绞痛（UAP）。其特点是疼痛发作频率增加、程度加重、持续时间延长、发作诱因改变，甚至在休息时也会出现持续时间较长的心绞痛。含化硝酸甘油效果差，或无效。

56. ABCE　急性心肌梗死使用主动脉内球囊反搏术的适应证是：心源性休克；合并严重左心衰，LVEF < 0.4，左室舒张末压 >20mmHg；合并室间隔穿孔、乳头肌功能不全或腱索断裂；持续性缺血性胸痛，梗死范围继续扩展。

57. ABCD　溶栓治疗的适应证有：①发病 12 小时以内到不具备急诊 PCI 治疗条件的医院就诊、不能迅速转运、无溶栓禁忌证的 ST 段抬高型心肌梗死患者均应进行溶栓治疗。②患者就诊早（发病≤3 小时）而不能及时进行介入治疗者，或虽具备急诊 PCI 治疗条件，但就诊至球囊扩张时间与就诊至溶栓开始时间相差 >60 分钟，且就诊至球囊扩张时间 >90 分钟者应优先考虑溶栓治疗。③对再梗死患者，如果不能立即（症状发作后 60 分钟内）进行冠状动脉造影和 PCI，可给予溶栓治疗。④对发病 12～24 小时仍有进行性缺血性疼痛和至少 2 个胸导联或肢体导联 ST 段抬高 >0.1mV 的患者，若无急诊 PCI 条件，在经过选择的患者也可溶栓治疗。选项 E 属于溶栓治疗的禁忌证。

58. ABCD　冠状动脉血管再通的间接判定指标：①60～90 分钟内抬高的 ST 段至少回落 50%。②TnT（I）峰值提前至发病 12 小时内，CK－MB 酶峰提前到 14 小时内。③2 小时内胸痛症状明显缓解。④治疗后的 2～3 小时内出现再灌注心律失常（如加速性室性自主心律、房室传导阻滞等）。上述 4 项中，心电图变化和心肌损伤标志物峰值前移最重要。再通直接指征为冠状动脉造影检查 TIMI2 级或 3 级血流表示再通，TIMI3 级为完全性再通。所以，正确答案为 A、B、C、D。选项 E 为直接指征。

59. AC　尿激酶可溶解纤维蛋白血栓，不具有纤维蛋白选择性，对血浆中纤维蛋白原的降解明显。

60. ABDE　敏感的心脏标志物测定可发现无心电图改变的小灶性梗死。建议于入院即刻、2～4 小时、6～9 小时、12～24 小时测定血清心脏标志物。

61. ABCD　不稳定型心绞痛有以下情况时应视为冠脉造影强适应证：①近期内心绞痛反复发作，胸痛持续时间较长，药物治疗效果不满意者可考虑及时行冠状动脉造影，以决定是否急诊介入性治疗或急诊冠状动脉旁路移植术（CABG）。②原有劳力性心绞痛近期内突然出现休息时频繁发作者。③近期活动耐量明显减低，特别是低于 BruceⅡ级或 4METs 者。④梗死后心绞痛。⑤原有陈旧性心肌梗死，近期出现由非梗死区缺血所致的劳力性心绞痛。⑥严重心律失常、LVEF <40% 或充血性心力衰竭。

62. BE　阿替洛尔属于β受体拮抗剂，该类药物通过减弱心肌收缩力、降低心率和心室壁压力前负荷而缓解缺血，从而治疗非 ST 段抬高型心肌梗死。

63. BCDE　超声心动图负荷试验按负荷的性质可分为药物负荷试验（常用多巴酚丁胺）、运动负荷试验、心房调搏负荷试验以及冷加压负荷试验。

64. CD　急性心肌梗死后溶栓后，临床主要的间接判定指标包括症状、再灌注心律失常、心肌酶学峰值前移、心电图，其中心电图和心肌坏死标志物峰值前移最重要。

65. AC　血小板糖蛋白（GP）Ⅱb/Ⅲa 受体拮抗药适用于不稳定型心绞痛高危患者、不稳定型心绞痛行介入治疗患者和非 ST 段抬高型心肌梗死患者的治疗。

66. ABCE　非 ST 段抬高心肌梗死患者应该行冠状动脉血管造影检查，ACC/AHA 建议对于出现新的 ST 段压低、肌钙蛋白升高、药物治疗下仍反复发作的胸痛、左心室功能不全及伴有其他高危因素者，应行冠状动脉造影检查。

67. ABCD　急性心肌梗死时心电图可出现 ST 段弓背向上型抬高；急性心包炎时心电图可出现 ST 段弓背向下型抬高；当出现室壁瘤时心电图可长期残留 ST 段抬高；变异型心绞痛时心电图可出现一过性 ST 段抬高。肥厚型心肌病的心电图可出现 ST 段缺血性压低。

68. ABC　充血型缺血性心肌病占缺血性心肌病的绝大部分，以左心室扩大为主，严重者双心室均扩大。此病的临床特点是以心绞痛、心力衰竭和心律失常为主要临床表现。

69. ABCD　充血型缺血性心肌病患者可出现各种心律失常，心律失常一旦出现，常持续存在，其中以室性期前收缩、心房颤动、病态窦房结综合征、房室传导阻滞多见。

四、案例分析题

1. C　患者最可能的诊断是心脏神经症。心脏神经症患者胸痛常为几秒钟的刺痛或持久几小时的隐痛，症状多在劳力之后出现，而不在劳力的当时发生。常喜欢叹息性呼吸。心电图有 ST 段改变，睡眠差，胃区不适。

2. A　心脏神经症患者胸痛常为几秒钟的刺痛或持久几小时的隐痛，胸痛部位多在左胸乳房下心尖部附近，选项 A 正确。

3. E　心脏神经症是一类以心血管系统功能失常为主要临床表现的临床综合征。可表现为心悸、心慌、呼吸困难、气促等，部分患者可表现为心绞痛，即心前区疼痛，多为针刺样或刀割样疼痛，持续时间较长，有时与活动无明显关系，休息时也可能发生。还有部分自主神经功能紊乱的症状，可表现为多汗、焦虑、大便多、小便频；以及部分非特异性症状，如失眠、多梦、头晕、恶心、焦虑等。

4. ADEF　心脏神经症症状多在劳力之后出现，选项 B 错误，而不在劳力的当时发生。患者症状多在安静时出现，选项 A 正确，体力活动或注意力转移后症状反而缓解，选项 E 正确，常可以耐受较重的体力活动而不出现症状。含服硝酸甘油无效或在 10 多分钟后才“见效”，选项 C 错误，选项 F 正确，常伴有心悸、疲乏及其他神经衰弱的症状，常喜欢叹息性呼吸，选项 D 正确。

5. E　运动平板试验基于运动能引起心肌缺血，又因无创、简便易行已成为诊断冠心病及评估预后、疗效的重要手段。因此，本题中患者应行运动平板检查，如阴性则给予精神安慰和安定类药物。

6. AC　患者 PCI 术后 BP 95/45mmHg，出现血压低，心电图无典型变化，考虑急性心脏压塞，急性心脏压塞尤其是伴低血容量者，应特别注意心包积液。

7. BCF　心包积液常规检查化验包括血常规、风湿系列、结核菌素试验、尿常规、血沉、血液生化、心肌酶谱、肌钙蛋白、甲状腺功能、BNP 等。患者可能出现心脏压塞现象，应立即行床旁 UCG，同时除外急性支架内血栓可能。因此，选项 B、C、F 正确。

8. D　心包压塞时，心包穿刺是唯一救命手段，选项 D 正确。

9. BD　血管分支末梢活动性渗出，采用栓塞方法效果好，栓塞物可以是弹簧圈、手术丝线、脂肪颗粒等，也可应用微导管局部注射促凝血物质，选项 B、D 正确。

10. AD　患者血压下降，除外心包积液、穿刺点问题外，还要注意腹膜后血肿，需要做腹部增强 CT 明确，选项 A、D 正确。

11. E　稳定型的心绞痛也称稳定性劳力型心绞痛，是指近 1～3 个月内心绞痛的发作频率、持续时间、诱发胸痛的劳累程度、含服硝酸甘油后症状缓解的时间均保持稳定。该患者心绞痛的发作特点符合以上规律，故本题正确答案为 E。

12. ABCF　典型心绞痛的诱因以劳力最为常见，如走路快、上楼、爬坡、顶风骑车等。亦可为情绪激动或精神打击所诱发。发作部位主要位于心前区、胸骨体上段或胸骨后，界线不清楚，约有手掌大小。心绞痛发作时，患者常无明显的疼痛，而表现为压迫、发闷或紧缩感，也可有烧灼感，但不尖锐，非针刺样或刀割样痛，偶伴濒死、恐惧感。持续时间多为 3～5 分钟。短者亦可为 30 秒，长者可达 20 分钟。稳定型心绞痛可数天或数星期发作一次，也可一日内发作多次。

13. BDF　心电图的表现上可以显示 ST 段水平型压低，ST 段弓背向上抬高，T 波倒置或者高尖。

14. ABCDE　患者应进行的处理措施有冠脉造影，了解冠脉病变情况；使用阿司匹林进行抗血小板治疗；使用美托洛尔、普伐他汀和 ACEI 类药物预防心肌梗死。

15. DEF　美托洛尔属于β受体拮抗剂，通过减慢心率、降低血压和抑制心肌收缩力而降低心肌耗氧量，从而缓解心绞痛症状，对改善近、远期预后有益。

16. ABCD　运动和其他心肌需氧量增加等情况多为心绞痛发作的诱因，选项A正确。胸痛部位及持续时间符合心绞痛的发病特点，选项B正确。母亲死于卒中提示家族中有血管病家族史，选项C正确。高血压、糖尿病史为冠心病易患因素，选项D正确。

17. BCDE　对高血压合并糖尿病患者，血压应控制在130/80mmHg，选项A错误。钙离子通道阻滞药应作为自发性心绞痛首选，选F错误。

18. B　阿司匹林与抗血小板药氯吡格雷合用，可增加出血的风险。故两药不可同时使用。

19. ABCDEFG　患者诊断为急性ST段抬高型心梗患者（STEMI），应立即给予心电监护，及时了解患者的心率、血压、呼吸、指氧饱和度情况；完成12导联（必要时18导联）心电图检查；建立顺畅的静脉通路，并同时同步进行静脉采血（应尽量避免肌内注射）；进行实验室检查，如肌红蛋白、肌钙蛋白、CK－MB，用以作为心肌损伤的判定指标。血浆D－二聚体检查是交联纤维蛋白经降解后的主要产物，其浓度与血栓形成密切相关，一些研究提示高D－二聚体水平可作为急性ST段抬高型心肌梗死患者不良预后的预测指标。因此，选项A、B、C、D、E、F、G均正确。

20. ABDE　急性ST抬高型心肌梗死治疗，选择硝酸甘油扩张冠脉、血压不低时选择美托洛尔控制心率，吗啡镇痛缓解痛苦，并应尽快行介入检查及治疗。患者高龄，不宜进行溶栓治疗。

21. BDE　急性心肌梗死伴有室性心动过速患者首选利多卡因抗心律失常治疗，可5～10分钟重复，如无效可继以胺碘酮静脉维持，选项B、D正确。反复发作的快速性室性心律失常可给予美托洛尔，选项E正确。普罗帕酮不宜用于冠心病患者心律失常治疗，选项A错误。洋地黄可能引起室性心律失常，选项C、F错误。

22. D　下壁心肌梗死常累及心传导系统，易发生房室传导阻滞等心律失常。交界性逸搏心律是最常见的逸搏心律，见于窦性停搏以及三度房室传导阻滞等。所以，最可能的心律失常表现为三度房室传导阻滞、交界性逸搏心律。

23. C　急性下壁心肌梗死发生房室传导阻滞时缺血部位主要位于房室结内，而房室结动脉可来源于右冠状动脉（87.5%）或左冠状动脉的回旋支（12.5%）之一或两者的双重血供，两支动脉与房室结动脉均有良好的侧支循环，因此单支血管阻塞一般不会发生房室传导阻滞。

24. ABC　交界性逸搏心律的心电图特征表现为：①QRS波群形态与窦性下传的QRS波群一致；②P波位于QRS波群前时，PR间期小于0.10秒；或在QRS波群附近（前、中、后）出现逆行P波，其在Ⅰ、Ⅱ、aVF导联倒置，aVR导联直立，P′R间期＜0.12秒，RP间期＜0.20秒；③QRS频率为40～60次/分，慢而规则。

25. BD　急性下壁心肌梗死患者发生房室传导阻滞部分是一过性或暂时的，积极治疗心肌梗死后部分患者可以恢复；未恢复的患者可先尝试给予药物（阿托品或异丙肾上腺素）维持心室率；严重的房室传导阻滞患者如果药物治疗反应不佳或存在血流动力学异常则给予临时起搏治疗；若10～14天后仍然依赖起搏器，则需植入永久起搏器。

26. B　心脏肌钙蛋白（cTn）T与I较传统的CK和CK－MB更为敏感更可靠，根据最新的欧洲和美国心肌梗死新定义，患者胸痛症状发生后24小时内，Tn峰值超过正常对照值的99个百分位，应考虑急性非ST段抬高型心肌梗死的诊断。患者胸痛发作时有胸前导联ST段明显下移改变，肌钙蛋白增高超过正常值上限10倍，因此应诊断为急性非ST段抬高型心肌梗死。

27. AEF　非ST段抬高的心肌梗死其住院期病死率较低，但再梗死率、心绞痛再发生率和远期病死率较高，选项A正确，选项B、C错误。此类患者不宜溶栓治疗，因此选项D错误。非ST段抬高的心肌梗死早期患者不一定直接应用介入治疗，必须要对患者进行评分，如果是属于高危患者，可以进行早期的冠脉介入治疗或者是冠脉搭桥术的治疗。如果是急性非ST段抬高型心肌梗死，在临床上不属于透壁性心肌梗死，这种情况需要考虑抗凝治疗，然后皮下注射肝素。

28. ACD　《2020年欧洲心脏病学会非ST段抬高型急性冠脉综合征管理指南》指出：非ST段抬高的心肌梗死：合并动态或连续的ST－T段改变，提示持续缺血；一过性ST段抬高；GRACE风险评分＞140分。建议24小时内行早期侵入性治疗策略。

29. CD　缓解心绞痛的药物种类比较多：①β受体拮抗剂，如美托洛尔，美托洛尔缓释片，卡维地洛等，可以降低心率，可以降低心肌耗氧量，缓解疼痛；②钙离子拮抗剂，如地尔硫䓬，硝苯地平，硝苯地平控释片等等，降低心肌收缩力，扩张血管降压，降低心肌耗氧量，缓解疼痛；③扩张冠状动脉血管的药，如单硝酸异山梨酯，尼可地尔等。硝酸甘油通过扩张血管，减少心肌耗氧量，促进血流分布到缺血区，是速效、短效的抗心绞痛药物，可以快速起效缓解心绞痛发作。

30. ACD　心肌梗死后数周至数月内可出现心包炎、胸膜炎或肺炎，有发热胸痛症状，可能为机体对坏死物质的过敏反应，称心肌梗死后综合征。可以自愈，也可反复发生，预后良好。

31. E　患者应考虑的诊断是非 ST 段抬高型心肌梗死。ST－T 压低性动态改变是非 ST 段抬高心肌梗死的特征性心电图变化。通常，非 ST 段抬高心肌梗死发病后 48～72 小时会有肌钙蛋白的升高。

32. ABCD　非 ST 段抬高型心肌梗死（NSTEMI）表现为胸骨后压榨性疼痛，伴有向左侧肩部、颈部以及下颌放射，常伴有冷汗、恶心、腹痛、呼吸困难、晕厥等症状。也有部分患者表现为上腹痛、新出现的消化不良、胸部刺痛、肋软骨炎样疼痛或者进行性的呼吸困难等不典型症状，这种不典型的临床症状常常发生在 24～40 岁和年龄大于 75 岁、女性及合并糖尿病、慢性肾衰竭或痴呆的患者。

33. A　ST－T 波动态变化是 NSTEMI 最有诊断价值的心电图表现。进行性胸痛患者应即刻（＜10 分钟）做 12 导联心电图，必要时加做 18 导联心电图。症状发作时可记录到一过性 ST 段改变（常表现 2 个或以上相邻导联 ST 段下移≥0.1mV），症状缓解后 ST 段缺血性改变改善，或者发作时倒置 T 波呈“伪正常化”。

34. ACDE　NSTEMI 包括多种临床表现，比较严重或典型的临床症状：①长时间的静息心绞痛（＞20 分钟）。②新发的严重心绞痛（加拿大分级Ⅲ级）。③近期稳定型心绞痛加重（加拿大分级Ⅲ级以上）。④心肌梗死后心绞痛。

35. CDE　抗血小板治疗是非 ST 段抬高型心肌梗死的最基本治疗手段，目前常用的抗血小板治疗药物有环氧化酶－1 抑制药（阿司匹林）、ADP 抑制药（噻氯匹定及氯吡格雷）、糖蛋白Ⅱb/Ⅲa 受体拮抗药（阿昔单抗、依替巴肽、替罗非班）三种。

36. BCDE　诊断明确后应给予的治疗有抗凝治疗、缓解心绞痛、抗血小板治疗、抗血小板负荷后行冠状动脉造影。溶栓治疗对 NSTEMI 没有益处，反而可能有增加心肌梗死的危险，因为溶栓剂可激活血小板，促进血栓形成。

37. ACH　患者有早发冠心病病史，再次出现胸闷、心悸、大汗，应考虑再次心肌梗死，有伴一过性黑矇、意识丧失，可能合并恶性室性心律失常，根据血压 75/30mmHg，可能合并休克。

38. AEF　对该患者的处理应先解决心律失常及血压，胺碘酮具有较强的抗心律失常作用，对心律失常有很好的疗效。对心室率快、药物治疗无效而影响血流动力学者，应直流电同步电转复。对于该患者，应持续进行心电、血压监护。

39. ACDG　患者状态改善后，应立即做明确心梗的相关检查及治疗。血清学心肌标志物（如肌钙蛋白）、超声心动图、SPECT 和冠状动脉 CT 血管造影等均可用于心梗的诊断。

40. F　急性心肌梗死适用 Killip 分级。Ⅰ级：无心力衰竭征象；Ⅱ级：轻至中度心力衰竭，肺啰音出现范围小于两肺野的 50%；Ⅲ级：重度心力衰竭，出现急性肺水肿，肺啰音出现范围大于两肺的 50%；Ⅳ级：出现心源性休克。

41. ADF　急性心肌缺血时出现频发室性期前收缩＞5 次/分、多源室性期前收缩、成对室性期前收缩、连续室性期前收缩（短阵性室性心动过速）、R on T 室性期前收缩提示可能出现致命性心律失常。

42. BC　急性缺血高危的室性期前收缩处理措施：改善心肌缺血是治疗的根本，抗心律失常药物首选可降低病死率的 β 受体拮抗剂，选项 B 正确，如果效果不理想可选择胺碘酮，选项 C 正确，同时纠正其他可导致心律失常的情况如低血钾等。

43. BDF　急性心肌梗死再灌注治疗，包括冠状动脉造影支架植入术、冠状动脉溶栓手术、冠状动脉搭桥手术和经皮冠脉介入治疗。溶解血栓疗法常用尿激酶、链激酶、组织型纤维蛋白溶酶原激活剂。

44. ACE　为明确诊断，应立即进行的检查项目包括心电图、超声心动图、心肌标志物，选项 A、C、E 正确。

45. ADE　急诊心电图示 V_1～V_6、Ⅰ、aVL 导联 ST 段弓背向上抬高，可诊断为急性广泛前壁心肌梗死。超声心动图：室壁节段性运动异常（前壁、前间壁中段、各室壁心尖段），可诊断为冠心病。左心室舒张功能减退，LVEF 44%，说明心功能不全。

46. ABEF　阿司匹林通过抑制血小板抗氧化酶，可降低 ACS 患者的短期和长期死亡率。若无禁忌，所有 ACS 患者应尽早接受阿司匹林治疗，选项 A 正确。发病 12 小时内的急性心肌梗死，仍有胸痛和心电图 ST 段抬高，拟对梗死相关动脉行急诊 PCI，作为溶栓治疗的替代治疗使血管再通时，应考虑行急诊冠状动脉造影，选项 B 正确。患者频发室性期前收缩，予胺碘酮抗心律失常，选项 E 正确。IABP 能有效增加心肌血供和减少心肌耗氧量，使冠心病患者受益最大，选项 F 正确。

47. BD　根据突发呼吸困难，症状持续不缓解，不能平卧，可诊断为急性心力衰竭，选项 D 正确。根据胸骨左缘第 3、4 肋间可闻及 5/6 级粗糙收缩期杂音，杂音传导广泛，未闻及心包摩擦音，可诊断为室间隔破裂穿孔，选项 B 正确。

48. ABDE　通过超声心动图检查，可以了解心脏功能，显示出室间隔穿孔的大小、部位及心室间隔过隔血流的分流量，并对是否合并室壁瘤及二尖瓣功能异常做出诊断。室间隔穿孔内科保守治疗效果差，外科手术治疗是公认有效的治疗方法。急性心梗患者出现室间隔穿孔可导致原功能衰竭，需 IABP 辅助治疗。

49. ABD　急性非 ST 段抬高心肌梗死应进行危险分

层，决定治疗方案，冠状动脉造影是诊断急性非 ST 段抬高型心肌梗死的重要手段。

50. AC　根据冠状动脉造影结果，LAD 中段 1.5cm“心肌桥”征象，心肌桥血管近段约 0.5cm 处 1 狭窄病变，管腔最窄处约狭窄 80% ~90%，可知多是先天发育异常造成的。LAD 为罪犯血管，冠状动脉痉挛和冠状动脉血栓常为常见发病机制。

51. AG　患者出现持续性胸痛，心电图示胸导联广泛 ST 段抬高，可诊断为急性心肌梗死。急性心肌梗死的并发症有：①栓塞：发生率 1% ~6%，见于起病后 1 ~2 周，可因下肢静脉血栓形成部分脱落所致，产生肺动脉栓塞，而引起肺梗死；②乳头肌功能失调或断裂：乳头肌整体断裂极少见，多发生在二尖瓣后乳头肌，见于下壁 AMI，心力衰竭明显，可迅速发生肺水肿在数日内死亡；③心脏破裂：多为心室游离壁破裂，造成心包积血引起急性心脏压塞而猝死。偶为心室间隔破裂造成穿孔；④心室壁瘤：发生率 5% ~20%，主要见于左心室，多在起病数周后被发现，急性室壁瘤在 AMI 后数日可形成，可导致心功能不全、栓塞和室性心律失常；⑤心肌梗死后综合征：发生率约 10%。

52. FG　急性心肌梗死患者出现心律失常，及时再灌注改善心肌缺血是治疗的根本，CAST 试验证实用药后心肌梗死患者心律失常的致死或心源性停搏的病死率较安慰剂组高出 3 倍。对急性心肌梗死没有合并恶性心律失常的患者，不主张预防性应用 Ⅰ 类抗心律失常药物。

53. AEFG　可以改善冠心病预后的药物：①阿司匹林：通过抑制环氧合酶和血栓素的合成达到抗血小板聚集的作用，所有患者只要没有用药禁忌都应该服用。②氯吡格雷：通过阻断 ADP 依赖激活的 GPⅡb/Ⅲa 复合物，有效地减少 ADP 介导的血小板激活和聚集。③β 受体拮抗剂：心肌梗死后患者长期接受 β 受体拮抗剂二级预防治疗，可降低相对死亡率 24%。④调脂治疗：他汀类药物能有效降低心血管事件，延缓斑块进展，使斑块稳定和抗炎等有益作用。⑤ACEI：所有患者均能从 ACEI 治疗中获益，在稳定型心绞痛患者中，合并糖尿病、心力衰竭或左心室收缩功能不全的高危患者使用 ACEI 获益可能更大。

54. ACDG　急性心肌缺血时，改善心肌缺血是治疗的根本，抗心律失常药物首选可降低病死率的 β 受体拮抗剂，如果效果不理想可选择胺碘酮，同时纠正其他可导致心律失常的情况如低血钾等。

55. BCE　通过心电图示多导联明显的 ST 段压低 > 1.0mV，可诊断为非 ST 段抬高型心肌梗死。ST－T 压低性动态改变是非 ST 段抬高心肌梗死的特征性心电图变化。根据发作性左前胸闷痛 2 年，近日发作频繁，每次时间在 20 分钟以上。可诊断为不稳定型心绞痛。根据颈静脉无充盈，双肺大量细小水泡音，心前区未闻及杂音，腹部查体未见异常，双下肢无水肿，可诊断为心力衰竭，为急性心肌梗死的症状表现。因此，患者可能考虑的诊断为不稳定型心绞痛、非 ST 段抬高型心肌梗死和急性心肌梗死。

56. A　目前最有价值的检查为肌钙蛋白。肌钙蛋白是诊断心肌坏死最特异和敏感的首选标志物，急性心肌梗死（AMI）症状发生后 2 ~4 小时开始升高，10 ~24 小时达到峰值，肌钙蛋白超过正常上限结合心肌缺血证据即可诊断 AMI。TnT 升高的幅度和持续时间可作为 UAP 与 AMI 的鉴别诊断。通常，非 ST 段抬高心肌梗死发病后 48 ~72 小时会有肌钙蛋白的升高，而肌钙蛋白的灵敏度和特异度明显高于肌酸激酶，在肌酸激酶正常的患者群中，有将近 1/3 的人高敏肌钙蛋白检测可以表现为肌钙蛋白水平增高。

57. ACDEF　不稳定型心绞痛和非 ST 段抬高型心肌梗死禁忌溶栓治疗。

58. E　患者急性心肌梗死入院，心肌梗死出现室性心动过速血流不稳定首选电复律治疗。

59. AD　急性前壁心肌梗死易合并室性心律失常，选项 A、D 正确。

60. DF　急性心肌缺血患者如出现室性期前收缩，首选药物为利多卡因。心肌梗死后若无禁忌，则常有 β 受体拮抗剂或胺碘酮治疗。

61. ABCEF　治疗前壁心肌梗死的药物：①抗血小板药物，如阿司匹林、氯吡格雷。这类药物可以抑制血小板聚集，避免血栓的进一步扩大，是治疗前壁心肌梗死的必须使用的药物。②他汀类的药物，包括阿托伐他汀、瑞舒伐他汀，这类药物可以降低胆固醇，促进斑块消退，避免心肌梗死的进一步加重。③硝酸酯类药物，包括硝酸甘油、单硝酸异山梨酯。这类药物可以扩张冠状动脉血管，增加心肌的供血缓解心绞痛的症状。④β 受体拮抗剂，包括美托洛尔、阿替洛尔，这类药物除了降低血压、减少心肌的耗氧量以外，还可以保护心脏，避免交感神经过度兴奋引起的心律失常。⑤血管紧张素转化酶抑制剂，在心肌梗死的患者中，对于扩张冠脉血管、保持血压的稳定、抑制心室的重构，都有良好作用。

62. CEF　根据胸痛反复发作 1 周，多在夜间休息时发作，含服硝酸甘油难以缓解，可诊断为不稳定型心绞痛。所以选择 E。根据心绞痛在休息时发生，心电图示 $V_5 \sim V_6$ 导联 ST 段抬高 0.3mV，对应导联压低，胸痛缓解后，心电图恢复正常，可诊断为变异型心绞痛。所以选择 C。根据疼痛多于夜间发作，符合十二指肠溃疡典型空腹时上腹痛的特点。故选 F。

63. ABCDE　患者进一步应进行的检查有心肌酶谱、超声心动图、放射性核素检查、冠状动脉造影、动态心电图，不需要进行胸部X线检查。因此，正确答案为AB-CDE。

64. ABCDF　选项ABCDF均适合患者进行治疗。选项E"低分子右旋糖酐"可加重溃疡，所以不适合十二指肠球部溃疡患者服用。

65. B　变异型心绞痛的发作与活动无关，疼痛发生在安静时，发作时心电图ST段弓背向上抬高，发作过后ST段弓背下降，不出现病理性Q波，选项B正确。

66. AEG　患者为老年人，无明确诱因出现夜间阵发性呼吸困难、端坐呼吸，为左心衰的表现，强烈提示可能新发心肌梗死。该患者存在冠心病易患因素（有高血压病史、高龄），有反复心前区闷痛病史更支持这一点。

67. DFHI　急性乳头肌功能不全患者急性心肌梗死或严重心绞痛发作后，心尖处出现Ⅲ级以上收缩期杂音向腋下传导；心尖部收缩期杂音（及收缩期喀喇音）的程度、性质易变，并可有S_3奔马律和第四心音；使用亚硝酸异戊酯后，收缩期杂音可减弱；下蹲试验收缩期杂音可增强。

68. CF　患者存在急性心肌梗死、左心衰，血压不低，应用硝普钠及ACEI可减轻心脏负荷，改善心功能，选项C、F正确，选项E错误。β受体拮抗剂及CCB在此时不宜应用，选项A、E错误。没有应用胺碘酮及糖皮质激素的指征，选项B、D错误。

69. C　肌钙蛋白升高10倍的直接原因是心肌受损。肌钙蛋白升高时，首先要考虑是否是急性心肌梗死。左室壁节段性运动异常主要是指在左室壁的某些部位，出现相应的运动减低，或者完全不运动的表现，通常是指急性心肌梗死或陈旧性心肌梗死所导致。心电图示V_1～V_3呈病理性Q波，ST段V_4～V_6抬高，T波倒置，诊断为急性ST段抬高型心肌梗死。

70. H　冠脉造影示：右冠中段狭窄程度约70%，前降支近段狭窄程度约95%，为冠状动脉粥样硬化性心脏病（冠心病），需要做心脏支架安置术。氨茶碱类药物是主要用于缓解气道痉挛，但是它会反射性地引起心跳加快，造成心动过速。冠心病患者如果出现心跳过速，就有可能导致心肌耗氧量增加，心肌相对供血不足，会诱发心绞痛发作。因此，正常情况下不建议冠心病的患者同时服用氨茶碱类药物。

第七章　心脏瓣膜病

一、单选题

1. 二尖瓣口面积为 2.0cm^{2}时，下列哪一项是正确的

A. 为二尖瓣轻度狭窄
B. 有明显的临床症状
C. 可无心尖部舒张期隆隆样杂音
D. 可无跨瓣压差存在
E. 一般不引起左心房扩大

2. 二尖瓣狭窄最常见的症状是

A. 二尖瓣面容　　B. 劳力性呼吸困难
C. 咳嗽　　D. 咯血
E. 脑栓塞

3. 二尖瓣关闭不全的典型体征是

A. 心尖部 Austin – Flint 杂音
B. A_2音增强
C. 心界呈梨形
D. 心尖部舒张期隆隆样杂音
E. 心尖部粗糙的收缩期杂音

4. 二尖瓣狭窄最先出现的是

A. 左房衰竭　　B. 左室衰竭
C. 右房衰竭　　D. 右室衰竭
E. 肺淤血

5. 单纯二尖瓣狭窄时，下列叙述错误的是

A. 早期即可出现右心衰竭
B. 不会发生左室衰竭
C. 不会引起左室扩大
D. 最早期症状为劳力性呼吸困难
E. 第一心音亢进是因为心脏收缩时，二尖瓣前叶处于低位置

6. 二尖瓣狭窄最常见的病因是

A. 风湿热　　B. 先天畸形
C. 感染性心内膜炎　　D. 老年退行性变
E. 瓣膜钙化

7. 风湿性心瓣膜病时最常被侵犯的瓣膜是

A. 二尖瓣　　B. 肺动脉瓣
C. 主动脉瓣　　D. 三尖瓣
E. 二尖瓣 + 主动脉瓣

8. 在风湿性二尖瓣狭窄中，常见的心律失常是

A. 室上性心动过速　　B. 房室传导阻滞
C. 房性期前收缩　　D. 心房颤动
E. 室性期前收缩

9. 下列选项中，属于二尖瓣狭窄少见的并发症的是

A. 心房颤动　　B. 脑梗死
C. 肺部感染　　D. 急性肺水肿
E. 感染性心内膜炎

10. 单纯二尖瓣狭窄时，第一心音亢进是因为

A. 心肌收缩力增强
B. 乳头肌功能失调
C. 二尖瓣及腱索增厚
D. 心脏收缩时，二尖瓣后叶关闭延迟
E. 心脏收缩时，二尖瓣前叶处于低位

11. 风湿性心脏病单纯二尖瓣狭窄的 X 线表现为

A. 心脏呈靴形
B. 主动脉增宽
C. 主动脉、主动脉弓普遍扩张
D. 左心室明显增大
E. 心脏外形呈鸭梨状

12. 在风湿性心脏病中，最常见的瓣膜病变是

A. 单纯二尖瓣狭窄
B. 主动脉瓣狭窄
C. 二尖瓣狭窄合并关闭不全
D. 二尖瓣关闭不全
E. 主动脉瓣关闭不全

13. 风湿性心脏瓣膜病二尖瓣关闭不全的特征性体征是

A. 心尖区舒张中晚期隆隆样杂音，递增型
B. 第一心音亢进
C. 心尖区全收缩期吹风样高调杂音
D. Graham – Steell 杂音
E. 二尖瓣开放拍击音

14. 梨形心的 X 线表现为

A. 右心房右心室增大
B. 左心房左心室增大
C. 右心室左心室增大
D. 左心室增大，主动脉弓突出
E. 右心室增大，肺动脉总干突出

15. 二尖瓣狭窄合并肺动脉高压时的心电图表现为

A. 左心室肥大，电轴左偏

B. 右心室肥大，电轴左偏
C. 左心室肥大，电轴右偏
D. 右心室肥大，电轴右偏
E. 左心室肥大呈双峰形

16. 风心病二尖瓣狭窄患者，随右心衰竭的加重，下列临床表现将减轻的是
A. 肝大压痛
B. 下肢水肿
C. 颈静脉曲张
D. 心尖区舒张期隆隆样杂音
E. 呼吸困难

17. 引起二尖瓣狭窄的主要死亡原因是
A. 栓塞 B. 急性肺水肿
C. 心房颤动 D. 肺部感染
E. 充血性心力衰竭

18. 下列瓣口面积，属于中度二尖瓣狭窄的是
A. $6cm^2$ B. $4cm^2$
C. $2cm^2$ D. $1cm^2$
E. $0.5cm^2$

19. 确诊二尖瓣狭窄最可靠的辅助检查是
A. X 线检查 B. 心电图检查
C. 超声心动图检查 D. 心音图检查
E. 心导管检查

20. 彩色多普勒显像检查诊断二尖瓣狭窄的主要依据为
A. 纤维化或钙化
B. 二尖瓣增厚
C. 二尖瓣口狭窄
D. 二尖瓣狭窄舒张期湍流频谱
E. 左房扩大

21. 大咯血常发生于以下哪种情况
A. 风湿性心脏病，二尖瓣关闭不全
B. 风湿性心脏病，二尖瓣狭窄并关闭不全
C. 风湿性心脏病，二尖瓣狭窄并主动脉瓣狭窄
D. 风湿性心脏病，二尖瓣狭窄伴肺动脉高压
E. 先天性心脏病，室间隔缺损

22. 风湿性心脏病严重二尖瓣狭窄突发大咯血是由于
A. 合并肺结核 B. 肺毛细血管破裂
C. 急性肺水肿 D. 支气管静脉破裂
E. 合并支气管扩张

23. 下列哪种心脏瓣膜病在直立、运动中易引起晕厥
A. 主动脉瓣关闭不全 B. 二尖瓣狭窄
C. 肺动脉瓣狭窄 D. 二尖瓣关闭不全
E. 主动脉瓣狭窄

24. 风湿性心脏病中最易发生猝死的是
A. 二尖瓣狭窄 B. 二尖瓣关闭不全
C. 主动脉瓣狭窄 D. 主动脉瓣关闭不全
E. 二尖瓣狭窄兼主动脉瓣关闭不全

25. 导管检查时，考虑有主动脉狭窄时的左心室与主动脉收缩压差大于
A. 10mmHg B. 15mmHg
C. 20mmHg D. 25mmHg
E. 30mmHg

26. 风湿性心脏病主动脉瓣狭窄常见的临床“三联征”为
A. 劳力性呼吸困难、心绞痛、房颤
B. 劳力性呼吸困难、心绞痛和晕厥
C. 劳力性呼吸困难、心绞痛、细迟脉
D. 心绞痛、晕厥、细迟脉
E. 心绞痛、细迟脉、房颤

27. 引起成人主动脉瓣狭窄最常见的原因是
A. 风湿性心脏病 B. 先天性畸形
C. 老年性主动脉瓣钙化 D. 感染性心内膜炎
E. 病毒性心肌炎

28. 主动脉瓣狭窄致猝死的常见原因为
A. 心排血量不足致脑供血不足
B. 急性心肌缺血致心室颤动
C. 主动脉瓣口面积 $1cm^2$ 左右出现
D. 急性左心衰竭
E. 急性心肌缺血致心肌梗死

29. 下列疾病听诊特征中，无心尖区舒张期杂音的是
A. 严重主动脉瓣狭窄 B. 急性风湿性二尖瓣炎
C. 左心房黏液瘤 D. 严重主动脉瓣关闭不全
E. 二尖瓣狭窄

30. 关于主动脉瓣狭窄的病理生理改变，下列叙述错误的是
A. 主动脉瓣狭窄使收缩期左室阻力增大、收缩功能增强，从而降低跨瓣压力阶差，逐渐引起左室向心性肥厚
B. 主动脉瓣狭窄的代偿期，左室肥厚使心肌收缩力增强，维持正常心排血量，使室壁应力维持正常
C. 严重主动脉瓣狭窄，左室扩大，室壁应力增加使心肌耗氧量增加，使左室收缩功能受损，心排血量减少，可以引起低血压、心律失常
D. 低心排血量可以影响冠状动脉灌注，如合并冠状动脉狭窄，更容易发生心肌缺血
E. 心排血量下降可发生脑供血不足，出现头晕、晕厥等脑缺氧表现

31. 最可能发生晕厥的心脏瓣膜病是

A. 二尖瓣狭窄　　B. 主动脉瓣狭窄
C. 三尖瓣关闭不全　　D. 二尖瓣关闭不全
E. 主动脉瓣关闭不全

32. 成人主动脉狭窄行人工瓣膜置换术的主要指征是
A. 伴有进行性心脏增大和/或明显左心室功能不全的无症状的重度狭窄患者
B. 无症状的轻、中度狭窄患者
C. 非钙化性先天性主动脉瓣严重狭窄
D. 严重左心室功能不全、高龄、合并主动脉瓣关闭不全或冠心病
E. 重度狭窄（瓣口面积 $<0.75cm^2$ 或平均跨瓣压差 $>$ 50mmHg）伴心绞痛、晕厥或心力衰竭症状

33. 主动脉瓣关闭不全的主要病理生理变化是
A. 左心室压力负荷增加　　B. 左心室容量负荷增加
C. 右心室压力负荷增加　　D. 右心室容量负荷增加
E. 左心房容量负荷增加

34. 主动脉瓣慢性关闭不全体征表现为
A. 收缩压、舒张压和脉压正常
B. 收缩压升高，舒张压稍低，脉压稍增大
C. 收缩压正常，舒张压降低，脉压升高
D. 收缩压升高，舒张压降低，脉压增大
E. 收缩压、舒张压和脉压均下降

35. Austin - Flint 杂音多见于
A. 二尖瓣狭窄　　B. 二尖瓣关闭不全
C. 三尖瓣狭窄　　D. 三尖瓣关闭不全
E. 主动脉瓣关闭不全

36. 周围血管征主要见于
A. 二尖瓣狭窄　　B. 肥厚型心肌病
C. 主动脉瓣狭窄　　D. 主动脉瓣关闭不全
E. 二尖瓣关闭不全

37. 周围血管征中 De Musset 征是指
A. 点头征　　B. 水冲脉
C. 毛细血管搏动征　　D. 股动脉枪击音
E. 股动脉双期杂音

38. 由于主动脉瓣病变引起主动脉瓣关闭不全的疾病不包括
A. 感染性心内膜炎　　B. 风湿性心脏病
C. 先天性二叶主动脉瓣　　D. 梅毒性主动脉炎
E. 主动脉瓣黏液样变性

39. 超声心动图检查结果说明主动脉瓣关闭不全系风湿病引起的是
A. 主动脉瓣呈二叶瓣
B. 主动脉瓣根部扩张
C. 主动脉瓣增厚钙化
D. 左室乳头肌，腱索反射增强钙化
E. 主动脉瓣与二尖瓣叶增厚钙化、缩短，二尖瓣口面积 $<1.2cm^2$

40. X 线检查，表现为“靴形心”的疾病是
A. 二尖瓣狭窄　　B. 二尖瓣关闭不全
C. 三尖瓣狭窄　　D. 三尖瓣关闭不全
E. 主动脉瓣关闭不全

41. 关于三尖瓣狭窄的叙述，错误的是
A. 由三尖瓣口狭窄导致右心房排空受限引起的瓣膜病变
B. 单纯三尖瓣狭窄比较多见
C. 常合并二尖瓣病变和主动脉病变
D. 主要病变包括瓣叶增厚、瓣叶与瓣叶交界处粘连、瓣叶开放受限、口面积减少、腱索短缩融合
E. 当三尖瓣环周径 $<8cm$，直径 $<2.5cm$，瓣口面积 $<4.9cm^2$ 时，即为三尖瓣狭窄

42. 下列疾病中，容易导致压力负荷过重而引起心衰的是
A. 主动脉瓣关闭不全　　B. 二尖瓣关闭不全
C. 甲状腺功能亢进症　　D. 肺动脉瓣狭窄
E. 动脉导管未闭

43. 以下先天性心血管病中，血流动力学障碍结果显示胸部 X 线片肺纹理稀少的是
A. 房间隔缺损　　B. 室间隔缺损
C. 动脉导管未闭　　D. 肺动脉瓣狭窄
E. 法洛四联症

44. 肺动脉瓣关闭不全最常见的病因是
A. 特发性肺动脉扩张
B. 肺动脉瓣病变如风湿性心脏病
C. 马方综合征致肺动脉扩张
D. 感染性心内膜炎致肺动脉瓣穿孔
E. 继发于肺动脉高压的肺动脉干根部扩张

45. 获得性肺动脉瓣狭窄的常见病因为
A. 类癌综合征　　B. 风湿性心瓣膜病
C. 心内膜炎　　D. 努南（Noonan）综合征
E. 法洛四联症

46. 肺动脉瓣狭窄的临床表现不包括
A. 肺淤血表现　　B. 体循环淤血表现
C. 右心功能不全表现　　D. 晕厥和猝死
E. 呼吸困难、胸痛和疲倦

47. 患者，男性，25 岁。体检时发现有二尖瓣狭窄，超声心动图显示左心房扩大为 45mm，余房室大小正常，二尖瓣瓣膜稍增厚，开放呈圆隆状，瓣口面积为

1.0cm^2。此时体征除有心尖部隆隆样舒张期杂音外，尚可闻及

A. 开瓣音　　B. 第三心音
C. 收缩期喀喇音　　D. Austin－Flint 杂音
E. 第四心音

48. 患者，男性，55 岁。风湿性心脏病二尖瓣狭窄患者，经常出现呼吸困难、咳嗽、咯血等症状，一段时间后，上述症状逐渐减轻，但有食欲缺乏、肝区疼痛、水肿。提示

A. 内科治疗恰当，疗效好
B. 合并二尖瓣关闭不全
C. 二尖瓣狭窄程度减轻
D. 二尖瓣狭窄进入右心衰竭期
E. 合并主动脉瓣病变

49. 患者，男性，39 岁。曾诊断为二尖瓣狭窄，但不能排除关闭不全。两者最主要的鉴别点是前者无

A. 左心室扩大　　B. 肺淤血
C. 左心房扩大　　D. 肺动脉高压
E. 心房颤动

50. 患者，男性，42 岁。二尖瓣脱垂患者，反复出现黑矇，动态心电图示频发室性期前收缩，心脏彩色超声提示重度二尖瓣反流。目前首选治疗方案为

A. 利多卡因静脉注射　　B. 胺碘酮静脉注射
C. 美托洛尔静脉注射　　D. 普罗帕酮静脉注射
E. 外科瓣膜置换或修补手术

51. 患者，女性，25 岁。心尖部听到舒张中期出现的先递减后递增型的隆隆样杂音，伴有第一心音增强；心律表现为节律不规则，第一心音强弱不一致，心率大于脉率现象。提示该患者的风湿性心脏瓣膜病是

A. 二尖瓣狭窄
B. 二尖瓣关闭不全
C. 二尖瓣狭窄并心房颤动
D. 二尖瓣狭窄并关闭不全
E. 二尖瓣关闭不全并心房颤动

52. 患者，男性，52 岁。有呼吸困难 5 年，近期逐渐加重。1 天前突然咯血，量较大。查体：心尖区舒张期杂音及开瓣音。对该患者心脏听诊，不可能听到的体征是

A. 心尖区第一心音亢进
B. 三尖瓣区全收缩期吹风性杂音
C. 肺动脉第二音亢进
D. Graham－Steell 杂音
E. Austin－Flint 杂音

53. 患者，男性，50 岁。诊断为风湿性心脏病二尖瓣狭窄，经常出现呼吸困难，咳嗽和咯血等症状，随病程延长，上述症状减轻，但出现腹胀、肝大。则提示

A. 发生二尖瓣关闭不全
B. 合并主动脉瓣关闭不全
C. 二尖瓣狭窄程度减轻
D. 合并主动脉瓣狭窄
E. 进入右心功能不全期

54. 患者，男性，62 岁。既往风湿性心脏病二尖瓣狭窄病史 22 年，当病情加重时，会出现的体征是

A. 心尖部舒张期隆隆样杂音增强，肺动脉区第二音减低
B. 心尖部舒张期隆隆样杂音减低，肺动脉区第二音增强
C. 心尖部舒张期隆隆样杂音减低，肺动脉区第二音减低
D. 心尖部舒张期隆隆样杂音增强，肺动脉区第一音增强
E. 心尖部舒张期隆隆样杂音增强，肺动脉区第二音增强

55. 患者，男性，19 岁。查体：心尖部舒张期隆隆样杂音伴开瓣音，心率 72 次/分，律齐，肺无异常，肝脾未触及，下肢不肿。超声心动图：二尖瓣瓣口面积 1.7cm^2，平时活动无受限。患者应采取的处理措施为

A. 抗生素预防感染性心内膜炎
B. 二尖瓣分离术
C. 洋地黄治疗
D. 利尿剂治疗
E. 避免重体力活动，定期随诊

56. 患者，女性，34 岁。二尖瓣狭窄，呼吸困难，伴咯血 3 天，双肺底少许中细湿啰音，心脏正侧位片可见肺淤血。以下处理措施中，恰当的是

A. 可待因　　B. 吸氧
C. 毛花苷 C　　D. 氨苯蝶啶
E. 硝酸甘油或硝酸异山梨酯

57. 患者，女性，42 岁。诊断风湿性心脏病、二尖瓣狭窄、快速型房颤，应用地高辛 0.25mg/d 已 1 个月，心室率突然转为规则，50 次/分。则提示

A. 已转为窦性心律　　B. 已达洋地黄化
C. 转为房扑伴有 AVB　　D. 可能为洋地黄中毒
E. 仍应用洋地黄，给予维持量

58. 患者，女性，40 岁。患风湿性心脏病二尖瓣狭窄 9 年，日常活动即出现胸闷、气短，做心脏彩超示重度二尖瓣狭窄。根据其临床表现，心功能可认为是

A. 心功能Ⅰ级　　B. 心功能Ⅲ级

C. 心功能Ⅱ级　　D. 心功能Ⅴ级
E. 以上都不是

59. 患者，女性，33 岁。风湿性心脏病二尖瓣狭窄 8 年，无明显原因突然出现意识障碍。最可能的情况是
A. 心输出量减少，脑供血不足
B. 发生室颤
C. 心房血栓脱落，脑栓塞
D. 瓣膜上血栓脱落，脑栓塞
E. 高凝状态，脑血栓形成

60. 患者，女性，33 岁。自觉呼吸困难，乏力 3～4 年。查体：心尖区舒张期杂音及三尖瓣区全收缩期吹风性杂音。心脏视诊时可看到
A. 心尖搏动向左向下移位
B. 心尖搏动增强
C. 心尖搏动减弱
D. 负性心尖搏动
E. 胸骨上窝搏动

61. 患者，男性，57 岁。因风心病二尖瓣狭窄入院。超声心动图示二尖瓣钙化、僵硬。对该患者心脏听诊时，错误的是
A. 心尖区舒张期隆隆性杂音
B. 心尖区第一心音亢进
C. 心尖区未闻及开瓣音
D. 肺动脉瓣第二心音亢进
E. Graham－Steell 杂音

62. 患者，女性，52 岁。因"反复活动后胸闷、气急 10 余年"，考虑风湿性心瓣膜病，最常见的心律失常是
A. 房性期前收缩　　B. 室性期前收缩
C. 心房颤动　　D. 心室颤动
E. 室性心动过速

63. 患者，女性，39 岁。因风湿性心脏病二尖瓣狭窄入院。突然呼吸困难，口吐粉红色泡沫痰，听诊两肺干、湿啰音，心率 60 次/分，律齐。患者应选用的治疗药物为
A. 镇咳化痰药　　B. 呋塞米
C. 毛花苷 C 静脉注射　　D. 异丙肾上腺素
E. 洛贝林

64. 患者，女性，38 岁。活动后心慌气短 2 年，心功能评定为Ⅲ级，心尖区可闻及舒张期隆隆样杂音及二尖瓣开瓣音。超声心动图示单纯二尖瓣狭窄，二尖瓣口面积 $<1.2cm^2$，目前无风湿活动和感染的表现。该患者最佳的治疗方案是
A. 地高辛治疗　　B. β 受体拮抗剂
C. 利尿剂治疗　　D. 人工瓣膜置换术
E. 经皮二尖瓣球囊成形术

65. 患者，女性，51 岁。既往有风湿性心脏病，近来出现晕厥，常在直立、运动中发生。该心脏瓣膜病可能是
A. 二尖瓣关闭不全　　B. 二尖瓣狭窄
C. 主动脉瓣狭窄　　D. 主动脉瓣关闭不全
E. 肺动脉瓣狭窄

66. 患者，男性，85 岁。因"劳累后突发晕厥 3 小时"入院。查体：胸骨右缘第 2 肋间闻及喷射样收缩期杂音。多见于
A. 主动脉瓣狭窄　　B. 肺动脉瓣狭窄
C. 主动脉瓣关闭不全　　D. 肺动脉瓣关闭不全
E. 二尖瓣关闭不全

67. 患者，男性，61 岁。因头晕、活动时心前区疼痛、夜间阵发性呼吸困难就诊。BP 130/70mmHg，主动脉瓣区第二心音减弱，胸骨左缘第 3 肋间、胸骨右缘第 2 肋间可闻及（3～4）/6 级收缩期杂音，向颈部传导。该患者应考虑诊断为
A. 肥厚型心肌病
B. 室间隔缺损
C. 先天性二尖瓣畸形
D. 风湿性心脏病主动脉瓣狭窄
E. 退行性主动脉瓣狭窄

68. 患者，女性，74 岁。超声检查提示：风湿性心脏病合并主动脉瓣狭窄。该患者心脏震颤出现在
A. 胸骨右缘第 2 肋间，舒张期
B. 胸骨左缘第 2 肋间，收缩期
C. 胸骨左缘第 2 肋间，舒张期
D. 胸骨左缘第 2 肋间，连续性
E. 胸骨右缘第 2 肋间，收缩期

69. 患者，女性，26 岁。风湿性心脏病来诊。查体脉压较大，确诊是否有主动脉瓣关闭不全存在采取的最好的听诊体位是
A. 左侧卧位　　B. 坐位
C. 半坐卧位　　D. 下蹲后突然站立位
E. 坐位前倾深呼吸

二、共用题干单选题

（1～2 题共用题干）

患者，女性，36 岁。劳累后心悸气促 8 年。因气促不能平卧伴咯血入院，查体：T 37.2℃。心电图示：第一心音亢进，心尖部可闻及隆隆样舒张期杂音，有开瓣音，$P_2>A_2$，心律规则。

1. 患者咯血的原因应考虑为
A. 二尖瓣狭窄　　B. 肺结核
C. 主动脉瓣狭窄　　D. 二尖瓣关闭不全

E. 肺动脉瓣狭窄

2. 对于该患者，首先应采取的治疗措施是

A. 吸氧　　B. 镇咳剂
C. 呋塞米静脉注射　　D. 毛花苷丙静脉注射
E. 止血剂

（3～4 题共用题干）

患者，男性，49 岁。近 3 年来在劳累时心慌气短，有时夜间憋醒，并咳嗽。1 年来腹胀，有饱腹感，尿少，水肿。一直服用呋塞米与地高辛治疗，1 周来上感后症状加重，心悸、食欲缺乏。查体：BP 130/80mmHg。心电图示：心界扩大，心尖区舒张期隆隆样杂音与3/6 级收缩期吹风样杂音，HR 68 次/分，期前收缩，二联律，双肺底少许湿啰音，颈静脉怒张，肝肋下 3cm，脾未及，双下肢水肿。

3. 该患者的心脏病诊断是

A. 老年退行性心脏瓣膜病
B. 冠心病
C. 先天性心脏病
D. 扩张型心肌病
E. 风湿性心脏病

4. 心电图示室性期前收缩二联律，该患者心律失常最可能的原因是

A. 心肌缺血　　B. 电解质紊乱
C. 感染　　D. 心力衰竭
E. 洋地黄中毒

（5～7 题共用题干）

患者，男性，38 岁。劳力性气促 3 年，双下肢水肿 7 个月。1 周前因病情加重入院。10 年前曾有游走性关节痛史。查体：血压 120/75mmHg，端坐位，呼吸急促，颈静脉充盈，双下肺可闻及细湿啰音，心界向左下扩大，心率 102 次/分，律齐，心尖区可闻及粗糙的全收缩期吹风样杂音，吸气时减弱，向左腋下和左肩胛下区传导，遮盖第一心音，腹软，肝肋下 2cm，两下肢凹陷性水肿。

5. 该患者最可能诊断为

A. 主动脉瓣关闭不全
B. 梗阻性肥厚型心肌病
C. 风湿性二尖瓣关闭不全
D. 扩张型心肌病
E. 二尖瓣脱垂

6. 下列检查项目中，可以作为确诊依据的是

A. 心电图　　B. 胸部 X 线检查
C. 胸部 CT　　D. 右心导管检查
E. 超声心动图

7. 针对该患者的治疗措施，下列叙述错误的是

A. 限制钠盐摄入
B. 使用洋地黄类药物
C. 使用胺碘酮控制心室率
D. 使用血管紧张素转换酶抑制剂
E. 使用利尿剂

（8～10 题共用题干）

患者，女性，39 岁。因活动后有呼吸困难，近半年有进行性加重，并伴有咳嗽、声音嘶哑。患者既往有风湿热 10 年，常有扁桃体炎发生，经医生诊断为慢性风湿性心瓣膜病。

8. 该患者被诊断为慢性风湿性心瓣膜病，该疾病最常受累的瓣膜是

A. 二尖瓣　　B. 三尖瓣
C. 肺动脉瓣　　D. 主动脉瓣
E. 静脉瓣

9. 二尖瓣狭窄最早出现的症状是

A. 水肿　　B. 咯血
C. 劳力性呼吸困难　　D. 咳嗽
E. 端坐呼吸

10. 风湿性心脏病二尖瓣狭窄最常见的心律失常是

A. 心房颤动　　B. 室性期前收缩
C. 窦房传导阻滞　　D. 阵发性室上性心动过速
E. 房室传导阻滞

（11～14 题共用题干）

患者，女性，72 岁。曾有晕厥病史，活动后胸痛气促 6 年。查体：心界向左下扩大，心底部可闻及 4/6 级粗糙的收缩期杂音。X 线片示左室增大。心电图示：左室高电压，$V_4 \sim V_6$导联 ST 段压低，T 波倒置，闻及心尖区舒张期隆隆样杂音，二尖瓣口面积为 1.1cm^2，肺动脉压明显升高。

11. 该患者的最佳治疗措施为

A. 静滴硝普钠　　B. 静滴硝酸甘油
C. 口服地高辛　　D. 二尖瓣分离术
E. 二尖瓣球囊扩张术

12. 大咯血易发生于

A. 风湿性心脏病，二尖瓣狭窄伴关闭不全
B. 风湿性心脏病，主动脉瓣狭窄伴关闭不全
C. 风湿性心脏病，二尖瓣重度狭窄
D. 风湿性心脏病，三尖瓣重度狭窄
E. 风湿性心脏病，三尖瓣狭窄伴关闭不全

13. 轻度二尖瓣狭窄是指

A. 瓣口面积 2.5cm^2以上
B. 瓣口面积 3.0cm^2以上
C. 瓣口面积 2.0cm^2以上

D. 瓣口面积 $1.5cm^2$ 以上

E. 瓣口面积 $1.0cm^2$ 以上

14. 高动力循环状态常见于

A. 原发性高血压 3 级　B. 肺动脉高压

C. 慢性贫血　D. 主动脉瓣关闭不全

E. 肺动脉瓣关闭不全

（15～17 题共用题干）

患者，男性，64 岁。发现心脏杂音 25 年。近 6 个月来，出现劳力性心悸，因气短入院就诊。查体：即 110/70mmHg，心界扩大，HR 132 次/分，律不齐，S_1 强弱不等，脉短绌，心尖Ⅲ级全收缩期杂音，向腋下传导，有轻度舒张期隆隆样杂音，肺底湿啰音。

15. 该患者最确切的诊断是

A. 二尖瓣脱垂，反流

B. 室间隔缺损

C. 主动脉瓣狭窄、二尖瓣狭窄

D. 梗阻性肥厚型心肌病

E. 二尖瓣狭窄、关闭不全

16. 该患者首选治疗药物是

A. 硝酸甘油　B. β 受体拮抗剂

C. 奎尼丁　D. 维拉帕米

E. 洋地黄

17. 该患者经治疗病情好转后，如果同意手术治疗，最必要的检查是

A. 心电图　B. 动态心电图

C. 心脏核素检查　D. 超声心动图

E. 活动平板

（18～19 题共用题干）

患者，女性，37 岁。有 6 年风心病史。因间断低热 2 个月入院就诊。查体：胸骨左缘第 4 肋间闻及乐音样杂音，心尖部闻及 4/6 级收缩期杂音，向左腋下传导。

18. 该患者应考虑诊断为

A. 二尖瓣狭窄合并腱索断裂

B. 二尖瓣狭窄合并感染性心内膜炎

C. 二尖瓣关闭不全合并二尖瓣脱垂

D. 二尖瓣关闭不全合并主动脉瓣关闭不全卧位

E. 二尖瓣关闭不全合并感染性心内膜炎

19. 下列检查方法中，对明确诊断最重要的是

A. 胸部 X 线检查　B. 血气分析

C. 血常规　D. 心电图

E. 血培养

（20～22 题共用题干）

患者，男性，41 岁。劳累后心悸、气短 6 年，近 1 周间断咯血，无发热。查体：双颊紫红，口唇轻度发绀，颈静脉无怒张。双肺未闻及干湿啰音。心浊音界在胸骨左缘第 3 肋间向左扩大，心尖部局限性舒张期隆隆样杂音，第一心音亢进。肝脏不肿大，下肢无水肿。

20. 该患者应首先考虑的诊断是

A. 风湿性心脏病二尖瓣关闭不全

B. 扩张型心肌病

C. 肺结核

D. 室间隔缺损

E. 风湿性心脏病二尖瓣狭窄

21. 该疾病最易发生的心律失常是

A. 心室颤动　B. 心房颤动

C. 一度房室传导阻滞　D. 室性期前收缩

E. 窦性心动过缓

22. 该疾病致死的主要原因是

A. 肺栓塞　B. 心律失常

C. 心功能不全　D. 亚急性感染性心内膜炎

E. 呼吸道感染

（23～25 题共用题干）

患者，女性，43 岁。心悸、气促 3 年。查体：心尖部舒张期隆隆样杂音，胸骨左侧第 2 肋间舒张早期哈气样杂音，S_1 增强，P_2 亢进，分裂。

23. 该患者最可能的诊断是

A. 二尖瓣狭窄　B. 主动脉瓣关闭不全

C. 二尖瓣关闭不全　D. 肺动脉瓣狭窄

E. 肥厚型心肌病

24. 患者为选择治疗方法，最重要的检查是

A. 心电图　B. 超声心动图

C. 心导管检查　D. 心肌核素显像

E. 心脏 X 线片

25. 如果该患者出现原因不明发热，全身大关节疼痛。查体：T 39.9℃，贫血貌，双肺阴性，心脏在原心尖部舒张期杂音基础上可闻及 3/6 级收缩期吹风样杂音，肝脾肋下均可触及，余无阳性体征，血常规：Hb 88g/L，WBC 18 × 10^9/L，尿蛋白（+），沉渣镜检红细胞 2～4/HP。该患者首先应考虑的诊断是

A. 肺炎　B. 感染性心内膜炎

C. 肝炎　D. 泌尿系感染

E. 风湿热

（26～28 题共用题干）

患者，女性，26 岁。因反复气促 5 年，3 天前加重入院。查体：血压 110/70mmHg，高枕位，呼吸急促，口唇轻度发绀，颈静脉无充盈，双下肺可闻及细湿啰音，心率 100 次/分，律齐，心尖区第一心音亢进，可闻及低调的隆隆样舒张期杂音，腹软，肝、脾肋下未及，双下肢无水肿。

26. 患者最可能诊断为

A. 主动脉瓣狭窄　B. 二尖瓣狭窄
C. 二尖瓣脱垂　D. 主动脉瓣关闭不全
E. 二尖瓣关闭不全

27. 最有助于明确诊断的检查为

A. 心电图　B. 胸部 CT
C. 胸部 X 线检查　D. 右心导管检查
E. 超声心动图

28. 患者的心电图示窦性心律，以下治疗措施中不宜使用的是

A. 呋塞米　B. 地高辛
C. 螺内酯　D. 氢氯噻嗪
E. 限盐摄入

（29～30 题共用题干）

患者，男性，65 岁。活动后心前区疼痛 5 年，加重伴呼吸困难 10 天入院。查体：P 90 次/分，BP 110/90mmHg，双肺底少许水泡音，HR 90 次/分，心界向左轻度增大，主动脉瓣听诊区可闻及收缩期喷射性杂音，向颈动脉传到伴震颤。

29. 该患者最可能的病因是

A. 退行性老年钙化性主动脉瓣狭窄
B. 细菌感染
C. 风湿性心脏瓣膜病
D. 病毒感染
E. 先天性心脏病

30. 该患者最可能的诊断是

A. 二尖瓣狭窄　B. 主动脉瓣狭窄
C. 二尖瓣关闭不全　D. 梗阻性肥厚型心肌病
E. 肺动脉瓣狭窄

（31～33 题共用题干）

患者，男性，67 岁，吸烟 35 年。1 周来反复发作胸痛，与体力活动有关，休息可以缓解。6 小时前出现持续性疼痛，进行性加剧，伴气促，不能平卧。查体：神志清楚，BP 90/65mmHg，HR 120 次/分，律齐，心尖部可闻及 3 级收缩期杂音，双肺可闻及哮鸣音及湿啰音。CK－MB 601U/L。

31. 除冠心病外，下列常常可引起心绞痛的疾病是

A. 肺动脉瓣狭窄　B. 主动脉瓣狭窄
C. 风湿性心脏病　D. 扩张型心肌病
E. 感染性心内膜炎

32. 该患者最可能的诊断是

A. 支气管哮喘
B. 扩张型心肌病
C. 风湿性二尖瓣关闭不全
D. 主动脉夹层
E. 急性心肌梗死并发左心衰竭

33. 下列治疗措施中，错误的是

A. 吗啡止痛　B. 肝素皮下注射
C. 利尿剂静脉注射　D. 他汀类药物口服
E. 静脉应用 β 受体拮抗剂

（34～36 题共用题干）

患者，女性，49 岁。听诊胸骨左缘第 3 肋间闻及舒张期高调叹气样递减型杂音，心尖部闻及舒张中晚期隆隆样杂音。

34. 该患者最可能的诊断是

A. 二尖瓣狭窄　B. 二尖瓣关闭不全
C. 主动脉瓣狭窄　D. 主动脉瓣关闭不全
E. 心房黏液瘤

35. 下列检查方法中，有助于确诊的检查是

A. 心电图　B. 磁共振成像
C. 胸部 CT 检查　D. 胸部 X 线检查
E. 超声心动图

36. 有助于延长无症状和心功能正常时期的药物是

A. 利尿剂
B. 洋地黄类药物
C. 硝酸酯类药物
D. 血管紧张素转换酶抑制剂
E. 硝普钠

（37～40 题共用题干）

患者，女性，26 岁。活动后心悸，气促 4 年，偶感心前区疼痛。查体：血压 140/40mmHg，心界向左下扩大，胸骨左缘第 3 肋间闻及舒张期叹气样杂音。

37. 该患者最可能诊断为

A. 动脉导管未闭　B. 心肌炎
C. 梗阻性肥厚型心肌病　D. 冠心病心绞痛
E. 风心病，主动脉瓣关闭不全

38. 引起本病的最主要病因是

A. 先心病　B. 风心病
C. 升主动脉粥样硬化　D. 主动脉瓣脱垂
E. 马方综合征

39. 有助于诊断本病的辅助检查，不包括

A. 周围静脉压测定　B. 逆行主动脉造影
C. 胸部正位 X 线片　D. 超声心动图检查
E. 周围血管征

40. 患者出现周围血管征的原因是

A. 回心血量增加　B. 外周动脉硬化

C. 中小动脉弹性增加　　D. 心输出量增大

E. 收缩压增高、舒张压下降

（41～43 题共用题干）

患者，男性，28 岁。心悸气短 10 年，胸闷胸痛，活动中晕厥发作，下肢水肿。查体：心脏大，心尖部舒张期杂音，胸骨左缘 3 肋间 3/6 收缩期杂音，肝大，下肢水肿。心电图：房颤，超声二尖瓣、主动脉瓣增厚，开放受限。

41. 该患者应考虑诊断为

A. 感染性心内膜炎心力衰竭

B. 扩张型心肌病

C. 风湿性心脏病，二尖瓣狭窄并主动脉瓣狭窄

D. 风湿性心脏病，二尖瓣狭窄并主动脉瓣关闭不全

E. 风湿性心脏病，二尖瓣窄漏并主动脉瓣窄漏

42. 如果考虑外科治疗，最佳选择的是

A. 二尖瓣闭式分离，主动脉瓣置换

B. 二尖瓣、主动脉瓣双瓣置换

C. 二尖瓣置换，主动脉瓣扩张

D. 二尖瓣扩张，主动脉瓣置换

E. 单纯二尖瓣置换

43. 该患者胸痛、晕厥的原因是

A. 低血糖

B. 心肌缺血，心输血量减少

C. 癫痫发作

D. 冠脉痉挛

E. 自主神经功能紊乱

（44～46 题共用题干）

患者，男性，74 岁。10 年来心悸、气短，活动时胸痛、头晕，2 天来咽痛、低热。查体：血压 170/60mmHg，心界向左下扩大，主动脉瓣区闻及双期杂音，心尖部闻及舒张期隆隆样杂音，双肺底闻及少许湿啰音。

44. 患者可考虑诊断为

A. 主动脉瓣病变合并上呼吸道感染

B. 梅毒性主动脉炎合并感染性心内膜炎

C. 风心病合并感染性心内膜炎

D. 二尖瓣狭窄、主动脉瓣病变合并上呼吸道感染

E. 主动脉瓣狭窄、二尖瓣关闭不全合并上呼吸道感染

45. 判断二尖瓣狭窄程度和血流动力学情况，通常可做下列哪一项检查

A. 血培养　　B. 胸部 X 线检查

C. 心电图　　D. 超声心动图

E. 心导管检查

46. 鉴别瓣膜病变原因时，应进行哪一项检查

A. 胸部 X 线检查　　B. 血培养

C. 心电图　　D. 心导管检查

E. 超声心动图

（47～48 题共用题干）

患者，女性，30 岁。心脏联合瓣膜病 10 年，发热 10 天，体温为 37.2～37.6℃，厌食，消瘦，贫血貌。

47. 该患者确诊方法应首选

A. 胸部 X 线检查　　B. 血培养

C. 测定血红蛋白　　D. 心肌酶检查

E. 测定红细胞沉降率

48. 若该患者查体：心尖搏动位于左锁骨中线外第 6 肋间，患者应考虑为

A. 右心室增大　　B. 心包积液

C. 左心房增大　　D. 左心室增大

E. 瘦长体型

（49～51 题共用题干）

患者，女性，33 岁。反复胸闷气短，咳嗽，即往有过游走性关节痛病史。查体：心界稍左大，HR 100 次/分，律齐，S_1增强，P_2音亢进，可闻及开瓣音，心尖部可闻及中、晚期隆隆样杂音，胸骨左缘第 3 肋间可闻及哈气样杂音，向心尖部传导。

49. 患者可能诊断为

A. 风湿性心脏病二尖瓣狭窄、主动脉瓣狭窄

B. 风湿性心脏病二尖瓣狭窄、主动脉瓣关闭不全

C. 风湿性心脏病二尖瓣狭窄、主动脉瓣关闭不全

D. 风湿性心脏病三尖瓣狭窄、主动脉瓣关闭不全

E. 风湿性心脏病二尖瓣狭窄、肺动脉瓣关闭不全

50. 进一步确诊，下列检查意义最大的是

A. ECG　　B. UCG

C. 心导管检查　　D. 心脏灌注显像

E. X 线检查

51. 若主动脉瓣仅轻度关闭不全，左房内有附壁血栓，此时宜采用的治疗措施是

A. 药物治疗　　B. 二尖瓣置换术

C. 闭式二尖瓣分离术　　D. 直视二尖瓣分离术

E. 经皮穿刺球囊二尖瓣成形术

（52～54 题共用题干）

患者，女性，45 岁。风湿性心脏病二尖瓣狭窄伴关闭不全 5 年，心电图示：心房颤动。患者休息时就有胸闷气短，端坐呼吸。

52. 该患者在治疗时，控制房颤心室率应首选

A. 倍他乐克　　B. 利多卡因

C. 射频消融术　　D. 奎尼丁

E. 普罗帕酮

53. 如果患者治疗后出现洋地黄中毒，洋地黄中毒的心电图表现不包括

A. 房颤伴频发室性期前收缩
B. 室颤
C. 双重性心动过速
D. 房颤伴三度房室传导阻滞
E. ST－T 呈“鱼钩型”

54. 如果患者表现为缓慢心律失常，治疗应选用的药物是

A. 苯妥英钠　　B. 胺碘酮
C. 阿托品　　D. 利多卡因
E. 钾盐

三、多选题

1. 二尖瓣换瓣指征为

A. 左房压明显升高
B. 瓣膜钙化
C. 左室舒张末压明显升高
D. 心功能Ⅲ级
E. 年龄 <30 岁

2. 关于二尖瓣狭窄的病理生理改变，下列叙述错误的是

A. 肺动脉压升高后导致左心房压升高
B. 左心房压升高后导致肺静脉压和肺毛细血管楔压升高
C. 肺动脉压升高后引起右心室前负荷增加
D. 肺血管床受损产生肺动脉高压
E. 休息时心排血量正常或增加

3. 下列关于瓣膜狭窄的叙述，错误的是

A. 二尖瓣中度狭窄时，瓣口面积在 1.5cm² 以上
B. 二尖瓣重度狭窄时，瓣口面积在 1.0cm² 以下
C. 主动脉瓣重度狭窄时，平均跨瓣压差 >50mmHg
D. 主动脉瓣重度狭窄时，最大跨瓣压差 <70mmHg
E. 二尖瓣狭窄但前叶弹性尚好时，第一心音可亢进

4. M 型超声检查二尖瓣狭窄的表现主要有

A. 二尖瓣前叶曲线舒张期有高速颤动
B. 左房后壁活动曲线上的“C”形凹消失
C. CD 段出现一个收缩期向前的异常运动
D. 二尖瓣曲线的正常双峰消失
E. 二尖瓣前叶 EF 斜率减慢，二尖瓣后叶于舒张期与前叶呈同向运动，即“城墙样改变”

5. 下列选项中，属于二尖瓣狭窄的症状是

A. 晕厥　　B. 呼吸困难
C. 咳嗽　　D. 咯血
E. 声嘶

6. 二尖瓣狭窄患者出现右心衰竭时会出现的体征有

A. 肝大　　B. 双肺底出现湿啰音
C. 颈静脉怒张　　D. 下肢水肿
E. 神经性呼吸困难

7. 以下选项中，二尖瓣狭窄舒张期杂音的特点有

A. 常伴有收缩期杂音
B. 局限于心尖的舒张中晚期隆隆样杂音
C. 左侧卧位或活动后更清楚
D. 右心衰时杂音可减弱或消失
E. 杂音可伴舒张期震颤

8. 患者，男性，54 岁。既往诊断为二尖瓣狭窄。关于该患者的叙述，下列正确的是

A. 两颧紫红色　　B. 肺动脉段膨出
C. 左心房增大　　D. 严重时发生急性肺水肿
E. 心音弱而远

9. 慢性二尖瓣关闭不全严重反流时的首发症状主要有

A. 乏力易倦　　B. 活动耐量减少
C. 呼吸困难　　D. 急性左心衰竭
E. 急性肺水肿

10. 下列关于二尖瓣狭窄的病因，叙述正确的是

A. 最常见病因为风湿热
B. 约半数患者多有反复链球菌扁桃体炎或咽峡炎史
C. 多次发作急性风湿热较一次发作出现狭窄早
D. 二尖瓣狭窄伴有二尖瓣关闭不全占风心病的 25%
E. 老年性二尖瓣环或环下钙化为罕见病因

11. 下列关于二尖瓣狭窄的体征，叙述错误的是

A. 心尖区可触及收缩期震颤
B. 第一心音减弱或消失
C. 主动脉瓣第二心音亢进，分裂
D. 肺动脉瓣区舒张期高调泼水样杂音
E. 心尖区舒张中晚期隆隆样杂音，左侧卧位明显

12. 减慢心室率的药物及抗心律失常的药物可用于慢性二尖瓣关闭不全合并心房颤动的治疗，控制心室率的主要药物有

A. 洋地黄　　B. 利尿剂
C. β 受体拮抗剂　　D. 血管扩张剂
E. 血管紧张素转换酶抑制剂

13. 二尖瓣关闭不全的体征不包括

A. 第一心音亢进
B. 常有第二心音分裂
C. 心尖区全收缩期吹风样高调杂音
D. 杂音可向左腋下和背部传导
E. 重度关闭不全时，可出现心尖部舒张期杂音

14. 患者，男性，28 岁。近 2 年时有夜间阵发性呼吸困

难，入院前一天出现气促，咳粉红色泡沫痰。查体：心率130次/分，心尖部可闻及舒张期隆隆样杂音。心电图示窦速，下列治疗措施中，可以使用的是

A. 经乙醇湿化吸氧　　B. 静脉注射呋塞米
C. 皮下注射吗啡　　D. 静脉注射硝酸甘油
E. 静脉注射毛花苷C

15. 二尖瓣狭窄伴慢性心房颤动时，主要的治疗措施是

A. 控制心室率　　B. 洋地黄
C. 抗凝　　D. 电复律
E. β受体拮抗剂

16. 二尖瓣置换术的适应证是

A. 出现症状的急性重度二尖瓣关闭不全患者
B. 慢性重度二尖瓣关闭不全患者，无严重左室功能不全的情况下，患者心功能Ⅱ~Ⅲ级或Ⅳ级
C. 无症状慢性重度二尖瓣关闭不全患者，左室功能正常，但出现新发心房颤动
D. 二尖瓣关闭不全和狭窄，虽然以狭窄为主，但是为漏斗型病变
E. 连枷样瓣叶引起的二尖瓣反流

17. 针对二尖瓣关闭不全的介入治疗主要有

A. 经皮二尖瓣修补术
B. 经皮人工肺动脉瓣支架植入术
C. 经皮二尖瓣瓣环成形术
D. 经皮二尖瓣球囊扩张术
E. 经皮穿刺肺动脉瓣球囊成形术（PBPV）

18. 主动脉瓣狭窄的表现不包括

A. 晕厥多数在休息时发生
B. 心绞痛休息后不可缓解
C. 心尖区收缩期喀喇音
D. 反复发作心绞痛、晕厥
E. 心尖区收缩期吹风样杂音，向背部传导

19. 患者，男性，16岁。活动后气短，剧烈活动后曾发作昏厥。查体：胸骨左缘第2~3肋间可闻及粗糙喷射样收缩期杂音。入院后，不作为首要检查的是

A. 头颅CT检查　　B. 胸片
C. 超声心动图　　D. 心电图
E. 心电生理检查

20. 属于主动脉瓣病变引起慢性主动脉瓣关闭不全的疾病的有

A. 感染性心内膜炎　　B. 梅毒性主动脉炎
C. 先天性二叶主动脉瓣　　D. 强直性脊柱炎
E. 主动脉瓣黏液样变性

21. 肺动脉瓣关闭不全的Graham-Steell杂音需要与主动脉关闭不全的舒张早期杂音鉴别，有助于明确鉴别诊断的项目为

A. 杂音部位　　B. 扩大的左心室
C. 扩大的右心室　　D. 周围血管征
E. 扩大的瓣环

22. 关于肺动脉瓣狭窄的临床诊断与治疗，叙述错误的有

A. 常常单独存在，或是其他心脏畸形的组成部分（如法洛四联症、房间隔缺损、卵圆孔未闭等）
B. 临床表现常有活动后心悸、气短、疲倦，重者伴有昏厥发作，但是不会出现发绀；典型体征为肺动脉瓣区收缩期喷射性杂音、S_2减弱，但是杂音传导不广泛
C. 右心导管检查静息右心室一肺动脉压力阶差≥50mmHg的患者，为经皮腔内球囊肺动脉瓣成形术的绝对适应证，中远期疗效满意
D. 根据典型杂音、X线及超声心动图检查可确诊并评估狭窄严重程度；如采用介入治疗应常规行右心导管检查
E. 如果经皮腔内球囊肺动脉瓣成形术失败，应选择外科手术治疗，但手术死亡率较高且效果不理想

四、案例分析题

（1~3题共用题干）

患者，女性，26岁。劳累后气短。查体：心率108次/分，心律齐，双肺未闻及明显干湿啰音，心尖区触及舒张期震颤，可闻及开瓣音，双下肢无水肿。心电图示房颤。

1. 提示瓣膜弹性和活动性好的体征可能是

A. P_2亢进　　B. 开瓣音
C. 心音分裂　　D. 震颤
E. 心音逆分裂　　F. 心音固定分离

2. 该患者可能的诊断是

A. 风湿性心脏瓣膜病　　B. 缺血性心肌病
C. 老年性瓣膜病　　D. 高血压心脏病
E. 肺源性心脏病　　F. 结核性心包炎

3. 下列关于此疾病的叙述，准确的是

A. 胸片心影可呈靴型
B. 可出现血栓栓塞症状
C. 听诊可能听到Graham-Steell杂音
D. 不会出现吞咽困难
E. 可出现呼吸困难
F. 可出现声音嘶哑

（4~7题共用题干）

患者，女性，33岁。反复气促、心悸6年，1天前因病情加重入院。查体：血压100/70mmHg，端坐位，呼吸急促，双颧及口唇发绀，双下肺闻及大量湿啰音，心率

132 次/分，心律绝对不齐，第一心音强弱不等，$P_2 > A_2$，心尖区可闻及低调隆隆样舒张期杂音和开瓣音，其余瓣膜听诊区未闻及病理性杂音；腹软，肝肋下未及，腹部移动性浊音阴性，双下肢无水肿。

4. 该患者最可能的诊断是

A. 主动脉瓣狭窄　B. 主动脉瓣关闭不全
C. 二尖瓣狭窄　D. 二尖瓣关闭不全
E. 三尖瓣狭窄　F. 三尖瓣关闭不全

5. 该患者至急诊室后，心电监护提示快速心房颤动，心率 125～135 次/分，呼吸 32 次/分，血氧饱和度 92%。此时，应尽快做的处理措施有

A. 高流量吸氧
B. 呋塞米静脉注射
C. 吗啡皮下注射
D. 监测酸、碱、电解质平衡
E. 应用扩张动脉的药物
F. 毛花苷 C 静脉注射

6. 5 天后，患者心功能基本控制稳定，静息时心房颤动心室率降低至 100～105 次/分，但吃饭或床上活动后心室率仍可 >110 次/分。此时，可以采取的处理措施不包括

A. 口服地高辛
B. 加用小剂量 β 受体拮抗剂
C. 口服抗凝治疗
D. 口服利尿剂
E. 口服血管紧张素转换酶抑制剂
F. 口服非二氢吡啶类钙通道阻滞剂

7. 经过 1 周治疗，该患者在药物控制下病情基本稳定，安静状态下无呼吸困难发作，心室率控制：静息时 60～80 次/分，床上轻度活动时 90～100 次/分。实验室检查红细胞沉降率不快，C 反应蛋白及抗链球菌溶血素阴性。超声心动图显示瓣叶无钙化，左心房内径 64mm，无左心房血栓。关于患者进一步的治疗措施，下列叙述正确的是

A. 心脏电复律转复心房颤动
B. 不需要抗风湿治疗
C. 宜选择经皮瓣膜成形术
D. 宜选择外科瓣膜置换术
E. 宜选择外科瓣膜成形术
F. 药物控制心室率加抗凝治疗心房颤动

(8～15 题共用题干)

患者，男性，37 岁。出现劳累后心悸、气促 10 年，加重 1 周入院。查体：心尖部可闻及舒张期隆隆样杂音，S_1亢进，P_2亢进。左胸第 6 后肋叩诊浊音，语音减弱，呼吸音减低。

8. 该患者应考虑的诊断为

A. 二尖瓣狭窄
B. 胸腔积液
C. 梗阻性肥厚型心肌病
D. 缩窄性心包炎
E. 左房黏液瘤
F. 主动脉瓣狭窄
G. 主动脉瓣关闭不全

9. 出现心尖部舒张期杂音的心脏病有

A. 左心房黏液瘤
B. 主动脉瓣关闭不全
C. 二尖瓣脱垂
D. 二尖瓣狭窄
E. 主动脉瓣狭窄
F. 甲状腺功能亢进
G. 缩窄性心包炎
H. 大量左向右分流的先天性心脏

10. 下列心脏病中，不能触及心脏震颤的是

A. 房间隔缺损
B. 动脉导管未闭
C. 主动脉瓣关闭不全
D. Ebstein 畸形
E. 肺动脉瓣狭窄
F. 二尖瓣狭窄
G. 急性心肌梗死室间隔穿孔
H. 梗阻性肥厚型心肌病

11. 该患者进行胸腔积液实验室检查：比重 1.020，蛋白定量 50g/L，白细胞 3.9×10^9/L，红细胞 2.0×10^{12}/L，腺苷脱氨酶 90U/L。此时，胸腔积液最可能的诊断是

A. 化脓性胸膜炎　B. 癌性胸腔积液
C. 风湿性胸膜炎　D. 结核性胸膜炎
E. 病毒性胸膜炎　F. 漏出性胸膜炎
G. 渗出性胸膜炎

12. 为了明确胸腔积液的病因诊断，应当进行的检查项目有

A. 胸部 X 线检查　B. 超声心动图
C. 胸部 CT 检查　D. 心电图
E. 胸腔积液找癌细胞　F. PPD 皮试
G. 红细胞沉降率　H. 抗 PPD－IgG

13. 一般情况下胸腔抽液每次不能超过

A. 500ml　B. 1000ml
C. 1500ml　D. 2000ml

E. 2500ml　　F. 没有限制

14. 该患者在住院期间，经过积极治疗，胸腔积液消失，但患者又突然出现喷射性大咯血，约 100ml。其可能原因为

A. 肺动脉高压
B. 支气管黏膜微血管破裂
C. 合并肺部感染
D. 肺结核
E. 支气管扩张咯血
F. 急性肺水肿
G. 侧支循环支气管静脉曲张破裂
H. 肺静脉高压

15. 超声心动图检查结果：二尖瓣呈城墙样活动，二尖瓣口面积 0.75cm²，二尖瓣评分 12 分，左房内未见异常回声。CDFI 见二尖瓣反流，反流面积为 2.8cm²。此时可以采用的治疗措施有

A. 利尿剂
B. 二尖瓣人工瓣置换术
C. 二尖瓣交界分离术
D. 补充钾盐
E. 补充镁盐
F. 经皮二尖瓣球囊成形术
G. 洋地黄

（16～19 题共用题干）

患者，男性，34 岁。劳累时心悸，胸骨后疼痛 2 年。查体：可闻及主动脉瓣区收缩期粗糙的喷射性杂音，主动脉瓣区第二心音减弱。X 线检查示：左心室扩大和升主动脉扩张。

16. 患者最可能诊断为

A. 冠心病心绞痛
B. 主动脉瓣狭窄
C. 主动脉瓣关闭不全
D. 高血压性心脏病
E. 非梗阻性肥厚型心肌病
F. 肺动脉高压

17. 该患者最常见的死亡原因为

A. 进行性心力衰竭　　B. 心脏性猝死
C. 心律失常　　D. 胃肠道出血
E. 感染性心内膜炎　　F. 心肌梗死

18. 该疾病晚期肺淤血引起的首发症状为

A. 静息性呼吸困难　　B. 劳力性呼吸困难
C. 夜间阵发性呼吸困难　D. 端坐呼吸
E. 急性肺水肿　　F. 气短

19. 该疾病可引起的常见并发症有

A. 心力衰竭　　B. 心律失常
C. 感染性心内膜炎　　D. 心源性猝死
E. 胃肠道出血　　F. 体循环栓塞

答案和精选解析

一、单选题

1. A　正常二尖瓣口面积约 4～6cm²，瓣口面积减小至 1.5～2.0cm² 属轻度狭窄，1.0～1.5cm² 属中度狭窄，<1.0cm² 属重度狭窄，选项 A 正确。

2. B　二尖瓣狭窄主要症状是劳力性呼吸困难，由肺顺应性降低引起，可伴有咳嗽和喘鸣，可由任何使心率增加的因素，如体力活动、肺部感染、发热、性活动、妊娠、心房纤颤伴有快速心室率或其他快速心律失常引起，选项 B 正确。

3. E　二尖瓣关闭不全的典型体征是心尖部粗糙的收缩期杂音。Austin－Flint 杂音为主动脉关闭不全伴相对性二尖瓣狭窄。A_2 音增强常见于高血压、动脉粥样硬化等导致的主动脉内压增高。心界呈梨形见于二尖瓣狭窄。心尖部舒张期隆隆样杂音常见于二尖瓣狭窄。

4. A　二尖瓣狭窄时，血液从左房流入左室受阻，出现左房高压，故首先出现左房衰竭，选项 A 正确。

5. A　二尖瓣狭窄一般会引起肺动脉的高压以及左心房的衰竭，不会引起左心室衰竭，早期也不会出现右心衰竭，选项 A 错误，选项 B 正确。左心室做功是往主动脉射血，舒张期血液经心房、二尖瓣流入左心室，心室是不需要做功的。所以单纯二尖瓣狭窄只会引起左心房增大，不会引起左室扩大，选项 C 正确。单纯二尖瓣狭窄早期为劳力性呼吸困难，随着病情进展，可出现静息性呼吸困难、阵发性夜间呼吸困难，严重时端坐呼吸；极重者可产生急性肺水肿，咳粉红色泡沫样痰，选项 D 正确。在二尖瓣狭窄时左心室充盈减少，于舒张晚期二尖瓣位置较低，其次，由于左心室血容量减少，收缩期相应缩短，这时左心室内压力迅速上升，致低位的二尖瓣突然紧张并关闭，因而产生高调而清脆的第一心音，听起来呈拍击声，通常称为拍击性第一心音，选项 E 正确。

6. A　导致二尖瓣狭窄的最常见病因是急性风湿性心内膜炎，少见病因包括先天性二尖瓣狭窄及老年性二尖瓣瓣环或环下钙化。二尖瓣狭窄主要见于风湿性心脏病，与反复发作的风湿热及风湿性心内膜有关，最常见于 40～50 岁的女性患者。

7. A　风湿性心脏瓣膜病最常累及的瓣膜是二尖瓣，其次为主动脉瓣，选项 A 正确。

8. D　心房颤动是风湿性二尖瓣狭窄相对早期的常见并发症，也可为患者的首发病症，选项 D 正确。

9. E　脑梗死、心房颤动、肺部感染和急性肺水肿都是二尖瓣狭窄较常见的并发症。感染性心内膜炎较少见。

10. E　心室充盈减慢减少，以致在心室开始收缩时二尖瓣位置低垂，再加上心室充盈减少，使心室收缩时左室内压上升加速和收缩时间缩短，造成瓣膜关闭振动幅度大，因而导致第一心音亢进。

11. E　单纯二尖瓣狭窄 X 线表现为左心房及右心室增大，左心耳部凸出，肺动脉段突出，主动脉结及左心室变小，心脏外形呈鸭梨状。

12. C　单纯二尖瓣狭窄占风湿性心脏病的 25%，二尖瓣狭窄伴有二尖瓣关闭不全占 40%。

13. C　风湿性心脏病二尖瓣关闭不全心尖区全收缩期吹风样杂音，向左腋下传导。

14. E　二尖瓣狭窄 X 线检查心影一般呈梨形状，是由于肺动脉主干突出所致。患者症状表现有呼吸困难、咯血、咳嗽等。

15. D　轻度二尖瓣狭窄者，心电图可正常。左心房增大时，P 波增宽（>0.11s）且呈双峰形，称“二尖瓣型 P 波”。合并肺动脉高压时，显示右心室肥大，电轴右偏。病程后期常有心房颤动。

16. E　二尖瓣狭窄时，心功能不全是由轻到重、从左心功能不全到右心功能不全的一个发展过程。随着病情进展，出现食欲缺乏、腹胀、下肢水肿等右侧心力衰竭的症状时，随右心衰竭加重，由于右心排血量减少，呼吸困难等肺淤血症状反而有所减轻。

17. E　五个选项均为二尖瓣狭窄的并发症。其中，充血性心力衰竭是二尖瓣狭窄的主要死亡原因。体循环栓塞出现于 10%～20% 的二尖瓣狭窄患者。急性肺水肿是二尖瓣狭窄的严重并发症，多于劳累、情绪激动、呼吸道感染、快速心房颤动或妊娠等情况下诱发，如不及时处理，往往致死。急性发生的心房颤动可能会导致血流动力学的明显变化，并诱发心力衰竭。此外，心房颤动的患者，左心房易于形成血栓，使二尖瓣疾病患者的栓塞事件增加。二尖瓣狭窄患者出现肺部感染后往往可诱发或加重心力衰竭。

18. D　正常二尖瓣口面积约 4～6cm^2，1.0～1.5cm^2 属中度狭窄。

19. C　超声心动图是确诊二尖瓣狭窄首选的无创性检查，可以观察到瓣叶活动、测量瓣口面积、房室腔大小及左心房内血栓、测算血流速度、跨瓣压差及瓣口面积等。测量跨瓣压差可以判断二尖瓣狭窄程度。重度二尖瓣狭窄时，跨瓣压差显著增加，可达 20mmHg。

20. D　彩色多普勒超声可探及二尖瓣狭窄舒张期湍流频谱，并对二尖瓣跨瓣压力阶差和肺动脉压力等血流动力学情况进行评估。

21. D　咯血是单纯性二尖瓣狭窄常见的临床表现，甚至是第一个出现的症状。当严重二尖瓣狭窄时，肺静脉压力升高，可使淤血扩张壁薄的支气管静脉破裂，导致较大量的咯血。当二尖瓣狭窄伴有关闭不全时，咯血发生率与瓣膜病变有关，如是以关闭不全为主时，咯血的发生率明显减少。主动脉瓣病变、室间隔缺损等很少发生咯血。

22. D　风湿性心脏病严重二尖瓣狭窄突发大咯血是严重二尖瓣狭窄，左心房压力突然增高，肺静脉压增高，支气管静脉破裂出血所致，选项 D 正确。肺毛细血管破裂可导致二尖瓣狭窄患者出现痰中带血、血痰或粉红色泡沫痰，选项 B 错误。急性肺水肿一般因毛细血管破裂而咳粉红色泡沫痰，选项 C 错误。选项 A“合并肺结核”若出现空洞壁肺动脉分支形成的小动脉瘤破裂，或继发的结核性支气管扩张形成的动静脉瘘破裂，则可造成大量咯血，选项 A 错误。选项 E“合并支气管扩张”，若小动脉被侵蚀或增生的血管被破坏也可引起大咯血，但临床并不常见，选项 E 错误。所以，二尖瓣狭窄突发大咯血最直接的病理生理改变还是支气管静脉破裂。

23. E　呼吸困难、心绞痛和晕厥为典型主动脉瓣狭窄的三联征。其中，晕厥见于 1/3 的有症状患者，多发生于直立、运动中或运动后即刻，少数在休息时发生，由于脑缺血引起。

24. C　主动脉狭窄可致左心室肥厚、心内膜下心肌缺血或冠状动脉栓塞，引起心律失常导致猝死。在风湿性心脏病中，主动脉瓣狭窄最易发生猝死。

25. C　导管检查显示左心室与主动脉收缩压差大于 20mmHg 即可诊断主动脉狭窄，压差与瓣膜狭窄的程度成正比。

26. B　主动脉瓣狭窄典型的三联症状为：劳力性呼吸困难、心绞痛和晕厥。

27. C　主动脉瓣狭窄的病因包括：①风湿性心脏病；②先天性畸形如二叶瓣畸形（为最常见的先天性主动脉瓣狭窄的病因）、三叶瓣畸形；③老年性主动脉瓣钙化：目前与年龄相关的退行性主动脉瓣狭窄已成为成人最常见的主动脉瓣狭窄的原因。

28. B　10% 主动脉瓣狭窄可发生心房颤动，致左心房压升高和心排血量明显减少，临床上迅速恶化，可致严重低血压、晕厥或肺水肿。主动脉瓣钙化侵及传导系统可致房室传导阻滞；左心室肥厚、心内膜下心肌缺血或冠状动脉栓塞可致室性心律失常，如急性心肌缺血所致室颤。上述的两种情况均可导致晕厥，甚至猝死。

29. A　主动脉瓣狭窄时听诊主动脉瓣区粗糙喷射性收缩期杂音，向颈部传导、第二心音延迟并减弱。重度狭窄脉搏细小、血压低、脉压小。心尖区有高调，柔和、易变的舒张早期杂音，是风湿热累及心脏时活动性二尖瓣炎的体征，风湿活动控制后，杂音可消失。左心房黏液瘤有一活动的蒂连接在左心房上，当体位处于某个位置时，该瘤体可能堵住部分二尖瓣口，造成相对二尖瓣狭窄，此时可在心尖部闻及舒张期杂音，该杂音随体位变动而变化，即可出现与消失，呈易变性特点。严重主动脉瓣关闭不全在舒张期主动脉血反流入左室冲击二尖瓣引起二尖瓣相对性狭窄，在心尖区可闻及舒张中期隆隆样杂音，不伴舒张晚期增强，此杂音称为 Austin - Flint 杂音。风心病二尖瓣狭窄在心尖区闻及隆隆样舒张中、晚期杂音，先递减后递增型。

30. A　主动脉瓣狭窄的病理生理改变主要是由于左心室流出道梗阻导致左心室和主动脉之间收缩期的压力阶差。主动脉瓣狭窄使收缩期左室阻力增大、收缩功能增强，从而提高跨瓣压力阶差，维持正常的心排血量，随之逐渐引起左室向心性肥厚，选项 A 错误，选项 B 正确。轻度主动脉瓣狭窄，左室肥厚使心肌收缩力增强，维持正常心排血量，使室壁应力维持正常，是主动脉瓣狭窄的代偿期，但可伴左室舒张功能异常。严重主动脉瓣狭窄，左室扩大，室壁应力增加使心肌耗氧量增加，使左室收缩功能受损，心排血量减少，左房压，左室舒张末压，肺毛细血管楔压和肺动脉压均可以升高，心排血量减少，可以引起低血压、心律失常等，选项 C 正确。低心排血量可以影响冠状动脉灌注，如合并冠状动脉狭窄，更容易发生心肌缺血，选项 D 正确。当心排血量进一步下降，可以发生脑供血不足，而出现头晕、晕厥等脑缺氧表现，选项 E 正确。

31. B　约 1/4 有症状的主动脉瓣狭窄患者发生晕厥。多发生于直立、运动中、运动后即刻或身体向前弯曲时，少数在休息时发生。二尖瓣狭窄、三尖瓣关闭不全、二尖瓣关闭不全、主动脉瓣关闭不全一般不易发生晕厥。

32. E　人工瓣膜置换术为治疗成人主动脉狭窄的主要方法。无症状的轻、中度狭窄患者无手术指征。重度狭窄（瓣口面积 $<0.75cm^2$ 或平均跨瓣压差 $>50mmHg$）伴心绞痛、晕厥或心力衰竭症状为手术的主要指征。无症状的重度狭窄患者，如伴有进行性心脏增大和/或明显左心室功能不全，也应考虑手术。严重左心室功能不全、高龄、合并主动脉瓣关闭不全或冠心病，增加手术和术后晚期死亡风险，但不是手术禁忌证。儿童和青少年的非钙化性先天性主动脉瓣严重狭窄，甚至包括无症状者，可在直视下行瓣膜交界处分离术。

33. B　主动脉瓣关闭不全的病理生理：舒张期主动脉内血流大量反流入左心室，使左心室舒张末容量增加。随病情进展，反流量增多，左心室进一步扩张，左心室舒张末容积和压力显著增加，最终导致心肌收缩力减弱，心搏出量减少，左心室功能降低，最后可发展至左心功能不全。

34. D　慢性主动脉瓣关闭不全的体征表现为收缩压升高，舒张压降低，脉压增大。周围血管征常见，包括随心脏搏动的点头征（De Musset 征）、颈动脉和桡动脉扪及水冲脉、股动脉枪击音（Traube 征）、听诊器轻压股动脉闻及双期杂音（Duroziez 征）和毛细血管搏动征等。

35. E　主动脉瓣关闭不全患者，由于舒张期血流由主动脉反流入左心室，将二尖瓣前叶冲起，造成相对性二尖瓣狭窄的舒张期隆隆样杂音，称为 Austin - Flint 杂音。

36. D　周围血管征指的是在某些疾病条件下检查周围血管时所发现的血管搏动或波形的改变，主要见于主动脉瓣关闭不全、甲亢、严重贫血等脉压增大的疾病。

37. A　De Musset 征即点头征，指头部出现与心跳一致的规律性点头样运动。De Musset 征主要见于严重的主动脉瓣关闭不全患者，可伴有其他心功能不全的表现，建议根据情况决定是否治疗。

38. D　梅毒性动脉炎所致的主动脉关闭不全，不是主动脉瓣病变引起主动脉瓣关闭不全的疾病。

39. E　风湿性主动脉瓣关闭不全多数与二尖瓣狭窄同时出现，风湿性疾患侵犯瓣膜的主要病理变化为瓣叶增厚、短缩，而较少侵犯瓣膜环。主动脉瓣呈二叶瓣属先天性病变；主动脉瓣根部扩张、瓣膜增厚钙化不支持风湿性病变。

40. E　主动脉瓣关闭不全叩诊：心浊音界向左下扩大，心腰明显，呈靴形。

41. B　三尖瓣狭窄是少见的由三尖瓣口狭窄导致右心房排空受限引起的瓣膜病变。单纯三尖瓣狭窄比较罕见，常合并二尖瓣病变和主动脉病变，主要病变包括瓣叶增厚、瓣叶与瓣叶交界处粘连、瓣叶开放受限、口面积减少、腱索短缩融合。当三尖瓣环周径 $<8cm$，直径 $<2.5cm$，瓣口面积 $<4.9cm^2$ 时，即为三尖瓣狭窄。

42. D　压力负荷（后负荷）过重：见于高血压、主动脉瓣狭窄、肺动脉高压、肺动脉瓣狭窄等左、右心室收缩期射血阻力增加的疾病。容量负荷（前负荷）过重：见于以下两种情况：①心脏瓣膜关闭不全，血液反流，如主动脉瓣关闭不全、二尖瓣关闭不全等。②左、右心或动静脉分流性先天性心血管病如室间隔缺损、房间隔缺损、动脉导管未闭等。此外，伴有全身血容量增多或循环血量增多的疾病如慢性贫血、甲状腺功能亢进症等，心脏的容量负荷也必然增加。

43. D　与房间隔缺损相比，肺动脉瓣狭窄的杂音较响，P_2 减低或缺如，X 线检查见肺纹理稀少，肺野清晰。

44. E　肺动脉瓣关闭不全最常见的病因为继发于肺动脉高压的肺动脉干根部扩张，引起瓣环扩大，见于风湿性二尖瓣疾病、艾森曼格综合征等情况。少见病因包括特发性和马方（Marfan）综合征的肺动脉扩张。肺动脉瓣原发性损害少见，如可发生于感染性心内膜炎、肺动脉瓣狭窄或法洛四联症术后、类癌综合征和风心病。

45. A　肺动脉瓣狭窄的最常见原因为先天性心脏病，单独或与其他畸形合并存在，如法洛四联症等。获得性肺动脉瓣狭窄少见，其常见病因为类癌综合征，其他病因包括风湿性心瓣膜病、心内膜炎，努南（Noonan）综合征等引起瓣膜继发性损害。

46. A　肺动脉瓣狭窄轻度无症状，重度出现体循环淤血，右心功能不全的表现，少数患者在活动时出现呼吸困难，胸痛和疲倦，甚至出现晕厥和猝死。合并存在卵圆孔未闭，房间隔缺损的患者有发绀表现。肺动脉瓣狭窄不会出现肺淤血表现。

47. A　正常二尖瓣口面积约4～6cm²，瓣口面积减小至1.5～2.0cm²属轻度狭窄，1.0～1.5cm²属中度狭窄，<1.0cm²属重度狭窄。二尖瓣狭窄特征性的杂音为心尖区舒张中晚期低调的隆隆样杂音，呈递增型。二尖瓣狭窄时，如瓣叶柔顺有弹性，在心尖区多可闻及亢进的第一心音，呈拍击样，并可闻及开瓣音。该患者二尖瓣狭窄，左心房扩大为45mm，二尖瓣瓣膜稍增厚，开放呈圆隆状，瓣口面积为1.0cm²。此时体征除有心尖部隆隆样舒张期杂音外，尚可闻及开瓣音。

48. D　二尖瓣狭窄的临床表现：①呼吸困难。②咳嗽。③咯血。④血栓栓塞。⑤其他症状：右心室衰竭时可出现食欲减退，腹胀，恶心等消化道淤血症状。该患者食欲缺乏、肝区疼痛、水肿，是体循环压力升高的表现，提示右心衰竭。由于右心排血量减少，呼吸困难等肺淤血症状反而有所减轻。

49. A　二尖瓣狭窄使左心房压升高导致左心房扩大，不会导致左心室扩大，选项A正确。

50. E　重度二尖瓣反流有外科手术指征，选项E正确。

51. C　根据“心尖部，舒张中期出现的先递减后递增型的隆隆样杂音，伴有第一心音增强”，提示二尖瓣狭窄；“心律表现为节律不规则，第一心音强弱不一致，心率大于脉率现象”，提示心房颤动。故本题可诊断为二尖瓣狭窄并心房颤动。

52. E　根据呼吸困难、咯血以及心尖区舒张期杂音及开瓣音，可判断患者为二尖瓣狭窄。二尖瓣狭窄的心脏听诊体征：①心尖区舒张期隆隆样杂音，是二尖瓣狭窄最具特征性的体征。②心尖区第一心音亢进，呈拍击性。③二尖瓣开瓣音，紧跟第二心音后，高调短促而响亮，呼气时明显，胸骨左缘第3、4肋间至心尖内上方最清楚。④肺动脉瓣第二心音亢进、分裂，提示有肺动脉高压存在；严重肺动脉高压时，在胸骨左缘第2、3肋间可闻及高调、短促、递减型的舒张早期叹气样杂音（Graham－Steell杂音）。严重二尖瓣狭窄时，肺动脉高压、右心室扩大，引起三尖瓣瓣环的扩大，造成相对性三尖瓣关闭不全。可在三尖瓣区闻及全收缩期吹风样杂音，向心尖区传导，吸气时明显。选项E“Austin－Flint杂音”见于严重主动脉瓣关闭不全，在二尖瓣狭窄中不能听到。

53. E　二尖瓣狭窄因为左房压升高，可以出现呼吸困难和咯血，长期肺动脉高压，引起右心衰后，就会呼吸困难减轻，但出现右心衰症状，选项E正确。

54. E　心尖区为二尖瓣听诊部位，心尖部闻及舒张期隆隆样杂音常提示二尖瓣狭窄。当二尖瓣狭窄程度加重，心尖部舒张期隆隆样杂音可增强。而肺动脉区第二音增强说明二尖瓣狭窄导致左房大，左房大致肺动脉高压，提示二尖瓣狭窄加重。

55. E　心尖部舒张期隆隆样杂音伴开瓣音可提示为二尖瓣狭窄。患者的二尖瓣瓣口面积为1.7cm²，为轻度二尖瓣狭窄。二尖瓣狭窄无症状者应避免剧烈体力活动，定期（6～12个月）复查。

56. E　硝酸甘油或硝酸异山梨酯可作用于血管平滑肌的特异受体，小剂量异山梨酯扩张静脉，大剂量可扩张动脉和静脉，从而使心肌收缩力增强，而心腔内舒张压的减轻可使心内膜下冠状动脉的阻力也下降，从而改善心肌本身血供，心力衰竭得到纠正，选项E为正确处理措施。

57. D　在心衰治疗过程中，服用洋地黄类药物（如地高辛）后，心率突然转变，是诊断洋地黄中毒重要依据，选项D正确。

58. C　患者体力活动轻度受限。休息时无症状，日常活动即可引起乏力、心悸、呼吸困难或心绞痛。患者可诊断为心功能Ⅱ级美国纽约心脏病协会（NYHA）心功能分级：Ⅰ级：体力活动不受限。平常体力活动不引起过度气促、疲乏或心悸。Ⅱ级：体力活动轻度受限。静息时正常，但平常体力活动引起过度气促、疲乏或心悸。Ⅲ级：体力活动显著受限。静息时正常，但比平常轻的体力活动引起过度气促、疲乏或心悸。Ⅴ级：不能从事任何体力活动，休息时也有充血性心衰或心绞痛症状，任何体力活动后加重。

59. C　风湿性心脏病二尖瓣狭窄20%的患者可发生体循环栓塞，其中80%伴房颤。血栓栓塞以脑栓塞最常见，约占2/3，也可发生于四肢、脾、肾和肠系膜等动脉栓塞，栓子多来自扩大的左心房伴房颤者。来源于右心房的栓子可造成肺栓塞。

60. D　根据题中所述可诊断患者为二尖瓣狭窄，右心室扩大。呼吸困难常为二尖瓣狭窄最早出现的症状。心尖区舒张期隆隆样杂音，是二尖瓣狭窄最具特征性的体征。严重二尖瓣狭窄时，肺动脉高压、右心室扩大，引起三尖瓣瓣环的扩大，造成相对性三尖瓣关闭不全。可在三尖瓣区闻及全收缩期吹风样杂音，向心尖区传导，吸气时明显。二尖瓣狭窄，右心室扩大时可见负性心尖搏动。

61. B　风湿性心脏病二尖瓣狭窄在心尖区可闻及第一心音亢进和开瓣音，提示前叶柔顺，活动度好；如瓣叶钙化僵硬，则第一心音减弱，开瓣音消失，选项B错误。

62. C　二尖瓣狭窄患者易于发生房性心律失常，尤其是心房颤动。有症状的二尖瓣狭窄患者30%～40%发生心房颤动，选项C正确。

63. B　根据临床症状及体征可诊断患者为二尖瓣狭窄并发急性肺水肿。处理原则与急性左心衰竭所致的肺水肿相似，但应当注意：①避免使用以扩张小动脉为主、减轻心脏后负荷的血管扩张药物；应选用扩张静脉系统、减轻心脏前负荷为主的硝酸酯类药物，它可减轻肺淤血、肺水肿；呋塞米亦可达到此目的，也应选用。②正性肌力药物对二尖瓣狭窄的肺水肿无益，仅在心房颤动伴快速心室率时可静脉注射毛花苷C，以减慢心室率。

64. E　患者二尖瓣口面积小于$1.2cm^2$，心尖部可闻及舒张期隆隆样杂音及二尖瓣开瓣音，可诊断为中度二尖瓣狭窄。活动后心慌气短2年，心功能评定为Ⅲ级。中度二尖瓣狭窄（二尖瓣面积≤$1.5cm^2$），伴有症状（NYHA分级≥Ⅱ级）是经皮二尖瓣球囊成形术的适应证。故患者最佳的治疗方案是经皮球囊二尖瓣成形术。

65. C　15%～30%有症状的主动脉瓣狭窄的患者可出现直立、运动中晕厥，部分仅表现为黑矇，且可为首发症状，选项C正确。

66. A　主动脉瓣狭窄的特点是主动脉瓣区高调、粗糙的递增-递减型收缩期杂音，并向颈部传导，选项A正确。

67. D　患者为老年男性，头晕、活动时心前区疼痛、夜间阵发性呼吸困难，主动脉瓣区第二心音减弱，胸骨左缘第3肋间、胸骨右缘第2肋间可闻及（3～4）/6级收缩期杂音，向颈部传导，应考虑主动脉瓣狭窄。主动脉瓣狭窄最常见的病因是先天性主动脉瓣畸形、老年性主动脉瓣钙化和风湿性主动脉瓣狭窄，欧美国家以前两者为主，我国仍以风湿性多见。

68. E　主动脉瓣有两个听诊区：第一听诊区为胸骨右缘第2肋间；第二听诊区为胸骨左缘第3、4肋间。主动脉瓣狭窄，主动脉瓣开放受限，左心室向主动脉射血受阻，此时心脏处于收缩期，产生的震颤应为收缩期震颤。故主动脉瓣狭窄时心脏震颤可于收缩期出现在胸骨右缘第2肋间。

69. E　主动脉瓣关闭不全杂音的听诊部位首选主动脉瓣第2听诊区（即胸骨左缘第3、4肋间），坐位并前倾和深呼气时易听到，选项E正确。

二、共用题干单选题

1. A　心尖部可闻及隆隆样舒张期杂音，有开瓣音，$P_2>A_2$，考虑为二尖瓣狭窄，选项A正确。

2. C　患者考虑二尖瓣狭窄合并心衰、肺水肿，首选呋塞米缓解心衰及肺水肿症状，选项C正确。

3. E　患者先有心悸气短，夜间憋醒的肺水肿表现，之后有食欲缺乏，肝大、颈静脉怒张等右心衰竭表现。查体时可闻及心尖舒张期隆隆样杂音与3/6级收缩期吹风样杂音，提示存在二尖瓣的狭窄和关闭不全。上述症状、体征均支持风湿性心脏病的诊断。

4. E　室性期前收缩是洋地黄类药物中毒的表现之一，该患者有长期服用洋地黄和速尿药物史，选项E正确。

5. C　患者最可能诊断为风湿性二尖瓣关闭不全。风湿性二尖瓣关闭不全的杂音特征：位于心尖区的全收缩期吹风样杂音，高调、响亮、呈一贯型，吸气时减弱，瓣膜增厚者杂音粗糙。前叶损害为主时，杂音常向左腋下和左肩胛下区传导；后叶损害为主者，杂音则向胸骨左缘和心底部传导。

6. E　超声心动图是确诊二尖瓣关闭不全和定量二尖瓣反流首选的无创性诊断方法，可作为确诊依据。

7. C　患者出现心力衰竭时，应避免过度的体力劳动、限制钠盐摄入，可适当使用利尿剂、洋地黄、血管扩张药，包括血管紧张素转换酶抑制剂。

8. A　风湿性心脏瓣膜病最常累及的瓣膜是二尖瓣，其次为主动脉瓣。

9. C　劳力性呼吸困难为二尖瓣狭窄最早出现的症状。

10. A　心房颤动是风湿性二尖瓣狭窄相对早期的常见并发症，也可为患者的首发病症。

11. E　该患者为二尖瓣重度狭窄，二尖瓣重度狭窄在治疗上以手术治疗为主，首选球囊扩张术。

12. C　咯血是单纯性二尖瓣狭窄常见的临床表现。当严重二尖瓣狭窄时，肺静脉压力升高，可使淤血扩张壁薄的支气管静脉破裂，导致较大量的咯血。当二尖瓣狭窄伴有关闭不全时，咯血发生率与瓣膜病变有关，如是以关闭不全为主时，咯血的发生率明显减少。主动脉瓣病变、室间隔缺损等很少发生咯血。

13. D　正常二尖瓣口面积约$4～6cm^2$，瓣口面积减小至$1.5～2.0cm^2$属轻度狭窄。

14. C　慢性贫血时机体代偿性循环血量增多，从而处于高动力循环状态。

15. E　患者有心脏杂音多年，心尖Ⅲ级全收缩期杂音，向腋下传导，有轻度舒张期隆隆样杂音，考虑二尖瓣狭窄、关闭不全，选项E正确。

16. E　患者心律不齐，S_1强弱不等，脉短绌，考虑为房颤，患者又有劳力性心悸，气短，考虑心功能不全，房颤伴心功能不全，应用洋地黄类效果最佳，选项E

正确。

17. D　该患者要进行手术治疗，首先应通过超声心动图明确心脏结构，选项D正确。

18. E　患者诊断应考虑为二尖瓣关闭不全合并感染性心内膜炎。二尖瓣关闭不全的听诊特征是心尖区收缩期反流性杂音。前叶损害为主时，杂音常向左腋下和左肩胛下区传导，腱索断裂时杂音可似海鸥鸣或乐音性。心尖区可闻及第三心音、第四心音和因大量血流通过二尖瓣瓣口产生的短促的舒张期隆隆样杂音。二尖瓣脱垂的典型特征为收缩中期喀喇音之后的收缩晚期杂音。

19. E　对明确诊断最重要的是血培养。血培养阳性为诊断感染性心内膜炎的最直接的证据，而且还可以随访菌血症是否持续，因此选项E正确。

20. E　患者查体双颊紫红，口唇轻度发绀，典型二尖瓣面容，心尖部局限性舒张期隆隆样杂音，第一心音亢进，应考虑为二尖瓣狭窄。

21. B　二尖瓣狭窄，导致左心房容量负荷过重，引起左心房增大，发生结构重构，最终导致心房颤动的发生。

22. C　长期心房颤动可引起心功能不全，心力衰竭，选项C正确。

23. A　心尖部舒张期隆隆样杂音，胸骨左侧第2肋间舒张早期哈气样杂音，提示二尖瓣狭窄，导致肺动脉瓣相对关闭不全。

24. B　对于心脏结构性病变，首选检查为超声心动图，选项B正确。

25. B　如果患者有发热，全身大关节疼痛，考虑患者体内感染处于活动期，患者在原有心脏杂音基础上出现新杂音，考虑为感染性心内膜炎可能，选项B正确。

26. B　患者最可能诊断为二尖瓣狭窄。心尖区舒张期隆隆样杂音、拍击性第一心音亢进和二尖瓣开瓣音，是二尖瓣狭窄的听诊特征。

27. E　超声心动图检查是确诊二尖瓣狭窄的首选无创性检查，并为二尖瓣狭窄的诊断和功能评估提供定性和定量的客观依据。

28. B　口服地高辛可通过兴奋迷走神经而缩短心房不应期、加快心房率而使房扑变为房颤，停用后再转变为窦性心律。所以，窦性心律患者不宜使用地高辛进行治疗。

29. A　退行性老年钙化性主动脉瓣狭窄是指在老年人中，主动脉瓣发生钙化和狭窄，导致左心室排血受限。该病最常见于老年人，病因与退行性变和血管硬化有关。患者为老年男性，主动脉瓣听诊区可闻及收缩期喷射性杂音，向颈动脉传到伴震颤，符合退行性老年钙化性主动脉瓣狭窄症状，选项A正确。

30. B　根据患者的临床表现和听诊可知，主动脉瓣狭窄是最可能的诊断。患者活动后心前区疼痛、加重伴呼吸困难，主动脉瓣可闻及收缩期喷射性杂音以及向颈动脉传导伴震颤。这些都是主动脉瓣狭窄的典型特征。

31. B　除冠心病外，主动脉瓣狭窄可有流出道梗阻，冠脉可缺血引发心绞痛。

32. E　患者胸痛，CK－MB高，考虑急性心肌梗死，双肺可闻及哮鸣音及湿啰音，考虑合并急性左心衰竭。

33. E　心衰急性期禁用β受体拮抗剂。

34. D　患者听诊胸骨左缘第3肋间闻及舒张期高调叹气样递减型杂音，可提示主动脉瓣关闭不全。

35. E　心脏瓣膜病首选心脏彩超明确诊断，选项E超声心动图为正确答案。

36. D　血管紧张素转化酶抑制剂能够降压，改善心脏功能，如卡托普利、依那普利等都属于血管紧张素转化酶抑制剂。

37. E　患者最可能诊断为风心病，主动脉瓣关闭不全。慢性主动脉瓣关闭不全体征表现为收缩压升高，舒张压降低，脉压增大。胸骨左缘第3肋间闻及舒张期叹气样杂音。

38. B　风湿性心脏病是风湿性主动脉瓣炎反复发作，使瓣叶纤维化、增厚、缩短，影响舒张期瓣叶边缘对合所致，是主动脉瓣关闭不全最主要的病因。常伴有不同程度的主动脉瓣狭窄和二尖瓣病变。

39. A　周围血管征、逆行主动脉造影、胸部正位X线片和超声心动图检查均有助于诊断主动脉瓣关闭不全。周围静脉压测定不可诊断本疾病。中、重度关闭不全有舒张压降低和脉压增宽，此时可有明显周围血管征。

40. E　主动脉瓣关闭不全时，收缩压正常或稍高，舒张压明显降低，脉压增大，是出现周围血管征的主要原因。

41. C　患者有晕厥症状，听诊有心尖舒张期杂音，胸骨左缘3肋间收缩期杂音。心脏超声显示二尖瓣、主动脉瓣增厚，开放受限，提示存在二尖瓣、主动脉瓣的狭窄。

42. B　患者存在二尖瓣、主动脉瓣的狭窄，考虑采用外科治疗，原则上先行二尖瓣置换手术，再行主动脉瓣置换手术。

43. B　患者胸痛及晕厥的症状来源于主动脉瓣狭窄。主动脉瓣狭窄可引起心肌梗死、心肌缺血等，可造成左心室射血量减少。

44. D　患者可诊断考虑为二尖瓣狭窄、主动脉瓣病变合并上呼吸道感染。根据心悸、气短，心尖部闻及舒张期隆隆样杂音，双肺底闻及少许湿啰音，可诊断为二尖瓣狭窄。根据活动时胸痛、头晕，心界向左下扩大，主动脉瓣区闻及双期杂音，可诊断为主动脉关闭不全。患者2天来咽痛、低热，可诊断为合并上呼吸道感染。

45. E 心导管检查可判断二尖瓣狭窄程度和血流动力学情况。右心导管检查可测定右心室、肺动脉及肺毛细血管楔压；穿刺心房间隔后可直接测定左心房和左心室的压力，评估舒张期跨瓣压力阶差，从而评估二尖瓣狭窄的严重程度。

46. E 主动脉瓣狭窄常见病因是风湿性改变，如合并关闭不全和二尖瓣损害多为风心病。另外主动脉瓣关闭不全可见于先天性畸形、强直性脊柱炎、主动脉根部疾病等。超声心动图有助于诊断瓣膜病变原因。

47. B 根据题干中所述，该患者在心脏瓣膜病的基础上，出现了感染症状，为确定感染细菌或病毒的具体类型，首选的检查方法是血培养。

48. D 正常心尖搏动在左锁骨中线第4肋间，若心尖搏动在左锁骨中线外第6肋间，说明心尖搏动向左下移位，为左心室增大的体征。

49. C 患者心尖部可闻及中、晚期隆隆样杂音，提示存在二尖瓣狭窄，胸骨左缘第3肋间可闻及哈气样杂音，提示存在主动脉瓣关闭不全。

50. B 超声心动图是确诊二尖瓣狭窄的首选无创性检查，M型超声心动图显示二尖瓣前叶舒张期震颤为主动脉瓣反流的特征性表现。

51. D 主动脉瓣轻度关闭不全，一般是由于瓣膜钙化、退行性变等造成的。轻度关闭不全，对心功能影响不大，不需要服用药物，也不需要特殊的处理，只需要定期监测其进展程度。左心房内有附壁血栓，应行直视二尖瓣分离术。二尖瓣狭窄直视分离术可以精确地切开融合的瓣叶交界，妥善地解除瓣下狭窄病变，满意地改善瓣膜活动度，去除左心房内血栓和瓣膜钙化病变，恢复瓣膜功能。

52. A 奎尼丁属于Ⅰa类抗心律失常药物，为钠通道阻滞剂，因尖端扭转室速、晕厥、低血压等严重不良反应，目前极少应用，该患者为风湿性心脏病合并房颤，首选倍他乐克控制房颤心室率，如控制效果不佳、收缩功能正常，可联合地尔硫䓬。风湿性心脏病合并房颤，主要还是以治疗风湿性心脏病为主，且建议进行药物的保守治疗来治疗房颤，不推荐做射频消融术。因为风湿性心脏病所导致的心房颤动，做完射频消融术之后，病情很容易复发，很难维持很好的手术效果。

53. E 洋地黄中毒的心电图表现：①出现期前收缩，尤其是期前收缩，呈二、三联律，严重者可出现多源性或多形性期前收缩。②出现非阵发性心动过速、室性心动过速、室颤，选项B正确。③窦性停搏或窦房阻滞，或同时伴房室交界性逸搏心律。④双向性心律，心动过速或有双重性心动过速，选项C正确。⑤房颤时出现二度或三度房室传导阻滞，选项D正确。⑥房颤时出现双联律性期前收缩，选项A正确。⑦出现房室传导阻滞，二度或三度房室传导阻滞肯定是洋地黄中毒，PR间期延长往往提示已达到治疗量。洋地黄可引起心电图ST-T呈“鱼钩型”改变，但不代表洋地黄中毒，选项E错误。

54. C 对于心动过缓的缓慢心律失常患者，可静脉注射阿托品或行临时起搏。

三、多选题

1. ABCD 二尖瓣狭窄换瓣强适应证：有症状（NYHA功能分级Ⅲ～Ⅳ级）的中度、重度二尖瓣狭窄患者。下列情况有指征的可施行二尖瓣外科手术（尽可能施行修复术）：①没有施行经皮二尖瓣球囊成形术的能力；②尽管抗凝但是仍有左心房血栓，或伴随中、重度二尖瓣反流，禁忌施行经皮二尖瓣球囊成形术；③有一定手术风险的患者，瓣膜形态不适合经皮二尖瓣球囊成形术时。中、重度二尖瓣反流的有症状中、重度二尖瓣狭窄的患者，应当施行二尖瓣置换手术，除非进行外科手术时可以施行瓣膜修复术。二尖瓣脱垂及反流换瓣强适应证：①有症状的急性严重二尖瓣反流患者。②慢性严重二尖瓣反流和心功能NYHA分级Ⅱ、Ⅲ或Ⅳ级、没有严重的左心室功能不全的患者（严重左心室功能不全定义为射血分数<0.30）和/或收缩期末期内径>55mm的患者。③没有症状的慢性严重二尖瓣反流、轻、中度左心室功能不全、射血分数0.30～0.60和/或收缩期末期内径≥40mm的患者。④需要外科手术的大多数严重慢性二尖瓣反流患者，建议进行二尖瓣修复术而不是二尖瓣置换术，患者应当到有二尖瓣修复经验的外科中心手术。

2. ACDE 二尖瓣狭窄后的主要病理生理改变是舒张期血流由左心房流入左心室时受限，使得左心房压力异常增高，左心房与左心室之间的压力阶差增加，以保持正常的心排血量。左心房压力的升高可引起肺静脉和肺毛细血管压力的升高，继而扩张和淤血。此时患者休息时可无明显症状，但在体力活动时，因血流增快，肺静脉和肺毛细血管压力进一步升高，即刻出现困难，咳嗽，紫绀，甚至急性肺水肿。肺循环血容量长期超负荷，可导致肺动脉压力上升。长期肺动脉高压，使肺小动脉痉挛而硬化，并引起右心室肥厚和扩张，继而可发生右心室衰竭。此时肺动脉压力有所降低，肺循环血流量有所减少，肺淤血得以缓解。

3. AD 二尖瓣狭窄：①正常：二尖瓣瓣口面积4～6cm^2。②轻度狭窄：二尖瓣瓣口面积1.5～2.0cm^2。③中度狭窄：二尖瓣瓣口面积1.0～1.5cm^2。④重度狭窄：二尖瓣瓣口面积<1.0cm^2。主动脉瓣狭窄：>1.0cm^{2}为轻度狭窄，0.75～1.0cm^{2}为中度狭窄，<0.75cm^{2}为重度狭窄。如以压差判断，平均压差>50mmHg或峰压差达70mmHg为重度狭窄。

4. DE 二尖瓣狭窄的M型超声示二尖瓣曲线的正常双峰消失，二尖瓣前叶EF斜率减慢，二尖瓣后叶于舒张期与前叶呈同向运动，即“城墙样改变”。

5. BCDE　通常在二尖瓣中度狭窄（瓣口面积 < 1.5cm²）时始有明显症状，主要表现包括：呼吸困难、咯血、咳嗽、声嘶等，不包括选项 A。

6. ACD　二尖瓣狭窄患者左心房压力增高致肺淤血时，双肺底可出现湿啰音；右侧心力衰竭时，出现颈静脉怒张、肝大和下肢水肿等体循环淤血的体征。

7. BCDE　二尖瓣狭窄特征性的杂音为心尖区舒张中晚期低调的隆隆样杂音，呈递增型，局限，左侧卧位明显，运动或用力呼气可使其增强，常伴舒张期震颤，房颤时杂音可不典型。当胸壁增厚、肺气肿、低心排血量状态、右室明显扩大、二尖瓣重度狭窄时此杂音可被掩盖，称之为“安静型二尖瓣狭窄”。

8. ABCD　严重二尖瓣狭窄体征可呈“二尖瓣面容”，双颧紫红色。二尖瓣狭窄患者 X 线片示左心房增大，左心缘变直。其他表现有：主动脉弓缩小、肺动脉段膨出、右心室增大、心脏呈梨形。二尖瓣狭窄并发急性左心衰竭时可发生急性肺水肿。心音弱而远是心包积液的表现。

9. AB　慢性二尖瓣关闭不全轻度反流者多无明显症状或仅有轻度不适感。严重反流时，由于体循环的供血减少，往往首发症状是乏力易倦、活动耐量降低；由于左心室代偿功能较强，肺循环压力早期无明显升高，呼吸困难等肺淤血症状则出现较晚。急性二尖瓣关闭不全轻度反流者仅有轻微劳力性呼吸困难，严重反流很快发生急性左心衰竭，甚至发生急性肺水肿、心源性休克。

10. ABCE　二尖瓣狭窄的最常见病因为风湿热，2/3 的患者为女性。约半数患者无急性风湿热史，但多有反复链球菌扁桃体炎或咽峡炎史。急性风湿热后，至少需 2 年才形成明显二尖瓣狭窄，多次发作急性风湿热较一次发作出现狭窄早。单纯二尖瓣狭窄占风心病的 25%，二尖瓣狭窄伴有二尖瓣关闭不全占 40%。主动脉瓣常同时受累。罕见的其他病因包括先天性狭窄、老年性二尖瓣环或环下钙化以及结缔组织疾病等。

11. ABCD　二尖瓣狭窄典型的杂音特征是位于心尖区的舒张中晚期低调的隆隆样杂音，范围局限，呈递增性并在收缩期前增强，左侧卧位、呼吸末及活动后杂音更明显，可伴有舒张期震颤。二尖瓣狭窄心尖区第一心音亢进，呈拍击性。肺动脉瓣第二心音亢进、分裂。二尖瓣狭窄导致严重肺动脉高压时，可导致相对性肺动脉瓣关闭不全，这时候在胸骨左缘第 2、3 肋间可闻及舒张早期叹气样/吹风样杂音，称 Graham－Steell 杂音。

12. AC　减慢心室率的药物及抗心律失常的药物可用于慢性二尖瓣关闭不全合并心房颤动的治疗，洋地黄与 β 受体拮抗剂是控制心室率的主要药物。选项 B、D、E 用于慢性二尖瓣关闭不全合并心力衰竭的治疗。

13. A　二尖瓣关闭不全最重要的体征是心尖区收缩期杂音，杂音在 S_1 后立即发生，持续于整个收缩期，多向左腋下传导，吸气时减弱，反流量小时音调高，瓣膜增厚者杂音粗糙，可伴有收缩期震颤。心尖区第一心音减弱，或被杂音掩盖。主动脉瓣关闭提前，导致第二心音分裂。严重的二尖瓣关闭不全患者，可出现低调的第三心音。闻及二尖瓣开瓣音提示合并二尖瓣狭窄，但不能除外二尖瓣关闭不全。由于舒张期大量血液通过，致相对性二尖瓣狭窄，故心尖区可闻及低调，短促的舒张中期杂音。肺动脉高压时，肺动脉瓣区第二心音亢进。

14. ABCD　通过临床症状及体征，可判断患者为二尖瓣狭窄并发急性肺水肿。呼吸困难常为二尖瓣狭窄最早出现的症状，为肺淤血的表现。早期为劳力性呼吸困难，随着病情进展，可出现静息性呼吸困难、阵发性夜间呼吸困难，严重时端坐呼吸；极重者可产生急性肺水肿，咳粉红色泡沫样痰。心尖区舒张期隆隆样杂音是二尖瓣狭窄最具特征性的体征。对于呼吸困难者，应减少体力活动，限制钠盐摄入，口服利尿剂。急性肺水肿时，应用扩张静脉系统、减轻心脏前负荷为主的硝酸酯类药物。毛花苷 C 属于洋地黄类正性肌力药，正性肌力药物对二尖瓣狭窄的肺水肿无益，仅在心房颤动伴快速心室率时可静脉注射毛花苷 C，以减慢心室率。

15. AC　二尖瓣狭窄伴慢性心房颤动时，治疗主要是控制心室率和抗凝，必要时可用药物或电复律治疗。控制心室率主要应用洋地黄、β 受体拮抗剂以及非二氢吡啶类钙通道阻滞剂。当 β 受体拮抗剂及非二氢吡啶类钙通道阻滞剂有禁忌时，可口服胺碘酮。如无禁忌证，心房颤动者应当长期给予华法林抗凝治疗，以预防血栓形成和栓塞事件的发生。

16. ABDE　二尖瓣置换术的适应证有：①出现症状的急性重度二尖瓣关闭不全患者。②慢性重度二尖瓣关闭不全患者，无严重左室功能不全的情况下（严重左室功能不全定义为左室射血分数小于 30% 和/或左室收缩末期内径大于 55mm）。患者心功能为（NYHA）Ⅱ～Ⅲ级或Ⅳ级。③二尖瓣关闭不全和狭窄，以二尖瓣关闭不全为主或者虽以狭窄为主，但为漏斗型病变。④连枷样瓣叶引起的二尖瓣反流患者，可考虑行瓣膜置换术。选项 C 为二尖瓣成形术的适应证。

17. AC　针对二尖瓣关闭不全的介入治疗有经皮二尖瓣修补术、经皮二尖瓣瓣环成形术。经皮人工肺动脉瓣支架植入术较理想的适应证应为复杂先天性心脏病外科手术后有明显血流动力学意义的肺动脉瓣关闭不全或右室－肺动脉带瓣外管道的瓣膜关闭不全。经皮二尖瓣球囊扩张术治疗以二尖瓣狭窄为主的疾病。经皮穿刺肺动脉瓣球囊成形术（PBPV）治疗单纯肺动脉瓣狭窄。

18. ABCE　主动脉瓣狭窄反复发作心绞痛、晕厥。约 1/4 有症状的患者发生晕厥。多发生于直立、运动中、运动后即刻或身体向前弯曲时，少数在休息时发生。心绞痛见于60%的有症状患者。常由运动诱发，休息后缓解。随年龄增长，发作更频繁。主动脉瓣狭窄的杂音性质为心尖区收缩期吹风样杂音，向颈部传导。二尖瓣关闭不全二尖瓣脱垂的典型特征为收缩中期喀喇音之后的收缩晚期杂音。

19. AE 昏厥的病因较多，颅内病变、癫痫、恶性心律失常等均可导致昏厥。此患儿活动后气促、剧烈活动后昏厥，胸骨左缘2~3肋间有粗糙喷射样收缩期杂音，支持引起昏厥的原因为重度主动脉瓣狭窄，因此头颅CT和心电生理检查可暂缓，选项A、E正确。

20. ACDE 选项B“梅毒性主动脉炎”属于主动脉根部扩张引起主动脉瓣关闭不全的疾病。

21. ABD 肺动脉瓣关闭不全的Graham-Steell杂音需要与主动脉关闭不全的舒张早期杂音鉴别，杂音部位、扩大的左心室以及周围血管征有助于明确。

22. BE 肺动脉瓣狭窄经皮球囊肺动脉瓣膜成形术的适应证：①右心导管检查发现右室的收缩压>60mmHg或跨肺动脉压差≥40mmHg。②心电图和胸部X线检查均提示肺动脉瓣狭窄右心室肥厚或伴有劳损等。并发症常见有心律失常、肺动脉瓣反流、肺动脉损伤及右室流出道的痉挛等。肺动脉瓣狭窄手术治疗的手术指征：①患者虽无症状，心电图也无明显异常改变，右心导管检查示右室收缩压在8.0kPa（60mmHg）以上，或跨瓣压力阶差大于5.3kPa（40mmHg），或超声心动图检查示瓣孔在1.0~1.5cm属中度狭窄应考虑手术。②无症状但心电图示右心室肥大或伴有劳损，X线片示心脏有中度增大者。③有症状心电图及X线均有异常改变者，手术年龄以学龄前施行为佳。④症状明显有昏厥发作史属重度狭窄者，应在婴幼儿期施行手术以减轻右心室负荷。

四、案例分析题

1. B 部分二尖瓣狭窄可闻及一个紧跟S_2后的高调、短促、响亮的二尖瓣开放拍击音，即开瓣音。如果有开瓣音，则提示瓣膜弹性及活动度尚好，选项B正确，开瓣音在S_2后发生越早，提示左房压高和狭窄严重，如瓣叶钙化僵硬，则开瓣音消失。

2. A 该患者有劳累后气短，心尖区触及舒张期震颤，正常的心腰部消失，心浊音界呈梨形，可诊断为风湿性心脏瓣膜病，选项A正确。

3. BCEF 二尖瓣狭窄胸片可呈梨形心，靴型心多见于高血压。肺动脉瓣相对关闭不全时，可出现Graham-Steell杂音。左心房增大压迫食道时出现吞咽困难，左肺动脉扩张可压迫喉返神经出现声音嘶哑。

4. C 根据心尖区可闻及低调隆隆样舒张期杂音和开瓣音，余瓣膜听诊区未闻及病理性杂音，可诊断为二尖瓣狭窄，选项C正确。

5. ABCDF 患者血压偏低，不宜选用扩张动脉的药物，可谨慎应用扩张静脉的药物。

6. EF 地高辛仅可控制静息状态下的心室率，在运动状态下则无效，β受体拮抗剂主要控制活动时心室率。故推荐地高辛与β受体拮抗剂联合应用以同时控制静息及运动状态下的心率。患者静息及活动时心室率均未达标，故两者均应使用。待心功能稳定后使用利尿剂，逐渐过渡为口服，并针对房颤，给予抗凝治疗。选项E、F均为非必须处理措施。不推荐非二氢吡啶类钙通道阻滞剂用于治疗左心室功能明显受损的患者。

7. BCF 实验室检查红细胞沉降率不快，C反应蛋白及抗链球菌溶血素阴性，说明患者无风湿病，不需要抗风湿治疗，选项B正确。单纯二尖瓣狭窄首选经皮瓣膜成形术。合并二尖瓣关闭不全或主动脉瓣病变、瓣膜广泛、中高度钙化方可考虑外科置换术，选项C正确。心房颤动治疗以抗凝加药物控制心室率为主，选项F正确。

8. AB 劳累后心悸、气促，心尖部可闻及舒张期隆隆样杂音，S_1亢进，P_2亢进符合二尖瓣狭窄的体征表现。左胸第6肋后叩诊浊音，语音减弱，呼吸音减低符合胸腔积液的表现。

9. ABDFGH 心尖部舒张期隆隆样杂音除见于风心病器质性二尖瓣狭窄外，在某些病理情况下，虽二尖瓣结构正常，也会出现类似舒张期杂音，主要见于：①各种原因引起的房室口血流速率或流量增加所致二尖瓣相对狭窄，包括大量左向右分流的心脏病，如室间隔缺损、穿孔，动脉导管未闭，主动脉窦瘤破入右心，以及重度二尖瓣关闭不全、甲状腺功能亢进、重度贫血等。其特点是该杂音常在之后出现。②左房黏液瘤，是舒张期肿瘤阻塞瓣口所致，其特点是该杂音常在肿瘤扑落音后出现。偶尔左房内活动性血栓也可产生类似杂音。③严重主动脉瓣关闭不全所致Austin-Flint杂音。④心包疾病（缩窄性心包炎）、心肌病和心肌炎等也可能产生心尖区舒张期杂音，这可能与心室充盈受限、顺应性降低和/或心腔极度扩大、乳头肌离心移位等有关。⑤急性风湿热引起的心瓣膜炎可产生凯里·库姆斯（Carey Coombs）杂音。选项C，二尖瓣脱垂的典型特征为收缩中期喀喇音之后的收缩晚期杂音。选项E，主动脉瓣狭窄的杂音为收缩期喷射性杂音。因此，排除选项C、E，其他各项均符合题意。

10. ACDH 房间隔缺损不能触及心脏震颤。动脉导管未闭绝大多数杂音伴有震颤，以收缩期明显，呈连续性者则舒张期震颤较轻。主动脉瓣关闭不全不能触及任何震颤。Ebstein畸形不能触及心脏震颤。肺动脉瓣狭窄患者在胸骨左缘第2、3肋间有收缩期震颤。二尖瓣狭窄患者可有舒张期震颤（开放拍击音）。急性心肌梗死合并室间隔破裂穿孔，在胸骨左缘第3、4肋间有收缩期震颤。梗阻性肥厚型心肌病在心尖部有第四心音和收缩期喷射样杂音。

11. DG 腺苷脱氨酶（ADA）对结核性胸腔积液诊断敏感性100%，特异性97%，ADA＞45U/L强烈提示为结核性渗出性胸膜炎。

12. CEFGH 为明确胸腔积液的病因诊断，应该进行的检查有胸部CT检查、PPD皮试、胸腔积液找癌细胞、抗PPD－IgG、红细胞沉降率。

13. B 结核性胸膜炎胸腔积液时，每次抽液不宜过快过多，一般不超过1000ml以避免发生复张性肺水肿。

14. DEGH 患者住院期间，经过积极治疗，胸腔积液消失，但患者又突然出现喷射性大咯血，约100ml。其原因为肺结核、支气管扩张咯血、侧支循环支气管静脉曲张破裂、肺静脉高压。

15. CF 超声心动图检查结果显示二尖瓣呈城墙样活动，可诊断为二尖瓣狭窄。可采用的治疗措施有二尖瓣交界分离术和经皮二尖瓣球囊成形术。经皮二尖瓣球囊成形术，是缓解单纯二尖瓣狭窄的首选方法。

16. B 患者最可能诊断为主动脉瓣狭窄。主动脉瓣狭窄听诊特征性体征为胸骨右缘第2肋间收缩期喷射性杂音，粗糙而响亮，主动脉瓣区第二心音减弱，第二心音反常分裂。X线检查示左心室扩大和升主动脉扩张。

17. A 患者最常见的死亡原因为进行性心力衰竭。主动脉瓣狭窄患者一般死于进行性心力衰竭，发生左侧心力衰竭后，自然病程明显缩短，因此终末期的右侧心力衰竭少见。

18. B 疲乏、无力和头晕是主动脉瓣狭窄很早期的症状。劳力性呼吸困难为晚期肺淤血引起的首发症状。轻度的左侧心力衰竭可出现气短、呼吸困难，严重者可出现夜间阵发性呼吸困难和端坐呼吸，甚或急性肺水肿预后很差。

19. ABDE 主动脉瓣狭窄的并发症有心力衰竭、心律失常、心源性猝死、胃肠道出血、感染性心内膜炎以及体循环栓塞。其中，感染性心内膜炎不常见，体循环栓塞更少见。

第八章　心内膜炎

一、单选题

1. 急性感染性心内膜炎最常见的致病菌是

A. 乙型溶血性链球菌　　B. 肠球菌
C. 金黄色葡萄球菌　　D. 草绿色链球菌
E. 白念珠菌

2. 典型的急性感染性心内膜炎的表现不包括

A. 近年来发病率有所升高
B. 通常累及正常心瓣膜
C. 以金黄色葡萄球菌感染常见
D. 主要侵犯二尖瓣或主动脉瓣
E. 可迅速发展为急性充血性心力衰竭

3. 急性感染性心内膜炎的病理机制不包括

A. 赘生物碎片脱落致栓塞
B. 心腔扩张
C. 心内感染和局部扩散
D. 血源性播散
E. 免疫系统激活

4. 甲型溶血性链球菌所致亚急性感染性心内膜炎，有肾衰竭及第Ⅷ对脑神经损伤者，所选抗生素为

A. 庆大霉素　　B. 万古霉素
C. 青霉素 V 钾　　D. 环丙沙星
E. 头孢噻吩

5. 感染性心内膜炎最常受累的部位是

A. 心脏瓣膜　　B. 大动脉壁内膜
C. 心壁内膜　　D. 腱索
E. 房室间隔缺损部位

6. 风心病二尖瓣关闭不全伴亚急性感染性心内膜炎患者，心脏超声检查的哪项表现对诊断最有意义

A. 二尖瓣面积增大，闭合不佳
B. 二尖瓣腱索断裂
C. 二尖瓣反流
D. 二尖瓣瓣膜有赘生物
E. M 型超声见 CD 段呈吊床样改变

7. 亚急性感染性心内膜炎具有决定诊断意义的依据是

A. 血培养　　B. 血沉
C. 血象　　D. 尿常规
E. 血清免疫学检查

8. 感染性心内膜炎最常见的心脏病病因为风湿性心脏瓣膜病变，常表现为

A. 主动脉瓣或二尖瓣关闭不全
B. 退行性瓣膜钙化
C. 先天性心血管畸形
D. 有人造瓣膜置换术史
E. 有人工心脏瓣膜病变

9. 诊断感染性心内膜炎的金标准是

A. 心电图　　B. 超声心动图
C. 组织病理学检查　　D. 心导管及心血管造影
E. 血清免疫学检查

10. 感染性心内膜炎应用抗生素治疗的原则不包括

A. 早期应用
B. 足量用药
C. 静脉用药
D. 根据药敏试验选择抗生素
E. 疗程 1 周

11. 心脏病患者最易并发感染性心内膜炎的情况是

A. 心力衰竭
B. 心房颤动时
C. 患严重二尖瓣狭窄时
D. 咽喉炎症或行口腔手术时
E. 患室间隔缺损时

12. 关于感染性心内膜炎的叙述，错误的是

A. 主要致病菌是草绿色链球菌
B. 发热是最常见的症状
C. 大多数患者有心脏杂音
D. 血培养是诊断最重要的方法
E. 超声心动图未发现赘生物时并不能排除本病

13. 亚急性感染性心内膜炎，抗生素治疗首选

A. 红霉素　　B. 青霉素
C. 庆大霉素　　D. 头孢菌素
E. 新型青霉素

14. 感染性心内膜炎最常见的死亡因素是

A. 动脉栓塞　　B. 心力衰竭
C. 心肌脓肿　　D. 急性心肌梗死
E. 化脓性心包炎

15. 亚急性感染性心内膜炎引起栓塞，临床最常见为

A. 冠状动脉栓塞　　B. 脑栓塞

C. 肾栓塞　　D. 肺栓塞
E. 脾栓塞

16. 患者，女性，28 岁。原有室间隔缺损，2 周以来持续高热，心悸、胸闷、气短，左上腹疼痛血尿，皮肤、眼结膜有出血点。最可能的诊断为
A. 风湿活动　　B. 感染性心内膜炎
C. 大叶性肺炎　　D. 系统性红斑狼疮
E. 活动性肺结核

17. 患者，男性，43 岁。有风湿性心瓣膜病史，近来发热 10 天，疑诊为急性感染性心内膜炎时，最恰当的处理是
A. 血培养后，根据培养结果再开始用药
B. 先用抗生素 3 天，待观察体温后再抽血培养
C. 血培养后静脉滴注大剂量青霉素加肌内注射链霉素
D. 血培养后即开始肌内注射普鲁卡因青霉素
E. 血培养后静脉滴注氯霉素

18. 患者，女性，65 岁，8 周前“感冒”后持续低热，有主动脉瓣狭窄及关闭不全史，首先应考虑下列哪种诊断
A. 结缔组织病
B. 急性感染性心内膜炎
C. 亚急性感染性心内膜炎
D. 小叶性肺炎
E. 大叶性肺炎

19. 患者，女性，28 岁。既往有先心病，近 2 个月反复不规则发热，伴左上腹痛、血尿，有杵状指，疑为感染性心内膜炎引起血管栓塞，为明确诊断应优先考虑哪一项检查
A. 血培养　　B. 超声心动图
C. 静脉压测定　　D. 放射性核素心肌显像
E. 心电图

20. 患者，男性，43 岁，因拔牙术后出现高热、关节疼痛。体检：心尖区可闻及杂音，下肢和躯干可见瘀点，脾大。实验室检查：末梢血白细胞 18×10^9/L。该患者可能诊断为
A. 毒血症　　B. 亚急性感染性心内膜炎
C. 中毒性休克　　D. 风湿性关节炎
E. 牙周脓肿

21. 患者，男性，28 岁，诊断亚急性感染性心内膜炎，抗菌治疗症状好转后，突然出现腹痛、呕吐、血便。首选应考虑的诊断为
A. 急性肠梗阻
B. 亚急性感染性心内膜炎，肠系膜动脉栓塞
C. 急性胃炎
D. 急性肠炎
E. 急性胃穿孔

二、共用题干单选题

(1～3 题共用题干)

患者，男性，39 岁。“发热伴右上肢疼痛 1 周”入院。查体：血压 120/72mmHg，体温 40℃，心脏和两肺查体未见异常，脾稍大，在手、足背皮肤有直径 1～4mm 的出血红斑，部分瘀点成群，甲床下线状出血，右上肢触痛明显，右桡动脉搏动消失。入院后体温 39～40℃，持续 1 周左右，血常规示白细胞和中性粒细胞计数升高。

1. 患者应首先诊断为
A. SLE　　B. 伤寒
C. 感染性心内膜炎　　D. 类风湿关节炎
E. 闭塞性脉管炎

2. 患者应用抗生素治疗后体温渐渐下降，抗生素疗程应是
A. 2～4 周　　B. 1～3 周
C. 3 个月　　D. 4～6 周
E. 半年

3. 关于患者应用药物治疗，下列叙述错误的是
A. 早期应用抗生素
B. 足量应用抗生素
C. 宜选用杀菌性药物
D. 抗生素至少用 4～6 周
E. 等待血培养及药敏结果报告后，方可用药

(4～6 题共用题干)

患者，女性，29 岁。原有风湿性主动脉瓣关闭不全，近 1 个月来出现乏力、发热。查体：皮肤少许瘀点，主动脉瓣区双期杂音，脾刚能触及；Hb 80g/L。

4. 患者最可能的诊断是
A. 先天性心脏病
B. 贫血性心脏病
C. 风湿性心脏病
D. 风湿性心瓣膜病，心力衰竭
E. 风湿性心脏病，感染性心内膜炎

5. 亚急性细菌性心内膜炎较为常见的心脏体征为
A. 新出现的心脏杂音　　B. 期前收缩
C. 新出现的心律失常　　D. 新出现的心功能不全
E. 心脏扩大

6. 导致该病最常见的病原微生物是
A. 金黄色葡萄球菌　　B. 真菌
C. 草绿色链球菌　　D. 肺炎球菌
E. 表皮葡萄球菌

（7～8 题共用题干）

患者，女性，39 岁。心悸气促 3 年，发热 1 个月，有关节痛史。X 线片示：梨形心影，心尖区可闻及收缩期及舒张期杂音，HR 90 次/分，脾可触及，有杵状指，尿蛋白（++），红细胞 1～10 个/HP。

7. 患者最可能的诊断为风湿性心脏病合并

A. 风湿热　　B. 肺部感染
C. 上呼吸道感染　　D. 感染性心内膜炎
E. 肾盂肾炎

8. 抗生素应用的疗程是

A. 2～3 周　　B. 3～4 周
C. 1～3 周　　D. 4～6 周
E. 8～10 周

（9～11 题共用题干）

患者，女性，50 岁。2 周来不规则发冷、发热伴有明显乏力。以往除有轻度高血压外，再无有关心肺方面的症状，也未发现过明显杂音。2 年来有反复泌尿系感染病史。检查：贫血外貌，HR 100 次/分，律齐，血压 130/60mmHg，第二心音减弱，胸骨左缘第 3 肋间有一舒张期叹气样杂音，双侧结膜下有出血点。

9. 患者应考虑诊断为

A. 病毒性心肌炎
B. 风湿性心肌炎
C. 风湿性心内膜炎
D. 感染性心内膜炎，主动脉瓣受累
E. 感染性心内膜炎，二尖瓣受累

10. 如确定诊断，一般抗菌治疗疗程为

A. 4～6 周　　B. 3～4 周
C. 4～8 周　　D. 6～8 周
E. 3 个月

11. 如果该患者因诊断不明，未能得到及时合理治疗，于病程第 13 周末，突然出现右侧偏瘫伴失语。该患者偏瘫的原因最可能为

A. 心脏内壁血栓脱落，形成脑栓塞
B. 细菌性赘生物脱落，形成脑栓塞
C. 脑栓塞形成
D. 脑出血
E. 脑血管痉挛

（12～16 题共用题干）

患者，女性，35 岁。发热半个月。查体：贫血貌，心率 100 次/分，胸骨左缘第 3、4 肋间 3 级收缩期杂音伴震颤，血红蛋白 70g/L，红细胞沉降率 20m/h，血培养一次未找到细菌。

12. 该患者最可能诊断为

A. 亚急性感染性心内膜炎
B. 风湿性心脏病
C. 再生障碍性贫血
D. 风湿活动
E. 急性心肌炎

13. 该疾病最常见的死亡原因是

A. 脾破裂　　B. 心力衰竭
C. 肾衰竭　　D. 脑栓塞
E. 细菌性动脉瘤破裂

14. 该疾病具有决定诊断意义的依据是

A. 血培养　　B. 血常规
C. 红细胞沉降率　　D. 尿常规
E. 血清免疫学检查

15. 血培养时，如何采血最可靠

A. 入院第 1 个月即采血标本 1 次，次月再采 1 次进行血培养
B. 应在体温最高时采血
C. 采血前 1 小时使用抗生素
D. 应在入院后 1 周内完成采血送检
E. 入院第 1 天间隔 1 小时采血 1 次，共 3 次，若次日未见细菌生长，重复采血 3 次，然后开始抗生素治疗

16. 以下处理措施中，最正确的是

A. 先用抗生素 1 周，体温仍≥38℃再做血培养
B. 做血培养后，开始肌内注射青链霉素
C. 做血培养后，根据培养结果再开始用药
D. 做血培养后，开始静脉滴注氨苄西林加庆大霉素或阿米卡星
E. 做血培养后，开始静脉滴注氯霉素

（17～19 题共用题干）

患者，女性，38 岁。因 1 个月来发热，乏力，咳嗽，1 天来左眼突然失明来院。既往有心脏杂音。查体：T 37.9℃，P 96 次/分，BP 128/75mmHg，左眼视力消失，双肺（-），心界不大，心尖部 3/6 级收缩期吹风样杂音，肝未及，脾肋下可触及。化验：Hb 96g/L，WBC 12.8×10^9/L，尿蛋白（±），镜检 RBC 1～3/HP。

17. 该患者最可能的诊断是

A. 肺结核　　B. 缺铁性贫血
C. 急性肾小球肾炎　　D. 感染性心内膜炎
E. 室间隔缺损

18. 该患者不可能出现的体征是

A. Roth 斑　　B. 杵状指
C. 水冲脉　　D. Osler 斑
E. 线状出血

19. 为确诊，最重要的临床检查是

A. 胸部 X 线片　　B. 血培养加药敏
C. 超声心动图　　D. 肾活检
E. 心电图

（20～22 题共用题干）

患者，女性，33 岁。近 3 个月来反复发热，38℃左右，伴关节酸痛就诊，查体：轻度贫血，心界不大，HR 96 次/分，心尖部可闻及Ⅲ级吹风样音乐性 SM，并伴有收缩中期喀喇音，诊断为风湿性心脏病、二尖瓣关闭不全，发热待查。

20. 患者入院后，首先的处理措施是

A. 2 天内抽取血培养 3～4 次
B. B 超检查有否脾大
C. 抗生素静滴
D. 尿常规检查有否镜下血尿
E. 检查 ESR、抗“O”，排除风湿活动

21. 最有助于诊断 SBE 的辅助检查是

A. 胸部 X 线片　　B. ECG
C. UCG　　D. 心血管造影
E. 心脏 CT

22. 拟给予患者 SBE 的诊断性治疗，抗生素反应良好，6 小时后体温逐渐降至正常，此时抗生素的应用疗程是

A. 10 个月　　B. 2 周
C. 5 个月　　D. 4～6 周
E. 体温正常 8 小时逐渐停用抗生素

三、多选题

1. 下列选项中，属于感染性心内膜炎临床表现的是

A. 指甲下出血　　B. Roth 点
C. Osler 结节　　D. Janeway 损害
E. 蝶形红斑

2. 感染性心内膜炎并发动脉栓塞的病原体为

A. 金黄色葡萄球菌　　B. 念珠菌
C. 甲型溶血性链球菌　　D. 肠球菌
E. 溶血性链球菌

3. 关于感染性心内膜炎的赘生物，下列叙述正确的是

A. 赘生物脱落可造成脑栓塞
B. 以累及二尖瓣和主动脉瓣最为常见
C. 易发生于室缺的左心室心内膜上
D. 赘生物直径在 3mm 以下常常不能被超声心动图检出
E. 易发生在二尖瓣关闭不全瓣膜的心房面

4. 关于感染性心内膜炎的血培养，下列叙述正确的是

A. 对于多次血培养阴性的患者，可以排除感染性心内膜炎
B. 对于可疑患者，应当在入院 24 小时内分别采血 3 次，连续采血 3 天，并且不应该经输液通道采血
C. 对于已经应用抗生素的患者，取血量应适当增加，以提高阳性培养率
D. 对于可疑患者，每次采血部位应固定，以便评价血培养的结果
E. 如果患者已接受抗生素治疗，应首先停药，并且在停用抗生素至少 3 天后再行血培养

四、案例分析题

（1～3 题共用题干）

患者，男性，29 岁。主诉咽痛、发热 1 周。查体：T 38.5℃，口腔黏膜可见瘀斑，胸骨左缘 3～4 肋间闻及 3～4 级收缩期杂音，可触及震颤，腹部触诊肝脾略大，双下肢水肿。血 WBC 2.0×10^9/L。超声心动图发现室间隔缺损，三尖瓣有一 2mm×3mm 赘生物。

1. 患者发热的原因可能为

A. 急性上呼吸道感染　　B. 感染性心内膜炎
C. 化脓性扁桃体炎　　D. 败血症
E. 病毒性心肌炎　　F. 心房黏液瘤

2. 此症的鉴别诊断不包括哪项疾病

A. 风湿性心内膜炎　　B. 类风湿心内膜炎
C. 狼疮性心内膜炎　　D. 急性心包炎
E. 急性心肌梗死　　F. 心房黏液瘤

3. 关于该病可能出现的体征，下列叙述错误的是

A. 指甲下出血　　B. Osler 小结
C. 皮肤黏膜瘀点　　D. 心脏瓣膜杂音
E. Janeway 损害　　F. 无神经系统症状

（4～7 题共用题干）

患者，女性，55 岁。心悸气促 2 年，发热一个半月，有关节痛史。心尖区可闻及收缩期杂音，HR 85 次/分，律不齐，双下肢水肿。脾可触及，有杵状指，尿蛋白（++），红细胞 1～10 个/HP。

4. 为明确诊断，需要进一步完善的检查是

A. 血常规　　B. ECG
C. 胸片　　D. 心脏彩超
E. 心肌酶　　F. 血培养
G. D－二聚体　　H. 血气分析
I. 心肌核素显像

5. 患者血常规 WBC 18.0×10^9/L，ECG 示心房纤颤。胸片示梨形心，双肺纹理粗乱。心脏彩超示二尖瓣脱垂，可见赘生物。患者的诊断考虑为

A. 心肌炎　　B. 心包炎
C. 肺栓塞　　D. 感染性心内膜炎

E. 风湿性心脏病　　F. 肺心病
G. 心肌梗死

6. 感染性心内膜炎赘生物的好发部位为

A. 室间隔缺损的右室侧面心内膜
B. 二尖瓣反流瓣叶的心房侧
C. 主动脉瓣关闭不全的心室侧
D. 室间隔缺损的左室侧心内膜
E. 二尖瓣反流瓣叶的心室侧
F. 左心耳

7. 抗生素应用的疗程为

A. 2~3 周　　B. 3~4 周
C. 1~3 周　　D. 4~6 周
E. 8~10 周　　F. 30~12 周

（8~10 题共用题干）

患者，男性，38 岁。间歇发热，伴胸闷、气短 3 年余。既往健康，无风湿性心瓣膜病先天性心脏病史，否认静脉注射药物或麻醉成瘾史。查体：体温 38.2℃，中度贫血貌，皮肤、黏膜无出血点或黄染，无皮下结节。双肺听诊无干、湿啰音，心率 108 次/分，三尖瓣听诊区闻及 3/6 收缩期吹风样杂音。ESR 增快，ASO 正常，类风湿因子（RF）阴性，C 反应蛋白阴性，尿常规无异常，心电图示窦性心动过速，T 波低平。

8. 患者目前应考虑的疾病为

A. 先天性心脏病相关性肺动脉高压
B. 肺结核
C. 支气管扩张
D. 风湿热
E. 亚急性感染性心内膜炎
F. 右心室黏液瘤

9. 为明确诊断应进行的检查项目包括

A. 血培养　　B. 痰培养
C. Holter 检测　　D. 动脉血气分析
E. 超声心动图　　F. 右心导管检查

10. 患者入院后血培养 3 次，皆为阴性，心脏超声检查示：右心房大，余腔室内径正常，左心室壁厚度动度正常；三尖瓣隔叶回声强，前后叶纤细，开启正常；闭合时隔叶瓣体凸向右心房，其余各瓣膜纤细，活动良好；右心室前外侧壁探及 38mm×26mm，中强回声光团附着，随心脏舒缩，有轻度摆动及轻度变形，不引起右心室流入道或流出道梗阻。心包腔无异常。结合该病例上述情况，下列叙述正确的是

A. 抗菌治疗　　B. 抗风湿治疗
C. 再次仔细询问病史　　D. 抗结核治疗
E. 必要时手术治疗　　F. 手术探查

（11~13 题共用题干）

患者，男性，31 岁。因发热、乏力 40 天入院。40 天前无明显诱因出现发热，呈中低热，伴有全身乏力不适。偶轻咳，无痰。并逐渐出现双下肢小腿屈侧疼痛，背部及四肢逐渐出现散在暗红色丘疹。先后给予加替沙星、阿奇霉素、头孢孟多酯钠等药物治疗，仍持续发热。

11. 为明确诊断应进行的检查项目包括

A. 冠脉造影　　B. 胸部 X 线检查
C. 多次血培养　　D. 输血四项
E. 超声心动图　　F. 血生化

12. 患者胸部 X 线检查未见明显异常。血培养连续 3 次阴性。超声心动图提示：主动脉瓣二叶畸形，可疑瓣周脓肿。左心室扩大。主动脉中度反流，二尖瓣轻度反流。患者一般情况良好。此时进一步的措施有

A. 体温降至正常后即可停用抗生素，以避免二重感染
B. 进一步行经食管超声心动图检查
C. 多次血培养阴性，可排除感染性心内膜炎的诊断
D. 暂时停用抗生素，再次行血培养，根据药敏结果选择抗生素
E. 请胸心外科会诊，评估手术风险
F. 为避免病情进展，立即给予万古霉素治疗并再次行血培养检查，再根据药敏结果调整抗生素

13. 再次血培养结果为革兰阳性球菌，肠球菌属。经食管超声心动图提示：主动脉瓣二叶畸形并中度关闭不全。主动脉瓣多发赘生物形成。主动脉瓣环脓肿。经抗生素治疗 2 周后，患者体温恢复正常，瘀点消退。下列叙述正确的是

A. 注意监测患者病情变化，避免二重感染
B. 继续内科保守治疗
C. 转入外科行手术治疗
D. 告知患者如果行胃镜检查须预防性使用抗生素
E. 告知患者如果行泌尿道检查须预防性使用抗生素
F. 告知患者如果行口腔侵入性操作须预防性使用抗生素

答案和精选解析

一、单选题

1. C　亚急性感染性心内膜炎最常见的致病菌是草绿色链球菌；急性感染性心内膜炎最常见的致病菌是金黄色葡萄球菌。

2. B　典型的急性感染性心内膜炎近年来发病率有所升高。急性感染性心内膜炎主要侵犯二尖瓣或主动脉瓣，亚急性感染性心内膜炎多侵犯已有病变的瓣膜。急性感染性心内膜炎以金黄色葡萄球菌感染常见。病程多急骤

凶险，常可迅速地发展为急性充血性心力衰竭导致死亡。

3. B　急性感染性心内膜炎的病理机制为：①心内感染和局部扩散。②赘生物碎片脱落致栓塞。③血源性播散。④免疫系统激活：a. 脾大；b. 肾小球肾炎；c. 关节炎、腱鞘炎、心包炎和微血管炎。心腔扩张不是急性感染性心内膜炎的病理机制。

4. C　选项B、D、E对肾脏都有影响，选项A对听神经有影响，因此只能用青霉素V钾。青霉素V钾可以作为风湿热复发和感染性心内膜炎的预防用药。

5. A　感染性心内膜炎（IE）是指细菌、真菌和其他微生物（如病毒、立克次体、衣原体、螺旋体等）直接感染心脏瓣膜或心室壁内膜或邻近大动脉内膜并伴有赘生物形成的炎症反应。心脏瓣膜为最常受累部位，但感染可发生在室间隔缺损部位、腱索和心壁内膜。

6. D　超声心动图发现赘生物、瓣周并发症等，可支持心内膜炎的证据，可帮助明确IE诊断。经胸超声心动图（TTE）可检出50%～75%的赘生物；经食管超声心动图（TEE）可检出<5mm的赘生物，敏感性高达95%以上。大部分情况下只需行TTE检查，必要时可行TEE检查，因此选项D符合题意。

7. A　血培养是诊断菌血症和感染性心内膜炎的最重要方法。

8. A　感染性心内膜炎最常见的心脏病病因为风湿性心脏瓣膜病变，常见为主动脉瓣或二尖瓣关闭不全；其次为先天性心血管畸形或曾有心脏外科手术史，包括人造瓣膜置换术。

9. C　对切除的瓣膜组织和栓子碎片进行组织病理学检查是诊断感染性心内膜炎的金标准。

10. E　原则上，抗生素治疗应当持续至少4周，心内有植入物（如人工瓣膜）的患者，抗生素治疗应当持续6周。

11. D　亚急性感染性心内膜炎主要由致病力相对弱的病原微生物引起的心内膜炎。此外，也可因某些医源性操作（如拔牙、心导管及心脏手术等）而致使细菌入血，侵入瓣膜。

12. A　急性感染性心内膜炎最常见的致病菌是金黄色葡萄球菌，亚急性感染性心内膜炎主要由致病力相对弱的病原微生物引起的心内膜炎，最常见的病原菌为草绿色链球菌，其他如肠球菌、革兰阴性杆菌乃至真菌均可引发本病。

13. B　亚急性细菌性心内膜炎，也称亚急性感染性心内膜炎，由草绿色链球菌等引起，最常侵犯二尖瓣和主动脉瓣，原则上及早、足量、足疗程选用青霉素，推荐静脉给药。

14. B　急性感染性心内膜炎主要侵犯二尖瓣或主动脉瓣，亚急性感染性心内膜炎多侵犯已有病变的瓣膜。急性感染性心内膜炎病程多急骤凶险，常可迅速地发展为急性充血性心力衰竭导致死亡。

15. B　亚急性感染性心内膜炎，由于内膜反复感染可能形成附壁血栓，一旦血栓的脱落随血液流动到达颅内动脉，进而形成脑栓塞。

16. B　感染性心内膜炎可发生于自体的心脏瓣膜上，这部分患者中大部分心脏有基础病变，如室间隔缺损、动脉导管未闭或者瓣膜有狭窄或者关闭不全等，临床表现有发热，由于感染坏死的物质脱落，造成一些小血管的栓塞，可以出现相应的症状，患者可以出现肢体的小出血斑点、指（趾）甲下出血等，严重的会出现腹痛、脾栓塞等。也可出现心脏结构的损害，出现心力衰竭的表现。

17. C　感染性心内膜炎患者，抽取血培养后，立即静脉滴注大剂量青霉素加肌内注射链霉素，待血细菌培养+药敏试验结果再调整用药。先抽取血培养后，立即针对常见致病菌应用抗生素，待血细菌培养+药敏试验结果回报后，调整抗生素。

18. C　亚急性感染性心内膜炎病程长，主要累及病变瓣膜。急性者主要由毒力强、具有高度侵袭力的细菌侵犯正常瓣膜所致。

19. B　检查超声心动图，明确心脏里有无赘生物、原来的瓣膜有无出现瓣周漏等。

20. B　亚急性感染性心内膜炎主要由致病力相对弱的病原微生物引起的心内膜炎。最常见的病原菌为草绿色链球菌，其他如肠球菌、革兰阴性杆菌乃至真菌均可引发本病。常侵犯已有病变的心瓣膜。临床上除有心脏体征外，尚有长期发热、点状出血、栓塞症状、脾肿大及进行性贫血等迁延性败血症表现，血培养阳性。病程较长，可迁延数月，细菌可自感染灶（如扁桃体炎、牙周炎、咽喉炎及骨髓炎等）入血，形成菌血症，再随血流侵入瓣膜。此外，也可因某些医源性操作（如拔牙、心导管及心脏手术等）而细菌入血，侵入瓣膜。该患者符合拔牙病史以及各项体征，考虑为亚急性感染性心内膜炎，选项B正确。

21. B　感染性心内膜炎赘生物引起动脉栓塞占20%～40%，栓塞可发生在机体的任何部位，脑、心脏、脾、肾、肠系膜和四肢为临床所见的体循环动脉栓塞部位。肠系膜动脉栓塞临床表现为腹痛及血便。该亚急性感染性心内膜炎患者，抗菌治疗症状好转后，突然出现腹痛、呕吐、血便。首选应考虑的诊断为选项B。

二、共用题干单选题

1. C　根据发热、脾大的临床表现以及皮肤和黏膜瘀点、甲床下线状出血等周围体征，该患者应首先诊断为感染性心内膜炎。

2. D　感染性心内膜炎应用抗生素4～6周后，体温和红细胞沉降率恢复正常，自觉症状改善和消失，脾缩小，红细胞、血细胞和血红蛋白增多，尿常规转阴，且在停用抗生素后第1、2周和第6周做血培养均为阴性，可认为感染性心内膜炎已治愈，方可停药。

3. E　感染性心内膜炎应用抗生素时应遵循的原则是：①早期治疗。②选用有效的杀菌性药物。③剂量足、疗程长。④联合用两种或两种以上抗生素。可在连续抽取几次血培养后即开始用药，不必等待结果出来后开始治疗。

4. E　患者有基础心脏病，出现乏力、发热等感染表现后出现新的心脏杂音，注意感染性心内膜炎的可能。

5. A　感染性心内膜炎常见心脏体征为新出现的心脏杂音或原有心脏杂音增强。

6. C　亚急性心内膜炎最常见病原菌为草绿色链球菌；急性心内膜炎最常见病原菌为金葡菌。

7. D　患者发热合并杵状指，结合风湿性心脏病病史，考虑合并感染性心内膜炎，选项D正确。

8. D　感染性心内膜炎抗生素使用疗程为4～6周。

9. D　患者有新出现的心脏杂音，同时有发热，贫血，结膜下出血点等症状和体征，支持感染性心内膜炎的诊断。新出现的杂音为主动脉瓣第二听诊区的舒张期杂音，支持主动脉瓣受累表现。

10. A　肠球菌及金葡菌的治疗周期为4～6周。

11. B　患者体征提示主动脉瓣受累，瓣膜上的赘生物脱落可以导致脑栓塞。

12. A　患者发热，贫血貌，胸骨左缘第3、4肋间收缩期杂音，符合感染性心内膜炎。血培养阳性可以肯定诊断，但是血培养阴性并不能排除诊断。所以患者最可能诊断为亚急性感染性心内膜炎。

13. B　亚急性感染性心内膜炎的预后与下列因素有关：①年龄和体质；②原有心脏疾患和心功能（本病的死因60%为心力衰竭，心衰者预后极差，与无心衰相比，病死率为85%比37%）；③病原体种类和毒力；④栓塞合并症；⑤其他预后不良的情况。因此本疾病最常见的死亡原因是心力衰竭，选项B正确。

14. A　血培养是诊断感染性心内膜炎的最重要方法。阳性血培养对本病诊断有决定诊断意义。凡有提示细菌性心内膜炎的临床表现，如发热伴有心脏杂音，贫血，血尿，脾大，白细胞增多和伴或不伴栓塞时，血培养阳性，可诊断本病。

15. E　未经治疗的亚急性细菌性心内膜炎患者，应在入院第1天间隔1小时采血一次，共3次，若次日未见细菌生长，重复采血3次后，开始抗生素治疗。急性患者应在入院后立即安排采血，在3小时内每隔1小时采血1次，共取3次血标本后，按医嘱开始治疗。本病的菌血症为持续性，无须在体温升高时采血。

16. D　患者应第一时间做血培养，并启动抗生素治疗。一般选用青霉素治疗，若青霉素耐药，可联合庆大霉素或阿米卡星治疗。

17. D　患者为中年女性，有发热病史，既往有心脏杂音，此次心脏听诊心尖部有收缩期吹风样杂音，考虑诊断为感染性心内膜炎。

18. C　感染性心内膜炎体征中无水冲脉。

19. B　临床确诊此病的最重要指征是血培养发现病原菌，因此血培养加药敏是最重要的检查。

20. A　怀疑感染性心内膜炎，需要行血培养。

21. C　查超声心动图可以明确心脏里有无赘生物，原来的瓣膜有无出现瓣周漏等，对诊断SBE最有意义，选项C正确。

22. D　抗生素治疗应当持续至少4周，心内有植入物（如人工瓣膜）的患者，抗生素治疗应当持续6周。

三、多选题

1. ABCD　感染性心内膜炎的临床表现包括：①瘀点，可出现于任何部位，以锁骨以上皮肤、口腔黏膜和睑结膜常见，病程长者较多见；②指和趾甲下线状出血，选项A正确；③Roth斑，为视网膜的卵圆形出血斑，其中心呈白色，多见于亚急性感染，选项B正确；④Osler结节，为指和趾垫出现的豌豆大的红或紫色痛性结节，较常见于亚急性，选项C正确；⑤Janeway损害，为手掌和足底处直径1～4mm的无痛性出血红斑，主要见于急性患者，选项D正确。感染性心内膜炎的临床表现不包括选项E“蝶形红斑”。

2. AB　感染性心内膜炎并发动脉栓塞的病原体为金黄色葡萄球菌和念珠菌，选项A、B正确。

3. ABDE　感染性心内膜炎可累及心脏各瓣膜，但以二尖瓣和主动脉瓣最常见，选项B正确。心内赘生物多附着于二尖瓣关闭不全的瓣叶心房面、主动脉关闭不全的瓣叶心室面和室间隔缺损的间隔右心室侧，选项C错误，选项E正确。在某些情况下，赘生物脱落可造成脑栓塞，选项A正确；也可出现败血症，导致脑脓肿、化脓性脑膜炎等。在不说明的情况下，一般“超声心动图”指经胸壁的超声心动图，故赘生物直径在3mm以下常不能被超声心动图检出，选项D正确。

4. BE　血培养阳性可以对感染性心内膜炎进行肯定诊断。但是血培养阴性不能排除诊断，选项A错误。由于抗生素的广泛使用，血培养阳性率逐渐减低。因此对于可疑患者应在入院24小时内分别采血3次（每次采血应间隔1小时），连续采血共3天，且不应该经输液通道采血，选项B正确。取血时需更换静脉穿刺部位并严格消毒皮肤才能提高血培养的敏感性，选项D错误。已接受抗生素治疗的患者取血量不宜过多，每次抽血量为10～20ml，这可避免血液中过多的抗生素不能被培养基稀释，影响细菌的生长，以提高阳性率，选项C错误。如果患者已接受抗生素治疗，应首先停药，并在停用抗生素至少3天后再行血培养，选项E正确。

四、案例分析题

1. B　大多数IE有发热症状，急性IE体温较高，亚急性IE体温常<39℃，并伴有疲乏无力、肌肉酸痛等症状。

2. DE　以发热为主要表现而心脏症状轻微的IE患者需要与上呼吸道感染、结核、伤寒、结缔组织疾病、肿瘤等相鉴别；具有风湿性心脏病史的IE患者，发热经抗生素治疗后无减退，心力衰竭不见好转，应当排除风湿活动的可能；以脑栓塞为主要表现的IE患者，老年人中应当注意与动脉粥样硬化所致的脑卒中及精神异常相鉴别；以心力衰竭为主要表现的IE患者，应排除原有心力衰竭加重的情况；以突发腹痛或腰痛为主要表现的IE患者，应注意与常见的急腹症鉴别。

3. F　感染性心内膜炎可能出现颅内栓塞，导致头痛、感觉异常、失语等神经系统症状。

4. ABCDF　该患者有关节痛病史，现有感染征象，应常规查血常规、胸片，查体听到心脏杂音，应该怀疑风湿性心脏病，心脏彩超可以明确诊断，心电图可以明确心律失常。血培养明确有无血行感染。

5. DE　心脏彩超示二尖瓣脱垂，可见赘生物，考虑诊断为感染性心内膜炎。胸片示梨形心，考虑患者存在有风湿性心脏病。

6. ABC　感染性心内膜炎赘生物的好发部位：血流从高压腔经病变瓣口或先天缺损至低压腔产生高速射流和湍流的下游。

7. D　感染性心内膜炎抗生素应用的原则：早期、足量（大剂量、长疗程）、静脉用药，原则上，抗生素治疗应当持续至少4周，心内有植入物（如人工瓣膜）的患者，抗生素治疗应当持续6周。

8. EF　患者目前应考虑的疾病为亚急性感染性心内膜炎和右心室黏液瘤。亚急性感染性心内膜炎常发生于风湿性心脏瓣膜病，室间隔缺损，动脉导管未闭等心脏病的基础上，原无心脏病者也可发生。主要表现为低中度发热、进行性贫血、乏力、肝脾大，杵状指（趾）、关节痛。原有心脏杂音改变性质，可出现新杂音。右心室黏液瘤听诊可听到三尖瓣狭窄或反流杂音，或两者都可听到，坐位时明显，卧位时听不清，症状也减轻。全身表现可有发热、体重下降、全身不适、贫血、红细胞沉降率快，红细胞、白细胞增多，血小板减少或增多。

9. AE　为明确诊断应进行血培养和超声心动图进行检查。血培养阳性和超声检查发现有赘生物可以对感染性心内膜炎进行确诊。

10. ACE　感染性心内膜炎应再次仔细询问病史，进行抗菌治疗，必要时手术治疗。

11. BCDEF　为明确诊断应进行的检查项目包括胸部X线检查、输血四项、超声心动图、多次血培养、血生化。不需要进行冠脉造影检查。

12. BDE　多次血培养阴性不可排除感染性心内膜炎的诊断，选项C错误。临床怀疑感染性心内膜炎时，尽早行经胸超声检查；高度怀疑感染性心内膜炎，而经胸超声正常，推荐尽早行经食管超声检查，选项B正确。应用抗生素4～6周后体温和红细胞沉降率恢复正常，自觉症状改善和消失，脾缩小，红细胞、血细胞和血红蛋白增多，尿常规转阴，且在停用抗生素后第1、2周和第6周做血培养均为阴性，可认为感染性心内膜炎已治愈，才可停用抗生素，选项A错误。题中患者血培养连续3次阴性，临床高度怀疑为感染性心内膜炎，应进行更长时间和特殊培养。应暂时停用抗生素，再次行血培养，根据药敏结果选择抗生素，选项D正确。超声心动图提示：主动脉瓣二叶畸形，可疑瓣周脓肿。左心室扩大。主动脉中度反流，二尖瓣轻度反流。应请胸心外科会诊，评估手术风险，选项E正确。万古霉素是对抗生素敏感的治疗药物，根据题意不应该使用，选项F错误。

13. ACF　根据血培养阳性和超声检查发现有赘生物可确诊为感染性心内膜炎。经抗生素治疗2周后，患者体温恢复正常，瘀点消退，说明抗生素治疗有效。患者有主动脉瓣环脓肿会引起突发性心力衰竭，出现这样的急性心力衰竭必须立即进行手术治疗，应转入外科行手术治疗，选项C正确，选项B错误。患者在进行抗生素治疗中应注意监测患者病情变化，避免二重感染，选项A正确。患者如果今后行泌尿道检查和胃镜检查需避免预防性使用抗生素，以防止感染性心内膜炎的发生。患者如果今后行口腔侵入性操作可以预防性使用抗生素，选项D、E均错误，选项F正确。

第九章　心肌疾病

一、单选题

1. 心肌疾病的常见类型是

A. 肥厚型心肌病　　B. 限制型心肌病
C. 扩张型心肌病　　D. 不定型心肌病
E. 围生期心肌病

2. 下列关于扩张型心肌病的叙述，错误的是

A. 心腔扩大为主，室壁变薄，常伴附壁血栓
B. 起病隐匿，早期可无症状
C. 持续顽固低血压往往是终末期的表现
D. 超声心动图是诊断最常用的检查手段
E. 临床主要表现为舒张功能障碍

3. 扩张型心肌病的主要临床表现是

A. 心音减弱　　B. 左心室明显扩大
C. 第三心音或第四心音　　D. 下肢水肿
E. 心尖部收缩期杂音

4. 对于诊断扩张型心肌病，最有效且方便的检查方法是

A. 心电图检查　　B. 超声心动图检查
C. 心脏 MRI　　D. 心脏声学造影
E. 冠状动脉造影

5. 扩张型心肌病左、右心室同时衰竭时，与相应出现临床症状和体征最有关的因素是

A. 静脉回流增加　　B. 肺淤血
C. 心排血量减少　　D. 心律失常
E. 心肌缺血

6. 关于扩张型心肌病的临床表现，下列正确的是

A. 患者血压明显升高，体检：血压 200/130mmHg (26.6/16.9kPa)，眼底出血渗出、视乳头水肿。实验室报告：肾功能不全
B. 患者血压明显升高，伴有剧烈头痛、呕吐、抽搐
C. 患者 1 周前出现发热，全身无力，现自觉心悸。胸闷，体检：心率 120 次/分，偶闻室性早搏，实验室回报 CPK、GOT、LDH 增高
D. 患者平日有心悸、胸痛、劳力时气促、起立或运动时眩晕。体检：胸骨左缘第 3～4 肋间可闻较粗糙的喷射性收缩期杂音，屏气时杂音增强
E. 患者气急，端坐呼吸。体检：心脏扩大，听诊可闻及第四心音奔马律，双下肢水肿，超声心动图报告：左心室腔明显扩大

7. 关于扩张型心肌病的特征，下列叙述正确的是

A. 以心脏扩大为主
B. 以心肌肥厚为主
C. 心尖部有隆隆样舒张期杂音
D. 虽然经过适当治疗，心脏仍然不能缩小
E. 心力衰竭时杂音轻，心力衰竭纠正后杂音可明显增强

8. 扩张型心肌病有症状期的临床表现，不包括下列哪一项

A. 腹水　　B. 极度疲劳
C. 乏力　　D. 心悸
E. 气促

9. 缺血性心肌病与扩张型心肌病的主要区别点是

A. 充血性心力衰竭　　B. 心律失常
C. 心绞痛　　D. 心扩大
E. 猝死

10. 扩张型心肌病患者最主要的临床表现是

A. 呼吸道感染　　B. 室性心律失常
C. 充血性心力衰竭　　D. 晕厥
E. 房室传导阻滞

11. 有房颤等发生栓塞性疾病风险且没有禁忌证的扩张型心肌病患者预防附壁血栓形成使用的药物为

A. 华法林　　B. 布洛芬
C. 塞来昔布　　D. 吡罗昔康
E. 吲哚美辛

12. 扩张型心肌病与心包积液的鉴别主要在于

A. 前者心脏普遍增大
B. 前者心音低沉
C. 后者心尖搏动在心浊音界左缘内侧
D. 后者心尖搏动减弱
E. 两者发病年龄不同

13. 扩张型心肌病患者使用 β 受体拮抗剂治疗的机制是在心衰时

A. 抑制 β 受体密度上调
B. 抑制 β 受体密度下调
C. 抑制心肌收缩力
D. 降低心室率
E. 降低房室传导

14. 用β受体拮抗剂治疗扩张型心肌病合并心力衰竭，下列用药注意事项错误的是

A. 选择性β受体拮抗剂优于非选择性
B. 宜从小剂量开始，以后逐步增加剂量
C. 开始宜大剂量冲击，以后逐步减量
D. 心率越快者疗效越佳
E. 伴支气管哮喘者不适合应用

15. 用药物治疗扩张型心肌病时应慎用的药物是

A. 利尿剂　B. 抗心律失常药物
C. 钙通道阻滞剂　D. β受体拮抗剂
E. 血管紧张素转换酶抑制剂

16. 下列药物中，不适宜治疗扩张型心肌病的是

A. 美托洛尔　B. 卡托普利
C. 缬沙坦　D. 螺内酯
E. 维拉帕米

17. 扩张型心肌病心脏移植的绝对适应证为

A. 有心功能Ⅲ级或Ⅴ级的心力衰竭病史
B. 所有治疗无效的反复发作的室性心律失常
C. 运动峰耗氧量低于11~14ml/(kg·min) 及大部分日常活动受限
D. 反复发作症状又不适合其他治疗
E. 反复体液平衡/肾功能失代偿，而不是由于患者对药物治疗依从性差

18. 扩张型心肌病中期药物治疗使用的药物，下列哪项除外

A. 利尿剂
B. 抗心律失常药物
C. 血管紧张素受体拮抗剂
D. β受体拮抗剂
E. cAMP正性肌力药物

19. 扩张型心肌病的M型超声心动图表现，不包括下列哪一项

A. 四个房、室腔扩大，以右心室腔扩大明显
B. 二尖瓣前、后叶开放幅度小且时间短而呈钻石样改变
C. 二尖瓣波群表现为大心腔、小开口征象
D. 瓣叶E峰顶点距离室间隔左心室面距离增宽
E. 二尖瓣曲线CD段平坦

20. 下列选项中，属于扩张型心肌病特征的是

A. 为伴有特异性系统性疾病的心肌病
B. 主要表现为舒张功能障碍
C. 心腔扩大，室壁运动普遍减弱
D. 心室充盈受限和舒张期容量下降
E. 右室心肌被纤维脂肪组织所替代

21. 肥厚型心肌病的解剖特点是

A. 心肌收缩期泵血功能障碍
B. 内膜心肌纤维化，心室舒张功能受损
C. 心肌非对称性肥厚
D. 局部心缘突出，有反常搏动
E. 血压升高，左心室肥厚

22. 肥厚型心肌病的病理生理特征是

A. 左心室血液充盈受阻，舒张期顺应性上升
B. 左心室血液充盈通畅，舒张期顺应性下降
C. 左心室血液充盈受阻，舒张期顺应性下降
D. 心室容量减少时，压力阶差减少
E. 心脏收缩加强时，压力阶差减少

23. 肥厚型心肌病听诊时采用下列哪种体位，杂音最清晰

A. 左侧卧位　B. 右侧卧位
C. 仰卧位　D. 坐位身体前倾
E. 从卧位或下蹲位迅速站立

24. 肥厚型心肌病最常见的心律失常是

A. 房性期前收缩　B. 室性期前收缩
C. 心房颤动　D. 心室颤动
E. 室性心动过速

25. 大约50%的肥厚型心肌病患者是由心肌的何种蛋白基因突变所致

A. 肌小节蛋白　B. 线粒体蛋白
C. 热休克蛋白　D. 细胞膜受体
E. 原肌凝蛋白

26. 青少年和运动员猝死的主要原因是

A. 扩张型心肌病　B. 限制型心肌病
C. 肥厚型心肌病　D. 致密化不全心肌病
E. 致心律失常性右室心肌病

27. 关于梗阻性肥厚型心肌病心脏杂音的叙述，正确的是

A. 下蹲位增强　B. 剧烈运动时减弱
C. 进食可减弱　D. 含服硝酸甘油后增强
E. 服用β受体阻滞剂后增强

28. 肥厚型心肌病超声心动图显示舒张期室间隔厚度与左室后壁厚度之比为

A. ≥1∶1.3　B. ≥1∶4
C. ≥1∶1.5　D. ≥1∶2
E. ≥1∶2.5

29. 肥厚型心肌病50%以上病例有心律失常，最常见的有

A. 房性和室性期前收缩
B. 房室交界性期前收缩
C. 左束支和右束支传导阻滞
D. 左前分支传导阻滞

E. 预激综合征

30. 梗阻性肥厚型心肌病心脏杂音的特点是

A. 胸骨右缘 3 ~ 4 肋间粗糙的混合性杂音
B. 含硝酸甘油，杂音减弱
C. 仅是血流经过狭窄的左室流出道产生的
D. 体力活动后，杂音减弱
E. 下蹲后，杂音减弱

31. 梗阻性肥厚型心肌病时，心脏杂音最明显的部位是

A. 心尖部　B. 二尖瓣听诊区
C. 三尖瓣听诊区　D. 主动脉瓣听诊区
E. 主动脉瓣第二听诊区

32. 下列选项中，对梗阻性肥厚型心肌病的诊断最有意义的是

A. 心电图出现深而不宽的病理性 Q 波
B. 胸骨左缘第 3 ~ 4 肋间有响亮的收缩期杂音
C. 用力后心前区闷痛及晕厥史
D. 超声心动图示舒张期室间隔与左室后壁厚度之比≥1.3
E. 超声心动图示舒张期室间隔厚度 > 15mm

33. 对有症状又有室上性心动过速的肥厚型心肌病患者，建议服用的药物是

A. 普萘洛尔　B. 地尔硫䓬
C. 维拉帕米　D. 胺碘酮
E. 丙吡胺

34. 下列药物中，可使梗阻性肥厚型心肌病的心脏杂音减弱的是

A. 硝酸甘油　B. 地高辛
C. 异丙肾上腺素　D. 亚硝酸异戊酯
E. 心得安（普萘洛尔）

35. 在判断高危肥厚型心肌病患者的主要依据中，主要危险因素不包括

A. 自发性持续性室性心动过速
B. 未成年猝死的家族史
C. 心搏骤停（室颤）存活者
D. 运动后血压反应异常
E. 非持续性室性心动过速，心房颤动

36. 梗阻性肥厚型心肌病患者猝死的最主要原因是

A. 心肌缺血　B. 梗阻程度重
C. 心力衰竭　D. 心脏扩大
E. 恶性心律失常

37. 磁共振检查可发现局限性心肌肥厚部位和肥厚的程度，特别是

A. 典型非梗阻性心肌病
B. 典型梗阻性肥厚型心肌病
C. 非梗阻性肥厚型心肌病
D. 心尖肥厚型心肌病
E. 室间隔非对称肥厚型心肌病

38. 通过活检钳取肥厚型心肌病肥厚部位的心内膜心肌组织，光镜检查可见

A. 心肌细胞畸形肥大，变性纤维化
B. 心肌细胞畸形肥大、排列紊乱
C. 心肌变性呈弥漫性，坏死呈灶状分布
D. 心肌细胞溶解，间质水肿，单核细胞浸润
E. 心肌细胞及间质水肿，纤维化，线粒体变性

39. 关于限制型心肌病的临床表现，下列叙述正确的是

A. 心功能不全控制后，心脏杂音减弱
B. 心功能不全控制后，心脏杂音增强
C. 交替脉
D. 奇脉
E. 使用硝酸甘油后心脏杂音增强

40. 继发性限制型心肌病的常见原因为

A. 心肌淀粉样变性　B. 非化脓性感染
C. 体液免疫反应异常　D. 变态反应
E. 营养代谢不良

41. 下列哪一项符合限制型心肌病

A. 心内膜及心内膜下心肌纤维化
B. 心肌间质纤维化
C. 心肌细胞变性坏死
D. 心肌细胞呈旋涡状排列
E. 心肌间质内淋巴细胞浸润

42. 右心导管示右房压呈平方根样表现，可见于

A. 扩张型心肌病　B. 肥厚型心肌病
C. 限制型心肌病　D. 围生期心肌病
E. 致心律失常性右室心肌病

43. 在心脏超声中，限制型心肌病应当与下列哪一项相鉴别

A. 扩张型心肌病　B. 缩窄性心包炎
C. 缺血性心肌病　D. 肥厚型心肌病
E. 高血压性心脏失代偿期

44. 对限制型心肌病诊断最有价值的检查为

A. 心脏超声　B. 冠状动脉造影
C. 心内膜心肌活检　D. 心电图
E. 心肌灌注扫描

45. 关于限制型心肌病的叙述，下列错误的是

A. 左心室病变为主者比右心室病变为主者预后略好
B. 以心内膜心肌纤维化、心肌僵硬及心室舒张充盈

受限为特征
C. 内脏栓塞多见
D. 右心室压力曲线 a 波与 v 波几乎同等高度
E. 收缩时间间期测定不正常

46. 下列不符合限制型心肌病临床表现的是
A. 常伴有血压升高
B. 心音减弱，可出现心律失常
C. 颈静脉怒张
D. 可有奇脉，易发生栓塞
E. X 线检查示心影不增大，心内膜钙化影

47. 致心律失常性右室心肌病伴有昏厥的高危患者，其首选的治疗措施是
A. 置入埋藏式心律转复除颤器（ICD）
B. 经导管射频消融治疗
C. 洋地黄强心治疗
D. 血管扩张剂及利尿剂治疗
E. β 受体拮抗剂

48. 致心律失常性右室心肌病的病理特征为
A. 右室壁肥厚
B. 右室心肌被纤维脂肪组织进行性替代
C. 右室扩张及室壁肥厚
D. 左室从不受累
E. 右室扩张，室壁变薄，且常累及室间隔

49. 致心律失常性右室心肌病的特征心电图表现是
A. epsilon 波　　B. brugada 波
C. lambda 波　　D. osborn 波
E. niagara 波

50. 关于酒精性心肌病的叙述，错误的是
A. 多发生于 30 ~ 50 岁、饮酒史在 10 年以上的患者
B. 属于继发性扩张型心肌病
C. 以心脏扩大为特征
D. 以舒张性心力衰竭为主
E. 年轻的酒精性心肌病患者猝死可能由室颤所致

51. 酒精性心肌病的诊断标准不包括
A. 符合 DCM 的诊断标准
B. 5 年以上过量饮酒
C. 既往无其他心脏病病史
D. 没有过量饮酒史
E. 早期发现戒酒 6 个月后 DCM 临床状态得到缓解

52. 围生期心肌病（PPCM）是指发生于何时的，以心肌病变为基本特征和以充血性心力衰竭为主要表现的心脏病变
A. 妊娠期最后 1 个月至产后 1 个月内
B. 妊娠期最后 2 个月至产后 2 个月内
C. 妊娠期最后 3 个月至产后 3 个月内
D. 妊娠期最后 2 个月至产后 3 个月内
E. 妊娠期最后 3 个月至产后 6 个月内

53. 关于围生期心肌病，错误的是
A. 患者既往无心脏病史
B. 妊娠末期或产后 20 周内出现心衰症状
C. 体循环、肺循环栓塞发生频率较高
D. 与病毒感染、营养不良有关
E. 预后差，与扩张型心肌病类似

54. 体循环或肺循环出现栓塞频率较高的是
A. 酒精性心肌病　　B. 肥厚型心肌病
C. 扩张型心肌病　　D. 围生期心肌病
E. 病毒性心肌炎

55. 围生期心肌病患者最易伴发
A. 心律失常　　B. 栓塞并发症
C. 心肌肥厚　　D. 血压升高
E. 肺部感染

56. 关于围生期心肌病的叙述，错误的是
A. 多发生于妊娠期最后 3 个月至产后 6 个月内
B. 高龄、多产、多胎妊娠及有妊娠中毒史的产妇中 PPCM 的发病率较高
C. 属于肥厚型心肌病
D. 临床表现主要为左心衰竭，继之右心衰竭
E. 有血管栓塞者，适当应用抗凝剂

57. 关于药物性心肌病的临床表现，叙述错误的是
A. 类似肥厚型心肌病样症状
B. 室内传导阻滞
C. ST－T 改变
D. 慢性心功能不全
E. 心律失常

58. 急性病毒性心肌炎最常见的病原体是
A. 腺病毒　　B. 柯萨奇 B 组病毒
C. 单纯疱疹病毒　　D. RS 病毒
E. 支原体

59. 病毒性心肌炎主要体征是
A. 心包摩擦音　　B. 主动脉瓣区舒张期杂音
C. 心尖区第一心音低钝　　D. 舒张期奔马律
E. 心界扩大

60. 关于病毒性心肌炎在临床上的分型，病毒感染后有一过性心肌炎表现，数年后心脏逐渐扩大，发展为扩张型心肌病，此临床分型为
A. 亚临床型　　B. 轻症自限型
C. 隐匿进展型　　D. 急性重症型

E. 猝死型

61. 病毒性心肌炎表明有心肌损伤最敏感且特异的指标是

A. 心肌酶谱增高

B. 肌钙蛋白增高

C. 心电图 ST－T 改变

D. 抗心肌自身抗体阳性

E. 心脏彩色超声示有室壁活动异常

62. 实验室检查中血清病毒中和抗体 4 倍以上可以诊断为

A. 感染性心内膜炎　B. 急性病毒性心肌炎

C. 急性风湿热　D. 红斑狼疮

E. 肥厚型心肌病

63. 关于病毒性心肌炎的预后，下列叙述错误的是

A. 可以自愈，绝大多数患者预后较好

B. 可以迁延，遗留各种心律失常

C. 患者出现高度房室传导阻滞，即需安装永久心脏人工起搏器

D. 患者急性期过后，有可能出现持续性心脏扩大，导致扩张型心肌病

E. 患者出现完全性左束支传导阻滞，常提示心肌受损严重，往往预后不良

64. 急性病毒性心肌炎最有效的治疗措施是

A. 大量静脉点滴维生素 C

B. 用抗病毒药物治疗

C. 完全休息，休息至临床症状消失，心脏大小恢复正常

D. 静脉滴注心肌营养液如 ATP、极化液、辅酶 Q10 等

E. 应用激素泼尼松

65. 下列关于风湿性心肌炎的叙述，错误的是

A. 常常有扁桃体炎或咽峡炎链球菌感染史

B. 红细胞沉降率明显增快，可达 80～120mm/h

C. C 反应蛋白（CRP）水平异常降低

D. 心电图改变以 PR 间期延长较常见

E. 咽拭子培养常常检出链球菌阳性，并且大多合并全身游走性大关节炎

66. 下列哪一项疾病属于特异性心肌病

A. 扩张型心肌病　B. 肥厚型心肌病

C. 限制型心肌病　D. 甲亢性心肌病

E. 梗阻性肥厚型心肌病

67. 患者，男性，53 岁，活动后心悸、气短 5 年，加重伴少尿 1 周。查体：双肺底可闻及细湿啰音，心尖搏动位于第 5 肋间锁骨中线外 2cm，范围较弥散，心率 106 次/分，律不齐，双下肢凹陷性水肿。最有助于确诊的检查是

A. 血常规　B. 超声心动图

C. 尿常规　D. 心电图

E. 胸部 X 线片

68. 患者，男性，28 岁。气促、水肿 4 个月，心尖区 3/6 级收缩期杂音；心电图示：多数导联 ST 段普遍降低，Ⅱ、Ⅲ、aVF 导联有病理性 Q 波；心脏超声检查各房室增大并有少量心包积液。诊断为

A. 冠心病　B. 渗出性心包炎

C. 病毒性心肌炎　D. 扩张型心肌病

E. 风心病二尖瓣关闭不全

69. 患者，男性，35 岁。心悸气短 1 年，下肢水肿 3 个月。查体：BP 90/60mmHg，颈静脉怒张，心界向两侧扩大。第一心音减弱，心尖部闻及 2 级收缩期吹风样杂音，腹部移动性浊音阳性，肝脏大，心电图示左束支传导阻滞。最可能的诊断是

A. 心包积液　B. 心肌炎

C. 冠心病　D. 扩张型心肌病

E. 肥厚型心肌病

70. 患者，男性，35 岁，劳累后心悸、气促、下肢水肿 6 个月。查体：心界向两侧扩大，心尖区闻及 2/6 级收缩期杂音，两肺底有小水泡音。超声心动图示左室腔增大，心电图示完全性左束支阻滞。该患者诊断为

A. 二尖瓣狭窄　B. 扩张型心肌病

C. 急性病毒性心肌炎　D. 肺心病

E. 心包炎

71. 患者，男性，42 岁，劳累时心悸、气短 2 年，腹胀、尿少 3 天。入院诊断为扩张型心肌病，心功能Ⅳ级。胸部 X 线示心影明显增大，心胸比值 60%，肺淤血。心电图示心率 96 次/分，心房颤动。血清钾 6.5mmol/L。血清钠 130mmol/L。该患者不宜应用

A. 硝普钠　B. 呋塞米（速尿）

C. 螺内酯（安体舒通）　D. 地高辛

E. 阿司匹林

72. 患者，男性，35 岁。2 个月来下肢水肿、尿少、气短来诊。体检发现颈静脉怒张，肺底少许湿啰音。心脏扩大，心率 100 次/分，律齐，可闻及 S_1，心尖部 2/6 级收缩期吹风样杂音。肝肋下 3cm，下肢水肿（+），超声心动图示心扩大，室壁运动呈弥漫性减弱，尿蛋白（+）。最可能诊断

A. 慢性肾炎　B. 缩窄性心包炎

C. 肝硬化　D. 心包积液

E. 扩张型心肌病伴心力衰竭

73. 患者，男性，48 岁。心慌气短、双下肢水肿 1 年余。查体：心脏向两侧扩大，心尖区可闻及奔马律。心肌

核素检查示：舒张末期和收缩末期左心室容积增大，左心室射血分数降低，且核素心肌显像显示左心室壁呈灶性散在性放射性减低区。患者最可能诊断为

A. 心包积液　　B. 病毒性心肌炎

C. 扩张型心肌病　　D. 风湿性心脏病

E. 冠状动脉粥样硬化性心脏病

74. 患者，男性，37 岁。近 6 个月于剧烈活动时常发生黑矇及短暂意识丧失。查体：胸骨左缘第 3、4 肋间可闻及 3/6 级收缩期喷射样杂音。超声心动图示：舒张期室间隔厚度与左室后壁之比为 1.6，最可能的诊断为

A. 原发性高血压　　B. 主动脉瓣狭窄

C. 急性心肌梗死　　D. 肥厚型心肌病

E. 先天性心脏病

75. 患者，女性，43 岁。劳力性胸闷、气促 3 年，发作时含服硝酸甘油无效。查体于胸骨左缘第 3 肋间闻及收缩期杂音。该患者首选的检查是

A. 动态心电图监测　　B. 冠状动脉造影

C. 胸部 CT　　D. 超声心动图

E. 心电图负荷试验

76. 患者，女性，33 岁。劳动时出现胸部闷痛，多次晕倒，数分钟后意识恢复。查体：胸骨左缘闻及喷射性收缩期杂音，屏气时杂音增强。该患者最可能的疾病是

A. 先天性心脏病　　B. 风湿性心瓣膜病

C. 病态窦房结综合征　　D. 梗阻性肥厚型心肌病

E. 冠状动脉粥样硬化性心脏病

77. 患者，男性，49 岁，因心悸、胸痛、劳力性呼吸困难数日就诊。心电图示左室肥大，Ⅱ、Ⅲ、aVL、aVF 导联有病理性 Q 波。心导管检查示左室腔与流出道间压差 >20mmHg，Brockenbrough 现象阳性。患者应诊断为

A. 扩张型心肌病　　B. 肥厚型心肌病

C. 限制型心肌病　　D. 特异性心肌病

E. 未定型心肌病

78. 患者，男性，54 岁。高血压病史 14 余年，超声心动图：左心室游离壁和室间隔厚度均为 19mm，左心室内径 48mm。首先应考虑的诊断是

A. 非梗阻性肥厚型心肌病

B. 高血压心脏病

C. 冠状动脉粥样硬化性心脏病

D. 限制型心肌病

E. 风湿性心脏病

79. 患者，男性，35 岁。劳累后胸闷胸痛，气促，既往有晕厥史，数分钟后意识恢复。诉其母亲和姐姐有不明原因反复晕厥史，其姐姐 1 年前猝死。查体：胸骨左缘闻及Ⅲ级收缩期喷射性杂音，伴震颤，屏气后杂音增强。心电图示Ⅱ、Ⅲ、aVF 导联异常 Q 波。该患者最可能的诊断为

A. 陈旧型心肌梗死

B. 扩张型心肌病

C. 梗阻性肥厚型心肌病

D. 先天性心脏病室间隔缺损

E. 风湿性心脏病主动脉瓣狭窄

80. 患者，女性，28 岁。劳力性呼吸困难、胸痛 7 个月，查体：心脏轻度增大，胸骨左缘第 3、4 肋间可听到粗糙的收缩期喷射性杂音，心尖部听到第四心音。含服硝酸甘油后胸痛可加重。为明确诊断，下列检查最重要的是

A. 胸部 X 线检查　　B. 超声心动图

C. 心电图　　D. 心肌酶

E. 放射性核素扫描

81. 患者，女性，34 岁。因胸闷反复发作，伴有心前区隐痛入院。体检胸骨左缘 3～4 肋间粗糙的喷射性收缩期杂音Ⅳ级，心界扩大，超声心动图显示室间隔肥厚，二尖瓣 SAM 征。诊断为梗阻性肥厚型心肌病。该患者胸痛发作时适宜采用的药物是

A. 普罗帕酮　　B. 普萘洛尔

C. 硝酸异山梨醇　　D. 硝酸甘油

E. 洋地黄

82. 患者，女性，25 岁。呼吸困难、胸痛 5 个多月入院。心动超声检查诊断为梗阻性肥厚型心肌病。患者治疗宜选用的药物是

A. 硝酸甘油　　B. 硝酸异山梨醇酯

C. 普萘洛尔　　D. 洋地黄

E. 利尿剂

83. 患者，女性，52 岁。发热、乏力 2 年，伴心悸、气短、双下肢水肿 1 个月。体格检查提示肝大、颈静脉怒张、腹水，心电图检查呈低电压、心房颤动，超声心动图可见双室不大，室壁不厚，心内膜有钙化而心包无钙化。患者首先应考虑的诊断是

A. 缩窄性心包炎　　B. 限制型心肌病

C. 肺源性心脏病　　D. 病毒性心肌炎

E. 冠状动脉粥样硬化性心脏病

84. 患者，女性，29 岁。反复发作心悸 2 年，动态心电图检查记录到阵发性室性心动过速，超声心动图检查为右室扩大，室壁变薄。最可能的诊断是

A. 肺源性心脏病

B. 病毒性心肌炎
C. 特发性室性心动过速
D. 冠状动脉粥样硬化性心脏病
E. 致心律失常型右室心肌病

85. 患者，男性，48 岁。劳累后心悸气短 10 年，反复下肢水肿 1 年，饮酒史 20 年，每天 300ml。查体：颈静脉怒张，心界向两侧扩大，心率快，心音低钝，心尖部 2/6 级，三尖瓣区 2/6 级，两肺细小水泡音。心电图示：左束支完全性传导阻滞，低电压，ST－T 改变。最可能的诊断是

A. 酒精性心肌病　B. 慢性心肌炎
C. 缺血性心脏病　D. 扩张型心肌病
E. 风湿性心脏病

86. 患者，男性，32 岁。自诉 3 周前劳累后出现恶心、呕吐，并伴有腹泻、乏力，体温最高 39℃，未特殊治疗后自行缓解。近 1 周出现胸闷、心悸。查血常规、超敏 C 反应蛋白无特殊，血沉 30mm/h。心电图示：ST 段稍压低及 T 波倒置。最先考虑的诊断是

A. 急性胃肠炎　B. 病毒性心肌炎
C. 感染性风湿热　D. 急性心肌梗死
E. 原发性心肌病

87. 患者，女性，30 岁。近 1 个月来频繁感冒，近期出现心悸，不能平卧，下肢水肿。查体：颈静脉稍充盈，心界向两侧扩大明显，心尖部第一心音低，有病理性第三心音，无杂音。患者可诊断为

A. 急性风湿热　B. 病毒性心肌炎
C. 风湿性心脏病　D. 亚急性感染性心内膜炎
E. 扩张型心肌病

88. 患儿，男，6 岁。胸闷憋气，神疲乏力，时觉心前区疼痛，活动后诸症加重。2 周前曾患流行性腮腺炎。查心电图：二度Ⅱ型房室传导阻滞。为明确诊断，下列最有意义的实验室检查是

A. 血常规　B. 血培养
C. 血病毒分离　D. 心肌酶谱
E. 红细胞沉降率

89. 患者，男性，19 岁。活动后心慌、气短、胸痛两周，两周前曾患“感冒”，持续发热一周。查体：面色苍白，心界向左下扩大，心率 120 次/分，频发早搏。第一心音减弱。心尖区闻及奔马律及Ⅲ级全收缩期杂音。心肌酶谱检查 CK－MB 80U/L。首先考虑的诊断是

A. 急性心肌梗死
B. 扩张型心肌病
C. 风湿性二尖瓣关闭不全
D. 急性病毒性心肌炎
E. 急性风湿热

90. 患者，女性，24 岁。1 周前因感冒后出现胸闷、心前区隐痛、心悸、乏力、恶心、头晕入院。查体：心率加快至 120 次/分，心尖区第一心音减弱，并有奔马律，有心尖区收缩期吹风样杂音 2 级。对该患者的确诊，最有意义的检查是

A. 心电图　B. 胸部 X 线检查
C. 红细胞沉降率　D. 超声心动图
E. 血清病毒中和抗体

91. 某医院新生儿室发现多名发热、流涕、口唇发绀患儿，体检时均表现为心动过速，心音低钝，肺部体征（－）。心电图示：心肌炎。患儿最可能感染的病毒是

A. 流感病毒　B. 疱疹病毒
C. 脊髓灰质炎病毒　D. 麻疹病毒
E. 柯萨奇病毒

92. 患者，男性，35 岁。2 周前感冒，近日感胸闷气急，心率 100 次/分，第一心音减弱，红细胞沉降率 30mm/h，乳酸脱氢酶及谷草转氨酶升高，心电图 ST 段下移及 T 波倒置，患者最可能诊断为

A. 心绞痛　B. 病毒性心肌炎
C. 风湿热　D. 急性心肌梗死
E. 原发性心肌病

93. 患者，女性，17 岁，两周前感冒，一天来胸闷、气短、头晕，行走时出现眼前发黑。查体：BP 85/50mmHg，心律不齐，心率 36 次/分，心电图为三度房室传导阻滞、多源性室性心律，应选用的最佳治疗方案是

A. 阿托品静注　B. 异丙基肾上腺素静点
C. 利多卡因静点　D. 多巴胺静点
E. 立即置入心内膜起搏电极

94. 患者，男性，21 岁。3 周前感冒后心悸气短，胸闷，食欲缺乏。查体：心音低钝心律不齐。心电图：频发房性、室性期前收缩。血清病毒中和抗体阳性。下列叙述，正确的是

A. 1 周间两次血清滴度 1 倍增高
B. 2 周间两次血清滴度 2 倍增高
C. 3 周间两次血清滴度 3 倍增高
D. 3 周间两次血清滴度 4 倍增高
E. 6 周间两次血清滴度 4 倍增高

95. 患者，女性，22 岁。4 周前发热、咳嗽、流涕，持续 1 周自愈。近 1 周心悸、气短。否认心脏病史。查体：体温 36.2℃。血压 110/65mmHg，心界不大。血清 CK－MB 水平增高。心电图示窦性心律，心率 103 次/

分，PR 间期 0.21 秒，余未见异常。最可能的诊断是

A. 病毒性心肌炎　　B. 急性心包炎
C. 扩张型心肌病　　D. 肥厚型心肌病
E. 急性心肌梗死

二、共用题干单选题

（1～3 题共用题干）

患者，男性，35 岁。胸闷、气短、咳嗽、咳痰 2 个月，进行性加重。查体：血压 120/80mmHg，颈静脉怒张，双肺底可闻及湿啰音，心脏向左下扩大，HR 110 次/分，可闻及奔马律，肝肋下 3cm，双下肢水肿；肌钙蛋白正常。

1. 患者首先考虑的诊断是

A. 肺源性心脏病　　B. 风湿性心脏病
C. 扩张型心肌病　　D. 急性心肌炎
E. 先天性心脏病

2. 为明确诊断，首选的检查是

A. 超声心动图
B. 胸部 X 线检查
C. 风湿因子的检查
D. 心导管检查和心血管造影
E. 心电图

3. 能够提高该患者生存期的药物为

A. 地高辛和 β 受体拮抗剂
B. 阿司匹林和地高辛
C. 钙通道阻滞剂和阿司匹林
D. β 受体拮抗剂和转换酶抑制剂
E. 钙通道阻滞剂和 β 受体拮抗剂

（4～7 题共用题干）

患者，男性，63 岁。因气急、心悸，右上腹痛伴下肢水肿 2 周入院，诊断为扩张型心肌病伴心力衰竭。

4. 住院后应用洋地黄治疗，出现洋地黄中毒，除停用洋地黄外，出现哪项心电图异常需立即处理

A. 非阵发性室性心动过速
B. 完全性右束支传导阻滞
C. 阵发性室性心动过速
D. 一度房室传导阻滞
E. 窦性心动过缓，心室率 54 次/分

5. 此时对于该患者，应首先采取的治疗措施为

A. 维拉帕米静脉注射　　B. 食管调搏
C. 利多卡因静脉滴注　　D. 电复律
E. 静脉滴注氯化钾

6. 停用洋地黄后，心衰仍明显，首选的以增强心肌收缩力的治疗药物为

A. 多巴胺　　B. 多巴酚丁胺
C. 异丙肾上腺素　　D. 硝普钠
E. 血管紧张素转换酶抑制剂

7. 患者经治疗后气急好转，肺部湿啰音明显减少，但出现肝大，下肢水肿更明显，其原因是

A. 利尿剂使血容量减少
B. 强心剂使左心收缩力增强
C. 扩血管药使左心排血阻力降低
D. 因肺动脉高压，右心排血受阻
E. 右心衰竭加重，回流到肺部血液减少，肺淤血减轻

（8～11 题共用题干）

患者，男性，35 岁。近 2 年来进行性心慌气短，腹胀，下肢水肿。查体：一般情况尚好。血压 130/90mmHg（17.3/12kPa）。心脏叩诊浊音界向两侧扩大，心尖搏动及第一心音减弱，心尖部有 3/6 级收缩期杂音，HR 100 次/分，心律齐。双肺底湿性啰音。颈静脉怒张，肝肋下 4cm，脾未及。双下肢凹陷性水肿。心电图示：完全性右束支传导阻滞。

8. 该患者最可能的诊断是

A. 高血压心脏病
B. 扩张型心肌病
C. 缩窄性心包炎
D. 冠心病伴乳头肌功能不全
E. 风湿性心脏病，二尖瓣关闭不全

9. 为进一步确诊，应进行的检查是

A. 心肌酶谱　　B. 动态心电图
C. 超声心动图　　D. X 线胸片
E. 血沉

10. 下列治疗措施中，不适合该患者的是

A. 钙通道阻滞剂　　B. β 受体拮抗剂
C. 利尿剂　　D. 硝酸盐类制剂
E. 血管紧张素转换酶抑制剂

11. 下列疾病中，需要与该病相鉴别的是

A. 冠心病　　B. 心包积液
C. 限制型心肌病　　D. 缩窄性心包炎
E. 肥厚型心肌病

（12～14 题共用题干）

患者，男性，29 岁。活动后心悸、气促 2 年，2 年前有心肌炎病史。查体：血压 140/90mmHg，心脏叩诊浊音界扩大，心尖搏动及第一心音减弱，心尖部有 3/6 级收缩期杂音，心率 110 次/分，频发期前收缩，双肺底少量湿啰音，颈静脉怒张，肝肋下 3cm，双下肢轻度水肿。心电图示频发室性期前收缩。

12. 该患者最可能的诊断是

A. 高血压心脏病　　B. 扩张型心肌病

C. 缺血性心肌病　　D. 甲亢性心脏病
E. 风湿性心脏病，二尖瓣关闭不全

13. 该疾病主要与哪种疾病进行鉴别
A. 心包积液　　B. 缩窄性心包炎
C. 限制型心肌病　　D. 缺血性心肌病
E. 肥厚型心肌病

14. 下列治疗措施中，不适合用于该患者的是
A. 钙通道阻滞剂　　B. 利尿剂
C. ARB 类　　D. β受体拮抗剂
E. 血管紧张素转换酶抑制剂

（15～17 题共用题干）

患者，女性，22 岁。平素体质差，曾有一次运动后晕厥史，查体发现胸骨左缘 3～4 肋间可闻及 3/6 级收缩期杂音，下蹲位时杂音减弱。

15. 为明确诊断，应完善的检查是
A. 动态心电图　　B. 心脏超声
C. 冠脉 CTA　　D. 冠脉造影
E. 心电图

16. 该患者应首先考虑的疾病是
A. 梗阻性肥厚型心肌病
B. 风湿性心脏病二尖瓣关闭不全
C. 先天性心脏病室间隔缺损
D. 扩张型心肌病伴心功能不全
E. 限制型心肌病

17. 下列选项中，可能使杂音增强的情况是
A. 使用β受体拮抗剂
B. 使用钙通道阻滞剂
C. 含服硝酸甘油
D. 使用酚妥拉明
E. 卧床抬腿

（18～20 题共用题干）

患者，男性，39 岁。近 3 年来出现劳累后胸闷、头晕，2 小时前因胸闷自用硝酸甘油片后感头晕加重，并出现短暂黑矇而来院。既往无高血压病史，无烟酒史，其父有类似病史。查体：血压 120/70mmHg，脉率 68 次/分，双肺（－），心界不大，心律整齐，胸骨左缘 3～4 肋间可闻及 3/6 级收缩期吹风样杂音，A_2减弱。

18. 该患者最可能的诊断为
A. 扩张型心肌病　　B. 肥厚型心肌病
C. 先天性心脏病　　D. 缺血性心脏病
E. 限制型心肌病

19. 该患者应首选的检查是
A. 心电图　　B. 超声心动图
C. 心肌核素显像　　D. 冠状动脉造影
E. X 线胸片

20. 该患者适宜的治疗药物是
A. 硝酸酯类　　B. 洋地黄类
C. β受体拮抗剂　　D. 硝普钠
E. 利尿剂

（21～25 题共用题干）

患者，男性，35 岁。反复心前区疼痛半年。查体：BP 100/65mmHg，心界不大，胸骨左缘第 3～4 肋间可闻及粗糙的 4/6 级收缩期杂音，下蹲后杂音减弱。心电图显示 V_1～V_3导联有病理性 Q 波。

21. 该患者最可能的诊断是
A. 冠心病，陈旧性前间壁心肌梗死
B. 先天性心脏病：室间隔缺损
C. 梗阻性肥厚型心肌病
D. 三尖瓣关闭不全
E. 心包积液

22. 该患者进行下一步检查，应首选
A. 心肌酶谱　　B. 胸部 X 线检查
C. 风湿因子的检查　　D. 超声心动图
E. 心脏 MRI 检查

23. 对该病诊断最有意义的是
A. 心电图出现深而宽的病理性 Q 波
B. 超声心动图发现舒张期室间隔与左室后壁的厚度之比≥1.3，伴二尖瓣前叶收缩期向前运动
C. 用力时心前区闷痛及晕厥史
D. 胸骨左缘第 3～4 肋间有响亮的收缩期杂音
E. 可闻及第三心音及第四心音

24. 下列哪项不是该病治疗目标
A. 血糖、血脂、血压的全面达标
B. 防止猝死
C. 减轻流出道梗阻
D. 控制严重的心律失常
E. 逆转肥厚心肌

25. 不是肥厚型心肌病的可能病因的是
A. 常有家族史，属常染色体显性遗传疾病
B. 肌节收缩蛋白基因异常，如心脏肌球蛋白重链及心脏肌钙蛋白 T 基因突变
C. 儿茶酚胺代谢异常
D. 细胞内钙调节异常
E. 病毒感染

（26～27 题共用题干）

患者，男性，58 岁。活动后心悸、气急 10 余年，阵发性心房颤动史 2 年。2 天前因病情加重入院。Holter 心动监测示窦性心律，房性期前收缩，部分成对短阵房性

心动过速，二源性室性期前收缩，部分成对为三联律，短阵性室性心动过速，ST－T段变化；心电图示异常Q波、左心室肥厚、ST－T段变化。Doppler心动超声示前室间隔增厚18mm，二尖瓣环钙化、升主动脉增宽，轻度主动脉瓣反流，左心室舒张功能降低。家族有类似病例。

26. 患者最可能诊断为

A. 冠心病　B. 家族性肥厚型心肌病
C. 长QT间期综合征　D. 家族性扩张型心肌病
E. 家族性高胆固醇血症

27. 此病的主要致病基因是

A. β－MHC基因　B. SCN5A基因
C. KVLQT－1基因　D. ApoCⅡ基因
E. ApoE基因

(28～30题共用题干)

患者，男性，44岁。近3年来，劳累时胸闷，心悸，含硝酸甘油效果不佳。查体：血压130/80mmHg，心界大小正常，HR 80次/分，律齐，心尖部可闻及S_4，胸骨左缘3～4肋间有收缩期喷射性杂音。超声心动图示：左室腔正常，室间隔厚1.5cm，左室后壁厚1.0cm，二尖瓣前叶在收缩中期有前向移动（SAM征）与室间隔接触，流出道狭窄。

28. 该患者应考虑诊断为

A. 冠心病
B. 风湿性心脏病
C. 室间隔缺损
D. 肥厚型心肌病，非梗阻性
E. 肥厚型心肌病，梗阻性

29. 该患者不宜使用的药物是

A. β受体拮抗剂
B. 阿司匹林，防治栓塞
C. 硝酸盐类药物，如硝酸异山梨醇酯10mg，3次/天
D. 合贝爽
E. 低分子肝素

30. 该患者可能的病因是

A. 病毒感染　B. 营养不良因素
C. 自身免疫障碍　D. 常染色体显性遗传病
E. 寄生虫感染

(31～34题共用题干)

患者，男性，24岁。近2个月来出现间断性黑矇、晕厥，多在活动时发作，无胸痛及夜间阵发性呼吸困难。查体：无颈静脉怒张，心界不大，心律整齐，胸骨左缘第3～4肋间有3/6级收缩期杂音，下蹲位减弱，肝脏不大，下肢不肿。

31. 该患者初步诊断为

A. 梗阻性肥厚型心肌病　B. 陈旧性心肌梗死
C. 室间隔缺损　D. 二尖瓣脱垂
E. 风湿性主动脉瓣狭窄

32. 行超声心动图检查，下列符合该疾病特征的叙述是

A. 二尖瓣前叶收缩期前向移动
B. 二尖瓣前叶运动曲线呈“城墙样”
C. 室间隔与舒张期左室后壁之比>1.3：1
D. 主动脉瓣叶增厚、钙化，瓣口缩小
E. 舒张期二尖瓣前叶或室间隔纤细扑动

33. 患者做心电图发现异常，下列改变不符合本病特征的是

A. 左心室肥大　B. T波倒置
C. ST段抬高　D. 深而不宽的Q波
E. V_1导联R波增高，R/S比例增大

34. 对该患者治疗效果最佳的药物是

A. 洋地黄　B. 硝酸酯类
C. 转换酶抑制剂　D. 肾上腺素能受体兴奋剂
E. β受体拮抗剂

(35～38题共用题干)

患者，男性，45岁。2年来劳累时胸闷，心悸，含硝酸甘油效果不佳。查体：血压130/80mmg。心界大小正常，心率80次/分，律齐，心尖部可闻及S_4，胸骨左缘第3、4肋间有收缩期喷射性杂音，肺清，腹（－）。超声心动图检查示左室腔正常，室间隔厚1.5cm，左室后壁厚1.0cm，二尖瓣前叶在收缩中期有前向移动（SAM征）与室间隔接触，流出道狭窄。

35. 该患者可能诊断为

A. 冠心病　B. 室间隔缺损
C. 非梗阻性肥厚型心肌病　D. 梗阻性肥厚型心肌病
E. 风湿性心脏病

36. 该患者可能的病因是

A. 常染色体显性遗传病　B. 病毒感染
C. 自身免疫障碍　D. 营养不良因素
E. 寄生虫感染

37. 患者左室流出道狭窄的主要病理基础是

A. 心肌弥漫性结缔组织增生
B. 二尖瓣收缩期前向运动
C. 室壁心肌普遍增生肥厚
D. 心室内有附壁血栓
E. 非对称性室间隔肥厚

38. 该患者不可以使用的药物为

A. 地尔硫䓬　B. β受体拮抗剂
C. 硝酸盐类药物　D. 阿司匹林
E. 低分子肝素

（39～40 题共用题干）

患者，女性，31 岁。因“产后胸闷、气短 3 个月，加重 1 周”入院。既往健康。肺部 CT 示：肺栓塞（面积较小）。查体：神清，血压 88/60mmHg，半卧位，呼吸稍促，少量活动即出现呼吸困难，颈静脉充盈明显。双下肺可闻及少许湿啰音。HR 96 次/分，律齐，可闻及第三心音，心尖区可闻及 4/6 级收缩期杂音。腹平软，肝剑突下 2cm，质软。双下肢水肿明显。心脏超声示：全心扩大，LVEF 29%。

39. 该患者诊断应首先考虑

A. 扩张型心肌病，全心扩大，心功能Ⅲ级，肺栓塞
B. 扩张型心肌病，全心扩大，心功能Ⅳ级，肺栓塞
C. 围生期心肌病，全心扩大，心功能Ⅳ级，肺栓塞
D. 围生期心肌病，全心扩大，心功能Ⅲ级，肺栓塞
E. 致密化不全心肌病，全心扩大，心功能Ⅳ级，肺栓塞

40. 最有助于进一步明确诊断的检查

A. 冠状动脉造影　B. 心电图
C. 胸部 X 线片　D. 双下肢静脉 B 型超声
E. 双下肢动脉 B 型超声

（41～42 题共用题干）

患者，女性，22 岁。近 2 周来，发热 38℃左右，伴有恶心、呕吐、腹泻。后出现心悸，胸痛，呼吸困难，晕厥发作。查体：面色苍白，精神萎靡，心率 40 次/分，律齐，心尖部第一心音低钝，且可闻及大炮音。临床诊断为病毒性心肌炎。

41. 心电图表现最可能是

A. 窦性心动过缓　B. 一度房室传导阻滞
C. 二度房室传导阻滞　D. 三度房室传导阻滞
E. 室内传导阻滞

42. 最适宜的治疗措施为

A. 静脉注射阿托品　B. 静脉滴注硝酸甘油
C. 皮下注射肾上腺素　D. 临时植入心脏起搏器
E. 心脏复律

（43～45 题共用题干）

患者，男性，20 岁。感冒后胸闷气短，恶心呕吐，心悸，乏力，低热。查体：T 38.1℃，心率快，BP 80/60mmHg，心音低钝，心肌酶升高。心电图示：频发室早，低电压。

43. 该患者最可能的诊断是

A. 上呼吸道感染　B. 肺内感染
C. 急性重症心肌炎　D. 急性心包炎
E. 急性胃肠炎

44. 引起此种疾病最常见的病原体是

A. 金黄色葡萄球菌　B. 柯萨奇病毒
C. 巨细胞病毒　D. ECHO 病毒
E. 腺病毒

45. 对患者进行治疗时，错误的是

A. 急性期卧床休息
B. 避免情绪波动
C. 易消化营养丰富饮食
D. 营养心肌改善心肌代谢稳定心功能
E. 急性期出现完全性房室传导阻滞的患者，安装永久起搏器

三、多选题

1. 下列选项中，符合扩张型心肌病临床表现的是

A. 心脏向两侧明显扩大，搏动减弱
B. 心尖搏动明显左偏
C. 二尖瓣收缩期杂音
D. 心脏扩大明显，可发生致命性室性心律失常
E. 应用普萘洛尔后杂音减弱

2. 关于扩张型心肌病的体格检查表现，正确的有

A. 颈静脉压力降低，“a”“v”波减弱
B. 血压降低，脉压减小，交替脉
C. 心尖搏动侧移，通常弥散
D. 心动过速时出现 S_4、S_3或重叠奔马律
E. 二尖瓣、三尖瓣反流杂音

3. 关于扩张型心肌病的心腔造影表现，正确的是

A. 心腔扩张
B. 碘对比剂滞留
C. 心肌收缩功能普遍减弱
D. 不同心动周期的心室腔大小无明显变化
E. 不同心动周期的心室腔形态无明显变化

4. 扩张型心肌病心力衰竭期的临床表现有

A. 极度疲乏　B. 劳力性呼吸困难
C. 腹水　D. 心悸
E. 水肿

5. 可减少心肌损伤和延缓病变发展，提高扩张型心肌病患者生存率的药物有

A. 洋地黄
B. β 受体拮抗剂
C. 血管紧张素转换酶抑制剂
D. 磷酸二酯酶抑制剂
E. 利尿剂

6. 下列选项中，符合扩张型心肌病的临床表现的是

A. 晕厥　B. 心脏扩大
C. 可出现各种心律失常　D. 较早出现奔马律

E. 以左心功能不全为主

7. 扩张型心肌病与缺血性心肌病的临床表现相同点是

A. 心绞痛　　B. 心脏扩大
C. 心律失常　　D. 心力衰竭
E. 心肌梗死病史

8. 需要与扩张型心肌病进行鉴别的疾病有

A. 心包积液　　B. 心室间隔缺损
C. 病毒性心肌炎　　D. 主动脉瓣狭窄
E. 冠心病缺血性心肌病

9. 扩张型心肌病的非药物治疗措施有

A. 植入双腔或三腔起搏器　B. 左室成形术
C. 心脏移植　　D. 左心机械辅助泵
E. 导管射频消融

10. 扩张型心肌病早期的超声心动图改变有

A. 心脏缩小
B. 心脏扩大
C. 收缩功能损害
D. 左心室射血分数（LVEF）降低
E. 有心力衰竭的临床表现

11. 关于扩张型心肌病的治疗，正确的是

A. 治疗心力衰竭
B. 治疗快速性心律失常
C. 预防血栓抗凝治疗
D. 阻断造成心力衰竭加重的神经体液机制
E. 保护心功能，改善心肌代谢

12. 临床诊断肥厚型心肌病的主要标准有

A. 二维超声室间隔和左心室壁厚 11～14mm
B. 超声心动图左心室壁或/和室间隔厚度超过 15mm
C. 组织多普勒、磁共振发现心尖、近心尖室间隔部位肥厚，心肌致密或间质排列紊乱
D. 筛查发现已知基因突变，或新的突变位点，与 HCM 连锁
E. 12 导联心电图 Ⅰ、aVL、V_4～V_6导联 ST 段下移，深大而对称性倒置的 T 波

13. 肥厚型心肌病常见的心电图表现主要有

A. 胸前导联出现巨大倒置 T 波
B. 左心室肥厚
C. 心房颤动
D. 室内传导阻滞
E. 右心房增大

14. 非梗阻性肥厚型心肌病的超声心动图的改变是

A. 室间隔明显增厚
B. 室间隔厚度与左室壁的比值≥1. 3 : 1
C. 左心室顺应性减低
D. 前侧游离壁增厚
E. 左心室舒张末呈“黑桃”样改变

15. 肥厚型心肌病的非药物治疗措施主要包括

A. 手术切除肥厚的室间隔心肌
B. 植入双腔起搏器
C. 酒精（化学）消融肥厚的室间隔心肌
D. 导管射频消融
E. 左心机械辅助泵

16. 肥厚型心肌病（梗阻性），能增强其收缩期喷射性杂音的因素是

A. 含化硝酸酯类药物
B. 应用 β 受体拮抗剂
C. 下蹲位时
D. 应用洋地黄类药物
E. 减少静脉回心血量，如站立位、呼气动作

17. 患者，女性，29 岁。诊断为肥厚型心肌病，下列符合其诊断的是

A. 心电图表现为左心室肥厚和继发性 ST－T（V_4～V_5导联）改变
B. 表现为心悸、劳力性呼吸困难、心前区疼痛
C. 胸部 X 线表现以右心室肥厚为主，主动脉增宽
D. 心电图有深而窄的病理性 Q 波
E. 可在心尖部内侧闻及粗糙的收缩中晚期喷射性杂音

18. 限制型心肌病的体格检查表现包括

A. 颈静脉压升高，迅速下降的“y”波
B. 库斯莫尔（Kussmaul）征
C. 脉压变窄
D. 房室瓣反流杂音
E. 心包摩擦音

19. 限制型心肌病的诊断标准包括

A. 心尖部心腔闭塞　　B. 心内膜增厚
C. 心内膜纤维化改变　　D. 心包膜增厚
E. 心肌纤维化改变

20. 限制型心肌病的特征主要有

A. 心室充盈受限　　B. 舒张期容量降低
C. 收缩功能不正常　　D. 室壁厚度不正常
E. 间质纤维化

21. 限制型心肌病声像图改变，包括

A. 左心室心腔形状改变
B. 心内膜增厚，回声增强
C. 二、三尖瓣血流频谱随呼吸变化
D. 室壁运动减低

E. 右房扩大

22. 以左心室病变为主的限制型心肌病患者的症状表现为

A. 阵发性夜间呼吸困难　B. 端坐呼吸
C. 静息性呼吸困难　D. 腹水
E. 外周水肿

23. 对嗜酸性细胞增多症及其引起的限制型心肌病，能有效地减少嗜酸性粒细胞，阻止内膜心肌纤维化进展的药物有

A. 左旋苯丙氨酸氮芥　B. 秋水仙碱
C. 泼尼松　D. 羟基脲
E. 长春新碱

24. 右心室心肌病右室造影可见

A. 弥漫或局限性右心室腔扩大
B. 舒张期膨隆
C. 肌小梁消失
D. 右心室收缩减弱
E. 广泛性运动障碍

25. 限制型心肌病进行放射性核素心室造影检查，表现有

A. 右心室舒张 - 收缩功能消失
B. 右心室流出道扩张
C. 右心室流入道变形
D. 收缩期对比剂向右心房反流
E. 右心房扩张，对比剂排空延迟

26. 致心律失常性右心室心肌病的特点是

A. 常见家庭性发病，多为常染色体显性遗传
B. 心脏超声检查可发现右室扩大或右室局限性室壁瘤
C. 右室局部或全部心肌被纤维或脂肪组织替代，可累及心房和左室
D. 室速多呈左束支传导阻滞型，窦性心律时右胸导联的 QRS 波群终末部分出现 epsilon 波
E. 可反复发作室性心动过速，引起昏厥或猝死

27. 致心律失常性右室心肌病的心电图表现有

A. 常常发生左束支阻滞型室性心动过速
B. 常常出现右束支阻滞
C. $V_1 \sim V_3$导联 T 波倒置
D. $V_1 \sim V_2$导联 QRS 波群时限延长，部分患者可记录到 epsilon 波
E. 右胸导联常见异常 Q 波

28. 致心律失常右心室心肌病患者治疗方法包括

A. 药物治疗
B. 生活方式的改变
C. 导管消融
D. 置入埋藏型心律转复除颤器
E. 心脏移植

29. 临床上治疗致心律失常右心室心肌病患者主要的目标有

A. 阻止右心室、左心室或双心室功能障碍和心力衰竭的进展
B. 改善心力衰竭症状，增加功能储备
C. 降低心力衰竭导致的死亡率
D. 降低心律失常性心源性猝死导致的死亡率
E. 通过减少和消除心悸、室性心动过速再发或 ICD 放电（适当的或不适当的）改善症状，提高生活质量

30. 酒精性心肌病的早期表现为

A. 酒后感到心悸、胸部不适或晕厥
B. 阵发性心房颤动
C. 乏力、肢软
D. 劳力性呼吸困难
E. 夜间阵发性呼吸困难

31. 酒精对心肌的损害有

A. 引起缺氧　B. 对心肌有直接毒害作用
C. 引起脚气病性心脏病　D. 导致缺铁
E. 导致硫胺缺乏

32. 围生期心肌病发病可能与下列哪些因素有关

A. 细菌感染　B. 自身免疫
C. 多胎多产　D. 病毒感染
E. 营养不良

33. 关于围生期心肌病，下列叙述错误的是

A. 此病病因明确
B. 此病只发生于妊娠期
C. 此病恢复后，再次妊娠一般不复发
D. 此病临床表现与扩张型心肌病相似
E. 患有围生期心肌病者，不影响以后妊娠

34. 围生期心肌病的发病时间为

A. 妊娠末期　B. 产前 2 个月内
C. 产前 3 个月内　D. 产后 3 个月内
E. 产后 6 个月内

35. 下列药物中，可以对心肌产生毒性作用、引起心肌损害的是

A. 阿霉素　B. 氯丙嗪
C. 柔红霉素　D. 环磷酰胺
E. 多塞平

36. 下列哪些检查有助于药物性心肌病的诊断

A. 血药浓度测定　B. 超声心动图
C. 放射性核素心脏显像　D. 血液免疫学检查

E. 心内膜心肌活检

37. 下列有关药物性心肌病的治疗正确的是

A. 停用有关药物
B. 辅酶 Q10
C. 针对心律失常的治疗措施
D. 针对心功能不全治疗措施
E. 应用改善心肌营养和代谢的药物

38. 病毒性心肌炎使用肾上腺皮质激素的指征是

A. 急性期最初 2 周，病情非危急者
B. 短期内心脏急剧增大
C. 短期内高热不退
D. 短期内急性心力衰竭
E. 短期内高度房室传导阻滞

39. 下列选项中，属于急性病毒性心肌炎常见临床表现的是

A. 先有发热、然后出现心悸、胸闷
B. 纳差等消化道症状
C. 可合并各种心律失常
D. 常出现器质性心脏杂音
E. 心动过速与发热程度平行

40. 下列选项中，支持病毒性心肌炎诊断的是

A. 感冒后即出现胸痛
B. 血清心肌酶增高
C. 病毒中和抗体滴度增高
D. 体温升高与心率增快不相平行
E. 严重者出现高度房室传导阻滞及心源性休克

41. 关于病毒性心肌炎免疫反应期的治疗方法，下列叙述错误的是

A. 使用免疫球蛋白
B. 使用干扰素
C. 监测病毒感染的复燃
D. 使用较成熟的免疫抑制药
E. 监测自身免疫标志情况

四、案例分析题

（1～2 题共用题干）

患者，男性，34 岁。劳力性呼吸困难 5 年，因双下肢水肿 1 个月，少尿 1 周入院。查体：血压 120/80mmHg，双肺水泡音，心界向两侧扩大，心率 40 次/分，心尖部可听到 2 级收缩期吹风样杂音，肝肋下 4cm，腹水征（+），双下肢水肿。超声心动图示左右心室均扩大，心肌运动弥漫减弱，左心室射血分数 30%。

1. 根据上述临床表现与辅助检查结果，该患者首先可诊断为

A. 肺心病　　B. 慢性肾炎
C. 心包积液　　D. 肝硬化
E. 扩张型心肌病　　F. 肥厚型心肌病

2. 该患者可以应用的药物有

A. 毛花苷 C　　B. 呋塞米
C. 多巴酚丁胺　　D. 硝苯地平
E. 硝普钠　　F. 多巴胺

（3～6 题共用题干）

患者，女性，36 岁。无明显诱因出现劳力性呼吸困难 2 年，随后反复发生胸闷气短，曾有过夜间阵发性呼吸困难。查体：心界向双侧扩大，律不齐，偶有期前收缩，心音低钝，可闻及舒张期奔马律，心尖部可闻及收缩期吹风样杂音，2/6 级，柔和，不传导。

3. 该患者可能诊断为

A. 限制型心肌病
B. 扩张型心肌病
C. 心肌炎
D. 风湿性瓣膜病，二尖瓣狭窄
E. 风湿性瓣膜病，二尖瓣关闭不全
F. 风湿性瓣膜病，主动脉瓣狭窄

4. 该患者最主要的体征是

A. 可听到奔马律　　B. 心律不齐
C. 颈静脉怒张　　D. 心脏扩大
E. 肺水肿　　F. Ewart 征

5. 该患者的超声心动图表现正确的是

A. 左心室或双侧心腔普遍扩大
B. 射血分数增高
C. 室壁变薄
D. 心室弥漫性运动减弱
E. 二尖瓣或三尖瓣反流
F. 室间隔及左心室后壁运动减弱

6. 对该患者早期药物干预使用的药物有

A. 利尿剂
B. 抗心律失常药物
C. 血管紧张素受体拮抗剂
D. β 受体拮抗剂
E. 血管紧张素转换酶抑制剂
F. 抗结核药物

（7～12 题共用题干）

患者，男性，33 岁。近 3 年来有劳累时胸闷，伴有心悸、乏力，含服硝酸甘油效果不佳。2 天前运动时晕厥 1 次。查体：BP 130/75mmHg，心浊音界大小正常，HR 75 次/分，心律齐，胸骨左缘 3～4 肋间闻及 3/6 级收缩期喷射性杂音。

7. 为明确诊断，下一步需要完善的检查有

A. 静息心电图检查　　B. 动态心电图检查
C. 肺功能检查　　D. 脑电图检查
E. 超声心动图　　F. 平板运动试验

8. 超声心动图检示：左室正常大小，舒张期室间隔厚16mm，左室后壁厚10mm，二尖瓣前叶在收缩中期有前向移动（SAM征）与室间隔接触，流出道狭窄。该病例的诊断为

A. 肥厚型心肌病，梗阻性
B. 室间隔缺损
C. 风湿性心脏病
D. 肥厚型心肌病，非梗阻性
E. 冠心病
F. 高血压心肌病

9. 该患者不宜使用的治疗药物是

A. β受体拮抗剂
B. 阿司匹林
C. 硝酸酯类药物，如消心痛
D. 地尔硫䓬
E. 维拉帕米
F. 地高辛

10. 该患者最可能的病因是

A. 病毒感染
B. 常染色体不全显性遗传
C. 常染色体隐性遗传病
D. 常染色体显性遗传病
E. 细菌感染
F. 常染色体不全隐性遗传

11. 为预防心源性猝死，应考虑的治疗是

A. 室间隔切除术　　B. 酒精室间隔消融术
C. ICD植入　　D. 起搏治疗
E. 限制运动量　　F. 抗心律失常药物
G. 经皮心室间隔射频消融术

12. 肥厚型心肌病患者合并下列情况，符合ICD植入指征的是

A. 具有室颤、持续性室性心动过速或心搏骤停（SCD未遂）的个人史
B. 不明原因的晕厥
C. 早发SCD家族史，包括室性快速性心律失常的ICD治疗史
D. 动态心电图证实的NSVT
E. LVOT≥100mmHg
F. 左心室壁最大厚度≥40mm

（13~16题共用题干）

患者，男性，44岁。近6个月出现心悸，胸痛，间断出现黑矇，查体：血压正常，心界不大，在胸骨左缘第3~4肋间可闻及收缩期喷射性杂音，超声检查舒张期左室间隔厚度18mm，冠状动脉造影检查未见异常。

13. 首先应考虑的诊断是

A. 扩张型心肌病
B. 先天性心脏病
C. 冠状动脉粥样硬化性心脏病
D. 肥厚型心肌病
E. 风湿性心脏瓣膜病
F. 限制型心肌病

14. 下列选项中，不能使心脏杂音增强的是

A. 运动　　B. 静滴异丙肾上腺素
C. 下蹲位　　D. 站立时
E. 吸入硝酸甘油　　F. 口服β受体拮抗剂

15. 对于该患者的治疗，可以采取的措施是

A. β受体拮抗剂　　B. 他汀类药物
C. 阿司匹林　　D. 硝酸酯类药物
E. 地尔硫䓬　　F. ACEI

16. 下列关于梗阻性肥厚型心肌病的叙述，正确的是

A. 是青少年和运动性猝死的最主要原因之一
B. 最常合并的心律失常为室性心律失常及室速
C. 合并房颤需根据 $CHA_2DS2-VASc$ 评分决定是否抗凝
D. β受体拮抗剂是梗阻性HCM的一线药物治疗方案
E. 主要表现为心室舒张顺应性下降
F. 治疗急性低血压时对液体输入无反应的梗阻性HCM患者，推荐静脉用去氧肾上腺素

（17~18题共用题干）

患者，男性，36岁。反复发作心悸、胸闷2年。2年前于本院就诊时因室性心动过速（VT）发作“阿斯综合征”1次，经抢救回复窦性心律。否认慢性支气管炎及呼吸系统疾病史。超声心动图（UCG）提示右室增大（32mm），调节束增强、增粗。MRI示：右室扩大，右室心肌部分被脂肪和纤维组织取代。ECG示：完全性右束支传导阻滞，频发多形性室性期前收缩，伴有反复室速发作。

17. 此患者的诊断最可能是

A. 心肌炎
B. 肺心病
C. 冠心病
D. 致心律失常性右心室心肌病
E. 梗阻性肥厚型心肌病
F. 扩张型心肌病

18. 此患者该如何治疗

A. 索他洛尔　　B. 胺碘酮

C. 导管消融　　D. ICD 置入
E. 心脏移植　　F. 洋地黄

(19～22 题共用题干)

患者，男性，23 岁。1 个月前出现腹泻，近 2 天出现胸痛，平卧时呼吸困难，2 小时前突发晕厥 1 次。查体：颈静脉稍充盈，心界轻度扩大，HR 30 次/分，律齐，心音低钝，可闻及大炮音，各瓣膜区未闻及病理性杂音。cTnI 增高，超过正常 2 倍。

19. 该患者最可能的诊断是

A. 急性风湿热　　B. 病毒性心肌炎
C. 急性心肌梗死　　D. 结核性心包积液
E. 梗阻性肥厚型心肌病　　F. 缩窄性心包炎

20. 立即予心电图检查，该患者此时心电图最可能的改变为

A. 心房颤动　　B. 三度房室传导阻滞
C. ST 段抬高　　D. 二度房室传导阻滞
E. 逸搏心律　　F. 心室颤动

21. 关于病毒性心肌炎的治疗，下列叙述正确的是

A. 提倡早期活动以防止血栓形成
B. 急性期应卧床休息
C. 免疫调节具有一定疗效
D. 主张早期使用激素
E. 出现高度房室传导阻滞可使用临时起搏器
F. 心肌代谢性药物应长期应用
G. 建议预防性应用抗心律失常药物

22. 急性病毒性心肌炎，主张可谨慎使用糖皮质激素的情况是

A. 心室率快　　B. 房室传导阻滞
C. 难治性心力衰竭　　D. 重症患者
E. 年轻患者　　F. 发热

(23～26 题共用题干)

患者，男性，20 岁。既往史无特殊。10 天前因反复心悸、呼吸困难入院。发病前有受凉史，曾在当地医院诊断为“急性病毒性心肌炎”，但疗效不佳。查体：体温 36.8℃，脉搏 76 次/分，呼吸频率 26 次/分，血压 82/62mmHg；神清，精神欠佳，双肺呼吸音清，心界左下扩大，心率 76 次/分，律齐，心尖部可闻及 3/6 级收缩期杂音，腹软，肝右肋下 3 指，双下肢无水肿。

23. 入院时为明确诊断，除心电图、胸部 X 线检查和常规实验室检查项目外，还应进行的检查包括

A. 病毒学检测　　B. 心肌酶 + TnI
C. 抗心肌抗体　　D. 肝炎全套
E. 冠状动脉造影　　F. 心脏彩色超声心动图

24. 入院后患者肠病毒基因和血清抗 ANT 抗体、抗 β_1 受体抗体均为阳性。心脏彩色超声提示全心扩大，LVEDD 6.7cm，LVEF 30%，左心室壁运动弥漫性减弱，二、三尖瓣中度关闭不全。治疗措施包括

A. 三磷酸腺苷　　B. ACEI 类药物
C. 间断应用利尿剂　　D. 抗血小板聚集
E. β 受体拮抗剂　　F. 辅酶 A

25. 经治疗，患者症状曾好转，但后仍有反复发作，夜间常难以平卧，食欲缺乏。2 个月后复查心脏彩色超声显示：LVEDD 7.2cm，LVEF 27%。患者目前诊断为

A. 急性重症病毒性心肌炎
B. 急性病毒性心肌炎
C. 扩张型心肌病，全心扩大，全心衰竭
D. 心功能Ⅳ级
E. 心功能Ⅲ级
F. 扩张型心肌病，全心扩大，左心衰竭

26. 患者自发病以来多次检查肝、肾功能均正常，ECG 显示为窦性心律、肢导联低电压、V_1～V_6 导联 R 波递增不良、T 波低平或倒置。虽积极配合治疗，但日常活动仍明显受限。目前需考虑的进一步治疗手段为

A. 免疫吸附抗心肌抗体　　B. 心脏再同步化治疗
C. 植入 ICD　　D. 心脏移植
E. 射频消融　　F. 心脏瓣膜置换术

答案和精选解析

一、单选题

1. C　扩张型心肌病是心肌疾病的常见类型，是心力衰竭的第三位原因。

2. E　扩张型心肌病发病以 30～50 岁多见，以心腔扩大与心脏收缩功能减低为主要表现。

3. B　扩张型心肌病也称为充血型心肌病，以心脏扩大、心力衰竭、心律失常为主要表现。心脏扩张以双侧心室最明显，因而扩张型心肌病可先有左心衰竭，心慌、气短、不能平卧。然后出现右心衰竭，肝大、水肿、尿少。亦可起病即表现为全心衰竭。胸部隐痛或钝痛，典型心绞痛少见。心脏扩大最多见。心尖部第一心音减弱，心尖常有收缩期杂音，偶尔心尖部可闻舒张期杂音，心力衰竭加重时杂音增强，心力衰竭减轻时杂音减弱或消失，大约 75% 患者可闻及第三心音或第四心音。10% 患者血压增高，可能与心力衰竭时儿茶酚胺分泌增高致水钠潴留有关。心力衰竭控制后，血压恢复正常，亦有并存高血压病者。

4. B　超声心动图是诊断及评估 DCM 最常用的重要检查手段。

5. C　扩张型心肌病症状以充血性心力衰竭为主，其中以气急和水肿为最常见。最初在劳动或劳累后气急，以后轻度活动或休息时也有气急，或有夜间阵发性气急。因心排血量低，患者常感乏力，因此选项C正确。

6. E　扩张型心肌主要临床表现有气急、端坐呼吸、肝大、心脏扩大、第三或第四心音呈奔马律。病毒性心肌炎有病毒性感染的前驱症状，如发热、乏力，胸闷，心秀等。心率加快，特别是有室性期前收缩。血清学检查CK、AST、LDH增高。

7. A　扩张型心肌病以心脏扩大、心力衰竭、心律失常为主要表现。心脏扩张以双侧心室最明显，因而扩张型心肌病可先有左心衰竭，心慌、气短、不能平卧。

8. A　扩张型心肌病的病程分为三个阶段：①无症状期：体检常正常X线检查心脏可轻度增大，心电图有非特异性改变，超声心动图测量左心室舒张末期内径为5.0～6.5cm，射血分数为40%～50%。②有症状期：主要有极度疲劳、乏力、气促和心悸等症状，体检有舒张早期奔马律，超声心动图测量左室舒张末期内径为6.5～7.5cm，射血分数为20%～40%。③病情晚期：常有肝大、水肿、腹水等充血性心力衰竭的表现。选项A属于病情晚期的临床表现。

9. C　缺血性心肌病与扩张型心肌病临床表现均可为心脏扩大、心力衰竭、心律失常，两者均可发生猝死。而缺血性心肌病是冠心病的一种类型，多为3支冠状动脉病变引起。所以病史中若有典型心绞痛发作史或心电图上有陈旧性心肌梗死证据，对确诊为缺血性心肌病是重要依据，它尚可以通过冠脉造影确定冠状动脉病变情况，可通过介入治疗改善其预后。

10. C　扩张型心肌病（DCM）是一类以左心室或双心室扩大伴收缩功能障碍为特征的心肌病，临床表现为心脏扩大、心力衰竭、心律失常、血栓栓塞及猝死。DCM是引起心力衰竭、心律失常和猝死的常见疾病之一。充血性心力衰竭是其最主要的表现。

11. A　扩张型心肌病患者的扩大心腔内形成附壁血栓很常见，栓塞是本病的常见并发症，需长期口服抗凝药物，如华法林或达比加群、利伐沙班等，而非阿司匹林、氯吡格雷。对于已经有附壁血栓形成和发生血栓栓塞的患者必须长期抗凝治疗，口服华法林，调节剂量使国际标准化凝血酶原时间比值保持在2.0～2.5，若口服新型抗凝药物，如达比加群或利伐沙班。

12. C　心包积液时心尖搏动微弱，在心浊音界左缘内侧或不能扪及。

13. B　心力衰竭早期，为维持心脏功能，交感神经代偿兴奋。但交感神经的长期兴奋，将引起β受体密度下调，β受体拮抗剂则阻断交感神经兴奋，抑制β受体密度下调，从而延缓病情，延长存活时间。

14. C　所有LVEF<40%的患者若无禁忌都应使用β受体拮抗剂，包括卡维地洛、琥珀酸美托洛尔和比索洛尔。应在ACEI和利尿剂的基础上加用，需从小剂量开始，逐步加量，以达到目标剂量或最大耐受剂量，选项C错误。

15. C　扩张型心肌病（DCM）早期药物干预治疗时，使用β受体拮抗剂、血管紧张素转换酶抑制剂（ACEI），可减少心肌损伤和延缓病变发展。DCM中期，液体潴留的患者应限制盐的摄入并合理使用利尿剂。所有无禁忌证者应积极使用ACEI，不能耐受者使用血管紧张素受体拮抗剂（ARB），治疗前应注意利尿剂已维持在最合适的剂量。有心律失常导致心源性猝死发生风险的患者可针对性选择抗心律失常药物治疗（如胺碘酮等）。DCM晚期，在上述利尿剂、ACEI/ARB、地高辛等药物治疗基础上，可考虑短期应用cAMP正性肌力药物3～5天。药物不能改善症状者建议考虑心脏移植等非药物治疗方案。用药物治疗扩张型心肌病时应慎用选项C“钙离子通道阻滞剂”，因其会加重患者心力衰竭。

16. E　治疗扩张型心肌病需要慎用维拉帕米、地尔硫䓬、普罗帕酮等。因为地平类药物抑制心肌收缩力，扩张型心肌病患者服用后可能会加重心衰。抗心律失常药物普罗帕酮，也可能抑制心肌收缩，加重心衰。可以使用美托洛尔、福辛普利等药物治疗。

17. B　扩张型心肌病心脏移植的绝对适应证：①心力衰竭引起的严重血流动力学障碍，包括难治性心源性休克、明确依赖静脉正性肌力药物维持器官灌注、峰耗氧量低于10ml/(kg·min）达到无氧代谢。②所有治疗无效的反复发作的室性心律失常。选项B符合题意，选项A属于未证实的适应证，选项C、D、E均属于相对适应证。

18. E　扩张型心肌病中期阶段液体潴留的患者应限制盐的摄入并合理使用利尿剂。利尿剂通常从小剂量开始，并逐渐增加剂量直至尿量增加。所有无禁忌证者应积极使用ACEI，不能耐受者使用血管紧张素受体拮抗剂（ARB），治疗前应注意利尿剂已维持在最合适的剂量，ACEI或ARB从很小剂量开始，逐渐递增，直至达到目标剂量。所有病情稳定、LVEF<40%的患者应使用β受体拮抗剂，应在ACEI和利尿剂的基础上加用β受体拮抗剂（无液体潴留、干体重），需从小剂量开始，患者能耐受则每2～4周将剂量加倍，以达到静息心率不小于55次为目标剂量或最大耐受量。有心律失常导致心脏性猝死发生风险的患者可针对性选择抗心律失常药物治疗（如胺碘酮等）。选项A、B、C、D正确，选项E“cAMP正性肌力药物”属于扩张型心肌病的晚期治疗药物。

19. A　扩张型心肌病超声心动图表现为心脏各房室腔均增大，尤其是左心室型者，以左心室扩大为主，右心室型者以右房室腔扩大最为明显，全心室型者呈四个心腔均明显的扩大，各室壁运动幅度普遍的减低，弥漫的减弱。M型超声心动图显示二尖瓣前后叶逆向的运动，双峰开放幅度减小，与扩大的左心室腔构成“大心腔，小开口”的钻石征，二尖瓣前叶与室间隔之间的EPSS距离明显增大，系二尖瓣及其装置后移，左心室流出道的增宽所致，血流速度减慢、淤滞，房室腔内可以形成附壁血栓，二尖瓣、三尖瓣出现反流，彩色多普勒出现以中心性的反流为主，很少发生偏心性的反流信号。

20. C　扩张型心肌病为左心室或右心室，或双侧心室扩大，并伴有心肌肥厚。心室收缩功能减退，伴或不伴充血性心力衰竭。室性或房性心律失常多见。病情呈进行性加重，死亡可发生于疾病的任何阶段。

21. C　肥厚型心肌病是一种遗传性心肌病，病理解剖是以心肌非对称性肥厚为特征。若根据部位可分为心尖部肥厚型心肌病、右室肥厚型心肌病，以及孤立性乳头肌肥厚型心肌病。若根据左室流出道和主动脉内压力阶差又分为梗阻性肥厚型心肌病、非梗阻性肥厚型心肌病，以及隐匿性梗阻性心肌病。

22. C　肥厚型心肌病（HCM）是以心肌非对称性肥厚、心室腔变小为特征，以左心室血液充盈受阻、舒张期顺应性下降为基本病变的心肌病。

23. E　从卧位或下蹲位迅速站立，使瞬间回心血量减少，从而使二尖瓣、三尖瓣、主动脉瓣关闭不全及肺动脉瓣关闭不全的杂音均减轻，而梗阻性肥厚型心肌病的杂音则增强。

24. C　肥厚型心肌病最常见的心律失常就是房颤，发生率达20%。

25. A　大约50%的肥厚型心肌病患者是由心肌肌小节蛋白基因突变所致，有家族史，通常表现为常染色体显性遗传。另外大约50%的患者致病机制尚不明确。

26. C　肥厚型心肌病是青少年和运动员猝死的主要原因，占50%。恶性心律失常、室壁过厚、流出道阶差超过50mmHg是猝死的主要危险因素。

27. D　胸骨左缘下段心尖内侧可听到收缩中期或晚期喷射性杂音，向心尖而不向心底传播。凡增加心肌收缩力或减轻心脏负荷的措施如给洋地黄类、异丙肾上腺素、亚硝酸异戊酯、硝酸甘油、做Valsalva动作、体力劳动后或过早搏动后均可使杂音增强；凡减弱心肌收缩力或增加心脏负荷的措施如给血管收缩药、β受体拮抗剂、下蹲、紧握拳时均可使杂音减弱。约半数患者同时可听到二尖瓣关闭不全的杂音。

28. A　肥厚型心肌病超声心动图显示舒张期室间隔厚度与左室后壁厚度之比≥1∶1.3，间隔运动低下。

29. A　50%以上的肥厚型心肌病病例有心律失常，房性和室性期前收缩最常见，可发展为阵发性心动过速、房颤、室颤。其次可有左束支和右束支传导阻滞、左前分支传导阻滞、预激综合征，选项A正确。

30. E　梗阻性肥厚型心肌病的患者可于胸骨左缘第3～4肋间闻及较粗糙的喷射性收缩期杂音。增加心肌收缩力、减轻心脏后负荷的药物和动作，如应用正性肌力药、做Valsalva动作、取站立位、含服硝酸甘油等均可使杂音增强；相反凡减弱心肌收缩力或增加心脏后负荷的因素，如使用β受体拮抗剂、取蹲位等均可使杂音减弱，选项E正确。

31. C　梗阻性肥厚型心肌病，心脏听诊可闻及收缩中晚期喷射样杂音，主要位于胸骨左缘3、4肋间，心尖内侧常伴有收缩期震颤，选项C正确。

32. D　超声心动图对于梗阻性肥厚型心肌病诊断有重要意义。左心室肥厚，一般呈现为非对称性室间隔肥厚，舒张期室间隔厚度与心肌后壁之比≥1.3，肥厚也可限于心尖部，选项D正确。病变部位室壁运动幅度明显减低，收缩期增厚率减小。

33. D　对有症状又有室上性心动过速的肥厚型心肌病患者建议用胺碘酮，通常不与丙吡胺合用，选项D正确。

34. E　肥厚型心肌病体格检查可见心脏轻度增大，可闻及第四心音。流出道梗阻的患者可于胸骨左缘第3～4肋间闻及较粗糙的喷射性收缩期杂音。心尖部也常可听到收缩期杂音，这是因为而二尖瓣前叶移向室间隔导致二尖瓣关闭不全。增加心肌收缩力、减轻心脏后负荷的药物和动作，如应用正性肌力药、作Valsalva动作、取站立位、含服硝酸甘油等均可使杂音增强；相反凡减弱心肌收缩力或增加心脏后负荷的因素，如使用β受体拮抗剂、取蹲位等均可使杂音减弱。

35. E　识别和评估高危肥厚型心肌病时，判断高危患者的主要依据：①主要危险因素：心搏骤停（室颤）存活者；自发性持续性室性心动过速；未成年猝死的家族史；晕厥史；运动后血压反应异常，收缩压不升高或反而降低，运动前至最大运动量负荷点血压峰值差<20mmHg；左室壁或室间隔厚度超过或等于30mm；流出道压力阶差超过50mmHg。②次要危险因素：非持续性室性心动过速，心房颤动；检测出FHCM恶性基因型，MYHT、TNNT2、TNNT3的某些突变位点。

36. E　肥厚型心肌疾病患者猝死，主要是因为出现了恶性心律失常，如室速、室颤、心脏停搏。

37. D　磁共振检查可发现局限性心肌肥厚部位和肥厚的程度，特别是心尖肥厚型心肌病。

38. B　通过活检钳取肥厚型心肌病肥厚部位的心内膜心肌组织，光镜检查可见心肌细胞畸形肥大、排列紊乱，选项B正确。

39. D　限制型心肌病的患者会出现奇脉，选项D正确，奇脉是指患者在深吸气的时候，此时摸脉搏减弱或者是停止，而呼气的时候脉搏又恢复。

40. A　限制型心肌病的病因可能与非化脓性感染、

体液免疫反应异常、变态反应和营养代谢不良等有关。心肌淀粉样变性是继发性限制型心肌病的常见原因。

41. A 限制型心肌病进行心内膜心肌活检可见心内膜增厚和心内膜下心肌纤维化。

42. C 限制型心肌病心导管检查可见：心房压力曲线出现右房压升高和快速的 Y 下陷（“平方根”征）；左心充盈压高于右心充盈压；心室压力曲线上表现为舒张早期下降和中晚期高原波；肺动脉高压。

43. B 限制型心肌病是原因不明的以心内膜和心内膜下心肌纤维组织增生、心室硬化、室腔缩小引起心脏舒张充盈受限为主要表现的心肌病，可以产生类似于缩窄性心包炎的血流动力学改变。缩窄性心包炎是由于心包炎症使心包膜严重机化、增厚、粘连、纤维化和钙化，使心脏舒张、收缩受限的疾病。两者二维超声图像均表现为心房增大，心室舒张充盈受限，但后者可出现室间隔抖动征，二、三尖瓣血流频谱随呼吸变化，前者室间隔运动正常。

44. C 心内膜心肌活检常可确定限制型心肌病的诊断。组织学特征主要为心内膜及心内膜下心肌纤维化，可有心肌细胞变性。

45. D 限制型心肌病患者右房压力曲线中显著的 v 波取代 a 波，选项 D 错误，其余各项均正确。

46. A 限制型心肌病体格检查可见血压偏低、脉压差小，选项 A 错误，其余各项均正确。

47. A ARVC 主要是针对右心衰竭进行治疗，发生心律失常可根据心律失常类型选择抗心律失常药物，如室性心动过速选用胺碘酮、美心律、普罗帕酮等。对反复发生室性心动过速的患者，可行射频消融室性心动过速病灶、置入埋藏式心律转复除颤器、手术治疗或心脏移植。抗凝治疗有助于预防附壁血栓形成或发生栓塞。

48. B 致心律失常性右室心肌病（ARVC）又称为右心室心肌病，是一种以心律失常、心力衰竭及心源性猝死为主要表现的非炎性非冠状动脉心肌疾病，主要表现为右心室功能与结构异常，以右室心肌被纤维脂肪组织进行性替代为特征，多为常染色体显性遗传。

49. A 致心律失常性右室心肌病的心电图改变包括 epsilon 波、右胸导联 QRS 波延长、右胸导联 S 波升支≥55 毫秒及 $V_1 \sim V_3$导联 T 波倒置。

50. D 酒精性心肌病（ACM）是指长期嗜酒引起的心肌病变，以心脏扩大、充血性心力衰竭、心律失常为特征，属于继发性扩张型心肌病。酒精性心肌病多发生于 30～50 岁，饮酒史在 10 年以上的患者。年轻的酒精性心肌病患者猝死可能由室颤所致。

51. D 酒精性心肌病的诊断标准：①符合扩张型心肌病的诊断标准；②长期过量饮酒（WHO 标准：女性 >40g/d，男性 >80g/d，饮酒 5 年以上）。③既往无其他心脏病病史。④早期发现戒酒 6 个月后 DCM 临床状态得到缓解。

52. E 围生期心肌病（PPCM）是指发生于妊娠期最后 3 个月至产后 6 个月内的，以心肌病变为基本特征和以充血性心力衰竭为主要表现的心脏病变。

53. E 通常预后良好，但再次妊娠常引起疾病复发，选项 E 错误，其余各项均正确。

54. D 围生期心肌病可以在围生期首次出现，可能使无心脏病的妊娠末期或产后（通常 6 个月）女性，出现呼吸困难、血痰、肝大、浮肿等心力衰竭症状，类似扩张型心肌病者称为围生期心肌病。可有心室扩大，附壁血栓。本病的特点之一是体循环或肺循环栓塞的出现频率较高。也有人认为本病由于妊娠分娩使原有隐匿的心肌病显现出临床症状，故也有将之归入原发性心肌病的范畴。

55. B 围生期心肌病主要表现为左心室收缩性心力衰竭，常伴有栓塞并发症，全身性动脉栓塞可有短暂性脑缺血发作、偏瘫、肺栓塞、急性心肌梗死、肠系膜动脉栓塞、肾梗死、脾梗死等表现。

56. C 围生期心肌病（PPCM）是指发生于妊娠期最后 3 个月至产后 6 个月内的，以心肌病变为基本特征和以充血性心力衰竭为主要表现的心脏病变。高龄、多产、多胎妊娠及有妊娠中毒史的产妇中 PPCM 的发病率较高，双胎妊娠的发病率 7%～10%。临床主要表现为左心室收缩性心力衰竭，常常伴有栓塞并发症，全身性动脉栓塞可有短暂性脑缺血发作、偏瘫、肺栓塞、急性心肌梗死、肠系膜动脉栓塞、肾梗死、脾梗死等表现。鉴于围生期心肌病的血栓发生率较高，一般给予抗凝治疗。明确诊断后即开始抗凝治疗，直至左心室功能得到恢复（LVEF >45%）。围生期心肌病不属于肥厚型心肌病，选项 C 错误。

57. A 药物性心肌病指接受某些药物治疗的患者，由于药物对心肌的毒性作用，引起心肌损害产生心肌肥厚或心脏扩大的心肌病变。近年，因使用阿霉素等抗癌药物、三环类抗抑郁药物和其他药物等而发生药物性心肌病者日益增加。其临床表现为心律失常，室内传导阻滞，心电图 ST－T 改变，慢性心功能不全等，类似扩张型心肌病或非梗阻性肥厚型心肌病的症状和体征。对于这类心肌病，应在用药期间定期体检或用辅酶 Q10 预防发病，做到早期诊治。

58. B 多种病毒均可以引起病毒性心肌炎，其中肠道病毒最常见。肠道病毒中最常见的为柯萨奇病毒（A 组、B 组）、埃可病毒及脊髓灰质炎病毒；呼吸道病毒以流感病毒（A 型和 B 型）、腮腺炎病毒等最为常见。其他还有细菌（如白喉）、真菌和原虫等。此外，药物、毒物反应或中毒、放射线照射和一些全身性疾病，如 SLE、皮肌炎、结节病等均可导致心肌炎症性改变。

59. C　病毒性心肌炎心音改变是：可有心尖区第一心音减弱或分裂，时有舒张期奔马律和第三心音、第四心音。

60. C　①亚临床型：病毒感染后常常无自觉症状，仅在体检时心电图示 ST－T 改变、房性期前收缩和室性期前收缩，数周后心电图改变消失或遗留心律失常。②轻症自限型：病毒感染 1～3 周后可出现轻度心前区不适、心悸，无心脏扩大和心力衰竭表现。心电图示 ST－T 改变、各种期前收缩，肌酸激酶（CK）及同工酶（CK－MB）、肌钙蛋白 I 或肌钙蛋白 T 升高，经治疗可以恢复。③隐匿进展型：病毒感染后有一过性心肌炎表现，数年后心脏逐渐扩大，发展为扩张型心肌病。④急性重症型：病毒感染后 1～2 周内可出现心悸、胸痛、呼吸困难等，伴心动过速、室性心律失常、心力衰竭甚至心源性休克。病情凶险，可于数日内因泵衰竭或严重心律失常死亡。⑤猝死型：多于活动中猝死，死前无心脏病表现，尸检证实急性病毒性心肌炎。

61. B　病毒性心肌炎心肌损伤的参考指标是病程中血清心肌肌钙蛋白 I 或肌钙蛋白 T（强调定量测定）、CK－MB 明显增高。超声心动图示心腔扩大或室壁活动异常和/或核素心功能检查证实左心室收缩或舒张功能减弱。肌钙蛋白增高是病毒性心肌炎表明有心肌损伤最敏感且特异的指标。心肌炎的心肌损伤是以左心室为主，典型的心肌炎由于心肌细胞坏死，心室收缩功能下降。血清心肌肌钙蛋白 I 值越高，心肌受损程度越重，更易影响左心室收缩功能，故血清心肌肌钙蛋白 I 值可反映心肌受损的程度及估测预后。

62. B　发病后 3 周间的两次血清病毒中和抗体滴度呈 4 倍或以上增高，对病毒性心肌炎的诊断价值最大。

63. C　大部分病毒性心肌炎，预后还是比较好的。通过早期的卧床休息，及早对症治疗，患者预后还是很好的。病毒性心肌炎严重者需要行心脏起搏器植入治疗，主要是因为重症的病毒性心肌炎影响了正常的心功能，影响了正常的心脏传导，可导致三度房室传导阻滞或者是二度二型房室传导阻滞，或者是病态窦房结综合征的产生。

64. C　急性病毒性心肌炎的治疗最重要且有效的方法是安静卧床休息至体温正常、临床症状消失，心界扩大者休息至心脏大小恢复正常或不再缩小为止，一般至少需休息 3～6 个月。此外可适当补充维生素 C。

65. C　风湿性心肌炎常有扁桃体炎或咽峡炎链球菌感染史，ASO＞500U，红细胞沉降率明显增快，每小时可达 80～120mm，C 反应蛋白（CRP）水平异常升高，心电图改变以 PR 间期延长较常见，咽拭子培养常检出链球菌阳性，且多合并全身游走性大关节炎，阿司匹林（每日 4～6g）治疗常能奏效。

66. D　特异性心肌病是指病因明确或系统疾病相关的心肌疾病。特异性心肌病，包括缺血性心肌病、瓣膜性心肌病、高血压心肌病（有左心室肥大伴扩张型或限制型心力衰竭的特点）、炎症性心肌病（有特异性自身免疫性及感染性）、代谢性心肌病（如糖原贮积症、糖脂质变性、淀粉样变性等）、肌营养不良、神经肌肉病变、过敏及中毒反应（乙醇、儿茶酚胺、蒽环类药物、照射等）、围生期心肌病等。

67. B　考虑患者为扩张型心肌病，超声心动图是诊断及评估 DCM 最常用的重要检查手段。

68. D　患者可诊断为扩张型心肌病。扩张型心肌病心电图可表现为多数导联 ST 段降低，Ⅱ、Ⅲ、aVF 导联有窄而深的病理性 Q 波。超声心动图示左心室或双侧心腔普遍扩大并有少量心包积液。

69. D　发病年龄较轻，心脏扩大，全心衰竭，瓣膜相对性关闭不全的杂音，提示为扩张型心肌病。

70. B　扩张型心肌病是临床原发性心肌病中最多见的种类型，可发生于任何年龄段的人群，尤以中年人居多，可以突然起病，也可以隐匿起病。扩张型心肌病发生的原因主要是以心肌萎缩、纤维化为主，心腔扩大常伴有心腔内附壁血栓形成。扩张型心肌病主要特征是一侧或双侧心腔扩大，心肌收缩期泵功能障碍，产生充血性心力衰竭。患者符合扩张型心肌病的临床表现。

71. C　针对充血性心力衰竭和各种心律失常，扩张型心肌病的治疗原则一般是限制体力劳动，低盐饮食，应用洋地黄（地高辛）和利尿剂。此外常用扩血管药物、血管紧张素转化酶（ACE）抑制剂等长期口服。硝普钠可以扩血管，呋塞米可以利尿排钾，阿司匹林可以预防血栓。而螺内酯是保钾利尿剂，会造成血钾增高，考虑患者血清钾 6.5mmol/L，已经大于正常范围，所以不宜应用。

72. E　患者最可能诊断为扩张型心肌病伴心力衰竭。扩张型心肌病体征表现为心界向左下及双侧扩大，第一心音低钝，可闻及第三心音或第四心音奔马律，严重左心衰时可有双肺底湿啰音，还可有右心衰表现，如颈静脉怒张、肝大及外周水肿表现。超声心动图示左心室或双侧心腔普遍扩大，室壁变薄，心室弥漫性运动减弱。

73. C　患者最可能诊断为扩张型心肌病。扩张型心肌病主要有极度疲劳、乏力气促和心悸等症状，体检有舒张早期奔马律。扩张型心肌病的病理特征是心肌核素检查舒张末期和收缩末期左心室容积增大，左心室射血分数降低，且核素心肌显像有左心室壁呈灶性散在性放射性减低区。

74. D　临床上在胸骨下段左缘有收缩期杂音应考虑肥厚型心肌病，超声心动图检查室间隔的厚度与左心室

后壁厚度之比 >1.2，对诊断极为重要。

75. D　超声心动图是梗阻性肥厚型心肌病主要诊断手段，可以显示室间隔的非对称性肥厚，舒张期室间隔的厚度与后壁之比 >1.3，间隔运动低下。有梗阻的病例可见室间隔流出道部分向左心室内突出、二尖瓣前叶在收缩期前移。

76. D　梗阻性肥厚型心肌病是以心肌非对称性肥厚、心室腔变小、左心室流出道充盈受阻、舒张期顺应性下降为基本特征病变的原因不明的心肌病。胸骨左缘下段收缩期中、晚期喷射性杂音，屏气时可使杂音增强，这点与风湿性心瓣膜病不同。

77. B　肥厚型心肌病临床表现为心悸、胸痛、运动呼吸困难，多数患者心电图Ⅱ、Ⅲ。aVL、aVF 导联有深而窄的病理性 Q 波（<0.04 秒）。Brockenbrough 现象阳性是指在室早后第一个心搏心肌收缩力增强，左心室内压上升同时由于收缩力增强梗阻亦加重，所以主动脉内压反而降低，左室腔与流出道之间存在一个压力阶差 >20mmHg。Brockenbrough 现象阳性对于梗阻性肥厚型心肌病有诊断意义。

78. A　高血压引起的左心室壁肥厚一般不超过 15mm，而本病例的左心室游离壁和室间隔厚度均为 19mm，首先应考虑的诊断是非梗阻性肥厚型心肌病，选项 A 正确。

79. C　该患者发病年龄较轻，有晕厥史和可疑家族史，杂音的听诊位置，及心电图的表现都提示梗阻性肥厚型心肌病，选项 C 正确。

80. B　根据胸骨左缘第 3、4 肋间可听到粗糙的收缩期喷射性杂音及含服硝酸甘油后胸痛加重可诊断为肥厚型心肌病。肥厚型心肌病表现为心悸、劳力性呼吸困难、心前区疼痛，心界可正常或扩大，可闻及第三心音及第四心音。超声心动图检查对肥厚型心肌病的诊断有重要意义，其显示舒张期室间隔厚度与左室后壁厚度之比≥1.3 即可确诊。

81. B　梗阻性肥厚型心肌病发生心绞痛时应该用减轻心肌收缩力的药物治疗，硝酸甘油等药物可能会加重梗阻。

82. C　对无症状的肥厚型心肌病患者，为了延缓和逆转重构，建议服用 β 受体拮抗剂或非二氢吡啶类钙通道阻滞剂，小到中等剂量。普萘洛尔为 β 受体拮抗剂，可以减慢心率，降低心肌收缩力，减轻运动时左心室流出道压力阶差。

83. B　患者首先应考虑的诊断是限制型心肌病。限制型心肌病右心受累者有右心室抬举性搏动、右心室奔马律、颈静脉怒张、肝大、全身严重水肿、腹水等酷似慢性缩窄性心包炎体征。心电图可见 ST 段及 T 波非特异性改变。部分患者可见 QRS 波群低电压、病理性 Q 波、束支传导阻滞、心房颤动和病窦综合征等心律失常。超声心动图可见双室不大，室壁不厚，心内膜有钙化而心包无钙化。

84. E　ARVC 患者临床表现包括心悸、晕厥甚至猝死，多在运动或精神紧张时出现。超声心动图主要表现为右室的体积扩大和（或）运动异常，从轻微活动障碍到活动完全消失，甚至有囊袋样改变形成；右室流入道或流出道局限扩张。左侧心腔通常无异常。

85. A　患者最可能的诊断是酒精性心肌病。酒精性心肌病的诊断标准：①符合扩张型心肌病的诊断标准；②长期过量饮酒（WHO 标准：女性 >40g/d，男性 >80g/d，饮酒 5 年以上）。③既往无其他心脏病病史。④早期发现戒酒 6 个月后 DCM 临床状态得到缓解。扩张型心肌病主要特征是单侧或双侧心腔扩大，心肌收缩功能减退，伴或不伴有充血性心力衰竭。本病起病缓慢，主要体征是心界向左下及双侧扩大，第一心音低钝，可闻及第三心音或第四心音奔马律，严重左心衰时可有双肺底湿啰音，还可有右心衰表现，如颈静脉怒张、肝大及外周水肿表现。心电图常表现为心房颤动或房室传导阻滞或其他各种复杂心律失常，非特异性 ST – T 改变，窄而深的病理性 Q 波。

86. B　此患者应考虑诊断为病毒性心肌炎。多数病毒性心肌炎患者在发病前 1 ~ 3 周有上呼吸道感染或肠道感染史，出现心悸、胸闷、心前区隐痛、头晕、乏力、浮肿甚至 Adams – Stokes 综合征。心电图检查可见 ST – T 改变、QT 间期延长、QRS 波低电压等。

87. B　患者可诊断为病毒性心肌炎。病毒性心肌炎有胸闷、心前区隐痛、心悸、乏力、恶心、头晕等症状。体征表现为心尖部第一心音低，有病理性第三心音，无杂音。患者可出现全心衰竭（心界向两侧扩大明显）。

88. D　患儿可诊断为小儿病毒性心肌炎。病毒性心肌炎多数患者在发病前有发热、全身酸痛、咽痛、腹泻等症状。患者常诉胸闷、心前区隐痛、心悸、乏力、恶心、头晕等。临床上诊断的病毒性心肌炎中 90% 左右以心律失常为主诉或首见症状。实验室检测心肌酶谱（CK、CK – MB、GOT、LDH、α – HBDH）是病毒性心肌炎诊断的重要指标。检查肌酸激酶（CK）的心肌同工酶（CK – MB）和血清心肌肌钙蛋白，在一定程度上反映心肌受损的情况。因此，选项 D 正确。选项 C，血病毒分离检查只能确定病因。

89. D　有“感冒”病史，心界扩大，心率快，有早搏，S_1减弱，CK – MB 升高均支持病毒性心肌炎诊断。

90. E　患者可诊断为病毒性心肌炎。病毒性心肌炎患者有胸闷、心前区隐痛、心悸、乏力、恶心、头晕等症状。体征表现为心率加快，心尖区第一心音减弱，有奔马律；心尖区可能有收缩期吹风样杂音。血清病毒中和抗体增高 4 倍以上对病毒性心肌炎的病因确诊最有意义。

91. E　心肌炎是心肌发生的局限或弥漫性炎症，可原发于心肌，也可是全身性疾病的一部分。病因有感染、理化因素、药物等，最常见的是病毒性心肌炎，其中又以肠道病毒。尤其是柯萨奇 B 病毒感染最多见，选项 E 正确。其他各组病毒感染后都对应产生相应疾病，如流感病毒感染后发生流感等。

92. B　患者最可能诊断为病毒性心肌炎。病毒性心肌炎患者有胸闷、心前区隐痛、心悸、乏力、恶心、头晕等症状。体征表现为心率加快，心尖区第一心音减弱。实验室检查可见红细胞沉降率增快，乳酸脱氢酶（LDH）及谷草转氨酶（GOT）升高。心电图示非特异性 ST – T 改变（ST 段升高或压低，T 波平坦或倒置）。

93. E　该患者诊断最大可能为急性病毒性心肌炎并发重症心律失常。由于患者有完全性房室传导阻滞，心律为多源性心律，其起搏点极为不稳定，随时有可能出现心脏骤停或心室颤动。同时患者已经出现了心脑供血不足的临床征象，血压低，必须在尽量短的时间内提高心室率，保持稳定的心律。最佳的治疗选择应是立即置入心内膜起搏电极行临时心脏起搏，确保稳定的心室律和心室率。

94. D　心肌疾病病毒感染的阳性指标是发病后 3 周间两次血清的抗体滴度有 4 倍增高。

95. A　病毒性心肌炎临床表现：多数患者在发病前有发热、全身酸痛、咽痛、腹泻等症状，反映全身性病毒感染，但也有部分患者原发病症状轻而不显著，须仔细追问方被注意到，而心肌炎症状则比较显著。心肌炎患者常诉胸闷、心前区隐痛、心悸、乏力、恶心、头晕。该患者有发热症状，近 1 周有心悸、气短。血清 CK – MB 水平增高。心电图示窦性心律，心率 103 次/分，PR 间期 0.21 秒，综上所述最可能的诊断是病毒性心肌炎。

二、共用题干单选题

1. C　患者有全心衰表现，为年轻男性，无冠心病危险因素及其他基础疾病，肌钙蛋白正常，可排除选项 A、B、D、E。

2. A　本题显示是为明确诊断，超声心动图对于心肌病的确诊十分重要。

3. D　β 受体拮抗剂和转换酶抑制剂可以防止心肌重塑，改善患者的生存期。

4. C　洋地黄中毒最重要的临床表现为各类心律失常，以室性期前收缩常见，多表现为二联律、非阵发性室性心动过速、房性期前收缩、心房颤动及房室传导阻滞、窦性心动过缓、一度房室传导阻滞、单发性室性期前收缩，停药后常自行消失。阵发性室性心动过速可诱发心力衰竭，加重病情，故出现后需立即处理。

5. C　心力衰竭伴室性心动过速的治疗措施为去除诱因，药物首选利多卡因，普鲁卡因、溴苄胺亦有效。

6. B　多巴酚丁胺治疗心力衰竭尤其是慢性心力衰竭疗效比多巴胺好，其正性肌力作用远比洋地黄强，选项 B 正确。多巴胺（选项 A）、多巴酚丁胺（选项 B）均为非洋地黄类正性肌力药，属于 β 受体激动药，在慢性心衰加重时可起到帮助患者渡过难关的作用，多巴酚丁胺是多巴胺的衍生物，扩血管作用不如多巴胺明显，加快心率的效应也比多巴胺小。异丙肾上腺素（选项 C）提升心率作用。硝普钠（选项 D）为扩血管药物，无增强心肌收缩力作用。血管紧张素转换酶抑制剂（选项 E）改善心肌及小血管重构，有利于改善舒张功能。

7. E　患者老年男性，有心力衰竭病史，治疗后出现肝大，下肢水肿，首选考虑为右心衰竭症状。由于右心衰竭情况加重，导致肺循环血液减少，从而减轻肺淤血。

8. B　该患者最可能的诊断是扩张型心肌病。患者年轻男性，有全心衰竭表现，心脏明显增大，无高血压等，故考虑扩张型心肌病的可能。

9. C　扩张型心肌病首选心脏超声确诊。

10. A　CCB 对心肌有负性肌力作用，可加重心衰症状，此时不宜使用。

11. B　患者有全心衰竭症状，且心脏明显增大，需与心包积液鉴别。

12. B　患者最可能的诊断是扩张型心肌病。扩张型心肌病体征表现为心界向左下及双侧扩大，第一心音低钝，可闻及第三心音或第四心音奔马律，严重左心衰时可有双肺底湿啰音，还可有右心衰表现，如颈静脉怒张、肝大及外周水肿表现。超声心动图示左心室或双侧心腔普遍扩大，室壁变薄，心室弥漫性运动减弱。心电图示频发室性期前收缩。

13. A　扩张型心肌病主要与心包积液进行鉴别。心包积液时心尖搏动微弱，在心浊音界左缘内侧或不能扪及。两者主要鉴别点是否有奇脉。扩张型心肌病的主要特征是心腔扩大，表现为心界扩大，出现充血性心衰时，表现为水肿、腹水、肝大、端坐呼吸等，不会出现奇脉。心包积液患者可有心界扩大，可因静脉回流受阻，出现颈静脉怒张、肝大、腹水及下肢水肿等，大量心包积液产生心脏压塞时，可出现奇脉。

14. A　钙离子通道阻滞剂一般用于治疗舒张功能障碍引起的心力衰竭，如肥厚性疾病等疾病引起的心力衰竭。对于充血性心力衰竭一般不建议应用。钙离子通道阻滞药可以减轻心脏的收缩力，不利于心衰的治疗。

15. B　结合患者症状、体征，首先考虑肥厚型心肌病，应完善心脏超声明确诊断。

16. A　患者胸骨左缘 3 ~ 4 肋间可闻及 3/6 级收缩期杂音，且有晕厥史，首先考虑肥厚型心肌病。

17. C　任何导致心肌收缩力增加或者减轻心脏后负荷的措施，比如应用正性肌力药多巴胺、采取站立位、使用硝酸甘油等，均可使杂音增强，选项 C 正确。

18. B　该患者胸骨左缘 3～4 肋间可闻及 3/6 级收缩期吹风样杂音，A_2减弱，应考虑肥厚型心肌病，选项 B 正确。

19. B　超声心动图对心肌病的诊断最重要，舒张期室间隔与左室后壁的厚度之比≥1.3，伴有二尖瓣前叶收缩期向前运动是肥厚型心肌病特异性的表现。

20. C　治疗上首选 β 受体拮抗剂，减慢心率，改善心肌血供。

21. C　患者年轻男性，胸骨左缘有收缩期杂音，心电图显示 V_1～V_3导联有病理性 Q 波，应首先考虑梗阻性肥厚型心肌病诊断。

22. D

23. B　超声心动图对心肌病的诊断最重要，舒张期室间隔与左室后壁的厚度之比≥1.3，伴有二尖瓣前叶收缩期向前运动是肥厚型心肌病特异性的表现，选项 B 正确。

24. A　肥厚型心肌病的治疗目标是：减轻左室流出道梗阻，缓解症状，尽可能逆转心肌肥厚，改善左室舒张功能，预防猝死，提高其长期生存率。

25. E　病毒感染是扩张型心肌病的可能病因，并不是肥厚型心肌病的病因。

26. B　患者最可能诊断为家族性肥厚型心肌病。通过心电图示异常 Q 波、左心室肥厚、ST－T 段变化，Doppler 心动超声示前室间隔增厚 18mm，二尖瓣环钙化，升主动脉增宽，轻度主动脉瓣反流，左心室舒张功能降低可诊断为肥厚型心肌病。再根据家族有类似病例可诊断为家族性肥厚型心肌病。肥厚型心肌病的诊断主要标准：①超声心动图左心室壁或/和室间隔厚度超过 15mm。②组织多普勒、磁共振发现心尖、近心尖室间隔部位肥厚，心肌致密或间质排列紊乱。

27. A　β－肌球蛋白重链基因（β－MHC，MYH7）是家族性肥厚型心肌病（FHCM）的第 1 个致病基因。约有 50% 的 HCM 患者为家族遗传性，携带 HCM 相关致病基因。

28. E　患者心脏超声提示室间隔与左室后壁厚度的比值为 1.5，SAM 征阳性，流出道狭窄，支持梗阻性肥厚型心肌病。

29. C　对于梗阻性肥厚型心肌病，硝酸酯类药物是禁忌的。因为硝酸酯类药物可以使梗阻加重，导致患者的猝死。

30. D　梗阻性肥厚型心肌病是一种心室肌肥厚为特征的心脏疾病。相关临床研究表明，遗传因素、内分泌紊乱以及免疫力低下等，都是导致梗阻性肥厚型心肌病出现的发病原因。HCM 属于常染色体显性遗传病，50% 的患者有明显家族史，心肌肌节收缩蛋白基因突变是主要的致病因素。

31. A　90% 有症状的梗阻性肥厚型心肌病患者出现劳力性呼吸困难和乏力，夜间阵发性呼吸困难较少见。心电图检查常可见左心室肥厚和 ST－T 改变。心尖肥厚型心肌病患者可见左心室高电压伴左胸导联 ST 段压低，以 V_3、V_4导联为轴心的胸前导联出现巨大倒置的 T 波。部分患者在Ⅱ、Ⅲ、aVF、V_4～V_6导联可见“深而窄的病理性 Q 波”，相应导联 T 波直立，有助于与心肌梗死鉴别。

32. C　室间隔与舒张期左室后壁之比≥1.3∶1 是肥厚型心肌病心脏超声的典型表现。

33. C　肥厚型心肌病心电图的表现无 ST 段抬高。

34. E　肥厚型心肌病首选 β 受体拮抗剂，禁忌使用洋地黄类及硝酸酯类药物。

35. D　该患者可诊断为梗阻性肥厚型心肌病。梗阻性肥厚型心肌病，以左室血液充盈而受阻，舒张期顺应性下降为基本的病态。使用硝酸甘油后降低心脏后负荷，使左室充盈进一步下降，左室泵血减少；降低前负荷，使左室泵血时流出道压力阶差增大，负压效应增强，梗阻加重，也使左室泵血减少。故冠脉灌注量下降。所以患者含服硝酸甘油效果不佳。梗阻性肥厚型心肌病心尖部可闻及 S_4，胸骨左缘第 3、4 肋间有收缩期喷射性杂音。超声心动图检查对本病的诊断有重要意义，它显示舒张期室间隔厚度与左室后壁厚度之比≥1.3 即可确诊。

36. A　梗阻性肥厚型心肌病的特征为心室肌肥厚，典型者在左心室，以室间隔为甚，偶尔可呈同心性肥厚，左心室腔容积正常或减小。偶尔病变发生于右心室。该病通常为常染色体显性遗传病。

37. E　肥厚型心肌病（HCM）是以心肌非对称性肥厚、心室腔变小为特征，以左心室血液充盈受阻，舒张期顺应性下降为基本病态的心肌病。发生肥厚型心肌病时，主要病理生理变化为左室心肌肥厚，室腔变窄，常伴有二尖瓣叶增厚。由于室间隔明显增厚和心肌细胞内高钙，使心肌对儿茶酚胺反应性增强，引起心室肌高动力性收缩，左室流出道血流加速，在该处产生了负压效应，吸引二尖瓣前叶明显前移（SAM 征），造成左室流出道进一步狭窄和二尖瓣关闭不全，形成左室流出道收缩期压力阶差。压力阶差可引起反复性室壁张力增高和心肌需氧量增加，导致心肌缺血坏死和纤维化。所以，患者流出道狭窄的主要病理基础是非对称性室间隔肥厚。

38. C　梗阻性肥厚型心肌病患者禁止应用硝酸盐类药物，该类药物使用后可以加重梗阻性肥厚型心肌病左心室流出道梗阻，使心脏缺血更严重，从而进一步加重病情。

39. D　该患者产后出现胸闷、气短，肺部CT示肺栓塞（面积较小），血压正常，心脏超声示全心扩大，结合心电图检查结果，可诊断为围生期心肌病，全心扩大，肺栓塞。围生期心肌病可以并发心力衰竭、心律失常和肺栓塞等疾病。按照NYHA心功能分级，患有心脏病，但活动量不受限为心功能Ⅰ级，心脏病患者体力活动轻度受限为心功能Ⅱ级，心脏病患者体力活动明显受限为心功能Ⅲ级，心脏病患者不能从事任何体力活动为Ⅳ级。该患者为心功能Ⅲ级。因此，选项D正确。

40. D　双下肢静脉B型超声有助于肺栓塞的诊断。

41. D　该青年女性患者患病毒性心肌炎，心率慢，只有40次/分，律齐，呈心室自搏节律，心房的激动不能传到心室，心房与心室各自收缩，当心房与心室几乎同时收缩时，则第一心音增强，称为大炮音，因此该患者心电图表现最可能是三度房室传导阻滞，即完全性房室传导阻滞，其他情况均不会有大炮音。

42. D　三度房室传导阻滞可出现明显血流动力学障碍，甚至出现Adams－Strokes综合征发作，因此治疗最适宜临时植入心脏起搏器

43. C　该患者有前驱感染史，心肌酶谱增高，心电图示频发室早，支持心肌炎诊断。

44. B　发生急性重症心肌炎可能是由于发生感染而引起，例如病毒、细菌、原虫等，其中比较常见的是柯萨奇病毒、腺病毒等。

45. E　急性心肌炎出现完全性房室传导阻滞，应安装临时起搏器，如果患者经过治疗，传导阻滞未恢复，再植入永久起搏器。

三、多选题

1. ABCD　扩张型心肌病心脏体征为心界扩大，心音减弱，心尖搏动明显左偏，可闻及第三或第四心音、奔马律，有时心尖部闻及二尖瓣收缩期杂音。故除选项E外，其他选项均正确。

2. BCDE　扩张型心肌病的体格检查表现：①颈静脉压力升高，“a”“v”波增强。②血压降低，脉压减小，交替脉。③心尖搏动侧移，通常弥散。④合并左束支传导阻滞或左室射血时间延长时，出现S_2反常分裂，肺动脉高压时S_2（P_2）亢进。⑤心动过速时出现S_4、S_3或重叠奔马律。⑥二尖瓣、三尖瓣反流杂音。

3. ABCE　扩张型心肌病心腔造影表现为心腔扩张、对比剂滞留、收缩功能普遍性减弱，不同心动周期心室腔的大小和形态无明显变化。

4. ABD　扩张型心肌病心力衰竭期的临床表现有极度疲乏、劳力性呼吸困难、心悸。所以，选项A、B、D正确。选项C、E属于心力衰竭晚期的临床表现。

5. BC　β受体拮抗剂、血管紧张素转换酶抑制剂（ACEI）属于扩张型心肌病早期阶段的治疗药物，可减少心肌损伤和延缓病变发展，提高患者生存率。选项A“洋地黄”与选项D“磷酸二酯酶抑制剂”均用于晚期治疗。选项E“利尿剂”用于中期治疗。

6. BCDE　扩张型心肌病任何年龄组均可发病，多无家族史，起病缓慢，早期仅有心脏扩大，而无临床症状。只有当心脏扩大到一定程度时，心功能下降方出现症状。①心功能不全症状。以左心功能不全为主，表现为劳力性呼吸困难，心慌、气短，重时端坐呼吸、咳嗽，可由左心功能不全发展至全心功能不全。体检有舒张早期奔马律。②可出现各种心律失常，以室性期前收缩最多见。③栓塞或猝死。选项A“晕厥”不属于扩张型心肌病的临床表现。

7. BCD　扩张型心肌病与缺血性心肌病均以心脏扩大为基础，临床上均表现有各种心律失常，晚期心肌收缩力降低出现心力衰竭，选项B、C、D正确。两者的主要鉴别要点是有无心绞痛与心肌梗死病史。缺血性心肌病是冠心病的一种类型，多为多支冠状动脉病变引起。所以病史中若有典型心绞痛发作史或心电图上有陈旧性心肌梗死证据，对确诊为缺血性心肌病是重要依据。而扩张型心肌病一般无典型心绞痛与心肌梗死病史。

8. ACE　需要与扩张型心肌病进行鉴别的疾病有冠心病缺血性心肌病、病毒性心肌炎和心包积液。

9. ABCD　植入双腔或三腔起搏器、左心机械辅助泵、左室成形术、心脏移植均属于扩心病的非药物治疗措施。

10. BC　扩张型心肌病早期仅仅是心脏结构的改变，超声心动图显示心脏扩大、收缩功能损害，但无心力衰竭的临床表现。所以，选项B、C正确。选项A错误。选项D、E属于扩张型心肌病中期的超声心动图表现。

11. ABCDE　扩张型心肌病的治疗旨在阻止基础病因介导的心肌损害，阻断造成心力衰竭加重的神经体液机制，控制心律失常和预防栓塞，提高生活质量和延长生存。

12. BC　肥厚型心肌病的主要诊断标准：①超声心动图左心室壁或/和室间隔厚度超过15mm。②组织多普勒、磁共振发现心尖、近心尖室间隔部位肥厚，心肌致密或间质排列紊乱。因此，选项B、C正确，选项A、D、E均属于肥厚型心肌病的次要诊断标准。

13. ABD　肥厚型心肌病常见的心电图表现有左心室肥厚；胸前导联出现倒置T波；室内传导阻滞等等，一般不会出现右心房增大表现，房颤不是肥厚型心肌病的特殊心电图表现。

14. ABD　非梗阻性肥厚型心肌病的超声心动图表现为室间隔明显增厚，与左室壁比值≥1.3。也可有前侧游离壁增厚，选项A、B、D正确。选项C“左心室顺应性减低”是典型梗阻性肥厚型心肌病的超声心动图表现。

选项 E 左心室舒张末呈“黑桃”样改变是心尖肥厚型心肌病的超声心动图表现。

15. ABC　HCM 的非药物治疗主要包括：室间隔减容术、植入双腔起搏器、埋藏式心脏复律除颤器和心脏移植。其中，室间隔减容术包括：外科室间隔切除术（SM）和室间隔酒精消融术（ASA）。

16. ADE　梗阻性肥厚型心肌病患者，凡增加心肌收缩力或减轻心脏负荷的措施如给洋地黄类药物、异丙肾上腺素、亚硝酸异戊酯、硝酸甘油、做 Valsalva 动作、体力活动后等均可使得杂音增强。相反，减弱心肌收缩力或增加心脏负荷的措施如给血管收缩药、β 受体拮抗剂、下蹲及紧握拳均可使杂音减弱。

17. ABDE　肥厚型心肌病的心电图表现最常见的是左心室肥厚和继发性 ST－T（V_4～V_5导联）改变，室间隔肥厚者 V_1、V_2 导联 R 波增高，R/S 比值增大。所以，选项 A 正确。临床表现为心悸、劳力性呼吸困难、心前区疼痛，似心绞痛，但可不典型。所以，选项 B 正确。肥厚型心肌病的胸部 X 线检查表现以左心室肥厚为主，主动脉不增宽，肺动脉段多无明显突出，肺淤血大多较轻，常见二尖瓣钙化。所以，选项 C 错误。20%～50%的患者有深而窄的病理性 Q 波，出现于Ⅱ、Ⅲ、aVF、aVL、V_4、V_5导联为本病的另一个特征。所以。选项 D 正确。肥厚型心肌病可在胸骨左缘第 3、4 肋间或心尖部内侧闻及粗糙的收缩中晚期喷射性杂音，可伴收缩期震颤。所以，选项 E 正确。

18. ABCD　限制型心肌病的体格检查表现：①颈静脉压升高，迅速下降的“y”波；②库斯莫尔（Kussmaul）征；③脉压变窄；④S_3或 S_4；⑤房室瓣反流杂音；⑥肝大、水肿、腹水。选项 E“心包摩擦音”为心脏压塞的体格检查表现。

19. ABCE　限制型心肌病有典型临床表现，超声心动图检查有心尖部心腔闭塞、心内膜增厚等典型限制型心肌病变特征改变，心内膜心肌病变活检有心内膜和心肌纤维化改变者可确诊。限制型心肌病的诊断标准不包括选项 D“心包膜增厚”。

20. ABE　限制型心肌病（RCM）以一侧或双侧心室充盈受限和舒张期容量降低为特征，收缩功能和室壁厚度正常或接近正常，可见间质纤维化的心肌病。

21. ABDE　限制型心肌病心内膜下有数毫米的纤维增厚，增厚的内膜回声致密。声像图显示心内膜、心肌回声增强，心腔变形，心房扩大，以右房多见，晚期右房极度扩大。房室瓣血流速度减低，血流频谱不受呼吸影响。室壁运动幅度减低，舒张功能严重受限。

22. AB　以左心室病变为主的限制型心肌病患者出现呼吸困难，如阵发性夜间呼吸困难、端坐呼吸，累及右心室引起外周水肿、腹水等。

23. CDE　对嗜酸性细胞增多症及其引起的限制型心肌病，糖皮质激素（泼尼松）和羟基脲或长春新碱等其他细胞毒性药物，能有效地减少嗜酸性粒细胞，阻止内膜心肌纤维化进展。

24. ABCD　右心室心肌病右室造影显示弥漫或局限性右心室腔扩大、舒张期膨隆、肌小梁消失、右心室收缩减弱和局限性运动障碍，选项 A、B、C、D 正确。

25. ABCDE　限制型心肌病造影表现分为右心型、左心型和双心室型。其中，右心型表现为右心室闭塞，流入道挛缩变形，而流出道扩张，右心室收缩－舒张功能消失。收缩期对比剂向右心房反流，提示三尖瓣关闭不全，右心房扩张，对比剂排空延迟。有些病例可在心房耳部见到附壁血栓。肺动脉分支纤细，充盈延迟。

26. ABCDE　致心律失常性右心室心肌病是一种原因不明的心肌疾病，病变主要累及右室（RV），以 RV 心肌不同程度地被脂肪或纤维脂肪组织代替为特征。临床主要表现为室性心律失常或猝死，但亦可无症状。室性心律失常是其最常见的表现。以反复发生持续或非持续性室性心动过速为特征。超声心动图示 RV 扩大，流出道增宽。RV 运动异常或障碍，舒张期呈袋状膨突或呈室壁瘤样改变。

27. ABCD　致心律失常性右室心肌病的病理改变主要为右心室肌层发育不全而由纤维组织和脂肪组织取代，导致局限性或弥漫性右心室扩张，并容易并发左束支阻滞型室性心动过速。常见的心电图改变为右心室肥大，右束支阻滞，V_1～V_3导联 T 波倒置，V_1～V_2导联 QRS 波群时限延长。1/3 患者用常规心电图可记录到 epsilon 波，心室晚电位常呈阳性结果。心电图检查对本病有较大的诊断价值。

28. ABCDE　ARVC 主要是针对右心衰竭进行治疗，发生心律失常可根据心律失常类型选择抗心律失常药物，如室性心动过速选用胺碘酮、美心律、普罗帕酮等。对反复发生室性心动过速的患者，可行射频消融室性心动过速病灶、置入埋藏型心律转复除颤器、手术治疗或心脏移植。此外，还包括生活方式的改变。

29. ABCDE　致心律失常性右室心肌病的治疗目的是降低猝死的发生率，缓解心律失常及心衰的症状，提高生活质量，因此选项 A、B、C、D 叙述均正确。对于发生过心源性猝死、合并室颤、持续性室速及其他高危因素患者，建议植入 ICD 预防猝死，选项 E 正确。

30. AB　酒精性心肌病疾病早期表现为酒后感到心悸、胸部不适或晕厥，阵发性心房颤动是早期常见表现之一。随着病情进展，心排血量降低，最常见的是乏力、肢软。当患者发生心力衰竭时，表现为劳力性或夜间阵发性呼吸困难、气短和端坐呼吸。

31. BCE　过度饮酒对心肌损害有 3 种途径：①乙醇

或其毒性产物对心肌的直接毒性作用。②营养不良，最常见为硫胺缺乏，引起脚气病性心脏病。③可能与乙醇添加剂（如钴）的毒性有关。

32. BCDE 围生期心肌病是一组多因素疾病，其病因迄今未明。其发病可能与病毒感染、机体自身免疫因素有关，多胎、多产、高血压、营养不良、贫血等均被认为与围生期心肌病的发生有关。

33. ABCE 围生期心肌病指既往无心血管疾病史，于妊娠最后1个月至产后6个月内发生心力衰竭，临床表现符合扩张型心肌病，病因不明，与妊娠及分娩密切相关。

34. AE 围生期心肌病（PPCM）是指既往无心脏病史，在妊娠末期或产后6个月内，首次发生以累及心肌为主的一种心脏病。

35. ABCDE 药物性心肌病常见于使用抗肿瘤药物、某些治疗精神病的药物（如抗抑郁药）、治疗心血管病的药物和抗寄生虫药等。

36. ABCDE 药物性心肌病检查包括血清酶学检查、血液免疫学检查、血药浓度测定、心电图检查、超声心动图、放射性核素检查、心导管检查、心内膜心肌活检。

37. ABCDE 确诊为药物性心肌病者应停用有关药物，可用泛癸利酮（辅酶Q10）肌内注射或口服。针对心律失常、心功能不全可采用相应的治疗措施。也可适当应用改善心肌营养和代谢的药物，如肌苷三磷酸腺苷（ATP）、维生素 B_1、维生素 B_6 和二磷酸果糖等。

38. BCDE 病毒性心肌炎急性期尤其是最初2周，病情非危急者不用肾上腺皮质激素，但短期内心脏急剧增大、高热不退、急性心力衰竭、休克、高度房室传导阻滞或合并多器官功能损害者，可试用地塞米松每日10～30mg，分次静脉注射，连用3～7日。

39. ABCD 急性病毒性心肌炎轻者可无症状，或仅有心悸、胸闷、乏力、纳差等症状，大多心率增快而与体温升高不相称，也有少数心动过缓；重者可有心力衰竭、心律失常、心源性休克，甚至猝死。因此，选项E“心动过速与发热程度平行”不属于急性病毒性心肌炎常见临床表现。

40. BCDE 病毒性心肌炎实验室检查可见血清心肌酶增高，病毒中和抗体滴度增高。体征表现可见体温升高与心率增快不相平行，严重者可出现高度房室传导阻滞及心源性休克。选项A“感冒后即出现胸痛”不能完全支持病毒性心肌炎诊断。

41. ABCE 病毒性心肌炎的临床分期：①第一期（病毒复制期）：主要由病毒感染所致发热、胸痛，心电图可出现房性或室性心律失常、宽大QRS波、左束支传导阻滞、ST－T波改变等，超声心动图可示心室收缩功能降低、室壁活动减弱等，这一期如肯定有病毒感染认为可抗病毒治疗，如免疫球蛋白、干扰素等。②第二期（免疫反应期）：此期病毒感染症状已缓解，而细胞内黏附分子－1、可溶性Fas配体及T细胞激活的标志物等均高于正常人群，且心脏特异性自身抗体，如抗α肌凝蛋白等常见，病毒血清学常阳性，如肯定在此时期，则可用较成熟的免疫抑制药。③第三期（DCM期）：此期治疗基本同特异性心肌病，并需监测病毒感染的复燃及自身免疫标志情况。

四、案例分析题

1. E 根据题中临床表现与辅助检查结果首先可诊断为扩张型心肌病。扩张型心肌病心力衰竭期有劳力性呼吸困难的症状。体征表现为双肺水泡音，心界向两侧扩大。心尖部可听到2级收缩期吹风样杂音。超声心动图表现为左心室或双侧心腔普遍扩大，室壁变薄，心室弥漫性运动减弱，可有二尖瓣或三尖瓣反流，射血分数降低。

2. BCEF 选项A“毛花苷C”是洋地黄制剂，静脉注射可以减慢心室率。患者的心率为40次/分，属于心率过缓，故不可使用毛花苷C。选项B“多巴酚丁胺”和选项F“多巴胺”均属于非洋地黄类正性肌力药，属于β受体激动药，适用于扩张型心肌病的短期治疗。选项C“呋塞米”属于利尿剂，可以用于扩张型心肌病的治疗。选项D“硝苯地平”属于钙通道阻滞剂，一般用于治疗舒张功能障碍引起的心力衰竭，如肥厚性疾病等疾病引起的心力衰竭。对于充血性心力衰竭一般不建议应用。扩张型心肌病主要表现为充血性心力衰竭。选项E“硝普钠”为强有力的、快速的直接血管扩张药，可以用于扩张型心肌病的治疗。

3. B 患者可能诊断为扩张型心肌病。扩张型心肌病心力衰竭期有劳力性呼吸困难的症状。主要有极度疲劳、乏力、气促和心悸等症状，体检有舒张早期奔马律。体征表现为心界向左下及双侧扩大，第一心音低钝，可闻及舒张期奔马律，心尖部可闻及收缩期吹风样杂音，2/6级，柔和，不传导。

4. D 扩张型心肌病的最主要体征是心脏扩大，通常左右心室腔均增大及扩张，以左心室为甚，心脏呈苍白色，可伴有钙化、心内膜增厚及纤维化，附壁血栓多发生在心尖部。

5. ACDEF 扩张型心肌病的超声心动图表现为左心室或双侧心腔普遍扩大，成人左心室舒张末内径常 > 60mm，最大可达80mm，室壁变薄，心室弥漫性运动减弱，部分表现为室间隔及左心室后壁运动减弱，可有二尖瓣或三尖瓣反流，射血分数降低。

6. DE 扩张型心肌病早期应积极地进行药物干预治疗，包括β受体拮抗剂、血管紧张素转换酶抑制剂（ACEI），可减少心肌损伤和延缓病变发展。所以，选项D、E符合题意。选项ABC均属于中期干预治疗的药物。

7. ABDEF 青年男性，活动时胸闷、运动时晕厥，查体有胸骨左缘3~4肋间收缩期杂音，首先考虑完善心电图、超声心动图的检查项目。运动试验可以进行风险分层和评估LVOT压差，脑电图排查神经源性晕厥。

8. A 有劳累后胸闷气短，硝酸甘油效果不佳；心脏不大，胸骨左缘有收缩期喷射性杂音；UCG示室间隔明显增厚，室间隔厚度与左心室后壁厚度之比≥1.3，并可见SAM征。根据上述特征，可确定诊断为肥厚型心肌病，梗阻性。

9. CF 梗阻性心肌病在心室收缩时，由于室间隔不对称的增厚，二尖瓣前叶向前方运动，导致左心室容量减小或增加心肌收缩力的各种因素都需要防止。地高辛可直接增加心肌收缩力，故不宜使用。应用硝酸酯类药物可使左心室舒张期容量减小，导致收缩期时流出道狭窄加重，故是不宜使用的。β受体拮抗剂、钙离子拮抗药（合心爽）等药物抑制心肌的收缩力，减轻流出道的梗阻，可建议使用。阿司匹林及肝素作为防治血栓栓塞也是很重要的。

10. D 目前认为，肥厚型心肌病是常染色体显性遗传疾病，肌节收缩蛋白基因突变是主要的致病因素，可有明显的家族史。

11. CE HCM患者有运动相关心源性猝死风险，应限制运动量；ICD植入用于HCM患者SCD的一二级预防。

12. ABCD 肥厚型心肌病患者有下列任意一项均建议植入ICD：①具有室颤、持续性室性心动过速或心搏骤停（SCD未遂）的个人史；②早发SCD家族史，包括室性快速性心律失常的ICD治疗史；③不明原因的晕厥；④动态心电图证实的NSVT；⑤左心壁最大厚度≥30mm。

13. D 患者中年男性，胸骨左缘第3~4肋间可闻及收缩期喷射性杂音，室间隔明显增厚，考虑肥厚型心肌病。

14. CF 增加回心血量，减弱心肌收缩力会减轻梗阻，杂音减轻。下蹲位时回心血量增加，β受体拮抗剂减弱心肌收缩力，均可以减轻梗阻。

15. AE β受体拮抗剂无血管扩张作用，是梗阻性HCM的一线治疗方案，可以改善心室松弛，增加心室舒张期充盈时间，减少室性及室上性心动过速。非二氢吡啶类钙通道阻滞剂具有负性变时和负性肌力作用，可改善左室舒张功能，可用于无法耐受β受体拮抗剂或禁忌证的梗阻性HCM治疗。

16. ADEF 梗阻性肥厚型心肌病表现为心室舒张顺应性下降，最常合并的心律失常为房颤，对于所有伴发持续性、永久性或阵发性房颤的HCM患者，在无禁忌证的前提下，均建议口服抗凝药，无须CHA2DS2-VASc评分系统评估患者卒中风险。治疗急性低血压时对液体输入无反应的梗阻性HCM患者，推荐使用不增加心肌收缩力的单纯血管扩张剂如去氧肾上腺素。

17. D 致心律失常性右心室心肌病是以发作性昏厥、猝死、右室源性室性心律失常、右心室扩张和右心功能减退或衰竭为特征的原因不明的心肌病。临床上检查主要依赖于UCG和MRI，其中UCG除可见右室变薄扩大外，还可见心脏“调节束”增粗和反射增强，MRI可见右室心肌壁内异常脂肪浸润以及右室增大。

18. ABCDE 治疗上，主要是针对右心功能不全和心律失常的治疗，其中抗心律失常主要为Ⅱ、Ⅲ类抗心律失常药物。有条件者还可行导管消融、ICD置入及心脏移植。

19. B 该患者最可能诊断为病毒性心肌炎。多数病毒性心肌炎患者在发病前1~3周有上呼吸道感染或肠道感染史，出现心悸、胸闷、心前区隐痛、头晕、乏力、浮肿甚至Adams-Stokes综合征。轻者心脏无扩大，部分患者轻至中度增大；可出现各种心律失常，以室性期前收缩最常见，其次是房室传导阻滞。此外，心房颤动、心房扑动等均可出现。可有心尖区第一心音减弱或分裂，时有舒张期奔马律和第三心音、第四心音；心尖区可能有收缩期吹风样杂音或舒张期杂音，病情好转后可消失。综上所述最可能的诊断是病毒性心肌炎。

20. BE 患者心率慢，心脏听诊闻及大炮音，考虑完全性房室传导阻滞及室性逸搏。

21. BCE 病毒性心肌炎患者急性期应卧床休息，减轻心脏负荷，通常卧床2周，3个月内不参加重体力活动，不主张早期使用激素。严重心律失常和（或）心力衰竭者需卧床休息4周，半年内不参加体力活动。高度房室传导阻滞或窦房结功能损害而出现晕厥或明显低血压时，可考虑使用临时心脏起搏器。

22. BCD 对病毒性心肌炎患者合并高度房室传导阻滞、难治性心力衰竭、重症患者或考虑有自身免疫的情况下可慎用糖皮质激素。

23. ABCF 入院时为明确诊断，除心电图、胸部X线检查和常规实验室检查项目外，还应进行的检查包括抗心肌抗体、病毒学检测、心肌酶+TnI、心脏彩色超声心动图。超声心动图示轻症患者可正常，重症可见心脏扩大，室壁节段性或弥漫性运动减弱。若伴有心肌心包炎，可见心包积液征、心室收缩功能降低。

24. AEF 入院后患者肠病毒基因和血清抗ANT抗体、抗β_1受体抗体均为阳性。病毒感染1~3周后出现心脏临床表现，心电图改变和心肌损伤标志物异常，病毒抗体阳性或分离出病毒，支持病毒性心肌炎诊断。抗β_1受体抗体阳性，应用β受体拮抗剂治疗有效。目前病毒性心肌炎尚无特异性治疗，主张应用促进心肌代谢的药物如三磷酸腺苷、辅酶A、环磷腺苷等。

25. ACD　病毒性心肌炎少数患者可转为慢性或发展为扩张型心肌病。目前症状和心脏超声（左心室舒张末期内径 LVEDD，男性正常值 > 5.5cm）支持扩张型心肌病诊断。LVEF 27% 支持心力衰竭的诊断。根据夜间不能平卧的表现，说明心功能为Ⅳ级。

26. D　目前需考虑的进一步治疗手段为心脏移植。心脏移植并不是心脏病的常规治疗方法，而是作为挽救终末期心脏病患者生命和改善其生活质量的一个治疗手段。近年来公认的心脏移植指征：心衰存活指数（HFSS）< 8.1；峰值氧耗（运动试验最大耗氧量测定 VO_2）低于 10ml/(kg · min)；内科无法纠治的顽固性 3 ~4 级心衰；内科与手术均无法纠治的心肌缺血；药物、起搏、手术均不能纠治的症状性室性心律失常等。

第十章 心包疾病

一、单选题

1. 引起急性心包炎最常见的病因是

A. 病毒　B. 细菌

C. 真菌　D. 肿瘤

E. 主动脉夹层

2. 急性心包炎心包渗液时最突出的症状是

A. 心前区痛　B. 干咳、嘶哑

C. 呼吸困难　D. 吞咽困难

E. 烦躁不安

3. 下列选项中，符合急性心包炎胸痛临床特点的是

A. 疼痛不放射　B. 随渗液量的增多而加重

C. 深呼吸时减轻　D. 吞咽动作时减轻

E. 咳嗽时加重

4. 急性心包炎的临床表现不包括

A. 发热　B. 与体位有关的胸痛

C. 与呼吸有关的胸痛　D. 心肌酶可升高

E. 心电图多导联 ST 段弓背向上型抬高

5. 尤尔特征（Ewart 征）是指

A. 心尖搏动弱，位于心浊音界左缘的内侧或不能扪及

B. 左肩胛骨下叩诊浊音、因左肺受压而闻及支气管呼吸音

C. 在胸骨左缘第 3、4 肋间可闻及心包叩击音即出

D. 心脏叩诊浊音界向两侧扩大

E. 心音低而遥远

6. 心包炎患者出现血压下降，端坐呼吸，可能同时出现的是

A. 心电图 P 波、QRS 波与 T 波交替

B. 静脉压上升

C. 肺部检查发现 Ewart 征

D. 心电图除 aVR 导联外，均见 ST 段上移

E. 吸气时颈静脉怒张（Kussmaul 征）

7. 下列哪一项不是急性心包炎的心电图变化

A. T 波平坦或倒置　B. ST 段呈弓背向下抬高

C. QRS 波群呈低电压　D. ST 段呈弓背向上抬高

E. 常有心动过速

8. 心包积液的特征性体征不包括

A. 心音低而遥远　B. 心尖搏动减弱

C. 心界扩大　D. 交替脉

E. 可闻及支气管呼吸音

9. 急性心包炎时心包摩擦音的特点是

A. 舒张期最明显　B. 与心搏一致

C. 吸气末明显　D. 仰卧位时最明显

E. 在胸廓下部闻及

10. 有助于心包炎病因类型诊断的检查是

A. 心包穿刺抽液检查　B. 心电图

C. 超声心动图　D. 血培养

E. X 线胸片

11. 关于急性心包炎心包穿刺的注意事项，下列叙述错误的是

A. 在心电血压监护、有畅通的静脉输液通道条件下进行

B. 有条件者术前应行心脏超声检查，确定积液多少及定位

C. 抽放液量以后可增到 300 ~ 500ml

D. 抽放液速度要慢，抽放液量一般第 1 次不宜超过 200ml

E. 麻醉量要尽量大，以免因疼痛引起迷走反射和神经源性休克

12. 关于急性心包炎时典型的心包摩擦音的特点，下列叙述错误的是

A. 在心前区听诊最清楚　B. 为收缩期的粗糙杂音

C. 深吸气时杂音增强　D. 取身体前倾时最易听到

E. 搔抓样、刺耳的高频音

13. 缩窄性心包炎在我国最主要的病原体是

A. 病毒　B. 结核分枝杆菌

C. 立克次体　D. 细菌

E. 真菌

14. 缩窄性心包炎经确诊后应考虑的治疗方案是

A. 抗结核治疗　B. 使用抗生素

C. 少量输血　D. 强心利尿治疗

E. 充分准备后应尽早实行心包切除术

15. 关于缩窄性心包炎右心衰竭和器质性心脏病右心衰竭临床表现的叙述，不正确的是

A. 均可出现肝肿大

B. 均可出现腹水

C. 均易出现颈静脉怒张，应用利尿剂后可使血压

升高

D. 缩窄性心包炎心脏杂音多不明显，出现右心衰的器质性心脏病多可闻及心脏杂音

E. 缩窄性心包炎可闻及心包叩击音，右心衰无心包叩击音

16. 缩窄性心包炎最有效的治疗方法是

A. 应用抗结核药　B. 心包切除术
C. 应用扩张血管药物　D. 放腹水
E. 应用强心药

17. 患者，女性，69 岁。查体：心尖搏动减弱，心音遥远，超声提示心包积液。其最突出的临床症状是

A. 干咳　B. 吞咽困难
C. 呼吸困难　D. 胸痛
E. 腹胀

18. 患者，男性，26 岁。胸部隐痛 5 天，伴低热、咳嗽、气促，体检心界明显扩大，心尖搏动位于心浊音界内 2cm，肝肋下 5cm。心电图示窦性心动过速、低电压、广泛性 T 波低平。该患者诊断考虑为

A. 感染性心内膜炎　B. 肺部感染
C. 扩张型心肌病　D. 急性心包炎伴积液
E. 病毒性心肌炎

19. 患者，男性，47 岁，持续胸痛伴发热 1 天。心电图：除 aVR 导联外，其余导联 ST 段均呈弓背向下型抬高。该患者最可能的诊断为

A. 主动脉夹层　B. 自发性气胸
C. 急性心包炎　D. 急性心肌梗死
E. 变异型心绞痛

20. 患者，女性，50 岁。主诉心前区疼痛并放射至左肩，吸气时疼痛加重，坐位减轻，伴有发热、寒战、血压 110/80mmHg，心率 110 次/分、律齐，体温 38.5℃，其他检查无异常。心电图示 ST 段抬高（除 aVR），入院后第 3 天患者的血压下降，静脉压升高，出现颈静脉曲张及休克。患者最可能的诊断是

A. 肺梗死　B. 心肌梗死
C. 病毒性心肌炎　D. 急性左心衰
E. 急性心脏压塞

21. 患者，女性，52 岁。因心前区钝痛、气短 2 周来门诊。查体：心浊音界向两侧增大，心音遥远，心电图示窦性心动过速、低电压，广泛 T 波低平，疑诊急性心包炎。下列选项中，不支持大量心包积液的体征是

A. 奇脉
B. 颈静脉怒张
C. Ewart 征
D. 收缩压降低，而舒张压变化不大
E. 胸骨左缘第 3、4 肋间闻及心包摩擦音

22. 患者，女性，34 岁，尿毒症患者。出现胸痛，心包摩擦音，由于未及时治疗，该患者出现大量心包积液。这时可出现的体征为

A. Duroziez 征　B. 脉搏短绌
C. Ewart 征　D. Roth 斑
E. Musset 征

23. 患者，男性，65 岁。既往有慢性支气管炎、肺气肿及肺心病史。2 天前因气急、腹胀、下肢水肿入院，怀疑有心包疾病，体检发现有腹水，下列体征结果中，更支持心包疾病引起的腹水的是

A. 心界叩诊不扩大　B. 颈静脉怒张
C. 下肢水肿　D. 肝大
E. 肝－颈静脉回流征阳性

24. 患者，男性，62 岁。冠脉造影术后出现呼吸困难，如诊断为心脏压塞，下列最不可能出现的是

A. 心包摩擦音
B. 发绀
C. 肝大，双下肢水肿
D. 颈静脉怒张而搏动不明显
E. 脉速，脉压小

25. 患者，男性，34 岁。发热 1 周伴有胸痛，用硝酸甘油无效。查体：心界向两侧扩大，心率 115 次/分，心音低沉，且有舒张期附加音，血压 110/80mmHg（14.7/10.7kPa），肘部静脉压 180mmH_2O。心电图示：ST 段抬高，弓背向下，未见病理性 Q 波。该患者最可能的诊断为

A. 急性心肌梗死　B. 急性渗出性心包炎
C. 变异型心绞痛　D. 稳定型心绞痛
E. 缩窄性心包炎

26. 患者，男性，21 岁。急起胸前区疼痛、咳嗽、气促、发热 2 天，提示诊断可能为心包炎的体征是

A. 心包摩擦音　B. 奇脉
C. 心音遥远　D. 心房颤动
E. 叩诊心界增大

27. 患者，女性，34 岁。剧烈胸痛伴有发热。心电图示：ST 段除 aVR 导联以外呈弓背向下型抬高。最可能的诊断为

A. 急性心包炎　B. 气胸
C. 急性心肌梗死　D. 主动脉夹层动脉瘤破裂
E. 高压性气胸

28. 患者，女性，32 岁，诉发热伴心前区隐痛，呼吸困难，颈静脉怒张，体检：体温 39.3℃，血压 120/78mmHg。心率 110 次/分，心电图示：ST 段抬高。

患者诊断为急性心包炎，其治疗方法是
A. 使用非甾体抗炎药　B. 心包穿刺
C. 使用糖皮质激素　D. 使用β受体阻滞剂
E. 心包切除术

29. 患者，女性，34 岁。呼吸困难伴有胸痛 2 周。查体：烧瓶样心，心音遥远。超声示心包积液。关于其病理生理变化，下列叙述错误的是
A. 妨碍心室舒张和充盈
B. 影响血液回流到右心
C. 每搏输出量可降低
D. 静脉压升高
E. 动脉舒张压明显下降

30. 患者，男性，31 岁。6 天前急起发热，因胸痛和气促急诊。叩诊心界明显扩大，吸气时脉搏变弱。1 小时前呼吸困难急剧加重，心率 124 次/分，律齐，心音低远，血压为 60/45mmHg，颈静脉怒张。此时最有效的抢救措施为
A. 静脉注射毛花苷 C
B. 肌内注射哌替啶
C. 静脉滴注多巴胺与间羟胺
D. 持续吸高浓度氧
E. 心包穿刺减压

31. 患者，女性，52 岁。既往有结核病史，近年来，气促、肝大、腹水，心包叩击音，心音减低。最可能诊断
A. 肝硬化　B. 急性心包炎
C. 冠心病　D. 缩窄性心包炎
E. 限制型心肌病

32. 患者，男性，38 岁。最近出现吸气颈静脉怒张更明显。该患者最可能诊断为
A. 扩张型心肌病　B. 急性心肌梗死
C. 急性心肌炎　D. 缩窄性心包炎
E. 肥厚型心肌病

33. 患者，男性，17 岁。因腹胀、水肿、气促 1 年入院，有肺结核病史。查体：血压 90/60mmHg，呼吸稍急促，颜面水肿，颈静脉怒张，双肺呼吸音粗，无啰音，心脏临界大小，心率 130 次/分，心律绝对不齐，心音稍低钝，P_2不亢进，胸骨左下缘可闻及弱而短促的舒张期隆隆样杂音，腹壁静脉曲张，肝大，移动性浊音（+），双下肢水肿。该患者最可能诊断为
A. 慢性乙型肝炎，肝硬化
B. 慢性肾炎
C. 风湿性心脏病，右心衰竭
D. 缩窄性心包炎
E. 结核性腹膜炎

34. 患者，男性，49 岁。因心脏进行性扩大 6 年，曾住院诊断为扩张型心肌病，本次因气急加重，水肿明显 1 周来诊。门诊检查后疑有大量心包积液。下列选项中，最支持此诊断的是
A. 颈静脉怒张
B. 心界向两侧扩大
C. 心音弱
D. 吸气时收缩压较呼气时降低 20mmHg
E. 心电图示肢导联低电压

35. 患者，女性，41 岁。气促、水肿、腹胀，进行性加剧 3 年。查体：心界稍大，心音低远，肝在肋下 5cm 可触及，可为诊断提供证据的检查方法为
A. 静脉压升高
B. 心包叩击音
C. 胸部 X 线片见心包钙化
D. 心电图低电压，ST 段普遍降低 T 波低平或倒置
E. 心导管检查右房平均压、右室舒张期压力及肺毛细血管压力均上升

36. 患者，男性，42 岁。患有急性心包炎、心包积液 2 月余。近几日出现咳嗽、活动后气促。有心绞痛样胸痛。查体：有颈静脉怒、肝大、腹水、下肢水肿、心率增快，可见 Kussmanl 征。考虑诊断为
A. 急性心包炎　B. 缩窄性心包炎
C. 纤维蛋白性心包炎　D. 渗出性心包炎
E. 亚急性心包炎

37. 患者，男性，34 岁，1 年前出现高热伴胸痛，当时发现心包积液，血常规白细胞升高，经大剂量抗生素治疗后发热、胸痛消失。2 个月前开始出现食欲缺乏、腹水、颈静脉怒张。该患者体检时，最应注意的体征是
A. 有无奇脉
B. 吸气时颈静脉怒张是否更明显
C. 有无心包叩击音
D. 心浊音界有无扩大
E. 脉压大小

38. 患者，女性，44 岁。咳嗽 2 周，心前区锐痛 2 天，深呼吸时加重，放射到颈部。查体：胸部无压痛。心界不大，胸骨左缘第 3、4 肋间可闻及抓刮样粗糙音，屏气后仍存在。该患者最可能的诊断是
A. 急性胸膜炎　B. 急性纤维蛋白性心包炎
C. 急性肋软骨炎　D. 急性心肌梗死
E. 急性心肌炎

39. 患者，男性，32 岁，心慌、气短 10 天来诊。超声心

电图诊断为心包积液。查体时，最不可能出现的体征是

A. 奇脉　　B. 颈静脉怒张
C. 肝大　　D. 动脉血压升高
E. 脉压减小

二、共用题干单选题

（1～2 题共用题干）

患者，男性，35 岁。因“咳嗽、咳痰、胸闷、气促伴盗汗、乏力 2 周”就诊。查体：颈静脉怒张；心界向左右扩大，HR 112 次/分，心音减弱，未闻及病理性杂音。心电图示：除 aVR 导联外，余导联 ST 段呈弓背向下型抬高。

1. 该患者最可能的诊断是

A. 消化道肿瘤　　B. 肝硬化
C. 胸膜炎　　D. 急性心包炎
E. 肺内感染

2. 进一步查体可能发现

A. 毛细血管搏动征　　B. 交替脉
C. 水冲脉　　D. 奇脉
E. 短促脉

（3～4 题共用题干）

患者，男性，35 岁。发热、胸部持续性钝痛 2 天，胸痛于仰卧时加剧，用硝酸甘油无效，心音减低，伴有舒张期附加音，BP 110/80mmHg，下肢水肿，静脉压 180mmH_2O。ECG：ST 段抬高，弓背向下，未见 Q 波。

3. 最可能的诊断为

A. 急性心肌梗死　　B. 缩窄性心包炎
C. 变异型心绞痛　　D. 稳定型心绞痛
E. 急性渗出性心包炎

4. 下列选项中，不支持大量心包积液的体征是

A. 奇脉
B. Ewart 征
C. 颈静脉怒张
D. 胸骨左缘 3～4 肋间闻及心包摩擦音
E. 收缩压降低，而舒张压变化不大

（5～8 题共用题干）

患者，男性，25 岁。主诉心前区疼痛 2 小时，向左肩放射，吸气时疼痛加重，坐位时减轻，伴有畏寒、发热就诊。查体：BP 105/75mmHg，T 38℃，HR 110 次/分，规则，心脏无杂音，两肺未见异常，有血吸虫病史。心电图示：除 aVR 与 V_1 外各导联 ST 段抬高。

5. 该患者最可能的诊断是

A. 肺梗死
B. 心肌梗死
C. 急性心包炎
D. 心肌梗死伴继发性心包炎
E. 心肌炎

6. 此时 X 线片可能显示

A. 左肺野楔形实质性阴影，伴左胸积液
B. 正常
C. 肺部无明显充血，心影显著增大
D. 左肺野多发炎症
E. 两侧肺门影不大

7. 该患者入院第 3 天，血压 90/75mmHg，颈静脉怒张，气短不能平卧，病情变化应考虑为

A. 再次肺梗死　　B. 心肌梗死扩大范围
C. 心脏腱索断裂　　D. 败血症
E. 心脏压塞

8. 该患者正确的治疗措施是

A. 心包穿刺　　B. 冠状动脉造影紧急 PTCA
C. 手术取出栓子　　D. 大剂量抗生素静脉滴注
E. 升压、强心及利尿

（9～11 题共用题干）

患者，男性，27 岁。心前区疼痛 1 周伴低热，轻咳、气促。查体：血压 110/80mmHg，颈静脉充盈，双肺呼吸音稍粗，心尖搏动位于心浊音界内 0.5～1.0cm，心率 108 次/分，律齐，肝肋下 2cm，质软，腹部移动性浊音（-），双下肢无水肿。X 线示：肺纹理无明显增多，心影增大，实验室检查 cTnI 阴性。

9. 该患者最可能的诊断是

A. 缩窄性心包炎　　B. 急性心包炎伴心包积液
C. 限制型心肌病　　D. 扩张型心肌病
E. 重症心肌炎

10. 该患者已接受心电图检查，其可能的表现不包含

A. 窦性心动过缓　　B. PR 段压低
C. 窦性心动过速　　D. QRS 波群低电压
E. ST 段弓背向下型抬高

11. 对于该患者，下一步应行的检查首选

A. 心脏 CT　　B. 心脏 MRI
C. 心导管检查　　D. 心脏超声
E. 心包穿刺

（12～13 题共用题干）

患者，男性，26 岁。1 周来发热，伴有肌肉痛及胸痛。查体可闻及心包摩擦音。心电图示：Ⅱ、Ⅲ、aVF、aVL、V_2～V_6导联 ST 段抬高。

12. 最可能的诊断是

A. 心肌炎　　B. 扩张型心肌病
C. 急性心包炎　　D. 心绞痛

E. 感染性心内膜炎

13. 其最常见的病原体为

A. RS 病毒　　B. 柯萨奇
C. 单纯疱疹病毒　　D. 腺病毒
E. 支原体

（14～16 题共用题干）

患者，女性，62 岁。发热近 3 个月，体温 38.5℃左右，近半个月来心悸、气短。查体：血压 110/70mmHg，颈静脉怒张，心界向两侧扩大，心音弱。超声心动图示心包腔内可见液性暗区，剑突下约 1.2cm。

14. 该患者最可能的诊断为

A. 扩张型心肌病　　B. 病毒性心肌炎
C. 肝硬化　　D. 心包积液
E. 肾小球肾炎

15. 为确诊应做的检查是

A. 心脏磁共振
B. 心电图
C. 心包穿刺抽液化验
D. 血培养
E. 血生化检查

16. 如果该患者进行了心包抽液化验，结果显示：比重 1.018，蛋白质 30g/L，细胞总数 500/μl，红细胞 250/μl，白细胞 250/μl，单核细胞 80%。该患者最可能的病因是

A. 风湿性　　B. 病毒性
C. 结核性　　D. 化脓性
E. 肿瘤性

（17～19 题共用题干）

患者，男性，30 岁。3 天前腹泻，6 小时前开始胸痛，深呼吸时加重。查体：胸骨左缘 3～4 肋间可闻及粗糙声音，深吸气时增强。心电图示：多导联 ST 段弓背向下型抬高。

17. 该患者下一步需要做的检查不包括

A. 血常规　　B. 心肌酶谱
C. 心脏 ECT　　D. 病毒抗体检测
E. 继续观察心电图的变化

18. 如果该患者心肌酶谱正常，最可能的诊断是

A. 急性心肌梗死　　B. 急性心包炎
C. 变异型心绞痛　　D. 心脏神经症
E. 结核性心包炎

19. 胸片上示心影向两侧扩大，表明心包积液量为

A. 100ml 以上　　B. 150ml 以上
C. 250ml 以上　　D. 350ml 以上
E. 500ml 以上

（20～22 题共用题干）

患者，男性，20 岁。2 周前发高热伴咽痛，同时觉心悸，心前区闷痛。因近 2 天常常感到头晕、眼花来诊。查体：脸色较苍白，心界不大，HR 45 次/分，律齐，无心脏杂音。心电图示：心房率 80 次/分，RR 间期相等，心室率 50 次/分，QRS 时间为 0.08 秒，偶发室性期前收缩。心脏超声示：少量心包积液。

20. 该患者最可能的诊断是

A. 急性心包炎　　B. 急性感染性心内膜炎
C. 急性风湿热　　D. 急性病毒性心肌炎
E. 急性病毒性心肌炎合并心包炎

21. 对该患者诊断无意义的实验室检查是

A. 白细胞增高
B. 血沉增快
C. 血清心肌酶增高
D. 血清中和抗体滴度 4 倍增高
E. 胸片检查见渗出性病灶

22. 入院第 2 天，血压 90/75mmHg，颈静脉怒张，气急无法平卧，此次行 X 线检查可能显示

A. 左肺野楔状实质性阴影伴左胸腔积液
B. 正常
C. 心影呈烧瓶状
D. 左肺野多发性炎症阴影
E. 两侧肺门影增大

（23～25 题共用题干）

患者，女性，25 岁。6 小时前急起气促、发绀，血压从 120/80mmHg 降至 60/45mmHg，颈静脉怒张，心音减弱，肺部无啰音。

23. 下列选项中，有助于诊断的是

A. 心界增大　　B. 奇脉
C. 心房颤动　　D. 端坐呼吸
E. 肝大压痛，肝－颈静脉回流征阳性

24. 该患者行心电图检查，可能出现的改变是

A. 除 aVR 导联外，各导联 ST 段下移
B. QRS 电压增高
C. 病理性 Q 波
D. T 波高尖
E. 电交替

25. 该患者治疗宜选用

A. 毛花苷 C　　B. 补充血容量
C. 多巴胺　　D. 心包穿刺
E. 吗啡肌内注射

（26～27 题共用题干）

患者，男性，30 岁。3 个月来低热、盗汗、消瘦，1 个月来劳累后气短。查体：T 37.6℃，平卧，颈静脉怒张，心界扩大，心音低钝，HR 98 次/分，律齐，无杂音。两肺（－）。肝肋下 3cm，肝颈静脉反流征阳性。超声示心包大量积液，房室大小正常。

26. 该患者首先考虑的初步诊断为

A. 结核性心包炎　B. 真菌性心包炎
C. 化脓性心包炎　D. 肿瘤性心包炎
E. 病毒性心包炎

27. 该患者入院后，应采取的最主要诊断措施是

A. 血培养　B. 痰培养
C. PPD 试验　D. 胸部 CT 检查
E. 心包穿刺抽液检查

（28～32 题共用题干）

患者，女性，23 岁。低热 1 个月，伴有心悸、气促、下肢水肿 1 周。查体：血压 90/70mmHg，颈静脉怒张，心界向两侧扩大，心音弱，肝大肋下 2cm，双下肢水肿。超声心动图示：心包腔内液性暗区 2.0cm，X 线片示：心影向两侧扩大。

28. 为确诊应做的检查是

A. 超声心动图　B. 心电图
C. 血培养　D. 血生化检查
E. 心包穿刺抽液检查

29. 患者心包腔穿刺液检查结果为比重 1.018，蛋白质 30g/L（500/μl），单核细胞 80%，结合临床特点，此患者最可能的病因诊断为

A. 化脓性　B. 风湿性
C. 肿瘤性　D. 结核性
E. 病毒性

30. 该患者的治疗措施是

A. 四联抗结核药物
B. 心包穿刺＋抗生素较长疗程
C. 局部放、化疗
D. 强效抗生素联用
E. 心包穿刺抽液＋四联抗结核药物

31. 患者经上述治疗后半年复诊，仍然诉气促，双下肢水肿，查体：可闻及心包叩击音，胸片示：心影缩小。此时最可能发生了

A. 右心功能衰竭　B. 心包积液复发
C. 缩窄性心包炎　D. 恶性肿瘤未控制
E. 原有心脏病加重

32. 此时最佳处理措施是

A. 加强抗结核治疗　B. 强心利尿
C. 心包穿刺抽液　D. 心包切除术
E. 继续原方案治疗

（33～36 题共用题干）

患者，男性，24 岁。心悸、心前区闷痛 1 周，呼吸困难 1 天入院。查体：心界扩大，心音低钝，胸骨左缘 4 肋间可闻及摩擦音。肝大，压痛阳性。

33. 患者入院后出现呼吸困难加重，RP 80/65mmHg，HR 120 次/分。最佳处理是

A. 利尿　B. 心包穿刺放液
C. 多巴胺　D. 扩血管药物
E. 毛花苷丙

34. 急性心包炎心包大量积液时最突出的症状是

A. 心前区疼痛　B. 发热
C. 呼吸困难　D. 声音嘶哑
E. 吞咽困难

35. 最可能的诊断为

A. 缩窄性心包炎　B. 急性心内膜炎
C. 急性心肌梗死　D. 急性心肌炎
E. 急性渗出性心包炎

36. 对诊断帮助最大的体征是

A. 肝大　B. 心音低钝
C. 心界扩大　D. 胸骨左缘 4 肋间摩擦音
E. 水冲脉

（37～38 题共用题干）

患者，女性，35 岁。2 周来自感乏力，伴午后低热，体温在 37.5～38℃，夜间明显盗汗，体重下降。近 2 天以来，感胸骨后及心前区疼痛，呈锐痛，向颈部及背部放射。胸骨在取卧位时加重，前倾时减轻。咳嗽及深吸气时亦可加重。

37. 患者最可能的诊断是

A. 渗出性心包炎　B. 纤维素性心包炎
C. 胸膜炎　D. 自发性气胸
E. 肺栓塞

38. 患者最可能出现的体征是

A. 心包积液　B. 心包叩击音
C. 心包摩擦音　D. 心前区收缩期杂音
E. 颈静脉怒张

（39～42 题共用题干）

患者，女性，50 岁。发热、胸痛，伴有心包摩擦音，曾用非激素类抗炎药。3 周后呼吸困难加重，HR 110 次/分，律齐，心音遥远，血压 90/70mmHg，肝大，下肢水肿。

39. 患者近 2 周出现的病情变化，提示

A. 右心功能不全　B. 心脏压塞
C. 肾功能不全　D. 肝硬化

E. 肺部感染

40. 首选的治疗措施是

A. 毛花苷丙　　B. 呋塞米
C. 抗生素　　D. 心包穿刺
E. 扩血管

41. 下列选项中，不属于心包穿刺指征的是

A. 心脏压塞
B. 为证实心包积液的存在
C. 为明确心包积液的性质
D. 心包积脓
E. 心包内药物治疗

42. 第1次心包穿刺抽液总量不宜超过

A. 20ml　　B. 75ml
C. 100ml　　D. 150ml
E. 200ml

(43～44题共用题干)

患者，男性，57岁。胸闷，气促2周。查体：吸气时BP 85/60mmHg，呼气时BP 100/75mmHg，心尖搏动减弱，心界向两侧扩大，HR 125次/分，律齐，心音低钝、遥远，心脏各瓣膜区未闻及杂音。

43. 最有助于确诊的辅助检查是

A. CT检查　　B. 动态血压监测
C. 超声心动图　　D. 心电图
E. 胸部X线

44. 与上述临床表现相符合的体征是

A. Traube征　　B. Ewart征
C. de Musset征　　D. Duroziez双重音
E. Corrigan征

(45～47题共用题干)

患者，女性，38岁。心悸气促逐渐加重伴有心前区疼痛10余天，午后低热。体温37.2～38.5℃，盗汗，听诊闻及心包摩擦音。

45. 最可能的诊断是

A. 肺炎　　B. 肺栓塞
C. 心绞痛　　D. 心肌梗死
E. 心包积液

46. 为明确诊断，首选检查是

A. 心脏超声　　B. 24小时动态心电图
C. 胸部X线片　　D. 肺部CT
E. 肺部MRI

47. 如果患者呼吸困难加重，血压86/70mmHg，触及奇脉，心音低钝遥远。此时应采取的紧急措施是

A. 心肺复苏术　　B. 大剂量利尿剂
C. 心包穿刺术　　D. 硝酸甘油
E. 急诊PCI术

(48～51题共用题干)

患者，女性，62岁。6个月前因肺癌行手术治疗。近10天来，感气短、下肢水肿。近1天来症状加重。查体：BP：88/50mmHg，呼吸气促，颈静脉怒张，双肺未闻及啰音，伴心界向两侧扩大，HR 120次/分，心音遥远，有奇脉，肝脏肋下2cm，下肢水肿。心电图示：窦性心动过速。

48. 该患者可能诊断为

A. 上腔静脉综合征　　B. 心力衰竭
C. 呼吸衰竭　　D. 心动过速
E. 心脏压塞

49. 为证实诊断，该患者应立即做的检查是

A. 胸片　　B. 心电图
C. 超声心动图　　D. 心导管检查
E. 心脏放射性核素扫描

50. 确立诊断后，该患者应立即采取的急救措施是

A. 毛花苷丙　　B. 多巴胺
C. 补充血容量　　D. 吸氧
E. 心包穿刺抽液

51. 首次行该操作时，抽液量应

A. ＜100ml　　B. 100～200ml
C. 300～500ml　　D. 500～800ml
E. 1000ml

(52～55题共用题干)

患者，女性，58岁。6年前患乳腺癌行手术治疗，术后化疗6个月。6个月前发现在左锁骨上淋巴结肿大，近2个月以来出现胸闷、气短。化验检查：Hb 109g/L，WBC 6×10^9/L，ESR 40mm/h。胸部X线片示：右肺肿块阴影，心影向两侧扩大，心脏搏动减弱。

52. 为了确诊，最简单易行的方法是

A. 体格检查　　B. 超声心动图
C. 心包穿刺　　D. 心电图
E. X线胸片

53. 检查证实该患者心包呈中等量积液，该患者心脏积液最可能的病因是

A. 肿瘤转移　　B. 心肌梗死后综合征
C. 结核病　　D. 化脓性
E. 非特异性

54. 进一步确认应做的检查是

A. 心电图　　B. 胸部CT检查
C. 结核菌素试验　　D. 心导管检查
E. 心包穿刺查心包积液性质

55. 入院1天以来，患者突感该病加重，不能平卧。检查：BP 90/60mmHg，心浊音界明显扩大，心音低而遥远，HR 100次/分，下肢水肿，有奇脉。其原因可能是

A. 胸腔积液　　B. 气胸
C. 肺栓塞　　D. 急性左心衰竭
E. 心脏压塞

（56～58题共用题干）

患者，男性，39岁。劳累后气急1年，近1个月来，因出现乏力、食欲减退伴腹胀就诊。查体：颈静脉充盈显著，心界轻度增大，HR 100次/分，律齐，可闻及舒张早期额外心音。两肺呼吸音清，肝因大量腹水未能扪清，下肢水肿。X线片示：右侧胸腔轻至中度积液，心影呈三角形，搏动减弱，左、右心缘平直，未见心包钙化影。

56. 该患者最可能的诊断是

A. 心包缩窄　　B. 限制型心肌病
C. 风湿性瓣膜病　　D. 肝硬化
E. 扩张型心肌病

57. 如果发现吸气时血压下降30mmHg，此现象可见于下列疾患，不包括

A. 心包缩窄　　B. 右心衰竭
C. 支气管哮喘　　D. 严重肺气肿
E. 大量胸腔积液

58. 为进一步确诊，应首先做的检查是

A. 胸部X线片　　B. 心电图
C. 超声心动图　　D. 心血管造影
E. 心导管检查

（59～62题共用题干）

患者，男性，37岁。近6个月以来，经常感到胸闷，有时睡觉前有胸前重压感。近1个月来自觉劳力后气急来诊。体检：平卧，颈静脉明显充盈，心界增大，心音增大，心音尚正常，心率98次/分，规则，无杂音；两肺阴性；肝肋下两指，肝颈回流征阳性。心脏超声示：心包中等量积液，房室大小正常。

59. 入院后给予心包穿刺，抽出深黄色液体400ml。化验比重>1.018，蛋白45g/L。细胞计数0.4×10^9/L，淋巴细胞80%，腺苷脱氨酶活性60U/L。此时患者初步考虑诊断为

A. 结核性心包炎　　B. 化脓性心包炎
C. 肿瘤性心包炎　　D. 病毒性心包炎
E. 真菌性心包炎

60. 抽取心包积液后复查心脏超声示心包内有少量积液，但患者颈静脉仍明显，肝颈回流征仍阳性。此时应考虑的诊断为

A. 慢性特发性渗出性心包炎
B. 缩窄性心包炎
C. 限制型心肌病
D. 肿瘤性心包炎
E. 粘连性心包炎

61. 经外科会诊，需作手术治疗，手术前应做的治疗是

A. 洋地黄治疗
B. 2～4周抗真菌药物治疗
C. 2～4周抗生素治疗
D. 2～4周抗结核治疗
E. 2～4周抗肿瘤药物治疗

62. 如果患者在抽取心包积液以后，颈静脉充盈消失，肝脏缩小。但1周后颈静脉又显著充盈。肝增大伴肝－颈静脉回流征阳性，心脏超声仍示心包中等量积液。行CT检查，除有心包积液外，心包不增厚且光滑。此时应考虑的诊断为

A. 病毒性心包炎　　B. 结核性心包炎
C. 心包间皮瘤　　D. 心包积液
E. 慢性特发性渗出性心包炎

三、多选题

1. 下列选项中，属于急性心包炎临床特点的是

A. 在深呼吸时胸痛加剧　　B. 心电图ST段普遍上移
C. 心包摩擦音　　D. 第二心音逆分裂
E. 呼吸困难

2. 患者，女性，22岁。10天前曾“感冒”发热，自服感冒冲剂后好转。2天来出现胸痛、心悸、呼吸困难2天。查体：呼吸急促，心界扩大，心音低钝、遥远，心前区闻及心包摩擦音，肝肋下4cm，质软缘钝，肝颈静脉回流征阳性，移动性浊音（+），双下肢水肿。患者诊断可能为

A. 急性心肌梗死　　B. 急性心包炎
C. 扩张型心肌病　　D. 心包积液
E. 急性心肌炎

3. 心脏压塞的体格检查表现中，贝克（Beck）三联征是指

A. 心动过速　　B. 颈静脉压升高
C. 高血压　　D. 心音遥远
E. 低血压

4. 下列选项中，属于大量心包积液的体征的是

A. 肺部大量湿性啰音　　B. 心率增快
C. 肝脏肿大　　D. 颈静脉怒张
E. 心音低钝遥远

5. 下列体征中，符合大量心包积液的是

A. 颈静脉怒张　　B. 心尖搏动减弱或消失
C. 脉压增大，水冲脉　　D. 肝大，腹水
E. 心音遥远

6. 缩窄性心包炎的体格检查表现有
A. 颈静脉压升高
B. 奇脉
C. 库斯莫尔（Kussmaul）征
D. 收缩期心尖搏动回缩
E. “x”波升支和“y”波降支陡峭

四、案例分析题

（1～4题共用题干）

患者，女性，20岁。1周前出现发热、咳嗽，并伴有憋气3天。查体：T 38.3℃。呼吸26次/分，双肺闻及湿啰音。心尖搏动弥散，心浊音界稍扩大，心音低钝遥远。腹胀，肝肋下2cm。颈静脉回流征（+），双下肢水肿。血WBC 2.1×10^9/L。

1. 患者体检结果对诊断有意义的是
A. 肝脏扩大
B. 心界扩大
C. 心包摩擦音随体位变化
D. 颈静脉充盈
E. 心音低钝遥远
F. 下肢水肿

2. 患者可能的诊断是
A. 急性心肌炎　　B. 急性心包炎
C. 心律失常　　D. 心肌病
E. 左心功能不全　　F. 急性心肌梗死

3. 患者不可能出现的症状是
A. 呼吸困难　　B. 声音嘶哑
C. 胸痛　　D. 吞咽困难
E. 言语不利　　F. 上腹痛

4. 患者的病因可能为
A. 风湿性　　B. 病毒性感染
C. 细菌性感染　　D. 结核性
E. 放射性　　F. 免疫性

（5～8题共用题干）

患者，男性，31岁。心悸、气促，逐渐加重伴心前区疼痛10余天。低热，T 37.5～38.5℃，盗汗，听诊闻及心包摩擦音。

5. 其最可能的诊断是
A. 肺炎　　B. 肺栓塞
C. 心绞痛　　D. 心肌梗死
E. 心包炎　　F. 心肌炎

6. 对诊断有意义且立刻需要的检查是
A. 心脏超声　　B. 24小时动态心电图
C. 心脏核素扫描　　D. 胸正侧位片
E. 冠脉CT　　F. 心电图
G. 头CT

7. 如果患者出现呼吸困难加重，BP 85/70mmHg，触及奇脉，心音低钝遥远。此时应采取的紧急措施是
A. 急诊PCI　　B. 大量利尿剂
C. 心肺复苏术　　D. 硝酸甘油
E. 心包穿刺放液　　F. 多巴胺升压

8. 需要采用上述处理措施的情况有
A. 心率100次/分
B. 心脏压塞
C. 为明确心包积液原因进行积液化验检查
D. 出现呼吸困难
E. 心音低而遥远
F. 针对病因向心包腔内注入药物治疗
G. 胸痛明显

（9～11题共用题干）

患者，男性，33岁。发热，胸部持续性钝痛2天，胸痛于仰卧时加剧，用硝酸甘油无效，心音减低，伴舒张期附加音。查体：血压110/80mmHg，肘部静脉压180mmH_2O，下肢水肿。ECG示：ST段抬高，弓背向下，未见病理性Q波。

9. 患者最可能诊断为
A. 缩窄性心包炎　　B. 病毒性心肌炎
C. 扩张型心肌病　　D. 限制型心肌病
E. 急性渗出性心包炎　　F. 胸膜炎

10. 该患者还可能具有的体征有
A. 肝大　　B. 颈静脉怒张
C. Ewart征　　D. 奇脉
E. 心包叩击音　　F. 水冲脉

11. 此时最主要的处理是
A. 强心药及利尿剂应用，增加心排量
B. 心包切开引流
C. 心包穿刺抽液
D. 心包活检
E. 心包内注射抗结核药物
F. 静脉滴注硝酸甘油

（12～14题共用题干）

患者，女性，21岁。胸闷、气促进行性加重1个月入院治疗。近1年来，有食欲缺乏、盗汗、咳嗽病史，曾于当地医院诊断为肺结核，予三联抗结核治疗1个月，症状明显好转而自行停药。查体：T 37.9℃，P 136次/分，

R 24 次/分，BP 90/65mmHg。颈静脉怒张、双肺呼吸音清、心界扩大、心尖搏动微弱且位于心浊音界内 2～3cm，HR 136 次/分、律齐、第一心音低钝，未闻及杂音，腹软，肝、脾肋下未触及、双下肢轻度水肿。当地医院 B 超提示心包积液，转上级医院诊治。入院检查：血、尿常规，肝、肾功能无明显异常；ESR 73mm/h，CRP 46mg/L，ANA（－），PPD 试验（＋＋＋），ECG 示：窦性心动过速、T 波低平；X 线胸片示：右上肺纤维条索和小钙化影，心影增大，左、右心缘圆钝，正常弓弧消失。初步诊断为心包积液，原因待查。

12. 最可能的病因为

A. 非特异性　　B. 病毒性
C. 结核性　　D. 肿瘤性
E. 代谢性　　F. 结缔组织病

13. 心脏彩色超声示：心腔大小正常，大量心包积液（左心室后壁后方 35mm、心尖部 28mm，右心室前壁前方 16mm，液性暗区内可见大量光点光带回声）。拟对该患者行心包穿刺并置管引流，该操作的意义有

A. 取心包积液行相关检查明确病因
B. 预防心包反应
C. 缓解胸痛症状
D. 预防心包缩窄
E. 缓解心脏压塞
F. 减轻心脏前、后负荷
G. 必要时心包腔内给药

14. 患者心包积液为草黄色浑浊液体，李凡他试验（＋），比重 1.020，有核细胞计数 5850/mm³，淋巴细胞占 0.72，粒细胞占 0.24，间皮细胞占 0.04，未找到抗酸杆菌，多次细胞病理学检查未找到肿瘤细胞。心包积液 ADA 增高（52U/L），而 CEA 阴性。临床拟诊结核性心包炎、心包积液、心脏压塞，所做的处理不合适的是

A. 三联或四联抗结核治疗至足够疗程
B. 营养支持
C. 有创操作后短期预防性应用抗生素
D. 快速利尿
E. 监测肝功能及药物其他不良反应
F. 心包引流
G. 酌情短期应用小剂量糖皮质激素

（15～19 题共用题干）

患者，男性，33 岁。因胸闷、气促、咳嗽、咳痰 2 周，伴有盗汗、乏力入院治疗。查体：颈静脉怒张，HR 112 次/分，心界向左右扩大，心音减弱，未闻及病理性杂音。

15. 该患者应考虑诊断为

A. 急性心包炎　　B. 右心衰竭
C. 肺部感染　　D. 支气管炎
E. 结核性腹膜炎　　F. 胸膜炎

16. 对于该患者，应进一步做的检查有

A. 超声心动图　　B. 胸片
C. 血电解质测定　　D. 运动平板
E. 核素心肌扫描　　F. 心电图
G. 冠脉造影

17. 心包积液的重要体征是

A. 点头征　　B. Quincke 征
C. 毛细血管搏动征　　D. 短细脉
E. 水冲脉　　F. 奇脉
G. 枪击音

18. 如果患者超声心动图结果示：右室前壁和左室后壁可见液性暗区 10mm。此时首选的治疗方法是

A. 激素静脉注射　　B. 血管扩张药
C. 心包切除术　　D. 心包穿刺抽液
E. 抗菌药物　　F. ACEI

19. 关于该患者心包穿刺抽液的叙述，下列错误的是

A. 应在心电监护下进行
B. 术前可肌内注射地西泮
C. 抽液过程中应注意随时夹闭胶管，以免空气进入心包腔，抽液速度要慢
D. 术前做好解释，消除患者焦虑
E. 抽液量第一次不超过 300ml
F. 抽液量第一次不超过 500ml
G. 术中、术后明确观察生命体征
H. 穿刺时应深呼吸

答案和精选解析

一、单选题

1. A　急性心包炎主要的发病原因较多，例如感染性因素、代谢性因素、放射性因素、外伤性因素、药物性因素、肿瘤性因素等，最常见病因是病毒感染。

2. C　急性心包炎的临床症状表现为胸痛、呼吸困难、发热、乏力、食欲缺乏、消瘦、心脏压塞等。其中，呼吸困难为心包炎伴心包积液时最突出的症状，选项 C 正确。

3. E　急性心包炎的疼痛，可放射至颈部、左肩、左臂，也可达上腹部，选项 A 错误，疼痛性质尖锐，与呼吸运动相关，常因咳嗽、深呼吸、变换体位或吞咽而加重，选项 E 正确，选项 C、D 错误。部分患者可因心脏压塞出现呼吸困难、水肿等症状。急性心包炎随渗液量的增多，导致心脏壁层与脏层之间的分离，疼痛减轻、杂音也略减轻，选项 B 错误。

4. E　急性心包炎临床表现为胸前或胸骨后疼痛，可为钝痛或尖锐痛，也可呈闷痛或压榨样，可放射到颈、左肩、左臂及左肩胛骨等处。疼痛程度轻重不等，深呼吸、咳嗽、卧位时疼痛加重；坐位、身体前倾时胸痛减轻。多数患者在发生胸痛前或伴胸痛时出现畏寒、发热、多汗、乏力、食纳减少等。气短和呼吸困难为心包炎伴心包积液时最突出的症状，取决于心包积液的量和出现或增长的速度。渗出性心包炎，如心包积液大量积聚或短时间内快速积聚，则可发生心脏压塞，产生相应症状，如显著气短、心悸、大汗淋漓、肢端冰凉，严重者出现意识恍惚、休克等。急性心包炎最具诊断价值的体征为心包摩擦音，由发炎时脏层和壁层心包在心脏活动时互相摩擦而产生，呈抓刮样粗糙的高频音，多位于心前区，以胸骨左缘第 3 ~ 4 肋间、胸骨下端、剑突区较为明显。心电图是诊断急性心包炎最重要的辅助检查，典型表现是广泛 ST 段抬高（除 aVR 导联外），呈弓背向下型，PR 段压低。

5. B　急性心包炎可有心包积液的体征表现。心包大量积液时可有 Ewat 征，表现为左肩胛骨下叩诊浊音、因左肺受压而闻及支气管呼吸音。

6. C　左肺下叶可因心包积液的挤压出现肺不张的表现，如左肩胛下区可出现浊音及支气管呼吸音，称为 Ewart 征，选项 C 正确。

7. D　急性心包炎可出现 ST 段呈弓背向下型抬高，急性心肌梗死可出现 ST 段呈弓背向上型抬高。

8. D　心包积液特征性体征为吸停脉，交替脉提示心功能不全。

9. B　心包摩擦音是指脏层与壁层心包由于生物性或理化因素致纤维蛋白沉积而表面粗糙，以致在心脏搏动时产生摩擦而出现的声音，在心前区或胸骨左缘第 3、4 肋间可以闻及，选项 E 错误；坐位前倾及呼吸末时，因心脏更贴近体表，杂音更明显，选项 C、D 错误；其与心搏一致，选项 B 正确。典型者的摩擦音呈三相：心房收缩 - 心室收缩 - 心室舒张期，但多为心室收缩 - 心室舒张的双期摩擦音，收缩期最明显，选项 A 错误。

10. A　心包穿刺液的检查有助于心包炎病因类型的诊断。

11. E　急性心包炎心包穿刺的注意事项：①术前做好解释，消除患者焦虑。②在心电血压监护、有畅通的静脉输液通道条件下进行。③有条件者术前应行心脏超声检查，确定积液多少及定位。④术前可肌内注射地西泮。麻醉要完善，以免因疼痛引起迷走反射和神经源性休克。⑤抽放液速度要慢，抽放液量一般第 1 次不宜超过 200ml，以后再抽可渐增到 300 ~ 500ml。⑥术中、术后明确观察生命体征。

12. B　急性心包炎最具诊断价值的体征为心包摩擦音，呈抓刮样粗糙的高频音。多位于心前区，以胸骨左缘第 3 ~ 4 肋间、胸骨下端、剑突区较为明显。典型的摩擦音可听到与心房收缩、心室收缩和心室舒张相一致的三个成分，称为三相摩擦音。身体前倾坐位、深吸气或将听诊器胸件加压后可能听到摩擦音增强。心包摩擦音可持续数小时、数天甚至数周。

13. B　急性非特异性心包炎可能主要由病毒感染所致，缩窄性心包炎的病因在我国仍以结核性为最常见，选项 B 正确。

14. E　缩窄性心包炎经确诊后应在充分准备后尽早实行心包切除术，以防止心肌长期受压引起心肌萎缩和纤维化，而导致顽固性心力衰竭及肝、肾脏器功能继发性改变。

15. C　缩窄性心包炎致右心衰竭表现为呼吸困难和乏力，严重者出现端坐呼吸，应用利尿剂不能使缩窄性心包炎血压升高。右心衰竭是器质性心脏病常见的并发症。由于心脏负担加重，心脏不能将静脉系统血液送到肺循环系统，体静脉淤血导致一系列临床症状，除需要治疗诱发右心衰竭原因以外，可以常规应用利尿剂减轻回心血量。用药期间密切观察电解质，防止电解质紊乱。

16. B　缩窄性心包炎是进展性疾病，一旦确立诊断就应尽早进行完全的心包切除术，否则可能失去手术机会，延误治疗。心包剥离术是治疗缩窄性心包炎的有效方法，术后存活者 90% 症状明显改善，恢复劳力。

17. C　心包积液是指心包壁层与脏层之间存在液体，将脏壁两层分离。当积液迅速增加或积液量累积达到一定程度时，可出现支气管、肺、大血管受压，引起肺淤血。呼吸困难是心包积液最突出的症状。呼吸困难严重时，可呈端坐呼吸。若心包积液量大，压迫气管、食管也可引起干咳、吞咽困难，但不是主要的症状。

18. D　患者发病时间较短，出现了胸痛、全身症状（低热）及心脏压塞的表现（咳嗽、气促），心界扩大，心尖冲动位于心浊音界内 2cm，心电图检查出现一系列异常变化，均提示为急性心包炎，并考虑为急性心包炎伴积液的可能。

19. C　选项 A，主动脉夹层表现为突发性胸痛，一般有高血压基础。选项 B，自发性气胸多在用力屏气时突然的胸痛，呼吸困难，无心电图改变。选项 C，急性心包炎的表现有发热、胸痛、心慌等、心电图特异性改变为 ST 段呈弓背向下型抬高。选项 D，急性心肌梗死的心电图特异性改变为 ST 段呈弓背向上型抬高。选项 E，变异型心绞痛一般不会持续胸痛，心绞痛舌下含硝酸甘油后能缓解。

20. E　患者最可能的诊断是急性心包炎引起的急性心脏压塞。根据主诉心前区疼痛并放射至左肩，吸气时疼痛加重，坐位减轻可诊断为急性心包炎。急性心包炎可有发热的全身症状表现。早期心电图示 ST 段抬高。若积液积聚迅速，仅 150～200ml 积液即可使心包内压上升至 20～30mmHg 而产生急性心脏压塞，表现为心动过速、动脉血压下降而脉压变小、静脉压明显升高，严重者发生急性循环衰竭、休克。

21. E 选项 C，大量心包积液时心脏向左后移位，压迫左肺，引起左下肺叶不张，可在左肩胛骨下出现浊音及肺受压迫所引起的支气管呼吸音，在左肩胛骨下出现肺实变表现，即 Ewart 征。少数病例可于胸骨左缘第 3、4 肋间闻及心包叩击音（见缩窄性心包炎）。选项 B、D，大量心包积液可使收缩压降低，而舒张压变化不大，故脉压变小。依心脏压塞程度，脉搏可减弱或出现奇脉。选项 A，大量心包积液影响静脉回流，出现体循环淤血表现，如颈静脉怒张、肝大、肝－颈静脉回流征、腹腔积液及下肢水肿等。选项 E，心包摩擦音为急性纤维蛋白性心包炎的特异性体征。

22. C 选项 A、E，Duroziez 征、Musset 征为主动脉瓣关闭不全的表现。选项 B，脉搏短绌为心房颤动的表现。选项 C，大量心包积液时心脏向左后移位，压迫左肺，引起左下肺叶不张，可在左肩胛骨下出现浊音及肺受压迫所引起的支气管呼吸音，在左肩胛骨下出现肺实变表现，即 Ewart 征。选项 D，Roth 斑为视网膜的卵圆形出血斑，是感染性心内膜炎的表现。

23. E 心包积液可导致右心功能不全。肝－颈静脉回流征阳性是右心衰的特有体征。积液挤压肝脏时（肝窦中的血液进入体循环，增加体循环容量负荷），颈静脉更加充盈怒张，直接提示存在右心功能不全。相比其他体征，更直接的反映是右心功能失代偿。

24. A 心脏压塞的临床特征为 Beck 三联征：低血压、心音低弱、颈静脉怒张。大量心包积液可使收缩压降低，而舒张压变化不大，故脉压变小。大量心包积液影响静脉回流，出现体循环淤血表现，如颈静脉怒张、肝大、肝－颈静脉回流征、腹腔积液及下肢水肿等，此外还可以出现呼吸困难，发绀。选项 A，心包摩擦音见于心包炎。

25. B 根据题干中所述，"发热 1 周伴胸痛，用硝酸甘油无效"，提示并非是冠脉硬化性心绞痛或心肌梗死；"心音低沉，有舒张期附加音，血压 110/80mmHg（14.7/10.7kPa），肘部静脉压 180mmH_2O，心电图：ST 段抬高，弓背向下，未见病理性 Q 波"，提示为渗出性心包炎。缩窄性心包炎多于急性心包炎后 1 年内形成，而该患者才发病 1 周，故不考虑。

26. A 患者为年轻男性，结合症状首先考虑为心包炎，心包摩擦音是纤维蛋白性心包炎的典型体征。

27. A 心电图示 ST 段上抬需考虑急性心包炎、急性心肌梗死、变异型心绞痛等。结合发热、弓背向下的 ST 段抬高考虑急性心包炎可能性大。

28. B 呼吸困难是心包积液最主要的症状，高度怀疑是心包压塞，心包穿刺可以接触心脏压塞和减轻大量渗液引起的压迫症状。

29. E 心包积液量较大时动脉收缩压降低，舒张压变化不大，表现为脉压减小，脉搏细弱，出现奇脉。

30. E 根据发热、胸痛、气促，叩诊心界明显扩大，吸气时脉搏变弱，呼吸困难急剧加重，心率快，血压低及颈静脉怒张，可诊断患者为急性心包炎。此时最有效的抢救措施为心包穿刺减压。心包穿刺可直接将心包积液抽出，即刻可减轻心包腔内的压力，解除压塞，使心脏能接受到足够的血容量，迅速解除心脏压塞。

31. D 缩窄性心包炎早期阶段可出现下肢水肿、腹部不适和肝脏淤血。随着病情进展，肝淤血加重，出现心源性肝硬化，导致腹水、全身水肿及黄疸。肺静脉压力升高可引起劳力性呼吸困难、咳嗽和端坐呼吸。部分患者伴有心房颤动和三尖瓣反流，进一步使静脉压升高。终末期慢性低心排量引起的症状更为突出，可表现为严重疲乏、晕厥、肌肉失用性萎缩及恶病质。心脏体检可见心尖冲动不明显，心浊音界不大、心率增快、心音减低，S_2宽分裂、可闻及心包叩击音，系舒张早期的额外心音，呈拍击样性质，胸骨左缘或心尖部最易听到，反应心室充盈早期突然终止；可能闻及二尖瓣反流杂音。

32. D 患者最可能诊断为缩窄性心包炎。缩窄性心包炎时，因体循环静脉压升高引起颈静脉充盈或怒张。因吸气时周围静脉回流增多而已缩窄的心包使心室失去适应扩张的能力，导致静脉压增高，故吸气时颈静脉更明显扩张。

33. D 患者最可能诊断为缩窄性心包炎。缩窄性心包炎有腹胀、水肿、气促的临床表现。体征有颈静脉怒张、双肺呼吸音粗的表现。腹部体检可见肝大并可触及与颈静脉搏动一致的肝搏动、腹水征（＋）。心脏体检可见心尖搏动不明显，心浊音界不大、心率增快、心音减低。可能闻及二尖瓣反流杂音。

34. D 正常人脉搏强弱不受呼吸周期影响。当有心脏压塞或心包缩窄时，吸气时一方面由于右心舒张受限，回心血量减少而影响右心排血量，右心室排入肺循环的血量相应减少；另一方面肺循环受吸气时胸腔负压的影响，肺血管扩张，致使肺静脉回流入左心房血量减少，因而左室排血也减少。这些因素形成吸气时收缩压下降，成为奇脉。本题患者大量心包积液出现心脏压塞表现为奇脉，即吸气时收缩压较呼气时降低 20mmHg，选项 D 正确。

35. C 根据临床表现及体征表现可诊断为缩窄性心包炎。可为诊断提供证据的检查方法为胸部 X 线片见心包钙化。对于缩窄性心包炎，胸部 X 线片只有出现心包钙化时才能诊断，选项 C 正确。

36. B　该患者考虑诊断为缩窄性心包炎。心包缩窄多于急性心包炎后 1 年内形成，少数可长达数年，常见症状为呼吸困难、疲乏、食欲不振、上腹胀或疼痛。呼吸困难为劳力性，主要与心搏量降低有关。体征有颈静脉怒张、肝大、腹水、下肢浮肿、心率增快。可见 Kussmaul 征。患者腹水常较皮下水肿出现得早且明显得多，这与一般心力衰竭者相反。产生这种现象的机制尚未明确，可能与心包的局部缩窄累及肝静脉的回流以及与静脉压长期持续升高有关。心脏体检可发现：心尖波动不明显，心浊音界不增大，心音减低，通常无杂音，可闻及心包叩击音；后者系一额外心音，发生在第二心音后 0.09 ~ 0.12 秒，呈拍击性质。

37. C　缩窄性心包炎心脏体检时，可见心尖冲动不明显，心浊音界不大、心率增快、心音减低，S_2宽分裂、可闻及心包叩击音，系舒张早期的额外心音，呈拍击样性质。结合病史，患者近 2 个月的症状，考虑继发缩窄性心包炎，典型体征为心包叩击音，选项 C 正确。

38. B　该患者最可能的诊断是急性纤维蛋白性心包炎。纤维蛋白性心包炎的主要症状是胸骨后或心前区疼痛；疼痛性质可尖锐，常因咳嗽、深呼吸或变换体位而加重；也可呈压榨样，位于胸骨后。心包摩擦音是纤维蛋白性心包炎的特异性体征，呈抓刮样粗糙音。

39. D　心包积液时，心肌收缩舒张功能受限，回心血量减少，可累及静脉回流，出现颈静脉怒张、肝大、皮下水肿及腹水等；心脏扩张受限可使收缩压降低，而舒张压变化不大，故脉压变小；按积液时心脏受压程度，脉搏可正常、减弱或出现奇脉。

二、共用题干单选题

1. D　该患者最可能的诊断是急性心包炎。急性心包炎的表现有发热、胸痛、心慌等、心电图特异性改变为 ST 段呈弓背向下型抬高。

2. D　临床上大多数情况下急性心包炎的典型脉搏为奇脉。奇脉是指脉搏在吸气时明显减弱，呼气时增强的现象，也称为吸停脉，表现为脉搏低小无力，桡动脉的搏动难以触及。奇脉主要见于急性心包有大量积液，以及缩窄性心包炎、高度肺气肿等情况。

3. E　患者发热、胸部持续性钝痛 2 天，用硝酸甘油无效，心电图无 Q 波，不支持心肌梗死及心绞痛诊断；患者病程短，心电图有 ST 段改变，不支持缩窄性心包炎诊断。心音减低，伴有舒张期附加音，静脉压 180mmH_2O，心电图示 ST 段抬高，弓背向下，未见 Q 波，提示为渗出性心包炎。

4. D　胸骨左缘 3 ~ 4 肋间闻及心包摩擦音提示心包脏壁层之间的摩擦，积液量较少。

5. C　根据发热，胸痛呈放射性且与体位有关，应首先考虑到心包炎的可能，并可基本排除题目的其他选项。患者心电图示除 aVR 与 V_1外各导联 ST 段抬高，诊断考虑急性心包炎，选项 C 正确。

6. C　急性心包炎早期心影可正常，当心包渗液超过 250ml 时，心影呈现增大，肺野清晰无肺水肿，大量积液时心影似烧杯形或球形，透视可见心脏搏动减弱或消失，选项 C 正确。X 线可显示肺部和纵隔其他可能相关病因的病变。

7. E　心包积液缓慢积聚可产生慢性心脏压塞，表现为体循环静脉淤血、颈静脉怒张、静脉压升高、奇脉等。

8. A　大量心包积液导致心脏压塞时，应行治疗性心包穿刺抽液减压，选项 A 正确。

9. B　该患者最可能的诊断是急性心包炎伴心包积液。根据心前区疼痛伴低热轻咳、气促，X 线检查示肺纹理无明显增多，心影增大，实验室检查 cTnI 阴性，可诊断为急性心包炎。根据颈静脉充盈，双肺呼吸音稍粗，心尖搏动位于心浊音界内 0.5 ~ 1.0cm 肝肋下 2cm，可诊断为心包积液产生。

10. A　急性心包炎表现为继发于心外膜下心肌炎症损伤的心电图特异性 ST – T 改变。心电图表现：①呈广泛导联的凹陷形 ST 段抬高，选项 E 正确，而 aVR 导联的 ST 段压低。②除 aVR 和 V_1 导联外，其他导联 PR 段普遍下移，选项 B 正确，aVR 导联 PR 段抬高。③窦性心动过速，选项 C 正确。④还可出现 QRS 波低电压及电交替等，选项 D 正确。急性心包炎的心电图表现不包含选项 A “窦性心动过缓”。

11. D　对于该患者，下一步应行的检查首选心脏超声。超声心动图是急性心包炎一项基本检查，可监测心包积液，筛查并存的心脏病或心包病变。

12. C　胸骨后、心前区疼痛为急性心包炎的特征，心包摩擦音为急性心包炎最具诊断价值的体征。急性心包炎心电图检查，除 aVR 导联 ST 段压低外，其他导联 ST 段均弓背向下。

13. B　急性心包炎分为感染性和非感染性两大类，感染性心包炎最常见类型是病毒感染，其中以柯萨奇病毒多见。

14. D　患者有发热、心界大，超声心动图示心包腔内可见液性暗区，支持心包积液诊断，选项 D 正确。

15. C　心包穿刺或活组织检查通过积液的常规检查、涂片镜检或特殊染色、细菌或微生物培养、病毒抗体测定和病理检查，通常可以初步判断心包积液的性质，有助于确定急性心包炎的病因。

16. C　患者进行心包抽液化验，心包积液比重 1.018，蛋白质 30g/L，即 > 25g/L，单核细胞比例高，需考虑渗出液是结核性积液，选项 C 正确。

17. C　患者有腹泻、胸痛症状，结合心电图变化，应继续观察心电图、心肌酶谱变化以排除心肌梗死，血常规及病毒抗体检测以明确是否存在感染及感染病原，不包括心肌核素扫描检查。

18. B 该患者最可能诊断为急性心包炎。急性心包炎患者可出现胸痛，胸前或胸骨后疼痛可为钝痛或尖锐痛，疼痛程度轻重不等，深呼吸、咳嗽、卧位时疼痛加重；坐位、身体前倾时胸痛减轻。急性心包炎最具诊断价值的体征为心包摩擦音，由发炎时脏层和壁层心包在心脏活动时互相摩擦而产生，呈抓刮样粗糙的高频音，多位于心前区，以胸骨左缘第3～4肋间、胸骨下端、剑突区较为明显。

19. C 急性心包炎早期心影可正常，当心包渗液超过250ml时，心影呈现增大而肺野清晰无肺水肿，大量积液时心影似烧杯形或球形，透视可见心脏搏动减弱或消失。

20. E 根据患者的病史、体检结果和心电图表现，最可能的诊断是急性病毒性心肌炎合并心包炎。急性病毒性心肌炎合并心包炎是指同时累及心肌和心包的急性炎症，常由病毒感染引起。患者起病前高热伴咽痛，说明存在病毒感染的可能性；心悸、心前区闷痛、头晕眼花、脸色苍白、心率较慢、心电图显示心房率和心室率不一致、室早，说明心脏可能受到炎症影响，心肌受损；心脏超声示：心包积液，说明心包受损。

21. E 急性心包炎实验室检查：炎性标志物，如白细胞计数（WBC）、红细胞沉降率（ESR）、反应蛋白（CRP）可增高；心肌受累标志物，如磷酸肌酸激酶同工酶（CK－MB）、血清肌钙蛋白Ⅰ（TNI）可轻、中度升高，如血清CK－MB、TNI明显升高提示心外膜下浅层心肌受累。

22. C 患者出现血压下降、脉压减少，颈静脉怒张等，考虑急性心脏压塞，当心包渗液超过250ml时，心影呈现增大而肺野清晰无肺水肿，大量积液时心影似烧杯形或球形，透视可见心脏搏动减弱或消失。

23. B 急性心脏压塞主要表现为休克、奇脉及静脉压显著升高，体检见脉压变窄、心动过速、Kussmaul征（吸气时CVP上升及颈静脉怒张更显著）、心浊音界增大、心音遥远、心尖搏动在心浊音界之内。因此，奇脉对急性心脏压塞有诊断价值。

24. E 心包积液时心电图可见除aVR以外的所有常规导联中ST段弓背向下抬高，QRS低电压，大量积液时可见电交替。

25. D 首选心包穿刺解除心脏压塞症状。

26. A 患者为年轻男性，有低热、盗汗、消瘦症状，超声示心包大量积液，为典型的胸腔积液，分析胸腔积液的发病率在我国目前最多见的是结核性的，且患者发病过程、临床表现均支持结核性诊断。

27. E 心包穿刺抽液既可以缓解症状，还能明确胸腔积液性质，因此选项E正确。

28. E 患者超声心动图示：心包腔内液性暗区2.0cm，超声诊断心包积液，建议做心包穿刺抽液化验及缓解症状。

29. D 患者心包积液比重1.018，蛋白定量>25g/L，单核细胞比例高，需考虑结核性心包积液。

30. E

31. C 缩窄性心包炎心脏体检可见心尖冲动不明显，心浊音界不大、心率增快、心音减低，S_2宽分裂、可闻及心包叩击音，系舒张早期的额外心音，呈拍击样性质，胸骨左缘或心尖部最易听到，反应心室充盈早期突然终止；可能闻及二尖瓣反流杂音。患者查体时可闻及心包叩击音，胸片示心影缩小，提示缩窄性心包炎。

32. D 缩窄性心包炎是进展性疾病，一旦确立诊断就应尽早进行完全的心包切除术，否则可能失去手术机会，延误治疗。心包剥离术是治疗缩窄性心包炎的有效方法，术后存活者90%症状明显改善，恢复劳力。

33. B 患者心界扩大，心音低钝，血压低，考虑为心脏压塞，首选心包穿刺。

34. C 气短和呼吸困难为心包炎伴心包积液时最突出的症状，大量心包积液时最突出的症状就是呼吸困难。

35. E 该患者最可能诊断为急性渗出性心包炎。渗出性心包炎，如心包积液大量积聚或短时间内快速积聚，则可发生心脏压塞，产生相应症状，如显著气短、心悸、大汗淋漓、肢端冰凉，严重者出现意识恍惚、休克等。

36. D 急性心包炎最具价值的体征为心包摩擦音，呈抓刮样、粗糙、高频，多位于心前区，以胸骨左缘3～4肋间最为明显，选项D正确。

37. B 患者午后低热，夜间明显盗汗，感胸骨后及心前区疼痛，向颈部及背部放射，取卧位时加重，前倾时减轻，考虑纤维素性心包炎。

38. C 急性心包炎最具诊断价值的体征为心包摩擦音，由发炎时脏层和壁层心包在心脏活动时互相摩擦而产生，呈抓刮样粗糙的高频音，多位于心前区，以胸骨左缘第3～4肋间、胸骨下端、剑突区较为明显。典型的摩擦音可闻及与心房收缩、心室收缩和心室舒张相一致的3个成分，称为三相摩擦音。

39. B 急性心包炎最具诊断价值的体征为心包摩擦音，呈抓刮样粗糙的高频音，多位于心前区，以胸骨左缘第3～4肋间、胸骨下端、剑突区较为明显。患者体检心音遥远，且血压偏低，应考虑心脏压塞，选项B正确。

40. D 心脏压塞是心包积液的急性并发症，患者考虑为心脏压塞，应行心包穿刺。

41. B 证实心包积液存在行心脏彩超即可，无须进行心包穿刺。

42. C 心包穿刺抽液时，第一次抽液量不宜超过100ml。

43. C 心包积液首选心脏超声检查明确诊断。

44. B Ewart征见于心包积液，又称心包积液征，是心包积液的典型体征。

45. E 患者午后低热，盗汗，听诊闻及心包摩擦音，考虑心包积液。

46. A 心包积液首选心脏超声检查明确诊断。

47. C 大量心包积液时听诊心音减弱、表现为低钝遥远，心脏压塞首选心包穿刺术。

48. E 患者有奇脉，合并血压低，考虑心脏压塞，多见于心包积液，缩窄性心包炎等。

49. C 超声心动图（UCG）在心包压塞的诊断治疗中起到重要的作用，是心包压塞首选的检查方法。

50. E 心包穿刺抽液既可以解除压迫症状，还能明确胸腔积液性质。

51. A 心包穿刺抽液时，第一次抽液量不宜超过100ml，以后每次不宜超过300～500ml，防止因为快速抽液而造成心脏急剧扩张，而导致的一些不良后果。

52. B 患者X线片示右肺肿块阴影，心影向两侧扩大，应首选心脏超声检查，选项B正确。

53. A 患者有乳腺癌手术病史，6个月前发现左锁骨上淋巴结肿大，现合并心包积液，首先应考虑肿瘤转移的可能性大。

54. E 心包穿刺抽液既可以解除压迫症状，明确心包积液性质。

55. E 患者BP 90/60mmHg，表明血压低，心音低而遥远，有奇脉，则考虑合并心脏压塞。

56. A 结合患者体征特点，患者有腹水、肝大，颈静脉怒张和静脉压明显增高等体循环淤血体征，心影呈三角形及心包钙化影，则提示心包缩窄。

57. B 奇脉是缩窄性心包炎的特征之一，缩窄性心包炎的发病原因大多与结核性心包炎有关，患病以后可能会导致患者出现发热、胸痛的症状，有些患者可能还会出现腹胀、下肢水肿的症状，部分患者可能还会出现奇脉的现象。右心衰竭时不会有奇脉表现。哮喘时出现奇脉都是重症哮喘，哮喘严重发作的时候气道阻力显著增加，使肺泡内的压力升高，吸气时胸腔内负压相对下降，使肺血管扩张，肺静脉回流减少，左心房的血量减少，相对的左心室射血量就会减少。严重肺气肿时肺部明显膨胀，吸气时肺组织进一步膨胀会压迫心脏出现奇脉。在胸腔积液的情况下，心脏受到压迫，吸气时，肺循环扩张，心脏受压的情况下，肺循环血液不能完全进入左心，导致左心射血减少，形成奇脉的情况。

58. C 超声心动图是简单、直观确诊心包缩窄的检查方法。

59. A 患者年轻男性，胸腔积液比重大于1.018，蛋白＞30g/L，根据患者的表现很容易就可以判断属于心包炎，且细胞计数以淋巴为主，首先考虑结核性可能。

60. B 缩窄性心包炎是指心脏被致密的纤维化的心包所包围，使之在心脏舒张时不能充分扩展，心室舒张期充盈受限而产生一系列循环障碍的病症。心包叩击音是缩窄性心包炎具有诊断意义的重要体征，在胸骨左缘第3、4肋间可闻及，系舒张早期心室充盈迅速，心包不能伸展而突然被停止引起心室壁振动所致。表现为颈静脉怒张、肝大、腹水、下肢水肿，心率增快，吸气时颈静脉怒张更明显（Kussmaul现象）。其他心脏体征：心浊音界不大，心尖冲动减弱，心音减低。

61. D 结核性心包炎患者应抗结核治疗2～4周后，结核活动已静止再行手术治疗，以免过早手术导致结核的扩散。

62. E 心包积液反复出现，且无心包增厚，应考虑为慢性特发性渗出性心包炎，选项E正确。

三、多选题

1. ABCE 急性心包炎临床表现为胸痛，呼吸困难，发热、乏力、食欲缺乏、消瘦，心脏压塞。胸痛常位于心前区或胸骨后，偶可位于上腹部，可放射到颈、左肩、左臂及左肩胛骨，性质多尖锐呈锐痛，也可呈闷痛或压榨样，常因咳嗽、深呼吸、变换体位或吞咽而加重，坐位前倾时减轻。体征表现为心包摩擦音、心包积液、心脏压塞。早期心电图的特征性改变为普遍PR段下移伴普遍ST段抬高。选项D“第二心音逆分裂”不是急性心包炎的临床特点。

2. BD 呼吸道感染后心界迅速扩大，可闻及心包摩擦音，体循环淤血，考虑心包炎出现心包积液的可能性大。

3. BDE 贝克（Beck）三联征是指颈静脉压升高、心音遥远和低血压。

4. BCDE 大量心包积液时听诊心音减弱、表现为低钝遥远，因心脏收缩受限制使心搏出量明显下降，心率增快，脉搏细弱，动脉收缩压下降，脉压缩小，回心血量减少，肺部湿啰音减少，体循环淤血可出现颈静脉怒张及肝脏肿大。

5. ABDE 心包积液的体征是：如心尖搏动减弱或消失，心浊音界向两侧扩大并随体位变动而改变，坐位时下界增宽，卧位时心底部增宽；心率增速，心音低而遥远。大量心包积液可有心包压塞、静脉回流受阻的体征，表现为体循环瘀血、颈静脉怒张、心动过速、收缩压下降、奇脉等。

6. ACDE 缩窄性心包炎的体格检查：①颈静脉压升高。②“x”波升支和“y”波降支陡峭。③库斯莫尔（Kussmaul）征。④收缩期心尖搏动回缩。⑤心包叩击音。⑥肝大、水肿、腹水。选项 B 属于心脏压塞的体格检查表现。

四、案例分析题

1. ABCDEF　根据临床表现及检查结果，考虑诊断为急性心包炎，因此选项 A、B、C、D、E、F 均对患者诊断有意义。

2. B　患者查体心尖搏动弥散，心浊音界稍扩大，心音低钝遥远；腹胀，肝肋下 2cm。颈静脉回流征（+），双下肢水肿，提示有心包压塞症状，因此可诊断为急性心包炎。

3. E　患者诊断为急性心包炎，心包积液量大，压迫肺脏可以影响呼吸，压迫气管出现声音嘶哑，食道受压可出现吞咽困难，肝大可出现腹痛，但不会出现言语不利的症状，因此选项 E 错误。

4. B　目前成人心包炎的病因最多见为非特异性心包炎，与病毒感染及感染诱发的变态反应有关，其次为结核性心包炎及化脓性心包炎、风湿性心包炎也较为常见。患者有明显呼吸道感染诱因，化验白细胞计数下降，考虑病毒感染可能性更大。

5. E　气短和呼吸困难为心包炎伴心包积液时最突出的症状。多数心包炎患者在发生胸痛前或伴胸痛时出现畏寒、发热、多汗、乏力、食纳减少等。急性心包炎最具诊断价值的体征为心包摩擦音。患者为年轻男性，心悸、气促，发热且伴心包摩擦音，应考虑为心包炎。

6. AF　患者考虑为心包炎，需完善心脏超声评估心包积液情况，心电图明确有无心律失常，排除心肌梗死等。

7. E　患者呼吸困难加重，血压降低，心音低钝遥远，有奇脉，提示存在心脏压塞的可能，需要心包穿刺放液。

8. BCF　患者存在心脏压塞可能，应进行心包穿刺抽液。心包穿刺抽液可以解除压迫症状，明确心包积液性质。通过穿刺抽取心包积液，作生化测定，涂片寻找细菌和病理细胞、做结核杆菌或其他细菌培养，以鉴别诊断各种性质的心包疾病。通过心包穿刺，注射抗生素等药物进行治疗。

9. E　患者中年男性，发热，胸部持续性钝痛 2 天，用硝酸甘油无效（提示与心绞痛无关）；心音减低（提示心包积液量较大），伴舒张期附加音，血压 110/80mmHg 正常，而肘部静脉压（周围静脉压）180mmH_2O 升高（正常值 30～145mmH_2O）；心电图示 ST 段抬高弓背向下抬高且无病理性 Q 波（急性心包炎的典型心电图表现），综合患者的临床表现、体查和心电图检查，该患者诊断可能为急性渗出性心包炎，选项 E 正确。

10. ABCDE　患者可具有的体征有肝大、颈静脉怒张、Ewart 征、奇脉、心包叩击音。急性心包炎可引起心脏压塞、静脉回流受阻的体征，不会出现水冲脉。

11. C　患者心音减低提示心包积液量较大。中至大量心包积液即将发生心脏压塞者行心包穿刺引流，预防心脏压塞。

12. C　患者初步诊断为心包积液，年轻女性患者，有低热、食欲缺乏、盗汗症状，超声示心包积液，为典型的胸腔积液，胸腔积液发病率在我国目前最多见的是结核性的，且患者发病过程、临床表现均支持结核性诊断。

13. ADEG　当心包有大量积液时，患者的血液循环受到严重干扰，静脉血不能顺利回到心脏，心脏的排血功能发生障碍，心包穿刺放出大量积液便可以解除压迫症状，明确心包积液性质。引流心包腔内积液，降低心包腔内压，是急性心包压塞的急救措施。通过穿刺抽取心包积液，做生化测定，涂片寻找细菌和病理细胞、做结核杆菌或其他细菌培养，以鉴别诊断各种性质的心包疾病。通过心包穿刺，注射抗生素等药物、进行治疗。

14. D　如果是小量中等量的心包积液，如果没有出现心包压塞，可以利尿治疗。本题患者李凡他试验呈阳性，一般表示积液为渗出液，临床拟诊结核性心包炎、心包积液、心脏压塞，不可以进行利尿治疗，选项 D 错误，其余各项均正确。

15. AB　患者有胸闷、气短等症状，颈静脉怒张，心界向左右扩大，提示心包积液、右心功能不全的可能性大。

16. ABF　心电图、胸片及超声心动图是心脏疾病常规检查，对于心包积液可凭超声心动图确诊，心电图及胸片对于心衰及心包积液的病因诊断提供一定线索。

17. F　心脏压塞表现为体循环静脉淤血、颈静脉怒张、静脉压升高、奇脉等。奇脉指大量心包积液患者在触诊时桡动脉搏动呈吸气性显著减弱或消失、呼气时复原的现象。

18. D　当少量积液时，常在左室后壁出现液性暗区；随着积液的增加，心脏四周均可见液性暗区。患者超声心动图结果示右室前壁和左室后壁可见液性暗区 10mm，说明积液量较多，应立即进行心包穿刺抽液。

19. EFH　有条件者应在心电图监视下进行，发现异常时，酌情处理或停止操作。抽液过程中应注意随时夹闭胶管，以免空气进入心包腔，抽液速度要慢。术后静卧，每半小时测一次脉搏、血压，共 4 次，以后每 1 小时一次，共观察 24 小时。心包穿刺首次抽液应不超过 100ml，选项 E、F 均错误。穿刺过程中患者不要咳嗽或深呼吸，选项 H 错误。

第十一章　成人先天性心血管病

一、单选题

1. 下列先天性心脏病中，行右心导管检查时，心脏及大血管不同部位血氧含量通常无变化的是

A. 动脉导管未闭　　B. 室间隔缺损
C. 房间隔缺损　　D. 卵圆孔未闭
E. 法洛四联症

2. 心脏听诊肺动脉瓣区第二心音亢进，呈固定性分裂，并可听到2~3级收缩期喷射性杂音，以上体征最典型的疾病是

A. 房间隔缺损　　B. 肺动脉瓣狭窄
C. 法洛四联症　　D. 室间隔缺损
E. 动脉导管未闭

3. 下列疾病中，不会出现肺动脉瓣区第二心音亢进的是

A. 房间隔缺损　　B. 原发性肺动脉高压
C. 单纯肺动脉扩张　　D. 室间隔缺损
E. 单纯肺动脉口狭窄

4. 下列可引起右心室舒张期负荷加重的是

A. 二尖瓣狭窄　　B. 室间隔缺损
C. 二尖瓣关闭不全　　D. 主动脉瓣关闭不全
E. 房间隔缺损

5. 不符合房间隔缺损伴左向右分流表现的是

A. 胸骨左缘第2肋间收缩期杂音
B. 胸部平片提示肺血减少
C. 缺损小者可无临床症状
D. 右心室肥大
E. 房性心律失常

6. 房间隔缺损在临床上最为常见的类型是

A. 原发孔型　　B. 上腔型
C. 下腔型　　D. 静脉窦型
E. 卵圆孔型

7. 原发孔房间隔缺损唯一的治疗方法是

A. 介入治疗　　B. 放射治疗
C. 药物治疗　　D. 外科手术
E. 生物治疗

8. 房间隔缺损的体格检查表现不包括

A. 巨大“v”波　　B. 肺动脉喷射音
C. S_3固定分裂　　D. 收缩中期喷射性杂音
E. 右心室收缩期强有力的抬举样搏动

9. 成人常见的先天性心血管病不包括

A. 房间隔缺损　　B. 室间隔缺损
C. 动脉导管未闭　　D. 三尖瓣瓣叶下移畸形
E. 肺动脉瓣狭窄

10. 关于房间隔缺损的杂音，下列叙述错误的是

A. 胸骨左缘第2肋间闻及2/6级或以上喷射性收缩期杂音
B. 肺动脉瓣区第二心音亢进且固定宽分裂
C. 收缩中期喀喇音常可闻及
D. 当出现右心衰竭，可闻及三尖瓣反流产生的全收缩期吹风样杂音
E. 分流量大，通过三尖瓣的血流量增加，可在胸骨下缘左侧闻及舒张中期隆隆样杂音

11. 室间隔缺损合并肺动脉高压时，下列选项正确的是

A. P_2明显减弱
B. 原心脏杂音增强
C. 左、右心室大小正常
D. X线示肺动脉段明显凸出
E. 右心室压力减小

12. 法洛四联症的病理解剖特点不包括

A. 房间隔缺损　　B. 主动脉骑跨
C. 肺动脉狭窄　　D. 室间隔缺损
E. 右心室肥厚

13. 室间隔缺损患者超声心动图最可能出现

A. 左室左房扩大　　B. 右心室肥大
C. 右室右房肥大　　D. 室间隔肥厚
E. 心脏无变化

14. 患者时发现胸骨左缘第3肋间粗糙收缩期杂音，伴有震颤，第二心音亢进伴分裂，最可能的诊断为

A. 动脉导管未闭　　B. 室间隔缺损
C. 房间隔缺损　　D. 肺动脉狭窄
E. 肥厚型心肌病

15. 室间隔缺损的最常见类型是

A. 漏斗部　　B. 干下型
C. 膜部　　D. 肌部
E. 内型

16. 先天性心脏病室间隔缺损被称为艾森曼格综合征时通常指

A. 心室水平发生左向右分流时
B. 心室水平有双向分流时
C. 心室水平发生右向左分流时
D. 右心房扩大时
E. 肺动脉压力等于或高于体循环压力，出现双向分流或右向左分流时

17. 室间隔缺损伴有亚急性感染性心内膜炎时，其栓塞的部位发生于

A. 脑　B. 心肌
C. 肾　D. 脾
E. 肺

18. 室间隔缺损的杂音位于

A. 胸骨左缘第2、3肋间
B. 胸骨右缘第3、4肋间
C. 胸骨左缘第3、4肋间
D. 胸骨右缘第2、3肋间
E. 位置不确定

19. 动脉导管未闭伴肺动脉高压时，其临床上可出现

A. 全身性紫绀　B. 甲床发绀
C. 口唇紫绀　D. 上身皮肤紫绀
E. 下身皮肤紫绀

20. 心导管检查肺动脉血氧含量高于右心室，压力也比右心室高，则提示

A. 肺动脉狭窄　B. 房间隔缺损
C. 动脉导管未闭　D. 法洛四联症
E. 室间隔缺损

21. 胸骨右缘出现 Graham – Steell 杂音常提示

A. 二尖瓣狭窄合并严重肺动脉高压
B. 主动脉瓣关闭不全
C. 二尖瓣狭窄合并关闭不全
D. 二尖瓣狭窄合并右室扩大
E. 主动脉瓣狭窄

22. 在先天性心脏病中，呈双期连续性分流的是

A. 法洛四联症　B. 完全性心内膜垫缺损
C. 房室间隔缺损　D. 艾森曼格综合征
E. 动脉导管未闭

23. 下列先天性心脏病中，X 线透视下见肺门舞蹈征的是

A. 主动脉窦动脉瘤　B. 动脉导管未闭
C. 主动脉瓣狭窄　D. 主动脉瓣关闭不全
E. 室间隔缺损

24. 下列属于左向右分流型的先天性心脏病是

A. 动脉导管未闭　B. 右位心
C. 主动脉缩窄　D. 肺动脉瓣关闭不全
E. 卵圆孔未闭

25. 动脉导管未闭的体格检查表现不包括

A. 左锁骨处连续性机械样杂音
B. 心尖搏动移位，弥散
C. 水冲脉
D. 反向分流时发生发绀或杵状指
E. 杂音的收缩期成分在发生反向分流时增强

26. 下列检查中，可确诊瓣膜型单纯肺动脉口狭窄的是

A. 胸部X线检查　B. 右心导管
C. 心电图　D. 心脏听诊
E. 心电向量图

27. 下列先天性心血管病中，X 线检查见肺纹理稀少，肺野清晰的是

A. 室间隔缺损　B. 动脉导管未闭
C. 房间隔缺损　D. 法洛四联症
E. 单纯肺动脉瓣狭窄

28. 肺动脉瓣狭窄的主要病理变化是

A. 右心房增大　B. 右心室排血受阻
C. 左心房增大　D. 左心室排血受阻
E. 肺循环血流减少

29. 法洛四联症中，肺动脉狭窄最为常见的类型是

A. 肺动脉瓣狭窄　B. 肺动脉分支狭窄
C. 肺动脉主干狭窄　D. 漏斗部狭窄
E. 肺动脉瓣环狭窄

30. 法洛四联症患者的病理生理学特点为

A. 左心室内压力大于右心室
B. 出现红细胞增多症
C. 左右心室压力相等
D. 肺循环血流减少
E. 心室间血流右向左分流

31. 关于先天性二叶主动脉瓣先心病，其瓣叶数目异常发生率的高低依次为

A. 二叶、单叶和四叶递减
B. 单叶、二叶和四叶递减
C. 二叶、三叶和四叶递减
D. 二叶、单叶和四叶递升
E. 二叶、四叶和单叶递减

32. 主动脉缩窄球囊扩张术最佳的适应证是

A. 局限性主动脉缩窄
B. 其他严重的全身疾病，不能耐受外科开胸手术
C. 主动脉缩窄外科手术后再狭窄
D. 有严重的心肺功能不全，不能耐受外科开胸手术
E. 未经手术的非局限性主动脉缩窄

33. 患者，男性，61 岁。胸骨左缘第 2 肋间可听闻收缩期吹风样杂音，无震颤，肺动脉瓣第二心音亢进、固定分裂，心电图提示右室肥大。该患者可诊断为

A. 房间隔缺损　B. 室间隔缺损
C. 动脉导管未闭　D. 肺动脉口狭窄
E. 主动脉窦瘤破裂

34. 患者，男性，19 岁，瘦弱。查体：双肺无明显干、湿啰音，胸骨左缘第 2～3 肋间可闻及 3/6 收缩期，肺动脉瓣第二音固定分裂。心电图示右束支传导阻滞。胸片示肺动脉段凸出、心影扩大，主动脉弓影缩小。该患者考虑诊断为

A. 室间隔缺损　B. 房间隔缺损
C. 肺动脉瓣狭窄　D. 动脉导管未闭
E. 主动脉瓣狭窄

35. 患者，男性，16 岁。心导管检查右心室血氧含量高于右心房的先天性心脏病是

A. 动脉导管未闭　B. 室间隔缺损
C. 房间隔缺损　D. 法洛四联症
E. 肺动脉狭窄

36. 患者，男性，16 岁。体检时发现心脏收缩期杂音，体力活动不受限。超声心动图示室间隔小缺损伴左向右分流。对于该患者最应重视的临床问题是

A. 出现室性心律失常　B. 进展为严重肺动脉高压
C. 发生感染性心内膜炎　D. 进展为严重心力衰竭
E. 发展为艾森曼格综合征

37. 患者，女性，31 岁，心前区广泛收缩期杂音，以胸骨左缘第 4 肋间最为明显，伴有震颤，肺动脉瓣区第二心音亢进伴分裂且在深吸气时加强，该患者首先考虑诊断为

A. 动脉导管未闭　B. 室间隔缺损
C. 房间隔缺损　D. 肺动脉口狭窄
E. 主动脉窦瘤破裂

38. 患者，男性，21 岁。查体：可触及震颤，胸骨左缘第 3～4 肋间可闻及 3/6 级粗糙全收缩期杂音，心尖区闻及短暂的舒张期杂音。该患者考虑诊断为

A. 动脉导管未闭　B. 房间隔缺损
C. 肺动脉高压　D. 肺动脉瓣狭窄
E. 室间隔缺损

39. 患者，男性，29 岁，心脏检查发现左侧前胸第 1、2 肋间存在连续性震颤，并可闻及机器样连续性杂音，尤其在收缩末期最响。该患者可考虑为

A. 肺动脉瓣狭窄　B. 室间隔缺损
C. 房间隔缺损　D. 动脉导管未闭
E. 肺动脉瓣关闭不全

二、共用题干单选题

（1～3 题共用题干）

患者，女性，16 岁。经常反复呼吸道感染，查体：胸骨左缘第二肋间闻及 2～3 级收缩期杂音，无震颤，P_2 亢进伴固定分裂。胸透：肺门血管增粗，搏动强烈，右心室饱满。心电图：电轴右偏，V_1 呈 rsR′型。

1. 该患者最可能诊断为

A. 病毒性心肌炎　B. 房间隔缺损
C. 室间隔缺损　D. 动脉导管未闭
E. 法洛四联症

2. 根据其血流动力学改变，主要表现为

A. 右心房和右心室增大　B. 左心房和左心室增大
C. 左心房和右心房增大　D. 左心室和右心室增大
E. 右心室和肺动脉增大

3. 对该患者的最佳治疗措施为

A. 随访　B. 房间隔缺损封堵术
C. 待自行闭合　D. 可以等到成人期手术
E. 增加营养，促使缺损自己闭合

（4～6 题共用题干）

患者，男性，16 岁，体检时发现在胸骨左缘 3～4 肋间闻及全收缩期杂音，伴震颤，P_2 轻度亢进，其余无特殊不适，体质虚弱，发育比同龄人差。

4. 为明确诊断，应进行的无创性检查是

A. 心导管检查　B. 心血管造影
C. 心脏超声　D. 心电图
E. 胸片

5. 该患者首先考虑的诊断是

A. 动脉导管未闭　B. 室间隔缺损
C. 房间隔缺损　D. 肺动脉口狭窄
E. 主动脉缩窄

6. 治疗方法是

A. 尽早外科手术　B. 暂不处理，随访观察
C. 药物保守治疗　D. 18 岁后外科手术
E. 抗生素

（7～10 题共用题干）

患者，女性，17 岁，自幼发现心脏杂音，经常患肺炎。查体：胸骨左缘第 3～4 肋间可闻及 4 级粗糙的收缩期杂音，心电图示左室及右室均肥大，X 线片示肺血多。

7. 该患者出现心力衰竭时，对其饮食指导正确的是

A. 低脂饮食　B. 低盐饮食
C. 半流食　D. 普通饮食
E. 无渣饮食

8. 如患者服用强心苷，对其护理正确的是

A. 服药前数脉搏　B. 药物饭后服用
C. 药物饭中服用　D. 服药后数脉搏
E. 与果汁同服

9. 该患者最可能诊断为

A. 室间隔缺损　B. 法洛四联症
C. 动脉导管未闭　D. 房间隔缺损
E. 肺动脉狭窄

10. 此病最常见的并发症为

A. 脑脓肿　B. 脑栓塞
C. 脑出血　D. 呼吸衰竭
E. 呼吸道感染

(11～15 题共用题干)

患者，男性，53 岁，胸骨左缘第 3～4 肋间可闻及 4/6 级响亮粗糙的全收缩期杂音，伴有震颤，肺动脉瓣第二心音亢进、固定分裂。

11. 该患者可考虑的诊断为

A. 房间隔缺损　B. 室间隔缺损
C. 动脉导管未闭　D. 肺动脉口狭窄
E. 二尖瓣关闭不全

12. 根据解剖部位和缺损边缘结构的分类中，此病最常见的类型是

A. 膜周缺损　B. 流入道部缺损
C. 流出道部缺损　D. 肌部缺损
E. 上腔型缺损

13. 如室间隔缺损大且分流量大，该患者的临床表现不包括

A. 发育障碍　B. 运动耐受力差
C. 腹胀、胀痛　D. 易患呼吸道感染性疾病
E. 心力衰竭

14. 此病临床常见的并发症不包括

A. 肺动脉高压　B. 心力衰竭
C. 肺部感染　D. 感染性心内膜炎
E. 脑脓肿

15. 患者伴充血性心力衰竭，但无症状，此时的治疗方法为

A. 应用抗生素　B. 应用利尿剂
C. 应用强心药　D. 防止感染
E. 应用 ACEI、ARB 以及 β 受体拮抗剂

(16～20 题共用题干)

患者，女性，10 岁，胸骨左缘第 2～3 肋间可闻及 3/6 级收缩期喷射性杂音，P_2亢进、固定分裂。心电图示：完全性右束支传导阻滞。

16. 该患者最可能的诊断为

A. 房间隔缺损　B. 肺动脉狭窄
C. 动脉导管未闭　D. 室间隔缺损
E. 肺动脉高压

17. 关于此病叙述正确的是

A. 此病好发于男性
B. 1 岁以内可以诊断
C. 可分为管型、窗型两种类型
D. 可与其他先天性心脏病并发
E. 不会出现肺动脉高压

18. 该患者可能出现

A. 上半身发绀　B. 下半身发绀
C. 全身发绀　D. 不可能出现发绀
E. 多数伴有震颤

19. 该患者查体可伴有

A. 短绌脉　B. 无脉
C. 奇脉　D. 水冲脉
E. 脉压减小

20. 该患者应接受的治疗是

A. 动脉导管封堵术　B. 二尖瓣扩张术
C. 室间隔修补术　D. 房间隔修补术
E. 三尖瓣置换术

(21～24 题共用题干)

患者，男性，16 岁，平时不发绀，曾多次患肺炎并伴发心力衰竭。胸骨左缘第 2 肋间闻及响亮的连续性机器样杂音，有水冲脉。

21. 该患者最可能的诊断是

A. 室间隔缺损　B. 房间隔缺损
C. 法洛四联症　D. 动脉导管未闭
E. 肺动脉狭窄

22. 该患者的血流动力学改变主要是

A. 体循环、肺循环血流量无变化
B. 肺循环血流量增加，体循环血流量减少
C. 体循环血流量增加，肺循环血流量减少
D. 有双向分流存在
E. 有右向左分流存在

23. 该患者最典型的心电图改变为

A. 右心房、右心室肥大　B. 左心房、左心室肥大
C. 左、右心室肥大　D. 左心房肥大
E. 左心室肥大

24. 如果行右心导管检查，可出现的改变是

A. 右房、右室压力增高，肺动脉压力降低
B. 右室压力增高，血氧饱和度增高
C. 左室压力增高，血氧饱和度增高

D. 肺动脉血氧比右室高 0.5% Vol

E. 右室血氧比右房高 1.0% Vol

（25～27 题共用题干）

患者，女性，16 岁，体检时发现胸骨左缘第 2 肋间闻及 3/6 级连续机械样杂音，平时一般体力活动无不适。

25. 该患者应首选的检查是

A. 胸部 X 线片　　B. 心血池显像

C. 超声心动图　　D. 心电图

E. 冠脉 CT

26. 超声显示动脉导管未闭，少许分流，应进行的处理措施为

A. 给予营养心肌药物

B. 立即行手术或介入治疗

C. 进一步检查心脏 ECT

D. 定期随访，待分流增多时，必要时行手术或介入治疗

E. 定期随访，无需处置，以后动脉导管可能自行关闭

27. 除二叶式主动脉瓣畸形外，成人最为常见的先天性心脏病是

A. 房间隔缺损　　B. 法洛四联症

C. 动脉导管未闭　　D. 室间隔缺损

E. 艾森曼格综合征

三、多选题

1. 患者，男性，16 岁，自幼发现心脏有杂音。行超声心动图检查确诊为先天性房间隔缺损，下列具备诊断特征的是

A. 心尖部收缩期杂音

B. 主动脉瓣区收缩期杂音

C. 第二心音固定分裂

D. 心界扩大

E. 胸骨左缘第 2～3 肋间收缩期杂音

2. 对于卵圆孔未闭（PFO），下列叙述错误的是

A. ＞3 岁卵圆孔仍未闭者称为 PFO

B. 直径常大于 5mm

C. 不存在左向右或右向左分流，因而对血流动力学无影响

D. 只有 PFO 伴有不明原因脑栓塞者，为防止再发脑栓塞才需要治疗

E. 只有手术关闭 PFO 才能防止再发脑梗死

3. 下列疾病中，不能进行介入治疗的是

A. 下腔型房间隔缺

B. 静脉窦型房间隔缺损

C. 原发孔型房间隔缺损

D. 单纯动脉瓣狭窄

E. 合并有需外科手术的先天性心脏畸形

4. 患者，女性，16 岁，反复“感冒”，活动后，气促、无紫绀。查体：胸骨左缘第 3～4 肋间可闻及 4/6 级吹风样收缩期杂音，肺动脉瓣区第二心音较亢进。下列叙述正确的是

A. 做超声心动图检查

B. 可能的诊断是先天性室间隔缺损

C. 可能的诊断是法洛四联症

D. 原发性肺动脉高压

E. 可能的诊断是动脉导管未闭

5. 患者，女性，18 岁，反复呼吸道感染。突发喘憋，咳嗽、咳少量黄痰。不能平卧，伴有下肢水肿。查体：呼吸 30 次/分，两肺满布湿啰音。心界扩大，胸骨左缘第 3～4 肋间可闻及 4/6 级收缩期杂音，伴有震颤，P_2亢进，心率 140 次/分，肝右肋下 2cm 可触及，双下肢轻度水肿。该患者考虑诊断为

A. 动脉导管未闭　　B. 先天性室间隔缺损

C. 肺部感染　　D. 全心功能不全

E. 先天性房间隔缺损

6. 患者，女性，16 岁，自幼易感冒，常有活动后气促。查体：可触及震颤，胸骨左缘第 3～4 肋间可闻及 4/6 级全收缩期杂音，胸骨左缘 2 肋间可闻及 3/6 级粗糙连续性杂音，心尖区可闻及舒张期杂音，P_2亢进。胸片示：心影扩大，肺动脉段凸出。超声心动图可能的诊断是

A. 肺动脉瓣狭窄　　B. 室间隔缺损

C. 动脉导管未闭　　D. 房间隔缺损

E. 法洛四联症

7. 下列选项中，属于动脉导管未闭体征的是

A. 胸骨左缘 2～3 肋间有连续性杂音

B. 舒张压减小，脉压增大

C. 三尖瓣舒张期杂音

D. A_2亢进

E. 毛细血管搏动征

8. 患者，女性，17 岁，发现心脏杂音 3 年，无发热。体检：胸骨左缘第 2 肋间可闻及 3/6 级喷射性连续性杂音。可排除的诊断是

A. 艾森曼格综合征　　B. 室间隔缺损

C. 肺动脉瓣狭窄　　D. 主动脉瓣狭窄

E. 动脉导管未闭

9. 患者，男性，18 岁，查体：胸骨左缘第 2 肋间闻及响亮的连续性机器样杂音，有水冲脉。该患者可能的心电图改变是

A. 右心房扩大　B. 左心室肥大
C. 左心房扩大　D. 右心室肥大
E. 左心室、右心室肥大

四、案例分析题

（1～3 题共用题干）

患者，女性，19 岁。胸骨左缘 2～3 肋间可闻及 3/6 级喷射性杂音，肺动脉瓣第二心音增强、固定分裂。

1. 该患者应考虑的疾病是

A. 房间隔缺损　B. 法洛四联症
C. 动脉导管未闭　D. 室间隔缺损
E. 艾森曼格综合征　F. 肺动脉瓣狭窄

2. 关于此症的叙述，错误的是

A. 此症男性患者多见
B. 可出现发绀
C. 可伴有其他先天性心脏畸形
D. 不会出现肺动脉高压
E. 可伴有显著毛细血管搏动征
F. 做 Valsalva 动作后 P_2减弱

3. 关于该患者的胸部 X 线征象，下列错误的是

A. 主动脉弓影缩小　B. 肺充血
C. 肺动脉干凸出　D. 肺动脉增粗
E. 心影增大　F. 呈靴型心

（4～6 题共用题干）

患者，男性，17 岁，活动后气短，有时伴口唇紫绀，查体：P_2亢进，胸骨左缘第 2 肋间可闻及粗糙响亮的连续性杂音，第 3～4 肋间闻及 4/6 级全收缩期杂音，伴有震颤，可闻及股动脉枪击音，血压 100/40mmHg。

4. 该患者可能的诊断是

A. 室间隔缺损
B. 房间隔缺损
C. 法洛四联症
D. 室间隔缺损伴动脉导管未闭
E. 房间隔缺损伴动脉导管未闭
F. 动脉导管未闭

5. 该患者还可能出现的体征为

A. 仅上半身发绀　B. 脉压减少
C. 水冲脉　D. 肺气肿
E. 心影大小随体位变化　F. 无脉

6. 该患者可进行的检查是

A. 血气分析　B. 胸片
C. 心包穿刺　D. 心肌核素检查
E. 超声心动图　F. 心脏电生理

（7～11 题共用题干）

患者，男性，25 岁，反复发生肺炎，每年 2～3 次。平时乏力，活动后气促。胸骨左缘第 2 肋间闻及连续性机械样杂音，伴有震颤，经超声心动图证实为动脉导管未闭。

7. 动脉导管未闭的血流动力学的改变主要是

A. 肺循环血流量增加，左心室舒张期负荷加重
B. 肺循环血流量增加，右心室舒张期负荷加重
C. 肺循环血流量增加，左心室收缩期负荷加重
D. 肺循环血流量增加，右心室收缩期负荷加重
E. 肺循环血流量增加，左心室、左心房和主动脉血流量减少
F. 肺循环血流量增加，左心室、左心房和主动脉血流量增加

8. 当患者分流量大时，其心电图表现为

A. 右心房、右心室增厚　B. 电轴右偏
C. 左心房、左心室肥厚　D. 肺性 P 波
E. 右心室增厚　F. 病理性 Q 波

9. 当患者出现明显的肺动脉高压时，心电图表现为

A. 左心房肥厚　B. 肺性 P 波
C. 左心室增厚　D. 电轴右偏
E. 右心室增厚　F. 病理性 Q 波

10. 动脉导管未闭出现的周围血管征有

A. 毛细血管搏动征　B. 颈静脉搏动
C. 水冲脉　D. 肝脏搏动
E. 点头运动　F. 枪击音

11. 如患者为大型动脉导管未闭，临床出现了下半身发绀和杵状指，听诊时可能存在的是

A. 闻及股动脉枪击音
B. 肺动脉瓣区第二心音增强
C. 胸骨左缘第 2 肋间闻及全收缩期杂音
D. 心尖区可闻及舒张中期隆隆样杂音
E. 胸骨左缘第 2 肋间闻及粗糙响亮的连续性机械样杂音
F. 胸骨左缘第 2～3 肋间闻及双重杂音

答案和精选解析

一、单选题

1. D　对于成人先天性心血管病，临床常用右心导管检查了解心腔及大血管不同部位的血氧含量，压力变化，明确有无分流及分流的部位。卵圆孔未闭时，行右心导管检查时，心脏及大血管不同部位血氧含量通常无变化。

2. A　在胸骨左缘第 2～3 肋间可听到 2/3 级收缩期杂音，较粗糙，肺动脉瓣区第二心音亢进并固定宽分裂是房间隔缺损的标志，选项 A 正确。

3. E　单纯肺动脉口狭窄时，P_2 音长分裂，P_2 音减弱。

4. E　由于左心房压力常常高于右心房，当存在房间隔缺损时，可发生左向右分流，分流量大小与缺损大小及两侧压力阶差有关。右心室不仅接收来自上、下腔静脉的回流血，同时接收由左心房向右心房的分流血，其工作量增加，肺循环血量增加，体循环血流正常或稍减少，肺动脉阻力增加，早期肺动脉压可正常或增高，严重分流可以使肺动脉压显著增高，甚至使右心房压高于左心房压而发生右向左分流而引起发绀。

5. B　房间隔缺损X线检查表现为：心影呈“二尖瓣”型，肺血增多，肺纹理增粗，主动脉结缩小或正常，肺动脉段凸出，右心房、右心室增大。透视见肺门血管搏动显著增强。

6. E　房间隔缺损的分型主要有：①中央型：又称卵圆孔型，最为常见，发病率占总数的70%以上；②下腔型：此型约占缺损的10%；③上腔型：又称为静脉窦型，位于房间隔的后上方，紧靠上腔静脉的入口；④混合型：即同时兼有上述2种以上的房间隔缺损。

7. D　对于原发孔型房间隔缺损、静脉窦型房间隔缺损、下腔型房间隔缺损和伴有需外科手术的先天性心脏畸形，目前还不能用经介入方法进行治疗，其中，外科手术是原发孔房间隔缺损治疗的唯一选择。

8. C　房间隔缺损的体格检查表现为：①巨大“v”波；②右心室收缩期强有力的抬举样搏动；③P_2 增强；④S_2 固定分裂；⑤肺动脉喷射音；⑥收缩中期喷射性杂音；⑦舒张期三尖瓣区低调隆隆样杂音；⑧肺动脉瓣关闭不全；⑨手－心综合征（Holt－Oran综合征）；⑩卢滕巴赫（Lutembacher）综合征；⑪房间隔继发孔缺损合并二尖瓣狭窄。

9. D　房间隔缺损、室间隔缺损、动脉导管未闭、肺动脉瓣狭窄均属于成人常见的先天性心血管病。选项D“三尖瓣瓣叶下移畸形”即Ebstein畸形，属于一类少见的先天性心脏病。

10. C　房间隔缺损可在胸骨左缘第2肋间闻及2/6级或以上喷射性收缩期杂音，较粗糙，肺动脉瓣区第二心音亢进且固定宽分裂是房间隔缺损的标志，三尖瓣区（胸骨下缘左侧）可闻及因通过三尖瓣的血流增加、三尖瓣相对狭窄产生的隆隆样低调舒张中期杂音。当出现右心衰竭，可闻及三尖瓣反流产生的全收缩期吹风样杂音。选项C属于二尖瓣脱垂的杂音特点。二尖瓣脱垂的典型特征为收缩中期喀喇音之后的收缩晚期杂音。

11. D　室间隔缺损合并肺动脉高压时，可出现收缩期杂音减弱而肺动脉瓣区第2心音亢进。X线检查缺损小者，可完全正常或仅有轻度肺动脉段突出。缺损较大者，可有左、右心室扩大，肺动脉段突出，肺门影增大，或有肺门舞蹈，主动脉影正常或缩小。显著肺动脉高压时，除右心室大，右心房也可扩大。

12. A　法洛四联症是一种常见的先天性心脏畸形，其基本病理为室间隔缺损、肺动脉狭窄、主动脉骑跨和右心室肥厚。

13. B　室间隔缺损时，由于存在左向右的心室水平分流，最先出现的是右心室的增大，选项B正确。

14. B　室间隔缺损是一种先天性心脏病，表现为胸骨左缘第3肋间粗糙收缩期杂音，伴有震颤，第二心音亢进伴分裂，选项B正确。

15. C　室间隔由膜部、漏斗部和肌部三部分组成。根据缺损的部位，室间隔缺损可分为膜部缺损（最常见）、漏斗部缺损（又可分为干下型和内型）和肌部缺损。

16. E　艾森曼格综合征是指在先天性心脏病中，比如有室间隔缺损、动脉导管未闭等疾病的时候，在疾病早期由于左心的压力高于右心，血液会从左心分流到右心。随着疾病的不断进展，左向右分流越来越多，会导致右心的压力越来越高，在疾病的晚期由于肺动脉压力等于或高于体循环压力，就会出现双向分流，甚至右向左分流，也就是右心向左心的分流。右心的血液回流至左心，会引起没有氧合过的静脉血混入动脉血，导致患者出现发绀、收缩期杂音的消失等。

17. E　室间隔缺损伴有亚急性感染性心内膜炎时，其栓塞的部位发生于肺。

18. C　室间隔缺损的典型体征是在胸骨左缘第3～4肋间闻及响亮而粗糙的全收缩期杂音，常达4级以上，伴震颤。

19. E　当肺动脉压力超过主动脉时，可产生右向左分流，造成下半身青紫，称差异性发绀，选项E正确。

20. C　动脉导管未闭心导管检查可显示肺动脉血氧含量高于右心室0.5%容积以上，说明肺动脉部位存在由左向右分流。肺动脉和右心室压力可正常、轻度增高或显著升高。此外，部分患者导管可通过未闭的动脉导管，由肺动脉进入降主动脉。

21. A　二尖瓣狭窄伴有严重肺动脉高压时，由于肺动脉及其瓣环的扩张，导致相对性肺动脉瓣关闭不全，因而在胸骨左缘第2肋间可闻及递减型高调叹气样舒张早期杂音（即Graham－Steell杂音），选项A正确。

22. E　动脉导管未闭超声心动图检查：①左心房、左心室增大，肺动脉增宽；②若存在肺动脉高压，右心室亦可增大，在主动脉与肺动脉分叉间可见异常的管道交通；③彩色多普勒显示降主动脉至肺动脉的高速双期分流；④连续多普勒可测得双期连续高速血流频谱。

23. B　动脉导管未闭胸部 X 线检查：心影增大，早期表现为左心室增大，晚期时右心室也可增大，分流量较多者左心房亦扩大。升主动脉和主动脉弓阴影增宽，肺动脉段突出。肺动脉分支增粗，肺充血。有时透视下可见肺门“舞蹈”征。

24. A　根据心脏在左侧或大血管之间有无血液分流和临床有无青紫，将先天性心脏病分为三类。①左向右分流型（潜伏青紫型）：室间隔缺损、房间隔缺损、动脉导管未闭等；②右向左分流型（青紫型）：法洛四联症、大动脉错位等；③无分流型（无青紫型）：主动脉缩窄、肺动脉狭窄等。

25. E　动脉导管未闭的体格检查表现为：①水冲脉；②心尖搏动移位，弥散；③S_2被杂音掩盖，但一般正常；④可闻及 S_3；⑤左锁骨处连续性机械样杂音，杂音高峰在 S_2附近；⑥杂音的收缩期成分在发生反向分流时消失；⑦“差异性发绀”，即反向分流时发生发绀或杵状指。

26. B　瓣膜型单纯肺动脉口狭窄的体征、X 线和心电图表现与房间隔缺损（ASD）有很多相似之处，有时可造成鉴别上的困难。但瓣膜型单纯肺动脉口狭窄时杂音较响，超声心动图见肺动脉瓣异常，右心导管检查可确诊。

27. E　与房间隔缺损相比，肺动脉瓣狭窄的杂音较响，P_2减低或缺如，X 线检查显示肺纹理稀少，肺野清晰。

28. B　肺动脉瓣狭窄即肺动脉出门处狭窄，导致右心室排血受阻。严重的肺动脉瓣狭窄可以引起右心室排血受阻，右心室肌肥厚，以及肺动脉主干扩张。

29. A　法洛四联症中，肺动脉狭窄以单纯肺动脉瓣狭窄最常见，约占 90%，其次是漏斗部狭窄，脉动脉干及其分支狭窄则很少见，但可继发或并发瓣下狭窄。

30. C　法洛四联症患者的病理生理学特点是左右心室压力相等，选项 C 正确。

31. A　先天性二叶主动脉瓣是一种常见的先天性疾病，其发生机制是胚胎早期动脉干分割为主、肺动脉两大血管后，在瓣叶形成过程中除发育成正常的 3 个瓣叶外，也可发育成 1 个、2 个或 4 个瓣叶，此即瓣叶数目的异常，其发生率的高低依次为二叶、单叶和四叶递减。

32. C　主动脉缩窄外科手术后再狭窄目前认为是主动脉缩窄球囊扩张术最佳的适应证。未经外科手术的先天性主动脉缩窄是否选用球囊扩张术尚有争议，但下列情况可考虑为球囊扩张术的适应证：①局限性主动脉缩窄；②有严重的心肺功能不全，或其他严重的全身疾病不能耐受外科开胸手术。未经手术的非局限性主动脉缩窄为禁忌证。

33. A　该患者可诊断为房间隔缺损。房间隔缺损时，左心房的血液向右心房分流，导致右心室容量增加，收缩时喷射血流时间延长，肺动脉瓣关闭更落后于主动脉瓣，所以可听到不受呼吸影响的明显第二心音分裂。

34. B　该患者胸骨左缘第 2 ~ 3 肋间处可闻及收缩期杂音，而且有第二心音固定分裂，符合房间隔缺损特点。

35. B　室间隔缺损属于左向右的分流，通常情况下，由于体循环压力高于肺循环，左心的压力高于右心。室间隔缺损时左心的动脉血首先进入右心室，然后射入肺动脉，故右心室的血氧含量高于右心房。

36. C　该患者为小型室间隔小缺损，易合并感染性心内膜炎。

37. B　该患者首先考虑为室间隔缺损。室间隔缺损体格检查时可闻及胸骨左缘第 3 ~ 4 肋间响亮的全收缩期杂音，常伴有震颤，肺动脉瓣区第二音正常或稍增强。X 线检查可见左右心室增大，以左室增大为主，主动脉弓影较小，肺动脉段扩张，肺充血。

38. E　患者胸骨左缘第 3 ~ 4 肋间可闻及 3/6 级粗糙全收缩期杂音，有震颤，其心脏杂音特点符合室间隔缺损的表现，选项 E 正确。

39. D　患者可考虑为动脉导管未闭。动脉导管未闭轻者无临床症状，仅体检时偶然发现杂音。于胸骨左缘第 2 肋间可闻及粗糙响亮的连续性机器样杂音，占整个收缩期与舒张期，尤其收缩期末最响，杂音向左锁骨下、颈部和背部传导，最响处可扪及震颤，以收缩期明显，P_2亢进，但常被杂音掩盖。

二、共用题干单选题

1. B　房间隔缺损常表现左侧前胸壁稍有隆起心脏搏动增强，并可触及右心室抬举感等。其典型表现为胸骨左缘第 2 ~ 3 肋间闻及 2/3 级收缩期吹风样杂音，伴第二心音亢进和固定分裂，收缩期杂音为肺动脉瓣血流速度增快所致，少数患者还可扪及收缩期震颤。

2. A　超声心动图和彩色多普勒通常可确立诊断，可见右心房和右心室增大、室间隔与左室后壁同向运动等右心负荷过重表现，房间隔中部连续性中断，并可测量缺损大小。

3. B　房间隔缺损封堵术的适应证：①年龄大于 1 岁、体重大于 8kg；②ASD 直径 5 ~ 34mm；③缺损边缘至冠状静脉窦，上下腔静脉及肺静脉开口距离大于 5mm，至房室瓣距离大于 7mm；④房间隔直径大于所选用封堵器左房侧盘的直径；⑤不伴有必须外科手术的其他心脏畸形。

4. C　心脏超声是明确先天性心脏病首选的无创性检查。

5. B　该患者首先考虑的诊断为室间隔缺损。胸骨左缘第 3、4 肋间有响亮而粗糙的全收缩期杂音，伴有震颤，

P_2轻度亢进，符合室间隔缺损的体征。

6. A 室间隔缺损小者（<0.5cm），通常无明显症状，生长发育不受影响。缺损较大伴有分流量大者，生长发育落后，伴有心悸、气促、乏力及多汗，易患呼吸道感染。该患者体质虚弱，发育比同龄人差，应尽早外科手术。

7. B 患者出现心力衰竭时，正确的饮食指导是低盐饮食。如果患者大量摄入盐分会引起血压明显的增高，会加重心脏的压力负荷，使心肌衰竭进一步加重。

8. A 对服用强心苷类药物的患者，服药前应当先测脉搏、心率，如脉率低于60次/分或节律不齐时，不可以服用。

9. A 该患者最可能诊断为室间隔缺损。室间隔缺损心尖搏动增强并向左下移位，心界向左下扩大，典型体征是胸骨左缘第3~4肋间有粗糙收缩期杂音，向心前区传导，伴有收缩期细震颤。如分流量大时，心尖部可有功能性舒张期杂音。肺动脉瓣第二音亢进及分裂。

10. E 间隔缺损最主要的并发症有：①反复肺炎，呼吸道感染；②生长发育滞后；③肺动脉高压和心功能衰竭。室间隔缺损可造成左向右分流，引起肺血增多，因此容易出现反复呼吸道感染。

11. B 该患者可考虑的诊断为室间隔缺损。胸骨左缘第3、4肋间常可闻达4级以上的响亮而粗糙的全收缩期杂音伴震颤和肺动脉瓣区第二心音亢进伴分裂，均为室间隔缺损的典型体征，选项B正确。房间隔缺损虽也有肺动脉瓣区第二心音亢进伴分裂的体征，但其典型表现为胸骨左缘第2、3肋间闻及2~3级收缩期吹风样杂音，且多半无震颤，与题目不符。

12. A 根据解剖部位和缺损边缘结构，可将心室间隔缺损分为：①膜周缺损：占室间隔缺损患者的75%~80%，缺损边缘至少部分由某房室瓣和某动脉瓣（半月瓣）之间的纤维组织构成；②肌部缺损：占室间隔缺损患者的15%~20%，缺损边缘完全由心肌组织包围，常见多个缺损，有的可致室间隔肌部成筛状；③流出道部缺损：又称嵴上型、干下型，约占5%，位于主动脉瓣（半月瓣）下方，常常因瓣尖脱垂而产生进行性主动脉瓣反流；④流入道部缺损：约占4%，紧邻房室瓣（二尖瓣）下方，常伴二尖瓣反流。

13. C 缺损小、分流量小的室间隔缺损患者通常无症状，预后良好。缺损大而分流量大的患者，可有发育障碍、易患呼吸道感染性疾病、运动耐受力差、心悸，病程后期常有心力衰竭。

14. E 室间隔缺损临床常见的并发症包括肺部感染、心力衰竭、肺动脉高压、感染性心内膜炎、主动脉瓣关闭不全和右室流出道梗阻。不包括选项E“脑脓肿”。

15. E 室间隔缺损伴充血性心力衰竭时，内科治疗主要为应用强心药、利尿剂和抗生素等药物控制心力衰竭防止感染或纠正贫血等。无症状的左心室收缩功能不全者应用ACEI、ARB以及β受体拮抗剂。

16. C 该患者最可能的诊断为动脉导管未闭。患者胸骨左缘第2~3肋间可闻及3/6级收缩期喷射性杂音，P_2亢进、固定分裂，提示为动脉导管未闭。

17. D 动脉导管未闭好发于女性，可伴有其他先天性心脏病，如室间隔缺损、房间隔缺损等。动脉导管未闭按动脉导管形态，可分为漏斗型、管型、窗型、哑铃型和动脉瘤型五种类型。通常在出生后数个月内因失用而闭塞，如1岁后仍未闭塞，即为动脉导管未闭。

18. B 动脉导管未闭者一旦肺动脉压明显增高超过主动脉压力就可出现右向左分流，因分流部位在降主动脉左锁骨下动脉远侧，所以发绀仅见于下半身，称为差异性发绀，选项B正确。

19. D 动脉导管未闭典型的体征是胸骨左缘第2肋间闻及响亮的连续性机器样杂音，伴有震颤。肺动脉第2音亢进，但常常被响亮的杂音所掩盖。分流量较大者，在心尖区尚可闻及因二尖瓣相对性狭窄产生的舒张期杂音。测血压示收缩压大多在正常范围，而舒张压降低，因而脉压增宽，四肢血管有水冲脉和枪击声，选项D正确。

20. A 动脉导管未闭一经发现应尽早治疗，可选择动脉导管封堵、结扎、切断等治疗，选项A正确。

21. D 动脉导管未闭体检时，典型的体征是胸骨左缘第2肋间听到响亮的连续性机器样杂音，伴震颤。肺动脉瓣第2音亢进，但常被响亮的杂音所掩盖。分流量较大者，在心尖区可听到因二尖瓣相对性狭窄产生的舒张期杂音。测血压示收缩压多在正常范围，而舒张压降低，因而脉压增宽，四肢血管有水冲脉和枪击音。

22. B 血流动力学改变是左向右分流，肺循环血流量增加，体循环血流量减少，选项B正确。

23. C 动脉导管未闭心电图检查表现为：轻者可无明显异常变化，典型表现示电轴左偏、左心室高电压或左心室肥大。肺动脉高压明显者，示左、右心室均肥大，晚期则以右心室肥大为主，并有心肌损害表现。

24. D 右心导管检查可显示肺动脉血氧含量高于右心室0.5%容积以上，说明肺动脉部位由左向右分流，选项D正确。

25. C 患者胸骨左缘第2肋间3/6级连续机械样杂音考虑动脉导管未闭，诊断动脉导管未闭首选检查为超声心动图。

26. D 动脉导管主要连接肺动脉总干与降主动脉，是胎儿期血液循环的主要渠道。通常在出生后数个月内因失用而闭塞，超过一岁患儿不会自行关闭。对于该患者应定期随访，待分流增多时，行手术或介入治疗，药物治疗无法根治。

27. A　房间隔缺损（ASD），简称房缺，是指在胚胎发育过程中，房间隔的发生、吸收和融合发生异常，导致左右心房之间残存分流，是最常见的成人先天性心脏病。

三、多选题

1. CE　先天性房间隔缺损杂音是位于胸骨左缘2～3肋间的收缩期杂音，而且有第二心音固定分裂的特点。早期心界不一定扩大。

2. BCDE　卵圆孔通常在生后第1年闭合，如大于3岁的幼儿卵圆孔仍不闭合称卵圆孔未闭，成年人中约20%～25%有卵圆孔不完全闭合。卵圆孔未闭是目前成人中最常见的先天性心脏异常，在正常人群中约每4人中即可检出1人患此病。长期以来人们认为卵圆孔未闭通常不引起两房间的分流，对心脏的血流动力学并无影响，因而不引起重视。事实上大孔径卵圆孔未闭会导致动、静脉混合，从而出现青紫、脑缺氧等症状。近年来许多研究表明，卵圆孔未闭与不明原因脑卒中者之间存在密切联系，这是因为通过未闭的外圆孔，以下栓子可进入左心系统引起相应的临床症状：①下肢深静脉或盆腔静脉的血栓；②潜水病或减压病所致的空气栓子；③手术或外伤后形成的脂肪栓子。而且对于发生过血栓事件的卵圆孔未闭者其再发的危险性依然很高，故针对病因治疗，封闭高危人群的开放的卵圆孔，有望降低患者的发生率。此外，还发现卵圆孔未闭与减压病、偏头痛等发病有关，闭合卵圆孔可有益于上述患者。

3. ABCE　对于原发孔型房间隔缺损、静脉窦型房间隔缺损、下腔型房间隔缺损和伴有需外科手术的先天性心脏畸形，目前还不能经介入方法进行治疗。选项D“单纯动脉瓣狭窄”可以进行介入治疗。

4. AB　患者胸骨左缘第3～4肋间闻及4/6收缩期杂音，符合室间隔缺损特点，应完善超声心动图检查，选项A、B正确。动脉导管未闭为连续性杂音。患者无紫绀，而法洛四联症通常早期即有紫绀，仅是肺动脉高压应没有3～4肋间的杂音。

5. BCD　患者咳嗽、黄痰，提示有肺部感染，喘憋、不能平卧、肺部湿啰音、心界大，心率快符合左心衰的表现，下肢水肿、肝大符合右心衰表现，故患者诊断为全心衰，肺部感染为其诱因。听诊胸骨左缘第3～4肋间闻及4/6级收缩期杂音，伴震颤。因此室间隔缺损诊断成立，选项A“动脉导管未闭”和选项E“房间隔缺损”的杂音特点与该患者不符合。

6. BC　患者查体胸骨左缘第3～4肋间可闻及4/6级全收缩期杂音，胸骨左缘2肋间可闻及3/6级粗糙连续性杂音，具备室间隔缺损及动脉导管未闭的特点，选项B、C正确。

7. ABE　动脉导管未闭听诊在胸骨左缘第2肋间可闻及响亮的连续性机械样杂音，几乎占据整个收缩期和舒张期，有类似主动脉瓣关闭不全的周围循环体征，包括水冲脉、枪击音、毛细血管搏动征、脉压增大等。

8. ABCD　心脏听诊发现胸骨左缘2肋间连续性杂音，符合动脉导管未闭的听诊特点。

9. BDE　该患者为动脉导管未闭。根据病程不同临床可能出现4种心电图：正常心电图、右心室肥大、左心室肥大、左右心室均肥大。

四、案例分析题

1. A　该患者应考虑为房间隔缺损。该患者胸骨左缘2～3肋间可闻及3/6级喷射性杂音，有P_2固定分裂，符合房间隔缺损特点，

2. ADEF　房间隔缺损女性多见，可出现发绀及肺动脉高压，但周围血管征较弱，Valsalva动作对P_2无影响。

3. F　房间隔缺损胸部X线可见肺充血、右心房室增大、肺动脉段突出及肺血管影增加等，靴型心为高血压心脏病表现。

4. D　该患者可能的诊断是室间隔缺损伴动脉导管未闭。患者P_2亢进，胸骨左缘第2肋间可闻及粗糙响亮的连续性杂音，第3～4肋间闻及4/6级全收缩期杂音，其杂音性质符合动脉导管未闭伴室间隔缺损表现。

5. C　单纯室间隔缺损一般不会出现水冲脉，伴动脉导管未闭时可出现毛细血管搏动征、水冲脉等体征，选项C正确。

6. ABE　该患者临床有紫绀，查体有杂音及震颤，应完善血气分析、胸片及超声心动图检查。

7. A　动脉导管未闭的血流动力学改变，取决于导管的粗细、分流量的大小和主、肺动脉之间的压差。通常情况下主动脉的压力高于肺动脉，因此不论在心脏的舒张期或收缩期，血液均自主动脉向肺动脉分流（左向右分流），不出现青紫。此时肺动脉处接受右心室及主动脉分流来的两处血，故肺动脉血流增加，至肺、左心房及左心室的血流增加，左心室舒张期负荷过重，其排血量可达到正常的2～4倍，因而出现左心房、左心室的扩大，室壁的肥厚。由于主动脉血流入了肺动脉，周围动脉舒张压下降而至脉压增宽。肺小动脉长期接受大量主动脉分流来的血，导致管壁增厚，肺动脉压力增高，当肺动脉的压力超过主动脉时，产生了右向左分流，临床出现差异性青紫（上半身不紫而下半身紫）。

8. C　动脉导管未闭轻者可无明显异常变化，典型表现为电轴电偏、左心室高电压或左心室肥大。肺动脉高压明显者，显示左、右心室均肥大。晚期以右心室肥大

为主，并且伴有心肌损害表现。

9. BDE　当出现肺动脉高压、右向左分流占优势时，心电图表现为肺性 P 波，电轴右偏，右室肥厚。

10. ABCEF　动脉导管未闭由于脉压增大，可出现周围血管征，如水冲脉、颈动脉搏动、点头运动、毛细血管搏动征、枪击音和双重杂音等。周围血管征不包括选项 D“肝脏搏动”。

11. ABCD　先天性心脏病临床出现下半身发绀和杵状指时考虑为动脉导管未闭伴肺动脉高压。动脉导管未闭伴肺动脉高压听诊时可存在：①胸骨左缘第 2 肋间闻及全收缩期杂音；②肺动脉瓣区第二心音增强；③闻及股动脉枪击音；④心尖区可闻及舒张中期隆隆样杂音。选项 E 为单纯动脉导管未闭的典型体征。

第十二章　外周血管病

一、单选题

1. 主动脉夹层 Debakey 分型Ⅱ型是指

A. 夹层起自降主动脉并向远端延伸
B. 夹层限于升主动脉
C. 夹层起自升主动脉，延至降主动脉
D. 起自腹主动脉
E. 限于降主动脉过膈肌平面

2. 关于主动脉夹层辅助检查的叙述，错误的是

A. 部分心电图可出现心肌缺血、急性心肌梗死的表现
B. 超声心动图对诊断升主动脉夹层分离具有重要意义
C. X 线检查对降主动脉夹层分离准确性高
D. 胸部 X 线片见纵隔或主动脉弓影增大，主动脉外形不规则，有局部隆起
E. 主动脉造影是必不可少的检查方法

3. 主动脉夹层的危险因素不包括

A. 马方综合征　　B. 主动脉缩窄
C. 遗传性血管疾病　　D. 低血压
E. 多发性大动脉炎

4. 主动脉夹层伴发胸、腹、心包积血和出血等症，最佳的治疗方案为

A. Ⅰ型、Ⅱ型主动脉夹层转化为Ⅲ型后方考虑手术治疗
B. 积极内科治疗后效果欠佳者可考虑手术治疗
C. 积极内科保守治疗
D. 急诊手术
E. 内科保守治疗的同时，密切观察是否有向Ⅲ型转化的可能，如有转化趋势，此时需手术治疗

5. Ⅰ类主动脉夹层发病的特征性病理改变为

A. 主动脉内中膜撕裂
B. 主动脉狭窄合并血栓形成
C. 主动脉内膜、外膜广泛性纤维增厚
D. 主动脉呈病理性扩张
E. 主动脉破裂形成血肿，周围包绕结缔组织

6. 外周动脉粥样硬化性疾病发生的部位最常见的是

A. 腹主动脉分叉以上的动脉
B. 颈动脉
C. 腹主动脉分叉以下的动脉
D. 肠系膜动脉
E. 肾动脉

7. 外周动脉粥样硬化性疾病中，最常见的是

A. 下肢动脉硬化症
B. 肠系膜动脉硬化症
C. 上肢动脉硬化症
D. 颈动脉硬化症
E. 肾动脉硬化症

8. 肾动脉粥样硬化性狭窄的临床症状不包括

A. 缺血性肾病　　B. 肾功能不全
C. 原发性高血压　　D. 急性肢体缺血
E. 反复发生的充血性心力衰竭

9. 外周动脉粥样硬化疾病的危险因素不包括

A. 性别　　B. 高同型半胱氨酸血症
C. 喝酒　　D. 年龄
E. 高胆固醇血症

10. 关于闭塞性周围动脉粥样硬化症状，由轻到重依次为

A. 静息痛 – 缺血性溃疡 – 间歇性跛行
B. 间歇性跛行 – 静息痛 – 缺血性溃疡
C. 缺血性溃疡 – 静息痛 – 间歇性跛行
D. 静息痛 – 间歇性跛行 – 缺血性溃疡
E. 间歇性跛行 – 缺血性溃疡 – 静息痛

11. 下肢动脉粥样硬化最为典型的临床症状是

A. 缺血性溃疡或坏疽　　B. 间歇性跛行
C. 静息痛　　D. 急性肢体缺血
E. 短暂性脑缺血发作

12. 关于下肢动脉粥样硬化静息痛的表现，下列说法错误的是

A. 肢体丧失运动功能的先兆
B. 为持续性疼痛
C. 多在夜间肢体垂直状态时出现
D. 多在夜间肢体平放状态时出现
E. 通常表现为足趾或足前端的钝痛

13. 颈部动脉粥样硬化的体征主要表现为

A. 颈动脉杂音　　B. 明显体重下降
C. 颈部血压升高　　D. 颈部血压降低或测不出
E. 狭窄远端动脉搏动减弱或消失

14. 下肢动脉粥样硬化血管检查中最为常用、简单的一种方法是

A. 经皮组织氧张力测定
B. 磁共振血管造影
C. 多普勒检测踝肱指数
D. X线检查
E. 多普勒检查血流速度

15. 目前诊断颈动脉硬化的首选方法是
A. 动脉造影　B. 颈部多普勒超声检查
C. 磁共振血管造影　D. X线检查
E. 放射性核素检查

16. 肾动脉粥样硬化性狭窄的诊断依据不包括
A. 55岁以后或30岁以后出现的高血压
B. 以前控制良好的高血压病突然恶化
C. 不可解释的氮质血症或在接受ACEI或ARB治疗时出现的氮质血症
D. 一过性肺水肿或反复充血性心力衰竭
E. 肾脏萎缩或两肾大小对称

17. 下肢动脉粥样硬化狭窄病变中，最为常见的是
A. 腓动脉　B. 胫动脉
C. 主－髂动脉　D. 股－腘动脉
E. 降主动脉

18. 下列选项中，不属于闭塞性周围动脉粥样硬化易患因素的是
A. 糖尿病　B. 高脂血症
C. 原发性高血压　D. 吸烟
E. 血管先天畸形

19. 下肢动脉粥样硬化者判断手部血流灌注时采用的试验是
A. Pratt试验　B. Hollander试验
C. Allen试验　D. Burger试验
E. Rovising试验

20. 下肢动脉粥样硬化的临床症状不包括
A. 缺血性溃疡或坏疽　B. 间歇性跛行
C. 静息痛　D. 急性肢体缺血
E. 短暂性脑缺血发作

21. 肾动脉粥样硬化性狭窄诊断的“金指标”为
A. 肾脏B型超声　B. 放射性核素检查
C. 肾动脉血管造影　D. 彩色多普勒超声
E. 螺旋CT血管造影

22. 对下肢动脉粥样硬化性疾病行血运重建术的介入治疗方法中，对局限病变，尤其是髂动脉或股动脉病变最有效的是
A. 经皮血栓去除术
B. 经皮腔内血管成形术
C. 经导管血管内溶栓术
D. 支架－移植物植入术
E. 斑块消融术

23. 适用于髂、股、腘静脉的急性血栓形成者的体积描记术是
A. 电阻抗体积描记法　B. 充电体积描记法
C. 静脉血流描记法　D. 应变体积描记法
E. 动脉血流描记法

24. 下列可暂时不用抗凝治疗的是
A. 髂静脉血栓形成
B. 孤立的腓肠肌部位的深静脉血栓形成
C. 急性血栓性动脉栓塞
D. 股静脉血栓形成
E. 多发深静脉血栓形成

25. 深静脉血栓形成的溶栓治疗中，常见的不良反应为
A. 血小板减少　B. 新血栓形成
C. 短暂性脑缺血发作　D. 脑卒中
E. 出血

26. 下列关于血栓闭塞性脉管炎的说法，错误的是
A. 常见于男性青壮年
B. 属于一种全身中、小动静脉的阻塞性疾病
C. 表现为慢性、周期性加重
D. 脉管炎者常有高血压、糖尿病、冠心病史
E. 约40%的患者在发病早期或发病过程中小腿和足部反复发生游走性血栓性浅静脉炎

27. 关于深静脉血栓形成的一般治疗措施，下列叙述错误的是
A. 卧床休息1～2周
B. 抬高患肢超过心脏水平，距床面20～30cm
C. 保持大便通畅
D. 床头抬高30°
E. 起床后应穿有压差或无压差长筒弹力袜

28. 在孕妇深静脉血栓的抗凝治疗中，低分子肝素的浓度一般根据什么来确定
A. 皮下注射30分钟后的血液浓度
B. 皮下注射1小时后的血液浓度
C. 皮下注射2小时后的血液浓度
D. 皮下注射3小时后的血液浓度
E. 皮下注射4小时后的血液浓度

29. 深静脉血栓的抗凝治疗中，临床上通过检测部分凝血活酶时间来监测肝素治疗，一般将指标定为
A. 1.0～1.5倍于对照值
B. 1.5～2.5倍于对照值
C. 2.0～3.0倍于对照值

D. 3.0～3.5 倍于对照值

E. 3.5～4.0 倍于对照值

30. 对深静脉血栓形成者，华法林应在肝素治疗后 24～48 小时使用，从而到达国际标准化凝血酶原时间比值 INR 为多少的目标

A. 1.0～2.0　　B. 2.0～3.0

C. 3.0～4.0　　D. 4.0～5.0

E. 5.0～6.0

31. 对危险因素不明的情况下首次发生深静脉血栓形成者应充分抗凝至少

A. 1 个月　　B. 2 个月

C. 3 个月　　D. 5 个月

E. 6 个月

32. 首次发生深静脉血栓形成并伴有癌症者，应用低分子肝素 3～6 个月后，长期口服什么药物治疗

A. 维生素 A 拮抗药　　B. 维生素 B 拮抗药

C. 维生素 C 拮抗药　　D. 维生素 K 拮抗药

E. 直接Xa 因子抑制药

33. 患者，男性，65 岁。高血压病史 15 年，持续剧烈胸痛 1 小时，口服硝酸甘油不能缓解。查体：血压 190/110mmHg，心率 85 次/分，心电图示：左心室肥厚，V_3～V_5导联 T 波增高。对该患者的处置，错误的是

A. 尽早开始溶栓治疗

B. 系列心电图检查

C. 进行超声心动图检查有无主动脉夹层

D. 量四肢血压看是否一致，听心脏杂音

E. 口服 β 受体拮抗剂

34. 患者，男性，45 岁，患有高血压病 10 余年。因剧烈胸骨部疼痛并放射至背部 5 小时来院急诊。体检：血压 26.5/14kPa（200/105mmHg）。面色苍白，大汗淋漓，皮肤湿冷。心率 120 次/分钟，律齐。主动脉瓣区可闻及Ⅲ级舒张期哈气样杂音，Ⅱ级收缩期吹风样杂音。心电图示左室肥厚伴劳损。此时该患者诊断应考虑为

A. 急性心肌梗死　　B. 主动脉窦瘤破裂

C. 急性左心衰竭　　D. 急性心包炎

E. 急性主动脉夹层

35. 患者，女性，28 岁，头晕、头痛 2 个月，查体：左上肢血压为 170/100mmHg，右上肢血压测不出，双下肢血压为 140/90mmHg，心脏查体阴性，上腹部可闻及收缩期吹风样杂音。该患者最可能的诊断是

A. 原发性高血压　　B. 升主动脉狭窄

C. 多发性大动脉炎　　D. 肾动脉狭窄

E. 嗜铬细胞瘤

36. 患者，女性，27 岁。因下肢动脉粥样硬化性疾病出现间歇性跛行 3 个月，无心力衰竭但是活动受限，该患者应使用的治疗药物是

A. 西洛他唑　　B. 伊洛前列素

C. 己酮可可碱　　D. L－精氨酸

E. 丙酰－L－肉毒碱

二、共用题干单选题

（1～3 题共用题干）

患者，男性，45 岁。既往有高血压史，突然出现剧烈胸痛，呈撕裂状，累及胸骨后及上腹部，伴有大汗，持续 1 小时未缓解。查体：血压 200/110mmHg，心率 90 次/分，心肺查体未见明显异常。心电图示：左室高电压伴 V_4～V_6导联 ST 段压低 0.1mV。

1. 该患者首先考虑的疾病是

A. 气胸　　B. 冠心病、心肌梗死

C. 冠心病、心绞痛　　D. 肺动脉栓塞

E. 主动脉夹层

2. 为进一步明确诊断，应首选的检查是

A. 多普勒超声　　B. 心肌酶

C. 继续监测心电图演变　　D. 胸片

E. 血沉

3. 该患者突然出现双下肢运动障碍，神志模糊，血压 140/80mmHg，心率 86 次/分，持续 1 天，之后头部 CT 检查无阳性发现。其原因可能为

A. 心源性脑缺血

B. 脑出血

C. 脑梗死

D. 短暂脑缺血发作

E. 主动脉夹层累及颈总动脉和椎动脉

（4～5 题共用题干）

患者，男性，64 岁，1 小时前游泳时突然剧烈胸痛，呈撕裂样，向腹部及右下肢放射，持续不缓解伴有恶心呕吐，既往 15 年高血压病史，服药不规律，血压范围在（140～160）/（90～100）mmHg。查体：血压 180/90mmHg，心率 98 次/分，双肺（－），心界不大，心律齐，心音低钝，无杂音，双下肢无水肿，右侧足背动脉搏动减弱。

4. 该患者最可能诊断为

A. 肠系膜动脉栓塞　　B. 胃溃疡穿孔

C. 主动脉夹层　　D. 急性胰腺炎

E. 急性胰腺炎

5. 该患者内科治疗目标是将收缩压控制在

A. 120～130mmHg　　B. 100～120mmHg

C. 90～100mmHg　　D. 130～140mmHg

E. 140～150mmHg

（6～8 题共用题干）

患者，男性，59 岁。突感胸部剧痛 2 小时，呈撕裂样，并向背部放射，有高血压病史 10 年，含服硝酸甘油 3 片不能缓解。

6. 患者首先应考虑的诊断是

A. 主动脉夹层　　B. 急性胆囊炎
C. 急性心肌梗死　　D. 急性胸膜炎
E. 急性胰腺炎

7. 患者疼痛位于的夹层部位为

A. 主动脉弓夹层　　B. 升主动脉夹层
C. 主动脉弓分支的夹层　　D. 降主动脉夹层
E. 以上均可能

8. 患者属于 Stanford 分型中的

A. A 型　　B. B 型
C. C 型　　D. D 型
E. E 型

（9～11 题共用题干）

患者，男性，47 岁，既往有 22 年高血压病史。近 5 天来受凉后出现低热，2 小时前突然胸部持续性疼痛，呈刀割样，服用“救心丸”后未缓解，入院检查：血压（左上肢）110/70mmHg，（右上肢）180/110mmHg，双肺（－），心界不大，心尖部闻及 3/6 级收缩期吹风样杂音，右侧桡动脉搏动减弱。

9. 结合临床症状及体征，该患者最可能诊断为

A. 急性心肌梗死　　B. 心绞痛
C. 静脉栓塞　　D. 主动脉夹层
E. 急性心包炎

10. 对诊断最有价值的检查为

A. 磁共振成像
B. 血细菌培养及药敏
C. 乳酸脱氢酶及其同工酶
D. ECG
E. 胸部平片

11. 对该患者最恰当的处理方法为

A. 使用尿激酶　　B. 使用扩张冠状动脉药物
C. 迅速控制血压　　D. 冠状动脉支架植入
E. 应用抗生素

（12～16 题共用题干）

患者，男性，56 岁，患有高血压，突起左胸撕裂性剧痛，晕厥，一侧上肢脉搏消失。

12. 该患者可能诊断为

A. 高血压危象　　B. 急性心肌梗死
C. 肺梗死　　D. 脑出血
E. 主动脉夹层动脉瘤破裂

13. 患者血压升高至 180/124mmHg 时，应选用的最佳的药物是

A. 硝普钠　　B. 利尿剂
C. 钙通道阻滞剂　　D. β 受体拮抗剂
E. 血管紧张素转换酶抑制剂

14. 查体：主动脉瓣区可闻及舒张期吹风样杂音，有水冲脉、枪击音、毛细血管搏动。此时应诊断为

A. 主动脉缩窄　　B. 室间隔缺损
C. 心内膜垫缺损　　D. 房间隔缺损
E. 动脉导管未闭

15. 此时应选择的治疗方法是

A. 普萘洛尔　　B. 吸氧
C. 吗啡　　D. 硝普钠
E. 手术治疗

16. 如果此时行超声心动图检查，一定会出现的异常现象是

A. 室间隔与左室后壁区对称肥厚
B. 主动脉增宽＞42mm
C. 室壁运动减弱
D. 左房肿块影
E. 二尖瓣开放受限

（17～18 题共用题干）

患者，女性，52 岁，有高血压病史 3 年。因 1 小时前无明显诱因突感前胸部撕裂样剧痛，并向胸背部放射，伴大汗、焦虑、面色苍白就诊。

17. 该患者最可能的诊断是

A. 气胸　　B. 主动脉窦瘤破裂
C. 肺栓塞　　D. 急性冠脉综合征
E. 主动脉夹层

18. 下列检查中，对确诊意义最大的是

A. 心电图　　B. 肌钙蛋白 T 或肌钙蛋白 I
C. 超声心动图　　D. 胸部 X 线检查
E. 心肌酶谱

（19～21 题共用题干）

患者，男性，66 岁。有 10 年冠心病史，20 年糖尿病史，2 年前出现间歇性跛行。查体：生命体征平稳，左下肢皮肤粗糙，皮温较右侧低，足背动脉脉搏减弱，股动脉处闻及收缩期杂音。

19. 该患者应首先考虑的诊断是

A. 多发性大动脉炎
B. 血栓闭塞性脉管炎
C. 闭塞性周围动脉粥样硬化
D. 髋关节炎

E. 血栓性深静脉炎

20. 下列检查中，最有助于明确诊断的是

A. 多普勒测踝肱指数　B. CT 检查
C. 动脉造影　D. 上、下肢动脉血气分析
E. 超声心动图

21. 患者的踝肱指数（ABI）为多少时更支持诊断

A. <0.9　B. <1.2
C. <1.4　D. <1.6
E. <1.8

三、多选题

1. 关于主动脉夹层压迫症状的表现，下列叙述正确的是

A. 声音嘶哑　B. 呛咳
C. 呼吸困难　D. 吞咽困难
E. 胸腔积液

2. 主动脉夹层导致内膜撕裂的主要因素有

A. 主动脉内膜斑块不稳定性
B. 主动脉中层肌肉退行性变
C. 主动脉中层囊性坏死
D. 血压波动
E. 血胆固醇含量

3. 关于多发性大动脉炎的临床特点，下列叙述正确的是

A. 多见于年轻女性
B. 病变引起动脉狭窄或阻塞
C. 主要侵犯主动脉及其分支的起始部
D. 并存双侧锁骨下动脉狭窄，可有上肢低血压，下肢高血压
E. 胸腹主动脉狭窄可导致上肢低血压，下肢高血压

4. 下肢动脉粥样硬化肢体缺血的体征包括

A. 肌肉萎缩
B. 汗毛脱落
C. 皮肤变薄、苍白、发亮
D. 皮温降低
E. 趾甲变薄

5. 颈部动脉粥样硬化的临床症状表现有

A. 高血压　B. 肾功能不全
C. 短暂性脑缺血发作　D. 脑卒中
E. 一过性发作肺水肿

6. 下肢动脉粥样硬化急性肢体缺血可以表现为

A. 趾端变凉　B. 皮肤苍白
C. 急性疼痛　D. 感觉异常
E. 趾甲变薄

7. 下肢动脉粥样硬化性疾病的诊断标准是

A. 有下肢症状、股动脉可闻及杂音、足背动脉或胫后动脉搏动减弱或消失
B. 静息 ABI<0.90 或运动后 ABI 下降 20%
C. 先前无跛行或其他动脉闭塞症状，或双侧肢体的动脉搏动和多普勒收缩压正常
D. 突然发病或症状突然加重
E. 超声多普勒检查和其他影像学检查显示下肢动脉硬化狭窄或闭塞性病变

8. 肾动脉狭窄的常见原因不包括

A. 原发性高血压肾损害　B. 大动脉炎
C. 肾动脉粥样硬化　D. 嗜铬细胞瘤
E. 肌纤维增生不良

9. 下肢动脉粥样硬化性疾病进行血运重建术的指征是

A. 有静息疼痛
B. 药物未达到理想治疗效果
C. 药物治疗无效
D. 症状影响患者的生活质量
E. 皮肤溃疡及坏疽

10. 引起静脉血栓的病因不包括

A. 髂静脉受压　B. 静脉壁损伤
C. 静脉血流缓慢　D. 异常的血液高凝状态
E. 腹压升高

11. 深静脉血栓形成查体时一般可见到

A. 小腿肌肉压痛　B. 患肢肿胀
C. 直腿伸踝试验阴性　D. 远端浅静脉曲张
E. 腹股沟内侧压痛

四、案例分析题

（1～8 题共用题干）

患者，男性，72 岁，有高血压和冠心病病史 12 年。2 小时前因剧烈胸痛并放射到背部和上腹部，伴有冷汗，呕吐 2 次就诊。查体：右侧血压为 180/100mmHg，左侧血压为 140/80mmHg，心率 95 次/分，胸骨左缘第 3 肋间闻及 3/6 级舒张期杂音。

1. 此时应考虑的急性疾病有

A. 急性肺栓塞　B. 心绞痛
C. 急性心肌梗死　D. 急性胃炎
E. 急性胰腺炎　F. 急性胆囊炎
G. 主动脉夹层　H. 急性心包炎

2. 为明确诊断，应进一步进行的检查有

A. 胸部 CT 检查　B. 肌钙蛋白检查
C. 心电图检查　D. 心肌酶学检查
E. 胃镜检查　F. 血胰淀粉酶测定
G. 头颅 CT 检查　H. 心脏彩超检查

3. 检查结果：血胰淀粉酶正常，心肌酶学正常，ECG 正

常，心脏彩超检查：LV50mm，LA33mm，右房、右室不大。彩色多普勒超声可见舒张期五彩血流束从主动脉反流至左室流出道，达心尖部。此时可以排除的疾病有

A. 急性心肌梗死　　B. 心绞痛
C. 急性胰腺炎　　D. 急性肺栓塞
E. 急性胆囊炎　　F. 主动脉夹层
G. 急性心包炎　　H. 急性胃炎

4. 胸部 CT 结果：主动脉腔内见条带样分隔，自升主动脉延续至胸主动脉。此时可以确诊的疾病是

A. 急性肺栓塞　　B. 主动脉夹层
C. 急性心包炎　　D. 急性心肌梗死
E. 多发性大动脉炎　　F. 不稳定型心绞痛
G. 血管炎　　H. 主动脉硬化

5. 此时，需要进行的急诊处理为

A. 硝普钠　　B. β受体拮抗剂
C. 吗啡　　D. 溶栓治疗
E. 洋地黄　　F. 肾功能检查
G. 急诊主动脉造影　　H. 甲氧氯普胺

6. 该患者的完整诊断为

A. 主动脉夹层　　B. 主动脉瓣关闭不全
C. 原发性高血压　　D. 冠心病
E. 心功能Ⅱ级　　F. 高血压危象
G. 主动脉瓣狭窄　　H. 二尖瓣关闭不全

7. 该患者在治疗时出现少尿，其可能的原因为

A. 血容量不足　　B. 肾小球肾炎
C. 低血压　　D. 肾盂肾炎
E. 急性尿路梗阻　　F. 肾小管坏死
G. 药物中毒　　H. 主动脉夹层累及肾动脉

8. 此时，需要进行的进一步处理为

A. 补充血容量　　B. 介入治疗主动脉夹层
C. 多巴胺　　D. 监测血生化指标
E. ACEI　　F. 透析治疗
G. ARB　　H. 洋地黄

（9～12 题共用题干）

患者，男性，60 岁，有 20 年吸烟史，10 年糖尿病史，3 年前开始出现行走时左下肢疼痛，休息数分钟后可以缓解，当时未予重视。现因夜间睡觉时患肢持续性疼痛，严重影响睡眠就诊。查体：生命体征平稳，左下肢皮肤粗糙，肌肉较对侧萎缩，双下肢无皮肤缺损及溃疡，肢体远端冰凉，未扪及足背动脉搏动，左侧股动脉闻及连续性杂音。

9. 该患者应常规进行的检查有

A. 血肌酐
B. 空腹血糖和（或）糖化血红蛋白
C. 多普勒检测踝/肱指数
D. 凝血指标
E. 活动平板运动试验
F. 磁共振血管造影

10. 检查提示踝/肱指数为 0.6，运动后下肢血压下降 > 20%，两下肢收缩压相差 35mmHg。该患者可诊断为

A. 急性动脉栓塞　　B. 血栓栓塞性脉管炎
C. 多发性大动脉炎　　D. 神经根压迫
E. 下肢动脉粥样硬化　　F. 神经性疼痛

11. 该患者的临床分期为

A. Ⅰ期　　B. Ⅱa 期
C. Ⅱb 期　　D. Ⅲ期
E. Ⅳ期　　F. Ⅴ期

12. 该患者目前应采取哪些治疗

A. 足部护理　　B. 控制血糖
C. 运动锻炼　　D. 戒烟
E. 应用抗血小板药　　F. 使用螯合剂

答案和精选解析

一、单选题

1. B　DeBakey 分型：Ⅰ型：原发破口位于升主动脉或主动脉弓，夹层累及大部或全部胸升主动脉、主动脉弓、胸降主动脉、腹主动脉；Ⅱ型：原发破口位于升主动脉，夹层累及升主动脉，少数可累及主动脉弓；Ⅲ型：原发破口位于左锁骨下动脉以远端，夹层范围局限于胸降主动脉为Ⅲa 型，向下同时累及腹主动脉为Ⅲb 型。

2. C　主动脉夹层心电图检查无特异性改变。可有左心室肥厚改变，累及冠状动脉时可出现心肌缺血或心肌梗死等表现，选项 A 正确。超声心动图对诊断升主动脉夹层分离具有重要意义，选项 B 正确。主动脉 CTA 对主动脉夹层分离准确性高，选项 C 错误。X 线胸片见纵隔或主动脉弓影增大，主动脉外形不规则，有局部隆起，选项 D 正确。选择性动脉造影和数字减影血管造影（DSA）是诊断 AD 最可靠的方法，诊断准确率 > 95%，是必不可少的检查方法，选项 E 正确。

3. D　主动脉夹层（AD）的危险因素：①持续高血压，吸烟、高脂血症、可卡因引起；②结缔组织病，遗传性血管疾病，马方综合征、血管埃勒斯 - 当洛斯（Ehlers - Danlos）综合征（4 型）、主动脉瓣二瓣化、主动脉缩窄、遗传性胸主动脉瘤/夹层引起；③血管炎，巨细胞动脉炎、多发性大动脉炎、贝赫切特综合征、梅毒、奥蒙德（Ormond）病引起；④创伤，由汽车事故、高空跌落引起；⑤医源性因素，由导管/仪器、瓣膜/动脉手

术引起。

4. D　当主动脉夹层动脉伴发胸、腹、心包等主要脏器出血时，患者已处于高度危急状态，除立即行急诊手术外，无其他可以挽救患者的生命方法。

5. A　Ⅰ类主动脉夹层是典型的主动脉夹层，即撕脱的内膜片将主动脉分为真假两腔。主动脉夹层发病的特征性病理改变为主动脉内中膜撕裂（通常撕裂起于中外膜之间），所形成的隔膜将主动脉管腔分为真假两腔。

6. C　外周动脉粥样硬化性疾病是指外周动脉粥样硬化导致动脉狭窄，甚至发生闭塞，使远端组织出现相应缺血或坏死的疾病，是全身动脉粥样硬化的一部分，其中最常见的受累部位为腹主动脉分叉以下的动脉，选项 C 正确。

7. A　外周动脉粥样硬化性疾病主要包括下肢动脉硬化症、颈动脉硬化症、肾动脉硬化症、肠系膜动脉硬化症等，其中最为常见的疾病是下肢动脉硬化症，选项 A 正确。

8. D　肾动脉粥样硬化性狭窄的临床症状包括高血压、缺血性肾病和肾功能不全、一过性发作肺水肿或反复发生的充血性心力衰竭。选项 D“急性肢体缺血”属于下肢动脉粥样硬化的临床症状。

9. C　外周动脉粥样硬化疾病的危险因素有性别、年龄、吸烟、高血压、糖尿病、高同型半胱氨酸血症和高胆固醇血症等。不包括选项 C“喝酒”。

10. B　闭塞性周围动脉粥样硬化症状由轻到重依次为间歇性跛行－静息痛－缺血性溃疡。缺血性溃疡为最严重的症状表现，较难愈合，造成组织缺损，溃疡或坏疽，可伴有局部蜂窝织炎、骨髓炎甚至败血症。若不进行有效治疗，6 个月内常需进行截肢手术。

11. B　选项 A、B、C、D 均为下肢动脉粥样硬化的临床症状。其中，间歇性跛行为最典型的临床症状，常表现为因肢体运动而诱发的肢体局部疼痛、紧束、麻木或肌肉无力感，1～5 分钟休息后可迅速缓解，重复相同负荷运动后症状可重复出现，快步行走或爬楼梯可使症状加重。

12. C　下肢动脉粥样硬化病情进一步恶化，可使肢体在静息状态下也出现疼痛等症状，称为静息痛，常为肢体丧失运动功能的先兆。静息痛常在夜间肢体平放状态时出现，呈持续性疼痛，通常表现为足趾或足前端的钝痛，严重时可影响睡眠。患者时常将病足垂放在床边或站立以减轻疼痛。因此，选项 C 错误。

13. A　颈部动脉粥样硬化在体格检查时应注意血管听诊，在颈动脉分叉处可闻及颈动脉杂音。三级以上高调收缩－舒张期杂音提示高度颈动脉狭窄。部分患者颈动脉杂音可能是其唯一的体征。

14. C　下肢动脉粥样硬化血管检查中，多普勒检测踝肱指数为血管检查中最常用、简单的一种方法。测量肱动脉和踝部胫后或胫前动脉收缩压得到踝部动脉压和肱动脉压之间的比值称为踝肱指数（ABI）。

15. B　颈动脉粥样硬化的辅助检查方法包括颈部多普勒超声检查、磁共振血管造影和动脉造影。颈部多普勒超声检查是目前诊断颈动脉硬化的首选检查方法。根据其波形和血流速度可判断血管的狭窄部位和严重程度。

16. E　临床上以下线索提示可能有肾动脉粥样硬化性狭窄：①55 岁以后或 30 岁以后出现的高血压；②以前控制良好的高血压病突然恶化；③恶性高血压或顽固性高血压；④腹部或腰部血管杂音；⑤不可解释的氮质血症或在接受 ACEI 或 ARB 治疗时出现的氮质血症；⑥肾脏萎缩或两肾大小不对称；⑦伴其他血管疾病、有全身动脉粥样硬化表现；⑧一过性肺水肿或反复充血性心力衰竭；⑨辅助检查提示肾动脉狭窄等。选项 E 不属于肾动脉粥样硬化性狭窄的诊断依据。

17. D　从病变分布的节段来看，在临床上下肢动脉粥样硬化患者中，有 25%～30% 的狭窄部位位于主－髂动脉，有 80%～90% 位于股－腘动脉，40%～50% 位于胫、腓动脉。

18. E　目前认为 PAD 的易患因素有血脂异常、高血压、糖尿病、高龄、肥胖和吸烟等，多数患者常常有多个易患因素

19. C　下肢动脉粥样硬化者采用艾伦（Allen）试验判断手部血流灌注。Allen 试验是判断手部尺动脉循环是否通畅的一种检测方法（即桡动脉与尺动脉之间血液循环吻合情况）。

20. E　下肢动脉粥样硬化的临床症状包括静息痛、间歇性跛行、缺血性溃疡或坏疽及急性肢体缺血。不包括短暂性脑缺血发作。短暂性脑缺血发作为颈部动脉粥样硬化的临床症状。

21. C　五个选项均为肾动脉粥样硬化性狭窄的辅助检查方法。肾动脉血管造影可准确显示肾动脉狭窄部位、范围、程度以及侧支循环形成情况，是诊断的“金指标”。肾功能不全者宜选用非离子化造影剂，造影完毕输液、饮水，以减轻造影剂损害。

22. B　下肢动脉粥样硬化性疾病血运重建术的介入治疗方法有经导管血管内溶栓术、经皮血栓去除术、经皮球囊血管成形术、支架植入术、支架－移植物植入术和斑块销蚀术等。其中，经皮腔内血管成形术对局限病变，尤其是髂动脉或股动脉病变最为有效。

23. A　体积描记术包括电阻抗体积描记法、应变体积描记法、静脉血流描记法和充电体积描记法。其中，电阻抗体积描记法是通过测量电阻抗的改变来了解血容量的变化。此法适用于髂、股、腘静脉的急性血栓形成者。

24. B　孤立的腓肠肌部位的深静脉血栓形成极少发生肺栓塞，可暂时不用抗凝治疗，密切观察。若有向上发展的趋势再考虑用药。

25. E　溶栓药物主要适用于血栓栓塞性疾病，如急性心肌梗死、急性肺栓塞、急性缺血性中风或深静脉栓塞。常见的不良反应主要是出血。

26. D　血栓闭塞性脉管炎常见于男性青壮年，属于一种慢性、周期性加重的全身中、小动静脉的阻塞性疾病。约40%的患者在发病早期或发病过程中小腿和足部反复发生游走性血栓性浅静脉炎。脉管炎者通常无高血压、糖尿病、冠心病史等。因此，选项D错误。

27. D　深静脉血栓形成的一般治疗措施是：①卧床休息1～2周；②抬高患肢超过心脏水平，距床面20～30cm，膝关节宜安置于5°～10°的微屈曲位；③床脚抬高30°；④保持大便通畅；⑤起床后应穿有压差或无压差长筒弹力袜。因此，选项D错误。

28. E　根据以体重为基础计算的低分子量肝素用量，其抗凝作用是可预测的，一般无需在治疗期间通过实验室检查进行监测。但目前尚不清楚用量是否应根据孕妇体重的变化进行调整。低分子肝素的浓度一般根据皮下注射4小时后的血液浓度来确定。推荐有效浓度范围：0.6～1.0U/ml，每天注射2次或1.0～2.0U/ml，每天注射1次。

29. B　深静脉血栓的抗凝治疗中，临床上通过检测部分凝血活酶时间来监测肝素治疗，一般将指标定为1.5～2.5倍于对照值。

30. B　对深静脉血栓形成者，华法林应在肝素治疗后24～48小时使用，从而到达国际标准化凝血酶原时间比值INR为2.0～3.0的目标。

31. C　根据深静脉血栓形成（DVT）的发生情况，抗凝的疗程也随之不同。继发于一过性危险因素（如外科手术）的首次发生的DVT患者，3个月的抗凝治疗已经足够；对危险因素不明的情况下首次发生DVT者应充分抗凝至少为3个月。

32. D　根据深静脉血栓形成（DVT）的发生情况，首次发生DVT伴有癌症者，应用低分子肝素3～6个月后，应长期口服维生素K拮抗药治疗；具有血栓形成的原发性危险因素的首次发生DVT者，复发率较高，应长期口服维生素K拮抗药治疗；反复发病的DVT者，应长期抗凝治疗。

33. A　该患者有高血压史，伴有剧烈胸痛，心电图检查未见ST段抬高及病理性Q波，应注意主动脉夹层的可能性。筛查主动脉夹层时，测量四肢血压，如果双上肢血压相差很大或下肢血压比上肢低，心脏听诊可听到杂音——因为夹层影响到主动脉瓣，选项D正确。主动脉夹层的检查方法是X线胸片和心电图、超声心动图、主动脉CTA血管造影、MRA等，选项B正确。超声心动图作为一种无创性检查可以探测到主动脉夹层真假腔以及之间分离的内膜片，从而诊断主动脉夹层，选项C正确。主动脉夹层的保守治疗可以口服β受体拮抗剂或钙离子拮抗剂，选项E正确。如果怀疑有主动脉夹层的可能，不要急于溶栓治疗，溶栓治疗可促成主动脉夹层患者的主动脉破裂出血，选项A错误。

34. E　主动脉夹层的临床表现：①疼痛为本病突出而有特征性的症状，约90%的患者有突发、急起、剧烈而持续且不能耐受的疼痛。②95%以上合并高血压，约半数或1/3患者发病后有苍白、大汗、皮肤湿冷、气促、脉速、脉弱或消失等表现。③主动脉瓣关闭不全和心力衰竭。该患者中年男性，有高血压病史，剧烈胸骨部疼痛并放射至背部，面色苍白，大汗淋漓，皮肤湿冷，心率增快，主动脉瓣关闭不全。考虑为主动脉夹层。

35. C　患者最可能的诊断是多发性大动脉炎。多发性大动脉炎多见于年轻女性，病变引起动脉狭窄或阻塞，肾动脉狭窄可出现肾性高血压，如并存双侧锁骨下动脉狭窄，可有上肢低血压，下肢高血压；胸腹主动脉狭窄可导致上肢高血压，下肢低血压。

36. A　西洛他唑（口服，200mg，2次/日）可以使无心力衰竭的间歇性跛行者症状改善并增加行走距离。

二、共用题干单选题

1. E　该患者有高血压史，突然出现剧烈胸痛，呈撕裂状，持续1小时，心电图未见肌梗死表现，也无呼吸道异常症状及体征支持气胸或肺栓塞，应首先考虑主动脉夹层。

2. A　进行确诊的首选检查为多普勒超声。多普勒超声不仅可检出主动脉夹层分离管壁双重回声之间的异常血流，而且对主动脉夹层的分型、破口定位以及主动脉瓣反流的定量分析都具有重要的诊断价值。

3. E　主动脉夹层沿颈总动脉向上延展时可导致脑供血不足，引起神经系统症状，累及椎动脉可引起截瘫。

4. C　该患者突发撕裂样胸痛，且有15年高血压史，右侧足背动脉搏动减弱，考虑主动脉夹层。

5. B　主动脉夹层血压升高者应当迅速静脉应用降压药物，将收缩压降至100～120mmHg左右。

6. A　患者首先应考虑的诊断是主动脉夹层。疼痛是主动脉夹层最主要和常见的表现。超过80%的患者有突发前胸或胸背部持续性、撕裂样或刀割样剧痛，疼痛剧烈难以忍受，可放射到肩背部。大多数患者合并高血压，且两上肢或上下肢血压相差较大。该患者老年男性，突感胸部剧痛，呈撕裂样，并向背部放射，且合并高血压。因此，首先考虑为主动脉夹层。

7. B　主动脉夹层时胸痛的部位有助于判断夹层的部位：前胸疼痛多为升主动脉夹层，颈部或下颌疼痛可能为主动脉弓及其分支的夹层，肩胛间区疼痛多为降主动脉夹层。

8. A　斯坦福（Stanford）分型有A、B两型。A型：无论夹层起源于哪一部位，只要累及升主动脉者均为此型；B型：夹层起源于胸降主动脉且未累及升主动脉者。

9. D　患者为中年男性，有高血压病史，突发刀割样胸痛，且服用救心丸无效，伴有双上肢血压不等，右侧桡动脉搏动减弱，应考虑为主动脉夹层。

10. A　磁共振是检测主动脉夹层分离最为清楚的显像方法，其敏感性与特异性均高达98%～100%，被认为是诊断本病的"金标准"。

11. C　对于主动脉夹层血压升高者，控制血压至关重要，应将收缩压降至100～120mmHg左右。

12. E　该患者胸部剧烈疼痛且脉搏消失，可诊断为主动脉夹层动脉瘤破裂。

13. D　高血压伴急性主动脉夹层动脉瘤破裂首选β受体拮抗剂加硝普钠。β受体拮抗剂具有保护心脏的作用，故其为最佳药物。

14. E　根据主动脉瓣区可闻及舒张期吹风样杂音，水冲脉、枪击音以及毛细血管搏动等周围血管征，可诊断为动脉导管未闭。

15. E　对近端主动脉夹层，已破裂或濒临破裂的主动脉夹层，伴有主动脉瓣关闭不全者应进行手术治疗。

16. B　主动脉夹层动脉瘤在M型超声中可见主动脉根部扩大，夹层分离处主动脉壁由正常的单条回声带变为两条分离的回声带。

17. E　该患者最可能的诊断是主动脉夹层。主动脉夹层有胸痛及高血压的症状表现。胸痛常表现为疼痛呈撕裂样，并向胸背部放射，非常剧烈，伴大汗、焦虑、面色苍白，难以忍受，有濒死感；疼痛发作非常突然，其他疾病导致的胸痛不会发作如此突然，这是鉴别诊断的要点之一。

18. C　超声心动图对主动脉夹层的确诊意义最大。其对诊断升主动脉夹层分离具有重要意义，且易识别并发症（如心包积血、主动脉瓣关闭不全和胸腔积血等）。对降主动脉夹层也有较高的特异性及敏感性。

19. C　患者应首先考虑的诊断是闭塞性周围动脉粥样硬化。闭塞性周围动脉粥样硬化最典型的症状是间歇性跛行。这是由于肢体运动而诱发的肢体局部疼痛、紧束、麻木或肌肉无力感，肢体停止运动后，症状即可缓解，重复相同负荷的运动则症状可重复出现，休息后又可缓解。主要体征为狭窄远端动脉搏动减弱或消失，血管狭窄部位闻及杂音。肢体缺血的体征有肌肉萎缩，皮肤变薄、苍白、发亮、汗毛脱落，皮温降低，指甲变厚等。

20. C　动脉造影可了解患肢动脉的阻塞部位、范围、程度以及侧支循环建立的情况。动脉造影是外科手术或经皮穿刺球囊血管成形术的先决条件，同时也是诊断闭塞性周围动脉粥样硬化的"金标准"。

21. A　多普勒检测踝肱指数是血管检查中最常用、简单的一种方法。通过测量肱动脉和踝部胫后或胫前动脉收缩压得到踝部动脉压和肱动脉压之间的比值称为踝肱指数（ABI）。正常人休息时踝肱指数常>1.0，踝肱指数<0.9提示为患肢缺血，可能有间歇性跛行的表现；严重缺血时踝肱指数<0.4，通常有静息痛或缺血性溃疡。

三、多选题

1. ABCD　主动脉夹层中，主动脉瘤样扩张可压迫气管，食管，喉返神经，交感神经丛，上腔静脉引起相应的症状，分别表现为呼吸困难、呛咳、吞咽困难、声音嘶哑、霍纳（Horner）综合征和上腔静脉阻塞综合征。因此，选项A、B、C、D符合题意。夹层动脉瘤可出现中到大量的胸腔积液，可使动脉瘤破裂，但大多数是非特异性炎症引起的胸腔积液。

2. ABCD　主动脉内膜斑块不稳定使内膜受损或血压波动可引起内膜撕裂，血液流入中层，或由于主动脉中层囊性坏死，中层肌肉退行性变，中层出血破出内膜导致主动脉夹层形成。因此，选项A、B、C、D符合题意。

3. ABCD　多发性大动脉炎多见于年轻女性，选项A正确；病变主要侵犯主动脉及其分支的起始部，如颈动脉、锁骨下动脉、肾动脉等，引起动脉狭窄或阻塞，出现脑部、上肢或下肢缺血症状，肾动脉狭窄可出现肾性高血压，如并存双侧锁骨下动脉狭窄，可有上肢低血压，下肢高血压；胸腹主动脉狭窄可导致上肢高血压，下肢低血压，选项B、C、D正确，选项E错误。病变活动期有发热和红细胞沉降率增快等症状和体征。

4. ABCD　肢体缺血的体征有肌肉萎缩，皮肤变薄、苍白、发亮、汗毛脱落、皮温降低，指（趾）甲变厚等。

5. CD　颈部动脉粥样硬化的临床症状表现为：①短暂性脑缺血发作：为一种历时短暂，反复发作的脑局部供血障碍引起的一过性神经功能障碍性疾病；②脑卒中：因脑内某一支动脉闭塞引起血流锐减，侧支循环不能及时建立，导致供血区脑组织出现缺血性脑梗死。因此，选项C、D符合题意。选项A、B、E为肾动脉粥样硬化性狭窄的临床症状。

6. ABCD　急性肢体缺血可表现为急性疼痛（可因感觉神经缺失而导致疼痛感缺失或减弱）、瘫痪、感觉异常、皮肤苍白、趾端变凉。因此，选项A、B、C、D符合题意。选项E错误，指（趾）甲变厚是肢体缺血的体征表现。

7. ABE　下肢动脉粥样硬化性疾病的诊断标准：①有下肢症状（间歇性跛行、下肢静息痛、足温低、毛发少或足部皮肤发绀）、股动脉可闻及杂音、足背动脉或胫后动脉搏动减弱或消失；②静息ABI<0.90或运动后ABI下降20%；③超声多普勒检查和其他影像学检查

(CT 血管成像、MRA、血管数字减影造影) 显示下肢动脉硬化狭窄或闭塞性病变。因此，选项 A、B、E 符合题意。选项 C、D 为临床诊断动脉栓塞的根据。

8. AD 肾动脉狭窄常见的原因包括动脉粥样硬化、纤维肌性发育不良和大动脉炎等，动脉粥样硬化是最常见的病因。

9. ACDE 经过积极内科治疗后，仍然有静息痛、组织坏疽或严重生活质量降低致残者，可行血运重建术治疗，包括导管介入治疗和外科手术治疗。所以，选项 A、C、D、E 符合题意。

10. AE 静脉血栓形成的原因主要有三种，分别是静脉壁损伤、静脉血流速度缓慢、血液处在高凝状态等。

11. ABDE 深静脉血栓形成查体时一般可见到患肢肿胀，远端浅静脉曲张，小腿静脉或腘静脉血栓可有小腿肌肉、腘窝、腹股沟内侧等处压痛。查体还可见直腿伸踝试验（Homan 征）阳性。因此，选项 A、B、D、E 符合题意。

四、案例分析题

1. CEG 此时急诊应考虑的急性疾病有急性心肌梗死、急性胰腺炎和主动脉夹层。根据老年男性，既往高血压和冠心病史，发作剧烈胸痛 2 小时，应考虑为急性心肌梗死。2 小时不缓解不应考虑为心绞痛。背痛、上腹痛、急腹症中首先考虑为急性胰腺炎，而不是急性胆囊炎，急性胆囊炎多有墨菲（Murphy）征阴性等体征。根据剧烈胸痛并放射到背部和上腹部，肢体血压不对称以及胸骨左缘第 3 肋间闻及 3/6 级舒张期杂音可诊断为主动脉夹层。

2. ABCDFH 为明确诊断，应完成下列检查：①主动脉夹层：胸部 CT 检查是否有钙斑内移（即主动脉可见条带样分隔），心脏彩超检查可见夹层征象；②急性心肌梗死：进行肌钙蛋白、心肌酶学、心电图检查；③急性胰腺炎：进行血胰淀粉酶检查。

3. ABCDEGH 血胰淀粉酶正常可以排除急性胰腺炎（选项 C），心电图正常、心肌酶学正常可以排除心绞痛（选项 B）和急性心肌梗死（选项 A），右房、右室不大结合病史可以排除急性肺栓塞（选项 D），未见心包积液、心电图正常可排除急性心包炎（选项 G），结合病史可以排除急性胃炎（选项 H）和急性胆囊炎（选项 E）。

4. B 主动脉夹层的 CT 表现为钙化的内膜从主动脉壁向腔内移位 5mm 以上。增强后可见撕脱的内膜片呈线样的低密度影。因此，此时可以确诊的疾病是主动脉夹层，选项 B 正确。

5. ABCFG 动脉造影是诊断夹层的非常有价值的手段，常结合介入治疗一同应用。积极的药物治疗以降低主动脉夹层的血流对主动脉的冲击尤为重要。应同时降低血压和减少左心室的收缩速率。通常联合应用硝普钠和 β 受体拮抗剂。静脉用药使血压得到控制后，若病情允许，可同时开始口服降压药。一般需多种降压药联合应用方能达到静脉给药的效果，如硝苯地平，美托洛尔，吲达帕胺，若肾功能正常还可加用血管紧张素转换酶抑制剂（ACE）。当然，强镇痛药（如哌替啶，吗啡等）通过缓解疼痛和镇静降低血压，防止患者用力，对预防严重并发症也大有好处。

6. ABCD 该患者的完整诊断为主动脉夹层、高血压、冠心病和主动脉瓣关闭不全。胸骨左缘第 3 肋间闻及 3/6 级舒张期杂音可提示为主动脉瓣关闭不全。

7. ACH 患者因剧烈胸痛出冷汗、呕吐可引起血容量不足和低血压。血容量不足和低血压可导致少尿。主动脉夹层累及肾动脉也可出现少尿甚至无尿。

8. ABCD 此时，需要进行的进一步处理有补充血容量、介入治疗主动脉夹层、多巴胺、监测血生化指标。

9. ABCDE 该患者可诊断为下肢动脉粥样硬化。高龄、吸烟、糖尿病属于下肢动脉粥样硬化的危险因素。下肢动脉粥样硬化症状表现如下。①间歇性跛行：为最典型的临床症状，表现为因肢体运动而诱发的肢体局部疼痛、紧束、麻木或肌肉无力感，1 ~ 5 分钟休息后可迅速缓解；②静息痛：常在夜间肢体平放状态时出现，呈持续性疼痛，严重时可影响患者睡眠；③急性肢体缺血：表现为急性疼痛、瘫痪、感觉异常、皮肤苍白、趾端变凉。下肢动脉粥样硬化的主要体征为狭窄远端动脉搏动减弱或消失，血压降低或测不出，下肢病变时两下肢血压相差≥20mmHg。血管狭窄部位闻及杂音。患者初诊时应进行血常规、空腹血糖和（或）糖化血红蛋白、血肌酐、尿素氨、血脂、凝血指标、血浆同型半胱氨酸和尿蛋白等。常规还需进行活动平板运动试验和多普勒检测踝/肱指数。

10. E 根据踝/肱指数为 0.6，运动后下肢血压下降 > 20%，两下肢收缩压相差 35mmHg，该患者可诊断为下肢动脉粥样硬化。

11. D 该患者的临床分期为Ⅲ期（营养障碍期），此期是病情进展期，出现缺血性静息痛。皮色苍白，跛行行走的距离缩短，疼痛加重。下肢皮肤干燥、皱缩、汗毛稀疏，趾甲生长缓慢、粗糙、变形，常常合并甲沟炎或甲下感染，末梢动脉搏动消失。

12. ABCDE 该患者目前应控制血压（戒烟），调节血脂（运动锻炼），控制糖尿病（控制血糖、足部护理、皮肤破损和溃疡须立即治疗），应用抗血小板药（抗血小板聚集治疗可减少下肢动脉粥样硬化性疾病者发生心肌梗死、卒中或血管性死亡的风险）。因此，选项 A、B、C、D、E 正确。选项 F“使用鳌合剂”可用于治疗间歇性跛行，但可能有害。

第十三章　肺血管疾病

一、单选题

1. 肺栓塞的栓子大部分来源于

A. 右心室　B. 下肢浅静脉

C. 深静脉　D. 右心房

E. 肺动脉内

2. 肺栓塞时，肺动脉造影的主要表现不包括

A. 肺动脉一支或分支内有充盈缺损

B. 肺动脉周围分支变细

C. 肺动脉主干扩张

D. 某一支肺动脉分支完全阻断

E. 某一局部肺动脉延迟充盈

3. 深静脉血栓形成的首发症状为

A. 肺栓塞　B. 动脉痉挛、肢体缺血

C. 下肢浅静脉曲张　D. 下肢溃疡

E. 腔静脉阻塞

4. 最常见的肺动脉栓塞类型为

A. 脂肪栓塞综合征　B. 肺血栓栓塞症

C. 羊水栓塞　D. 空气栓塞

E. 细菌栓塞

5. 肺动脉栓塞的呼吸困难发生率高，常表现为

A. 劳力性呼吸困难　B. 吸气性呼吸困难

C. 静息呼吸困难　D. 夜间阵发性呼吸困难

E. 呼气性呼吸困难

6. 引起肺灌注缺损，导致假阳性结果的原因不包括

A. 支气管扩张　B. 陈旧性肺结核

C. 慢性阻塞性肺疾病　D. 急进性肾炎

E. 胸腔积液

7. 肺栓塞的危险因素不包括

A. 肥胖　B. 青年男性

C. 恶性肿瘤　D. 口服避孕药

E. 系统性红斑狼疮

8. 肺动脉栓塞比较多见的心电图表现是

A. 完全或不完全性右束支传导阻滞

B. $V_1 \sim V_4$的 T 波改变和 ST 段异常

C. 肺性 P 波

D. Ⅰ导联 S 波加深

E. Ⅲ导联出现 Q/q 波及 T 波倒置

9. 引起肺血栓栓塞症的血栓主要来源于

A. 右心室　B. 肺动脉内

C. 深静脉　D. 右心房

E. 下肢浅静脉

10. 肺动脉栓塞溶栓治疗的绝对禁忌证为

A. 1 个月内的神经外科或眼科手术

B. 10 天内的胃肠道出血

C. 15 天内的严重创伤

D. 2 个月内的缺血性卒中病史

E. 活动性内脏出血、14 天内自发性颅内出血

11. 肺动脉栓塞溶栓治疗的适应证为

A. 休克或持续性低血压

B. 细菌性心内膜炎

C. 出血性疾病

D. 严重肝、肾功能不全

E. 近期曾行心肺复苏

12. 主要引起动脉性肺动脉高压的疾病是

A. 特发性肺动脉高压　B. 慢性阻塞性肺疾病

C. 二尖瓣狭窄　D. 睡眠呼吸障碍

E. 肺动脉栓塞

13. 下列检查中，对确诊肺动脉栓塞没有意义的是

A. 血浆 D－二聚体

B. 螺旋 CT 和电子束 CT 造影

C. 磁共振成像

D. 超声心动图

E. 肺动脉造影

14. 肺动脉栓塞伴发肺动脉高压或右心扩大或衰竭时，胸部 X 线检查的征象不包括

A. 右肺下动脉增宽　B. 肺动脉段凸出

C. 上腔静脉影增宽　D. 左心室扩大

E. 右心室扩大

15. 肺动脉栓塞时螺旋 CT 和电子束 CT 造影的直接征象不包括

A. 肺动脉造影剂呈完全充盈缺损

B. 远端血管不显影

C. 肺动脉内低密度充盈缺损

D. 局部低灌注

E. 肺动脉造影剂部分或完全包围在不透光的血流之间（轨道征）

16. 肺动脉高压时的表现不包括

A. 胸骨左下缘可扪及右心室收缩期抬举样搏动
B. 肺动脉瓣区第二心音亢进
C. 右心室扩张
D. Graham – Steell 杂音
E. Austin – Flint 杂音

17. 评价肺动脉高压者活动耐量最重要的检查方法为
A. 胸部正位 X 线片　B. 6 分钟步行距离试验
C. D – 二聚体　D. 纤维支气管镜
E. 肺部 CT 平扫

18. 特发性肺动脉高压的病理改变不包括
A. 原位血栓形成　B. 肺血管的重塑
C. 肺血管的收缩　D. 血管内皮损伤
E. 血管内皮细胞过度凋亡

19. 导致肺动脉高压的原因不包括
A. 免疫性疾病　B. 药物
C. 基因突变　D. 分流性心脏畸形
E. 电解质紊乱

20. 肺动脉高压最常见的体征是
A. 三尖瓣收缩期杂音　B. P_2 亢进
C. 二尖瓣收缩期杂音　D. 颈静脉充盈或怒张
E. 下肢水肿

21. 肺动脉高压的首发就诊症状为
A. 咯血　B. 晕厥
C. 胸痛　D. 活动后气短
E. 下肢水肿

22. 肺动脉高压的常规检查项目不包括
A. 心电图检查　B. 胸部 X 线检查
C. 右心导管检查　D. 运动平板试验
E. 6 分钟步行距离试验

23. 若无禁忌，治疗心功能Ⅱ级、Ⅲ级肺动脉高压者的首选药物是
A. 波生坦　B. 依前列醇
C. 伐地那非　D. 西地那非
E. 伊洛前列素

24. 肺动脉高压的靶向治疗药物中，属于内皮素受体拮抗剂的是
A. 波生坦　B. 伐地那非
C. 贝前列素钠　D. 伊洛前列素
E. 依前列醇

25. 下列属于 6 分钟步行距离试验（6MWT）绝对禁忌证的是
A. 收缩压 > 180mmHg
B. 静息心率 > 120 次/分
C. 有恶性室性心律失常者
D. 舒张压 > 100mmHg
E. 近 1 个月出现过不稳定型心绞痛或心肌梗死

26. 下列与格雷厄姆 · 斯蒂尔（Graham – Steell）杂音有关的病变为
A. 二尖瓣关闭不全　B. 右心室扩大
C. 主动脉瓣关闭不全　D. 肺动脉高压
E. 左心室扩大

27. 下列先天性心脏病中，不会并发肺动脉高压的是
A. 肺动脉口狭窄　B. 室间隔缺损
C. 房间隔缺损　D. 动脉导管未闭
E. 主动脉窦瘤破入右心室流出道

28. 下列可引起肺动脉高压的因素不包括
A. 血液黏稠度增加　B. 肺血管解剖结构改变
C. 缺氧　D. 血容量增高
E. 电解质紊乱

29. 关于 PAH 患者的右心导管检查（RHC），下列哪一项叙述不准确
A. 如果超声心动图显示肺动脉高压，则无需 RHC
B. RHC 不能排除左心功能不全
C. 可以用 RHC 进行血管反应性测试
D. RHC 不能用于儿科患者
E. RHC 可以评估患者对治疗的反应

30. 患者，女性，41 岁。肺动脉栓塞 4 年，因病情加重、血流动力学不稳定，可疑急性大面积肺栓塞就诊。该患者首选的检查方法是
A. 螺旋 CT 检查　B. 胸部 X 线检查
C. 超声心动图　D. 实验室检查
E. 磁共振成像检查

31. 患者，女性，29 岁，孕妇。行肺动脉栓塞治疗，治疗期间禁止使用华法林治疗的时间为
A. 妊娠的前 3 个月和最后 6 周
B. 妊娠的前 6 个月
C. 妊娠的后 3 个月
D. 妊娠的后 2 个月
E. 整个妊娠期间

32. 患者，女性，51 岁，因突发胸痛、呼吸困难 3 小时就诊，CT 肺动脉造影示：右下肺动脉干及左下肺动脉分支多处充盈缺损。查体：心率 110 次/分，血压 86/60mmHg，颈静脉怒张，双肺呼吸音清，$P_2 > A_2$，三尖瓣区可听闻 2/6 级收缩期杂音，左下肢轻度水肿。此时应采取的措施是
A. 手术治疗　B. 支气管镜治疗
C. 抗感染治疗　D. 静脉滴注 rt – PA

E. 皮下注射低分子肝素

33. 患者，女性，41岁，呼吸困难伴声嘶2月余，活动后明显加重，无慢性咳嗽、咳痰和关节疼痛病史。查体：口唇发绀，颈静脉充盈，肝颈回流征阳性，P_2亢进，三尖瓣区可闻及3/6级收缩期杂音，双下肢水肿，其最可能的诊断是

A. 特发性肺动脉高压　　B. 风湿性心脏瓣膜病
C. 扩张型心肌病　　D. 室间隔缺损
E. 房间隔缺损

34. 患者，女性，29岁。因心悸、气急伴下肢水肿就诊。查体：心界轻度扩大，心尖部S_1亢进，可闻及舒张期隆隆样杂音，胸骨左缘第3肋间可闻及舒张期吹气样杂音，向心尖部传导。无周围血管征。该患者应诊断为

A. 二尖瓣狭窄伴主动脉瓣关闭不全
B. 主动脉瓣关闭不全伴 Austin－Flint 杂音
C. 二尖瓣狭窄伴相对肺动脉瓣关闭不全
D. 主动脉瓣关闭不全伴相对二尖瓣狭窄
E. 二尖瓣狭窄伴肺动脉高压

35. 患者，女性，35岁。患有风湿性心瓣膜病二尖瓣狭窄10年。平时气急，经常出现大咯血。关于该病大咯血的叙述，下列错误的是

A. 大咯血是肺动脉高压的首发症状
B. 要警惕咯血引起的窒息
C. 咯血于几小时可自行终止
D. 支气管黏膜下静脉曲张破裂引起
E. 极少发生出血性休克

二、共用题干单选题

（1～3题共用题干）

患者，女性，53岁。工作长期站立，3天前因阵发性室上性心动过速就诊，有下肢静脉曲张史。电生理检查证实其有左侧房室旁路参与的房室折返性心动过速。经右股动脉行左侧旁路消融成功。术后局部加压包扎12小时，解除包扎后患者下地活动，在如厕后突发晕厥。查体：血压50/30mmHg，面色苍白，心率110次/分。

1. 该患者可首先诊断为

A. 肺栓塞　　B. 卒中
C. 癫痫　　D. 低血糖状态
E. 心动过速所致

2. 该患者应进行的首要抢救措施是

A. 补液　　B. 减慢心率
C. 利尿脱水　　D. 镇静药物
E. 吸氧及胸外按压

3. 如患者抢救成功，应该争取首先进行的检查是

A. 肺动脉造影和局部血栓破碎术
B. 心电图
C. 脑电图
D. 血糖检测
E. 颅脑 CT/MRI

（4～6题共用题干）

患者，女性，35岁，6小时前突发左侧胸痛，伴有轻度咳嗽、憋气。既往间断口服避孕药。查体：一般情况好，胸壁无压痛，双肺呼吸音清晰，无胸膜摩擦音和干、湿啰音。心率80次/分，无杂音，双下肢无水肿。胸部X线检查未见明显异常。

4. 该患者最可能的诊断为

A. 心脏神经症　　B. 胸膜炎
C. 急性支气管炎　　D. 肋间神经痛
E. 肺栓塞

5. 下列可作为确诊依据的检查是

A. 超声心动图　　B. 胸部X线检查
C. 心电图　　D. D－二聚体
E. 胸部增强 CT

6. 下列治疗中，不宜应用的是

A. 重组组织型纤溶酶原激活剂溶栓
B. 吸氧
C. 华法林抗凝
D. 低分子肝素抗凝
E. 卧床、制动

（7～8题共用题干）

患者，男性，31岁，曾行射频消融房性心动过速治疗，术后第5天，出现间断性左胸部疼痛，24小时前再次发作，并伴有呼吸困难。呼吸频率30次/分，血氧分压62mmHg，体检未发现异常，心电图和胸部X线检查无明显异常。

7. 该患者最可能存在以下哪种疾病

A. 心脏压塞　　B. 心肌炎
C. 肺栓塞　　D. 小肠栓塞
E. 心肌梗死

8. 为明确诊断，下一步应进行的最佳检查是

A. 运动试验　　B. 超声心动图
C. 冠状动脉造影　　D. 肺通气灌注扫描
E. Holter 检测

（9～11题共用题干）

患者，女性，29岁，产妇。分娩后一直卧床，3周后起床活动时突然出现头晕、心慌、发绀和呼吸困难，经紧急抢救后脱离危险，X 线检查发现右肺大片阴影。

9. 该患者应首先怀疑为

A. 急性肺炎　B. 异物吸入
C. 肺栓塞　D. 肺癌
E. 肺结核

10. 实验室检查结果：FDP 15mg/L，DD 阳性（胶乳法），结合临床资料，可诊断该患者发生了

A. 肺出血　B. 肺淤血
C. 肺栓塞　D. 异物吸入
E. 急性肺水肿

11. 经给予 rt－PA 和肝素治疗后，该患者逐渐好转，此时应当注意的是

A. APTT 延长至 2.5 倍
B. 血小板数低于 $50 \times 10^9/L$
C. 纤维蛋白（原）降解产物应持续高于正常
D. APTT 值保持在对照值的 1.5～2.5 倍
E. 纤维蛋白原含量应降到 1g/L 以下

（12～16 题共用题干）

患者，女性，56 岁。因憋喘进行性加重 2 个月就诊。曾在其他医院进行过抗炎平喘、扩冠治疗，效果不佳。既往有慢性支气管炎病史 4 年，双下肢静脉曲张史 20 年。查体：血压 160/90mmHg，呼吸 24 次/分，唇、甲发绀，颈静脉怒张，双肺可闻及哮鸣音，心率 112 次/分，律齐，$P_2 > A_2$，双下肢水肿阳性，可见双下肢静脉曲张。

12. 该患者应首先考虑为

A. 心功能不全　B. 支气管扩张
C. 肺动脉栓塞　D. 急性支气管炎
E. 肺间质纤维化

13. 该疾病的诱发因素不包括

A. 性别　B. 年龄
C. 恶性肿瘤　D. 盆腔和髋部手术
E. 下肢麻痹的神经系统疾病

14. 下列检查项目中，最有助于明确诊断的是

A. 超声心动图　B. 右心导管检查
C. 肺动脉造影　D. 肺功能检查
E. 动脉血气分析

15. 患者的血浆 D－二聚体低于多少时，可以排除急性肺栓塞诊断，不必做肺动脉造影

A. 200μg/L　B. 300μg/L
C. 500μg/L　D. 600μg/L
E. 800μg/L

16. 下列基础治疗中，错误的是

A. 卧床休息　B. 鼻导管吸氧
C. 华法林　D. 低分子肝素
E. 溶栓治疗

（17～20 题共用题干）

患儿，女，7 岁，因反复晕厥伴喘息 5 个月就诊。查体：口唇轻度发绀，颈静脉充盈，心率 100 次/分，律齐，$P_2 > A_2$，三尖瓣区可闻及 2/6 级收缩期杂音。无杵状指（趾），双下肢轻度水肿。患者无法进行任何体力活动，存在右心衰竭的征象，休息时可有气短和（或）乏力，任何体力活动都可加重症状。

17. 该患者最可能诊断为

A. 癫痫发作　B. 血管迷走性晕厥
C. 肺动脉高压　D. 心肌炎
E. 肺动脉栓塞

18. 患者的功能分级是

A. Ⅰ级　B. Ⅱ级
C. Ⅲ级　D. Ⅳ级
E. Ⅴ级

19. 下列检查中，可作为本疾病确诊依据的是

A. 心电图　B. 胸部 CT 检查
C. 超声心动图　D. 胸部 X 线检查
E. 右心导管检查

20. 该患者使用的靶向治疗药物不包括

A. 伊洛前列素　B. 前列地尔
C. 伐地那非　D. 波生坦
E. 依前列醇

（21～23 题共用题干）

患者，女性，29 岁。因活动后胸闷、气短 5 年，加重 1 年就诊。查体：颈静脉充盈明显；双肺呼吸音清晰，无啰音；心率 96 次/分，律齐，肺动脉瓣第二心音亢进，三尖瓣听诊区可闻 4/6 级收缩期杂音；腹平软，肝剑突下 2cm，质软；双手无杵状指，双足有杵状趾；明显双下肢水肿。

21. 该患者应诊断为

A. 结缔组织病相关性肺动脉高压
B. 动脉导管未闭相关性肺动脉高压
C. 慢性血栓栓塞性肺动脉高压
D. 特发性肺动脉高压
E. 门静脉高压相关性肺动脉高压

22. 下列检查中，最有助于明确诊断的是

A. 上、下肢动脉血气分析
B. CTPA
C. 超声心动图
D. 右心导管检查
E. 肺功能检查

23. 如果患者伴有肺部感染，胸闷、气短症状明显加重，

下列基础治疗中，错误的是

A. 静脉应用抗生素
B. 小剂量多巴胺持续静脉泵入
C. 口服茶碱缓释片
D. 鼻导管吸氧
E. 静脉应用前列地尔

三、多选题

1. 肺动脉栓塞的典型症状为包括

A. 胸痛　B. 呼吸困难
C. 咯血　D. 晕厥
E. 干咳

2. 肺动脉栓塞的体征表现包括

A. 呼吸急促，呼吸频率>20次/分
B. 颈静脉充盈或搏动
C. 发热，多为高热
D. 心动过速
E. 肺动脉瓣区第二音亢进或分裂

3. 肺动脉栓塞的动脉血气分析的表现包括

A. 高碳酸血症　B. 低碳酸血症
C. 低氧血症　D. 高氧血症
E. 肺泡动脉血氧分压差增大

4. 行肺动脉栓塞胸部X线检查，最常见的征象包括

A. 气管移向患侧或较重侧
B. 肺纹理稀疏、减少
C. 肺梗死浸润影
D. 透明度增加
E. 肺血分布不匀

5. 肺动脉栓塞的临床表现主要有

A. 劳力性呼吸困难　B. 咯血
C. 发热　D. 胸痛多为心绞痛样
E. 干咳

6. 下列关于肺动脉栓塞的治疗，叙述错误的是

A. 大剂量阿司匹林可用于预防血栓形成
B. 活动性内脏出血患者禁忌溶栓
C. 溶栓的时间窗为发病后12~24小时
D. 妊娠期患者可应用华法林治疗
E. 对于肾功能不全患者的抗凝治疗，普通肝素优于低分子肝素

7. 肺动脉栓塞时肺动脉造影的间接征象有

A. 伴或不伴轨道征的血流阻断
B. 肺血管内造影剂充盈缺损
C. 肺动脉造影剂流动缓慢
D. 局部低灌注
E. 静脉回流延迟

8. 肺动脉栓塞类型包括

A. 脂肪栓塞综合征　B. 羊水栓塞
C. 肺血栓栓塞症　D. 空气栓塞
E. 深静脉血栓形成

9. 肺动脉栓塞导致猝死的原因有

A. 支气管及肺泡管痉挛　B. 支气管动脉痉挛
C. 肺动脉痉挛　D. 肺出血性梗死
E. 心冠状动脉痉挛

10. 下肢深静脉血栓形成的高危因素有

A. 长期卧床　B. 静脉炎
C. 高凝状态　D. 雌激素作用
E. 手术

11. 下列关于肺栓塞治疗的叙述，错误的是

A. 溶栓的时间窗为发病后12~24小时
B. 活动性出血患者禁忌溶栓
C. 对于肾功能不全患者的抗凝治疗，普通肝素优于低分子肝素
D. 阿司匹林可用于预防肺栓塞
E. 妊娠期患者可应用华法林治疗

12. 肺动脉栓塞抗凝治疗的禁忌证包括

A. 糖尿病出血性视网膜病变
B. 血小板减少
C. 凝血功能障碍
D. 活动性出血
E. 未予控制的严重高血压

13. 肺高血压的诊断标准包括

A. 在海平面状态下，静息时，右心导管检查肺动脉收缩压>30mmHg
B. 在海平面状态下，静息时，右心导管检查肺动脉平均压>25mmHg
C. 肺血管阻力>$3U/m^2$单位
D. 肺毛细血管楔压（PCWP）≤15mmHg
E. 运动时肺动脉平均压>30mmHg

14. 下列肺动脉高压的靶向治疗药物中，不属于5型磷酸二酯酶抑制剂的是

A. 波生坦　B. 伊洛前列素
C. 西地那非　D. 伐地那非
E. 依前列醇

15. 下列肺动脉高压的靶向治疗药物中，不属于前列环素（PGI_2）类药物

A. 西地那非　B. 依前列醇
C. 伊洛前列素　D. 波生坦

E. 贝前列素钠

16. 肺动脉高压者的胸部X线检查征象包括

A. 伴外周肺血管稀疏　B. 右下肺动脉扩张
C. 肺动脉段凸出　D. 左心房和左心室扩大
E. 右心房和右心室扩大

17. 下列疾病中，属于肺动脉高压的有

A. 左心疾病相关性肺动脉高压
B. 慢性血栓栓塞性肺动脉高压
C. 特发性肺动脉高压
D. 肺部疾病相关性肺动脉高压
E. 多种未知因素导致的肺动脉高压

四、案例分析题

（1～8题共用题干）

患者，男性，55岁，心悸气促2年，因加重伴咳嗽、咳痰1周就诊。有30年吸烟史。查体：血压105/60mmHg，桶状胸，两肺呼吸音减低，左下肺可听闻细湿啰音。

1. 该患者可考虑诊断为

A. 缺血性心肌病　B. 先天性心脏病
C. 肺气肿　D. 肺源性心脏病
E. 扩张型心肌病　F. 肺部感染
G. 病毒性心肌炎　H. 二尖瓣关闭不全

2. 为明确诊断，该患者应进一步做的检查有

A. 胸部X线检查　B. 冠脉造影
C. 运动平板试验　D. 心脏CT检查
E. 心功能检查　F. 心电图检查
G. 心音图检查　H. 超声心动图

3. 该患者的超声心动图改变多见

A. 心室腔扩大以左室为主
B. 左室弥漫性运动减弱
C. 二尖瓣开放幅度小
D. 室间隔非对称性肥厚
E. 射血分数减低
F. CD段呈吊床样改变
G. 二尖瓣回声增厚增强
H. 二尖瓣前叶活动曲线呈“城墙样”改变

4. 该患者超声心动图示：左心室65mm，左心房50mm，右心室25mm，右心房45mm，二尖瓣开放幅度小，左心室节段性运动减弱，CDFI可见二尖瓣收缩期五彩血流束从左心室反流至左心房。心电图示：V_1～V_4为Qs，V_4～V_6 ST压低0.1mV。胸部X线片示：两肺透亮度增加，左下肺可见斑片状阴影。该患者应诊断为

A. 老年性肺气肿　B. 扩张型心肌病
C. 肺源性心脏病　D. 肺部感染
E. 病毒性心肌炎　F. 二尖瓣关闭不全
G. 先天性心脏病　H. 缺血性心肌病

5. 该患者的处理为

A. β受体拮抗剂　B. 抗生素
C. 钙通道阻滞剂　D. 螺内酯
E. 测尿量　F. ACEI
G. 利尿剂　H. 洋地黄

6. 下列选项中，可以改善患者预后的药物是

A. ACEI　B. ARB
C. β受体拮抗剂　D. 氢氯噻嗪
E. 呋塞米　F. 地高辛
G. 螺内酯　H. 米力农

7. 患者入院5天后，突发胸痛、咯血、呼吸困难和休克，动脉血氧饱和度87%。应考虑的诊断为

A. 主动脉夹层动脉瘤　B. 心脏破裂
C. 支气管扩张　D. 感染性休克
E. 急性心肌梗死　F. 自发性气胸
G. 胸膜炎　H. 肺栓塞

8. 此时应做的处理为

A. 抽胸腔积液
B. 抗休克治疗
C. 气管切开，呼吸机辅助呼吸
D. 止血
E. 胸腔负压吸引抽气
F. 外科手术取栓
G. 溶栓
H. 抗凝

（9～13题共用题干）

患者，女性，43岁。因活动后胸闷、气短2年就诊。2小时前突然出现咯血，咯血量约200ml。无特殊既往史。查体：体温36.5℃，脉搏87次/分，呼吸24次/分，血压90/50mmHg；口唇无发绀，颈静脉怒张；心率86次/分，律齐，肺动脉瓣第二心音亢进，三尖瓣区闻及3/6级收缩期杂音；双下肢轻度水肿。

9. 为明确诊断，应立即进行的检查有

A. 血常规　B. 胸部X线检查
C. 心电图　D. 肺功能检查
E. 血生化　F. 动脉血气分析

10. 患者入院1小时仍有咯血，咯血量约50ml，呼吸急促，30次/分，面色苍白。心率110次/分，血压90/62mmHg，双肺闻及湿啰音。血常规示：血红蛋白120g/L，动脉血气分析示：动脉血氧饱和度78%。此时应尽快做的处理有

A. 吸氧　B. 静脉应用小剂量多巴胺

C. 快速大量补液　　D. 静脉应用二羟丙茶碱
E. 静脉应用地塞米松　　F. 静脉应用血管升压素

11. 该患者治疗1周后不再咯血，安静状态下无明显呼吸困难，血压120/72mmHg。双肺呼吸音清晰，心率80次/分。动脉血氧饱和度95%。为明确诊断应考虑做的检查包括

A. 超声心动图　　B. 肺功能检查
C. 右心导管检查　　D. 心脏MRI
E. CTPA　　F. 冠状动脉造影

12. 该患者目前应考虑的疾病主要有

A. 消化性溃疡
B. 结缔组织病相关性肺动脉高压
C. 支气管扩张
D. 特发性肺动脉高压
E. 先天性心脏病相关性肺动脉高压
F. 肝硬化

13. 右心导管测量肺动脉平均压为82mmHg，CO 2.5L/分，PCWP 10mmHg，PVR 17.6Wood，行肺动脉造影未发现血栓栓塞。此时应进一步的处理是

A. 利尿剂
B. 大剂量多巴胺持续静脉泵入
C. 口服波生坦
D. 口服西地那非
E. 吸氧
F. 静脉应用前列地尔

答案和精选解析

一、单选题

1. C　90%以上的肺栓塞栓子来源于深静脉，特别是下肢深静脉，选项C正确。

2. E　肺栓塞是肺动脉分支被栓子堵塞后引起的相应肺组织供血障碍。肺动脉血管造影时，如肺动脉分支未完全阻塞，表现为充盈缺损，如肺动脉分支完全阻塞，表现为血管腔截断；继发肺动脉高压时会出现肺动脉干及大分支扩张，周围分支变细。

3. A　深静脉血栓形成（DVT）可有局部症状，但在临床上有的患者也可以毫无症状，而以肺栓塞为首发症状，选项A正确。

4. B　肺血栓栓塞症（PTE）是指来自全身静脉系统或右心的内源性或外源性栓子阻塞肺动脉及其分支，引起肺循环和呼吸功能障碍的临床和病理生理综合征，是最常见的肺动脉栓塞类型。

5. A　肺动脉栓塞的呼吸困难发生率高，常表现为劳力性呼吸困难。

6. D　肺灌注扫描的特异性有限，除血栓形成或栓塞外，下列多种原因也可引起肺灌注缺损，导致假阳性结果：①血管腔外受压（肿瘤、气胸、胸腔积液）；②支气管－肺动脉吻合（慢性肺部炎症、支气管扩张等）；③局部缺氧引起的血管收缩（哮喘和慢性阻塞性肺疾病等）；④肺组织纤维化（肺囊肿、陈旧性肺结核）；⑤肺切除。急进性肾炎不能导致假阳性结果。

7. B　患者性别不是肺栓塞的危险因素。任何可以导致静脉血流淤滞、血管内皮损伤和血液高凝状态的因素均为肺栓塞的危险因素，选项A、C、D、E均正确。

8. B　肺动脉栓塞大部分患者表现为非特异性的心电图异常。比较多见的表现包括$V_1 \sim V_4$的T波改变和ST段异常；部分患者可出现$S_{Ⅰ}Q_{Ⅲ}T_{Ⅲ}$征（即Ⅰ导联S波加深，Ⅲ导联出现Q/q波及T波倒置）；其他心电图改变可有完全或不完全性右束支传导阻滞、肺性P波、电轴右偏、顺钟向转位等。

9. C　引起肺血栓栓塞的血栓来源于下肢深静脉血栓，因而深静脉血栓形成与肺血栓栓塞的发生有着密切的关系。

10. E　肺动脉栓塞溶栓治疗的绝对禁忌证为：活动性内脏出血、近期（14天内）自发性颅内出血。选项E符合题意，选项A、B、C、D均属于肺动脉栓塞溶栓治疗的相对禁忌证。

11. A　肺动脉栓塞溶栓治疗主要适用于高危患者，对中危患者，若无禁忌证可以进行溶栓；对于血压和右心室运动均正常的低危患者不主张进行溶栓治疗。选项A“休克或持续性低血压”患者属于高危患者，可以进行溶栓治疗。肺动脉栓塞溶栓治疗的相对禁忌证有：10天内的胃肠道出血；15天内的严重创伤；2周内的大手术、分娩、器官活检或血管穿刺部位不能够压迫止血的；1个月内的神经外科或眼科手术；2个月内的缺血性卒中病史；近期曾行心肺复苏；未控制的重度高血压（收缩压>180mmHg，舒张压>110mmHg）；细菌性心内膜炎；严重肝、肾功能不全；糖尿病出血性视网膜病变；出血性疾病；血小板计数$<100 \times 10^9$/L；妊娠、分娩期等。对于大面积PTE上述绝对禁忌证也应被视为相对禁忌证。选项B、C、D、E均属于肺动脉栓塞溶栓治疗的相对禁忌证。

12. A　肺动脉高压的病因分为动脉性肺动脉高压、左心疾病所致肺动脉高压、肺部疾病和（或）低氧所致肺动脉高压、慢性血栓栓塞性肺动脉高压和其他肺动脉阻塞性疾病、未明和（或）多因素所致肺动脉高压共5大类。动脉性肺动脉高压最常见的病因有特发性肺动脉高压。睡眠呼吸障碍、慢性阻塞性肺疾病所致的肺动脉高压主要原因是肺部疾病和（或）低氧。二尖瓣狭窄可引起左心疾病，从而导致肺动脉高压。肺动脉栓塞为引起慢性血栓栓塞性肺动脉高压。

13. A 血浆D－二聚体特异性不强，只能用来排除手术、外伤和急性心肌梗死，对确诊肺动脉栓塞没有意义。螺旋CT和电子束CT造影可以发现段以上肺动脉内的栓子，用于肺动脉栓塞的确诊。磁共振成像（MRI）对段以上肺动脉内栓子诊断的敏感性和特异性均较高，避免了注射碘造影剂的缺点，相较于肺血管造影，患者更易于接受。MRI具有潜在的识别新旧血栓的能力，有可能为将来确定溶栓方案提供依据。超声心动图可显示右心的大小和功能，对病情危重、血流动力学不稳定的可疑急性大面积肺栓塞有诊断价值，可以列入首选，应在患者就诊2小时内完成。肺动脉造影为诊断肺栓塞的"金标准"，其敏感性和特异性均高。因此，选项A对确诊肺动脉栓塞没有意义。

14. D 当肺动脉栓塞伴发肺动脉高压或右心扩大或衰竭时，胸部X线检查征象可表现为上腔静脉影增宽、肺动脉段凸出、右肺下动脉增宽和右心室扩大。

15. D 肺动脉栓塞螺旋CT和电子束CT造影的直接征象为肺动脉内的低密度充盈缺损，造影剂部分或完全包围在不透光的血流之间（轨道征），或呈完全充盈缺损，远端血管不显影。

16. E 肺动脉高压与右心室扩大的体征：①胸骨左下缘可扪及右心室收缩期抬举样搏动，P_2亢进分裂；②肺动脉扩张时，于胸骨左上缘闻及舒张期吹风样杂音（Graham－Steell杂音）；③右室扩大伴三尖瓣关闭不全时，胸骨左缘第4、5肋间隙有全收缩期吹风样杂音，于吸气时增强，传导不超过腋中线。

17. B 6分钟步行距离试验（6MWT）是评价肺动脉高压患者活动耐量最重要的检查方法，也是评价疗效的关键方法。

18. E 特发性肺动脉高压指的是原因不明的肺血管阻力增加引起持续性肺动脉压力升高，其病理改变为肺血管的收缩和重塑、原位血栓形成和血管内皮损伤。

19. E 肺动脉高压（PAH）是指由多种原因，包括基因突变、药物、免疫性疾病、分流性心脏畸形、病毒感染等侵犯小肺动脉，引发小肺动脉发生闭塞性重构，导致肺血管阻力增加，进而右心室肥厚扩张的一类恶性心脏血管疾病。选项E"电解质紊乱"对肺动脉压的增高没有影响。

20. B 肺动脉高压的体征没有特异性，P_2亢进最常见，其他常见体征有三尖瓣收缩期杂音；右心功能不全时可见颈静脉充盈或怒张，下肢水肿；先天性心脏病伴有肺动脉高压可出现发绀，杵状指（趾）等。此外，还需对背部仔细听诊，若发现血管杂音应考虑肺动静脉畸形的可能。

21. D 肺动脉高压的首发就诊症状为活动后气短，其后依次是胸痛、晕厥、咯血、心悸、下肢水肿及胸闷。

22. D 肺动脉高压的常规检查包括心电图检查、胸部X线检查、右心导管检查、6分钟步行距离试验。选项D"运动平板试验"不是肺动脉高压的常规检查项目。

23. A 波生坦是非选择性内皮素受体阻滞剂，是临床应用时间最长的口服靶向治疗药物，也是除FLOLAN外，目前唯一有5年生存率随访结果的治疗方法。若无禁忌，波生坦是治疗心功能Ⅱ级、Ⅲ级肺动脉高压者的首选治疗药物。

24. A 波生坦属于内皮素受体阻滞剂。伊洛前列素、贝前列素钠和依前列醇均属于前列环素（PGI）类药物，伐地那非属于5型磷酸二酯酶抑制剂。

25. E 6分钟步行距离试验（6MWT）的绝对禁忌证：近1个月出现过不稳定型心绞痛或心肌梗死。相对禁忌证：静息心率＞120次/分，收缩压＞180mmHg，舒张压＞100mmHg。

26. D 继发于肺动脉高压者，在胸骨左缘第2～4肋间有第二心音后立即开始的舒张早期叹气样高调递减型杂音，吸气时增强，称为格雷厄姆·斯蒂尔（Graham－Steell）杂音。所以，肺动脉高压与Graham－Steell杂音有关。

27. A 先天性心脏病中，室间隔缺损、动脉导管未闭、房间隔缺损及主动脉窦瘤破入右心室流出道均有血液的左向右分流，可能并发肺动脉高压。而肺动脉口狭窄时，肺动脉瓣口流量减少，肺动脉压力是不会增高的。

28. E 电解质紊乱对肺动脉压的增高并无影响，其余各项均属于肺动脉高压的形成机制。

29. D 右心导管检查是诊断儿童和成人PAH以及对其分类的金标准。检查结果能提示血流动力学损伤程度、预测生存率和死亡率以及评估患者对治疗的反应。此外，RHC还可用于肺血管反应性测试，以确定是否存在对钙通道阻滞剂治疗有反应的可逆性PAH。

30. C 超声心动图可显示右心的大小和功能，对病情危重、血流动力学不稳定的可疑急性大面积肺栓塞具有诊断价值，可列入首选，应在患者就诊2小时内完成。

31. A 华法林属于肺动脉栓塞长期抗凝治疗的主要口服药物，需要监测凝血功能的INR。妊娠的前3个月和最后6周禁用华法林。

32. D CT肺动脉造影显示右下肺动脉干及左下肺动脉分支多处充盈缺损提示存在肺栓塞，进而导致肺源性心脏病，此时解除栓塞为首要任务，需静脉滴注rt－PA进行溶栓治疗，而肝素是抗凝药物并不能溶栓。

33. A IPAH早期通常无症状，仅在剧烈活动时感到不适；随着肺动脉压力的升高，可逐渐出现全身症状。①呼吸困难：大多数IPAH患者以活动后呼吸困难为首发症状，与心排出量减少、肺通气/血流比例失调等因素有关；②胸痛：由于右心后负荷增加、耗氧量增多及冠状动脉供血减少等引起心肌缺血所致，常于运动或情绪激动时发生；③头晕或晕厥：由于心排血量减少，脑组织供血突然减少所致。常在活动时出现，有时休息时也可以发生；④咯血：咯血量通常较少，有时也可因大咯血而死亡。其他症状还包括疲乏、无力，10%的患者出现雷诺现象，增粗的肺动脉压迫喉返神经引起声音嘶哑。IPAH的体征均与肺动脉高压和右心室负荷增加有关。

34. E　该患者应诊断为二尖瓣狭窄伴肺动脉高压。肺动脉高压的首发就诊症状为活动后气短，其后依次是胸痛、晕厥、咯血、心悸、下肢水肿及胸闷。根据患者"心界轻度扩大，心尖部S_1亢进，闻及舒张期隆隆样杂音，胸骨左缘第3肋间可闻及舒张期叹气样杂音，向心尖部传导"可以诊断为二尖瓣狭窄。

35. A　风湿性心瓣膜病二尖瓣狭窄者左房压力增高，从而使肺静脉压力增高，因肺静脉与支气管静脉相通，因此可使支气管静脉及其毛细血管淤血，后者压力升高到一定程度引起支气管静脉曲张，进而导致破裂产生大咯血。大咯血在肺动脉高压时已属后期，因曲张静脉壁增厚，大咯血反而少见。大咯血后使压力下降，因此可自行中止，很少发生出血性休克。咯血量大时，患者因恐惧而不敢咯出，容易引起窒息，选项A错误。

二、共用题干单选题

1. A　下肢静脉曲张史属于肺栓塞的诱发因素。左侧旁路消融术后局部加压包扎12小时可能会引起动脉中血栓形成。当大块肺栓塞时，可引起一过性脑缺血，表现为晕厥，可为肺栓塞的首发症状。肺栓塞体征表现为心动过速，血压下降甚至休克。

2. E　该患者应进行的首要抢救措施是急救处理，即吸氧及胸外按压，抢救生命。

3. A　如患者抢救成功，应争取首先进行的检查是肺动脉造影。肺动脉造影是诊断肺栓塞的"金标准"，其敏感性和特异性均高。还应进行局部血栓破碎术。

4. E　该患者最可能诊断为肺栓塞。既往间断口服避孕药属于肺栓塞的诱发因素。肺栓塞的典型症状为肺梗死三联征，即呼吸困难、胸痛和咯血。

5. E　多排CT肺血管造影可对肺栓塞做出诊断和鉴别诊断。CT可清楚显示血栓部位、形态，与管壁关系及内腔受损情况，直接显示到肺段血管。

6. A　对高度疑诊或确诊肺栓塞者，要求绝对卧床，保持大便通畅，避免用力，以防栓子再次脱落。可以吸氧缓解呼吸困难。可使用低分子肝素、华法林进行抗凝治疗。题中患者生命体征平稳，rt－PA治疗有较多风险，权衡风险及获益，可以首选抗凝等对症治疗。

7. C　患者为31岁中青年，在5天前曾有射频消融手术史（右心导管术）。目前主要的临床表现为左胸间断疼痛、呼吸困难、呼吸频率加快、血氧分压下降。结合病史综合分析，虽然心电图、胸部X线检查未发现明显异常，但仍应首先考虑肺栓塞可能。

8. D　超声心动图对肺栓塞诊断有较大帮助，但是不能确诊。肺通气灌注扫描可确诊，应作为首选最佳检查。Holter检测、运动试验、冠状动脉造影均不是最佳选项。

9. C　该患者应首先怀疑为肺栓塞。分娩属于肺栓塞的诱发因素。患者长时间卧床引起动脉中血栓形成。当出现大块肺栓塞时，可引起一过性脑缺血，主要表现为晕厥，可为肺栓塞的首发症状。肺栓塞可伴有呼吸急促、心动过速、发绀、血压下降甚至休克的体征表现。胸部X线检查常有异常改变，最常见的征象有肺纹理稀疏、减少，透明度增加和肺血分布不匀。

10. C　FDP即纤维蛋白降解产物，FDP主要反映纤维蛋白（原）的溶解功能，是反应纤溶亢进的敏感指示，在纤维蛋白原大量被分解所引发的原发性纤溶亢进发生时，FDP含量明显升高。D－二聚体是纤维蛋白降解的特异性产物，测定D－二聚体可判断纤维蛋白是否已经形成。D－二聚体是肺栓塞的重要指标。依据实验室检查结果结合临床资料，可诊断该患者发生了肺栓塞。

11. D　普通肝素的治疗剂量个体差异较大，使用时必须监测凝血功能，通常采用静脉持续给药。起始剂量为80～100U/kg静脉注射，然后以10～20U/（kg·h）静脉泵入，最后每4～6小时根据活化部分凝血活酶时间（APTT）再调整，使APTT值保持在对照值的1.5～2.5。

12. C　该患者曾在其他医院进行过抗炎平喘、扩冠治疗，但效果不佳，可排除选项A"急性支气管炎"和选项B"支气管扩张"。患者因憋喘进行性加重就诊，可排除选项E"心功能不全"。双下肢静脉曲张为肺动脉栓塞的诱发因素。患者以下体征均符合肺动脉栓塞的体征表现：①呼吸急促，呼吸频率>20次/分；②心动过速；③发绀；④颈静脉充盈或搏动；⑤肺部可闻及哮鸣音和（或）细湿啰音；⑥肺动脉瓣区第二音亢进或分裂，$P_2>A_2$，二尖瓣区收缩期杂音。因此，患者应首先考虑为肺动脉栓塞。

13. A　肺动脉栓塞的诱发因素包括年龄、VTE病史、恶性肿瘤、下肢麻痹的神经系统疾病、长期卧床、盆腔和髋部手术、妊娠和分娩、激素替代治疗以及服用避孕药等。80岁以上人群的发病率为50岁以下人群的8倍。肺动脉栓塞的发生与性别无关。

14. C　肺动脉造影是诊断肺栓塞的"金标准"，其敏感性和特异性均高，最有助于肺栓塞的明确诊断。

15. C　血浆D－二聚体是纤维蛋白胶连蛋白的代谢产物，急性肺栓塞时血浆含量增加，敏感性高，但特异性不强，应排除手术、外伤和急性心肌梗死。若D－二聚体低于500μg/L，则可以排除急性肺栓塞诊断，不必做肺动脉造影。

16. E　对高度疑诊或确诊肺血栓栓塞症的患者，要求绝对卧床休息，保持大便通畅，避免用力，以防栓子再次脱落；可以鼻导管吸氧以解除呼吸困难；可以应用低分子肝素、华法林进行抗凝治疗。本题中患者不符合溶栓治疗的适应证，因此不主张进行溶栓治疗。

17. C　该患者最可能诊断为肺动脉高压。肺动脉高压的首发就诊症状为活动后气短，其后依次是胸痛、晕厥、咯血、心悸、下肢水肿及胸闷。肺动脉高压的体征没有特异性，P_2 亢进最为常见，其他常见体征有三尖瓣收缩期杂音；右心功能不全时可有颈静脉充盈或怒张，下肢水肿；先天性心脏病伴肺动脉高压可出现发绀，杵状指（趾）等。

18. D　肺动脉高压患者的功能分级：①Ⅰ级：患者体力活动不受限，日常体力活动不会导致气短、乏力、胸痛或黑矇；②Ⅱ级：患者体力活动轻度受限，休息时无不适，但日常活动会出现气短、乏力、头痛或近乎晕厥；③Ⅲ级：患者体力活动明显受限，休息时无不适，但低于日常活动量时即出现气短、乏力、胸痛或近乎晕厥；④Ⅳ级：患者不能进行任何体力活动，有右心衰竭的征象，休息时可有气短和/或乏力，任何体力活动都可加重症状。

19. E　右心导管检查是确诊肺动脉高压，评价肺动脉高压程度、性质，检测肺血管反应性，判断手术指征和评估预后，指导药物治疗，以及随访治疗效果的标准方法。

20. B　波生坦、伊洛前列素、伐地那非、依前列醇均属于肺动脉高压的靶向治疗药物。选项B“前列地尔”在临床上主要用于治疗心肌梗死，血栓性脉管炎、闭塞性动脉硬化等症。

21. B　患者应诊断为动脉导管未闭相关性肺动脉高压。根据患者“肺动脉瓣第二心音亢进，三尖瓣听诊区闻及4/6级收缩期杂音”可诊断为动脉导管未闭。根据患者“活动后胸闷、气短”“颈静脉充盈明显”以及“双手无杵状指，双足有杵状趾。双下肢明显水肿”可诊断为肺动脉高压。

22. D　右心导管检查是确诊肺动脉高压、评价肺动脉高压程度、性质的标准方法。

23. E　前列地尔在临床上主要可用于治疗心肌梗死，血栓性脉管炎、闭塞性动脉硬化等症，其治疗范围与本题不符，因此不应使用。

三、多选题

1. ABC　肺动脉栓塞的典型症状为肺梗死三联征，包括呼吸困难、胸痛和咯血。

2. ABDE　肺动脉栓塞的体征表现：①呼吸急促，呼吸频率>20次/分，选项A正确；②心动过速，选项D正确；③血压下降，甚至休克；④发绀；⑤发热，常为低热，选项C错误，少数患者可有中度以上的发热；⑥颈静脉充盈或搏动，选项B正确；⑦肺部可闻及哮鸣音和（或）细湿啰音，偶可闻及血管杂音；⑧肺动脉瓣区第二音亢进或分裂，$P_2 > A_2$，二尖瓣区收缩期杂音，选项E正确。

3. BCE　肺动脉栓塞的动脉血气分析表现通常为低氧血症、低碳酸血症、肺泡动脉血氧分压差增大。

4. BDE　肺动脉栓塞的胸部X线检查多有异常改变，最常见的征象有肺纹理稀疏、减少，透明度增加和肺血分布不匀。偶可见形状不一的肺梗死浸润影，典型表现为底边朝向胸膜或膈肌上的楔形影，有少到中量胸腔渗液。此外，还可见气管移向患侧或较重侧，膈肌抬高。

5. ABCE　肺动脉栓塞的典型症状为肺梗死三联征，即呼吸困难、胸痛和咯血。①呼吸困难：发生率高，常表现为劳力性呼吸困难；②胸痛：常为胸膜痛，少部分患者可表现为“心绞痛样痛”；③咯血：表现为血量不多，鲜红色，数日后变为暗红色，提示存在肺梗死；④其他症状：咳嗽常表现为干咳，可伴有哮鸣音；惊恐由胸痛或低氧血症所致；发热，由肺循环障碍、肺组织坏死所致；当大块肺栓塞或重症肺动脉高压时，可引起一过性脑缺血，主要表现为晕厥，可为肺动脉栓塞的首发症状。因此，选项D错误。

6. ACD　肺栓塞的溶栓治疗时间窗为发病后的14天以内。急性心肌梗死的溶栓治疗时间窗为发病后的12～24小时以内，选项C错误。活动性内脏出血是溶栓治疗的绝对禁忌证，选项B正确。阿司匹林不同的剂量可有不同的临床应用。小剂量抗血栓形成，预防血栓形成性疾病；中剂量可用于解热、缓解疼痛；大剂量可用于风湿及类风湿关节炎，选项A错误。妊娠的前3个月和最后6周禁用华法林治疗，选项D错误。对于严重肾功能不全者，抗凝治疗应首选普通肝素而不是低分子肝素，选项E正确。

7. CDE　肺动脉栓塞肺动脉造影的直接征象有肺血管内造影剂充盈缺损，伴或不伴轨道征的血流阻断；间接征象有肺动脉造影剂流动缓慢，局部低灌注，静脉回流延迟等。选项C、D、E正确，选项A、B属于肺动脉栓塞肺动脉造影的直接征象。

8. ABCD　肺动脉栓塞（PE）是指内源性或外源性栓子阻塞肺动脉或其分支引起肺循环功能障碍的临床和病理生理综合征，包括肺血栓栓塞症、脂肪栓塞综合征、羊水栓塞、空气栓塞、肿瘤栓塞和细菌栓塞等。深静脉血栓形成属于静脉血栓栓塞症。

9. ABCE　因为在肺动脉发生栓塞时会刺激动脉内膜引起神经兴奋和血小板释放出大量的血栓素，通过这些神经的反射引发肺动脉、冠状动脉、支气管动脉和支气管及肺泡管的痉挛，致发生急性肺动脉高压、右心衰竭和窒息，同时还与心冠状动脉灌流不足而发生的心肌缺血等有关。因此，肺出血性梗死不属于肺动脉栓塞导致猝死的原因。

10. ABCDE　手术可导致血管内皮损伤，长期卧床血流淤滞，雌激素导致高凝状态，静脉炎导致血管内皮损伤，以上均为下肢深静脉血栓形成的高危因素。

11. ADE　急性肺栓塞溶栓治疗的时间窗一般定为14天以内，选项A错误。活动性出血是溶栓治疗的禁忌证，选项B正确。对于严重肾功能损害的患者由于普通肝素半衰期短，抗凝易于监测因此推荐应用，选项C正确。阿司匹林不能预防肺栓塞，选项D错误。妊娠合并急性肺栓塞时，首选低分子肝素皮下注射，不推荐华法林，因该药可能会导致胎儿中枢神经系统异常，妊娠早期有致畸风险，妊娠晚期可导致胎儿或新生儿出血及胎盘早剥，选项E错误。

12. BCDE　抗凝治疗为肺动脉栓塞的基本治疗方法，可有效防止血栓再形成和复发，同时机体自身纤溶机制也可溶解已形成的血栓。对于高度怀疑的肺动脉栓塞，若无抗凝治疗的禁忌证，均应立即开始抗凝。肺动脉栓塞抗凝治疗的禁忌证包括活动性出血、凝血功能障碍、血小板减少、未予控制的严重高血压等。选项A“糖尿病出血性视网膜病变”为溶栓治疗的相对禁忌证。

13. ABE　肺高血压的诊断标准为：在海平面状态下，静息时，右心导管检查肺动脉收缩压 > 30mmHg 和（或）肺动脉平均压 > 25mmHg，或运动时肺动脉平均压 > 30mmHg。而诊断肺动脉高压的标准，除上述肺高血压标准外，尚需肺毛细血管楔压（PCWP）≤15mmHg，肺血管阻力 > $3U/m^2$ 单位。因此，选项A、B、E符合题意。

14. ABE　肺动脉高压的靶向治疗药物中，5型磷酸二酯酶抑制剂有西地那非、伐地那非。因此，选项C、D符合题意。选项A“波生坦”属于内皮素受体阻滞剂，选项B“伊洛前列素”和选项E“依前列醇”均属于前列环素（PGI_2）类药物。

15. AD　肺动脉高压的靶向治疗药物中，属于前列环素（PGI）类药物的有依前列醇、伊洛前列素和贝前列素钠。因此，选项B、C、E符合题意。选项A“西地那非”属于5型磷酸二酯酶抑制剂，选项D“波生坦”属于内皮素受体阻滞剂。

16. ABCE　肺动脉高压患者胸部X线检查征象可表现为肺动脉段凸出及右下肺动脉扩张，伴有外周肺血管稀疏——“截断现象”，右心房及右心室扩大。

17. ABCDE　肺动脉高压的类型：①特发性肺动脉高压：可能包括家族遗传性肺动脉高压和基因突变性肺动脉高压；②左心疾病相关性肺动脉高压：大多表现为左心系统心力衰竭或心脏瓣膜病引起的肺动脉高压；③肺部疾病相关性肺动脉高压：大多是间质性肺病COPD所致，缺氧引起的肺动脉高压；④慢性血栓栓塞性肺动脉高压：此类患者大多既往有一些肺栓塞的证据，然后血栓没有完全溶解，停留在肺动脉里面，出现肺部狭窄和肺动脉高压；⑤多种未知因素导致的肺动脉高压。

四、案例分析题

1. ABCEFH　该患者气短，病史较短，选项D“肺源性心脏病”多由长期慢阻肺等肺部疾病进展而来，与题干所述不符。选项G“病毒性心肌炎”多有近期前驱感染表现，如胃肠道感染，与题干所述不符。选项H“二尖瓣关闭不全”、选项A“缺血性心肌病”、选项B“先天性心脏病”、选项E“扩张型心肌病”均可有心悸、气短等症状；长期吸烟、桶状胸考虑为肺气肿。患者无慢阻肺表现，尚未进展至肺源性心脏病，有咳嗽、咳痰表现，1周感染应考虑肺部感染可能性大。

2. AEFH　胸部X线检查、心电图检查、心功能检查、超声心动图可对心脏结构和功能进行检查。心电图可以明确心电活动情况。而心脏CT检查、运动平板试验、冠脉造影多用于检查冠脉病变，患者无胸痛等心绞痛表现，因此不应进一步进行冠状动脉检查。心音图临床应用较少。

3. ABCE　选项A、B为扩张型心肌病的超声心动图表现。选项C为二尖瓣关闭不全的超声心动图表现。选项E为缺血性心肌病的超声心动图表现。因此，选项A、B、C、E符合题意。选项D为肥厚型心肌病的超声心动图表现。选项F属于二尖瓣脱垂的超声心动图表现。选项G、H均属于二尖瓣狭窄的超声心动图表现。

4. ADFH　胸部X线片示两肺透亮度增加提示为老年性肺气肿，左下肺可见斑片状阴影提示为肺部感染。超声心动图示二尖瓣开放幅度小提示为二尖瓣关闭不全。左心室节段性运动减弱提示为缺血性心肌病。

5. ABDEFGH　该患者为缺血性心肌病，心功能下降，暂不应用钙通道阻滞剂等负性肌力作用药。使用β受体拮抗剂改善交感神经活性，改善长期预后，效果佳。同时针对性应用抗生素、螺内酯、利尿剂，监测尿量，使用洋地黄强心、ACEI与β受体拮抗剂一起改善心肌重构。

6. ABCG　ARB、ACEI、β受体拮抗剂和螺内酯均有大量循证医学证据，能改善心肌重构，改善患者预后，而利尿剂只能改善症状，米力农、地高辛可强心，以改善症状为主。

7. H　肺栓塞的典型症状为肺梗死三联征，即呼吸困难、胸痛和咯血，甚至出现休克。该患者应考虑的诊断为肺栓塞。

8. BCFGH　该患者有休克症状，应采取抗休克治疗（选项B）；该患者有咯血、呼吸困难症状，应气管切开，呼吸机辅助呼吸（选项 C）。该患者还应外科手术取栓（选项 F），采取溶栓治疗（选项 G）及抗凝治疗（选项 H）。

9. ABCEF　根据题中所述可诊断为肺动脉高压。“活动后胸闷、气短，然后咯血”为肺动脉高压的症状表现。其体征表现为无特异性，P_2亢进最为常见，其他常见体征有三尖瓣收缩期杂音；右心功能不全时可出现颈静脉充盈或怒张，下肢水肿。为明确诊断应立即进行的检查有心电图、胸部 X 线检查、血常规、血生化、动脉血气分析。选项 D“肺功能检查”需要患者配合，该患者目前咯血，检查过程中可能会出现风险，故不是应立即检查的项目。

10. ABDE　此时应尽快做的处理有吸氧、静脉应用二羟丙茶碱、静脉应用小剂量多巴胺、静脉应用地塞米松。吸氧、二羟丙茶碱、小剂量多巴胺有血管活性作用，可缓解心衰，同时利用地塞米松缓解症状。选项 C“快速大量补液”和选项 F“静脉应用垂体后叶素”均可加重心衰。

11. ACDE　为明确诊断应考虑做的检查包括超声心动图、右心导管检查、心脏 MRI、CTPA。超声心动图、心脏 MRI 以及右心导管检查均可评价右心结构功能；CTPA 可明确是否有肺动脉栓塞。

12. BCDE　该患者临床表现符合肺动脉高压，选项 B、D、E 均为临床常见肺高压，故均有可能。患者有咯血表现，故支气管扩张也不能排除，需进一步进行鉴别。

13. ACDE　根据右心导管检查结果可知，患者为肺动脉高压，可吸氧，使用利尿剂、口服波生坦和西地那非，静脉应用前列地尔效果差，多巴胺大剂量持续泵入升压更明显，效果差。

第十四章　心血管相关疾病

一、单选题

1. 慢性肺源性心脏病心力衰竭首要的治疗措施为

A. 使用血管扩张剂
B. 使用利尿剂
C. 使用正性肌力药物增强心肌的收缩力
D. 积极控制感染，改善呼吸功能
E. 卧床休息，低盐低脂饮食

2. 慢性肺源性心脏病心功能不全时，能体现右心扩大的体征是

A. $P_2 > A_2$
B. 肝－颈静脉回流征（＋）
C. 舒张期奔马率
D. 胸腔积液和腹水
E. 剑突下抬举样搏动

3. 肺源性心脏病的病因中，最常见的是

A. 支气管炎　　B. COPD
C. 胸廓运动障碍性疾病　　D. 支气管扩张
E. 肺结核

4. 下列疾病中，易导致容量负荷过重引起心力衰竭的是

A. 主动脉瓣狭窄　　B. 甲状腺功能亢进
C. 高血压　　D. 二尖瓣狭窄
E. 肥厚型心肌病

5. 贫血与甲状腺功能亢进对心脏产生的影响是

A. 右室压力负荷加重　　B. 左室容量负荷加重
C. 左室压力负荷加重　　D. 右室容量负荷加重
E. 左室、右室容量负荷加重

6. 甲状腺功能亢进心脏病最常见的心律失常是

A. 心房颤动　　B. 心房扑动
C. 房室传导阻滞　　D. 胸腔积液
E. 心室颤动

7. 妊娠合并风湿性心脏病者，孕期体重增加不应超过

A. 5kg　　B. 8kg
C. 10kg　　D. 15kg
E. 20kg

8. 关于妊娠合并风湿性心脏病终止妊娠的时机，下列叙述错误的是

A. 心脏病妊娠风险Ⅰ～Ⅱ级且心功能Ⅰ级者，可以妊娠至足月
B. 心脏病妊娠风险Ⅲ级且心功能Ⅰ级者，可以妊娠至34～35周，如有良好的监护条件，可妊娠至37周
C. 心脏病妊娠风险Ⅳ级，不宜妊娠
D. 心脏病妊娠风险Ⅴ级属于妊娠禁忌证
E. 心脏病妊娠风险Ⅳ级，选择继续妊娠者，建议在妊娠33～35周终止妊娠

9. 糖尿病性心肌病的主要临床表现是

A. 充血性心力衰竭　　B. 房颤
C. 病窦综合征　　D. 房室传导阻滞
E. 心绞痛

10. 关于马方综合征的分型，下列叙述错误的是

A. 完全型同时具备骨骼、眼、心血管三主征
B. 不完全型具备三主征中的一至两项
C. 不完全型只具备三主征中的一项
D. 典型 MFS 主要由原纤维蛋白－1 基因突变所引起
E. 非典型为转化生长因子 β 受体 2 基因和转化生长因子 β 受体 1 基因突变所致

11. 患者，男性，71 岁，COPD 病史 20 年。主诉 1 天前受凉感冒后出现呼吸困难，进行性加重，稍事活动后即感胸闷气短，入院诊断为慢性肺源性心脏病，引发该病的机制为

A. 右心前负荷加重　　B. 右心后负荷加重
C. 左心前负荷加重　　D. 左心后负荷加重
E. 左心前、后负荷加重

12. 患者，男性，63 岁，有吸烟史 30 年。近年来出现反复咳嗽、咳痰伴有喘息，主诉 2 天前淋雨受凉后症状加重，呼吸困难进行性加重，稍事活动后即感胸闷气短，入院诊断为慢性肺源性心脏病，引起该病最重要的危险因素是

A. 吸烟　　B. 寒冷刺激
C. 大气污染　　D. 感染
E. 过敏反应

二、共用题干单选题

（1～2 题共用题干）

患者，男性，70 岁。反复咳嗽、咳痰 25 余年，呼吸困难 10 余年，双下肢水肿 2 年。近日因咳嗽，咳痰加重就诊。查体：呼吸 28 次/分，球结膜水肿充血，口唇发绀，颈静脉怒张，桶状胸，双肺叩诊呈过清音，双下肺

闻及细湿啰音，双下肢轻度水肿。病理反射未引出。胸部X线：双肺纹理增粗、紊乱，双肺透亮度增高。

1. 下列检查结果中，能够强烈提示患者肝大是由心功能不全所致的是

A. 肝内胆管扩张

B. B超示肝被膜不光滑、脾大

C. 门脉内径增宽

D. 肝内静脉扩张

E. 胆囊壁毛糙

2. 下列检查结果中，与肺源性心脏病不符的是

A. 心电图示肺性P波

B. 心电图示胸前导联顺钟向转位

C. X线胸片示右下肺动脉增粗，呈残根征

D. X线胸片示心尖上翘

E. 心电图示三尖瓣明显反流

三、多选题

1. 关于肺源性心脏病的流行病学，下列叙述正确的是

A. 我国北方患病率高于南方

B. 农村患病率高于城市

C. 随年龄增高而增加

D. 吸烟者比不吸烟者患病率高

E. 我国南方患病率高于北方

2. 常提示存在COPD的症状中，不包括

A. 桶状胸合并呼吸音减低

B. Velcro啰音

C. 发绀

D. 杵状指（趾）

E. 心脏杂音

3. 肺源性心脏病急性加重期的治疗方法有

A. 控制感染　　B. 戒烟

C. 氧疗和机械通气　　D. 保持呼吸道通畅

E. 做呼吸锻炼

四、案例分析题

（1～3题共用题干）

患者，男性，83岁。肺源性心脏病，近10余天，咳嗽，咳痰，今晨呼吸困难加重，神志恍惚，烦躁不安。查体：体温36.5℃，脉搏120次/分，血压130/80mmHg，呼吸38次/分，口唇发绀，两肺底闻及湿啰音。

1. 该患者最可能出现的并发症是

A. 急性肾衰竭　　B. 上消化道出血

C. 心力衰竭　　D. 呼吸衰竭

E. DIC　　F. 心律失常

2. 如该患者发生了呼吸衰竭，应主要做的检查是

A. 心电图　　B. 胸部CT

C. 血气分析　　D. 血液检查

E. 血常规　　F. 痰培养

3. 该患者的呼吸衰竭在常规治疗效果不佳时，可考虑

A. 控制感染

B. 控制呼吸衰竭

C. 给予扩张支气管药物

D. 氧疗

E. 无创通气或有创通气

F. 呼吸锻炼

答案和精选解析

一、单选题

1. D　慢性肺源性心脏病的治疗原则是积极控制感染，保持呼吸道通畅，改善呼吸功能，纠正缺氧和二氧化碳潴留，控制呼吸衰竭和心力衰竭，防治并发症。

2. E　慢性肺源性心脏病可以引起肺动脉高压，使右心后负荷加重，导致右心扩大甚至右心功能衰竭，出现体循环淤血等右心衰的临床表现，肺动脉压力升高听诊$P_2 > A_2$，剑突下抬举样心尖搏动反映右心扩大。

3. B　肺源性心脏病由支气管炎、肺疾病（COPD最常见）、胸廓运动障碍性疾病及其他肺血管疾病引起。

4. B　甲状腺功能亢进性心脏病是指甲状腺功能亢进时，过量的甲状腺素对心脏的直接毒性作用或间接影响所致的心脏扩大、心力衰竭、心律失常、心绞痛等一系列心血管系统症状和体征的一种内分泌代谢紊乱性心脏病。

5. E　贫血和甲状腺功能亢进可造成左、右心室容量负荷加重。贫血引起代偿性心律和呼吸加快，体力活动时尤为明显。对于进展迅速的贫血，心慌气促症状更明显。慢性贫血时症状表现较轻。长期严重贫血可引起高动力性心力衰竭，伴水钠潴留、水肿甚至出现腹水。甲状腺功能亢进时有的患者会表现为充血性心力衰竭。

6. A　甲状腺功能亢进心脏病心血管系统症状：①如心悸、喘促、胸闷、胸痛等，并伴有甲状腺肿大、突眼、手抖等表现；②临床体征可见收缩压增高，脉压增大，心律失常，以心房颤动最多见，偶见心房扑动及房室传导阻滞、胸腔积液。

7. C　妊娠合并风湿性心脏病者，孕期体重增加不应超过10kg，避免加重心脏负担。

8. E　妊娠合并风湿性心脏病终止妊娠的时机：①心脏病妊娠风险Ⅰ～Ⅱ级且心功能Ⅰ级者可妊娠至足月；②心脏病妊娠风险Ⅲ级且心功能Ⅰ级者可妊娠至34～35周，如有良好的监护条件，可妊娠至37周；③心脏病妊娠风险Ⅳ级不宜妊娠，选择继续妊娠者，建议在妊娠

32～34周终止妊娠（即使心功能Ⅰ级），选项E错误，部分患者需在妊娠32周前终止妊娠，如有良好的监护条件，可适当延长孕周，若出现严重心脏并发症或心功能下降应及时终止妊娠；④心脏病妊娠风险Ⅴ级属妊娠禁忌证，一旦确诊需尽快终止妊娠。

9. A　糖尿病性心肌病的临床特点包括充血性心力衰竭、心律失常和心绞痛，其中充血性心力衰竭是糖尿病性心肌病的主要临床表现。

10. C　马方综合征临床分型包括完全型（典型）和不完全型（非典型），完全型同时具备骨骼、眼、心血管三主征，选项A正确，不完全型具备三主征中的一至两项，选项B正确，选项C错误；遗传学可分为家族性和散发性；分子基因分型中，典型MFS主要由原纤维蛋白－1基因突变所引起，选项C正确，非典型为转化生长因子β受体2基因和转化生长因子β受体1基因突变所致，选项E正确。

11. B　慢性肺源性心脏病是由于慢性肺部疾病，包括慢性支气管炎、肺气肿等导致的肺循环淤血或肺循环压力增大进而引起右心负荷增加，逐渐损害右心功能所致，肺动脉压力增高会直接导致右心的后负荷增加。

12. A　慢性肺源性心脏病主要和地区COPD等疾病的发病率及相关易患因素（如吸烟、空气污染）密切相关，我国北方患病率高于南方，农村患病率高于城市，且随年龄增高而增加，吸烟者比不吸烟者患病率明显增高。题中患者有30年吸烟史，是引起该病最主要的危险因素。

二、共用题干单选题

1. D　结合病史考虑患者有慢性阻塞性肺疾病肺源性心脏病可能；心功能不全导致上下腔静脉扩张，内脏静脉血回流不畅，因此肝内静脉扩张，与胆管等无关。

2. E　肺源性心脏病心电图可以表现为电轴右偏，顺钟向转位，额面平均电轴≥90°，肺性P波。肺源性心脏病X线表现：①右下肺动脉干增粗：肺源性心脏病在X线检查下可显示右下肺动脉干增粗，表现为直径大于15mm，右下肺动脉干远端分支细小与增粗的右下肺动脉能够形成明显对比，通常呈残根状改变。②肺动脉主干增粗：主要表现为肺动脉段明显变得平直或者是突出。③右心室增大：由于肺动脉高压的因素，在X线检查下会提示右心室增大，具体表现为心尖圆隆、上翘以及先前间隙明显狭窄，且心脏多呈二尖瓣型。

三、多选题

1. ABCD　肺源性心脏病在我国北方患病率高于南方，农村患病率高于城市，且随年龄增高而增加，吸烟者比不吸烟者患病率明显增高。

2. BCDE　特异性的体征可反映患者基础疾病的不同，如桶状胸合并呼吸音减低常提示存在COPD，双下肺吸气性爆裂音（Velcro啰音）提示肺间质纤维化；心脏杂音主要是由肺动脉高压和三尖瓣反流所致，包括P_2亢进，三尖瓣区可有收缩期杂音或剑突下心脏搏动增强；肩胛区存在血管杂音提示有肺血管炎；发绀和杵状指（趾）在一些低氧严重者中可见。

3. ACD　肺源性心脏病急性加重期（失代偿期）治疗包括控制感染、保持呼吸道通畅、氧疗和机械通气及心力衰竭的治疗。缓解期治疗：做呼吸锻炼增强膈肌的活动，提高潮气量，减少呼吸频率；提高机体免疫力，去除诱因，戒烟，减少或避免急性加重期的发生；长期家庭氧疗。选项B、E属于缓解期治疗。

四、案例分析题

1. D　该患者最可能出现的并发症是呼吸衰竭。该患者有呼吸困难、发绀、精神症状等，且患者为肺心病，可能出现了呼吸衰竭。

2. C　呼吸衰竭分为Ⅰ型呼吸衰竭和Ⅱ型呼吸衰竭。呼吸衰竭最主要的检查方法是行动脉血气分析检查。氧分压下降至60mmHg以下，不伴二氧化碳潴留的情况是Ⅰ型呼吸衰竭，氧分压下降同时伴二氧化碳潴留的情况，二氧化碳分压超过45mmHg，则为Ⅱ型呼吸衰竭。两种呼吸衰竭类型不同，治疗方案也不同。

3. E　肺心病呼吸衰竭者应首先控制感染，根据病情选择抗生素；控制呼吸衰竭，给予扩张支气管药物，Ⅰ型或Ⅱ型呼吸衰竭者在常规治疗效果不佳时，可考虑使用无创通气或有创通气。

第四篇 心血管疾病特殊治疗技术

第一章 心血管疾病的介入治疗

一、单选题

1. 支架内血栓形成的原因不包括

A. 糖尿病（肾功能不全）
B. 支架贴壁不良
C. 过早停用抗血小板药物
D. 急性冠状动脉综合征
E. 内皮延迟愈合和内皮覆盖不全

2. 药物洗脱支架术后，应用阿司匹林和氯吡格雷双重抗血小板治疗的时间为

A. 1个月　B. 3个月
C. 6个月　D. 9个月
E. 12个月或以上

3. 在前降支桥血管的首选是

A. 桡动脉　B. 左乳内动脉
C. 大隐静脉　D. 胃网膜右动脉
E. 右乳内动脉

4. 预防对比剂肾病最有效的方法为

A. 静脉滴注多巴胺　B. 术前充分碱化
C. 术前充分水化　D. 利尿剂治疗
E. 应用低渗性对比剂

5. 下列关于应用IVUS和OCT评价易损斑块的叙述，错误的是

A. OCT可识别斑块内巨噬细胞
B. OCT可测量斑块纤维帽厚度
C. IVUS和OCT可评价血管正性重构
D. IVUS可评价斑块脂质核心大小
E. VH－IVUS可识别斑块内成分

6. PCI时急性冠状动脉闭塞的常见原因，不包括

A. 血栓形成　B. 空气栓塞
C. 冠状动脉夹层　D. 冠状动脉痉挛
E. 冠状动脉穿孔

7. 经皮冠状动脉介入治疗后，发生造影剂肾损伤的危险因素，不包括

A. 治疗中的造影剂总剂量
B. 导管检查前患者的肌酐升高
C. 糖尿病
D. 在1周内多次使用造影剂
E. 多支冠状动脉狭窄 >70%

8. 经皮冠状动脉介入治疗经桡动脉路径的禁忌证，不包括

A. 用6F或7F鞘管不能完成的治疗
B. 艾伦（Allen）试验阳性
C. 穿刺侧无桡动脉搏动
D. 既往有大血管异常的病史
E. 穿刺侧存在肾透析用的动静脉短路

9. 下列瓣膜介入术中，预后最佳的是

A. 主动脉瓣球囊扩张术
B. 肺动脉瓣球囊成形术
C. 二尖瓣球囊扩张术
D. 三尖瓣球囊扩张术
E. 经皮人工主动脉瓣支架植入术

10. 经皮穿刺肺动脉瓣球囊成形术（PBPV）的绝对适应证是单纯肺动脉瓣狭窄，跨肺动脉瓣收缩压差

A. ≥25mmHg　B. ≥30mmHg
C. ≥40mmHg　D. ≥50mmHg
E. ≥65mmHg

11. 经皮球囊二尖瓣成形术的绝对适应证不包括

A. 瓣口面积0.5～1.5cm^2瓣膜活动度好，瓣下结构病变轻
B. 窦性心律或房颤心律，无体循环栓塞史，无左心房血栓
C. 无合并中度及以上二尖瓣关闭不全及其他瓣膜病变
D. 心功能NYHA Ⅱ～Ⅲ级
E. 轻度二尖瓣狭窄

12. 关于经皮肺动脉瓣球囊成形术，下列叙述错误的是

A. 跨肺动脉瓣收缩压差≥50mmHg可进行该治疗

B. 该治疗适应证包括肺动脉瓣狭窄伴心房水平右向左分流
C. 婴幼儿复杂先天性心脏病伴肺动脉瓣狭窄，暂时不能行根治术时，用 PBPV 姑息治疗可缓解紫绀
D. 重度发育不良型肺动脉瓣狭窄介入治疗预后良好
E. 各年龄均可施行

13. 主动脉瓣狭窄球囊扩张成形术的适应证不包括
A. 跨主动脉瓣压差 >50mmHg，伴有劳力性呼吸困难
B. 跨主动脉瓣压差 ≥50mmHg，体表心电图左胸导联出现 T 波或 ST 段变化
C. 心输出量正常时经导管检查跨主动脉瓣压差 ≥60mmHg，无或轻度主动脉瓣反流
D. 典型主动脉瓣狭窄不伴主动脉严重钙化
E. 主动脉瓣狭窄伴有中度以上主动脉瓣反流

14. 影响球囊扩张疗效的因素不包括
A. 球囊扩张的压力、时间及次数
B. 球囊长度
C. 球囊直径
D. 球囊材料
E. 发育不良型肺动脉瓣狭窄

15. PBMV 成功的标准不包括
A. 杂音明显减轻或消失
B. 患者胸闷等症状明显减轻
C. 球囊完全充盈“凹征”消失
D. 左心房压明显下降 >1/3 或近正常
E. 二尖瓣口面积增加 >10%

16. 判断 PBAV 术成功的指标不包括
A. 主动脉 - 左心室收缩压差减少 >20% 或 <10mmHg
B. 主动脉瓣口面积增加 >25%
C. 左心室射血分数在正常范围，右心压力无明显升高
D. 主动脉瓣区收缩期杂音明显减弱，舒张期杂音无明显增加，心功能提高 1 级以上
E. 无重要并发症

17. 下列先天性心脏病中，不能通过采用介入治疗方法达到根治的是
A. 动脉导管未闭　B. 室间隔缺损
C. 房间隔缺损　D. 法洛四联症
E. 肺动脉瓣狭窄

18. 临床上，最早开展的先天性心脏病介入治疗技术为
A. 动脉导管未闭封堵术　B. 房间隔缺损封堵术
C. 室间隔缺损封堵术　D. PBPV 术
E. 房间隔造口术

19. 经导管弹簧圈动脉导管未闭堵塞术的适应证不包括
A. PDA 最窄直径≥2. 0mm
B. 年龄通常≥6 个月，体重≥4kg
C. PDA 最窄直径≤2. 0mm
D. 外科术后残余分流
E. 左向右分流不合并需外科手术的心脏畸形的 PDA

20. 术后需口服阿司匹林的先天性心脏病介入手术为
A. 经皮穿刺肺动脉瓣球囊成形术
B. 动脉导管未闭封堵术
C. 房间隔缺损封堵术
D. 房间隔造口术
E. 主动脉缩窄球囊成形术

21. 经皮球囊房间隔造口术（BAS）的手术最佳年龄是
A. 婴儿年龄 <6 周　B. 婴儿年龄 <5 个月
C. 儿童学龄前　D. 儿童学龄期
E. 儿童小学前

22. 对于先天性室间隔缺损者，下列属于关闭室间隔缺损手术矫治疗禁忌证的是
A. 既往感染性心内膜炎病史
B. 左室增大
C. 肺动脉压升高
D. 艾森曼格综合征
E. 心室水平大量左向右分流

23. 动脉导管未闭封堵术中，目前认为最具应用前景的是
A.“纽扣”式补圈法　B. 海绵栓塞法
C. 双伞面封堵法　D. 弹簧圈封堵法
E. 开胸手术结扎法

24. 下列介入治疗术中，无需超声心动图监测的是
A. 房间隔缺损封堵术　B. 室间隔缺损封堵术
C. 动脉导管未闭封堵术　D. 房间隔造口术
E. 肺动静脉瘘栓塞术

25. 动脉导管未闭封堵术的并发症不包括
A. 心律失常　B. 残余分流
C. 封堵器脱落　D. 溶血
E. 降主动脉或左肺动脉狭窄

26. 室间隔缺损封堵术的并发症不包括
A. 主动脉瓣反流　B. 封堵器移位或脱落
C. 心律失常　D. 残余分流
E. 降主动脉或左肺动脉狭窄

27. 适合行经皮肾动脉成形术（PTRA）的病变不包括
A. 狭窄处无严重钙化
B. 肾动脉狭窄远近端收缩压差 >30mmHg
C. 肾动脉主干或其主要分支节段性狭窄，管径下降 >50%

D. 狭窄处严重钙化
E. 患侧肾脏无严重萎缩，尚残留部分功能

28. 粥样硬化性肾血管病介入治疗的适应证不包括
A. 高血压3级
B. 挽救肾功能－突发/进行性的肾功能恶化，无法用其他原因解释
C. 患侧肾萎缩
D. 患侧肾脏已明显萎缩，长径＜7.0cm和（或）肾内段动脉阻力指数＞0.8
E. 不稳定心绞痛、反复发作的急性肺水肿与左室收缩功能不匹配

29. 患者，女性，72岁，体重62kg。因急性冠状动脉综合征已行经皮腔内冠状动脉成形术治疗。由于罪犯血管显示残余血栓，在常规抗栓治疗的基础上加用了替罗非班。治疗后，患者出现了低血压和心动过速，并且诊断为腹膜后出血。下列选项中，可以起到逆转替罗非班效应的是
A. 静脉注射冷沉淀物
B. 输注冰冻新鲜血浆
C. 静脉给予鱼精蛋白
D. 输注自随机献血者采集的血小板
E. 静脉注射纤维蛋白原

30. 患儿，女，4岁，诊断为先天性心脏病，超声心动图提示肺动脉瓣狭窄，右室与肺动脉之间的压差为80mmHg，应给予家长的治疗意见是
A. 不需要手术　　B. 长期随访
C. 球囊导管扩张术　　D. 手术治疗
E. 药物治疗

二、共用题干单选题

（1～2题共用题干）

患者，女性，70岁，患有心悸6年，偶伴有气短。既往有患高血压、糖尿病病史，5年前有消化性溃疡病史。查体：血压150/80mmHg；双肺呼吸音清，无啰音；心率96次/分，律不齐，无杂音。心电图示：心房颤动，HR 104次/分。超声心动图：左心房扩大，余房室内径正常，左心室射血分数60%。

1. 该患者近期出现胸痛。心电图：合并动态ST－T改变。冠状动脉造影：左前降支中段弥漫性狭窄90%。拟行支架植入术。该患者应选择的植入支架及近中期抗栓治疗方案为
A. 植入药物洗脱支架，阿司匹林＋氯吡格雷合用1年
B. 植入金属裸支架，阿司匹林＋氯吡格合用3个月，改为合用华法林与阿司匹林或氯吡格雷至少1年
C. 植入金属裸支架，合用阿司匹林＋氯吡格雷＋华法林1个月后，改为合用华法林与阿司匹林或氯吡格雷至少1年
D. 植入药物洗脱支架，合用阿司匹林＋氯吡格雷＋华法林至少3个月后，改为合用华法林与阿司匹林或氯吡格雷至少1年，同时加用抑酸药和胃黏膜保护药
E. 植入药物洗脱支架，合用阿司匹林＋氯吡格雷＋华法林至少1年，同时加用抑酸药和胃黏膜保护药

2. 该患者左前降支中段弥漫性狭窄90%是指其狭窄长度
A. ＞10mm　　B. ＞15mm
C. ＞20mm　　D. ＞30mm
E. ＞35mm

（3～6题共用题干）

患儿，男，5岁，体重20.5kg，因活动后气促就诊。超声心动图提示中度肺动脉瓣狭窄，家属要求行介入治疗。

3. 符合该患儿病情的体检情况及临床表现不包括
A. 胸部X线检查示肺动脉段突出
B. 口唇发绀
C. ECG示右心室肥厚
D. 胸部X线检查示双侧肺血管不对称
E. $P_2 < A_2$

4. 如果该患儿行经皮穿刺肺动脉瓣球囊成形术，下列器材中，不可以选择的是
A. 交换导丝　　B. 猪尾造影导管
C. 端孔导管　　D. Inoue球囊导管
E. 聚乙烯单球囊

5. 经皮穿刺肺动脉瓣球囊成形术常见的并发症是
A. 暂时性低血压及心动过缓
B. 肺动脉瓣关闭不全
C. 主动脉瓣关闭不全
D. 肺动脉损伤、穿孔
E. 重度三尖瓣关闭不全

6. 球囊扩张后右心室－肺动脉收缩压差下降不满意，其可能的原因不包括
A. 扩张部位不准　　B. 肺血管发育不良
C. 反应性漏斗部狭窄　　D. 球囊直径不够大
E. 瓣环或瓣膜发育不良

（7～11题共用题干）

患者，女性，23岁。因反复胸闷、气短就诊。患者描述在儿时常因感冒在当地医院就诊。病程中无发绀、咯血、纳差及水肿。查体：体温36.6℃，脉搏79次/分，呼吸20次/分，血压90/50mmHg。听诊心律齐，胸骨左缘第2～3肋间闻及2～3级收缩期吹风样杂音。

7. 该患者最可能诊断为

A. 房间隔缺损　　B. 室间隔缺损
C. 动脉导管未闭　　D. 法洛四联症
E. 卵圆孔未闭

8. 为明确诊断首先应进行的检查是

A. 血常规　　B. 胸部 X 线片
C. 心脏超声　　D. 心电图
E. 心导管检查

9. 该患者若行介入封堵术，其手术适应证为

A. 不伴有必须外科手术的其他心脏畸形
B. 左心房内隔膜
C. 心脏内有明显血栓，特别是左心耳内
D. 持续性右向左分流
E. 左心室发育不良

10. 患者术后不可能出现的并发症包括

A. 气体栓塞　　B. 残余分流
C. 封堵器脱落　　D. 室壁矛盾运动
E. 封堵器移位

11. 患者局麻术后一般情况尚可，有胸闷、心慌、视物模糊、头晕等不适。心脏超声示封堵器位置良好，CDFI 未见残余分流。心电图提示新发的严重房室传导阻滞。针对术后该患者出现新发的严重房室传导阻滞，应采用的药物是

A. 血管紧张素转换酶抑制剂
B. 激素
C. 抗心律失常药物
D. 钙通道阻滞剂
E. β 受体阻滞剂

（12～15 题共用题干）

患者，男性，22 岁，体重 48kg。活动后有心慌、胸闷 4 年。查体：口唇轻度发绀，心率 100 次/分，律齐，$P_2>A_2$，三尖瓣区可闻及 2/6 级收缩期杂音，无杵状指（趾）。超声心动图：直径约 8mm 的管型 PDA，重度肺动脉高压，三尖瓣中度反流。其家属要求行介入治疗。

12. 下列检查中，对判定是否可以行 PDA 介入治疗帮助最大的是

A. 红细胞沉降率　　B. 尿常规
C. 血常规　　D. 血气分析
E. 血生化指标

13. 最后确定是否可行 PDA 介入治疗的确诊依据是

A. 胸部 CT 检查　　B. 胸部 X 线检查
C. 心电图　　D. 超声心动图
E. 右心导管检查 + 吸氧试验

14. 该患者行 PDA 封堵术后造影示少量残余分流，最有可能发生的并发症为

A. 心律失常　　B. 溶血
C. 降主动脉狭窄　　D. 左肺动脉狭窄
E. 封堵器移位

15. 治疗溶血并发症的处理措施不包括

A. 使用激素　　B. 使用止血药
C. 使用碳酸氢钠　　D. 使用氢化可的松
E. 再植入单个或多个封堵器封堵残余缺口

（16～18 题共用题干）

患者，男性，33 岁，因查体发现心脏杂音，经胸超声心动图提示为直径 20mm 的房间隔缺损，下腔静脉边缘薄，距缺损边缘约为 7mm。局麻下行封堵术成功，术中由于封堵器大小不合适，更换封堵器 2 次，术后即刻复查超声示封堵器形态、位置良好。返回病房 4 小时后，患者渐感胸闷、憋气，伴有大汗，心电监测示：心率 120 次/分，律齐，血压 90/60mmHg，听诊心前区未闻及明显杂音。

16. 该患者发生上述情况应首先考虑为

A. 封堵器脱落　　B. 心肌梗死
C. 穿刺部位出血　　D. 冠状动脉空气栓塞
E. 心脏压塞

17. 此时，应当首先进行的紧急检查是

A. 床旁胸部 X 线检查　　B. MRI 检查
C. CT 检查　　D. 床旁超声心动图
E. 心肌酶谱

18. 下列处理方法中，最及时和有效的是

A. 紧急溶栓术　　B. 心包穿刺引流
C. 急诊心外科手术　　D. 吗啡、氨茶碱静脉注射
E. 心外按压

三、多选题

1. 患者，男性，72 岁，有 6 年原发性高血压史，3 年冠心病史，每月发作多次，发作时伴有胸闷，未规律治疗。该患者可选择的治疗方案为

A. 阿司匹林　　B. 他汀类药物
C. PCI　　D. 电复律
E. 戒烟

2. 急性支架血栓形成的常见原因包括

A. 应用药物洗脱支架
B. 抗血小板药使用不充分
C. 支架扩张不全
D. 支架边缘存在残余撕裂
E. 过早停用抗血小板抗凝药物

3. 影响对比剂肾病发生的因素主要有

A. 糖尿病　　B. 合并应用肾毒性药物
C. 高龄　　D. 心肌梗死
E. 基础肾功能中度、重度减退

4. 在PCI的病变分类中，关于Ⅰ型病变的表现，下列叙述正确的是

A. 不符合C型病变标准
B. 血管为开通的
C. 极度成角，角度>90°
D. 弥漫，长度>2cm
E. 血管为闭塞的

5. 关于PCI围手术期的抗血小板药物治疗，下列叙述错误的是

A. 术前已经接受长期阿司匹林治疗者应在PCI前服用100~300mg阿司匹林
B. 以往未服用阿司匹林者应在PCI术前至少2小时，最好12小时前给予300mg阿司匹林口服
C. 无阿司匹林过敏或高出血风险者在PCI术后每日口服100~300mg的阿司匹林
D. 氯吡格雷的负荷剂量应根据其术后恢复的情况来确定
E. 对于担心出血风险者，可在支架术后的初始阶段每日给予200mg的低剂量阿司匹林治疗

6. 关于PCI的术前准备，下列叙述正确的是

A. 术前1日晚服用300mg氯吡格雷
B. 如患者已连续服用氯吡格雷3日以上，也需继续加用负荷剂量的氯吡格雷
C. 正在使用肝素或低分子肝素者，手术前日晚停用
D. 既往曾对造影剂过敏者术前3日开始服用泼尼松30mg/d或术前给予地塞米松5mg
E. 糖尿病患者如安排在上午手术，术晨停用降糖药物及胰岛素

7. 理想的药物洗脱支架应当具有的特征是

A. 不增加早期和晚期血栓形成的风险
B. 植入支架后能快速内皮化而且无或只有轻微新生内皮形成
C. 具有明显的抑制内膜增殖的作用，将再狭窄率降低至10%以下
D. 无边缘增生效应
E. 无晚期动脉瘤形成、延迟再狭窄现象，不促进动脉粥样硬化反应

8. 药物洗脱支架的并发症中，急性或亚急性血栓形成的因素有

A. 支架远端血流缓慢
B. 支架膨胀不全/未完全贴壁
C. 支架未能完全覆盖病变或内膜撕裂
D. 支架内皮化延迟
E. 血管异常重塑

9. 二尖瓣球囊扩张术禁忌证通常有

A. 瓣膜下结构无明显异常，左心房无血栓，瓣口面积≤1.5cm²
B. 风湿活动期
C. 中、重度单纯心脏二尖瓣膜狭窄，瓣膜无明显变形、弹性好、无严重钙化
D. 心功能Ⅲ级
E. 合并中度及以上的二尖瓣反流或主动脉伴反流

10. 针对二尖瓣关闭不全的介入治疗包括

A. 经皮二尖瓣修补术
B. 经皮二尖瓣球囊扩张术
C. 经皮二尖瓣瓣环成形术
D. 经皮人工二尖瓣支架植入术
E. PBPV

11. Inoue球囊导管法适用于

A. 年龄>10岁　　B. 年龄2~4岁
C. 体重>30kg　　D. 20kg>体重<30kg
E. 体重<20kg

12. 经皮穿刺二尖瓣球囊成形术（PBMV）的Ⅱa类适应证有

A. 心功能Ⅲ~Ⅳ级的中、重度二尖瓣狭窄者
B. 瓣膜僵硬钙化者
C. 外科手术风险高或妊娠者
D. 轻度二尖瓣狭窄者
E. 合并左心房血栓或中、重度二尖瓣反流者

13. 下列关于PBMV妊娠期手术操作的注意事项，叙述正确的有

A. 术前1天用黄体酮肌内注射
B. 操作敏捷、准确、二尖瓣瓣口扩张够大
C. 术中减少不必要的透视，不要成像
D. PBMV过程用铅衣保护孕妇腹部及胎儿
E. 尽量在妊娠18周后进行

14. 房间隔缺损封闭术的禁忌证包括

A. 缺损上下房间隔边缘不少于4mm
B. 已有右向左分流者
C. 缺损最大直径<30mm
D. 多发性房间隔缺损
E. 有严重心肌炎

15. 房间隔缺损封堵术的适应证包括

A. ≤36mm的左向右分流ASD
B. ASD直径5~34mm

C. 冠状静脉窦型 ASD
D. 房间隔直径大于所选用封堵器左房侧盘的直径
E. 不伴有必须外科手术的其他心脏畸形

16. 临床已开展的先心病治疗技术包括
A. 血管球囊成形术　B. 瓣膜球囊成形术
C. 心内缺损封堵术　D. 血管栓塞术
E. 房间隔造口开窗术

17. 粥样硬化性肾血管病介入治疗的禁忌证包括
A. 患侧肾脏已明显萎缩，长径 < 7.0cm 和（或）肾内段动脉阻力指数 > 0.8
B. 严重的慢性缺血性肾病，血清肌酐 > 265μmol/L（3.0mg/dl）或患侧肾小球滤过率 < 10ml/min
C. 患者已有明确的对比剂严重过敏
D. 患者已有胆固醇栓塞病史
E. 伴随的严重疾病预期寿命有限或无法耐受经皮介入治疗

四、案例分析题

（1～3 题共用题干）

患者，男性，75 岁，患有心绞痛，经右侧股动脉行冠状动脉造影提示左前降支近、中段严重狭窄伴有钙化。选用 6FXB 4.0 指引导管，2.0mm × 20mm 球囊预扩后首先在前降支中段植入 3.0mm × 18mm 支架，随后计划在近段连续植入支架，但是 3.0mm × 28mm 支架未能再次通过前降支近段狭窄段，并且在支架回撤过程中发现支架从球囊上脱落，掉落在前降支近段冠状动脉内。

1. 关于支架脱落，其常见操作相关的原因有
A. 预扩张不充分
B. 近端血管扭曲、钙化
C. 回撤支架时在指引导管口部未良好同轴并强力回拉
D. 小血管病变
E. 血栓性病变
F. 使用强支撑导丝
G. 慢性闭塞性病变

2. 处理冠状动脉内脱落支架的方法有
A. 静脉内溶栓
B. 沿支架内导丝送入小球囊，并在通过脱落支架后低压扩张带出
C. 应用另一支架将脱落支架挤压在冠状动脉血管壁
D. 紧急外科手术
E. 冠状动脉内旋磨治疗
F. 原位留置，药物治疗
G. 应用先天性心脏病治疗用圈套器取出

3. 该患者应用小球囊沿原有导丝到达支架远端，低压扩张后回撤球囊导管，将支架拉至冠状动脉外。但在回撤指引导管过程中，支架从导丝及球囊导管上再次掉落并随血流到达右侧髂外动脉扭曲处（未再往远端脱落）。此时适用的处理办法包括
A. 再次送入冠状动脉指引导丝缠绕支架后取出
B. 沿右侧动脉鞘管内送入导管及圈套器抓捕取出
C. 穿刺对侧股动脉送入圈套器抓捕取出
D. 任支架随血流到达下肢动脉
E. 植入外周动脉支架将脱落支架挤压在髂动脉血管壁
F. 外科手术取出

（4～7 题共用题干）

患者，男性，49 岁，因突发胸痛 5 小时就诊。既往有高血压病史多年，吸烟史 20 年，20 支/天。查体：血压 95/50mmHg；痛苦貌；双肺底少许湿啰音；心率 60 次/分；腹软，无压痛，肝、脾未触及。心电图：Ⅱ、Ⅲ、aVF、V_{3R}～V_{4R}、V_7～V_9 导联 ST 段抬高 0.1～0.3mV。cTnI 0.56ng/ml。诊断明确，欲行急诊介入治疗。给予阿司匹林 300mg、氯吡格雷 600mg、和阿托伐他汀 80mg 后转送至导管室行急诊造影，左冠状动脉未显示异常，右冠状动脉近端闭塞，可见大量血栓。

4. 该患者除考虑血栓抽吸外，其抗栓策略应调节为
A. 加服氯吡格雷 300mg
B. 同时静脉应用 rt－PA
C. 同时冠状动脉内应用 rt－PA
D. 加服阿司匹林 300mg
E. 可增加术中肝素剂量到 150U/kg
F. 应用血小板糖蛋白Ⅱb/Ⅲa 受体拮抗药，如替罗非班

5. 应用替罗非班时，PCI 术中应用普通肝素（UFH）抗凝，肝素剂量应为
A. 常规给予 10000U
B. 如应用 ACT 监测调节剂量，ACT 值应达到 200～250 秒
C. 50～70U/kg
D. 如应用 ACT 监测调节剂量，ACT 值应达到 250～300 秒
E. 100U/kg
F. 应用替罗非班时，PCI 术中无须用肝素

6. 经检查后考虑为明确的血小板减少症，其治疗应调整为
A. 立刻停用替罗非班　B. 停用低分子量肝素
C. 停用阿司匹林　D. 输注血小板
E. 停用氯吡格雷　F. 静脉应用糖皮质激素

7. 停用上述药物后，次日复查 Plt 80 × 10^9/L，48 小时后 110 × 10^9/L，72 小时后 171 × 10^9/L。该患者既往无抗

凝药物接触史。该患者血小板减少症最可能的原因是

A. 阿司匹林诱导血小板减少症

B. 血小板糖蛋白Ⅱb/Ⅲa受体拮抗剂诱导血小板减少症（GIT）

C. 肝素诱导血小板减少症（HIT）

D. 氯吡格雷诱导血小板减少症

E. 特发性血小板减少性紫癜（ITP）

F. 弥散性血管内凝血（DIC）

（8～10题共用题干）

患者，男性，52岁，因“活动后胸痛3年”就诊。既往高血压病史，吸烟史30年，20支/天。查体：血压150/90mmHg；双肺未闻及啰音；心率70次/分，心前区未闻及杂音；腹软，无压痛，肝、脾未触及。肌钙蛋白（－）。心电图示：未见明显异常。心电图运动试验（＋）。心脏超声：未见明显异常。临床诊断为冠心病、心绞痛。行PCI。给予阿司匹林、氯吡格雷负荷量各300mg，之后阿司匹林100mg×1次/天，氯吡格雷75mg×1次/天，双重抗血小板治疗。

8. PCI术后第3天，该患者出现胸痛不适，伴出汗。查体：血压160/95mmHg；双肺闻及少量湿啰音；心率90次/分，心前区未闻及杂音。心电图示：V_1～V_6导联ST段抬高0.2～0.4mV。急诊冠状动脉造影示：LAD支架内闭塞。给予球囊扩张和血栓抽吸，血流恢复。根据ARC定义标准，该患者的支架内血栓属于

A. 晚期支架内血栓形成

B. 亚急性支架内血栓形成

C. 急性支架内血栓形成

D. 明确的支架内血栓

E. 可能的支架内血栓

F. 很有可能的支架内血栓

9. 血栓弹力图（TEG）：AA类药物血小板聚集抑制率60%，ADP类药物血小板聚集抑制率15.4%。结合临床情况和上述检查结果，该患者考虑可能存在

A. 阿司匹林和氯吡格雷均低反应

B. 氯吡格雷低反应

C. 阿司匹林低反应

D. 阿司匹林和氯吡格雷均反应良好

E. 凝血功能异常

F. 无法判断

10. 对该患者，下一步抗栓药物调节可考虑

A. 停用氯吡格雷，改用替格瑞洛90mg，2次/天

B. 加用西洛他唑100mg，2次/天

C. 如果医院仅有氯吡格雷，可考虑加量到150mg，1次/天

D. 皮下注射低分子量肝素1个月

E. 加用华法林

F. 阿司匹林加量到300mg，1次/天

答案和精选解析

一、单选题

1. D　支架内血栓形成主要原因：①与支架植入相关的因素：常发生于早期支架内血栓，常见于支架贴壁不良、支架扩张不全、支架过长（＞30mm）、植入多个串联支架。支架植入术后残余狭窄。支架贴壁不良为发生支架内血栓的最常见原因。②内皮延迟愈合和内皮覆盖不全：药物洗脱支架（DES）延迟内皮化是潜在的增加血栓形成的因素。③过早停用抗血小板药、抗凝药或抗血小板药使用不充分：是导致晚期支架内血栓的主要原因之一。④患者因素：包括合并糖尿病、肾衰竭、心功能不全，过早停用“双重”抗血小板治疗、基因多态性导致的阿司匹林和氯吡格雷无反应者、患有恶性肿瘤者。

2. E　药物洗脱支架（DES）植入后，若无明显禁忌，阿司匹林长期服用、氯吡格雷至少服用1年。因此，阿司匹林和氯吡格雷双重抗血小板治疗时间为12个月或以上。

3. B　乳内动脉是目前通畅率最高的桥血管，乳内动脉桥血管10年的通畅率要远远高于大隐静脉桥血管。所以，乳内动脉目前是左前降支桥血管的首选。目前最常用的为左乳内动脉搭至左前降支，而左乳内动脉或右乳内动脉吻合在对角支或回旋支上的效果均略差。

4. C　对比剂肾病与应用较大剂量对比剂明显相关，为了预防对比剂肾病，对慢性肾病患者行心血管造影和PCI时，应根据临床情况综合考虑对比剂类型、用量等因素。并在术前和术后采取防治措施（包括水化、碱化、透析疗法）。在采取的预防措施中，最为有效的方法是术前充分水化、维持有效循环血容量。

5. C　比较纤维斑块、钙化斑块、富含脂质斑块，结果表明OCT比IVUS更加优越，分辨率更高；但OCT侧向穿透能力只有1～2mm，当血管壁过度增厚时，不易清楚分辨血管外膜结构，尤其是3mm以上直径的冠脉，不能评价血管的重构性改变。

6. E　急性冠状动脉闭塞原因：冠状动脉夹层引起冠脉血栓，导管系统未排气引起空气栓塞，血栓形成，冠状动脉痉挛。冠状动脉穿孔比较罕见，但危害较大。表现为造影剂外渗到心包内，严重时可导致心包积血、心包压塞。通常冠脉穿孔与介入操作有关，如导丝穿透血管壁，旋磨导致血管壁组织损伤；球囊膨胀过大导致血管壁过度拉伸等。

7. E　造影剂肾损伤与造影剂用量，短期内多次使用有关；患者自身因素如糖尿病、术前肾功能差（相关性

非常大）。与冠脉病变程度无关。

8. B　经皮冠状动脉介入治疗（PCI）经桡动脉路径的禁忌证有绝对禁忌证和相对禁忌证两类。绝对禁忌证：①穿刺侧无桡动脉搏动；②Allen 试验阴性，提示掌弓侧支循环不佳；③穿刺侧存在肾透析用的动静脉短路。相对禁忌证：①桡动脉搏动差或细小，特别是身材矮小老年妇女；②既往有大血管异常病史（如锁骨下动脉异常）；③用 6F 或 7F 鞘管不能完成的治疗；④不能用右桡动脉行右位心冠状动脉造影或左内乳动脉的介入治疗，也不能用左桡动脉行右内乳动脉的介入治疗。选项 B 叙述错误。

9. B　经皮肺动脉瓣球囊成形术是利用球囊扩张的机械力量使粘连的肺动脉瓣叶交界处分离，以缓解瓣口狭窄程度，是治疗中、重度肺动脉瓣狭窄的首选方法。术后压力阶差明显下降者达 75%，并发症 <6%，总死亡率 <0.5%，预后最佳。

10. D　经皮穿刺肺动脉瓣球囊成形术（PBPV）的绝对适应证：单纯肺动脉瓣狭窄，跨肺动脉瓣收缩压差≥50mmHg；最佳年龄为 2～4 岁，其余各年龄均可施行。

11. E　经皮球囊二尖瓣成形术的绝对适应证包括：①二尖瓣口面积 <1.5cm^2，瓣膜柔软，无严重钙化和瓣下结构异常；②窦性心律或房颤心律，无体循环栓塞史，无左心房血栓；③无合并中度及以上二尖瓣关闭不全及其他瓣膜病变；④无风湿活动者；⑤临床症状明确，心功能为 NYHA Ⅱ级以上者。选项 E“轻度二尖瓣狭窄”为经皮球囊二尖瓣成形术的禁忌证。

12. D　经皮肺动脉瓣球囊成形术（PBPV）明确适应证：①典型肺动脉瓣狭窄，跨肺动脉瓣压差≥35mmHg；②青少年或成人跨肺动脉瓣压差≥35mmHg，同时伴有劳力性呼吸困难、心绞痛、晕厥或先兆晕厥等症状。相对适应证：①重症肺动脉瓣狭窄伴心房水平右向左分流；②轻、中度发育不良型肺动脉瓣狭窄；③婴幼儿复杂先天性心脏病伴肺动脉瓣狭窄，暂时不能行根治术时，用 PBPV 姑息治疗可缓解紫绀；④部分婴儿重症法洛四联征伴肺动脉瓣狭窄，用球囊瓣膜及血管成形术姑息治疗可缓解紫绀及肺动脉分支狭窄；⑤肺动脉瓣狭窄经球囊扩张及外科手术后残余压力阶差；⑥室间隔完整的肺动脉瓣膜性闭锁，右心室发育正常或有轻度不良，可先行射频打孔，再行球囊扩张术；⑦重症肺动脉瓣狭窄伴左心室腔小及左心室功能低下，可逐步分次进行球囊扩张术。选项 D“重度发育不良型肺动脉瓣狭窄”属于 PBPV 的禁忌证。

13. E　主动脉瓣狭窄球囊扩张成形术明确适应证：①典型主动脉瓣狭窄不伴主动脉严重钙化；②心输出量正常时经导管检查跨主动脉瓣压差≥60mmHg，无或轻度主动脉瓣反流；③青少年及成人患者，跨主动脉瓣压差≥50mmHg，且伴有劳力性呼吸困难、心绞痛晕厥或先兆晕厥等，或者体表心电图左胸导联出现 T 波或 ST 段变化。相对适应证：①新生儿重症主动脉瓣狭窄；②隔膜型主动脉瓣下狭窄。选项 E“主动脉瓣狭窄伴有中度以上主动脉瓣反流”为主动脉瓣狭窄球囊扩张成形术的禁忌证。

14. D　影响球囊扩张疗效的因素包括球囊直径，球囊长度，球囊扩张的压力、时间及次数，发育不良型肺动脉瓣狭窄。选项 D“球囊材料”对球囊扩张疗效没有影响。

15. E　PBMV 成功的标准：①球囊完全充盈“凹征”消失，球囊 70% 充盈状态，可在二尖瓣口通过；②患者胸闷等症状明显减轻；③杂音明显减轻或消失；④左心房压明显下降 >1/3 或近正常；⑤二尖瓣口面积增加 >25%。符合其中 3 项即可判定成功。

16. A　判断 PBAV 术成功的指标包括：①主动脉瓣区收缩期杂音明显减弱，舒张期杂音无明显增加，心功能提高 1 级以上；②主动脉－左心室收缩压差减少 >50% 或 <30mmHg，主动脉瓣口面积增加 >25%（成人 >0.7cm^2 为良，>1.0cm^2 为优）；③左心室射血分数在正常范围，右心压力无明显升高；④无重要并发症。

17. D　先心病的介入治疗是经皮穿刺外周血管，在 X 线透视引导和超声心动图的辅助下，将导管推送到心脏病变的相应部位进行治疗的方法。根据病变的治疗类型分类，包括以下两种：①球囊扩张术：适用于肺动脉狭窄、主动脉狭窄、肺动脉瓣狭窄等；②经导管封堵术：适用于房间隔缺损、室间隔缺损、动脉导管未闭等。选项 D“法洛四联症”不能通过采用介入治疗方法达到根治。

18. E　早在 1966 年国外学者采用球囊导管扩张卵圆孔，行房间隔造口术作为完全性大血管错位的姑息疗法。从此开始了介入治疗先天性心脏病（先心病）的新途径。

19. A　经导管弹簧圈动脉导管未闭堵塞术适应证：左向右分流不伴有需外科手术的心脏畸形的动脉导管未闭（PDA）；PDA 最窄直径≤2.0mm；年龄通常≥6 个月，体重≥4kg；外科术后残余分流。因此，选项 A 错误。

20. C　房间隔缺损封堵术、室间隔缺损封堵术和冠状动脉瘘介入治疗的术后均需要口服阿司匹林。小儿为 3～5mg/（kg · d），成人为每日 100～150mg，共 6 个月。

21. A　经皮球囊房间隔造口术（BAS）中，婴儿年龄 <6 周手术最为有效，选项 A 正确。

22. D　艾森曼格综合征属于先天性室间隔缺损手术矫治疗的禁忌证。

23. D　动脉导管未闭封堵术中，并发症的发生与所用封堵器械不同有关，如用海绵栓塞法无溶血并发症，但有海绵栓易脱落的并发症；双伞面封堵系统操作简便不易脱落，但可有溶血并发症，少数严重者需手术取出封堵伞并结扎处理。弹簧圈封堵法简便易行，并发症少，最具有应用前景。

24. E 房间隔缺损封堵术、室间隔缺损封堵术、动脉导管未闭封堵术和房间隔造口术均需要超声心动图监测。肺动静脉瘘用超声心动图无法看清。

25. A 动脉导管未闭封堵术的并发症包括封堵器脱落、溶血、残余分流以及降主动脉或左肺动脉狭窄，不包括选项A"心律失常"。

26. E 室间隔缺损封堵术的并发症包括心律失常、封堵器移位或脱落、主动脉瓣反流以及残余分流。选项E"降主动脉或左肺动脉狭窄"属于动脉导管未闭封堵术的并发症。

27. D 适合行经皮肾动脉成形术（PTRA）的病变：①肾动脉主干或其主要分支节段性狭窄，管径下降>50%；②肾动脉狭窄远近端收缩压差>30mmHg；③狭窄处无严重钙化；④患侧肾脏无严重萎缩，尚残留一定的功能。

28. D 粥样硬化性肾血管病介入治疗的适应证包括：①高血压3级；②挽救肾功能：突发/进行性的肾功能恶化，无法用其他原因解释；患侧肾萎缩；使用降压药，尤其是血管紧张素转换酶抑制剂或血管紧张素Ⅱ受体拮抗剂后肾功能恶化；③伴随的心脏问题：不稳定型心绞痛、反复发作的急性肺水肿与左室收缩功能不匹配。选项D属于粥样硬化性肾血管病介入治疗的禁忌证。

29. D 盐酸替罗非班为一种非肽类的血小板糖蛋白Ⅱb/Ⅲa受体的可逆性拮抗剂，该受体是与血小板聚集过程有关的主要血小板表面受体。盐酸替罗非班阻止纤维蛋白原与糖蛋白Ⅱb/Ⅲa结合。因而阻断血小板的交联及向小板的聚集。根据上述机理，逆转替罗非班效应应使用血小板。

30. C 对中、重度肺动脉瓣狭窄者，目前首选经皮球囊导管扩张术治疗，多可获得满意疗效。与手术治疗相比较，球囊导管扩张术简便、疗效可靠、安全、创伤极小、无手术瘢痕、费用少。此法对于婴儿甚至新生儿也可采用。如果同时合并漏斗部狭窄，则只能手术治疗。

二、共用题干单选题

1. D PCI伴房颤者，抗凝方案为：植入药物洗脱支架，合用阿司匹林+氯吡格雷+华法林至少3个月后，改为合用华法林与阿司匹林或氯吡格雷至少1年，选项D正确，选项E错误，目前植入裸支架的抗凝要求与药物支架相近，选项A、B、C未用PPI，因此选项A、B、C错误。

2. C 冠状动脉狭窄按照范围可分为局限性狭窄、管状狭窄和弥漫狭窄。其中冠状动脉弥漫性狭窄是指狭窄长度大于20mm。

3. B 轻度肺动脉瓣狭窄患者通常无症状，重度狭窄者可有头晕或剧烈运动后昏厥发作，晚期病例出现颈静脉怒张、肝大和下肢水肿等右心衰竭的症状，若并存房间隔缺损或卵圆窝未闭，可见口唇或末梢指（趾）端发绀和杵状指（趾）。因此选项B不属于中度肺动脉瓣狭窄的表现。肺动脉瓣狭窄体征可表现为肺动脉区第二心音（P_2）减弱，$P_2 < A_2$，因此选项E正确。轻度肺动脉瓣狭窄者心电图在正常范围，中度狭窄以上则提示电轴右偏、右心室肥大和T波倒置等改变，重度狭窄者可出现心房肥大的高而尖的P波，因此选项C正确。轻度肺动脉瓣狭窄胸部X线检查可无异常表现，中、重度狭窄患者则显示心影轻度或中度扩大，以右心室和右心房肥大为主，心尖因右室肥大呈球形向上抬起。肺动脉瓣狭窄患者扩大的肺动脉段呈圆隆状向外突出，肺门血管阴影减少，肺野血管细小，肺野清晰。

4. E 行经皮穿刺肺动脉瓣球囊成形术（PBPV），术前应置换猪尾导管行右室造影，正侧位投照。术前应准备必要器械，如右心导管术相关设备，6~7F端孔导管，直径24~28mm的Inoue球囊导管，以及260cm交换导丝备用。20kg以下的患儿可用聚乙烯单球囊法，20kg以上的患儿可用Inoue球囊法。题中患儿体重为20.5kg，因此不可选择聚乙烯单球囊。

5. A 经皮穿刺肺动脉瓣球囊成形术（PBPV）的并发症通常较少，常见的有暂时性低血压和心动过缓，偶尔可有肺动脉损伤、穿孔或引起肺动脉瓣关闭不全。严重并发症包括死亡（心搏骤停）、重度三尖瓣关闭不全、肺动脉瓣关闭不全和严重心律失常等。

6. A PBPV效果直接与球囊/瓣环直径比值有关，采用小球囊可以安全扩张肺动脉瓣，但效果差；采用过大球囊可引起瓣环或瓣膜损伤。发育不良型肺动脉瓣狭窄，瓣叶增厚、坚硬、高低不平，瓣环发育不良，瓣叶交界可能融合，这些解剖特征可直接影响球囊扩张效果。反应性漏斗部狭窄、扩张部位不准均可能引起右心室-肺动脉收缩压差下降不满意。

7. A 患者反复胸闷、气短，年幼时常有感冒，胸骨左缘第2~3肋间闻及2~3级收缩期吹风样杂音，符合房间隔缺损特点。

8. C 典型的心脏听诊、心电图、X线表现可提示房间隔缺损存在，超声心动图可以确诊。心脏超声属于无创的检查，为首先应进行的检查。

9. A 房间隔缺损封堵术的适应证包括：①继发孔型ASD直径≥5mm，伴有右心容量负荷增加，≤36mm的左向右分流ASD；②缺损边缘至冠状静脉窦，上腔静脉、下腔静脉以及肺静脉的距离≥5mm；至房室瓣≥7mm；③不伴有必须外科手术的其他心脏畸形；④ASD前缘残端缺如或不足，但其他边缘良好；⑤解剖位置合适的特殊类型 ASD（如多孔型或筛孔型）。房间隔缺损封堵术的禁忌证包括：①原发孔型房间隔缺损；②静脉窦型房间隔缺损；③心内膜炎以及出血性疾病；④严重肺动脉高压致右向左分流；⑤左心房或左心耳血栓，部分或全部肺静脉异位引流，左心房内隔膜，左心房或左心室发育不良。

10. D　房间隔缺损封堵术的并发症：①封堵器移位、脱落；②气体栓塞；③残余分流；④血栓栓塞。

11. B　一旦发生Ⅲ度房室传导阻滞，除应用激素外，还需使用维生素 C 及营养心肌等药物，并酌情植入临时起搏器。若经以上治疗不能恢复，需特别小心，建议撤出封堵器。

12. D　该患者行动脉导管未闭封堵术前需要经常规体检、心电图、胸部 X 线及超声心动图检查，以明确诊断，对于重度肺动脉高压的 PDA 患者需要查血气分析以明确外周血氧是否饱和，有助于判定分流方向。

13. E　局麻或全麻下穿刺股静脉行右心导管检查，穿刺股动脉行降主动脉左侧位造影，测量 PDA 直径，了解其形态及位置。对于重度肺动脉高压者还需行右心导管检查附加试验（吸氧试验），以此判定肺动脉高压的性质，通常来说动力型肺动脉高压封堵效果良好，阻力型肺动脉高压则效果不佳，且封堵存在风险。

14. B　溶血为动脉导管未闭封堵术的术后并发症，主要与术后残余分流过大或封堵器过多突入主动脉腔内有关。

15. B　PDA 封堵术后溶血的处理措施有：①病情不严重者可保守治疗，适当降压、碱化尿液、给予激素和抗生素等药物；②保守治疗无效者则手术取出封堵器再行 PDA 缝扎术。止血药主要用于预防和治疗各种原因引起的出血，对溶血的治疗无效。再植入单个或多个封堵器封堵残余缺口可消除残余分流，减少溶血，是治疗溶血的有效手段。

16. E　该患者发生上述情况应首先考虑为心脏压塞。心脏压塞是经导管房间隔缺损封堵术的并发症。心脏压塞的体格检查表现：①颈静脉压升高；②低血压（Beck 三联征；颈静脉压升高、心音遥远和低血压）；③心动过速；④奇脉；⑤“x”波下降支显著，“v”波下降支减小或消失；⑥可有心包摩擦音。

17. D　此时最优先的紧急检查手段是床旁超声心动图。超声心动图检查能够明确心脏的大小、瓣膜情况、室壁运动、心脏收缩及舒张功能。

18. B　发现心脏压塞最及时和有效的处理方式是迅速行心包穿刺引流。

三、多选题

1. ABC　该患者患有冠心病，而非心律失常，不需要电复律。戒烟属于预防，非治疗方案。

2. BCDE　早期支架内血栓，即支架置入后 0～30 天内出现的血栓，包括急性支架内血栓（支架置入后 24 小时内）和亚急性支架内血栓（支架置入后 24 小时～30 天）。早期支架内血栓形成主要原因：①与支架置入相关因素：多发生在早期支架内血栓，常见于支架贴壁不良、支架扩张不全、支架过长（＞30mm）、置入多个串联支架、支架置入术后残余狭窄、支架边缘存在残余撕裂；②过早停用抗血小板抗凝药物或抗血小板药使用不充分、药物抵抗；③患者因素：包括合并糖尿病、肾衰竭、心功能不全，过早停用“双重”抗血小板治疗，基因多态性导致的阿司匹林和氯吡格雷无反应者，患有恶性肿瘤。

3. ABCE　对比剂肾病是指对比剂引起的急性肾功能损害，是医院内获得性肾衰竭的重要原因。表现为 PCI 后血清肌酐较术前增高 44.2μmol/L（0.5mg/dl）或 25%。临床因素包括基础肾功能中度、重度减退，高龄，糖尿病，合并应用肾毒性药物等促使对比剂肾病的发生。

4. AB　PCI 的病变分类中，Ⅰ型病变是指预测成功率高而危险性低的病变。可表现为：①不符合 C 型病变标准；②血管为开通的。因此，选项 A、B 符合题意。选项 C、D 属于Ⅱ型病变的表现。选项 E 为Ⅲ型病变的表现。

5. BDE　PCI 术前已经接受长期阿司匹林治疗者应在 PCI 前服用 100～300mg 阿司匹林，既往未服用阿司匹林者应在 PCI 术前至少 2 小时，最好 24 小时前给予 300mg 阿司匹林口服，选项 A 正确，选项 B 错误。PCI 术后对于无阿司匹林过敏或高出血风险者，每日口服 100～300mg 的阿司匹林；对于担心出血风险者，可在支架术后的初始阶段每日给予 100mg 的低剂量阿司匹林治疗，选项 C 正确，选项 E 错误。氯吡格雷的负荷剂量应根据其术前服用的时间来确定，对于术前 6 小时或更早服用者，通常给予 300mg 负荷剂量，而术前 6 小时以内服用者，可给予 600mg 负荷剂量，选项 D 错误。

6. ADE　PCI 的术前准备：术前 1 日晚服用 300mg 氯吡格雷，如患者已连续服用氯吡格雷（75mg/天）3 日以上，可不再加用负荷剂量的氯吡格雷，选项 A 正确，选项 B 错误。正在使用肝素或低分子肝素者，手术当日上午停用 1 次，选项 C 错误。过敏体质或既往曾对造影剂过敏者建议术前 3 日开始服用泼尼松 30mg/d 或术前给予地塞米松 5mg，选项 D 正确。糖尿病患者如安排在上午手术，则术晨停用降糖药物及胰岛素。正在服用二甲双胍者需连续 48 小时停用该药，选项 E 正确。

7. ABCDE　理想的药物洗脱支架应具有的特征是：①具有明显的抑制内膜增殖的作用，将再狭窄率降低至

10%以下，作用途径可能是抗血栓形成、抗感染反应、抗增殖效应；②不影响靶血管局部正常的损伤修复过程，植入支架后可快速内皮化而且无或只有轻微新生内皮形成；③不增加早期和晚期血栓形成的风险；④无边缘增生效应；⑤无晚期动脉瘤形成、延迟再狭窄现象，不促进动脉粥样硬化反应；⑥具有生物相容性，无毒性。

8. ABC 药物洗脱支架的并发症中，急性或亚急性血栓形成主要与介入治疗本身相关，如支架未能完全覆盖病变或内膜撕裂、支架膨胀不全/未完全贴壁、支架远端血流缓慢等。

9. BE 二尖瓣球囊扩张术绝对禁忌证有：①轻度二尖瓣狭窄者；②二尖瓣狭窄并中度及以上二尖瓣关闭不全者；③心腔内有血栓形成者；④二尖瓣严重钙化，特别是伴瓣下装置病变者；⑤风湿活动期。二尖瓣球囊扩张术相对禁忌证：①无症状的中、重度二尖瓣狭窄者，无左心房血栓及中、重度关闭不全，瓣膜形态有利于行经皮球囊成形术，但有新的房颤发作；②心功能为NYHA Ⅲ或Ⅳ级中、重度二尖瓣狭窄者，有非柔软化瓣膜对外科手术有低度危险者。

10. AC 手术治疗是治疗二尖瓣关闭不全的根本措施，常用的手术方法有经皮二尖瓣修补术和经皮二尖瓣瓣环成形术。

11. AC Inoue球囊导管法适用于年龄大于10岁或体重大于30kg的患者。

12. ABC 经皮穿刺二尖瓣球囊成形术（PBMV）的Ⅱa类适应证：心功能Ⅲ～Ⅳ级的中、重度二尖瓣狭窄者，瓣膜僵硬钙化者，外科手术风险高或妊娠者。选项D、E属于PBMV的Ⅲ类适应证。

13. BCD 对于适合行PBMV的二尖瓣狭窄，妊娠期（20周以后）手术是安全的。手术操作注意事项：①术前3天用黄体酮肌内注射，预防流产；②PBMV过程用铅衣保护孕妇腹部及胎儿；③术中减少不必要的透视，不要成像；④操作要求敏捷、准确、二尖瓣瓣口扩张够大；⑤尽量在妊娠20周后进行，此时胎儿主要器官已基本发育成形。

14. BDE 房间隔缺损封堵术的禁忌证包括：①原发孔型房间隔缺损；②静脉窦型房间隔缺损；③心内膜炎以及出血性疾病；④严重肺动脉高压致右向左分流；⑤左心房或左心耳血栓，部分或全部肺静脉异位引流，左心房内隔膜，左心房或左心室发育不良。

15. ABDE 房间隔缺损封堵术的适应证：①继发孔型ASD直径≥5mm，伴有右心容量负荷增加，≤36mm的左向右分流ASD；②缺损边缘至冠状静脉窦，上腔静脉、下腔静脉以及肺静脉的距离≥5mm；至房室瓣≥7mm；③不伴有必须外科手术的其他心脏畸形；④ASD前缘残端缺如或不足，但其他边缘良好；⑤解剖位置合适的特殊类型ASD（如多孔型或筛孔型）；⑥房间隔直径大于所选用封堵器左房侧盘的直径。

16. ABCDE 临床已开展的先心病治疗技术包括心内缺损封堵术、瓣膜球囊成形术、血管球囊成形术、血管栓塞术、房间隔造口开窗术。

17. ABCDE 如患者的肾动脉狭窄虽然有经皮介入重建血运的适应证，但出现以下情况时，患者常难从血管介入治疗中获益，考虑为禁忌证：①患侧肾脏已明显萎缩，长径<7.0cm和（或）肾内段动脉阻力指数>0.8；②严重的慢性缺血性肾病，血清肌酐>265μmol/L（3.0mg/dl）或患侧肾小球滤过率<10ml/min，接近需要长期透析；③患者已有明确的对比剂严重过敏或胆固醇栓塞病史；④伴随的严重疾病预期寿命有限或无法耐受经皮介入治疗；⑤病变肾动脉的解剖不适合经皮介入治疗；⑥病变肾动脉的解剖虽适合经皮介入治疗，但支架植入后可能严重影响其他重要的后续治疗。

四、案例分析题

1. ABC 在临床上，常存在支架通过病变受阻的情况。其主要原因包括：①靶血管因素：钙化、成角、扭曲等复杂病变或邻近治疗节段已置入支架；②器械因素：指引导管支撑力差、长支架或支架通过性差；③操作因素：双支架技术时支架不能穿过网眼、预扩张不充分。

2. BCD 支架在植入过程中脱落至冠脉内，或支架不能送至病变部位且不能退出，需紧急外科手术。脱载于冠状动脉内的支架，导丝如保留在支架内，可沿导丝送小球囊于支架内，低压扩张下回撤球囊并同时拉出支架；如支架位置和大小合适，也可考虑将支架原位释放，并充分扩张贴壁。如果原位扩张失败，但仍有导丝及球囊可通过该病变，则可以在充分扩张病变后置入另一个支架，将已脱载支架挤压在冠状动脉血管壁上。

3. BC 支架从导丝及球囊导管上再次掉落并随血流到达右侧髂外动脉扭曲处，可应用圈套器直接抓捕脱载支架。外科手术创伤大，因此不推荐外科手术取出。

4. F 急诊PCI除了使用阿司匹林、氯吡格雷、普通肝素外，多使用替罗非班。替罗非班属于一种选择性的非肽类血小板糖蛋白Ⅱb/Ⅲa受体的可逆性拮抗剂，可有效阻断与纤维蛋白原配体的特异性结合，进而有效抑制血小板聚集，最终达到预防血栓的目的。

5. BC PCI术中抗凝治疗建议替罗非班联合UFH剂量为50～70U/kg（2000～5000U），如果应用ACT监测调节剂量，ACT值应达到200～250秒。

6. AB 明确为血小板减少症，应停用替罗非班、低分子肝素，因其二者可能诱发血小板减少。

7. B 血小板糖蛋白GPⅡb/Ⅲa受体拮抗剂目前被越

来越多地应用在急性冠脉综合征的药物非手术治疗和冠状动脉介入手术中，但该药可以引起严重的血小板减少，应当引起临床医生高度重视。

8. BD　PCI 术后 1 天至 1 个月内的发生的血栓为亚急性支架内血栓，造影证实为明确的支架内血栓。

9. B　临床上将血小板抑制小于 30% 定义为氯吡格雷低反应。氯吡格雷低反应性使置入支架后冠心病患者的心血管事件和死亡发生率显著增加。因此，术前对氯吡格雷反应性的评估可能有助于筛选出能从强化抗血小板治疗中获益的高危患者，从而减少置入支架后冠心病患者的心血管事件和死亡发生。

10. ABC　如果有氯吡格雷低反应，改善措施主要有：①改用替格瑞洛；②原方案不变加用西洛他唑；③氯吡格雷加量。

第二章　心律失常的射频消融治疗

一、单选题

1. 关于高通和低通的解释，下列叙述正确的是

A. 是指信号的频率范围较高端和低端
B. 是指信号的幅度较高和较低
C. 是指高于此频率的信号不通过和低于此频率的信号不通过
D. 是指高于某频率的信号通过和低于某频率的信号通过
E. 是指高于某频率的信号通过和低于某频率的信号不通过

2. 下列心律失常中，无需采用射频消融治疗的是

A. 心房扑动
B. 左室特发性室性心动过速
C. 房室结折返性心动过速
D. 房室折返性心动过速
E. 急性心肌梗死并室性心动过速

3. 下列关于心导管检查中出现室性心律失常的叙述，错误的是

A. 有室性期前收缩时应立即电复律
B. 稍后撤导管或调整导管末端的位置，避免碰撞心室壁，室性心律失常多可自行消失
C. 由导管头碰撞心室壁而引起
D. 如持续不能终止，可从导管内缓慢注入稀释的利多卡因 50～100mg
E. 有室性期前收缩时应立即终止手术

4. 房颤消融最常见的并发症为

A. 肺静脉狭窄　　B. 食管－左房瘘
C. 脑卒中　　D. 心包积液/心脏压塞
E. 膈神经损伤

5. 消融术中在房间穿刺前给予肝素 100～150U/kg，其后每小时追加肝素 1000U，建议每 15 分钟监测 ACT，使其保持在

A. 150～200 秒　　B. 250～300 秒
C. 350～450 秒　　D. 450～500 秒
E. 500～600 秒

6. 患者，女性，58 岁，因阵发性室上性心动过速行射频消融术治疗，术中突然出现胸痛、胸闷、烦躁、呼吸困难，血压 90/60mmHg，两肺呼吸音清，心界向两侧扩大，心率为 120/分，各瓣膜听诊区未闻及杂音，奇脉（+）。该患者最可能的诊断是

A. 心脏压塞　　B. 心肌梗死
C. 肺栓塞　　D. 脑出血
E. 主动脉夹层

二、共用题干单选题

（1～3 题共用题干）

患者，女性，56 岁，因反复发作心悸 12 年入院。有下肢静脉曲张病史。入院后行电生理检查证实为左侧房室旁路参与的房室折返性心动过速。经右股动脉行左侧旁路消融成功。术后局部加压包扎 12 小时，患者解除包扎后下地如厕后突发昏厥。查体：血压 50/0mmHg，面色苍白，心率 110 次/分。

1. 对该患者应首先考虑的诊断为

A. 低血糖状态　　B. 心动过速所致
C. 肺栓塞　　D. 癫痫
E. 卒中

2. 此时对该患者应立即采取的抢救措施是

A. 升压　　B. 吸氧及胸外按压
C. 补液　　D. 利尿脱水
E. 镇静剂

3. 患者抢救成功后应首先进行的检查是

A. 血糖检测
B. 心电图
C. 脑电图
D. 颅脑 CT/MRI
E. 肺动脉造影和局部血栓破碎术

三、多选题

1. 射频消融治疗心房颤动时可导致的并发症包括

A. 心脏压塞　　B. 肺静脉狭窄
C. 败血症　　D. 血栓/气栓、出血
E. 食管－左心房瘘

2. 心房颤动射频消融术后，应注意的事项有

A. 术后 1 个月进软食和偏凉食物
B. 患者当晚禁食流质或液体
C. 穿刺肢体制动 12～24 小时
D. 必要时胃酸抑制剂和胃黏膜保护药 1 个月
E. 应用普罗帕酮或胺碘酮 2～3 个月，定期随访，根

据病情调整用药

答案和精选解析

一、单选题

1. D 高通意为高于这个频率的信号顺利通过，低通意为低于这个频率的信号顺利通过。

2. E 急性心肌梗死时由于心肌缺血损伤导致室性心动过速发作，待病情稳定后，室速有可能不再发作，所以此时的室速仅需治疗原发病，药物抗心律失常即可，无需行射频消融术，而其余四项均可以采取射频消融术治疗。

3. E 行射频消融术时，由于导管头端对阻滞心肌的机械压迫，可能会产生室早、短阵室速等室性心律失常，此时应调整导管头端的位置，如不能终止，可使用利多卡因控制心律失常的发作，此时并不需要立即终止手术，或采取电复律等措施。

4. D 房颤消融的并发症包括心包积液/心脏压塞、卒中（血栓/气栓、出血）、肺静脉狭窄、食管－左房瘘、膈神经损伤。心包积液/心脏压塞为房颤消融最常见的并发症，主要与术者经验、患者心房病理情况、消融术式和能量等因素有关，选项D正确。

5. C 消融术中在房间穿刺前给予肝素100～150U/kg，其后每小时追加肝素1000U，建议每15分钟监测ACT，使其保持在350～450秒，对于房间隔穿刺经验缺乏者，心脏压塞风险较高者，可在房间隔穿刺后确认较安全时给予肝素，但须注意操作时间应在数分钟内，而且须密切关注和回抽鞘管和导管内液体。

6. A 射频消融术中突然胸痛和呼吸困难应考虑气胸和心脏破裂心脏压塞，该患者两肺呼吸音清，不支持气胸。根据其血压低、脉压小、奇脉和心界向两侧扩大的情况，支持诊断为心脏压塞。

二、共用题干单选题

1. C 患者射频消融术后，卧床12小时下地后突发昏厥，血压下降，结合患者既往有下肢静脉曲张病史，应考虑下肢静脉血栓形成后脱落造成肺栓塞可能。

2. B 肺栓塞患者发病急骤，如抢救不及时，病情可迅速恶化而死亡，此时应立即采取吸氧及胸外按压等进行抢救。

3. E 一旦抢救成功，应立即行肺动脉造影明确栓塞血管及局部血栓破碎术，解除栓塞。

三、多选题

1. ABDE 导管消融治疗房扑并发症发生率很低，但较严重，主要有心脏压塞、肺静脉狭窄、心房－食管瘘、栓塞性并发症及继发新的房性心律失常和肺静脉毗邻结构损伤。

2. ACDE 心房颤动射频消融术后的注意事项：①穿刺肢体制动12～24小时；②患者当晚进食少量流质或液体（术后4小时无胸痛、气促和低血压者）；③术后1个月进软食和偏凉食物；④必要时胃酸抑制剂和胃黏膜保护药1个月；⑤应用普罗帕酮或胺碘酮2～3个月，定期随访，根据病情调整用药；⑥应用抗凝药物3个月，口服华法林者定期监测INR，目标值2.0～3.0，3个月后再评估是否须继续口服抗凝药。因此，选项B叙述错误。

第三章　心脏起搏与除颤

一、单选题

1. 人工心脏起搏系统的组成部分不包括

A. 导线界面　　B. 导线系统
C. 起搏器　　D. 程控器
E. 控制单元

2. 适用于房室传导功能正常的窦性心动过缓者的心脏起搏系统类型是

A. VDD 型　　B. VVI 型
C. AAI 型　　D. DDD 型
E. VVT 型

3. 右心室流出道起搏手术中，必须应用的电极导线为

A. 直形被动固定电极
B. “J”形被动固定电极
C. 螺旋形电动固定电极
D. 直形主动螺旋电极
E. “J”形主动固定电极

4. 关于 VVIRV 起搏器编码的叙述，下列正确的是

A. 心室抑制型起搏，无频率应答和多部位心室起搏
B. 心室抑制型起搏，无频率应答，有多部位心室起搏
C. 心室抑制型起搏，有频率应答，无多部位心室起搏
D. 心室抑制型起搏，有频率应答和多部位心室起搏
E. 心房抑制型起搏，无频率应答和多部位心室起搏

5. 三度房室传导阻滞，反复发作阿－斯综合征，最适宜的治疗是

A. 静脉点滴异丙肾上腺素
B. 注射阿托品
C. 利尿剂
D. 地高辛
E. 安装人工心脏起搏器

6. 感知安全界限为

A. >1.0　　B. >2.0
C. >3.0　　D. >4.0
E. >5.0

7. 临时心脏起搏器植入术最常见的并发症是

A. 导管移位　　B. 膈肌刺激
C. 心肌穿孔　　D. 穿刺并发症
E. 导管断裂

8. 右心耳起搏时最常选用的电极导线为

A. “J”形主动螺旋电极　　B. “J”形被动固定电极
C. 直形被动固定电极　　D. 直形主动螺旋电极
E. “J”形主动固定电极

9. 心脏起搏器随访时，不需要完善下列哪一项检查

A. CT　　B. 胸片
C. 动态心电图　　D. 心电图
E. 超声心动图

10. 临时心脏起搏的方法中，较多采用的是

A. 经食管心脏起搏　　B. 经静脉起搏
C. 经皮起搏　　D. 经胸心脏起搏
E. 经动脉起搏

11. 对于情况紧急者，在抢救室内应首选的临时心脏起搏方法是

A. 经皮起搏　　B. 经胸心脏起搏
C. 经食管心脏起搏　　D. 经静脉起搏
E. 经动脉起搏

12. 对于洋地黄中毒时心室率小于 40 次/分者，应采用的治疗措施为

A. 电复律　　B. 利多卡因
C. 苯妥英钠　　D. 静脉滴注氯化钾
E. 临时性人工心脏起搏器治疗

13. 置入心脏起搏器时，要求心房 P 波振幅为

A. >1.0mV　　B. >1.5mV
C. >2.0mV　　D. >2.5mV
E. >3.0mV

14. 置入心脏起搏器时，要求心室 R 波振幅为

A. >3.5mV　　B. >5.0mV
C. >6.5mV　　D. >7.0mV
E. >8.0mV

15. 为预防心脏起搏器手术出现局部出血或血肿的措施，患者在术前停用氯吡格雷的时间为

A. 1～2 天　　B. 3～4 天
C. 4～5 天　　D. 5～7 天
E. 不用停药

16. 为了预防心脏起搏器手术出现局部出血或血肿，在病情允许的情况下应停用华法林 1～3 天并调整 INR 为

A. 1.5～1.8　　B. 1.5～2.5
C. <2.5　　D. <3.0

E. <4.0

17. 关于起搏器介导的心动过速（PMT），下列叙述错误的是

A. 任何起搏器都可能发生 PMT
B. 即使存在传导阻滞的患者也会发生 PMT
C. 药物并不能终止发作
D. PMT 是双腔起搏器特有的并发症
E. 可通过调整心房不应期终止发作

18. 心脏起搏器随访时，下列无需完善的内容是

A. 了解起搏器工作状况
B. 个体化起搏参数，最大限度满足患者需要
C. 参加临床实验的要求
D. 发现起搏系统故障
E. 通过程控优化血流动力学

19. 双腔起搏器发生模式转换后，下列最不可能出现的工作模式为

A. DDI　　B. DVI
C. DDIR　　D. VDD
E. VVI

20. 窦房结功能障碍植入起搏器治疗的Ⅱb 类适应证是

A. 清醒状态下心率长期 <40 次/分，但症状轻微
B. 非必须应用的药物引起的症状性心动过缓非必须应用的药物引起的症状性心动过缓
C. 无症状的窦房结功能障碍
D. 虽有心动过缓症状，但已经证实并非由窦性心动过缓引起者
E. 有不明原因的晕厥，且临床上发现或电生理检查诱发窦房结功能不全者

21. 心脏再同步化治疗可改善部分患者的心衰症状，提高生活质量，以下不属于其最佳适应证的是

A. 最佳药物治疗基础上仍持续存在心力衰竭症状
B. 心功能 NYHA 分级Ⅱ～Ⅲ级
C. LVEF≤35%
D. QRS 间期 <130 毫秒
E. 左束支传导阻滞

22. 心房颤动电复律时的能量是

A. 50～100J　　B. 120～200J
C. 150～200J　　D. 200～250J
E. 250～360J

23. 进行非同步直流电除颤的功率是

A. 100～200W　　B. 200～300W
C. 300～400W　　D. 400～500W
E. 500～1000W

24. 心电监护下急性心梗患者突发神志不清，心电监护提示室颤，进行抢救的第一步是

A. 气管插管　　B. 非同步直流电除颤
C. 人工球囊辅助呼吸　　D. 心外按压
E. 同步直流电除颤

25. 室颤患者首选的治疗方式是

A. 非同步直流电除颤
B. 同步直流电除颤
C. 低能量直流电同步复律
D. 抗心律失常起搏（ATP）
E. 心内注射利多卡因

26. 下列选项中，不宜应用电复律的情况是

A. 引起心房颤动的诱因基本控制后，仍有心房颤动者
B. 预激综合征合并心房颤动者
C. 心房颤动病史在 1 年以内，无明显心力衰竭，心胸比率 <55% 者
D. 二尖瓣分离术、球囊扩张术或人工瓣膜置换术后 2～3 个月，心房颤动依然存在者
E. 洋地黄中毒引起的室性心动过速

27. 下列心房颤动中，不适用于电复律的是

A. 急性心房颤动　　B. 持续性心房颤动
C. 阵发性心房颤动　　D. 孤立性心房颤动
E. 永久性心房颤动

28. 胸外电除颤时，两电极板放置的位置是

A. 胸骨右缘第 2 肋间，胸骨左缘第 4 肋间
B. 胸骨右缘第 3 肋间，心尖区
C. 胸骨右缘锁骨下方，胸骨左缘锁骨下方
D. 胸骨右缘锁骨下方，左侧腋中线乳头旁
E. 胸部两侧对称位置

29. 心室颤动/心室扑动治疗时推荐电击几次

A. 1 次　　B. 2 次
C. 3 次　　D. 4 次
E. 5 次

30. 对于有目击者的短暂室颤患者的最佳处理措施为

A. 胸外心脏按压　　B. 立即除颤
C. 静脉注射利多卡因　　D. 静脉推注射美托洛尔
E. 人工呼吸

31. 室上性心动过速行电复律时选择的能量值是

A. 50～100J　　B. 100～200J
C. 50～150J　　D. 200～300J
E. 200～360J

32. 对于无目击者的心脏骤停患者，急救医疗服务体系的

救援人员在除颤前采取的措施是

A. 心前区叩击

B. 不需要其他处理，立即进行电除颤

C. 行约5组心肺复苏后，再行除颤

D. 静脉推注利多卡因后再除颤

E. 立即行电除颤后再行心肺复苏

33. 心肺复苏时急救者在电击后应该采取的措施是

A. 立即检查心跳或脉搏

B. 除颤仪充电，准备第二次除颤

C. 立即进行心电图检查

D. 先行胸外按压，心肺复苏2分钟后再进行心跳检查

E. 立即行人工呼吸

34. 电复律治疗过程中出现心室颤动时应立即行以下哪种措施

A. 再次电复律　　B. 静脉注射利多卡因

C. 静脉注射胺碘酮　　D. 人工心脏起搏

E. 心肺复苏

35. 心脏的易损期在心电图上位于

A. P波前20毫秒　　B. QRS波前20～40毫秒

C. QRS波的降支　　D. J点

E. T波前20～30毫秒

36. 以下哪一个不是同步电复律的适应证

A. 心房颤动

B. 心房扑动

C. 无法辨认QRS波群的快速性室速

D. 慢性室性心动过速

E. 房性心动过速

37. 室颤发生时，使用以下何种药物使室颤波由细颤变为粗颤之后再除颤，以提高除颤成功率

A. 阿托品　　B. 肾上腺素

C. 胺碘酮　　D. 利多卡因

E. 异丙肾上腺素

38. 以下何种心律失常采取同步电复律成功率最高

A. 心房颤动　　B. 洋地黄中毒的房颤

C. 室上性心动过速　　D. 心房扑动

E. 室速

39. 关于除颤能量选择，下列叙述正确的是

A. 双相波除颤仪，150J/次，单相波除颤仪，200J/次

B. 双相波除颤仪，200J/次，单相波除颤仪，360J/次

C. 双相波除颤仪，100J/次，单相波除颤仪，360J/次

D. 双相波除颤仪，150J/次，单相波除颤仪，270J/次

E. 双相波除颤仪，360J/次，单相波除颤仪，200J/次

40. 植入型自动除颤复律器（ICD）植入技术的并发症不包括

A. 高血压　　B. 呼吸抑制

C. 心功能不全　　D. 心律失常

E. 脑栓塞

41. ICD除颤电极系统阻抗的正常范围是

A. $<20\Omega$　　B. $20\sim100\Omega$

C. $100\sim300\Omega$　　D. $300\sim1000\Omega$

E. $1000\sim1500\Omega$

42. 关于ICD的分层治疗功能，下列叙述正确的是

A. ICD能根据心律失常的频率不同而分别治疗

B. ICD能根据心律失常的种类不同而分别治疗

C. ICD能根据心律失常发作的时长不同而分别治疗

D. ICD能发放两种治疗中止心动过速：心律转复和除颤电击

E. ICD能够发放两种治疗中止心动过速：抗心动过速起搏和心律转复/除颤

43. ACC/AHA/HRS发布的器械治疗指南中，对于心肌梗死40天后心功能分级在Ⅱ或Ⅲ级的患者，下列哪一项是ICD治疗的Ⅰ类适应证

A. 左室射血分数<30%　　B. 左室射血分数<35%

C. 左室射血分数<40%　　D. 左室射血分数<45%

E. 左室射血分数<50%

44. ICD植入时，R波振幅需大于

A. 2.5mV　　B. 5mV

C. 10mV　　D. 15mV

E. 20mV

45. 低能量电转复的电击能量一般设置为

A. >5J　　B. <10J

C. <20J　　D. <30J

E. 5J以下

46. 患者，女性，59岁，因病态窦房结综合征植入SSI起搏器，术后3个月程控，患者主诉活动时起搏器植入部位肌肉跳动。查体：心率70次/分。心电图示心室起搏心律。这时可尝试程控的内容为

A. 降低感知灵敏度

B. 提高起搏频率

C. 将起搏模式改变为AOO

D. 缩短不应期

E. 关闭滞后功能

47. 患者，女性，43岁，心悸、胸闷5个月，1个月前晕厥2次，入院时心率50次/分，阿托品治疗后症状未见改善，心电图示：三度房室传导阻滞、交界性逸搏节律。对于该患者最佳的治疗方法是

A. 麻黄碱　　B. 阿托品静脉滴注
C. 异丙肾上腺素滴注　　D. 安装永久性起搏器
E. 安装临时起搏器

48. 患者，男性，71 岁，因突然晕厥入院。查体：血压 90/60mmHg，心率 38 次/分，神志淡漠，四肢湿冷。心电图提示为急性下壁心肌梗死及三度房室传导阻滞。应首选的治疗方法是
A. 阿托品静脉滴注
B. 安装临时心脏起搏器
C. 异丙肾上腺素静脉滴注
D. 安装永久性心脏起搏器
E. 肾上腺糖皮质激素

49. 患者，男性，55 岁，因胸痛 10 小时来院就诊，诊断为急性前壁心肌梗死。救治过程中突然发生抽搐，意识不清，血压无法测出，大动脉搏动消失，心电监护示 QRS 波群消失，表现为形态、振幅各异的不规则波动。应立即采取的急救措施为
A. 予以静脉注射利多卡因 100mg 之后再考虑除颤
B. 立即给予气管插管
C. 双相波除颤仪，200J 除颤一次
D. 立即行胸外心脏按压
E. 予以静脉注射肾上腺素 1mg

50. 患者，男性，57 岁，因胸痛 3 小时来院就诊。体检时突然全身抽搐，意识丧失。查体：颈动脉搏动消失，血压无法测出。对于该患者，应采取的有效措施是
A. 行心电图检查或连接心电监护明确有无心脏停搏或室颤
B. 立即给予气管插管，人工球囊辅助呼吸，再进行胸外按压
C. 立即将患者平放在硬板床或地面上开始行胸外心脏按压，尽快准备除颤及心电监护并准备气管插管人工球囊辅助呼吸
D. 考虑急性心肌梗死，立即行心脏介入手术或静脉溶栓治疗
E. 立即请神经及心脏专科会诊

二、共用题干单选题

（1～3 题共用题干）

患者，男性，67 岁，因三度房室传导阻滞植入 DDD 起搏器后 3 个月，患者主诉起搏器植入侧肢体活动时感头晕、胸闷不适。停止活动后症状可消失；如继续活动肢体，甚至会出现黑矇症状。程控起搏器后，各项参数及测试结果未发现异常。

1. 该患者接下来应采取的措施是
A. 行胸片检查
B. 程控结果正常，结束起搏器测试
C. 行心脏超声检查
D. 嘱患者重复日常肢体活动，同时行心电图检查
E. 行动态心电图检查

2. 患者重复日常肢体活动时，心电图提示长间歇，见大量肌电干扰波，未见明显起搏信号。考虑患者心脏起搏器出现哪种故障
A. 心房过度感知　　B. 心室感知低下
C. 心室过度感知　　D. 心房起搏障碍
E. 心室起搏障碍

3. 针对上述问题，起搏器程控时应采取的措施是
A. 提高心室起搏输出
B. 提高心房感知灵敏度
C. 提高心房起搏输出
D. 提高心室感知灵敏度数值
E. 降低心室感知灵敏度数值

（4～5 题共用题干）

患者，男性，57 岁，因三度房室传导阻滞植入 DDD 起搏器 8 年，近几个月来，反复出现头晕，黑矇等症状，动态心电图提示第一个起搏信号后可见有效起搏的宽大畸形的 QRS 波群，第 2、3、4、5、6 个起搏信号后未见有效起搏的 QRS 波群。

4. 可推测患者起搏器出现的故障是
A. 心房起搏障碍　　B. 心室过度感知
C. 心室感知不足　　D. 心室间断不起搏
E. 起搏器电池耗竭

5. 心脏起搏器程控结果发现心室电极导线阻抗明显增高，推测起搏器可能出现的问题是
A. 心室电极导线绝缘层破裂
B. 心室电极脱位
C. 心房电极脱位
D. 心室电极导线完全断裂
E. 心室电极导线部分断裂

三、多选题

1. 心脏起搏系统的类型中，起搏频率一经设定即不再改变的有
A. DDD 型　　B. AAI 型
C. VVI 型　　D. VDD 型
E. 频率应答型起搏器

2. 临时心脏起搏电极植入静脉途径中，最为常用的静脉入路有
A. 锁骨下静脉　　B. 颈内静脉
C. 肱静脉　　D. 股静脉
E. 颈外静脉

3. 植入临时性起搏器治疗性起搏的适应证包括

A. 缓慢性心律失常

B. 各种原因引起 QT 间期延长，并发尖端扭转型室性心动过速

C. 阵发性室上性心动过速需要行超速抑制治疗终止时

D. 冠心病者行 PTCA 或瓣膜病者行球囊扩张瓣膜成形术时

E. 有慢性心脏传导系统功能障碍者进行外科手术、妊娠分娩、心导管检查时

4. 慢性双分支阻滞伴下列哪些情况时，为植入起搏器的Ⅰ类适应证

A. 高度房室传导阻滞或一过性三度房室传导阻滞

B. 交替性束支阻滞的慢性双分支阻滞

C. 无临床症状，但电生理检查发现 H－V 间期≥100 毫秒

D. 一度房室传导阻滞无症状的双分支阻滞

E. 二度Ⅱ型房室传导阻滞的慢性双分支阻滞

5. 关于心室安全起搏，下列叙述正确的是

A. 即非生理性房室间期，起始于心房脉冲，通常规定为 110 毫秒

B. 若感知的是心室自身搏动的 QRS 波，则触发的心室脉冲出现在自身搏动 QRS 不应期内，不会引起心室激动

C. 心室安全起搏间期内心室电路无感知功能

D. 如心室感知的是心外干扰信号，可避免心室电路被心外干扰信号所抑制而不发放心室脉冲的危险

E. 为非生理性 A－V 间期

6. 下列关于起搏器综合征的叙述，正确的是

A. 起搏器功能正常而反复发生晕厥或充血性心力衰竭

B. 改用生理性起搏的方式可避免此现象

C. 仅见于 VVI 起搏方式

D. 可有精神不振、头晕、疲乏、胸闷及血压降低等表现

E. 是心脏起搏后心房、心室收缩不协调，引起心搏量下降所致

7. 右心室心尖部起搏的 VVI 起搏器植入后，关于心内膜电极定位叙述错误的是

A. Ⅱ、Ⅲ、aVF 导联 QRS 波群倒置

B. R 波幅度＞5mV，斜率（dv/dt）＞0.5V/s

C. 在脉宽 0.5 毫秒时，起搏阈值不应＞1mV，2mA

D. Ⅱ、Ⅲ、aVF 导联 QRS 波群直立

E. 侧位 X 线透视电极尖端朝向脊柱侧

8. 关于起搏器介导的心动过速的处理，下列正确的是

A. 延长心室后心房不应期

B. 通过程控将起搏方式转换为 DVI 或 VVI 方式，取消触发起搏功能

C. 缩短起搏器的房室间期

D. 如果逆传 P 波较窦性 P 波振幅低，可以降低心房感知灵敏性

E. 降低起搏器的上限跟踪频率，减慢心动过速时的心室率

9. 急性心肌梗死患者植入临时心脏起搏器的适应证包括

A. 二度Ⅱ型房室传导阻滞

B. LBBB 或 RBBB 伴 P－R 间期延长

C. 完全性房室传导阻滞

D. 交替出现的 RBBB＋LAFB 或 LPFB

E. 症状性心动过缓

10. 病态窦房结综合征心脏起搏器Ⅰ类适应证包括

A. 症状性心动过缓；或必须使用某些类型和剂量的药物治疗，而这些药物又可导致或加重心动过缓并产生症状者

B. 因窦房结变时性不良而引起症状者

C. 不明原因的昏厥，如有窦房结功能不良或电生理检查发现有窦房结功能不良

D. 双分支或 3 分支传导阻滞伴有间歇性三度房室传导阻滞

E. 任何部位无症状的三度房室传导阻滞，清醒时平均心室率≥40 次/分，特别是伴有心肌病和左心室功能不全

11. AAI 心脏起搏器的特点包括

A. 可以保持房室顺序收缩

B. 简单经济方便

C. 是双腔起搏器

D. 具有频率调整功能

E. 适用于房室传导功能正常的病窦

12. DDD 起搏方式心脏起搏器的特点主要有

A. 适用于慢性房颤者

B. 经济、方便

C. 具有对心房和心室起搏和感知功能

D. 不适用于有窦房结功能障碍者

E. 适用于房室传导阻滞伴或不伴窦房结功能障碍

13. 下列可出现在起搏电极导线完全断裂时的情况是

A. 导线阻抗正常　B. 起搏器无感知

C. 起搏器起搏功能障碍　D. 导线阻抗升高

E. 导线阻抗降低

14. 下列关于起搏器单极导线的叙述，正确的是

A. 电流由阴极发出，刺激心脏后回到脉冲发生器上

B. 电极头端远端为阳极，头端近端为阴极

C. 电极导线上仅有一个极，即头端电极
D. 头端电极为阳极，脉冲发生器为阴极
E. 头端电极为阴极，脉冲发生器为阳极

15. 当心室过度感知，起搏器程控时可采取的措施是
A. 提高心室感知灵敏数值
B. 提高心室感知灵敏度
C. 将单极程控为双极
D. 降低心室感知灵敏度
E. 将双极程控为单极

16. 成人获得性完全性房室传导阻滞永久性起搏治疗的Ⅲ类适应证有
A. 一度房室传导阻滞无症状者
B. 任何阻滞部位和类型的二度房室传导阻滞产生的症状性心动过缓
C. 无心肌缺血情况下运动时的二度或三度房室传导阻滞
D. 预期可以恢复且不再复发的房室传导阻滞
E. 发生于希氏束以上及未确定阻滞部位为希氏束内或以下的二度Ⅰ型房室传导阻滞

17. 病态窦房结综合征植入起搏器治疗的Ⅲ类适应证有
A. 无症状的病态窦房结综合征者
B. 因窦房结变时性不良而引起症状者
C. 非必须使用的药物所致的症状性心动过缓
D. 有类似于心动过缓的症状，但已证实该症状并非来自窦性心动过缓
E. 自发或药物诱发的窦房结功能不全，心率<40次/分，虽有心动过缓的症状，但症状与所发生的心动过缓有关

18. 充血性心力衰竭心脏再同步化治疗术的Ⅱa类适应证有
A. 充分抗心力衰竭药物治疗后，NYHA心功能分级仍在Ⅲ级或不必卧床的Ⅳ级
B. 符合常规心脏起搏适应证并心室起搏依赖的患者，合并器质性心脏病或NYHA心功能Ⅲ级及以上
C. QRS时限<120毫秒并符合Ⅰ类适应证的其他条件
D. 经充分药物治疗后，NYHA心功能分级转为Ⅱ级，并符合Ⅰ类适应证的其他条件
E. 慢性心房颤动者，符合Ⅰ类适应证的其他条件，可以结合房室结射频消融进行CRT治疗，以保证夺获双心室

19. 我国心脏同步化治疗的适应证包括
A. QRS间期≥6毫秒伴有心脏运动同步
B. 左室舒张末直径≥55mm
C. 窦性心律
D. 缺血性或非缺血性心肌病
E. 左室射血分数≤35%

20. 下列哪些疾病不适合行电复律
A. 阵发性室性心动过速　B. 室颤
C. 低血钾　D. 洋地黄中毒
E. 心房颤动

21. 快速型室性心动过速患者可采取的治疗方式为
A. 非同步直流电除颤
B. 抗心律失常起搏（ATP）
C. 低能量直流电同步复律
D. 同步直流电除颤
E. 心内注射利多卡因

22. 房颤合并下列哪些情况时，不适合使用电转复
A. 电解质紊乱　B. 房颤史<1年
C. 风湿活动　D. 发生前心室率缓慢
E. 左心房血栓

23. 引起室性心动过速或心室颤动时，应予以静脉注射何种药物后立即再行复律
A. 毛花苷丙　B. β受体拮抗剂
C. 普罗帕酮　D. 利多卡因
E. 5%碳酸氢钠

24. 患者，男性，60岁。突发意识丧失，心电监护示QRS波群、T波消失，出现大小不等、高低不齐的低小波，频率约350次/分，则患者应
A. 阿托品0.1mg静脉注射
B. 同步电复律
C. 360J单向波直流电除颤
D. 200J双向波直流电除颤
E. 予以静脉注射肾上腺素1mg

25. 下列选项中，哪些属于心脏电复律的并发症
A. 体循环栓塞　B. 心肌损伤
C. 低血压　D. 急性肺水肿
E. 皮肤灼伤

26. 植入型自动除颤复律器（ICD）的Ⅰ类适应证主要有
A. 有晕厥或心搏骤停史的Brugada综合征患者
B. 心肌梗死所致LVEF<35%，且心肌梗死后40天以上，NYHA心功能Ⅱ级或Ⅲ级
C. 器质性心脏病的自发持续性室性心动过速，无论血流动力学是否稳定
D. 非可逆性原因引起的室性心室颤动或血流动力学不稳定的持续性室性心动过速导致的心搏骤停
E. 原因不明的晕厥，在心电生理检查时能诱发有显著血流动力学改变的持续性室性心动过速或室性

心室颤动

27. ICD 植入技术需要的人员配置有

A. 心内科护士

B. 心导管室护士

C. 放射科技术员

D. 麻醉医师

E. 从事心脏起搏及电生理检查和治疗具有丰富经验的专科医师

28. 下列哪些措施可以长期预防致命性心律失常所致的心源性猝死

A. 口服胺碘酮　　B. 口服地高辛

C. 口服维拉帕米　　D. 口服美托洛尔

E. 安装埋藏式心脏复律除颤器（ICD）

四、案例分析题

（1～3 题共用题干）

患者，男性，61 岁，因“间断性心悸、头晕、黑矇 1 年半，晕厥 1 次”入院就诊。心率 46 次/分，心电图示：窦性心动过缓；动态心电图示：阵发性心房颤动，最长 RR 间歇 5.3 秒，偶发房性期前收缩，短阵型房性心动过速；X 线心脏摄影示：心脏扩大；心脏彩色超声示：心脏扩大，左心房直径 40mm，左心室舒张期直径 54mm，射血分数（EF）67%。

1. 该患者应首先采用的治疗为

A. 维拉帕米

B. 胺碘酮

C. 普罗帕酮

D. 射频消融治疗

E. 安装永久性心脏起搏器

F. 地高辛

2. 该患者植入双腔起搏器后，可选择的起搏方式为

A. DDI　　B. DDD

C. DVI　　D. VVI

E. AAI　　F. VAT

3. 该患者安装起搏器后心房颤动仍有发作，为 2～3 次/周，每次发作可持续 1 分钟至 2 小时，心电图提示心室起搏心律。此时应当考虑的治疗方式有

A. 转复窦性心律

B. 不做任何治疗

C. 射频消融治疗

D. 药物维持窦性心律

E. 控制心室率

F. 可程控起搏器改变参数设置

（4～6 题共用题干）

患者，男性，64 岁，因“劳力性气促、腹胀、双下肢水肿 1 年，加重 6 天伴有黑矇 1 次”入院。10 年前，患者由于反复发作黑矇、昏厥诊断为病态窦房结综合征，并进行 VVI 永久人工心脏起搏器置入治疗，当时超声心动图和胸部 X 线检查均未发现异常。无慢性咳嗽、糖尿病、慢性肝炎、肾功能不全、风湿性心脏病和原发性高血压等病史。查体：血压 114/62mmHg，颈静脉怒张，双肺呼吸音粗，无啰音。心率为 50 次/分，律齐，胸骨左缘第 4、5 肋间可听到 4/6 级全收缩期杂音，吸气时增强。肝大，肝颈静脉回流征（+），双下肢水肿。

4. 下列选项中，有助于诊断的检查是

A. 动态心电图

B. 颅脑 CT

C. 心电图

D. 胸部 X 线片

E. 超声心动图

F. 血常规，肾功能，电解质

G. 起搏器程控

5. 该患者心电图示窦性心动过缓，起搏器感知功能不良；胸部 X 线片示心影增大，右侧少量胸腔积液，起搏器电极位于右心室心尖；超声心动图示：左室射血分数 56%，RV 35mm，肺动脉收缩压 38mmHg，三尖瓣重度反流。目前可考虑的疾病主要有

A. 慢性阻塞性肺疾病

B. 肺源性心脏病

C. 病态窦房结综合征

D. 原发性肺动脉高压

E. 起搏器电极相关性三尖瓣关闭不全，右心衰竭

F. 起搏器电池耗竭

G. 肺栓塞

6. 食道超声心动图示三尖瓣间隔瓣穿孔，电极与瓣叶黏附牵连，此时给予患者最佳的治疗方案为

A. 利尿，纠正右心衰竭

B. 行外科手术修复或置换三尖瓣

C. 降肺动脉高压

D. 置入心外膜电极

E. 拔出原心内膜电极

F. 经皮三尖瓣置换

G. 更换起搏器

H. 华法林抗凝治疗

答案和精选解析

一、单选题

1. E　人工心脏起搏系统主要由 4 部分组成：①起搏器（脉冲发生器和电池）；②导线系统；③心内膜和

（或）导线界面；④程控器。人工心脏起搏系统的组成部分不包括控制单元。

2. C　AAI 型心脏起搏器为单腔起搏器，起搏心房、感知心房活动，P 波抑制型按需起搏器为价格较低的生理性起搏器。适用于房室传导功能正常的窦性心动过缓者。如有房颤、房性心动过速等房性心律失常者则不可使用。VDD 型心脏起搏器可用于窦性心律正常的房室传导阻滞者，属于较新的生理性起搏器。DDD 型心脏起搏器适用于房室传导阻滞者，但房性心律失常如房颤及房性心动过速者不宜使用。VVI 型心脏起搏器为我国目前应用最多的起搏器类型。由于非生理性起搏，一些病态窦房结综合征者可能发生起搏器综合征。

3. C　右心室流出道起搏手术中，电极导线的进路同一般右心室心尖部起搏一致，但必须应用螺旋形电动固定电极。

4. D　VVIRV 起搏器编码的意义是：心室抑制型起搏，有频率应答和多部位心室起搏（双室起搏或单室多部位起搏）。

5. E　严重的二度Ⅱ型和三度房室传导阻滞可使心室率显著减慢，伴有明显症状如晕厥、意识丧失、阿－斯综合征发作时，需要植入起搏器治疗，以免发生长时间心脏停搏，导致生命危险。

6. B　感知安全界限＝实测 R 波或 P 波值/起搏器感知灵敏度设置值，实际工作中要求感知安全界限＞2.0。

7. A　临时心脏起搏并发症的发生通常与术者的技术水平、起搏器电极的留置时间及术后的护理状况密切相关。最常见的并发症为导管移位，其次为穿刺并发症、心律失常、膈肌刺激、感染、导管断裂、心肌穿孔等。

8. B　选择右心耳进行起搏时，最常用的为“J”形被动固定电极，只有在少数心耳电极难以固定的情况下，可选用“J”形主动螺旋电极或借用“J”形导引钢丝固定的直螺旋电极。

9. A　心脏起搏器随访内容包括：体格检查，心电图检查，体外程控起搏器参数。必要时还需做动态心电图、超声心动图及胸片等检查。

10. B　临时心脏起搏的方法包括经皮起搏、经静脉起搏、经食管心脏起搏和经胸心脏起搏，较多采用经静脉起搏。

11. A　起搏方法的选择常取决于当时的情况，情况紧急者在抢救室内，应首选经皮起搏，一旦稳定则改用经静脉起搏。

12. E　对于洋地黄中毒时心室率小于 40 次/分者，提示室性心动过速过缓，需要进行临时性人工心脏起搏器治疗。

13. D　置入心脏起搏器时电极参数测定：①心房电极阈值电压应＜1.5V；②心腔内 P 波幅值应＞2.5mV。

14. B　置入心脏起搏器术中测定时要求心室 R 波振幅在 5.0～15.0mV，斜率 0.75V/s，以保证起搏器能够感知信号。

15. D　为预防心脏起搏器手术出现局部出血或血肿的措施，如病情允许，术前停服氯吡格雷 5～7 天，停服低分子肝素 12 小时，停服华法林 1～3 天并调整 INR 在 1.5～1.8。出血风险高危者阿司匹林片停用 5～7 天；术中注意止血，术后局部加压包扎。

16. A

17. A　PMT 是一种起搏器介导的折返性心动过速，是双腔起搏器所特有的术后并发症。一旦确诊 PMT，可延长心房不应期、缩短 AV 间期使起搏器不能感知逆行 P 波，或降低上限频率使起搏频率下降，如上述方法无效，可将 DDD 方式程控为 DDI 或 DVI 方式。

18. C　心脏起搏器随访的内容包括：临床病史询问、体格检查、心电图、胸片等常规项目及起搏器的程控。随访的主要目的：①根据患者情况选择合适的起搏模式，设置最佳的起搏参数，通过个体化的参数设置，优化血流动力学，避免与起搏器相关的心律失常及起搏综合征。②在安全起搏的前提下，节省电源，延长起搏器的使用寿命。在起搏器接近更换前，及时了解电池的电量，选择合适的更换时机，避免突发电池耗竭而发生危险。③及时地发现并诊断起搏器的潜在故障、功能异常及可能与起搏器相关的并发症（如起搏、感知功能不良，起搏器囊袋感染破溃等）。明确异常原因并给予有针对性处理。

19. D　目前临床中应用的起搏器增加了自动模式转换功能，当起搏器检测到快速性房性心律失常时，起搏模式自动由心房跟踪模式（DDD、DDDR 或 VDD）转换为非心房跟踪模式（VVI、VVIR、DVI、DDI 或 DDIR 等），直至房性心律失常消失时起搏器恢复到原来的房室同步起搏模式。

20. A　窦房结功能障碍植入起搏器治疗的Ⅱb 类适应证：清醒状态下心率长期＜40 次/分，但症状轻微。因此，选项 A 符合题意。选项 B、C、D 均属于Ⅱ类适应证。选项 E 为Ⅱa 类适应证。

21. D　心脏再同步治疗（CRT）的适应证：①各种心肌病导致的慢性收缩性心功能不全，以扩张型心肌病最佳。缺血性心肌病必须在完成根本治疗措施（如充分血运重建）后再考虑 CRT。②经充分抗心衰药物治疗后心功能Ⅲ级或Ⅳ级（应能平卧耐受手术），对于心功能Ⅱ级者也可考虑 CRT，但对 QRS 波宽度和形态要求更严格。③左心室的舒张末期内径（LVEDD）≥55mm，左心室的射血分数（LVEF）≤35%，左、右心室收缩不同步，左心室不同节段收缩不同步。④窦性心律和房颤心律（以窦性心律疗效最佳）。⑤心电图：QRS≥120ms，呈完全性左束支传导阻滞（CLBBB）最佳；如心电图 QRS 波不宽，心脏超声提示有心室不同步收缩也可考虑 CRT，但疗效欠佳，通常不推荐。

22. B　常用电击能量选择：①首次电击时，心房扑动、阵发性室上速、室性心动过速者应选用 50～150J；②心房颤动选用 120～200J；③心室扑动、心室颤动选用 200～300J；④儿童除颤可选用 2～4J/kg 作为初始除颤能量，后续能量应至少为 4J/kg，或考虑使用更高能量级别，但不应 >10J/kg 或成人最大剂量；⑤心脏较大、心功能差或病史较长者，可能需要的能量较大，如首次电击未成功，可再次或加大能量电击。选择性电复律两次放电时间应间隔 5 分钟以上，一次治疗过程中反复电击不宜超过 4 次，避免造成严重心肌损伤。

23. C　直流电复律和除颤是治疗室扑和室颤的首选措施，应争取在短时间内（1～2 分钟）给予非同步直流电除颤，一般用 300～400W。

24. B　急性心肌梗死并发生室颤患者，应加强心电监护，立刻行非同步直流电除颤进行抢救。

25. A　对于室颤患者应首选非同步直流电除颤，这是快速恢复有效心律的首选方法。

26. E　下列情况下考虑应用电复律：①心房颤动病史在 1 年以内，无明显心力衰竭，心脏扩大不明显（心胸比率 <55%）者；②心房颤动伴心衰、心绞痛或心室率过快，药物难以控制者；③引起心房颤动的诱因（如甲状腺功能亢进、心肌梗死、肺炎等）基本控制后，仍有心房颤动者；④二尖瓣分离术、球囊扩张术或人工瓣膜置换术后 2～3 个月，心房颤动依然存在者；⑤预激综合征合并心房颤动者。洋地黄中毒引起的室性心动过速不宜应用电复律。因此，正确答案为 E。

27. E　病程长达数年的慢性心房颤动者为电复律的禁忌证。因此，永久性心房颤动不适合进行电复律治疗。

28. D　正确电除颤两个除颤电极的位置，一个放在左侧锁骨下、胸骨右缘第 2 肋间；另一个放在心尖部，也就是右侧锁骨中线与肋骨第 4 肋和第 5 肋间隙交界处。

29. C　心室颤动/心室扑动治疗时，推荐电击次数一般为三次。

30. B　目击短暂室颤患者的最佳处理措施是立即电除颤。在进行电除颤时，要确保没有任何人接触患者，才可以按下手柄上的放电按钮进行放电除颤。

31. C　首次电击时，心房扑动、阵发性室上速、室性心动过速者应选用能量值为 50～150J。

32. C　紧急医疗服务人员对无目击者的心脏停搏患者除颤前，可考虑先行胸外按压约 5 组（约 2 分钟）心肺复苏再行除颤。

33. D　心肺复苏时急救者在电击后应先行胸外按压，在 5 组（或者约 2 分钟）心肺复苏后再进行心跳检查。

34. A　同步电除颤后有时可再现心室颤动，此时应立即加以处理，即行直流电非同步除颤，必要时可使用阿托品、异丙肾上腺素，以提高心率，个别患者可能要安装临时心脏起搏器。

35. E　心室的易损期出现在心电图 T 波顶峰前 20～30 毫秒，相当于心室兴奋性周期性变化的相对不应期。

36. C　同步电复律的适应证有心房颤动、心房扑动、室上性心动过速等。①心房颤动：房颤病史不超过 1 年，既往窦性心律不低于 60 次/分的患者，可以使用同步电复律来转化窦律；心房颤动伴有心衰或者心绞痛患者，用药难以控制的患者应使用同步电复律。②心房扑动：一般用药物难以控制，当心房扑动以 1∶1 比例下传的时候心室率往往非常快，严重会危及生命，此种情况电复律的疗效好。③室上性心动过速：大部分室上速患者不需要电复律，要根治可通过射频消融术，但是如果是合并血流动力学不稳定的情况，需要立即实行同步电复律治疗。

37. B　肾上腺素是能刺激心肌自发收缩，使心室颤动由细颤变为粗颤，使电除颤易于生效的药物。

38. D　电复律的成功率很高，阵发性室性心动过速可达 98%～100%。心房扑动的成功率在 90% 以上。心房颤动的即刻成功率为 70%～96%。

39. B　单相波除颤仪一般单次最高放电能量是 360J，双相波除颤仪一般单次最高电量 200J。

40. A　植入型自动除颤复律器（ICD）植入技术的并发症有低血压、呼吸抑制、心功能不全、心律失常、脑栓塞和死亡，选项 A 错误。

41. B　一般普通电极的阻抗在 200～1500Ω 都是比较正常的；ICD 的除颤线圈阻抗是 20～100Ω。

42. D　目前的 ICD 一般都兼具起搏、除颤等多重功能，针对不同的状况，发放不同的治疗措施。①抗心动过速起搏（ATP）：如果患者心跳过快，ICD 会传递一系列小的电脉冲给心肌帮助恢复正常的心脏节律。②低能量电转复：ICD 会通过低能量电击帮助恢复正常的心脏节律。③高能量电击除颤：如果心跳过快有危险时，ICD 会通过高能量电击帮助恢复正常的心脏节律。④抗心动过缓起搏：如果心跳过缓，ICD 会使用小的电脉冲刺激心肌帮助维持合适的心律。

43. B　ICD 的Ⅰ类适应证：①非可逆性原因导致的室颤或血流动力学不稳定的持续性室速/室颤所致的心搏骤停或非可逆因素的血流动力学稳定的单型性室速；②器质性心脏病的自发持续性室速，不论血流动力学是否稳定；③不明原因晕厥，心电生理检查时可诱发有显著血流动力学改变的持续性室速或室颤；④心肌梗死所致 LVEF <35%，且心肌梗死后 40 天以上，NYHA Ⅱ级或Ⅲ级；⑤优化药物治疗 3～6 个月后 NYHA Ⅱ级或Ⅲ级，LVEF≤35% 的非缺血性心肌病者；⑥心肌梗死所致 LVEF <

30%，且心肌梗死 40 天以上，NYHA Ⅰ级；⑦心肌梗死后非持续室速，LVEF < 30%，且心电生理检查可诱发室颤或持续室速；⑧心脏结节病、巨细胞性心肌炎出现持续性室速或心脏骤停幸存者，或 LVEF < 35%；⑨离子通道疾病出现过心脏骤停，或药物无效不能耐受，排除可逆因素后；⑩成人先心病出现非可逆室速室颤或血流动力学不稳定的室速对参与病灶/心室功能进行评价和适当治疗后推荐。成人先心病 LVEF≤35%，经正规药物治疗心功能仍为Ⅱ～Ⅲ级者。

44. B　对于 ICD 患者来说，感知域值更为重要，要求 R 波振幅大于 5mV，最好达到 8mV，因为发生室性心动过速和/或心室颤动时 QRS 波振幅较低，如不能感知则不能除颤转复心律，直接威胁患者的生命。

45. E　低能量转复的电击能量一般在 5J 以下，主要用于终止室性心动过速，特别对于抗心动过速起搏终止室性心动过速无效，或室性心动过速时血流动力学不稳定的患者，应用时通常需要 R 波同步。

46. A　该患者可能是发生了起搏系统并发症中的感知功能障碍（感知过度）。发生原因可能是起搏器感知灵敏度设置过度、T 波高大而起搏器对波形斜率判断能力差，以及感知不应期调控过短所致。通常可以程控降低感知灵敏度，延长不应期等方法解决。

47. D　患者病史较长，晕厥 2 次，药物治疗无效，心电图提示为三度房室阻滞，符合安装起搏器适应证。因患者药物治疗效果不佳，且病史较长恢复的可能性不大，应安装永久起搏器。

48. B　三度房室传导阻滞者可出现晕厥，甚至猝死。该患者因急性下壁心梗出现三度房室传导阻滞，应首先安装临时心脏起搏器防止晕厥，待阻滞消除后撤除。

49. C　患者意识不清，血压无法测出，大动脉搏动消失，QRS 波群消失，提示室颤，应立即进行除颤，双相波除颤仪一般最高电量 200J，因此选项 C 正确。

50. C　患者意识丧失，颈动脉搏动消失，血压无法测出，应立即将患者平放在硬板床或地面上并开始胸外按压，同时尽快准备除颤及心电监护，并准备气管插管人工呼吸，选项 C 正确。

二、共用题干单选题

1. D　程控起搏器后，各项参数及测试结果未发现异常，接下来需要做的就是检查患者活动起搏器植入侧肢体，再行心电图检查，以明确此时的障碍。

2. C　心电图提示长间歇，长间歇期间可见大量肌电干扰波，未见明显起搏信号，由此可推测由于心脏起搏器心室电极过度感知到肌电干扰波，并抑制了心室起搏，导致长间歇。

3. D　心脏起搏器心室电极过度感知到肌电干扰波，并抑制了心室起搏，导致长间歇，此时需采取的措施是提高心室感知灵敏度数值，降低心室感知灵敏度。

4. D　心电图上可见第一个起搏信号后可见有效起搏的宽大畸形的 QRS 波群，可见心室电极有起搏功能，第 2、3、4、5、6 个起搏信号后未见有效起搏的 QRS 波群，提示起搏器心室电极间断不起搏。

5. E　结合程控发现电极导线阻抗明显升高，推测此为心室电极导线部分断裂所致，如电极导线完全断裂或脱位，则起搏和感知功能均丧失，如为心室电极导线绝缘层破裂则电极导线阻抗明显降低，常低于 200Ω。

三、多选题

1. ABCD　心脏起搏系统的类型有 VVI 型、AAI 型、DDD 型、VDD 型和频率应答型起搏器。VVI 型、AAI 型、DDD 型和 VDD 型心脏起搏器的起搏频率一经设定即不再改变。频率应答型起搏器的起搏率可根据人体活动情况、中心静脉血液温度、呼吸频率或心电图 QT 间期等变化自动进行调整，以适应人体在各种生理情况下的需要。故正确答案为选项 A、B、C、D。

2. ABD　临时心脏起搏电极植入静脉途径有锁骨下静脉，颈内、外静脉，股静脉及肱静脉。其中，股静脉、颈内静脉及锁骨下静脉是最为常用的静脉入路。

3. ABC　植入临时性起搏器治疗性起搏的适应证：①缓慢性心律失常：各种原因引起的房室传导阻滞、严重窦性心动过缓、窦性停搏伴阿－斯综合征发作或近乎晕厥者；②各种原因引起 QT 间期延长，并发尖端扭转型室性心动过速；③阵发性室上性心动过速需行超速抑制治疗终止时。因此，选项 A、B、C 符合题意。选项 D、E 均为保护性起搏的适应证。

4. ABE　当慢性双分支阻滞伴二度Ⅱ型、高度或一过性三度房室传导阻滞，出现交替性束支阻滞时，有发生心源性猝死风险，是安装心脏起搏器的Ⅰ类适应证，而无临床症状，但电生理检查发现 H－V 间期≥100 毫秒是安装心脏起搏器的Ⅱa 类指征，而一度房室传导阻滞无症状的双分支阻滞者不建议安装心脏起搏器。

5. ABE　几乎所有的双腔起搏器均设有心室安全起搏功能，它指的是心室电路在交叉感知窗内感知到心室自身激动或心外干扰信号，起搏器于心房脉冲后 100～120 毫秒处发放心室脉冲，保证心室起搏安全的程序，此时的房室间期比正常 PR 间期短，称为非生理性房室间期。

6. ABDE　起搏器综合征是指植入了永久心室抑制型起搏（VVI）后，因心室起搏引起血流动力学不正常产生的心血管和神经系统症状和体征。患者安置了 VVI 起搏器以后，出现精神不振、头晕、疲乏、胸闷及血压降低等表现，主要是心脏起搏后心房、心室收缩不协调，引起心搏量下降所致。可表现为起搏器功能正常而反复发生晕厥或充血性心力衰竭。改用生理性起搏的方式可以避免此现象。通常起搏器综合征由 VVI 起搏所引起，但也可发生于 AAI（抑制型按需心房起搏）或频率适应性心房起搏（AAIR）。因此，选项 C 错误。

7. DE　早期心脏起搏器安装时，电极导线常置于右室心尖部，此时脉冲激动心室是从右室心尖部开始的，所以整个激动顺序与窦性时完全不同，表现在心电图上为Ⅱ、Ⅲ、aVF 导联 QRS 波群倒置，右室电极置入后检测，要求在脉宽 0.5 毫秒时，起搏阈值不应 > 1mV、2mA，R 波幅度 > 5mV，斜率（dv/dt）> 0.5V/s。由于右心室位于胸腔的左前下部，故行侧位 X 线透视时，可见电极尖端朝向胸骨侧。

8. ABCDE　起搏器介导的心动过速指的是由于房室结逆传功能，室早逆传至心房，产生逆传 P 波，由于心室后心房不应期短，起搏器再次识别逆传 P 波，引发 VAT 起搏方式，再次激动心室，周而复始，从而产生快速性心律失常。所以通过延长心室后心房不应期，若逆传 P 波较窦性 P 波振幅低，可降低心房感知灵敏性，缩短起搏器的房室间期，通过程控将起搏方式转换为 DVI 或 VVI 方式，取消触发起搏功能，降低起搏器的上限跟踪频率，减慢心动过速时的心室率等房室可中止起搏器介导的心动过速。

9. ABCDE　急性心肌梗死，尤其是右冠栓塞致下壁心肌梗死时，易引起窦房结或房室结的缺血，导致房室传导阻滞或窦性心动过缓，窦性停搏等，随着急诊 PCI 或急性静脉溶栓等措施的采取，局部血流恢复，缺血损伤的心肌可逐渐恢复功能，因此此时如出现缓慢性心律失常，并且有心源性猝死风险时，可予以植入临时起搏器，待窦房结或房室结功能恢复后，可拔除临时起搏器，并不需要安装心脏永久起搏器。

10. ABD　对于窦房结功能异常者，以下患者为起搏器植入的Ⅰ类适应证：①症状性心动过缓和变时功能不全者，临床治疗必须用药导致的有症状的窦房结功能异常者必须植入永久性心脏起搏器。②在清醒时心率 < 40 次/分，有心动过缓的相关症状。慢性双分支传导阻滞者伴有以下情况时是心脏起搏器植入的Ⅰ类适应证：严重二度房室传导阻滞或间歇性Ⅲ度阻滞，或有二度Ⅱ型房室传导阻滞，或有交替性束支阻滞。不明原因的昏厥，如有窦房结功能不良或电生理检查发现有窦房结功能不良为心脏起搏器植入的Ⅱb 类适应证，任何部位无症状的三度房室传导阻滞，清醒时平均心室率≥40 次/分，特别是合并心肌病和左心室功能不全为心脏起搏器置入的Ⅱa 类适应证。

11. ABE　AAI 起搏方式包含的意义有心房起搏、心房感知和抑制方式。它是仅置入心房电极的单腔起搏器，可以保证正常的房室收缩顺序，但如存在房室传导功能异常，则不适合安装此类起搏器。AAI 起搏房室并无频率应答功能，故不具有频率调整功能。

12. CE　DDD 起搏方式包括：心房心室双腔起搏，双腔感知以及抑制和触发方式，因此它需要置入心房和心室电极，对于有房室传导阻滞者无论伴或不伴窦房结功能障碍都适用，而且能保证心房心室的顺序收缩，DDD 起搏器同样适用于窦房结功能障碍者，但对于慢性房颤 - 房扑者，由于此时心房频率太快，并不适合安装 DDD 起搏器，此时 VVI 起搏器是最佳选择。

13. BCD　当起搏器电极导线完全断裂时，起搏器与心脏之间的联系完全中断，因此起搏器无起搏和感知功能，且伴随有导线的阻抗升高。

14. ACE　当起搏器导线程控为单极时，起搏器的工作环路是由导线及脉冲发生器即起搏器共同构成的，其中电极头端为阴极，脉冲发生器为阳极，起搏信号发放后，电流由阴极发出，刺激心脏后回到脉冲发生器。

15. ACD　当心室过度感知时，可感知到肌电干扰、T 波、P 波等，把其误认为心室激动信号，从而抑制起搏信号的发放，导致心脏长间歇的出现。此时可通过提高心室感知灵敏数值，降低心室感知灵敏度，或者将电极感知由单极程控为双极等措施，以减少心室的过度感知。

16. ADE　成人获得性完全性房室传导阻滞永久性起搏治疗的Ⅲ类适应证：①一度房室传导阻滞无症状者；②发生于希氏束以上及未确定阻滞部位为希氏束内或以下的二度Ⅰ型房室传导阻滞；③预期可恢复且不会复发的房室传导阻滞。因此，选项 A、D、E 符合题意。选项 B、C 为成人获得性完全性房室传导阻滞永久性起搏治疗的Ⅰ类适应证。

17. ACD　窦房结功能障碍植入起搏器治疗的Ⅲ类适应证：①无症状者，包括长期使用药物所引起的窦性心动过缓（心率 < 40 次/分）；②有类似于心动过缓的症状，但已证实该症状并非来自窦性心动过缓；③非必须使用的药物所致的症状性心动过缓。选项 B 属于Ⅰ类适应证。选项 E 属于Ⅱa 类适应证。

18. DE　充血性心力衰竭心脏再同步化治疗技术Ⅱa 类适应证：①经充分药物治疗后，NYHA 心功能分级转为Ⅱ级，并符合Ⅰ类适应证的其他条件；②慢性心房颤动者，符合Ⅰ类适应证的其他条件，可以结合房室结射频消融进行 CRT 治疗，以保证夺获双心室。

19. BCDE　我国心脏同步化治疗的适应证如下：①缺血性或非缺血性心肌病；②尽管优化药物治疗，心功能仍为 NYHA 分级Ⅲ级或可以走动的Ⅳ级；③窦性心律；④左室射血分数 ≤ 35%；⑤左室舒张末直径 ≥ 55mm；⑥QRS 间期≥120 毫秒伴有心脏运动不同步。选项 A 是错误的。

20. CD　当电解质紊乱（特别是低血钾时）或者洋地黄中毒时，心肌细胞的应激性高，此时产生的心律失常，如果使用电复律转复的话，有诱发室颤可能。

21. ABC 快速室性心动过速（FVT）患者可采取的治疗方式：①抗心律失常起搏。②低能量直流电同步复律。③非同步直流电除颤。

22. ACDE 房颤合并风湿活动或亚急性感染性心内膜炎时是行电复律禁忌，当房颤发生前心室率缓慢，需考虑存在病态窦房结综合征可能，若此时行电复律转复房颤，有可能致房颤终止后长时间的窦性停搏导致心源性猝死。当合并电解质紊乱，特别是低钾血症时，心肌细胞应激性高，行电复律有诱发室颤可能。房颤转复前需常规行食道超声排除左房血栓，以免转复后左房恢复收缩功能，导致血栓脱落栓塞体循环。一旦食道超声发现血栓，需正规抗凝3周后行房颤电复律。

23. DE 室性心动过速或心室颤动可因同步装置不良、心肌本身病变、低血钾、酸中毒、洋地黄过量或放电量不足引起，应予以静脉注射利多卡因和5%碳酸氢钠，立即再行复律。

24. CD 根据心电监护所示，患者QRS波群、T波消失，为室颤的表现，因心室失去泵血功能，故出现了意识丧失的表现。终止室颤最有效的方法是电除颤，宜采取非同步电除颤，可选360J单向波直流电除颤，也可选150～200J双向波直流电除颤。

25. ABCDE 电复律常见的并发症包括体循环栓塞、心肌损伤、低血压、急性肺水肿、诱发各种心律失常、皮肤灼伤等，做好术前的各项准备可减少并发症的发生，例如与家属充分沟通操作的必要性及风险，纠正影响复律的各项因素，做好复苏药物及设备的准备，房颤患者行食道超声排除左房血栓等。

26. BCDE ICD的Ⅰ类适应证：①非可逆性原因导致的室颤或血流动力学不稳定的持续性室速/室颤所致的心搏骤停或非可逆因素的血流动力学稳定的单型性室速；②器质性心脏病的自发持续性室速，不论血流动力学是否稳定；③不明原因晕厥，心电生理检查时可诱发有显著血流动力学改变的持续性室速或室颤；④心肌梗死所致LVEF＜35%，且心肌梗死后40天以上，NYHAⅡ级或Ⅲ级；⑤优化药物治疗3～6个月后NYHAⅡ级或Ⅲ级，LVEF≤35%的非缺血性心肌病者；⑥心肌梗死所致LVEF＜30%，且心肌梗死40天以上，NYHAⅠ级；⑦心肌梗死后非持续室速，LVEF＜30%，且心电生理检查可诱发室颤或持续室速；⑧心脏结节病、巨细胞性心肌炎出现持续性室速或心脏骤停幸存者，或LVEF＜35%；⑨离子通道疾病出现过心脏骤停，或药物无效不能耐受，排除可逆因素后；⑩成人先心病出现非可逆室速室颤或血流动力学不稳定的室速对参与病灶/心室功能进行评价和适当治疗后推荐。成人先心病LVEF≤35%，经正规药物治疗心功能仍为Ⅱ～Ⅲ级者。

27. ABCDE ICD植入技术需要一组从事心脏起搏及电生理检查和治疗并有丰富经验的专科医师；还要配备有经验的护理人员，包括心内科护士及心导管室护士；放射科技术员，麻醉医师；另外ICD厂家专业技术支持人员。

28. ADE 长期预防致命性心律失常导致的心源性猝死最有效的方法为ICD的置入，除此以外还可以口服胺碘酮，β受体阻滞剂等药物发挥预防作用，也可安装ICD后，服用上述抗心律失常药物，减少致死性心律失常的发生，减少ICD放电次数。

四、案例分析题

1. E 该患者反复黑矇、晕厥，心电图提示心动过缓及长RR间歇，应首选起搏器治疗。

2. CDF 该患者植入双腔起搏器后，功能程控调整后也可以在DVI、VDD、VAT及VVI模式下工作。

3. ADF 房颤反复发作应转复并维持窦性心律，可程控起搏器以更好的工作。

4. ACDEG 患者为老年男性，10年前有VVI起搏器植入史，近一年来反复出现双下肢水肿，劳力性气促等症状，并发作一次黑矇，结合查体结果，可考虑存在右心衰，另外查体心率偏慢，可考虑为起搏器电池耗竭。因此应行普通心电图，动态心电图，超声心动图以及起搏器程控，同时需行胸部X线片，以明确心脏起搏器及导线连续性。

5. CEF 根据患者病史，结合超声心动图、心电图及胸片检查结果，考虑的疾病有病态窦房结综合征、起搏器电池耗竭和重度三尖瓣关闭不全。

6. ABDEG 胸片结果显示心室电极置于右室心尖部，该患者既往无慢性支气管炎和风湿性心脏病等病史，应考虑三尖瓣重度关闭不全与右室电极相关。食道超声心动图结果证实了这一点，此时该患者需采取的措施是利尿，纠正全身情况，更换起搏器并拔除电极，同时行外科手术修补三尖瓣，行心外膜电极置入。

第四章　心脏辅助治疗

一、单选题

1. 主动脉内球囊反搏术的适应证不包括

A. 左心室泵衰竭
B. 心肌缺血引发的顽固心律失常
C. 顽固的不稳定型心绞痛
D. 严重主动脉瓣关闭不全和主动脉夹层
E. 二尖瓣反流及乳头肌撕裂

2. 主动脉内球囊反搏（IABP）的血管并发症不包括

A. 出血　　B. 主动脉穿孔
C. 血栓栓塞　　D. 血小板减少
E. 假性动脉瘤

3. 主动脉内气囊反搏术最常用的插管途径是

A. 股动脉途径　　B. 升主动脉途径
C. 腋动脉途径　　D. 锁骨下动脉途径
E. 颈动脉途径

4. 主动脉内球囊反搏术合并房颤者采用的触发方式是

A. R 波触发　　B. 压力触发
C. 房颤触发　　D. P 波触发
E. 自动触发

5. 关于 IABP 气囊的位置，下列叙述正确的是

A. 左锁骨下动脉开口远端的升主动脉内
B. 左锁骨下动脉开口远端的降主动脉内
C. 腹主动脉内
D. 升主动脉内
E. 肾动脉内

6. 主动脉内气囊反搏的禁忌证是

A. 严重主动脉夹层　　B. 左心室泵衰竭
C. 心源性休克　　D. 心律失常
E. 体外循环脱机困难

7. 在 IABP 治疗过程中，压力管路需要定期用肝素盐水冲洗，如静脉应用普通肝素持续抗凝，需间隔多长时间监测活化部分凝血活酶时间（APTT）

A. 30 分钟　　B. 1 小时
C. 2 小时　　D. 4 小时
E. 6 小时

8. 体外膜肺氧合（ECMO）中的机械通气通常采取哪种呼吸治疗

A. 低压、低频　　B. 高压、低频
C. 低压、高频　　D. 高压、高频
E. 高 PEEP

9. 体外膜肺氧合（ECMO）对呼吸和循环支持的优越性不包括

A. 可较长时间对呼吸、循环进行支持
B. 有效改善低氧血症
C. 不会增加出血风险
D. 避免了机械通气所致的肺损伤
E. 有效的循环支持

10. 体外膜肺氧合（ECMO）时呼吸支持指征不包括

A. 氧合功能障碍，$PaO_2 < 50mmHg$
B. 急性肺损伤后 $PaO_2 < 40mmHg$
C. 人工呼吸出现气道压伤
D. 肺部感染人工呼吸治疗 12 天后，呼吸衰竭
E. 人工呼吸 3 小时后，$PaO_2 < 55mmHg$

11. 关于体外膜肺氧合（ECMO）支持阶段的叙述，下列错误的是

A. 维持 PaO_2 在 80～120mmHg
B. 维持 $PaCO_2$ 在 35～45mmHg
C. 维持 ACT 在 1200～2200 秒
D. 保持体温在 33～34℃
E. 血小板维持在（5～7）$\times 10^9$/L

二、共用题干单选题

（1～2 题共用题干）

患者，男性，50 岁。因胸闷 3 小时急诊入院。查体：呼吸 30 次/分，血压 71/40mmHg。颈静脉怒张，心率 110 次/分，律齐。四肢湿冷。ECG 示窦性心动过速。入院诊断急性前壁心肌梗死并心源性休克。

1. 该患者下一步应采取的措施为

A. 应用呋塞米　　B. 应用多巴胺
C. 应用硝酸甘油　　D. 植入左心室辅助装置
E. 植入 IABP

2. 该患者使用 IABP 的禁忌证不包括

A. 严重主动脉瓣反流
B. 心肌梗死并发症
C. 腹主动脉或主动脉瘤
D. 严重钙化性主动脉－髂动脉病变
E. 严重主动脉夹层

（3～4 题共用题干）

患者，男性，51 岁。出现胸痛，气促。心电图示：急性心肌梗死（广泛前壁）伴房室传导阻滞，BP 70/40mmHg，临床诊断为心源性休克。

3. 该患者最佳的治疗方法是

A. 异丙基肾上腺素　B. 去甲肾上腺素
C. 主动脉内气囊反搏　D. 酚妥拉明
E. 多巴胺

4. 该患者经抢救后血压上升至 90/60mmHg。今日突然出现胸骨左缘第 3～4 肋间响亮的 4 级收缩期杂音，伴有震颤。该患者最可能的诊断为

A. 心房破裂　B. 乳头肌断裂
C. 室间隔穿孔　D. 心室膨胀瘤
E. 左室游离壁破裂

三、多选题

1. 关于 IABP 的血流动力学效应，下列叙述正确的是

A. 左心室收缩压和舒张末压下降
B. 主动脉收缩压和舒张压下降
C. 全身重要器官血流灌注增加
D. 心脏前负荷和后负荷下降
E. 左心室室壁张力和每搏功下降

2. 主动脉内球囊反搏术的应用指征有

A. 中心静脉压 > 11mmHg
B. 心脏指数（CI）< 2.2L/(m^2·min)
C. 平均动脉压 < 60mmHg
D. 左心房压 > 10mmHg
E. 联合使用两种以上的升压药，而多巴胺剂量 > 20μg/(kg·min)

3. 下列情况中，可以应用 IABP 的是

A. 急性心肌梗死，循环不稳定
B. 不稳定型心绞痛或经药物治疗无法控制的心绞痛或变异型心绞痛，持续 24 小时以上
C. 心肌缺血诱发的顽固性心律失常
D. 重度左心功能不全（≥NYHAⅢ级）
E. 主动脉瓣重度关闭不全合并急性心力衰竭

4. 主动脉内气囊反搏术（IABP）中，关于反搏有效指标，正确的是

A. 主动脉收缩压力波形降低而舒张压力波形明显上升
B. 正性肌力药、活性药、多巴多酚用量逐渐减少
C. 血流动力学逐渐趋向稳定，心排量上升
D. 末梢循环改善，心率、心律恢复正常
E. 尿量增加，肾灌注好

5. 主动脉内气囊反搏术采用的触发方式有

A. R 波触发　B. 压力触发
C. 房颤触发　D. P 波触发
E. 自动触发

6. 主动脉内球囊反搏术（IABP）的绝对禁忌证有

A. 主动脉夹层分离　B. 主动脉瓣关闭不全
C. 腹主动脉瘤　D. 降主动脉瘤
E. 髂动脉或股动脉钙化

7. 患者经 IABP 和其他相关治疗后，考虑停用 IABP 的标准是

A. 首先要考虑临床状态的好转，如患者胸闷、胸痛症状消失
B. 心率较前明显下降维持在 60～70 次/分
C. 血压在不用血管活性药物或血管活性药物用量较少（多巴胺每分钟 < 5g/kg）时，能够保持血压稳定
D. 心电图无心律失常及心肌缺血表现
E. 神志清楚，末梢循环良好，尿量 > 1ml/(kg·h)

8. IABP 的并发症有

A. 感染　B. 球囊穿孔
C. 血栓形成　D. 主动脉夹层
E. 血小板增加

9. ECMO 期患者相关并发症有

A. 出血、感染　B. 肾功能障碍
C. 溶血、高胆红素血症　D. 中枢神经系统障碍
E. 末端肢体缺血

10. ECMO 的撤除条件是

A. EKG 恢复正常
B. 动脉和混合静脉氧饱和度恢复正常
C. 血流动力学参数恢复正常
D. 气道峰压下降，肺顺应性改善
E. 胸片改善，血气和电解质正常

11. ECMO 的适应证有

A. 心肌炎
B. 器官移植前后心肺功能的替代治疗
C. ARDS
D. 心脏术后功能支持
E. 终末期生命支持

12. ECMO 的相对禁忌证有

A. 心肺功能无恢复可能
B. 重症脓毒症
C. 多器官功能不全伴有未控制的代谢性酸中毒
D. 神经系统功能障碍
E. 终末期疾病者

13. ECMO 的原理模式有

A. 静脉－动脉（VA）模式

B. 静脉 - 静脉（VV）模式
C. 动脉 - 静脉（AV）模式
D. 静脉 - 淋巴模式
E. 静脉 - 胸导管模式

14. ECMO 系统机械性相关的并发症有
A. 血栓形成
B. 氧合器障碍
C. 空气栓塞
D. 血泵故障、泵管破裂/脱开/打折
E. 热交换器故障

答案和精选解析

一、单选题

1. E　主动脉内球囊反搏术（IABP）的适应证：左心室泵衰竭、心源性休克、顽固的不稳定型心绞痛、急性心肌梗死、心肌梗死并发症（室间隔穿孔、二尖瓣反流及乳头肌撕裂）、心肌缺血引发的顽固心律失常、在高危外科手术或 PTCA 手术前使用对患者心肌进行保护、感染性休克、体外循环脱机困难、冠状动脉搭桥/换瓣手术或 PTCA 术中或术后发生意外的患者。选项 D 属于 IABP 的禁忌证。

2. D　主动脉内球囊反搏（IABP）的并发症：①血管并发症。包括穿刺部位并发症（如出血、血肿、假性动脉瘤等）、主动脉穿孔、肢体缺血与血栓栓塞等，严重者可能需要输血、手术处理或截肢，部分患者甚至可导致死亡。②球囊导管有关并发症。包括球囊导管固定、球囊渗漏等。③其他。中度溶血和血小板减少较常发生，但是出现血小板计数 $<50\times10^9$ 者很少见。选项 D“血小板减少”不属于 IABP 的血管并发症，

3. A　股动脉是主动脉内球囊反搏术（IABP）最常用的插管途径。对于经股动脉途径失败的患者。可经升主动脉途径开胸置入 IABP。

4. C　主动脉内球囊反搏术最好采用压力触发，如果压力很低也可以选择 R 波图形好的导联进行 R 波触发。合并房颤者用房颤触发模式。

5. B　主动脉内球囊反搏（IABP）是机械辅助循环方法之一。经动脉系统植入一根带气囊的导管至降主动脉内左锁骨下动脉开口远端，在心脏舒张期气囊充气，在心脏收缩期前气囊排气，可起到辅助心脏的作用。

6. A　主动脉内气囊反搏的禁忌证如下：①主动脉瓣关闭不全；②严重主动脉疾病（如主动脉夹层、主动脉瘤、极度主动脉扭曲）；③穿刺部位感染。选项 B、C、D、E 为主动脉内气囊反搏的适应证。

7. D　在 IABP 治疗过程中，需要定期肝素盐水冲洗压力管路。如静脉应用普通肝素持续抗凝，需每 4 小时监测活化部分凝血活酶时间（APTT）。

8. A　体外膜肺氧合（ECMO）中的机械通气非常重要，通常采取低压、低频的呼吸治疗，既可以使肺得到休息，又可以降低肺血管阻力。

9. C　体外膜肺氧合（ECMO）早期并发症以出血最多见，以脑出血最为严重。

10. D　单纯机械通气治疗长达 10 天为 ECMO 的绝对禁忌证，因为长时间的人工呼吸可导致肺组织纤维化和严重的肺损伤等不可逆改变。

11. D　ECMO 期间应保持体温在 35～36℃。温度太高，机体氧耗增加；温度太低，易发生凝血机制和血流动力学的紊乱。

二、共用题干单选题

1. B　患者血压低，诊断为急性前壁心肌梗死并心源性休克，下一步应采取的措施为应用多巴胺升高血压。

2. B　使用 IABP 的禁忌证：①严重主动脉瓣关闭不全和主动脉夹层：在主动脉瓣反流时，主动脉内球囊反搏可以增加左室舒张压，加重主动脉瓣反流，甚至造成心脏破裂或心肌梗死后的假性室壁瘤形成。主动脉夹层患者有潜在的将主动脉球囊误入假腔的风险，球囊反搏时造成主动脉穿孔。②腹主动脉或主动脉瘤。③严重钙化性主动脉 - 髂动脉病变或外周血管病变。④严重肥胖或腹股沟瘢痕患者采用无鞘方式植入。

3. C　主动脉内气囊反搏适用于急性心肌梗死伴心源性休克的抢救治疗。

4. C　该患者最可能诊断为室间隔穿孔。心肌梗死最常见的并发症有乳头肌断裂（心尖收缩期杂音），室间隔穿孔（左缘第 3～4 肋间收缩期杂音），心室破裂（杂音不明显，可能有心脏压塞表现）。

三、多选题

1. ABCE　IABP 通过增加冠状动脉灌注量来改善心肌氧供给，降低主动脉收缩压（后负荷），从而减低心脏做功，改善那些心功能受损患者的前向性血流，提高心排血量。

2. ABE　IABP 的应用指征：① CI $<2.2L/(m^2\cdot min)$。②平均动脉压 <50mmHg。③联合使用两种以上的升压药，而多巴胺剂量 >20μg/(kg · min)。④不能停止体外循环或停止循环后心脏收缩无力。⑤左心房压（或肺小动脉嵌入压）>20mmHg，中心静脉压 >11mmHg，尿量 <0.5ml/(kg · h)。⑥严重的心律失常。⑦周围循环不良。

3. ABCDE　IABP 的适应证：左心室衰竭、心源性休克、顽固的不稳定型心绞痛、急性心肌梗死、心肌梗死并发症（室间隔穿孔、二尖瓣反流、乳头肌撕裂）、心肌缺血导致的顽固心律失常、高危外科手术或 PTCA 术前使用可对患者心肌进行保护、感染性休克、体外循环脱机

困难、冠状动脉搭桥/换瓣手术或 PTCA 手术中或手术后发生意外者。

4. ABCDE　反搏有效指标：①主动脉收缩压力波形降低而舒张压力波形明显上升；②正性肌力药、活性药、多巴多酚用量逐渐减少；③血流动力学逐渐趋向稳定，心排量上升；④尿量增加，肾灌注好；⑤末梢循环改善，心率、心律恢复正常。

5. ABC　主动脉内球囊反搏术最好采用压力触发，如果压力很低也可以选择 R 波图形好的导联进行 R 波触发。合并房颤者用房颤触发模式。

6. AB　主动脉内球囊反搏术（IABP）的禁忌证：①绝对禁忌证：包括主动脉瓣关闭不全和主动脉夹层分离。②相对禁忌证：包括腹主动脉瘤；降主动脉瘤；严重周围血管疾病如髂动脉或股动脉钙化；近期同侧腹股沟切口；病态肥胖等。

7. ABCDE　能否撤离 IABP 主要取决于血流动力学状态及心脏功能。如临床上患者原发病基本稳定后便可考虑撤离 IABP，一般不主张突然停用 IABP 后撤离，首先应逐渐减少反搏比率，如以心率的 1/2 或 1/3 反搏一段时间，若血流动力学稳定，病情无反复，则可停止反搏，将 IABP 撤离。出现以下情况时可以考虑逐渐停用 IABP：①血流动力学状态稳定：心脏指数 > 2.5L/(min · m^2)，动脉收缩压 > 100mmHg，平均动脉压 > 80mmHg，肺动脉楔压（PAWP）< 20mmHg。②神志清楚，末梢循环良好，尿量 > 1ml/(kg · h)。③心电图无心律失常及心肌缺血表现。④循环已改善，血管活性药物用量逐渐减少，而同时血压恢复较好。

8. ABCD　IABP 的并发症：①肢体缺血：需要撤除球囊导管，若撤除后仍有严重肢体缺血存在，应考虑采取外科手术治疗。②穿刺部位的出血和血肿：可以通过压迫穿刺部位来止血，但要保证有良好的远端血流。若出血不能止住应考虑外科手术。③感染：应评价感染能否控制以及是否需要撤除球囊导管。④球囊穿孔：若发生穿孔，可见以下症状：反搏仪报警，导管管道中可见到血点，反搏压的波形突然改变。一旦怀疑球囊穿孔，必须立即停止反搏，取出球囊导管，患者改为垂头仰卧位；如患者仍需 IABP 辅助，重新插入新的球囊导管。⑤血小板减少：应动态检测血小板记数，必要时给予输血小板治疗。⑥主动脉夹层：可表现为背痛或腹痛、血容量的减少或血流动力学的不稳定。⑦血栓形成：血栓形成的表现及治疗应根据损伤脏器来决定，整个 IABP 工作期间需要严格抗凝。

9. ABCDE　ECMO 期间，患者相关并发症有：出血、感染、肢端缺血、栓塞、神经系统及肾功能损伤、溶血、高胆红素血症等。

10. ABCDE　ECMO 撤机有着严格的指征，包括：EKG 恢复正常，动脉和混合静脉氧饱和度恢复正常，血流动力学参数恢复正常，气道峰压下降，肺顺应性改善，胸片改善，血气和电解质正常等。

11. ABCDE　ECMO 的适应证：①呼吸支持：ARDS 及新生儿肺部疾病的治疗。②循环支持：急性心肌炎、急性心肌梗死所致的心源性休克和心脏术后心源性休克的抢救；安装心室辅助装置、人工心脏及心脏移植前的过渡。③替代体外循环：肺移植、神经外科、供体脏器支持及急性肺栓塞的抢救。

12. ABCDE　ECMO 的相对禁忌证有：终末期疾病者；不可逆的中枢神经系统损伤或畸形者；近 10 天内进行过神经外科手术者；Ⅱ级以上颅内出血者；PaO_2/FiO_2 < 100mmHg 成人超过 5 天或婴儿超过 10 天；免疫缺陷者；不适合移植的慢性心功能不全者；多器官功能不全伴有未控制的代谢性酸中毒；慢性器官功能不全者（如肺气肿、肝硬化、肾衰竭）；长时间的心肺复苏且无足够的组织灌注；依从性差者。

13. ABC　ECMO 的原理模式有三种：①静脉 - 动脉（VA）模式：包括两种途径，分别是周围静脉 - 动脉流转途径和中心静脉 - 动脉流转途径，常用后者。目前主要用于急性可逆性循环功能衰竭短时间辅助治疗。②静脉 - 静脉（VV）模式：分为连续血流（双腔管完成）和潮式血流（单腔管完成）两大类，是急性呼吸衰竭但心脏功能正常者的标准辅助方式，其对心脏功能可起到间接改善作用。③动脉 - 静脉（AV）模式：该模式可无需血泵驱动，但需患者循环稳定，主要用于心功能尚可的呼吸功能衰竭者。

14. ABCDE　ECMO 期间，机械系统并发症有：氧合器功能障碍、血浆渗漏、血栓形成、空气栓塞、离心泵故障及 \ 热交换器功能异常等。